新编护理学基础与实践

（上）

张海娇等◎主编

吉林科学技术出版社

图书在版编目（CIP）数据

新编护理学基础与实践 / 张海娇等主编. -- 长春 :
吉林科学技术出版社, 2017.10
ISBN 978-7-5578-3449-4

Ⅰ. ①新… Ⅱ. ①张… Ⅲ. ①护理学 Ⅳ. ①R47

中国版本图书馆CIP数据核字(2017)第265236号

新编护理学基础与实践

XINBIAN HULI XUE JICHU YU SHIJIAN

主　　编　张海娇等
出 版 人　李　梁
责任编辑　孟　波　赵　渤
封面设计　长春创意广告图文制作有限责任公司
制　　版　长春创意广告图文制作有限责任公司
开　　本　787mm×1092mm　1/16
字　　数　480千字
印　　张　41
印　　数　1—1000册
版　　次　2017年10月第1版
印　　次　2018年3月第1版第2次印刷

出　　版　吉林科学技术出版社
发　　行　吉林科学技术出版社
地　　址　长春市人民大街4646号
邮　　编　130021
发行部电话/传真　0431-85635177　85651759　85651628
　　　　　　　　　85652585　85635176
储运部电话　0431-86059116
编辑部电话　0431-86037565
网　　址　www.jlstp.net
印　　刷　永清县晔盛亚胶印有限公司

书　　号　ISBN 978-7-5578-3449-4
定　　价　165.00元（全二册）

如有印装质量问题　可寄出版社调换
因本书作者较多，联系未果，如作者看到此声明，请尽快来电或来函与编辑部联系，以便商洽相应稿酬支付事宜。

前　言

护理工作是医疗工作的重要组成部分，现代医学发展日新月异，护理工作也更趋多元化，护理模式、护理观念不断更新，“以人为中心”的整体护理理念深入人心。随着人们健康观念与健康需求不断增加，护理工作者被赋予了更艰巨的任务。为了培养更多的合格护理人员，提高现有护理从业人员的业务水平，我们特组织多位有丰富临床护理经验的护理学专家、老师共同编写了这本《新编护理学基础与实践》。

全书共分为15章，分别从呼吸、消化、循环、泌尿、血液、内分泌、普外科、神经外科、胸心外科、肝胆外科、骨科及危重症方面做了系统的介绍，将不同疾病的护理等相关内容加以细致阐述，针对各系统疾病的不同特点，然后给出相应的护理建议。全书条理清晰，重点突出，简洁实用，适合广大基层护理专业人员参考阅读。

参与本书编写的护理专家及骨干利用他们的空余时间，将自己的临床护理经验进行编写，修改。尽可能的为大家呈现各疾病完整的护理知识。在本书的编写过程中，虽然我们力求完美，但由于认识水平和知识面有限，书中存在错误及疏漏之处恐在所难免，恳请各位同仁及读者批评指正，以期再版时予以订正。

目 录

第一章　护理基础知识

第一节　护理学的基本概念

现代护理的框架概念由人、环境或社会、健康以及护理四个基本概念组成。

一、人

护理学是研究人的健康、为人类健康服务的学科。"人"是护理学最关心的主体，对人的认识直接影响着护理学研究领域、工作内容和范畴。

1.人是一个整体　人和一般动物一样是一个生物机体，具有受自然的生物规律所控制的器官、系统等。但他(她)又不同于一般动物，而是一个有意识、思维、情感、富有创造力和人际交往能力的社会人。因此，人是一个包含了生理、心理、社会、精神等方面的有机统一体，任何一个方面的失调都会对整体造成影响。

2.人是一个开放的系统　人作为一个生物机体，其内部各个器官、系统之间互相联系，不停地进行着各种物质和能量的交换；同时又作为一个整体，不断地与周围环境(自然和社会环境)进行着能量、物质和信息的交换。因此人与环境可以互相作用和影响。

3.人有其基本的需要　生长发育作为生物机体的必然过程，从出生到衰老以至死亡的不同生长发育阶段都有不同的需求，包括生理、心理、精神的需要。从维持生存出发，首先必须满足生理的需要，如吃饭、饮水、呼吸、排泄、休息与活动等，其次，人作为一个高级生物体，还需要人际交往与情感交流等心理与精神的需要。

4.人拥有健康的良好愿望　每个人都希望有一个健康的身体和健全的心理状态，努力实现自己的个人价值。同时，每个人都有维护和促进自身健康的责任，在患病后积极寻求帮助或自我努力恢复健康。

二、健康

人们对健康的认识与个人的年龄、教育程度、生理状况、自我照顾能力、社会背景、风俗文化、价值观及科技发展等因素有关。在中世纪时代，医学与宗教不分，疾病被视为鬼神作祟或犯罪不贞的结果，随着近代文明的进步，细菌被发现，为疾病找到了生物因素致病的证据，医学才逐渐与宗教分离。春秋战国时代，健康被认为是人与自然间以及人体内阴阳五行的平衡，如果阴阳平衡失调，人便会生病，这一理论现仍存在于中医的理论体系中，影响着许多中国人的健康观念。在西方，认为人体内有四种液体，即胆汁、血液、痰、黑胆汁，希波克拉底就认为健康是上述四种液体的平衡状态，当人体体液不足、过多或混合不匀时，机体就会生病或出现痛苦状态。这种观点仍影响后来对人们健康的认识。

当今最具权威也最常被引用的健康的定义是世界卫生组织(WHO)1948年所制定且在宪章中提出的："健康不但是没有疾病和身体缺陷，还要有完整的心理状态和良好的社会适应能力。"此定义将健康的领域拓展到生理、心理及社会三个层面，标志着理想的健康状况不仅仅是免于疾病的困扰，而且要有充沛的精神活力、良好的人际关系和心理状态。由此，健康是指个人在某一特定的条件下，生理、心理、社会、精神等符合其性别、成长与发育的需要，且适应良好，能发挥个人最佳状态。

1.*最佳的健康状态*　每个人由于生理状态、心理和社会适应能力等的不同，健康标准并非绝对一致，但每个人都可根据自身条件努力达到一个最佳的状态，若能发挥其最大功能，扮演好自己的角色，他就是健康。例如教师与飞行员的健康标准不同，糖尿病患者在控制血糖的状态下尽可能地坚持正常工作和参与社会活动。

2.*整体性的健全状态*　人是一个具有生理、心理、社会等需要的整合体，这几个部分应视为不可分割的整体，健康是这几个方面整体表现的结果。例如一截瘫患者，我们很容易了解由于生理的残疾而给他心理、精神情绪、社会等带来的影响，但他能正确地面对现实，保持积极乐观的态度，用轮椅代替双腿积极主动地融入社会生活之中，潜心写作，贡献个人才能，成就自己也服务于社会。他虽然是一个生理有残疾的人，但他是一个心理、精神、社会健康的人，创造了个人的最佳健康状态。

一般来说，一个人健康与否可用下列健康指标来衡量：

(1)健全的自我照顾能力：无论个体生理是否有病痛或残缺，若能把自己照顾得很好，享受人生并愉快地生活，即视为健康。

(2)不会时刻关切自己身体的健康状况或某个特定的器官部位：通常人只有在身体某个器官或部位不舒服时才会意识到，如胃痛时才会想到胃，若没有特殊原因，时刻担心和怀疑身体哪里有病是不健康的。

(3)感觉轻松、乐观。

(4)精力充沛，体能的协调与效率良好。

(5)享受人生，觉得生活过得愉悦、踏实。

(6)面对问题时能平静松弛：适时放松心情，思考解决问题的合适方法。

(7)不偏食，食欲佳。

(8)维持恒定的体重若体重：在短时间内波动幅度大，说明存在健康问题。

(9)休息和睡眠规则而充足。

(10)日常生活有目的，有计划。

(11)情绪平稳：遇到极端兴奋或挫折的情境时，能很快地适应日恢复情绪。

(12)良好而充分的社交生活:通常一个自信、人格健全、有能力和成就的人,会有好的社会调适与人际关系。

三、环境

1.环境和人相互依存　人是不可能离开环境而生存的,这个环境包括人的内环境和外环境。内环境是指人体内的生物、化学、物理环境,如肠道菌群、体液的酸碱度、血压等。外环境主要包括自然环境和社会环境,自然环境又分为生物环境和物理环境,如空气、阳光、水被人们称为生物生存的三大要素等;社会环境指社会经济、文化、道德、风俗习惯、政治制度、法律等。另外,与医疗护理专业有关的环境即治疗性环境,是指健康保障人员在以治疗为目标的前提下创造出一个适合病人恢复身心健康的环境。

2.环境与人的健康密切相关　人的内外环境变化将影响人的健康。随着社会的发展、人的平均寿命的延长和疾病谱的改变,环境对人的健康影响日益受到人们的广泛关注。如保护自然资源和生态平衡、控制环境污染、整顿社会治安、减少社会暴力、改善生活和工作条件、降低工作压力、开展全民健身运动等,都是为了改善环境,提高人的健康水平。

四、护理

自南丁格尔以来,已有许多护理学者提出了不少有关护理定义的观点。

1860 年,Florence Nightingale 提出:"护理的独特功能在于协助病人能接受置于自然影响的最佳环境,恢复身心健康。"

1943 年,Sister Olivia 提出护理是一种艺术和科学的结合,包括照顾病人的一切,增进智力、精神、身体的健康。

1957 年,Francis Reiter Kreuter 认为护理是对病人加以保护、教导以满足病人不能自我照料的基本需要,使病人得到舒适。

60 年代,Dorothy Johnson 认为护理是当某些人在某种应激或压力下不能达到自己的需要量时,护士给他提供技术帮助,解除其应激或压力以恢复原有的内在平衡。

1966 年,Virginia Henderson 指出:"护理的独特功能在于协助个人(患病或正常者)执行各项有利于健康或恢复健康(或安详地死去)的种种活动。这些活动是个人在具备必需的力气、意志或知识时无须协助即可自己履行出来的。护理的另一贡献是协助个人早日不必依靠他人能独立地执行这些活动。"

1970 年,Martha Rogers 认为护理是协助人们达到其最佳的健康潜能状态,护理的服务对象是所有的人,只要是有人的场所,就有护理。

1973 年,国际护士会(ICN)定义护理是帮助健康的人或患病的人保持或恢复健康(或平静地死去)。

1973 年,美国护士会(ANA)定义护理是直接服务并适应个人、家庭、社会在健康或疾病时的需要。

1978年,费金认为护理的定义包括促进和维持健康、预防疾病,照料在严重患病期间的人,帮助他康复。

1980年,美国护士会将护理学定义为是诊断对现存的或潜在的健康问题的反应的科学。

以上这些护理的定义涵盖了以下几点:

1.*护理是科学与艺术的有机结合* 护士在向病人提供护理之前,必须掌握丰富的基础医学、预防医学、康复医学、药学以及相关的社会科学、人文科学知识等,根据病人的身心状况,严格遵循科学知识和规律提供科学的护理,而不能盲干或不讲科学。同时,护理工作又是一门艺术。护理的对象千差万别,病情各不相同,要求护士们针对每个不同的服务对象提供恰当的护理服务。护理对象包括病人及健康人。正如护理的创始人南丁格尔1859年指出的那样,护理使千差万别的人都能达到治疗和康复需要的最佳身心状态,这本身就是一项最精细的艺术。

2.*护理是一种助人的活动* 护理的目标是帮助服务对象达到最佳的健康状态。护理是以人的整体健康为出发点,贯穿于人的整个生命过程,无论是患病或健康的个体,均根据生理、心理、社会等不同的需求,帮助人维持生存,协助人达到独立和自立,教育人和增强人的应变和适应能力,帮助人寻求健康的行为,以达到完美的健康状态,为个体家庭、社区和社会提供健康服务。

3.*护理是一个过程* 护理是护士和服务对象之间互动的过程。护士在制定护理计划的过程中,要把服务对象作为一个自主的个体,他们有权对自身的健康作出决策,同时家属也应参与护理活动。

4.*护理是一门专业* 随着护理学的发展,护理学已成为一门独立的学科,护理亦由一门单纯的操作技术逐渐发展成为一个独立的专业。它已充分具备了作为一个专业的特点:

(1)有明确的服务目的:专业是一种以服务他人为主要动机、致力于提高人类生活质量的行业,而护理专业有明确的服务宗旨,即以防病治病为手段,恢复、促进、维持人们的身心健康。同时制定了护理道德规范,作为护理人员的行为准则及评价标准。护士遵照其道德规范要求,运用护理知识和技术为人们提供预防、治疗、康复、保健等各种服务,护士已成为健康服务系统中的一支主力军。

(2)有严格和正规的教育培训制度:护理已形成较完整的多层次、多规格教育体系,有中专、大专、本科、硕士、博士护理教育。护士必须经过正规的专业学校教育和培训,并在工作中仍需接受不同形式的继续教育,根据接受的不同教育程度安排其岗位。

(3)具有本学科的理论体系和专门技术:一个学科必须具有本学科的理论体系和专门技术,否则就不能称其为学科,也不能称其为专业。护理学以自然科学、社会科学、人文科学等为基础构成其知识体系;以护理学基础、各专科护理学、护理心理学、护理伦理学、护理管理学、护理教育学等组成其理论体系.同时还具有本专业规范的护理操作技术。护士的知识获得除了需正式的护理教育培训以外,更需不断在护理实践中积累、研究与探讨等途径,以寻求专业知识的成长,并能应用批判性及独立创造性的思考。

(4)在制定本专业政策和控制本专业行为活动方面有一定的自主性和独立性。

1)专业的从业人员,其执业资格的取得与职称是被社会认可与尊重的,同时也受法律的保护,否则,未取得护理专业人员资格的人执行专业行为要受罚。

2)从业人员有本专业独特的执业标准，人员具有自信，且能自我负责。

3)在护理管理体制方面已自成系统，有明确的领导、指挥、组织、计划、控制等权力和职责。有护理人员培养、任用、考核、奖惩的自主权。

4)在护理管理上制定建立有独立的护理质量评价标准和管理指标体系，作为检验和评价护理工作质量的依据，致力于专业质量的提高和专业的发展。

5.有一支热爱本专业乐于奉献的护理队伍　护理作为一门助人的专业，已吸引了无数的护理人员把护理工作视为终身工作、并愿意通过为他人服务而对社会有所贡献的专业人员，组成了一支庞大的护理队伍，工作中表现出很强的团队精神。

6.有活跃和团结的专业组织　国际上有国际护士会。我国建立了中华护理学会，它以团结和动员广大护理科技工作者，遵纪守法，弘扬“尊重知识，尊重人才”的风尚，加强护理合格人才的培训，提高护理专业水平。同时，学会维护护理人员的合法权益和福利，在新时期倡导“献身、创新、求实、协作”的精神。学会中有一支学识渊博、德高望重的学科带头人，成员彼此有共识。并拥有该专业特有的文化，为繁荣护理事业、发展护理学科努力奋斗。

7.有社会公认的社会价值和贡献　护理服务于人，无论是患病的人还是健康的人，不管是炮火纷飞的战争年代还是和平安定时期，救死扶伤，防病治病，为保障人民的身体健康作出了不朽的贡献，得到了国家和人民的认可。

（王文梅）

第二节　护士与人际沟通

一、护士与患者的关系

(一)护士与患者的关系特点

护士与患者的关系是在护理活动中，护士与患者之间的心理与行为关系，又简称为护患关系。护患关系是一种普通的人际关系，具有一般人与人之间关系的普遍特点，但由于这种关系是以一定目的为基础且在特定的条件下形成的，因此还具有其本身独特的关系特点。

1.护患关系是帮助系统与被帮助系统之间的关系　护患关系不仅仅是护士作为帮助者、患者作为被帮助者，这种帮助者与被帮助者之间的关系，而且是两个系统间的关系，即帮助系统与被帮助系统之间的关系。帮助系统包括与患者相互作用的护士、医生以及其他工作人员，如检验、营养、药技、行政管理人员等；被帮助系统包括寻求帮助的患者、患者家属及同事等。护士与患者之间的关系与往来，应体现这两个系统的关系与往来。患者多因健康原因、疾病的困扰而寻求健康服务，接受治疗和护理，处于被帮助的一方。作为帮助者的护士处于主导地位，要承担更多的责任，帮助这些患者在无法满足自己基本需要的时候，科学地运用护理手段解决患者问题，使其尽可能地获得健康。并且护士的行为应该促进护患关系健康发展，有利于患者恢复健康。

2.护患关系是一种专业性的互动关系　护士作为帮助者，把握着患者恢复健康的技能。患者住进医院接受治疗和护理，护士履行自己的职责，利用自身的专业知识和技能，以患者的需要为中心，以解决患者健康问题为目的，竭力满足患者的需要。护患关系也就成为专业性的关系或治疗性的关系，护士在其中起到治疗性的作用，有目的、有计划地促进这种关系。

由于护士与患者都拥有各自的知识、感觉、情感、对健康与疾病的看法和不同的生活经历等，因此，在护士与患者的相互关系中，不可避免地相互作用、相互影响。为了达到相互沟通信息、情感和纠正不良健康行为，往往鼓励患者共同参与护理活动，增进健康，减轻痛苦，加速康复。

3.护患关系是一种相互依赖的关系　护患关系是在患者有健康需求的情况下形成的，患者的需要和护士的竭力相助满足其需要构成了双方关系的基础。离开了这一基础，护患关系就不得存在。患者依赖护士，期望得到其帮助，自愿接受护理，而护士的价值也只有在其为患者健康的服务中得以体现。这一关系与其他相互依赖的关系是不一样的。

（二）护士与患者的关系类型

护患关系是建立在护士为患者提供帮助的基础上的，但由于不同的历史时期和医学模式，护患关系呈现出不同的类型。

1.绝对服从型　这是古今中外护患关系出现最多的一种模式。患者寻医问药来到医院，将自身健康、疾病治疗的愿望寄托于所求的医生、护士，这就决定了护士处于主导地位的一方，获得了给予患者治疗和护理的主动权，要求患者绝对服从护士的命令，无条件地执行护士在治疗和护理方面提出的要求。这样护患双方不是相互作用，而是只强调护士对患者单方面的作用和影响。一般情况下，患者服从护士的吩咐，执行护士的要求，无疑认为是合乎情理、应该的，特别是对那些病情危重、精神疾患或婴幼儿等患者，他们无法作出自我决策，所以更是如此。由此，这种护患关系类型过分强调护士的权威，护理工作中不存在着护士需要与患者进行言语交流和情感上的沟通及听取患者的意见和建议，护士往往可以对患者发号施令等。例如，护士发药时对患者说："把药吞下！"，对正需测血压的患者说："伸出手来，卷起袖子！"等，要求患者无条件服从。甚至护士可以不说一句话或一个字完成某项护理操作，如给卧床患者换床单时，全不顾患者体位不适、渴望交流的心理需要，随意搬动患者体位。这样，在治疗和护理过程中应该避免否认和忽略患者的积极主动作用。

2.指导合作型　这种关系类型认为患者是有意识的人，具有一定的主观能动性。这种主观能动性的发挥是有条件的，只有在一定限度内才能发挥。同时亦认为，落实各项护理措施需要患者的配合，如翻身、注射、灌肠、洗胃等。这种关系类型相对绝对服从型进了一步，但是，护士的权威仍是决定性。当护士向患者提出询问病情时，患者要与之配合，回答问题；患者对护士提出的要求同样要绝对执行，患者对护士既不能提出问题，也不能争论。如静脉输液时，护士告诉患者不能擅自调节输液速度。

3.共同参与型　患者在治疗护理的过程中不仅主动配合，而且还主动参与，如诉说病情、与护士共同制定护理目标、探讨护理措施、反映治疗和护理效果等。特别是在患者身体力行的情况下，自己主动完成一些力所能及、有益于健康的活动，如日常生活料理活动、个人卫生护理、整理床单位、留取大小便标本、康复锻炼、病情变化或疾病复发症状的自我监护、用药后副作用的观察和效果评价等。

共同参与型护患关系是目前“以病人为中心”推行整体护理模式的一种较为理想的护患关系。这种关系在治疗和护理的过程中能充分发挥患者的主观能动性，能促进护患相互交流，使患者心理状况达到最佳水平；注重对患者的健康宣教，通过教学互动过程，患者主动学习有关自我保健的知识与技能，参与自我护理活动，尽可能发挥自我潜能，加快疾病的康复。强调参与并不是可以把一些由护士亲自执行的护理专业工作交给患者或患者家属来完成。例如，去中心药房取药、送化验标本、取检查报告单、打扫病室卫生、更换输液液体、拔静脉输液穿刺针、自行上氧、吸痰等，这些都是不恰当的。共同参与的目的在于调动患者的主动性，认识自身疾病，正确评估自身健康状况，树立战胜疾病的信心和提高患者自我护理的技能。

4.消极被动型　消极被动型护患关系意味着护士的工作以医疗为中心，以执行医嘱、完成治疗为工作任务。对于患者的要求很少主动考虑，无需主动巡视观察病情、交流信息、健康宣教。至于患者提出的要求，提一点，做一点。如输液患者需要呼唤护士更换液体、拔针。患者诉说疼痛难忍，护士用不着查看患者就去找医生。在这种护患关系中，护理工作以医嘱为前提，呈现出较多的被动性，而不是主动地发现患者的问题，积极地采取措施和解决问题。同时，还表现出护士缺乏对患者生命负责的责任心，使患者难以得到住院的安全感和信任感。

（三）护士与患者关系的分期

护士与患者的关系在相互作用的过程中决不是一成不变的，而是按照一定的规律发展，表现出一定的阶段性。

1.第一期或引导期　在护士与患者见面就开始，在此期间护士与患者相互认识，通过交谈有关患者的需要而建立初步的信任感，护士在此阶段主要是收集资料，了解患者的情况，发现患者的问题，制定护理计划。患者在此阶段很注重护士的言行，从而判断对护士的信任度。护士应注意热忱相待、诚恳相处，多给患者以语言支持、心理上的安慰与体贴，为建立相互信任的关系打下良好的基础。

2.第二期或工作期　在护患之间已取得初步信任的基础上，发展信任关系，维持关系以便收集更多的信息。在此期间，护士用具体的行动帮助患者解决问题。患者可以分享那些通过思考和解决问题而表现出来的个人感知和感情，从而使患者自觉增进行为的改变，克服抵触行为。要注意的是没有信任的行动会造成患者的被迫感而影响护理效果。

3.第三期或终止期　此期护士与患者即将分别，以患者出院为结束。在护患关系未终止前，护士应重点考虑未来的问题，以便作好必要的准备，如进行自我保健的教育、出院用药的指导、疾病复发的自我预防、异常信号的自我监护、饮食、休息、活动、锻炼的指导等，并征求患者对护理工作的意见和建议等。

二、护士与患者的沟通

在日常生活、工作和学习中，每个人都在不时地与周围环境发生联系，进行着自觉或不自觉的信息传递与交流，达到相互之间的了解、信任等。作为护患关系这种护理工作中的核心关系，更需要相互的信任与尊重，沟通是获得这一相互信任与尊重的关系的有效手段。

(一)沟通的基本知识

1.沟通的基本概念　沟通是指人与人之间的信息传递与交流,即人与人之间交流意见、思想、观点、情况、感情的过程。从护士一接触患者就开始了双方的信息交流,护士询问病情,患者回答护士的提问及介绍自己的情况,同时也开始有了情感的沟通。

沟通是将一系列信息从一个人传递到另一个人的过程,对于这一过程,有必要了解参与这一过程的基本要素,才能保证有良好的沟通。

(1)要沟通的事物:指各种情况、思想、经验、行为及综合性的事物等。它是客观存在的事物,可以是一则好的消息、一段美好的经历、一件不幸的事件等。在护患沟通中,护理专业性的事物是主要沟通的事物,如查看术后患者的伤口情况、查房时询问患者大小便的情况等。

(2)信息发出者:是指谁将发出信息,是沟通过程中的主动因素。每个人对所要发出的信息的理解、表达和使用能力要受许多因素的影响,包括沟通交流技巧、知识水平、态度、社会文化因素等。由于信息发出者必须对信息进行组织和编辑,所以又称为编码者。

(3)信息:是指能被信息接受者作出反应的一系列语言或非语言刺激,这些刺激通常用文字、图像、动作、表格及音乐等表达。

(4)途径:是指传递信息所需的媒介。常常是指一些感官通路,如通过视、听、嗅、味、触觉等将信息传递给对方。例如,护士借助于视觉,了解患者面容、皮肤色泽;通过触觉,发现体表的皮肤湿冷等。

(5)信息接受者:指信息传递的对象,又称译码者。他也受沟通交流技巧、知识水平、态度、社会文化等因素的影响。所以说,没有两个人会对同一件事物有完全一样的感受和理解。信息的传递成功与否与信息接受者的接受程度和理解能力有关。

(6)反馈:信息接受者收到信息后的反应。以反馈来判断沟通的成功与否。如示教后的回示、学习后的考试。

有效的沟通应是接受者所收到的信息恰恰是信息发出者所表达的意思。

2.沟通的方式

(1)语言性沟通:语言性沟通是用语言或文字进行的沟通,即口头与书面两种。语言是用以传递信息的实际符号。语言在整个护理工作中是一个十分重要的问题。语言是护士与患者进行沟通最基本、最重要的工具,是沟通护士与患者思想、情感的重要媒介。同时,也是护士的心声,病人可以通过语言来评价护士的工作,感受热情、冷淡,判断信任的程度等。护士的语言是观察病情、了解患者心理活动的方式。护士与患者之间的信息、思想感情的交流,通常是通过语言交谈来进行的,护士向患者询问病情,患者回答护士的提问或者主诉自己的不适感受,或者护士主动向患者介绍病室环境、病室管理制度等,都是通过语言来进行的。在护理操作过程中也离不开语言的交流,如护士向患者说明静脉输液、灌肠、皮肤护理的目的、配合、注意事项,患者也不断地向护士表达自己的感受和体验。

语言可以通过神经反射作用于人的心理和生理,护士对患者的语言可治病亦可致病。理想的语言可促进护患沟通,增进护患关系,有利于整体护理水平的提高和患者的身心健康。因此,护士与患者的语言性沟通是护理工作中一个重要的课题,护理人员必须讲究语言的艺术修养。根据护理工作的需要和建立良好护患关系的要求,在语言性沟通时应提倡以下几点:

1)语言通俗易懂、简单明确:护患共同参与护理活动是一种理想的活动形式。护理目标、计划、措施的制定和落实均需要患者的参与,用于交流的语言应能相互理解,用词应简单明了,避免过于专业化的术语和医院常用的省略句。如预防褥疮的护理,要向患者和家属说明褥疮是怎么一回事,是由于身体某个部位长时间受压,造成血脉不畅,导致受压部位组织缺血、营养障碍而致溃疡。因此,要勤翻身,按摩受压部位,否则就会发生褥疮。相反,如果告诉患者或家属要勤翻身以防褥疮发生,患者或家属也许难以理解,并不知褥疮是什么,有何严重性,而不重视护理要求和措施,难以主动配合,这样,应尽可能把一些医学术语变成通俗语言,以便于理解、接受。对于有严格要求的注意事项,必须明确无误地一而再、再而三地交待清楚,绝不能含糊不清,如服药的剂量、时间、用法等。如果护士在交待病人服药时用 bid、tid 等,让患者弄不清是怎么服法,有的甚至导致患者将外用药当口服药误服而中毒,如醋酸铅外用药粉,每天用 1 克溶于一盆温开水内洗患处一次,可患者每天泡水内服一次,这就是因为交待不清造成的。

2)使用礼貌性语言,尊重患者人格:在社会主义国家里,人人享有人格上的平等。社会主义的医德和护理道德是:防病治病,救死扶伤,实行社会主义的人道主义,全心全意为人民的身心健康服务。护士为患者服务是护士的天职。患者寻求服务是患者的权力。在社会内部不存在着谁高谁低的问题,也并非患者有求于护士而呵斥患者,缺乏基本礼貌,伤害患者。如晨间护理时就有个别护理人员对患者说:"瞧你的床上,乱得简直像个狗窝",呼唤患者作各种治疗准备时直呼床号,不顾年轻年长的称谓,使患者失去了自我而像关在监狱里的囚犯一样只有代码。目前,不少医院对医护人员的语言十分重视,有的成立了语言标准化小组长,规定了一系列工作范围内应该使用的文明规范语言。如急诊室鉴别护士在患者就诊时说:"同志,您有什么不舒服?"。当某一患者要你找他的主管医生,而医生正在抢救一患者,你不妨给患者回个话:"对不起,请您稍等一会儿,您要找的医生正在抢救病人。"。当患者再次返回来询问用药方法时,说声"对不起,是我没有交待清楚,让您多跑了一趟"。这样,使用礼貌性语言,显然会减少护患关系中的纠纷,即使有少数个别态度蛮横、不讲道理、脾气粗暴的患者,家属也会礼让三分,达到化解矛盾的效果。

3)使用安慰性语言:患者求医问药来到陌生的环境,对护士首先的期待是同情、和蔼可亲,得到体贴和温暖,满足感情的需要。病危、预后不佳的患者更是焦虑万分,更需要语言的慰藉。俗话说:"良言一句三冬暖,恶语伤人六月寒"。安慰性的语言可以增强患者战胜疾病的信心,减轻焦虑和恐惧。如对疗效不明显的患者在晨间护理时说:"您今天看上去气色好多了"。对于长期慢性病患者,可以用些鼓励性的语言如"有信心,病是会治好的"。对于急诊患者或家属说:"请您放心,我们正在尽一切努力积极抢救,希望转危为安"。这样,患者从语言信息中得到理解、安慰,感受到安全感。然而,也有人说话冷冰冰、生硬、刺激,加重患者的忧虑。如患者向护士打听疾病的治疗或预后时,护士说:"不治也死不了"、"你这病花钱也治不好"、"有什么好吃的趁早回去吃,住在这里没必要了"等,这样一些话语让患者丧失战胜疾病的信心,加速了病情的恶化。

安慰性的语言并不是说假话去欺骗患者,而是在语言上讲究婉转,考虑交流的对方能够接受,语言能起到安慰、体贴的效果。

4)讲究科学性:要求从语言上实事求是,对疾病的解释和病情判断要有根据,回答患者提出的问题要合理，切不可因为患者不懂自身疾病的有关知识而胡编乱造，临时应付。否则，会使患者感到失望，失去对医护人员的信任。特别是对于病情的判断，病情很重时，切不可为了暂时安慰家属轻描淡写，把病情说得很轻，向家属保证或许诺没问题或很容易治好等等。这样一旦病情恶化、生命不可挽回时，家属一时无法理解和接受现实而导致对医疗效果的争议。

5)语言要有针对性：针对性即要求语言应根据患者的个体差异而采用不同的沟通技巧，如根据年龄、性别、职业、受教育程度、社会家庭文化背景等。对于老年人语言不应唠叨、宜恭敬；对于青年人宜风趣、幽默点；小儿则可以夸奖、活泼点；对于急危重患者，语言宜精练、少而沉稳；对于慢性病患者，语言宜鼓励、多一些支持等。

(2)非语言沟通：非语言沟通是指伴随着沟通的一些非语言行为，也称为身体语言。它包括面部表情、身体姿势、仪表、语音语调、手势、眼神等。这些非语言信息常认为是一种比语言信息表达更为真实的信息，因为它更趋向于自发和难以掩饰。同样一句话可以因非语言行为表达的不同而表示不同的含义和效果。

1)面部表情：是一种最为普通的非语言行为。它通过脸部表情肌的舒缩表达幸福、快乐、恐惧、害怕、愤怒、厌恶、悲伤、吃惊等感受。面部表情的丰富正像美国一心理学家所说，人的脸部可表现出25000多种不同的表情。面部表情是一种共同的语言，不同国家、不同民族文化的人面部表情表达的感受和态度是相似的，如眉间舒展、嘴巴放松表示快乐；眉头紧皱表示怀疑、紧张；撅嘴和鼻孔张开表示生气。

微笑是人们最为熟悉的面部表情，发自内心的微笑会感染人，会鼓励人们把自己的想法更充分地表达出来。微笑可以迅速缩短两个陌生人之间的心理距离，是传递温暖和情意的使者。哭也是面部最常见的表情，特别是女性容易激动或伤心而哭。遇到患者与你边哭边说或只是哭而说不出话来时，应当让她哭出来，尽情发泄内心的伤感和不快，然后静静地倾听，设法使她情绪稳定下来，再帮助她出一个主意，一起冷静地解决问题。

护士从容、沉着、和蔼的表情易得到患者的信任和好评，愁眉苦脸或遇事惊慌失措易引起患者的误解，难以赢得患者的信任。

2)身体的姿势：是指一个人的举止状态。一个昂首挺胸、步履矫健的人显示他身体状况良好、心情愉快；相反，一个低头垂肩、双膝弯曲、步履拖拉的人，则显示他体力不支、心情沉重。

中国人很注重站有站相，坐有坐相。坐时腰要挺直，双腿并拢，双手自然放在膝上或椅子的扶手上，不要歪靠着，不能坐在桌子上，不要跷二郎腿，避免不住地摇晃自己的双腿，避免把双腿叉得远远的懒洋洋地靠在椅子或沙发上，手尽量不要乱动等，这样才显示出你恭敬有礼，尊重对方。站立时要端正，避免躬腰驼背，不可左顾右盼、摇来晃去，不可摇腿缩肩。和对方谈话，一定要面向对方，注意对方所说的话。

3)仪表：仪表是指一个人的外表，如容貌姿态、风度。整洁大方的服饰表示精神状态良好，能使人产生有礼貌、令人尊敬的感觉；反之，懒散污皱的服饰或过分修饰都会使人反感而疏远。例如，病情较重的患者常因体力不支、精力不够而无法注意自己的仪表，一旦发现患者想要照镜子或注意梳妆时，则表示她的病情在向好的方面转化。

护士的仪表对患者的心理状态影响很大，要求仪表端庄、服饰大方、整洁、和蔼，以表现“白衣天使”的仪表美与心灵美的完美结合。

4)手势:手势在表达思想和感情方面起了重要作用,表达得当会增强语言信息表达的效果。手势可以使信息发出者表达的信息更完整,帮助信息接受者理解正确。如热情的手势引导或请人坐下,会使人感到亲切、轻松;竖起大拇指,让人领会是赞美、夸奖、鼓励;掌心向外,五指微张,左右摆动,表示不要什么或没有什么要说的;双手合十,前后微动,表示感谢和问候等。但用手指指人是不礼貌的,特别是指着别人的鼻子高喊,带有寻衅和威胁性。双臂交叉常显示自己尽量少占空间,掩饰内心的紧张。

5)眼神:眼睛是心灵之窗,能帮助人们沟通情感。眼神常会泄露内心的隐秘。眼神是最富有变化的,可以表达用语言难以表达的感情,眉目传情常可以反映一个人的内心活动。

与人交谈时,目光应平和亲切,要把目光虚化,不要把目光聚焦在对方脸上某个部位,死盯住不放,那样有时会使人心里发毛。眼神应笼罩对方整体,这种笼罩应当是聚精会神的、慈祥的、和蔼的,面带微笑,目光亲切。而不是心不在焉,更不能东张西望,不能怠惰敷衍。

眼睛可反映一个人的性格,眼角下垂的人喜欢幻想、沉思;双眉挑起、眼角上挑,可能是一个性格冷峻、严厉的人,也可能是一个很有才气、观察力敏锐的人;眼睛平时张得不大,眼角平而长,再加上一副月牙形下垂的眉毛的人显得为人和顺,心情坦荡,是慈祥的象征。

用什么样的眼光看人,也反映着人的心理状态。面部平展、眼神和顺、平静而集中地注视别人,是一种倾心和认真的表示。双眉微耸、眼睛缩小、嘴角微朝下、嘴部紧闭地盯着人看,多表示有疑问或心存敌意。瞟眼看人,嘴角下撇,两眼似睁非睁,眼神傲慢,常表示对人的蔑视和小瞧。用回避、退缩的目光看人,甚至偷着看人,反映了一个人的自卑和孤寂。

在交谈中,目光注视的时间和位置也泄露出内心的感情,传递着无声的信息。目光接触不足谈话时间的1/3,常表示不诚实或心不在焉。目光接触占谈话时间的2/3,若眼睛是睁大的,则表示对交谈感兴趣;若眼睛是缩小的,则表示有敌意。凝视的位置放在以前额为上顶角、以双眼为底线的三角形上,会造成严肃的气氛,称为公事凝视;位置放在以两眼为上线、以嘴为下顶角的三角形上,会形成一种融洽的气氛;把视角放在双眼和胸之间,则表示亲密。

6)空间距离:人们相互交往,身体总是保持着一定的空间距离,又称为人际距离。人际距离一般可分为四种距离,即亲密距离、个人距离、社交距离、公众距离。

亲密距离指人与人之间的交往距离为15～50cm,只有感情十分亲近才能互相进入,它适合于密谈和爱抚。15cm以内是人最密切的区域,这个区域一般是不能互相侵犯的。

个人距离间隔为50～120cm之间,一般朋友交谈多采用这种距离。酒会、集会、朋友聚会也采用这种距离,它表示友好关系,又不互相妨碍。

社交距离间隔为120～350cm。其中,120～210cm可称为近社交距离,它适合于一般同事、熟悉人之间的谈话;210～350cm为远社交距离,它适合于同陌生人、邮递员、售货员、一般不太了解的人之间的交往。

公众距离间隔为超过350cm以上的距离,是在较大的公共场所,如作报告、演讲多采用这种距离。

7)语音、语调:伴随着语言的语音、语调可以反映人的内心情绪。当人兴奋时,语音、语调高而说话速度快;当人气极发怒,语音可能出现震颤;而当人精神不振、身体不佳时,说话速度慢而语音低沉。

(3)沟通的层次:护士与患者的沟通,随着时间的增长和沟通的不断深入,其相互信任的程度不断增强而呈现出不同的级别。美国护理专家鲍威尔提出了五个不同层次的沟通。

1)一般性沟通:是分享各自感情的最低层次,双方只是表达出表面性的社会中一般肤浅的、应酬性的客套话。如“您好”、“谢谢”、“今天天气真好”诸如此类的口头语。这类话不需任何考虑,大家都很熟悉,听起来使人感到很安全,可以避免一些不期望出现的场面。护士初次见到新人院的患者,往往从一般性的沟通开始,如“您好,欢迎您入住我病室,望您早日康复!”。

2)陈述事实的沟通:指报告客观的事实,不参与个人意见或涉及人与人之间的关系、就事论事的陈述。患者陈述自己发病的经过、描述疼痛的部位,护士向患者介绍病室环境、病室规章制度等。这是护患沟通的必经之路,无论哪一方,都不要在语言或非语言方面阻止对方的陈述,要鼓励对方表达他希望与别人分享的感情。

3)交流各自的意见和判断:随着护患交往的继续,建立了相互的信任,可以互相谈论自己的看法。护士可能劝告患者对待疾病的正确态度应是“既来之,则安之”,劝慰他不要过多焦虑,否则对身体无益,不要总想着出院,要静下心来,坚持服药打针,主动配合治疗,早日康复。而患者也可能向护士谈论自己住院后的感受,生活不习惯、饮食不合口味、休息不好、治疗效果不理想等等。无论说些什么,护士要表现出同情心,不要流露出不赞成或觉得可笑,否则影响层次的提高。

4)交流感情:当双方不仅信任而且相互理解、同情时,有了十分的安全感,双方自然会愿意表达自己的想法和对各种事件的反应。对于患者来说,护患沟通进入此层,不把护士看成是外人,不是以戒备的心理来对待护士,而是一切信任、依靠护士。如某一 21 岁的女性患者因重度贫血住入血液专科病室,治疗一周多后病情仍不见好转,患者从护士对她的关心和细心护理中产生了对护士的信任,向她询问是否与入院前半月悄悄做过药物流产有关,流产后月经一直不干净,因未婚不敢向任何人透露。说完后还要求护士给她保密。护士面对患者对自己是如此信任,给她以内心的同情,诚恳地给她出主意和建议,在她的同意下向她的主管医生反映。请妇科医生会诊后行妇科治疗,病情迅速得到好转。作为帮助者的护士,在此阶段应尽量创造一个恰当的交流环境,做到坦诚、热情和正确理解患者,解决实际问题。

5)沟通的高峰:即沟通的双方达到高度的一致和情感的融洽,双方有“一体化”的感受,是一种短暂的、只有在沟通达到第四层时,偶尔自发地达到高峰。

随着护患相互信任的提高,沟通的层次不断提高。但应注意护士与患者初次见面,大多是陌生人,不可能一见面就彼此之间进行感情的交流,从不信任到信任、从没有感情到有感情,必然有一过程,否认这一过程是不现实的。因此,在护患沟通中,不要强求达到沟通的最高层次,而要强调沟通的效果。但作为护士,要尽量创造一个良好的沟通交流环境,促使护患关系向最佳的方向发展。

(4)影响沟通交流的因素

1)个人方面的因素:无论是信息发出者还是信息接受者的个人因素,均可能妨碍信息传递的清晰性和正确性。

①生理因素:如疲倦、生病、言语障碍、视力及听力障碍、疼痛等可造成沟通困难。

②情绪因素:如生气、焦虑、兴奋、愤恨、敌对、悲伤、抑郁等,都可使信息的传递和接受造成

不真实或偏差。

③智能因素：沟通双方的知识水平、对语言文字的组织及表达能力，导致对事物的理解差异，均可以影响沟通的效果。

④社会文化因素：包括文化、语言、发音、社会经济地位、种族以及职业等，在我国方言很多、民族也不少的工作环境中，要注意对沟通交流的影响。

2）环境因素：

①物理因素：温度、音响、光线、噪音等。温度过高会使人的神经系统受到抑制，影响人的情绪，气温过低使人紧张、畏缩不安。噪声过大，会骚扰人的情绪，使人感到疲倦不堪。光线过暗，则影响非语言交流的效果。

②社会环境因素：如希望保持个人隐私的社会环境，还有一些沟通需要借助于其他设备和工具帮助，才能达到沟通的效果，如模型、图画、书刊、投影仪、电教设备等。医院服务水平良好，生活环境优美，肯定有利于护患关系的建立和沟通的深入。另外，护理体制是功能制护理还是整体护理，对护患沟通的影响很直接。护理工作者应具体分析沟通过程中的影响因素，减少障碍因素，促进护患沟通的有效进行。

（二）沟通的常用技巧

沟通的常用技巧是指一些能促进沟通顺利进行以及增加相互了解的沟通技巧。

1.倾听技巧　倾听的目的是收集和掌握信息。倾听不只是简单地聆听对方所说的词句，而是要带着心理活动听，注意对方的声音、语调、面部表情、身体姿势、手势、眼神等非语言行为，要全神贯注地听，收集对方“整个人”的全部信息。对于护士来说，倾听患者陈述病史是很重要的。作一个有效的倾听者，应注意如下几点：

(1)与对方保持合适的人际距离：护士要有意识地控制双方交往的人际距离，一般与患者交谈的距离应不少于1米，与孤独自怜的患者、儿童和老年患者交往，可适当缩短交往距离，更有利于沟通、表达关心和爱抚。交往距离太远，对方会感到未受注意：距离太近，对方会感到紧张、不自在、不安全，甚至有威胁感，使人反感。

(2)保持松弛、舒适的体位和姿势：在倾听时，应注意自身的形象，让对方觉得轻松自在，有安全感、受尊重感。如果医生或护士在听取患者陈述病史时，精神不振，无精打采地靠着墙或斜站着，两手插在口袋里，显得高傲不凡，对患者的强烈情感无动于衷，而让人感到无责任心、无信任感。护患交流时，宜使坐位的高度平行，身体稍向患者倾斜。

(3)经常保持目光接触：目光接触是非语言沟通的主要信息通道。它可以表达和传递情感，也可从目光中来捕捉个性的某些特征，并能影响对方的行为。眼神交流可以帮助双方的话语同步、思路一致，但目光接触的时间应掌握好。目光接触时间长时则出现凝视，它表示多种含义，有时带有敌意，有时表示困惑，患者对护士的凝视多为求助信息。护患沟通时，短促的目光接触可检验信息是否被患者所接受，从对方回避的目光中判断患者的心理状态。

(4)避免分散注意力的动作：交谈时，一方不时地看手表或坐立不安，都会使患者作出各种判断，如工作忙、无耐心、无兴趣等，影响进一步的交流。

(5)切勿中途打断谈话或转换话题：打断谈话，使谈话者思路中断，影响交流的深入，转换话题，常令谈话者失去兴趣或收集不到真正需要的信息。

(6)不评论对方的谈话内容:不作即时的判断,对谈话内容的评论是对他人不尊敬的表现。立即判断,让对方觉得太主观武断,单凭孤立事实难以作出准确的判断。

(7)重视反馈信息:在倾听的同时应不时地用"嗯"、"对"、"是"或点头、微笑等来表示对对方谈话的注意与理解。

2.核实技巧　在用心倾听、试图理解所谈内容之后,为了证实你的理解是否准确、信息是否真实,可采用以下几种方式核实:

(1)复述:即不加判断地把对方的谈论重复一遍。如患者主诉到:"三天前,早晨跑完约100米后,突然倒地,我就再不知道发生了什么"。复述时,完全按患者所说的重说一遍:"三天前,早晨跑完约100米后,突然倒地,你就再不知道发生了什么"。这样,如果你复述时所说的内容与患者所表达的不同时,他会及时提出疑问或纠正。

(2)意述:用不同的词句代替对方的话,但需保持原意不变。例如患者说:"最近工作很忙,我感到很累。"意述时可用"你感到很累,是因为最近工作很忙,是吗?",这样,对方听后会摇头或点头或用"是"或"不是"来校对。

(3)澄清:对一些模棱两可、含糊不清、不够完整或不明确的词语加以弄清,同时也可获得更多的信息。一些描述多少、分量或数量的词,如大、小、一些、一点点、许多、经常等词,往往需要澄清,因为每个人的理解并非一样。可以在澄清时问得更具体一些,如"对不起,我还没明白,你告诉我的是……","你的意思是不是这样……"等。

(4)小结:用简单总结的方式将对方所谈的主要内容归纳一次。否则,患者说了一大堆,护士没有反应,患者会感到失望的。

3.解决问题的技巧　解决问题指以解决问题为目的的沟通,包括收集信息、集中主题、总结和提供信息。

(1)收集信息:可通过启发或提问来收集所需的信息。常用提问的方式有两种:

1)开放式提问:对回答没有规定或暗示,可以自由回答提问,提问者希望回答者通过描述、解释、比较等方式来充分说明他的思想和感受。这类提问可以帮助提问者获得较为丰富的资料,建立相互信任的气氛和评估对方的语言表达能力等。如患者陈述病史时可以这样提问:"您当时感觉怎样?","除了这次患病,您以前还曾患过哪些病?","您刚才说过这次是右边腰痛,您的左边痛过没有?哪边痛得厉害些?"。

2)闭合式提问:此类问题回答简单且固定,通常只是要求回答"是"或"不是"、"对"或"不对"。如"您曾做过这个检查吗?"、"您以前注射过青霉素吗?"。

(2)集中主题:帮助对方抓住重点,不要离题。在对方进行语言交流时适当地引导交谈,如:"您能更具体地告诉我,你的心前区疼痛是怎么个痛法?有什么规律?吃了什么药没有?"。与一般焦虑患者谈话时,集中主题可引导患者说出焦虑和迷惑,但不要过早使用这个技巧,以免无意中使对方把问题引导向非真正重要的部分。

(3)总结:是将谈话中的一些感觉和想法串连起来并加以组织,突出重点内容,使人感到总是可能得到解决。在对一段谈话进行总结后,应留有一些时间让对方发表自己的意见。

(4)提供信息:在明确问题之后,提出解决问题的方法和途径。在提供信息时,首先要强调信息的正确性,简单明了,易于接受和理解,可以用口头、书面等形式辅助提供。如"根据您目前的病情，在医嘱给予静脉补充营养外，还将帮助您口服增加营养，供给一日四次流质食物，您的病会慢慢好起来的”。

4.其他技巧

(1)沉默：沉默是指给对方一些思考的时间，令人感到舒适和温暖。尤其是在对方焦虑或对有些问题不愿意回答时，若能保持一段时间的沉默，对方会感到您能理解他的心情，愿真心听取他的意见且他受到了尊重。沉默本身也可以是一种信息交流，即所谓“道是无声胜有声”。在相互交谈时发现沉默有四种可能：第一是故意的，是对方寻求另一方的反馈信息。这时一方有必要给予一般性插话，以鼓励其进一步讲述。第二是思维突然中断或出于激动，或是有效的观念闪现。作为护士在这个时候，最好采用“反响提问法”，如：“对了，您刚才说到的出现那些症状后，是否到医院看过医生?”把原来讲话的内容引出来，使沟通能继续下去。第三是有难言之隐。为了解患者的心理状态，应通过各种启发方式让患者道出隐私，以便做好心理护理。第四是进入自然延续的意境。有时谈话听起来是暂时停顿，实际上是谈话内容富有情感色彩的引申。

护患沟通时，可运用沉默的技巧交流信息，但长时间的沉默又会使双方情感分离，应予避免。打破沉默的最好方法是适时发问。

(2)自我暴露：一个人能坦率地说出自己的想法或与他人分享自己的感受是品格健全的象征。大多数人认为，一般人比较愿意和开放自我且善于说出心里话的人相处。护士向患者坦诚地介绍自己，让患者了解自己，有助于获取患者的信任，有助于搞好护患关系和各项护理工作。护士向患者介绍自己，包括自己的姓名、职别和从事护理工作的经历，这些都是患者很希望了解的。对患，者想了解护士的愿望不应回避，像护士那样回答患者：“你管我姓什么！查户口的!”是不妥当的。目前，自推行以病人为中心的整体护理服务以来，实行挂牌服务，公开服务承诺、护理哲理、服务行为规范以及工作人员姓名、相片、工号上墙公开，其意义也在于此。护理工作者要敢于接受患者的意见和监督，改进自我工作，敢于承担责任，对患者负责。

然而，自我暴露并不是为了暴露而暴露，暴露是为了建立更好的护患关系。因此，并不要求护士把一切都暴露于患者，无助于护患关系的隐私、私生活等完全没有必要让患者了解。即便是患者主动打听，也应婉言谢绝，特别是对他人的打听。实事求是地使患者了解自己，就会获得患者恰如其分的信任与支持。暴露自我时还应有计划、有区别地逐渐深入，不能一见面就只谈论自己，好像在寻求患者的安慰，显得主次倒置。

(3)抚触：触摸是指身体的接触和抚摸，是一种非语言沟通技巧。据心理学家研究，接触和抚摸会产生良好的沟通作用。出于专业的需要，对患者的接触和抚摸是种无声的安慰，它能使不安的患者平静下来，使脆弱的人变得坚强。特别是对听力或视力不佳者，可加强沟通作用。

抚触可以有正效应，也可以有负效应。恰当的抚触要注意性别、年龄、社会文化背景等，如男女有别、老少有别、东西方不同的礼尚规范有别，若使用不当，反而引起不良作用。

(4)神经语言程序(NLP)：是 BIander 和 Grinder 两学者提出的一种沟通模式，对建立沟通双方的相互信任与和谐特别有益。NLP 主要是在与对方沟通时采取和对方一致的步调，包括与对方相同的体位、姿势、手势、面部表情，说话时注意用相似的词汇、音色、语调、语速等与对方协调。特别是在对方有焦虑时，放慢你的呼吸频率、放松身体的姿势、适当降低语调等，都会有较好的效果。

另外，在双方沟通的过程中，作为一个出色的沟通者，除掌握以上沟通技巧以外，必须明确以下6个问题，将有助于沟通：要沟通什么内容（what）；谁是信息的接受者（who）；为什么要传递信息（why）；怎样传递这个信息（how）；在什么地方进行沟通（where）；什么时候进行沟通更有效（when）。

（三）治疗性沟通交流

1.治疗性沟通的概念　治疗性沟通是一般性沟通在护理实践中的具体应用。信息发出者与接受者是护士与患者。护患之间的关系是帮助者与被帮助者的关系，也是一种治疗性关系。护士在沟通中处于主导地位，要沟通的事物是属于护理专业范畴内的专业性事物。治疗性沟通以病人为中心，是有目的的，即为患者健康服务、满足患者需要。较好地运用沟通技巧可使护士与患者真诚交往，达到整体护理的效果。

因此，护士为使自己的沟通行为对患者起到积极的治疗作用，不仅要学会如何将信息清楚地传递给患者，使患者能接受和理解，而且要善于观察其对各种信息的反馈，以判断患者是否准确地接收到信息。

2.治疗性沟通的目的

(1)建立一个互相信任的良好护患关系。

(2)收集患者的有关资料，提供患者必要的知识和健康教育。

(3)观察患者的非语言行为，以了解患者的情绪及态度。

(4)与患者共同讨论，确定需要护理的问题。

(5)与患者合作，制定一个明确的目标和行之有效的计划，并共同努力以达到预期目标。

3.治疗性沟通中护士应掌握的技巧　护士在治疗性沟通中除了掌握沟通交流的基本技巧以外，还必须掌握护患交谈的技巧。

护士与患者的交谈应是有目的的、有针对性的，并要运用心理、社会知识，以便建立良好的护患关系。

(1)交谈前的准备

1)了解患者的一般情况：如姓名、性别、年龄等，并复习和了解患者的病史、诊断、治疗、护理等有关资料。

2)明确交谈的目的，并写下自己准备要谈的问题，以便交谈能集中在一个目标上。

3)选择合适的环境及时间：使交谈过程中不致因环境因素及个人情绪影响效果。

(2)实施交谈

1)开始交谈：护士要有礼貌地称呼对方，主动地自我介绍，向患者说明交谈的目的和所需的时间，并表示希望患者随时提问和澄清问题，使患者了解交谈的意义，并在良好的气氛中开始交谈。

2)引导交谈：在进行交谈时，尽量采用开放式沟通，护士有责任首先鼓励患者谈话，把话题引向重点，让患者主动表达。不可先提一些模棱两可、难以作答的问题，使患者一时答不上来而感到紧张和尴尬。提问一定要依据患者的背景和能理解的语言、文字。另外，护士在交谈时，要及时地用语言或非语言的沟通反馈。

3)作好记录:在交谈时及时记录,并略加以整理,有隐私的内容应保密,维护患者隐私权。

4.治疗性沟通障碍　许多因素可影响治疗性沟通,而以护士与患者两者本身的因素最为常见。

(1)护士方面:护士同情心不够,准备不足,不善沟通等。护士应避免出现下列现象:急躁、脾气暴躁、性格孤僻;改换话题或打断患者谈话;主观武断,如"我要是你,我就愿做手术";对患者说教等。这样使患者感到护士不理解自己,甚至在责备自己,反而给患者带来新的心理压力。

(2)患者方面:对自己的疾病、健康状况的认识、治疗措施不很清楚或记不住医嘱,或者由于理解能力有限而与医护人员缺乏共同的认识,使双方发生沟通障碍。

(3)解决措施:真诚的态度是帮助者最基本的条件,护士的真诚、高度的责任心、同情心就容易获得患者的信任。护士要宽容、大度,并不断地提高自己的业务素质,在与患者交往中要设身处地为患者着想,经常设法调整,选择最易被患者接受的方式进行沟通。

5.特殊情况下的沟通技巧

(1)当患者发怒时:面对患者发怒,护士切忌不可指责、训斥、谩骂,可保持沉默或冷静,用语言或非语言行为对他表示理解,然后帮助患者分析发怒的原因,并规劝他做些其他活动。认真地对待患者的意见及要求,重视满足他的需要是较好的解决方法。

(2)当患者哭泣时:在没有弄清哭泣的原因之前,保持沉默。然后,用非语言行为如抚触、身体姿势等表示同情、安抚。在患者愿意的情况下陪伴她(他),耐心倾听其哭诉,以表示理解且愿意与之分担他的痛苦与不幸,或在其愿独处的情况下,让其尽情发泄内心的不畅。

(3)当患者抑郁时:对于情绪抑郁的患者,患者说话语速较慢,反应少且不自然。护士应以亲切和蔼的态度提出一些简短的问题,并以实际行动使他感到有人在关心和照顾他的病情。

(4)当患者处于病情较危重时:患者病情危重,身体常处于极度虚弱状态,应尽量少交谈,多用非语言行为传递信息。如果患者有交谈的愿望时,语言应尽量精简,时间宜控制在10～15分钟。对于无意识的患者,可持续用同样的轻声细语或触摸的交流方式,刺激唤醒或满足患者的交流需要。

(5)当患者有感觉缺陷时:对于听力障碍的患者,说话时应尽量让患者能看到你的脸和口,用手势和表情来加强交流效果,或用书面文字来增进交流;对于视力不佳者,在走近或离开患者时,都要告诉患者,并告知你的姓名,及时对对方所听到的声音作出解释,应避免或减少非语言信息,要设法为这类患者补偿一些看不见而被遗漏的内容;对语言障碍者,因无法表达,应尽量使用一些简短的句子,可以用"是"与"不是"、"摇头"与"点头"来回答,给对方充分的时间,态度要缓和,不可过急,也可以用文字交流。

总之,在护理工作实践中要掌握好沟通与交流的技巧,建立良好的护患关系,为患者提供优质的护理服务。

(蔡秋霞)

第二章　护理基础技术

第一节　生命体征测量

一、评估

了解病人体温、脉搏、呼吸、血压变化以评估病人的健康状况，为临床作出诊断、治疗和制定护理措施提供依据。

（一）体温评估

1.体温过高　在一昼夜体温波动在正常平均值1℃以上。

2.体温过低　体温低于正常值。

（二）脉搏评估

1.脉率异常的评估

(1)心动过速：成人脉率每分钟超过100次。

(2)心动过缓：成人脉率每分钟少于60次。

2.节律异常的评估

(1)间歇脉：在一系列正常规则的脉搏中，出现一次提前而较弱的脉搏，其后有一较正常延长的间隙。

(2)脉搏短促：在单位时间内脉率少于心率。

(3)强弱异常：①洪脉(脉搏强大有力)；②细脉(脉搏细弱无力，扪之如细丝)。

(4)动脉壁异常：动脉壁变硬，失去弹性，诊脉时如按在琴弦上。

（三）呼吸评估

1.呼吸频率异常

(1)呼吸增快：成人呼吸每分钟超过24次。

(2)呼吸减慢：成人呼吸每分钟少于10次。

2.呼吸节律异常　主要见于：

(1)潮式呼吸：是一种呼吸浅慢逐渐变为深快，然后再由深快转为浅慢，再经一段呼吸暂停

(5～20 秒)后，又开始重复以上的周期性变化，其形态如潮水起伏。

(2)间断呼吸：表现为有规律的呼吸几次后，突然停止呼吸，间隔一个短时间后又开始呼吸，如此反复交替。

3.呼吸深度异常

(1)深度呼吸：是一种深而规则的呼吸。

(2)浅快呼吸：是一种浅表而不规则的呼吸。

4.呼吸声音异常

主要是蝉鸣样呼吸，表现为吸气时产生一种很高的似蝉鸣样音响。

5.呼吸困难　是指呼吸频率、节律和深浅度异常。通常可见到的有：

(1)吸气性呼吸困难：吸气显著困难，吸气时间延长，有明显三凹征。

(2)呼气性呼吸困难：呼气费力，呼气时间延长。

(3)混合性呼吸困难：吸气、呼气均感费力，呼吸频率增加。

(四)血压的评估

血压的评估涉及血压的具体值的改变。

1.高血压　收缩压≥21.3kPa(160mmHg)和舒张压≥12.7kPa(95mmHg)。

2.临界高血压　血压值介于正常血压与高血压之间，即收缩压高于 18.6kPa(140mmHg)而低于21.3kPa(160mmHg)或舒张压高于 12kPa(90mmHg)而低于 12.7kPa(95mmHg)。

3.低血压　血压低于 10.7/6.67kPa(80/50mmHg)。

4.脉压的变化　主要有：

(1)脉压增大：常见于主动脉硬化，主动脉瓣关闭不全，甲状腺功能亢进。

(2)脉压减少：常见于心包积液，缩窄性心包炎，末梢循环衰竭。

二、计划(用物准备)

有秒表的表；记录本；笔；干棉球或卫生纸；酒精棉球；弯盘；体温表；血压计；听诊器；石蜡油。

三、评价

(一)体温的评价

1.体温表的准确性鉴定　定期检查及校对体温表，确保准确性。方法是：将所有体温计的汞柱甩至 35℃以下，同时放入 40℃以下的温水中，3 分钟后取出检视。如读数相差 0.2℃以上或汞柱有裂隙的体温计，则不能再使用。

2.测得体温的可靠性　刚进食或面颊部热敷后，应间隔 30 分钟后方可测量；坐浴或灌肠者需待 30 分钟后才可测直肠温度。口温应将口表水银端放于舌下热窝(舌下热窝在舌系带两侧)处，闭嘴 3 分钟后取出检视读数；肛温应将肛表水银端轻插入肛门 3～4cm，3 分钟后取出检视读数。

3.发现体温与病情不相符合　应在旁监测，必要时作肛温与口温对照复查。腋温就应将温度计汞端放于腋窝深处并紧贴皮肤，病人屈臂过胸夹紧体温计，10 分钟后取出检视读数。

（二）脉搏评价

1.测量脉搏的可靠性　诊脉前病人须保持安静，如剧烈活动后应休息 20 分钟后再测；不可用拇指诊脉。

2.正确选择测量肢体　为偏瘫病人测脉，应选择健侧肢体。

（三）呼吸评价

测得呼吸的可靠性，测呼吸时仍保持诊脉手势，以分散病人的注意力；成人与儿童计数 30 秒，所得值乘以 2。

（四）血压评价

血压测量的准确性受诸多因素影响，为了获得准确的测量结果，在测量过程的各个环节中应注意评价：

1.血压计的准确性　定期检查及校对血压计，确保其准确性。方法是：关闭压力活门，充气。如水银柱不能上升至顶部，表示水银量不足或漏气，则血压计不能再使用。

2.测得血压的可靠性　密切观察血压者应做到四定：定时间、定部位、定体位、定血压计。有助于测定血压的准确性和对照的可比性。

3.正确选择测量肢体　上肢偏瘫者，应选择健侧手臂或下肢测量。一侧肢体正在输液或施行过手术，应选择对侧肢体测量。避免因血液循环障碍影响血压测量值。

4.血压听不清或异常　应重测。重测时，待水银柱降至“0”点，稍等片刻后再测量。必要时，作双侧对照。

5.保持血压测量的正确性　防止产生误差，引起血压测量误差的原因有：

(1)设备方面：袖带宽度太窄，可产生血压值假性偏高。而袖带宽度太宽，听诊器太小、太大，管道过长，水银量不足，可引起数值偏低。血压计未定期校对，可使读数偏高或偏低。

(2)病人方面：手臂位置低于心脏、吸烟、进食、膀胱充盈等可使数值偏高，手臂位置高于心脏水平，测得血压值偏低；手臂位置低于心脏水平，测得血压值偏高。

四、体温单的填写方法

（一）评估

评估病人的体温、脉搏、呼吸、血压等生命体征及其他情况。如出入院、手术、分娩、转科、死亡时间、大小便、出入量、体重等。

（二）计划（用物准备）

红、蓝钢笔；红、蓝铅笔；体温单（三测单）。

（三）填写方法

体温单用于记录病人体温、脉搏、呼吸曲线及其他情况，如出入院、手术、分娩、转科或死亡时间、大便、小便、出入量、血压、体重等。住院期间排列在病历最前面。

1.眉栏各项 （姓名、科别、病室、床号、住院号)及日期、住院日数、手术(分娩)后日数用蓝钢笔写。

2.填写“日期” 栏时,每页第一日应填写年、月、日,其余六天只写日。如在六天中遇到新的年度或月份开始,则应填年、月、日或月、日。

3.“住院日数” 从入院后第一天开始写,直至出院。

4.填写手术 （分娩)后日数时,以手术(分娩)次日为第一日,依次填写至十四天为止。若在十四天内行第二次手术,则将第一次手术日数作为分母,第二次手术日数作为分子填写。

5.入院、转入、手术、分娩、出院、死亡时间 用红钢笔纵行在40～42℃间相应的时间格内填写,注意时间应使用24小时时间制。转入时间由转入病房填写,如“转入于二十点三十分”。

6.呼吸曲线 以下各栏(包括页码)用蓝钢笔记录,以阿拉伯字计数,可免记计量单位。

(1)大便次数:每24小时记一次,记前一日的大便次数,如未解大便记“0”。大便失禁以“※”表示。灌肠符号以“E”表示,1/E表示灌肠后大便一次,0/E表示灌肠后无大便排出;11/E表示自行排便一次,灌肠后又排便一次。

(2)尿量:记前一日的总量。

(3)出入量:记前一日的出、入总量,分子为出量、分母为入量。

(4)体重:以公斤计算填入。一般新入院的病人记录体重,住院病人每周应记录体重一次。

(5)血压:以kPa计算填入。新入院的病人记录,住院病人每周至少应有一次血压记录。一日内连续测量血压,则上午写在前半格内,下午写在后半格内,术前血压写在前面,术后血压写在后面。

(6)“其他”栏作为机动,根据病情需要填写,如特别用药、腹围等。

7.体温曲线的绘制

(1)体温符号:口温为蓝“·”,腋温为蓝“×”,肛温为蓝“O”。

(2)每小格为0.1℃,按实际测量度数用蓝笔绘制于体温单的35～40℃之间,相邻的温度用蓝线相连,同在一平行线上可不连接。

(3)如体温不升,则于35℃线处用蓝笔划一蓝“·”,并在蓝点处向下划箭头“↓”,长度不超过两小格,并与相邻温度相连。

(4)物理降温半小时后测量的体温以红“O”表示,划在物理降温前温度的同一纵格内,并用虚线与降温前的温度相连,下次测得的温度仍与降温前的体温相连。

(5)体温若与上次温度差异较大或与病情不符时,应重复测试,无误者在原体温符号上方用蓝笔写上一英文小写字母“v”。

(6)需每两小时测体温时,应记录在q2h体温专用单上。

8.脉搏曲线的绘制

(1)以红“·”表示,每小格为2次/分,相邻脉搏以红线相连,在同一平行线上时可不连线。

(2)脉搏与体温重叠时,先划体温符号,再用红笔在外划“O”,表示为“⊙”。

(3)脉搏短绌时,心率以红“O”表示,相邻心率用红线相连,在脉搏与心率两曲线间用红笔划线填满。

9.呼吸曲线的绘制

(1)呼吸以蓝"."表示,每小格为1次/分,相邻的呼吸用蓝线相连,在同一平行线上时可不连线。

(2)呼吸与脉搏重叠时,先划呼吸符号".",再用红笔在其外划红圈"O",表示为"0"。

(3)呼吸每分钟少于10次时,在呼吸10次处写实际次数,并与相邻呼吸相连。

(四)评价

1.体温单的记录是否及时、准确、整齐、清洁。

2.绘制的图表是否点圆线直,点线分明。

(蔡秋霞)

第二节　协助患者身体清洁法

清洁是机体维持健康和获得健康的重要条件。良好的个人卫生与个人健康和舒适的感觉有着密切关系。清洁能给人以愉快和舒适的感觉,对于病人尤为重要。

病人由于疾病的原因,自我照顾能力降低,往往无法满足自身清洁的需要。机体卫生不洁,对于病人生理和心理上都会产生影响,因此,护理人员应及时评估病人的健康及清洁状况,做好生活护理,维护病人的清洁与舒适,预防感染及并发症。同时护士执行这些护理工作,也是观察病人身体状况和情绪以及与病人交谈的好机会,通过观察交谈以建立良好的护患关系。病人的清洁卫生包括皮肤护理、口腔护理、眼耳鼻的护理、头发护理、会阴护理及尸体料理等。

一、特殊口腔护理

(一)评估

护士要对于高热、昏迷、危重、禁食等不能自理的病人进行特殊口腔护理,每日2次,根据病情也可增加次数。

1.为较严重而不能自己刷牙的病人保持口腔清洁。

2.预防口疮及口内病灶的形成。

3.清除口臭,增进食欲,增加口腔舒适及美观。

4.按摩齿龈,促进血液循环,增加牙齿健康。

5,观察口腔黏膜、舌苔的变化及特殊的口腔气味,提供病情的动态信息。

(二)计划

1.工作人员准备　衣帽鞋整洁,戴好口罩,洗净双手。

2.用物准备　治疗盘内盛治疗碗,漱口液,棉球,弯血管钳二把,弯盘二个,压舌板,吸水管,石蜡油,棉签,甲紫或冰硼散,毛巾,开口器,手电筒。

3.漱口液应选择适当

(1)清洁口腔,预防感染:等渗盐水;2%~3%硼酸液;0.02%呋喃西林液。

(2)轻度口腔感染:朵贝氏溶液。

(3)口腔感染、口臭:1%～3%过氧化氢液。

(4)霉菌感染:1%～4%碳酸氢钠液。

(5)绿脓杆菌感染:0.1%醋酸溶液。

(三)评价

1.操作细致,动作轻巧。

2.压舌板、开口器的使用方法正确。

3.病人清洁、舒适,未湿衣服、被单。

4.操作规定时间为8分钟。

二、梳发及床上洗发

(一)评估

观察毛发的分布、浓密程度、长度、卫生情况等,注意毛发有无光泽、发质是否粗糙、尾端有无分叉,头皮有无瘙痒、抓痕,有无头皮屑、擦伤等情况。健康的头发应该有光泽、浓密适度、分布均匀、清洁无头皮屑,每个人头发的生长和脱落速率是不固定的,常受营养、激素分泌情况及遗传因素的影响。一般身体上的毛发会随年龄的增长而减少。毛发的脱落与创伤、分泌量、压力、营养不良及药物使用情况有关。如脱发的原因得到纠正,脱发情况就会得到改善。

梳发、洗发可使病人头发清洁,增加美观、舒适,并刺激病人头皮血液循环,增进头发健康。

(二)计划

1.工作人员准备　同特殊口腔护理。

2.用物准备　治疗车上置:水壶盛热水(40～45℃),面盆,浴巾,毛巾,眼罩,棉球,小橡胶单,水桶,梳子,洗发液,面巾,胶布,别针,马蹄形橡胶气垫,水桶,50%酒精或发油,醋,电吹风,镜子,发夹或橡皮筋。

(三)评价

1.洗头过程中病人无不适,无病情改变。

2.洗头后病人感到清洁、舒适。

3.未浸湿衣、被,未打湿地面。

三、床上擦浴及协助沐浴

(一)评估

凡是因为石膏、牵引和必须卧床、衰竭及无法自行沐浴的病人,都应行床上擦浴。床上擦浴能促进血液循环,增进皮肤的排泄功能,还可预防皮肤感染和褥疮等并发症的发生,使病人不仅获得身体的清洁与舒适,维护病人的自尊,还可借此时刻观察病人。

(二)计划

1.护士准备　衣帽鞋整洁,戴好口罩及手套。

2.用物准备　护理车上备:50%酒精,1%甲紫,松节油,石蜡油,棉签,胶布,小剪刀,弯盘,梳子,肥皂,大毛巾,毛巾二条,脸盆二个,水桶二个(一个盛 47～50℃热水),清洁衣裤,被服,另备便盆及便盆布,屏风,会阴冲洗或抹洗用物。

3.环境准备　关门窗,调节室温在 24～25℃以上,以屏风遮挡。

(三)评价

1.病人感到清洁、舒适,身心愉快。

2.病人皮肤光滑、不油腻。

3.获得病人的信赖,护患关系良好。

四、指(趾)甲和手、脚的护理

(一)评估

1.评估手脚的血液循环状况,观察有无炎症改变。

2.评估指(趾)甲的颜色、形状、长度和质地(柔韧、脆、厚),甲床按压后的复原状况。

3.评估指(趾)甲周围的皮肤状况,如炎症、肿胀、硬块、伤口、温度、硬痂、鸡眼等。

(二)计划

用物准备:指甲刀及锉刀,乳液或润肤油,毛巾,热水,面盆,治疗巾等。

(三)评价

病人是否感到手脚清洁、舒适,对手、脚部的护理知识有所增加。

五、协助病人更衣

(一)评估

对不能完全自理的病人,应协助其更换衣裤,使之感到清洁舒适。

(二)计划

1.工作人员准备　衣帽鞋整洁,戴好口罩、帽子。

2.用物准备　清洁衣裤一套,屏风。

3.环境准备　根据季节关门窗、调节室温、屏风遮挡。

(三)评价

1.病人感到清洁、舒适。

2.穿脱衣裤的方法正确。

(刘娅林)

第三节　标本采集法

一、血标本采集法

【静脉采血法】

（一）护理评估

1.了解静脉采血的目的。

2.检查血液的血细胞、血清、血型、抗原、抗体及血中各种化学成分的变化，作为疾病诊断、治疗、预防的依据或参考。

3.检查血清中的药物浓度，作为用药参考。

4.评估病人配合操作的能力，了解病人的诊断。

（二）计划

1.工作人员准备　衣帽鞋整洁，戴好口罩、帽子，洗手。

2.用物准备　治疗盘内放皮肤消毒液、无菌棉签、止血带、弯盘，根据抽血量备空针（一次性）。试管贴标签，填写床号、姓名。核对化验单并填妥病人床号、姓名、住院号、标本名称。

（三）操作程序

1.备齐用物至床旁。

2.核对病人，并解释原因及操作目的。

3.协助病人取合适体位，暴露采血部位。

4.按静脉注射法扎止血带及消毒穿刺部位。

5.持无菌注射器，针头斜面朝上，与采血血管呈15°～30°夹角穿刺，见回血后，回抽至所需血量。

6.放松止血带，以棉签压住针孔并拔出注射器，继续压迫针孔1～2分钟。

7.将血液沿试管壁缓缓注入，以免血细胞破坏而渗血。

8.若为抗凝标本，须轻轻摇动，使血液与抗凝剂充分混合；若为血清标本，则不可摇动，以防溶血。

9.整理用物，尽快将标本送检。

10.必要时记录抽血时间、抽血量。

（四）评价

1.作生化检查，事先通知病人空腹采血，避免因进食而影响检验结果。

2.能准确地选择标本容器，计算采血量，一般血培养取血5ml，亚急性细菌性心内膜炎病人采血量为10～15ml。

3.不要在输液、输血针头处抽取标本，以免影响检验结果，在对侧肢体采取。

4.同时抽取几个血标本，首先将血标本注入培养瓶，再注入抗凝管，最后注入干燥试管，动作准确。

【血培养标本采集法】

(一)目的

1.检查血液中是否有细菌存在,作为治疗依据。

2.作药敏试验,供指导用药。

(二)计划

1.工作人员准备　衣帽整洁,戴好口罩、帽子,洗手。

2.用物准备

(1)血液培养瓶(贴标签、床号、姓名)。

(2)治疗盘内置10ml无菌注射器及针头、无菌棉签、皮肤消毒液、压脉带。

(3)化验单。

(三)操作步骤

1.核对医嘱、化验单。

2.备齐用物至床旁。

3.核对床号、姓名,解释操作目的。

4.协助病人取舒适体位。

5.选择血管,按静脉注射法扎止血带,消毒皮肤。

6.抽取静脉血10ml,松止血带,拔针。

7.如果培养瓶瓶口是橡胶塞外加铝盖,应先去除铝盖,用2%碘酊和70%乙醇消毒瓶盖,更换针头将所抽血液注入瓶内。

8.如果培养瓶口以棉塞子和纸严密包封,使用时先去除纸盖,抽完血后将棉塞取出,并迅速在酒精灯火焰上消毒瓶口。将血液注入培养瓶中,轻轻摇匀,然后将棉塞在酒精灯上迅速消毒,盖好,扎紧纸盖,送检,夜间抽血则置37℃保温箱内。

9.整理病人及用物。

二、尿标本采集法

【尿培养标本收集法】

(一)护理评估

1.了解病人的理解合作能力。

2.了解病人的检查名称,明确收集尿标本的种类和目的。

(二)中段尿液收集法用物准备

皮肤消毒液;贴好、填好的标签;无菌棉签;治疗盘;无菌标本瓶。

(三)操作步骤

1.备齐用物至病床旁。

2.核对床号、姓名,并解释操作目的。

3.嘱病人自己(或协助)清洗会阴。

4.指导病人进行会阴消毒

(1)男病人:将包皮往上推,用棉签蘸皮肤消毒液由内向外环形擦拭尿道口,勿重复擦拭。

(2)女病人:食指、拇指分开大阴唇,再用棉签蘸皮肤消毒液由前向后擦拭1～2次。

5.消毒后,嘱病人小便,前段尿去除,留取中段尿10ml于无菌标本瓶中,盖好无菌瓶塞,注意不要污染尿液。

6.整理用物。

7.将标本迅速送检,并记录。

【尿液常规标本收集法】

(一)护理评估

1.了解病人的临床诊断及病人需作的检查名称,以明确收集尿标本的种类和目的;对病人的合作能力进行评估。

2.常规标本常用于检查尿液的色泽、透明度、比重、蛋白、糖、细胞和管型等。

(二)用物准备

容量为100ml的清洁尿杯,并标明病人的科室、床号、姓名,化验单。

(三)操作步骤

1.核对医嘱。

2.在尿杯上标明床号、姓名。

3.备齐用物至床旁。

4.核对床号、姓名,并解释操作目的及方法。

5.一般病人嘱其自留中段尿,留尿量为1/3杯。

6.对于行动不便者给予协助。

7.小孩或尿失禁者可使用尿套或尿袋协助收集。

8.整理用物。

9.尽快送检标本(30分钟内),以免久置。

10.整理用物,并记录。

(四)评价

1.病人能良好配合,且留取标本的方法正确得当。

2.女病人月经期不宜留取尿标本。

3.标本及时送检。

三、粪标本采集法

【护理评估】

留取标本前应了解病人的临床诊断;了解检查的项目以明确收集标本的种类,做到提前告知病人留取标本的注意点;了解病人的合作能力。

留取粪标本观察大便物理性状,作细菌培养、寄生虫及虫卵检查、大便隐血检查等。

【用物准备】

1.干净便盆1个。

2.常规检查备集便盒1个(内附棉签2支)。

3.粪便培养备培养皿1个。

4.寄生虫检查备寄生虫检便盒1个。

【操作步骤】

1.备好注明床号、姓名的集便盒或培养皿至病人床旁。

2.核对床号、姓名,解释操作目的。

3.告知正确的留取办法。

(1)解大便于清洁便盆之中。

(2)用棉签取较中央的粪便或脓血粘液部分少许于集便盒内。

(3)若为收集培养标本,解大便前最好用消毒液冲洗肛门。用无菌棉签取大便置培养皿中,盖好盖子。

(4)查寄生虫。若查阿米巴原虫,便盆需要先加温,因阿米巴原虫遇冷易死亡;查绦虫有时需多次收集大便,查找绦虫头;查虫卵则取大便的粘液脓血部分;查蛲虫虫卵,需在病人起床前用特制的肛门拭子轻擦肛周皱襞处。

(5)若留取的标本是作隐血试验,则嘱病人在检查前三天禁食肉类、肝、血、含大量绿叶素的食物和含铁剂的药物。

四、痰标本采集法

【护理评估】

1.检查病人痰液的颜色、数量、分层、气味、粘稠度等。

2.检查是否有病菌或突变细胞,以协助诊断。

【用物准备】

痰盒1个,标明床号、姓名及标本名称,必要时备吸痰设备1个。

【操作步骤】

(一)常规痰液标本收集法

1.将贴好标签的痰盒带至床旁。

2.核对姓名,解释操作目的。

3.告知病人清晨先漱口,再深吸气后咳痰于盒内。避免食物残渣混入痰内。

4.对于体质极度虚弱等无法自咳者,应协助病人排痰,如给予拍背或体位引流等,或用无菌吸痰装置抽吸痰液。

5.记录痰的性状、颜色,盖好痰盒,迅速送检。

6.整理用物。

(二)24 小时痰液检查

1.备清洁广口玻璃瓶一个,标明床号、姓名、检查目的和起止时间。

2.指导病人正确的留痰方法

(1)从早上醒来(7Am)未进食前漱口后第一口痰开始留取。

(2)24 小时内每次咳出的痰均留取。

(3)次日清晨(7Am)咳最后一口痰,作为结束。

(4)不宜混入唾液、鼻涕、漱口水、呕吐物,以免影响检查结果。

3.尽快将标本送检,记录痰的外观、性质及总量。

(刘娅林)

第三章　呼吸系统疾病的护理

第一节　急性上呼吸道感染的护理

急性上呼吸道感染是鼻腔、咽或喉部急性炎症的总称。冬春季节多发。

【常见病因与发病机制】

1.常见病因　急性上呼吸道感染有70%～80%由病毒引起，常见有流感病毒(甲、乙、丙)、副流感病毒、鼻病毒、冠状病毒、腺病毒以及呼吸道合胞病毒、艾柯病毒和柯萨奇病毒等。另有20%～30%的上呼吸道感染为细菌引起，可单纯发生或继发于病毒感染之后，以口腔定植菌溶血性链球菌为多见，其次为流感嗜血杆菌、肺炎链球菌和葡萄球菌等，偶见革兰阴性杆菌。

2.发病机制　当机体或呼吸道局部防御功能降低时，原先存在于上呼吸道或外界侵入的病毒和细菌迅速繁殖，引起本病。

【临床表现】

1.普通感冒　为病毒感染引起。起病较急，以鼻部卡他症状为主。初期出现喷嚏、鼻塞、流清水样鼻涕，也可表现为咳嗽、咽干、咽痒或烧灼感，甚至鼻后滴漏感。2～3天鼻涕变稠，可伴咽痛、头痛、流泪、味觉迟钝、呼吸不畅、声嘶等，有时由于咽鼓管炎致听力减退。严重者有发热、轻度畏寒和头痛等。

2.急性病毒性咽炎和喉炎　急性咽炎由鼻病毒、腺病毒、流感病毒、副流感病毒以及肠病毒、呼吸道合胞病毒等引起，多发于冬春季节，临床表现为咽痒和灼热感，咽痛不明显，咳嗽少见。急性喉炎多为流感病毒、副流感病毒及腺病毒等引起，临床表现为明显声嘶、讲话困难，可有发热、咽痛或咳嗽，咳嗽时咽喉疼痛加重。

3.疱疹性咽峡炎　多由柯萨奇病毒A引起，好发于夏季。多见于儿童，偶见于成年人。表现为明显咽痛、发热，病程约为1周。

4.咽结膜热　主要由腺病毒、柯萨奇病毒等引起。多发于夏季，由游泳传播，儿童多见。病程4～6天，表现为发热、咽痛、畏光、流泪、咽及结膜明显充血。

5.细菌性咽-扁桃体炎　病原体多为溶血性链球菌，其次为流感嗜血杆菌、肺炎链球菌、葡萄球菌等。起病急，咽痛明显，伴发热、畏寒，体温可达39℃以上。可发现咽部明显充血，扁桃体肿大、充血，表面有黄色脓性分泌物。有时伴有颌下淋巴结肿大、压痛，而肺部查体无异常体征。

【并发症】

可并发急性鼻窦炎、中耳炎、气管-支气管炎。部分病人可继发心肌炎、肾炎、风湿性疾病等。

【辅助检查】

1.血液检查　因多为病毒性感染，白细胞计数常正常或偏低，伴淋巴细胞比例升高。细菌感染者可有白细胞计数与中性粒细胞增多和核左移现象。

2.病原学检查　因病毒类型繁多，且明确类型对治疗无明显帮助，一般无需明确病原学检查。需要时可用免疫荧光法、酶联免疫吸附法、血清学诊断或病毒分离鉴定等方法确定病毒的类型。细菌培养可判断细菌类型并做药物敏感试验以指导临床用药。

【治疗原则】

1.对症治疗　头痛发热者给予解热、镇痛药，频繁喷嚏给予抗过敏药物等。

2.药物治疗　由于常并发细菌感染，临床可根据病原菌和药敏试验选用抗菌药物。常用青霉素、头孢菌素、氨基糖苷类抗生素，肌内注射或静脉给药，也可口服大环内酯类或氟喹诺酮类及磺胺类抗菌药物。

3.中医药治疗　正柴胡饮、小柴胡冲剂等在临床中应用广泛。

【护理】

1.评估

(1)病史：评估病人的年龄、发生时间、诱因，主要症状的发生频率、性质、严重程度、持续时间、加剧或缓解因素，以及伴随症状和并发症等。最近有无淋雨、受凉、过度劳累等。

(2)身体状况：有无声嘶、咳痰，鼻咽部不适，头痛，听力减退，鼻、咽部黏膜充血，扁桃体肿大，发热，全身乏力等症状。

(3)实验室检查：血常规化验，观察白细胞及淋巴细胞变化。病毒分离、病毒抗原的血清学检查等。

2.护理要点及措施

(1)环境及休息：保持室内一定的温度、湿度和空气流通，使病室内安静、舒适。注意休息和个人卫生。

(2)高热护理。

(3)饮食：给予清淡、高热量、丰富维生素、易消化食物，鼓励病人每天有足够的饮水量，避免刺激性食物，忌烟酒。

(4)口腔护理：进食后漱口或给予口腔护理，防止口腔感染。

(5)防止交叉感染：注意隔离病人，减少探视，避免交叉感染。病人咳嗽或打喷嚏时应避免对着他人。病人使用的餐具、痰盂等用具应每天消毒，或用一次性器具，回收焚烧后弃去。

(6)用药护理：遵医嘱对发热、头痛者，选用解热镇痛药，如复方阿司匹林、对乙酰氨基酚；鼻塞、咽痛者，口服银翘片等；鼻塞严重时可用1%麻黄碱滴鼻液滴鼻。注意观察药物的不良反应，如用青霉素时，密切注意有无过敏反应。

3.健康教育

(1)指导病人和家属了解引起疾病的诱发因素,避免受凉、过度疲劳,注意保暖;保持室内空气清新、阳光充足;少去人群密集的公共场所。

(2)药物治疗后症状不缓解,或出现耳鸣、耳痛、外耳道流脓等中耳炎症状,或恢复期出现胸闷、心悸、眼睑水肿、腰酸或关节痛者,应及时就诊。

(3)注意劳逸结合,加强体育锻炼,提高机体免疫力,增强抗寒能力。戒烟酒。防止交叉感染。必要时给予相关的疫苗预防。

(杨瑷菱)

第二节 气管-支气管炎的护理

急性气管-支气管炎是指感染、物理、化学、过敏等因素引起的气管-支气管黏膜的急性炎症。临床主要表现为咳嗽和咳痰,多见于寒冷季节或气候突变时。

【病因】

1.感染 由病毒、细菌直接感染或上感迁延而来。病原体常为流感嗜血杆菌、肺炎链球菌、腺病毒、流感病毒等,奴卡菌感染有所上升。

2.理化因素 寒冷空气、粉尘、刺激性气体或烟雾(氨气、氯气、二氧化硫、二氧化碳等)可刺激气管、支气管黏膜而引起本病。

3.变态反应 花粉、有机粉尘、真菌孢子等的吸入以及对细菌蛋白质过敏等,均可引起气管-支气管的变态反应。寄生虫(如钩虫、蛔虫的幼虫)移行至肺,也可致病。

【临床表现】

1.症状 起病较急,常先有鼻塞、流涕、咽痛、声嘶等上感症状,继之出现咳嗽、咳痰,先为干咳,胸骨下有闷痛感,1～2天后咳少量黏液性痰,以后转为黏液脓性痰,痰量增多,咳嗽加剧,偶可见痰中带血;气管受累时,可在深呼吸和咳嗽时感到胸骨后疼痛;伴支气管痉挛时,可有气促、胸部紧缩感。全身症状较轻,可伴低热、乏力等,一般3～5天后消退。咳嗽、咳痰可持续2～3周,吸烟者则更长。

2.体征 胸部听诊呼吸音正常或增粗,并有散在干、湿啰音。咳嗽后,啰音部位、性质改变或消失。支气管痉挛时可闻及哮鸣音。

【实验室及其他检查】

病毒感染时,血常规白细胞计数多正常;细菌感染较重时,白细胞计数和中性粒细胞增高。痰涂片或培养发现致病菌。胸部X线检查多无异常改变,或仅有肺纹理增粗。

【诊断要点】

根据病史咳嗽、咳痰等呼吸道症状,肺部啰音随咳嗽改变等体征,以及血象和胸部X线检查,可做出临床诊断。痰涂片和培养有助于病因诊断。

【治疗要点】

主要是控制感染和止咳、化痰、平喘等对症治疗。

1.对症治疗

(1)止咳:剧烈干咳者,可选用喷托维林、氢溴酸右美沙芬等止咳药;对于有痰患者,不宜给予可待因等强力镇咳药;兼有镇咳和祛痰作用的复方制剂,如复方甘草合剂在临床中应用较广泛。

(2)祛痰:咳嗽伴痰难咳出者,可用溴己新(必嗽平)、复方氯化铵合剂或盐酸氨溴索等祛咳药,也可用雾化吸入法祛痰,也可行超声雾化吸入。一般不用镇咳剂或镇静剂,以免抑制咳嗽反射,影响痰液咳出。

(3)平喘:如有支气管痉挛,可选用支气管舒张药,如茶碱类、β受体激动剂等。

2.抗菌治疗　及时应用抗菌药物控制气管、支气管内炎症,一般选用青霉素、头孢菌素、大环内酯类、喹诺酮类抗菌药物,或根据细菌培养和药敏试验结果选择药物。以口服为主,必要时可静滴。

【常用护理诊断/问题】

1.清理呼吸道无效　与呼吸道感染、痰液黏稠有关。

2.气体交换受损　与过敏引起支气管痉挛有关。

【护理措施】

1.一般护理

(1)病室环境要保持舒适、洁净,室温维持在18～20℃,湿度为50%～60%为宜。保持空气新鲜,冬季注意保暖,防止受凉。

(2)给予高蛋白、高维生素、足够热量、易消化饮食;少量多餐,避免油腻、刺激性强、易于产气的食物,防止便秘、腹胀影响呼吸。张口呼吸、痰液黏稠者,应补充足够水分,一般每天饮水1500ml以上,以保证呼吸道黏膜的湿润和病变黏膜的修复。做好口腔护理。

(3)要适当多休息,体位要保持舒适。

2.病情观察　密切观察病人咳、痰、喘的发作,痰液的性质和量,详细记录痰液的颜色、量和性质,正确收集痰标本并及时送检。

3.对症护理　主要为指导、协助病人有效排痰。详细内容见本章咳嗽、咳痰护理措施。

4.老年人群　高度重视老年人群患病者,因为随着年龄的增长,老年人各器官的生理功能逐渐发生衰老和变化。其肺泡数量减少,且泡壁变薄,泡腔增大,弹性降低,呼吸功能也不断下降,对缺氧和呼吸系统的调节功能也随之减低,咳嗽反射减弱,免疫力低下,使老年人容易出现呼吸道感染,加之老年人常患有其他慢性病变,如脑血管病等,一旦卧床,并发合并症,常可危及生命。其护理要点如下:

(1)保持呼吸道通畅:鼓励咳嗽、咳痰,多应用化痰药物治疗以稀释痰液,便于咳出,禁用或慎用镇咳药,以防抑制呼吸中枢,引起呼吸抑制甚至昏迷。加强体位护理,勤翻身、叩背或使用其他物理排痰法。当出现症状时,应尽量取侧卧位。一般健侧卧位利于引痰,可左右交替卧位。

(2)观察生命体征:注意呼吸、脉搏及节律的改变,注意痰的颜色、性质和量的变化,如发现病人精神不振或嗜睡、懒言、不喜活动或呼吸困难及发绀等出现,应高度重视,急查血气分析。

(3)正确指导老年人用药:按时服药,正确使用吸入药物或雾化吸入器,定时留取痰标本,及时检查痰细菌培养,及时调整抗生素的应用。

【健康指导】

1.增强体质　积极参加体育锻炼,根据病人情况选择合适的体育活动,如健身操、太极拳、慢跑等;可增加耐寒训练,如凉水洗脸、冬泳等。

2.避免复发　病人咳嗽、咳痰明显时注意休息,避免劳累;多饮水,进食清淡、富有营养的饮食;保持适当的温、湿度;改善劳动生活环境,防止有害气体污染,避免烟雾、化学物质等有害理化因素的刺激,避免吸入环境中的变应原。

(杨瑷菱)

第三节　肺炎的护理

肺炎是指终末气道、肺泡和肺间质的炎症,可由病原微生物、理化因素、免疫损伤、过敏及药物所致。

【常见病因】

以感染为最常见病因,如细菌、病毒、真菌、寄生虫等,还有理化因素、免疫损伤、过敏及药物等。正常的呼吸道免疫防御机制使气管隆突以下的呼吸道保持无菌。是否发生肺炎决定于两个因素:病原体和宿主因素。如果病原体数量多,毒力强和(或)宿主呼吸道局部和全身免疫防御系统损害,即可发生肺炎。

病原体可通过下列途径引起肺炎:①空气吸入;②血行播散;③邻近感染部位蔓延。当病原体直接抵达下呼吸道后,滋生繁殖,引起肺泡毛细血管充血、水肿,肺泡内纤维蛋白渗出及细胞浸润。

【临床表现】

1.症状　细菌性肺炎的常见症状为咳嗽、咳痰,或原有呼吸道症状加重,并出现脓性痰或血痰,伴或不伴痛。肺炎病变范围大者可有呼吸困难、呼吸窘迫。大多数患者有发热。

2.体征　早期肺部体征无明显异常,重症者可有呼吸频率增快,鼻翼扇动,发绀。肺实变时有典型的体征,如叩诊浊音、语颤增强和支气管呼吸音等,也可闻及湿啰音。并发胸腔积液者,患侧胸部叩诊浊音、语颤减弱、呼吸音减弱。

【辅助检查】

1.胸部X线　以肺泡浸润为主。呈肺叶、段分布的炎性浸润影,或呈片状或条索状影,密度不均匀,沿支气管分布。

2.血液检查　细菌性肺炎可见白细胞计数和中性粒细胞增高,核左移,或细胞内见中毒颗粒。年老体弱、酗酒、免疫功能低下者白细胞计数可不增高,但中性粒细胞比例仍高。

3.病原学检查 痰涂片革兰染色有助于诊断,但易受咽喉部寄殖菌污染。为避免上呼吸道污染,应在漱口后取深部咳出的痰液送检,或经纤维支气管镜取标本送检,结合细菌培养,诊断敏感性较高。必要时做血液、胸腔积液细菌培养,以明确诊断。

4.血清学检查 补体结合试验适用于衣原体感染。间接免疫荧光抗体检查多用于军团菌肺炎等。

【治疗原则】

给予对症和支持治疗,选用抗生素应遵循抗菌药物治疗原则,即对病原体给予针对性治疗。

【护理】

1.评估

(1)病史。①患病及治疗经过:询问本病的有关病因,如有无着凉、淋雨劳累等诱因,有无上呼吸道感染史;有无COPD、糖尿病等慢性病史;是否使用过抗生素、激素、免疫抑制药等;是否吸烟,吸烟量有多少。②目前病情与一般情况:日常活动与休息、饮食、排便是否规律,如是否有食欲缺乏、恶心、呕吐、腹泻等表现。

(2)身体评估。①一般状态:意识是否清楚,有无烦躁、嗜睡、反复惊厥、表情淡漠等;有无急性病容、鼻翼扇动。有无生命体征异常,有无血压下降、体温升高或下降等。②皮肤、淋巴结:有无面颊绯红、口唇发绀、皮肤黏膜出血、浅表淋巴结肿大。③胸部:有无三凹征;有无呼吸频率、节律异常;有无胸部压痛、叩诊实音或浊音;有无肺泡呼吸音减弱或消失、异常支气管呼吸音、干湿啰音、胸膜摩擦音等。

(3)实验室检查。①血常规:有无白细胞计数升高、中性粒细胞核左移、淋巴细胞升高;②X线检查:有无肺纹理增粗、炎性浸润影等;③痰培养:有无细菌生长,药敏试验结果如何;④血气分析:是否有PaO_2减低和(或)$PaCO_2$升高。

2.护理要点及措施

(1)休息与生活护理:发热病人应卧床休息,以减少氧耗量,缓解头痛、肌肉酸痛等症状。病房安静,环境适宜,室温18~20℃,湿度50%~60%,定时通风。

(2)口腔护理:高热及咳痰的患者应加强口腔护理,保持口腔清洁,预防口舌炎、口腔溃疡的发生。每日2次口腔护理,饭前、饭后漱口,口唇干燥者涂液状石蜡。

(3)饮食与补充水分:给予能提供足够热量、蛋白质和维生素的流质或半流质,以补充高热引起的营养物质消耗。鼓励病人多饮水,每日1~2L。轻症者无需静脉补液,失水明显者可遵医嘱给予静脉补液,保持血钠<145mmol/L,尿比重<1.020,补充因发热而丢失较多的水和盐,加快毒素排泄和热量散发,尤其是食欲差或不能进食者。心脏病或老年人应注意补液速度,避免过快导致急性肺水肿。

(4)降温护理:高热时可采用乙醇擦浴、冰袋、冰帽等物理降温措施,以逐渐降温为宜,防止虚脱。儿童要预防惊厥,不宜用阿司匹林或其他解热药,以免大汗和干扰热型观察。病人出汗时,及时协助擦汗,更换衣服,避免受凉,使病人感觉舒适。

(5)病情观察:监测并记录生命体征,以便观察热型,协助医生明确诊断。重症肺炎不一定有高热,重点观察儿童、老年人、久病体弱者的病情变化。

(6)用药护理:遵医嘱使用抗生素,观察疗效和不良反应。应用头孢唑啉钠可出现发热、皮疹、胃肠道不适等不良反应,偶见白细胞减少和丙氨酸氨基转移酶增高;喹诺酮类药偶见皮疹、恶心等;氨基糖苷类抗生素有肾、耳毒性,老年人和肾功能减退者,应特别注意观察是否有耳鸣、头晕、唇舌发麻等不良反应的出现。

(7)呼吸困难、咳嗽、咳痰护理:①抬高床头取舒适的平卧位,根据病情及血气分析结果选择给氧方式,重症肺炎或伴有低氧血症的病人出现明显呼吸困难、发绀者,要给予鼻导管或面罩吸氧。②实施胸部物理疗法指导并鼓励病人进行有效的咳嗽、咳痰,以利于排痰;对无力咳嗽或痰液干燥不易咳出时,给予雾化吸入、变换体位、翻身叩背等,使其保持呼吸道通畅。

(8)感染性休克的护理

①病情监测。a.生命体征:有无心率加快、脉搏细速、血压下降、脉压变小、体温不升或高热、呼吸困难等,必要时进行心电监护;b.精神和意识状态:有无精神萎靡、表情淡漠、烦躁不安、神志模糊等;c.皮肤、黏膜:有无发绀、肢端湿冷;d.出入量:有无尿量减少,疑有休克者每小时应测尿量及尿比重;e.实验室检查:有无血气分析等指标的改变。

②感染性休克的抢救配合:发现异常情况,立即通知医师,并备好物品,积极配合抢救。a.体位:病人取仰卧中凹位,头胸部抬高 20°、下肢抬高约 30°,有利于呼吸和静脉血回流。b.吸氧:给予高流量吸氧,维持 PaO_2>60mmHg,改善缺氧症状。c.补充血容量:快速建立两条静脉通路,遵医嘱给予右旋糖酐或平衡液以维持有效血容量,降低血液黏稠度,防止弥散性血管内凝血;有明显酸中毒可应用 5%碳酸氢钠静脉滴注,因其配伍禁忌较多,宜单独输入。随时监测病人一般情况、血压、尿量、尿比重、血细胞比容等;监测中心静脉压,作为调整补液速度的指标,中心静脉压<5cmH_2O 可加快输液速度,达到 10cmH_2O 应慎重,输液不宜过快,以免诱发急性心力衰竭。下列证据提示血容量已补足:口唇红润、肢端温暖、收缩压>90mmHg,每小时尿量>30ml 以上。如血容量已补足,每小时尿量<400ml,比重<1.018,应及时报告医师,注意有无急性肾衰竭。d.用药护理:遵医嘱输入多巴胺、间羟胺等血管活性药物。根据血压调整滴速,以维持收缩压在 90~100mmHg 为宜,保持重要器官的血液供应,改善微循环。输注过程中注意防止液体溢出血管外,以引起局部组织坏死和影响疗效。联合使用广谱抗菌药物控制感染时,应注意药物疗效和不良反应。

(9)心理护理:评估患者的心理状态,有无焦虑等不良情绪,疾病是否影响了患者的日常生活和睡眠。对于病情危重者,医护人员应该陪在病人身边,安慰病人,使其保持情绪稳定,增强战胜疾病的信心。

3.健康教育

(1)病人及家属了解肺炎的病因及诱因,避免受凉、淋雨、吸烟、酗酒,防止过度劳累。有皮肤痈、疖、伤口感染、毛囊炎、蜂窝织炎时应及时治疗,尤其是免疫功能低下者(糖尿病、血液病、艾滋病、肝病、营养不良等)和慢性支气管炎、支气管扩张者。

(2)保证饮食均衡、营养充足,多饮水,并适当活动锻炼,以增强体质。

(3)室内常通风换气,在天气晴朗时,到室外呼吸新鲜空气,晒太阳。在感冒流行季节,应尽量避免去人多拥挤的场所。必要时佩戴口罩。

(4)指导病人遵医嘱按时服药,了解肺炎治疗药物的疗效、用法、疗程、不良反应,防止患者自行停药或减量，定时随访。

(5)特殊患者的康复护理，慢性病、长期卧床、年老体弱者，应注意经常改变体位、翻身、拍背，咳出气道痰液，有感染征象及时就诊。

(6)根据气温变化合理增减衣服。衣着宽松，保持呼吸通畅。

(7)积极治疗原有的慢性疾病，定期随访。

（杨瑷菱）

第四节　支气管哮喘的护理

支气管哮喘是由多种细胞（如嗜酸性粒细胞、肥大细胞、T 淋巴细胞、中性粒细胞、气道上皮细胞等）和细胞组分参与的气道慢性炎性疾病。这种慢性炎症与气道高反应性相关，通常出现广泛多变的可逆性气流受限，并引起反复发作性的喘息、气急、胸闷或咳嗽等症状，常在夜间和（或）清晨发作、加剧，多数患者可自行缓解或经治疗缓解。

【病因与发病机制】

1.病因　哮喘的病因还不十分清楚，患者个体过敏体质及外界环境的影响是发病的危险因素。环境因素中主要包括某些激发因素，如尘螨、花粉、真菌、动物毛屑、二氧化硫、氨气等各种特异和非特异性吸入物；感染，如细菌、病毒、原虫、寄生虫等；食物，如鱼、虾、蟹、蛋类、牛奶等；药物，如普萘洛尔（心得安）、阿司匹林等；气候变化、运动、妊娠等都可能是哮喘的激发因素。

2.发病机制　哮喘的发病机制不完全清楚，可概括为免疫-炎症反应、神经机制和气道高反应性及其相互作用。

【临床表现】

1.症状　为发作性伴有哮鸣音的呼气性呼吸困难或发作性胸闷和咳嗽。严重者被迫采取坐位或呈端坐呼吸，干咳或咳大量白色泡沫痰，甚至出现发绀等，有时咳嗽可为唯一的症状（咳嗽变异型哮喘）。哮喘症状可在数分钟内发作，经数小时至数天，用支气管舒张药或自行缓解。某些患者在缓解数小时后可再次发作。在夜间及凌晨发作和加重常是哮喘的特征之一。

2.体征　发作时胸部呈过度充气状态，有广泛的哮鸣音，呼气音延长。但在轻度哮喘或非常严重哮喘发作，哮鸣音可不出现。心率增快、奇脉、胸腹反常运动和发绀常出现在严重哮喘患者中。非发作期体检可无异常。

【辅助检查】

1.痰液检查　涂片在显微镜下可见较多嗜酸性粒细胞。

2.呼吸功能检查

(1)通气功能检测：在哮喘发作时呈阻塞性通气功能改变，呼气流速指标均显著下降，1 秒钟用力呼气容积（FEV1）、1 秒率［1 秒钟用力呼气量占用力肺活量比值（FEV1/FVC%）］以及最高呼气流量（PEF）均减少。肺容量指标可见用力肺活量减少、残气量增加、功能残气量和肺总量增加,残气占肺总量百分比增高。缓解期上述通气功能指标可逐渐恢复。病变迁延、反复发作者,其通气功能可逐渐下降。

(2)支气管激发试验(BPT)用以测定气道反应性。吸入激发剂后其通气功能下降、气道阻力增加。运动亦可诱发气道痉挛,使通气功能下降。一般适用于通气功能在正常预计值的70%以上的患者。如FEV1下降≥20%,可诊断为激发试验阳性。

(3)支气管舒张试验(BDT)用以测定气道可逆性。有效的支气管舒张药可使发作时的气道痉挛得到改善,肺功能指标好转。常用吸入型的支气管舒张药如沙丁胺醇、特布他林及异丙托溴铵等。舒张试验阳性诊断标准:①FEV1,较用药前增加12%或以上,且其绝对值增加200ml或以上;②PEF较治疗前增加每分钟60L或增加≥20%。

(4)呼气峰流速(PEF)及其变异率测定:PEF可反映气道通气功能的变化。哮喘发作时PEF下降。此外,由于哮喘有通气功能时间节律变化的特点,常于夜间或凌晨发作或加重,使其通气功能下降。若24小时内PEF或昼夜PEF波动率≥20%,也符合气道可逆性改变的特点。

3.动脉血气分析　哮喘发作时由于气道阻塞且通气分布不均,通气/血流比值失衡,可致肺泡气-动脉血氧分压差($PA-aDO_2$)增大;严重发作时可有缺氧,PaO_2降低,由于过度通气可使$PaCO_2$下降,pH上升,表现呼吸性碱中毒。若重症哮喘,病情进一步发展,气道阻塞严重,可有缺氧及CO_2潴留,$PaCO_2$上升,表现呼吸性酸中毒。若缺氧明显,可合并代谢性酸中毒。

4.胸部X线检查　早期在哮喘发作时可见两肺透亮度增加,呈过度通气状态;在缓解期多无明显异常。如并发呼吸道感染,可见肺纹理增加及炎性浸润阴影。同时要注意肺不张、气胸或纵隔气肿等并发症的存在。

5.特异性变应原的检测　哮喘患者大多数伴有过敏体质,对众多的变应原和刺激物敏感。测定变应性指标结合病史有助于对患者的病因诊断和脱离致敏因素的接触。

【治疗原则】

目前尚无特效的治疗方法,但长期规范化治疗可使哮喘症状能得到控制,减少复发乃至不发作。

1.脱离变应原。

2.药物治疗

(1)缓解哮喘发作:此类药物主要作用为舒张支气管,故也称支气管舒张药。

①β_2肾上腺素受体激动药(简称β_2激动药):β_2激动药是控制哮喘急性发作的首选药物。常用的短效β受体激动药有沙丁胺醇、特布他林和非诺特罗,作用时间为4～6小时。长效β_2受体激动药有福莫特罗、沙美特罗及丙卡特罗,作用时间为10～12小时。

②抗胆碱药:吸入抗胆碱药如异丙托溴胺,为胆碱能受体(M受体)拮抗药,可以阻断节后迷走神经通路,降低迷走神经兴奋性而起舒张支气管作用,并有减少痰液分泌的作用。与β_2受体激动药联合吸入有协同作用,尤其适用于夜间哮喘及多痰的患者。

③茶碱类:是目前治疗哮喘的有效药物。茶碱与糖皮质激素合用具有协同作用。口服给药:包括氨茶碱和控(缓)释茶碱,后者且因其昼夜血药浓度平稳,不良反应较少,且可维持较好的治疗浓度,平喘作用可维持12～24小时,可用于控制夜间哮喘。最好在用药中监测血浆氨

茶碱浓度，其安全有效浓度为 6～15μg/ml。

(2)控制或预防哮喘发作：此类药物主要治疗哮喘的气道炎症，亦称消炎药。由于哮喘的病理基础是慢性非特异性炎症，糖皮质激素是当前控制哮喘发作最有效的药物。可分为吸入、口服和静脉用药。

①吸入治疗是目前推荐长期消炎治疗哮喘的最常用方法。常用吸入药物有倍氯米松、布地奈德、氟替卡松、莫米松等，后两者生物活性更强，作用更持久。吸入治疗药物全身性不良反应少，少数患者可引起口咽念珠菌感染、声音嘶哑或呼吸道不适，吸药后用清水漱口可减轻局部反应和胃肠吸收。

②口服剂：有泼尼松(强的松)、泼尼松龙(强的松龙)。

③静脉用药：重度或严重哮喘发作时应及早应用琥珀酸氢化可的松，注射后 4～6 小时起作用，常用量为每日 100～400mg，或甲泼尼龙(甲基强的松龙，每日 80～160mg)起效时间更短(2～4 小时)。地塞米松因在体内半衰期较长、不良反应较多，宜慎用，一般为每日10～30mg。

④LT 调节剂：通过调节 LT 的生物活性而发挥消炎作用，同时具有舒张支气管平滑肌的作用，可以作为轻度哮喘的一种控制药物的选择。常用半胱氨酰 LT 受体拮抗药，如孟鲁司特 10mg。

3.*免疫疗法* 分为特异性和非特异性两种。采用特异性变应原(如螨、花粉、猫毛等)做定期反复皮下注射，剂量由低至高，以产生免疫耐受性，使患者脱(减)敏。除常规的脱敏疗法外，季节前免疫法对于一些季节性发作的哮喘患者(多为花粉致敏)，可在发病季节前 3～4 个月开始治疗。非特异性疗法，如注射卡介苗、转移因子、疫苗等生物制品抑制变应原反应的过程，有一定辅助的疗效。

【护理】

1.*评估*

(1)病史

①患病及治疗经过：询问病人发病时的症状，如喘息、呼吸困难、胸闷或咳嗽的程度、持续时间、诱发和缓解因素。了解既往和目前的检查结果、治疗经过和病人的病情程度。了解病人对所用药物的名称、剂量、用法、疗效、不良反应等知识的掌握情况，尤其是病人能否掌握药物吸入技术，是否进行长期规律的治疗，是否熟悉哮喘急性发作先兆和正确处理方法，急性发作时有无按医嘱治疗等。评估疾病对病人日常生活和工作的影响程度。

②评估与哮喘有关的病因和诱因：a.有无接触变应原：室内是否密封窗户，是否使用毛毯、尼龙饰品，或使用空调等而造成室内空气流通减少；室内有无尘螨滋生、动物的皮毛和排泄物、花粉等。b.有无主动或被动吸烟，吸入污染空气如臭氧、杀虫剂、油漆和工业废气等。c.有无进食虾蟹、鱼、牛奶、蛋类等食物。d.有无服用普萘洛尔、阿司匹林等药物史。e.有无受凉、气候变化、剧烈运动、妊娠等诱发因素。f.有无易激动、紧张、烦躁不安、焦虑等精神因素。g.有无哮喘家族史。

③心理-社会状况：哮喘是一种气道慢性炎症性疾病，病人对环境多种激发因子易过敏，发作性症状反复出现，严重时可影响睡眠、体力活动。应注意评估病人有无烦躁、焦虑、恐惧等心

理反应。由于哮喘需要长期甚至终身防治，可加重病人及家属的精神、经济负担。注意评估病人有无忧郁、悲观情绪，以及是否对疾病失去信心等。评估家属对疾病知识的了解程度、对病人关心程度、经济情况和社区医疗服务状况等。

(2)身体评估

①一般状态：评估病人的生命体征和精神状态；有无失眠，有无嗜睡、意识模糊等意识状态改变，有无痛苦面容。观察呼吸频率和脉率的情况，有无奇脉。

②皮肤和黏膜：观察口唇、面颊、耳郭等皮肤有无发绀，唇舌是否干燥，皮肤弹性是否降低。

③胸部体征：胸部有无过度膨胀，观察有无辅助呼吸肌参与呼吸和三凹征出现。听诊肺部有无哮鸣音、呼吸音延长，有无胸腹反常运动。但应注意轻度哮喘或非常严重哮喘发作时，可不出现哮鸣音。

(3)实验室及其他检查

①血常规：有无嗜酸性粒细胞增高、中性粒细胞增高。

②动脉血气分析：有无 PaO_2 降低，$PaCO_2$ 是否增高，有无呼吸性酸中毒、代谢性碱中毒。

③特异性变异原的检测：特异性 IgE 有无增高。

④痰液检查：涂片有无嗜酸性粒细胞，痰培养有无致病菌。

⑤肺功能检查：有无 FEV1、FEV1/FVC%、VC 等下降，有无残气量、功能残气量、肺总量增加，有无残气/肺总量比值增高。

⑥X 线检查：有无肺透亮度增加。若出现肺纹理增多和炎性浸润阴影，提示并发现感染。注意观察有无气胸、纵隔气肿、肺不张等并发症的征象。

2.护理要点及措施

(1)病情观察：观察病人意识状态，呼吸频率、节律、深度及辅助呼吸肌是否参与呼吸运动等，监测呼吸音、哮鸣音变化，监测动脉血气分析和肺功能情况，了解病情和治疗效果。哮喘严重发作时，如经治疗病情无缓解，做好机械通气准备工作。加强对急性期病人的监护，尤其是夜间和凌晨哮喘易发作，严密观察有无病情变化。

(2)环境与体位：有明确过敏原者，应尽快脱离。提供安静、舒适、温湿度适宜的环境，保持室内清洁、空气流通。根据病情提供舒适体位，如为端坐呼吸者提供床旁桌支撑，以减少体力消耗。病室不宜摆放花草，避免使用皮毛、羽绒或蚕丝织物。

(3)氧疗护理：重症哮喘病人常伴有不同程度的低氧血症，应遵医嘱给予鼻导管或面罩吸氧，吸氧流量为每分钟 1～3L，吸入浓度一般不超过 40%。为避免气道干燥和寒冷气流的刺激而导致气道痉挛，吸入的氧气应尽量温暖湿润。在给氧过程中，检测动脉血气分析。如哮喘严重发作，经一般药物治疗无效，或病人出现神志改变，$PaO_2<60mmHg$，$PaCO_2>50mmHg$ 时，应准备进行机械通气。

(4)饮食护理：约 20%的成年病人和 50%的患儿可因不适当饮食而诱发或加重哮喘，应提供清淡、易消化、足够热量的饮食，避免进食硬、冷、油煎食物，若能找出与哮喘发作有关的食物，如鱼、虾、蟹、蛋类、牛奶等，应避免食用。某些食物添加剂如酒石黄、亚硝酸盐(制作糖果、糕点中用于漂白或防腐)也可诱发哮喘发作，应当引起注意。戒酒、戒烟。哮喘急性发作时，病人呼吸增快、出汗，常伴脱水、痰液黏稠，形成痰栓阻塞小支气管加重呼吸困难。应鼓励病人每天饮水 2500～3000ml，以补充丢失的水分，稀释痰液。重症者应建立静脉通道，遵医嘱及时、充分补液，纠正水、电解质和酸碱平衡紊乱。

(5)口腔与皮肤护理：哮喘发作时，病人常会大量出汗，应每天以温水擦浴，勤换衣服和床单，保持皮肤的清洁、干燥和舒适，协助并鼓励病人咳嗽后用温水漱口，保持口腔清洁。

(6)用药护理：观察药物疗效和不良反应。

①β_2 受体激动药：指导病人按医嘱用药，不宜长期、规律、单一、大量使用。因为长期应用可引起 β_2 受体功能下降和气道反应性增高，出现耐药性。指导病人正确使用雾化吸入器，以保证药物的疗效。静脉滴注沙丁胺醇时应注意控制滴速(每分钟 2～4μg)。用药过程观察有无心悸、骨骼肌震颤、低血钾等不良反应。

②糖皮质激素：吸入药物治疗，全身性不良反应少，少数病人可出现口腔念珠菌感染、声音嘶哑或呼吸道不适，指导病人喷药后必须立即用清水充分漱口以减轻局部反应和胃肠吸收。口服用药宜饭后服用，以减少对胃肠道黏膜的刺激。气雾吸入糖皮质激素可减少其口服量，当用吸入剂时，通常需同时使用 2 周后再逐步减少口服量，指导病人不得自行减量或停药。

③茶碱类：静脉注射时浓度不宜过高、速度不宜过快、注射时间宜在 10 分钟以上，以防中毒症状发生，其不良反应有恶心、呕吐等胃肠道症状，心律失常、血压降低和兴奋呼吸中枢作用，严重者可致抽搐甚至死亡、用药时监测血药浓度可减少不良反应发生，其安全浓度为 6～15ph/ml，发热、妊娠、小儿或老年有心、肝、肾功能障碍及甲状腺功能亢进症者不良反应增加。合用西咪替丁(甲氰咪胍)、喹诺酮类、大环内酯类药物等可影响茶碱代谢而使其排泄减慢，应加强观察。茶碱缓(控)释片有控释材料，不能嚼服，必须整片吞服。

④其他：色甘酸钠及尼多酸钠，少数病人吸入后可有咽喉不适、胸闷、偶见皮疹，孕妇慎用。抗胆碱药吸入后，少数病人可有口苦或干感。酮替芬有镇静、头晕、口干、嗜睡等不良反应，对高空作业人员、驾驶员、操控精密仪器者应予以强调。

(7)促进排痰：痰液黏稠者可定时给予蒸汽或氧气雾化吸入。指导病人进行有效咳嗽、协助叩背有利于痰液排出，无效者可用负压吸引器吸痰。

(8)心理护理：缓解紧张情绪：哮喘新近发生和重症发作的病人，通常感到情绪紧张，甚至惊恐不安，应多巡视病人，耐心解释病情和治疗措施，给予心理疏导和安慰，消除过度的紧张状态，对减轻哮喘发作的症状和控制病情有重要意义。

3.健康教育

(1)疾病知识指导：指导病人增加对哮喘的激发因素、发病机制、控制目的和效果的认识，以提高病人在治疗中的依从性。通过教育使病人懂得哮喘虽不能彻底治愈，但只要坚持充分的正规治疗，完全可以有效控制哮喘的发作，即病人可达到没有或仅有轻度症状，能坚持日常工作和学习。

(2)避免诱发因素：针对个体情况，指导病人有效控制可诱发哮喘发作的各种因素，如避免摄入引起过敏的食物；避免强烈的精神刺激和剧烈运动；避免持续的喊叫等过度换气动作；不养宠物；避免接触刺激性气体及预防呼吸道感染；戴围巾或口罩避免冷空气刺激；缓解期应加强体育锻炼、耐寒锻炼及耐力训练，以增强体质。

(3)自我检测病情：指导病人识别哮喘发作的先兆表现和病情加重的征象，学会哮喘发作时进行简单的紧急自我处理方法。学会利用峰流速仪来检测最大呼气峰流速(PE-FR),做好哮喘日记,为疾病预防和治疗提供参考资料。峰流速仪的使用方法:取站立位,尽可能深吸一口气,然后用唇齿部分包住口含器后,以最快的速度,用1次最有力的呼气吹动游标滑动,游标最终停止的刻度,就是此次峰流速值。峰流速测定是发现早期哮喘发作最简便易行的方法,在没有出现症状之前,PEFR下降,提示早期哮喘的发生。临床试验观察证实,每天测量的PEFR与标准的PEFR进行比较,不仅能早期发现哮喘的发作,还能判断哮喘控制的程度和选择治疗措施。如果PEFR经常地、有规律地保持在80%～100%,为安全区,说明哮喘控制理想,如果PEFR为50%～80%,为警告区,说明哮喘加重需要及时调整治疗方案;如果PEFR<50%,为危险区,说明哮喘严重,需要立即到医院就诊。

(4)用药指导:哮喘病人应了解自己所用各种药物的名称、用法、用量及注意事项,了解药物的主要不良反应及如何采取相应的措施来避免。指导病人或家属掌握正确的药物吸入技术,遵医嘱使用β_2受体激动药和(或)糖皮质激素吸入剂。与病人共同制订长期管理、防止复发的计划。

(5)心理-社会指导:精神-心理因素在哮喘的发生发展过程中起重要作用,培养良好的情绪和战胜疾病的信心是哮喘治疗和护理的重要内容。哮喘病人的心理反应可有抑郁、焦虑、恐惧、性格改变等,应给予心理疏导,使病人保持规律的生活和乐观情绪,积极参加体育锻炼,最大程度保持劳动能力,可有效减轻病人的不良心理反应。此外,病人常有社会适应能力下降(如信心及适应能力下降、交际减少等)的表现,应指导病人充分利用社会支持系统,动员与病人关系密切的家人和朋友参与对哮喘病人的管理,为其身心健康提供各方面的支持。

(杨瑷菱)

第五节　支气管扩张的护理

支气管扩张症是指直径大于2mm的支气管由于管壁的肌肉和弹性组织破坏引起的慢性异常扩张。临床特点为慢性咳嗽、咳大量脓痰和(或)反复咯血。病人多有童年麻疹、百日咳或支气管肺炎等病史。由于生活条件的改善、麻疹和百日咳疫苗的预防接种及抗生素的应用等,本病的发病率已明显降低。

【病因与发病机制】

1.支气管扩张的主要病因是支气管-肺组织感染和支气管阻塞。两者相互影响,促使支气管扩张的发生和发展。

2.支气管扩张也可能是由先天发育障碍及遗传因素引起的,但较少见。

3.另有约30%的支气管扩张病人病因未明。

细菌反复感染可使支气管黏膜充血、水肿,分泌物阻塞管腔,引流不畅又加重感染。肺结核纤维组织增生、异物、感染、肿瘤均可引起支气管管腔内阻塞,支气管周围淋巴结肿大或肿瘤压迫等引起管腔狭窄、阻塞。

【临床表现】

1.症状

(1)慢性咳嗽、大量脓痰：与体位改变有关，这是由于支气管扩张部位分泌物积聚，改变体位时，分泌物刺激支气管黏膜引起咳嗽和排痰。其严重程度可用痰量估计：轻度＜10ml/d，中度10～150ml/d，重度＞150ml/d。急性感染发作时，黄绿色脓痰量每日可达数百毫升。感染时，痰液收集于玻璃瓶中静置后出现分层的特征：上层为泡沫，下悬脓性成分，中层为混浊黏液，下层为坏死组织沉淀物。引起感染的常见病原体为铜绿假单胞菌、金黄色葡萄球菌、流感嗜血杆菌、肺炎链球菌和卡他莫拉菌。

(2)反复咯血：50%～70%的病人有程度不等的咯血，从痰中带血至大量咯血，咯血量与病情严重程度、病变范围有时不一致。部分病人以反复咯血为唯一症状，临床上称为干性支气管扩张，其病变多位于引流良好的上叶支气管。

(3)反复肺部感染：其特点是同一肺段反复发生肺炎并迁延不愈。这是由于扩张的支气管清除分泌物的功能丧失，引流差，易于反复发生感染。

(4)慢性感染中毒症状：如反复感染，可出现发热、乏力、食欲减退、消瘦、贫血等，儿童可影响发育。

(5)并发症：可并发慢性呼吸衰竭和慢性肺源性心脏病，是支气管扩张的主要死因。大咯血不能控制者易发生失血性休克或发生窒息。

2.体征　早期或干性支气管扩张可无异常肺部体征，病变重或继发感染时常可闻及下胸部、背部固定而持久的局限性粗湿啰音，有时可闻及哮鸣音，部分慢性患者伴有杵状指(趾)。出现肺气肿、肺心病等并发症时有相应体征。

【实验室及其他检查】

1.影像学检查　胸部X线平片检查时，囊状支气管扩张的气道表现为显著的囊腔，腔内可存在气液平面。CT检查显示管壁增厚的柱状或成串成簇的囊状扩张。支气管造影可以明确支气管扩张的部位、形态、范围和病变严重的程度，主要用于准备外科手术的病人。

2.纤维支气管镜检查　有助于发现病人的出血部位或阻塞原因。还可局部灌洗，取灌洗液进行细菌学和细胞学检查。

【诊断要点】

根据慢性咳嗽、大量脓痰、反复咯血和肺部反复感染等病史，肺部闻及固定而持久的局限性湿粗啰音，童年有诱发支气管扩张的疾病史(如麻疹、百日咳等)，可作出初步诊断，结合影像学检查，可明确诊断。

【治疗要点】

1.保持呼吸道通畅　可应用祛痰药及支气管舒张药稀释脓液和促进排痰，再经体位引流清除痰液，痰液引流和抗生素治疗同样重要。

2.控制感染　这是急性期的主要治疗措施。可依据临床表现和痰培养选用有效的抗生素。存在铜绿假单胞菌感染时，可选择口服喹诺酮类，静脉给予氨基糖苷类或第三代头孢菌素。对于慢性咯脓痰的病人，除使用短程抗生素外，还可考虑使用疗程更长的抗生素，如口服阿莫西林或吸入氨基糖苷类，或间断并规则使用单一抗生素以及轮换使用抗生素。

3.手术治疗　反复呼吸道急性感染或大咯血，病变局限在一叶或一侧肺组织，经内科治疗仍顽固反复发作，且全身状况良好者，可考虑外科手术切除病变肺组织。

【常用护理诊断/问题】

1.清理呼吸道无效　与痰量多、无效咳嗽引起痰液不易排出有关。

2.有窒息的危险　与痰多、黏稠、大咯血而不能及时排出有关。

【护理措施】

1.病情观察　密切观察病人咳、痰、喘的发作，痰液的性质和量，详细记录痰液的颜色、量和性质，正确收集痰标本并及时送检。

2.一般护理　病室环境要保持舒适、洁净，室温维持在18～20℃，湿度为50%～60%为宜。保持空气新鲜，冬季注意保暖，防止受凉。给予高蛋白、高维生素、足够热量、易消化饮食；少量多餐，避免油腻、刺激性强、易于产气的食物，防止便秘、腹胀影响呼吸。张口呼吸、痰液黏稠者，应补充足够水分，一般每天饮水1500ml以上，以保证呼吸道黏膜的湿润和病变黏膜的修复。做好口腔护理。要适当多休息，体位要保持舒适。

3.对症护理　主要为指导、协助病人有效排痰，保持气道清洁。对长期卧床的病人，应经常帮助其变换体位及叩拍背部，应指导病人深吸气后用力咳痰。对咳大量脓痰的病人，应指导病人采取体位引流，其方法：

(1)引流前向病人解释治疗目的、操作过程，消除顾虑，取得病人合作。

(2)依病变部位不同、病人经验(自觉有利于咳痰的体位)，采取相应的引流体位，原则上，病肺处于高处，引流支气管开口向下，以利于痰液流入大支气管排出。病变位于右肺上叶者，取坐位或健侧卧位；病变位于右肺中叶者，取仰卧位稍向左侧；病变位于左肺上叶舌叶者，取仰卧位稍向右侧；病变位于左肺下叶者，取俯卧位。对于以上3种体位，床脚均抬高30～50cm。对于病变位于下叶各底段者，床脚抬高30～50cm。

(3)引流时间为每次15～30分钟，每天2～3次，宜在饭前进行，以免饭后引流引起呕吐。

(4)引流时鼓励病人咳嗽，若痰液黏稠，可先用生理盐水超声雾化吸入或用化痰药(如氯化铵、溴已新)稀化痰液，提高引流效率。引流时辅以胸部叩击等措施，指导病人进行有效咳嗽，以提高引流效果。

(5)引流过程中，注意观察病人，如有咯血、面色青紫、呼吸困难、胸闷、出汗、疲劳等情况，应立即终止体位引流。引流中，一旦发生窒息，参见本章第一节咯血窒息抢救。

(6)引流完毕，给予嗽口，并记录排出的痰量及性质，必要时送检。复查生命体征与肺部呼吸音和啰音变化，评价治疗效果。

【健康指导】

1.指导病人和家属了解疾病的发生、发展与治疗、护理过程，防止病情进一步恶化。与病人及家属共同制订长期防治的计划。

2.指导病人建立良好的生活习惯，劳逸结合，培养业余兴趣爱好，消除紧张心理，防止病情进一步加重。补充足够的营养，以增强机体抵抗力。多饮水稀释痰液，有利于排痰。戒烟。

3.告知病人避免烟雾、灰尘刺激，注意保暖，预防感冒，防止呼吸道感染。

4.指导病人和家属掌握有效咳嗽、雾化吸入、体位引流方法，以及抗生素的作用、用法、不良反应等。

5.指导病人和家属学会感染、咯血等症状的监测，定期门诊复查，症状加重时应及时就诊。

（杨瑗菱）

第六节　急性呼吸窘迫综合征的护理

急性呼吸窘迫综合征（ARDS）是多种原因引起的急性呼吸衰竭。ARDS不是独立的疾病，是多种疾病的一种严重并发症。ARDS晚期多诱发或合并多脏器功能障碍综合征，甚至多脏器功能衰竭（MOF），病情凶险，预后恶劣，病死率高达50%～70%。

【病因】

休克、创伤、淹溺、严重感染、吸入有毒气体、药物过量、尿毒症、糖尿病酮症酸中毒、弥散性血管内凝血、体外循环等原因均可导致ARDS。

【临床表现】

急性呼吸窘迫综合征通常发生于原发疾病或损伤起病后24～48h以内。最初的症状为气促，伴有呼吸浅快，肺部可有湿音啰音或哮鸣音。患者皮肤可见花斑状或青紫。随着病情进展，出现呼吸窘迫，吸气费力，发绀，烦躁不安，动脉血氧分压（PaO_2）明显降低、二氧化碳分压（$PaCO_2$）低。如病情继续恶化，呼吸窘迫和发绀继续加重，并出现酸中毒、MOF、甚至死亡。凡存在可能引起ARDS的各种基础疾病或诱因，一旦出现呼吸改变或血气异常，均应警惕有ARDS发生的可能。

【治疗】

治疗原则是改善换气功能、纠正缺氧，及时去除病因、控制原发病等。ARDS治疗的关键在于原发病及其病因。包括氧疗、机械通气等呼吸支持治疗，输新鲜血、利尿维持适宜的血容量，根据病因早期应用肾上腺皮质激素，纠正酸碱和电解质紊乱，营养支持及体位治疗。

【护理】

在救治ARDS过程中，精心护理是抢救成功的重要环节。护士应做到及早发现病情，迅速协助医生采取有力的抢救措施。密切观察患者生命体征，做好各项记录，准确完成各种治疗，备齐抢救器械和药品，防止机械通气和气管切开的并发症。

1.护理目标

（1）及早发现ARDS的迹象，及早有效地协助抢救。维持生命体征稳定，挽救病人生命。

（2）做好人工气道的管理，维持病人最佳气体交换，改善低氧血症，减少机械通气并发症。

（3）采取俯卧位通气护理，缓解肺部压迫，改善心脏的灌注。

（4）积极预防感染等各种并发症，提高救治成功率。

（5）加强基础护理，增加患者舒适感。

(6)减轻病人心理不适,使其合作、平静。

2.护理措施

(1)及早发现病情变化:ARDS通常在疾病或严重损伤的最初24～48h后发生。首先出现呼吸困难,通常呼吸浅快。吸气时可存在肋间隙和胸骨上窝凹陷。皮肤可出现发绀和斑纹,吸氧不能使之改善。

护士发现上述情况要高度警惕,及时报告医生,进行动脉血气和胸部X线等相关检查。一旦诊断考虑ARDS,立即积极治疗。若没有机械通气的相应措施,应尽早转至有条件的医院。病人转运过程中应有专职医生和护士陪同,并准备必要的抢救设备,氧气必不可少。若有指征行机械通气治疗,可以先行气管插管后转运。

(2)迅速连接监测仪,密切监护心率、心律、血压等生命体征,尤其是呼吸的频率、节律、深度及血氧饱和度等。观察病人意识、发绀情况、末梢温度等。注意有无呕血、黑粪等消化道出血的表现。

(3)氧疗和机械通气的护理:治疗ARDS最紧迫问题在于纠正顽固性低氧,改善呼吸困难,为治疗基础疾病赢得时间。需要对患者实施氧疗甚至机械通气。

严密监测病人呼吸情况及缺氧症状。若单纯面罩吸氧不能维持满意的血氧饱和度,应予辅助通气。首先可尝试采用经面罩持续气道正压吸氧等无创通气,但大多需要机械通气吸入氧气。遵医嘱给予高浓度氧气吸入或使用呼气末正压呼吸(PEEP)并根据动脉血气分析值的变化调节氧浓度。

使用PEEP时应严密观察,防止病人出现气压伤。PEEP是在呼气终末时给予气道以一恒定正压使之不能回复到大气压的水平。可以增加肺泡内压和功能残气量改善氧合,防止呼气使肺泡萎陷,增加气体分布和交换,减少肺内分流,从而提高PaO_2。由于PEEP使胸腔内压升高,静脉回流受阻,致心搏减少,血压下降,严重时可引起循环衰竭,另外正压过高,肺泡过度膨胀、破裂有导致气胸的危险。所以在监护过程中,注意PEEP观察有无心率增快、突然胸痛、呼吸困难加重等相关症状,发现异常立即调节PEEP压力并报告医生处理。

帮助病人采取有利于呼吸的体位,如端坐位或高枕卧位。

人工气道的管理有以下几方面:

妥善固定气管插管,观察气道是否通畅,定时对比听诊双肺呼吸音。经口插管者要固定好牙垫,防止阻塞气道。每班检查并记录导管刻度,观察有无脱出或误入一侧主支气管。套管固定松紧适宜,以能放人一指为准。

气囊充气适量。充气过少易产生漏气,充气过多可压迫气管黏膜导致气管食管瘘,可以采用最小漏气技术,用来减少并发症发生。方法:用10ml注射器将气体缓慢注入,直至在喉及气管部位听不到漏气声,向外抽出气体0.25～0.5ml/次,至吸气压力到达峰值时出现少量漏气为止,再注入0.25～0.5ml气体,此时气囊容积为最小封闭容积,气囊压力为最小封闭压力,记录注气量。观察呼吸机上气道峰压是否下降及患者能否发音说话,长期机械通气患者要观察气囊有无破损、漏气现象。

保持气道通畅。严格无菌操作,按需适时吸痰。过多反复抽吸会刺激黏膜,使分泌物增加。先吸气道再吸口、鼻腔,吸痰前给予充分气道湿化、翻身叩背、吸纯氧3min,吸痰管最大外径不超过气管导管内径的 1/2，迅速插吸痰管至气管插管，感到阻力后撤回吸痰管 1～2cm，打开负压边后退边旋转吸痰管，吸痰时间不应超过 15s。吸痰后密切观察痰液的颜色、性状、量及患者心率、心律、血压和血氧饱和度的变化，一旦出现心律失常和呼吸窘迫，立即停止吸痰，给予吸氧。

用加温湿化器对吸入气体进行湿化，根据病情需要加入盐酸氨溴索、异丙阿托品等，每日 3 次雾化吸入。湿化满意标准为痰液稀薄、无泡沫、不附壁能顺利吸出。

呼吸机使用过程中注意电源插头要牢固，不要与其他仪器共用一个插座；机器外部要保持清洁，上端不可放置液体；开机使用期间定时倒掉管道及集水瓶内的积水，集水瓶安装要牢固；定时检查管道是否漏气、有无打折、压缩机工作是否正常。

(4)维持有效循环，维持出入液量轻度负平衡。循环支持治疗的目的是恢复和提供充分的全身灌注，保证组织的灌流和氧供，促进受损组织的恢复。在能保持酸碱平衡和肾功能前提下达到最低水平的血管内容量。①护士应迅速帮助完成该治疗目标。选择大血管，建立 2 个以上的静脉通道，正确补液，改善循环血容量不足。②严格记录出入量、每小时尿量。出入量管理的目标是在保证血容量、血压稳定前提下，24h 出量大于入量约 500～1000ml，利于肺内水肿液的消退。充分补充血容量后，护士遵医嘱给予利尿剂，消除肺水肿。观察病人对治疗的反应。

(5)俯卧位通气护理：由仰卧位改变为俯卧位，可使 75% ARDS 病人的氧合改善。可能与血流重新分布，改善背侧肺泡的通气，使部分萎陷肺泡再膨胀达到“开放肺”的效果有关。随着通气/血流比例的改善进而改善了氧合。但存在血流动力学不稳定、颅内压增高、脊柱外伤、急性出血、骨科手术、近期腹部手术、妊娠等为禁忌实施俯卧位。①患者发病 24～36h 后取俯卧位，翻身前给予纯氧吸入 3min。预留足够的管路长度，注意防止气管插管过度牵拉致脱出。②为减少特殊体位给患者带来的不适，用软枕垫高头部 15°～30°，嘱患者双手放在枕上，并在髋、膝、踝部放软枕，每 1～2h 更换 1 次软枕的位置，每 4h 更换 1 次体位，同时考虑患者的耐受程度。③注意血压变化，因俯卧位时支撑物放置不当，可使腹压增加，下腔静脉回流受阻而引起低血压，必要时在翻身前提高吸氧浓度。④注意安全、防坠床。

(6)预防感染的护理：①注意严格无菌操作，每日更换气管插管切口敷料，保持局部清洁干燥，预防或消除继发感染。②加强口腔及皮肤护理，以防护理不当而加重呼吸道感染及发生褥疮。③密切观察体温变化，注意呼吸道分泌物的情况。

(7)心理护理，减轻恐惧，增加心理舒适度：①评估病人的焦虑程度，指导病人学会自我调整心理状态，调控不良情绪。主动向病人介绍环境，解释治疗原则，解释机械通气、监测及呼吸机的报警系统，尽量消除病人的紧张感。②耐心向病人解释病情，对病人提出的问题要给予明确、有效和积极的信息，消除心理紧张和顾虑。③护理病人时保持冷静和耐心，表现出自信和镇静。④如果病人由于呼吸困难或人工通气不能讲话，可提供纸笔或以手势与病人交流。⑤加强巡视，了解病人的需要，帮助病人解决问题。⑥帮助并指导病人及家属应用松弛疗法、按摩等。

(8)营养护理：ARDS 患者处于高代谢状态，应及时补充热量和高蛋白、高脂肪营养物质。能量的摄取既应满足代谢的需要，又应避免糖类的摄取过多，蛋白摄取量一般为每天 1.2

～1.5g/kg。

尽早采用肠内营养，协助患者取半卧位，充盈气囊，证实胃管在胃内后，用加温器和输液泵匀速泵入营养液。若有肠鸣音消失或胃潴留，暂停鼻饲，给予胃肠减压。一般留置5～7d后拔除，更换到对侧鼻孔，以减少鼻窦炎的发生。

【健康指导】

在疾病的不同阶段，根据病人的文化程度做好有关知识的宣传和教育，让病人了解病情的变化过程。

1.提供舒适安静的环境以利于病人休息，指导病人正确卧位休息，讲解由仰卧位改变为俯卧位的意义，尽可能减少特殊体位给患者带来的不适。

2.向病人解释咳嗽、咳痰的重要性，指导病人掌握有效咳痰的方法，鼓励并协助病人咳嗽，排痰。

3.指导病人自己观察病情变化，如有不适及时通知医护人员。

4.嘱病人严格按医嘱用药，按时服药，不要随意增减药物剂量及种类。服药过程中，需密切观察患者用药后反应，以指导用药剂量。

5.出院指导指导病人出院后仍以休息为主，活动量要循序渐进，注意劳逸结合。此外，病人病后生活方式的改变需要家人的积极配合和支持，应指导病人家属给病人创造一个良好的身心休养环境。出院后1个月内来院复查1～2次，出现情况随时来院复查。

（杨瑷萎）

第七节　肺源性心脏病的护理

慢性肺源性心脏病(简称肺心病)是由肺组织、肺动脉血管或胸廓慢性病变引起的肺组织结构和功能异常，肺血管阻力增加，肺动脉压力增高所致右心扩张、肥大，或伴有右侧心力衰竭的心脏病。

【病因与发病机制】

1.病因

(1)支气管、肺疾病：占80%～90%，最多见为COPD，其次为支气管哮喘、支气管扩张、重症肺结核、尘肺、慢性弥漫性肺间质纤维化、结节病等。

(2)胸廓运动障碍性疾病：较少见。

(3)其他：肺血管疾病，甚少见。

2.发病机制　引起右心室肥大的诸多因素中，先决条件是肺功能和结构的不可逆性改变，发生反复的气道感染和低氧血症。引起液体因子和肺血管发生变化，肺血管阻力增高，肺动脉血管的结构重构，导致肺动脉高压。

【临床表现】

1.肺、心功能代偿期　以慢性阻塞性肺疾病为主要表现。慢性咳嗽、咳痰、气促，反复发作，活动后加重。逐渐出现心悸，胸闷、乏力、畏食、呼吸困难和劳动耐力下降。部分病人因肺气肿引起胸膜腔内压升高，腔静脉回流受阻而出现颈静脉充盈。下肢可有轻微水肿，下午明显，次晨消失。常有营养不良的表现。

2.肺、心功能失代偿期（包括急性加重期）　以呼吸衰竭为主要表现，或伴心力衰竭。

【并发症】

常可并发肺性脑病、酸碱平衡失调和电解质紊乱、心律失常、休克、消化道出血、弥散性血管内凝血（DIC）等。

【辅助检查】

1.血液检查　红细胞和红血蛋白升高，红细胞电泳时间可延长，血液黏稠度增加。并发感染时，血白细胞计数和中性粒细胞增高。部分病人有肝功能、肾功能改变，血钾可增高，血钠、氯、钙、镁多低于正常。

2.动脉血气分析　代偿期动脉血氧分压降低，或伴动脉血二氧化碳潴留，以呼吸性酸中毒最常见。

3.X线检查　在原有肺、胸疾病特征的基础上，出现肺动脉高压症，如右下肺动脉干扩张、肺动脉段明显突出或其高度≥3mm、右心室肥大等，均是诊断肺心病的主要依据。

4.心电图检查　主要表现为右心室肥大，如额面平均电轴≥+90°，重度顺钟向转位，V_1导联R/S≥1，RV_1+SV_5≥1.05mV，$V_{1\sim3}$呈QS波（除外心肌梗死），肺型P波等。有低电压和右束支传导阻滞，为可疑肺心病。

5.心电向量图检查　主要表现为右心房、右心室肥大图形。

6.超声心动图检查　测定右室流出道内径≥30mm，右心室内径≥20mm，右心室前壁厚度≥5mm，左、右心室内径比值<2，右肺动脉内径≥18mm，或肺动脉干≥20mm等指标，以诊断肺心病。

7.其他　痰细菌培养可判断致病菌。肺功能检查对早期或缓解期肺源性心脏病病人有意义。肺阻抗血流图的波幅及其微分波值多降低等，对诊断肺心病有参考价值。

【治疗原则】

1.急性加重期　积极控制感染，改善心肺功能。

（1）控制感染：根据痰培养和药物敏感试验选择抗菌药物。

（2）通畅呼吸道，改善呼吸功能。

（3）控制心力衰竭：选用利尿、强心或血管扩张药物。

（4）控制心律失常。

2.缓解期　防治原发病，去除诱发因素，避免或减少急性发作，提高机体免疫功能，延缓病情发展。

【护理】

1.评估　评估患者健康史及身体状况。

2.护理要点及措施

（1）病情观察：肺心病急性发作时，观察呼吸困难、发绀、心悸、胸闷或下肢水肿，定期监测和记录病人的体温、脉搏、呼吸、血压、尿量。如缺氧和二氧化碳潴留急骤变化,可引起失眠、精神错乱、狂躁或表情淡漠、神志恍惚、嗜睡、昏迷等肺性脑病的表现,应及时报告医生并协助抢救。

(2)环境和体位:室内环境安静、舒适,空气洁净,保持合适的温湿度。冬季注意保暖,避免直接吸入冷空气。戒烟。病人取舒适体位,晚期病人常采取身体前倾位,使辅助呼吸肌共同参与呼吸。

(3)饮食护理:保证每日摄入足够的热量,宜进富含维生素、易消化食物,增进食欲。避免刺激性强、易于产气的食物,防止便秘、腹胀影响呼吸。对张口呼吸、痰液黏稠者,补充足够水分,并做好口腔护理。

(4)心理护理:观察病人呼吸困难类型,倾听病人的诉说。因呼吸困难可引起病人烦躁不安、恐惧,而不良情绪反应更加重呼吸困难,医护人员应陪伴病人身边,适当安慰病人,使病人保持情绪稳定和增强安全感。由于反复发作、多次住院,常给病人造成很大的精神压力和经济负担,护士要进行适当引导和安慰。帮助病人了解充分的休息有助于心肺功能的恢复。协助病人了解疾病过程,适应医院环境和生活方式,减轻心理焦虑和压力。和病人共同制订康复计划,在活动和呼吸肌锻炼中,给予鼓励和赞扬,使病人认识到自己有所进步,增强病人战胜疾病的信心。

(5)用药护理:遵医嘱应用消炎、镇咳、祛痰、平喘等药物,观察疗效和不良反应。

(6)氧疗护理:一般采用鼻导管持续低流量吸氧,每日 10～15 小时,提高血氧分压。

(7)保持呼吸道通畅:指导痰多黏稠、难咳的病人多饮水,遵医嘱每天用生理盐水、硫酸庆大霉素、α-糜蛋白酶等药物雾化吸入,指导病人采取有效咳嗽方式,护理人员或家属协助病人翻身、胸部叩击和体位引流,有利于分泌物的排出。

(8)促进有效排痰

①深呼吸和有效咳嗽:指导病人掌握有效咳嗽的正确方法。a.病人坐位,双脚着地,身体稍前倾,双手环抱一个枕头,有助于膈肌上升。b.进行数次深而缓慢的腹式呼吸,深吸气末屏气,然后缩唇(撅嘴),缓慢地通过口腔尽可能呼气(降低肋弓、腹部往下沉)。c.再深吸一口气后屏气 3～5 秒钟,身体前倾,从胸腔进行 2～3 次短促有力的咳嗽,张口咳出痰液,咳嗽时收缩腹肌,或用自己的手按压上腹部,帮助咳嗽。或病人取俯卧屈膝位,可借助膈肌、腹肌收缩,增加腹压,有效咳出痰液。经常变换体位有利于痰液咳出。

对胸痛(胸部外伤或手术后)病人,避免因咳嗽而加重疼痛。采用双手或枕头轻压伤口的两侧,起固定或扶持作用,咳嗽时从两侧按压伤口,以抵消咳嗽所致的伤口局部牵拉。对胸痛明显者,可遵医嘱服用镇痛药 30 分钟后进行深呼吸和有效咳嗽,以减轻疼痛。

②湿化和雾化疗法:常用湿化剂有蒸馏水、生理盐水、低渗盐水。临床上常在湿化的同时加入药物以雾化方式吸入,可在雾化液中加入痰溶解药、抗生素、平喘药等,达到祛痰、消炎、镇咳、平喘的作用。

③胸部叩击和胸壁震荡:适于久病体弱、长期卧床、排痰无力者,禁用于未经引流的气胸、肋骨骨折、有病理性骨折史、咯血及低血压、肺水肿等病人。

④机械吸痰:适用于无力咳出黏稠痰液,意识不清或排痰困难者。每次吸引时间少于 15

秒钟，两次抽吸间隔时间大于 3 分钟。并在吸痰前、中、后适当提高吸入氧浓度，避免吸痰引起低氧血症。

⑤呼吸肌功能锻炼：其目的是改变浅而快呼吸为深而慢的有效呼吸。a.腹式呼吸法（膈式呼吸锻炼）：指导病人取立位、坐位或平卧位，两膝半屈，使腹肌放松。两手分别放于前胸部和上腹部；用鼻缓慢吸气时，膈肌最大程度下降，腹肌松弛，腹部手感向上抬起，胸部手在原位不动，抑制胸廓运动；呼气时，腹肌收缩（腹部手感下降）帮助膈肌松弛，膈肌随腹腔内压增加而上抬，增加呼气潮气量。b.缩唇呼气法：指导病人呼气时腹部内陷，胸部前倾，将口唇缩小（呈吹口哨样），尽量将气呼出，以延长呼气时间，同时口腔压力增加，传至末梢气道，避免小气道过早关闭，改善肺泡有效通气量。吸气和呼气时间比为 1∶2 或 1∶3，尽量深吸慢呼，每分钟 7～8 次，每次 10～20 分钟，每天训练 2 次。

3.健康教育

(1)指导病人和家属了解疾病发生、发展过程及防治原发病的重要性。

(2)去除病因和诱因：鼓励病人戒烟，介绍戒烟成功的个案，指导戒烟方法。避免吸入尘埃、刺激性气体，避免进入空气污染、传染源公共场所及接触上呼吸道感染者。注意保暖，避免进出温差大的地方。

(3)避免或减少急性发作：预防感冒，可用核酸酪素注射液、疫苗预防。保持呼吸道畅通，坚持家庭氧疗。定期随访，合理使用治疗药物。如出现轻微的呼吸道感染症状，应及时就诊。指导病人及家属观察并发症。

(4)增加抵抗力：适当休息，保证足够的热量、营养、维生素和水分，保持口腔清洁。进行体育、呼吸锻炼，如腹式呼吸、缩唇呼吸等，改善呼吸功能，提高机体免疫功能，延缓病情的发展。

(5)以中西医结合的综合措施，进行“冬病夏治”，治疗原则为活血化瘀、扶正固本。

（杨瑗菱）

第八节　呼吸衰竭的护理

呼吸衰竭（简称呼衰）是指各种原因引起的肺通气和（或）换气功能严重障碍，以致在静息状态下亦不能维持足够的气体交换，导致低氧血症伴（或不伴）高碳酸血症，进而引起一系列病理生理改变和相应临床表现的综合征。

【病因和发病机制】

完整的呼吸过程包括外呼吸、气体运输和内呼吸 3 个环节。外呼吸中，肺通气和肺换气的任何一个环节的严重病变，都可导致呼吸衰竭。如气道阻塞性病变（COPD、重症哮喘）、肺组织病变（肺气肿、肺结核）、肺血管疾病（肺栓塞等）、胸廓与胸膜病变、神经肌肉疾病等均可引起通气/血流比例失调，导致缺氧或合并 CO_2 潴留。

具体机制如下：

（一）缺氧和 CO_2 潴留的发生机制

1.肺泡通气不足　气道阻力增加、呼吸驱动力弱、无效腔气量增加均可导致通气不足，使

肺泡 O_2 分压下降和 CO_2 分压上升。

2.通气/血流比例失调　正常每分钟肺泡通气量(V)4L,肺毛细血管血流量(Q)5L,两者之比应保持在0.8,只有这样才能保证有效的气体交换。如 V/Q>0.8,表明通气过剩,血流不足,则形成生理死腔增加,即为无效腔效应;V/Q<0.8,表明血流过剩,通气不足,使肺动脉的混合静脉血未经充分氧合进入肺静脉,则形成动静脉样分流。通气/血流比例失调,产生缺 O_2,而无 CO_2 潴留。

3.弥散障碍　肺泡弥散面积减少或呼吸膜的增厚均可影响气体的弥散。氧气弥散能力仅为 CO_2 的1/20,故在弥散障碍时产生单纯缺氧。

(二)缺氧和 CO_2 潴留对机体的影响

1.对中枢神经的影响　脑组织对缺氧最为敏感,轻度缺氧可引起注意力不集中、智力减退、定向障碍;随缺氧加重,可致烦躁不安、神志恍惚、谵妄,甚至神志丧失乃至昏迷。CO_2 潴留对大脑皮质中枢的影响分3个阶段:开始抑制皮质活动;随着 CO_2 的增加,对皮质下层刺激加强,间接引起兴奋;若 CO_2 继续升高,皮质下层明显受抑制,进入 CO_2 麻醉状态。

2.对心脏、循环的影响　缺氧可使心率加快,心搏出量增加,血压上升;缺氧和 CO_2 潴留均能引起肺动脉收缩而增加肺循环阻力,导致肺动脉高压和右心负荷加重;长期缺02可使心肌变性、坏死和收缩力降低,导致心力衰竭;CO_2 浓度增加,可使皮下浅表毛细血管和静脉扩张,表现为四肢红润、温暖、多汗;缺 O_2、CO_2 潴留和酸中毒可引起严重的心律失常。

3.对呼吸的影响　缺氧对呼吸的影响远较 CO_2 潴留的影响小。缺 O_2 主要通过颈动脉窦和主动脉体化学感受器的反射作用刺激通气,如缺氧程度缓慢加重,这种反射迟钝。CO_2 是强有力的呼吸中枢兴奋剂,CO_2 浓度增加,通气量成倍增加,但当 CO_2 浓度过高时,反而抑制呼吸中枢。慢性呼衰时,$PaCO_2$ 缓慢增高,由于机体的慢性适应效应,通气量并无相应增加,反而有所下降,此时主要靠缺氧刺激呼吸,所以慢性呼衰应给予低浓度氧疗,以防止呼吸抑制。

4.对酸碱平衡和电解质的影响　严重缺氧可抑制有氧氧化,使无氧代谢增加,使乳酸在体内堆积,引起代谢性酸中毒;酸中毒使细胞内、外离子发生转移,细胞内钾离子移出而导致高钾血症和低氯血症。由于同时有呼吸性酸中毒,CO_2 在体内潴留使血中HCO增加,而代谢性酸中毒对 HCO^- 的消耗增加,所以pH值可能无明显降低。

5.对肝、肾和造血系统的影响　缺氧可直接或间接损害肝功能,使ALT上升。持续缺氧和 CO_2 潴留使肾血管痉挛,血流量减少,尿量减少。慢性缺血可使红细胞生成素增加,促使红细胞增生,有利于增加血液携氧量,但增加了血液黏稠度,加重肺循环和右心负担。

【分类】

1.按动脉血气分析,分为Ⅰ型呼衰和Ⅱ型呼衰　Ⅰ型呼衰,只有缺氧,不伴有二氧化碳潴留,或伴 $PaCO_2$ 降低;Ⅱ型呼衰,既有缺氧,又有二氧化碳潴留。

2.按有无原肺功能损害和发生的缓急,分为急性呼衰和慢性呼衰

(1)急性呼衰:原肺功能正常,常因急性药物中毒、脑血管意外等引起呼衰,由于机体不能很快代偿,如不及时抢救,将危及患者生命。

(2)慢性呼衰:指慢性呼吸系统疾病导致肺功能损害逐渐加重而发展为呼衰。开始通过机体代偿适应,称为代偿性慢性呼衰,常因急性呼吸道感染等诱因导致严重缺氧、CO_2 潴留及酸

中毒而进入失代偿性慢性呼衰。

【临床表现】

急性呼吸衰竭的临床表现主要是低氧血症所致的呼吸困难和多器官功能障碍。

1.呼吸困难 呼吸困难是呼吸衰竭最早出现的症状。多数病人有明显的呼吸困难,可表现为频率、节律和幅度的改变。较早表现为呼吸频率增快,病情加重时出现呼吸困难,辅助呼吸肌活动加强,如三凹征。若并发 CO_2 潴留,$PaCO_2$ 升高过快或显著升高,以致发生 CO_2 麻醉时,病人可由呼吸过速转为浅慢呼吸或潮式呼吸。

2.发绀 发绀是缺氧的典型表现。当动脉血氧饱和度低于90%时,可在口唇、指甲出现发绀;另应注意,因发绀的程度与还原型血红蛋白含量相关,所以红细胞增多者发绀更明显,贫血者则发绀不明显或不出现;严重休克等原因引起末梢循环障碍的病人,即使动脉血氧分压尚正常,也可出现发绀,称作外周性发绀。而真正由于动脉血氧饱和度降低引起的发绀,称作中央性发绀。发绀还受皮肤色素及心功能的影响。

3.精神神经症状 急性缺氧可出现精神错乱、躁狂、昏迷、抽搐等症状。如合并急性 CO_2 潴留,可出现嗜睡、淡漠、扑翼样震颤,以致呼吸骤停。慢性呼吸衰竭伴 CO_2 潴留时,随 $PaCO_2$ 升高可表现为先兴奋后抑制现象。兴奋症状包括失眠、烦躁、躁动、夜间失眠而白天嗜睡(昼夜颠倒现象)。但此时切忌用镇静或催眠药,以免加重 CO_2 潴留,发生肺性脑病。肺性脑病表现为神志淡漠、肌肉震颤或扑翼样震颤、间歇抽搐、昏睡,甚至昏迷等。亦可出现腱反射减弱或消失、锥体束征阳性等。

4.循环系统表现 多数有心动过速,亦可引起周围循环衰竭、血压下降、心律失常、心搏停止。CO_2 潴留使外周体表静脉充盈、皮肤充血、温暖多汗、血压升高、心排出量增多而致脉搏洪大;脑血管扩张产生搏动性头痛。

5.消化和泌尿系统表现 严重呼吸衰竭对肝、肾功能都有影响,部分病例可出现丙氨酸氨基转移酶与血浆尿素氮升高;个别病例可出现尿蛋白、红细胞和管型。因胃肠道黏膜屏障功能损伤,导致胃肠道黏膜充血水肿、糜烂渗血或应激性溃疡,引起上消化道出血。

【诊断要点】

除原发疾病和低氧血症及 CO_2 潴留导致的临床表现外,呼吸衰竭的诊断主要依靠血气分析。而结合肺功能、胸部影像学和纤维支气管镜等检查对于明确呼吸衰竭的原因至为重要。

因其临床表现缺乏特异性,明确诊断有赖于动脉血气分析:在海平面、静息状态、呼吸空气条件下,动脉血氧分压(PaO_2)$<$60mmHg,伴或不伴二氧化碳分压($PaCO_2$)$>$50mmHg,并排除心内解剖分流和原发于心排出量降低等因素,可诊为呼吸衰竭。Ⅰ型:动脉血氧分压(PaO_2)$<$60mmHg,$PaCO_2$ 正常或降低。Ⅱ型:动脉血氧分压(PaO_2)$<$60mmHg,同时 $PaCO_2$$>$50mmHg。

【治疗要点】

呼吸衰竭总的治疗原则是:加强呼吸支持,包括保持呼吸道通畅、纠正缺氧和改善通气等。

呼吸衰竭病因和诱发因素的治疗:加强一般支持治疗和对其他重要脏器功能的监测与支持。

(一)保持呼吸道通畅

对于任何类型的呼吸衰竭,保持呼吸道通畅是最基本、最重要的治疗措施。保持气道通畅的方法主要有:昏迷者应使其处于仰卧位,头后仰,托起下颌并将口打开;清除气道内分泌物及异物;若以上方法不能奏效,必要时应建立人工气道。简便人工气道主要有口咽通气道、鼻咽通气道和喉罩。若仍无效,应气管插管或切开(气管内导管)。气管内导管是重建呼吸通道最可靠的方法。

(二)氧疗

通过增加吸入氧浓度来纠正病人缺氧状态的治疗方法即为氧疗。对于急性呼吸衰竭病人,应给予氧疗。

1.吸氧浓度　确定吸氧浓度的原则是在保证 PaO_2 迅速提高到 60mmHg 或脉搏容积血氧饱和度(SpO_2)达 90%以上的前提下,尽量减低吸氧浓度。Ⅰ型呼吸衰竭给予中、高浓度(>35%～50%)给氧,可以迅速缓解低氧血症而不会引起 CO_2 潴留。Ⅱ型呼衰需要持续低浓度给氧。

2.吸氧方式

(1)鼻导管或鼻塞:简单、方便,不影响咳痰、进食。但氧浓度不恒定,易受呼吸的影响;高流量时对局部黏膜有刺激,氧流量不能大于 7L/min。吸入氧浓度与氧流量的关系:吸入氧浓度(%)=21+4×氧流量(L/min)。

(2)面罩:吸氧浓度相对稳定,可按需调节,该方法对于鼻黏膜刺激小,但在一定程度上影响咳痰、进食。

(三)增加通气量、改善 CO_2 潴留

1.呼吸兴奋剂　常用的药物有尼可刹米和洛贝林,用量过大可引起不良反应。近年来这两种药物在西方国家几乎已被淘汰,取而代之的有多沙普仑,该药对于镇静催眠药过量引起的呼吸抑制和 COPD 并发急性呼吸衰竭有显著的呼吸兴奋效果。

2.机械通气　机械通气是当机体出现严重的通气和(或)换气功能障碍时,以人工辅助通气装置(呼吸机)来改善通气和(或)换气功能。

(四)一般支持疗法

纠正电解质紊乱和酸碱平衡失调(呼吸性酸中毒、代谢性酸中毒、呼吸性碱中毒、低钾低氯等)。加强液体管理,防止血容量不足和液体负荷过大。呼吸衰竭病人由于摄入不足或代谢失衡,往往存在营养不良,需保证充足的营养及热量供给。

(五)并发症防治

呼吸衰竭往往会累及其他重要脏器,因此应及时将重症病人转入 ICU,加强对重要脏器功能的监测与支持,预防和治疗肺动脉高压、肺源性心脏病、肺性脑病、肾功能不全、消化道功能障碍和弥散性血管内凝血(DIC)等。要特别注意防治多器官功能障碍综合征(MODS)。

(杨瑷萎)

第九节　肺脓肿的护理

肺脓肿是有多种病原菌引起的肺部化脓性病变。疾病早期为化脓性炎症，继而组织坏死、液化，形成脓肿。临床特征为起病急、高热、咳嗽和咳大量脓臭痰。

【常见病因】

引起肺脓肿的病原菌为一般上呼吸道和口腔的正常寄生菌，包括需氧菌、兼性厌氧菌和厌氧菌。根据肺脓肿的发病原理分为3种类型：吸入性肺脓肿、血源性肺脓肿、继发性肺脓肿。

【临床表现】

1.症状

(1)急性吸入性肺脓肿：起病急骤，患者畏寒、发热，伴咳嗽、咳黏液痰或黏液脓痰，胸闷、气促，伴有多汗、发力、食欲减退等。体温可高达39～40℃，呈弛张热或稽留热型。早期痰量一般不多，7～10天当脓肿破溃于支气管，咳出大量脓臭痰，每日可为300～500ml。因有厌氧菌感染，痰有臭味，静置后分为3层，由上而下为泡沫、黏液及脓渣。约1/3患者有不同程度的咯血。一般在咳出大量脓痰后，体温下降，全身毒性症状随之减轻。

(2)慢性肺脓肿：有慢性咳嗽、咳脓痰、反复咯血、继发感染和不规则发热等，常呈贫血、消瘦慢性消耗病态。

(3)血源性肺脓肿：多先有原发病灶引起的畏寒、高热等全身脓毒血症的症状。经数日至2周才出现肺部症状，如咳嗽、咳痰等。通常痰量不多，极少咯血。

(4)继发性肺脓肿：临床症状视原发病而定，一般起病较缓慢，突然咳出大量脓臭痰的典型症状较少见。

2.体征　与肺脓肿的大小和部位有关。病变较小或位于肺脏的深部，可无异常体征。病变较大，脓肿周围有大量炎症，叩诊呈浊音或实音，听诊呼吸音减低，有时可闻湿啰音。血源性肺脓肿体征大多阴性。慢性肺脓肿患者患侧胸廓略塌陷，叩诊浊音，呼吸音减低。可有杵状指(趾)。胸廓也有塌陷畸形，活动差。

【辅助检查】

1.胸部X线检查　根据发病的类型、病期、支气管的引流是否通畅以及有无胸膜并发症而有所不同。

(1)吸入性肺脓肿：急性早期呈大片状均匀致密的炎性浸润阴影，咳出脓痰后，可出现脓腔及液平面，周围炎症样变化。慢性则表现为厚壁空腔，内壁不规则，周围炎症略消散，可伴纤维组织增生，并有不同程度的肺叶收缩、胸膜肥厚。纵隔移向患侧，健侧发生代偿性肺气肿。

(2)血源性肺脓肿：在一肺或两肺边缘部有多发的片状炎症阴影或边缘较整齐的球形阴影，其中可见脓腔及液平面。

(3)并发脓胸者，患侧呈大片浓密阴影；若伴发气胸可出现液平。

2.实验室检查

(1)血常规:白细胞计数及中性粒细胞均显著增加,白细胞计数可达(20～30)×10^9/L,中性粒细胞在0.8～0.9及以上。慢性肺脓肿患者的白细胞无明显改变,但可有轻度贫血。

(2)病原体检查:痰液涂片革兰染色检查、痰液培养,包括厌氧菌培养和细菌药物敏感试验,有助于确定病原体和选择有效的抗生素治疗。血源性肺脓肿患者的血培养可发现致病菌。

3.CT检查　可更好地了解病变范围、部位、空腔情况。少数脓肿内脓液未排出,表现为圆形块影,可见内有小空洞,真正呈实块的不多。纤维化明显的肺体积缩小,支气管完全闭塞可有肺不张。可见叶间胸膜增厚。脓肿破向胸腔形成脓胸或脓气胸,CT片上有相应改变。

4.支气管镜检查　有助于明确病因、病原学诊断及治疗。通过活检、刷检及细菌学、细胞学检查获取病因诊断证据,还可进行脓液吸引和病变部位注入抗生素,以提高疗效与缩短病程。

【治疗原则】

正确使用抗生素及良好的痰液引流是治愈肺脓肿的关键。治疗肺脓肿病期在3个月以内者,应采用全身及药物治疗。包括抗生素全身应用及体位引流,局部滴药、喷雾及气管镜吸痰等。经上述治疗无效则考虑外科手术治疗。

【护理】

1.评估

(1)病史。①患病及治疗经过:询问本病的有关病因,如有无误吸、皮肤外伤诱因,有无上呼吸道感染史;有无细菌性肺炎、支气管扩张、肺结核、支气管肺癌等肺部疾病;有无化脓性病变等。②目前病情与一般状况:日常活动与休息、饮食、排便是否规律。评估痰液的颜色、性质、量、气味、有无异物等。

(2)身体评估。①一般状态:意识是否清楚;有无急性病容、鼻翼扇动情况;有无生命体征的异常,如体温升高、血压异常等。②胸部:有无呼吸速率、节律和深度异常;胸廓两侧运动是否对称;有无异常支气管呼吸音、胸膜摩擦音、胸腔积液体征等。

(3)实验室及其他检查:痰液检查有无致病菌;相关的影像学检查、气管镜检查结果。

2.护理要点及措施

(1)严密观察并记录病人生命体征的变化。

(2)高热病人可采用乙醇擦浴、冰袋、冰毯机等措施物理降温,以逐渐降温为宜,防止虚脱。病人出汗时,及时协助擦汗、更换衣服,避免受凉。

(3)教会并鼓励病人进行有效的咳嗽,经常活动和变换体位,以利于痰液排出。鼓励病人每天饮水1500ml以上,以稀释痰液而易于咳出。观察痰的颜色、性质、气味和静置后是否分层,准确记录24小时痰量。

(4)体位引流的护理:体位引流是利用重力作用促使呼吸道分泌物流入气管、支气管排出体外。

①引流前准备:向病人解释体位引流的目的、过程、注意事项,监测生命体征和肺部听诊,明确病变部位。引流前15分钟遵医嘱给予支气管扩张药雾化吸入。备好排痰用纸或可弃去的一次性容器。

②引流的体位：引流的体位取决于分泌物潴留的部位和病人的耐受程度。原则上抬高患部位置，引流支气管开口向下，有利于潴留的分泌物随重力作用流入支气管和气管排出。首先引流上叶，然后引流下叶基底段。如果病人不能耐受，应及时调整姿势。头外伤，胸部创伤、咯血、严重心血管疾病和病人状况不稳定者，不宜采用头低位进行引流。

③引流时间：根据病变部位、病情和病人的状况，每天 1～3 次，每次 15～20 分钟，一般于饭前 1 小时，饭后或鼻饲后 1～3 小时进行。

④引流的观察：引流时应有护士协助，观察病人有无出汗、脉搏细弱、头晕、疲劳、面色苍白等症状，评估病人对体位引流的耐受程度，如病人出现心率超过 120 次/分、心律失常、血压异常、眩晕或发绀等，应立即告知医生。在体位引流过程中，鼓励并指导病人做腹式呼吸，辅以胸部叩击或震荡等措施，协助病人保持体位引流位进行咳嗽。对脓痰甚多，且体质虚弱的病人应做监护，以免大量脓痰涌出但无力咳出而窒息。

⑤引流后护理：引流结束后，帮助病人采取舒适体位，弃掉污物。给予清水或漱口剂漱口，保持口腔清洁，减少呼吸道感染的机会。观察病人咳痰的情况，如颜色、性质、量，并记录。听诊肺部呼吸音的改变，评价体位引流的效果。

(5)遵医嘱给予抗生素、祛痰药、支气管舒张药，或给予雾化吸入，以利于痰液稀释、排出。观察药物的疗效及不良反应。

(6)做好病人的口腔护理，晨起、饭后、体位引流后临睡前协助病人漱口。

(7)给予高蛋白质、高维生素、高热量、易消化的饮食，避免油腻、辛辣刺激食物，影响呼吸道防御能力。食欲欠佳者可少量多餐。

(8)心理护理：根据病人的社会背景及性格特点，对每个病人提供个体化心理支持，并给予心理疏导和安慰，以增强战胜疾病的信心。

3.健康教育

(1)教会病人有效咳嗽、体位引流的方法，及时排出呼吸道异物，防止吸入性感染，保持呼吸道通畅，促进病变的愈合。

(2)指导慢性病、老年体弱病人家属经常为病人翻身、叩背，促进痰液排除，疑有异物吸入时要及时清除。

(3)嘱患者遵医嘱继续服用抗生素治疗。

(4)重视口腔清洁，经常漱口，多饮水，预防口腔炎发生。彻底治疗口腔、上呼吸道慢性感染。

(5)积极治疗皮肤外伤感染、痈、疖等化脓性病灶，不挤压痈、疖，防止血源性肺脓肿的发生。

(6)注意劳逸结合，避免过度劳累，适当进行户外活动及轻度体育锻炼，以增强体质，防止感冒及其他并发症，戒烟、禁酒。

(7)病人出现高热、咯血、呼吸困难等表现时应警惕大咯血、窒息的发生，需立即就诊。

（杨瑷菱）

第十节　肺结核的护理

肺结核是结核杆菌引起的慢性呼吸道传染病。20 世纪 50 年代以来，我国结核病的流行趋势虽有下降，但各地区疫情的控制尚不平衡，仍是当前一个突出的公共卫生问题，现有肺结核病人 600 万，占世界结核病人的 1/4。

【病因与发病机制】

(一)结核菌

结核菌属于分枝杆菌，涂片染色具有抗酸性，亦称抗酸杆菌。结核菌分为人型、牛型及鼠型等种类。前两型为人类结核病的主要病原菌。结核菌为需氧菌，对外界抵抗力较强，在阴湿处能生存 5 个月以上；但在烈日暴晒 2 小时，紫外线照射 10～20 分钟，5%～12%来苏接触 2～12 小时，70%乙醇接触 2 分钟，均能被杀灭，煮沸 1 分钟也能被杀死。所以煮沸消毒与高压蒸汽消毒是最有效的消毒法，将痰吐在纸上直接烧掉是最简易的灭菌方法。

(二)感染途径

本病主要通过呼吸道传播，其次是消化道。传染源主要是排菌的肺结核病人(尤其是痰涂片阳性、未经治疗者)。

(三)人体的反应性

1.免疫与变态反应　人体对结核菌免疫力有两种，一种是非特异的自然免疫力(先天免疫力)，另一种是接种卡介苗或经过结核菌感染后所获得的特异性免疫力(后天性免疫力)。各种原因削弱人体免疫力时，可能感染而发病，或引起原已稳定的病灶重新活动。结核菌侵入人体后 4～8 周，身体组织对结核菌及其代谢产物所发生的敏感反应称为变态反应，结核病主要是细胞免疫，免疫与变态反应常同时存在。

2.初感染与再感染　初次感染结核菌后，细菌被吞噬细胞携带至肺门淋巴结(淋巴结肿大)，并可全身播散(隐性菌血症)，此时若正值免疫力低下，可以发展成为原发性肺结核。再感染的病人，因经过轻微结核感染或已接种卡介苗，机体有特异的免疫力，多不引起局部淋巴结肿大，也不易发生全身性播散，而是在感染局部发生剧烈组织反应，病灶为渗出性，甚至出现干酪样坏死、液化而形成空洞。

【临床表现】

(一)症状

1.呼吸系统症状

(1)咳嗽、咳痰：最常见症状。咳嗽较轻，干咳或少量黏液痰。有空洞形成时，痰量增多。若合并其他细菌感染，痰可呈脓性。若合并支气管结核，表现为刺激性咳嗽。

(2)咯血：1/3～1/2 有咯血。咯血量多少不定，多数病人为少量咯血，少数为大咯血。

(3)，胸痛：结核累及胸膜时可表现胸痛，为胸膜性胸痛，随呼吸运动和咳嗽加重。

(4)呼吸困难：多见于干酪样肺炎和大量胸腔积液病人。

2.全身症状　发热最常见，午后低热，即下午或傍晚开始升高，翌晨降至正常。部分有倦怠乏力、盗汗、食欲减退和体重减轻等结核毒性症状。育龄女性患者可以有月经不调。

（二）体征

渗出性病变范围较大或干酪样坏死时，可有触觉语颤增强、叩诊浊音等肺实变体征，听诊闻及支气管呼吸音和细湿啰音。大范围的纤维条索形成时，气管向病侧移位，病侧胸廓塌陷。结核性胸膜炎伴有胸腔积液时，气管移向健侧，病侧胸廓饱满，触觉语颤减弱，叩诊实音，听诊呼吸音消失。

（三）临床类型

1.原发性肺结核　儿童及边远山区、农村初次进入城市的成人多见，病灶多位于上叶底部、中叶或下叶上部（肺通气较大部位），引起淋巴管炎和淋巴结炎。肺部原发病灶、淋巴管炎和肺门淋巴结炎，统称为原发综合征。症状多轻微而短暂，可类似感冒，有微热、咳嗽、食欲不振、体重减轻，数周好转。X线典型征象为哑铃型阴影。绝大多数病灶逐渐自行吸收或钙化。

2.血行播散型肺结核　多由原发性肺结核发展而来，但成人更多见的是继发于肺或肺外结核病灶（如泌尿生殖道的干酪样病灶）溃破到血管引起。急性血行播散型肺结核，起病急，有全身毒血症状，常可伴发结核性脑膜炎。X线检查显示肺内细小如粟粒、等大、均匀地播散于两肺。人体免疫力较高时，少量结核菌分批经血行进入肺部时，血行播散灶大小不均、新旧不等，较对称地分布在两肺上中部，称为亚急性或慢性血行播散型肺结核。临床上可无明显中毒症状，病情发展也较缓慢，病人常无自觉不适，而于X线检查时才发现。此时病灶多较稳定或已硬结愈合。

3.浸润性肺结核　它为最常见的继发性肺结核，成年人多见。免疫力低下时，潜伏在病灶内的结核菌重新繁殖，引起以渗出和细胞浸润为主、伴有不同程度的干酪样病灶（内源性感染）。病灶多在锁骨上下，X线检查显示为片状、絮状阴影，边缘模糊。浸润型肺结核伴大片干酪样坏死灶时，呈急性进展，具有高度毒性症状，临床上称为干酪性（或结核性）肺炎。干酪样坏死灶部分消散后，周围形成纤维包膜，或空洞的引流支气管阻塞，空洞内干酪物不能排出，凝成球状病灶，称为结核球。

4.慢性纤维空洞型肺结核　肺结核未及时发现或者治疗不当，空洞长期不愈，空洞壁逐渐变厚，病灶出现广泛纤维化，形成慢性纤维空洞型肺结核。痰中带有结核菌，为结核病的重要传染源。X线检查显示一侧或两侧单个或多个厚壁空洞。由于肺组织纤维收缩，肺门向上牵拉，肺纹理呈垂柳状阴影；纵隔向病侧牵引，邻近或对侧肺组织常发生代偿性肺气肿，常继发感染和并发肺源性心脏病。肺组织被广泛破坏，纤维组织大量增生，可导致肺叶或全肺收缩，形成毁损肺。

5.结核性胸膜炎　结核杆菌侵入胸膜腔可引起渗出性胸膜炎。除全身中毒症状外，，有胸痛和呼吸困难。X线少量积液时，仅见肋膈角变钝；中等量积液时，中、下肺野呈现一片均匀致密影，积液可随体位变动。结核性胸水为渗出液，呈草黄色或血性。

6.其他肺外结核　按部位和脏器命名，如骨关节结核、肾结核、肠结核等。

7.菌阴肺结核　菌阴肺结核为三次痰涂片及一次培养阴性的肺结核。

8.肺结核类型的记录　血行播散性肺结核注明“急性”或“慢性”，继发性肺结核应注明“浸润型”或“纤维空洞”。

【实验室和其他检查】

1.结核菌检查　痰中找到结核菌是确诊肺结核的主要依据。痰菌阳性说明病灶是开放性的(有传染性)。痰培养则更精确。对于记录方式,痰菌阳性或阴性分别以(+)或(-)表示,以"涂、集、培"字代表痰菌检查方法。无痰或未查痰时,注明"无痰"或"未查"。

2.影像学检查　胸部X线检查可早期发现,对病灶部位、范围、性质、发展情况和治疗效果也可作出判断;CT有助于发现微小或隐蔽性病变。病变范围描述:病变范围按右、左侧,分上、中、下肺野记述。右侧病变记在横线上方,左侧病变记在横线下方,若一侧无病变,应以"(-)"表示。以第二和第四前肋下缘内侧水平将两肺各分为上、中、下三个肺野,有空洞者在相应肺野部位加"O"号。

3.结核菌素试验　旧结素(OT)是结核菌代谢产物,主要含有结核蛋白,因抗原不纯可引起非特异反应,目前多采用旧结素的纯蛋白衍化物(PPD),不产生非特异性反应。通常取0.1ml PPD稀释液(51U),在左前臂屈侧中部作皮内注射,经2～3,天后测量皮肤硬结直径(不是红晕直径),如<5mm为阴性,5～9mm为弱阳性,10～19mm为阳性,≥20mm或局部发生水疱、坏死者为强阳性反应。阳性说明有结核杆菌感染,但不一定患病。1IUPPD皮试强阳性提示体内有活动性结核病灶。PPD试验(-)的意义:①未感染结核菌;②免疫力下降和变态反应受抑制的结核病人,如应用糖皮质激素或免疫抑制剂、结核病严重、危重病人等,老年人也多阴性。

4.其他检查　严重病例可有贫血,急性粟粒型肺结核可有白细胞总数减低或类白血病反应,活动性肺结核的血沉可增快。

【诊断要点】

根据病史、症状和体征、痰结核菌检查和胸部X线检查结果,可作出诊断。

【治疗要点】

(一)抗结核化学药物治疗(简称化疗)

1.化疗原则　早期、联用、适量、规律和全程治疗是抗结核化疗原则。早期是指一旦发现和确诊结核后应立即给药治疗;联用是指根据病情及抗结核药的作用特点,联用两种或两种以上药物,以增强和确保疗效,减少或防止耐药性产生;适量是指根据不同病情及不同个体,用药剂量要适当,量小达不到疗效,量大会加重药物中毒;规律即病人必须严格按照化疗方案规定的用药方法,定时定量服药,不可无故停药或随意间断用药,亦不可自行变更方案;全程是指病人必须按治疗方案坚持治满疗程,以减少或防止复发。活动性肺结核是化疗的适应证。

2.化疗方法

(1)两阶段疗法:开始1～3个月为强化阶段,常同时用2种或2种以上的杀菌剂,以迅速控制结核菌繁殖,防止或减少耐药菌株的产生。以后为维持或巩固阶段,直至疗程结束,以彻底杀死并消灭结核菌,预防复发。

(2)间歇疗法:有规律地采用每周3次用药的方法,能达到每天用药同样的效果。在开始化疗的1～3个月内,每天用药(强化阶段),其后每周3次间歇用药(巩固阶段),也可全程间歇用药。间歇用药减少投药次数而使毒性反应和药费都降低,也方便病人,有利于监督用药,保证全程化疗。

3.治疗状况记录

(1)初治。有下列情况之一者谓初治:①尚未开始抗结核治疗者;②正进行标准化疗方案用药而未满疗程者;③不规则化疗未满1个月者。

(2)复治。有下列情况之一者为复治:①初治失败者;②规则用药满疗程后痰菌又复阳者;③不规律化疗超过1个月者;④慢性排菌者。

4.化疗方案

化疗方案应根据病情轻重、有无痰菌和细菌耐药情况以及经济状况和药源供应等进行选择。化疗方案必须采用全程督导化疗管理,保证病人不间断规律服药。

(1)初治涂阳(包括初治涂阴有空洞形成或粟粒型肺结核):①每日用药:2HRZE/4HR。②间歇用药:$2H_3R_3Z_3E_3/4H_3R_3$。

(2)复治涂阳:①每日用药:2HRZSE/4～6HRE。②间歇用药:$2H_3R_3Z_3S_3E_3/6H_3R_3E_3$。

(3)初治涂阴:①每日用药:2HR2/4HR。②间歇用药:$2H_3R_3Z_3/4H_3R_3$。

符号的意义:药物简写前面的数字代表强化期/巩固期的月数,药物后面的下标代表每周服药的次数,无下标者代表每日服用。

(二)对症治疗

1.毒性症状　结核的毒性症状在有效抗结核治疗1～2周内多可消退,不需特殊处理。若毒性症状过于严重或胸腔积液不能很快吸收,可在使用有效抗结核药物的同时,加用糖皮质激素,以减轻炎症和过敏反应,促使渗出液吸收,减少纤维组织形成和胸膜粘连的发生。

2.咯血　小量咯血自行停止,必要时可用小量镇静剂、止咳剂、脑垂体后叶素。大量咯血不止者,可经纤维支气管镜等方法止血。

【常用护理诊断/问题】

1.知识缺乏缺乏配合结核病药物治疗的知识。

2.营养失调,低于机体需要量与机体消耗量增加和食欲减退有关。

3.潜在并发症咯血。

【护理措施】

1.休息与活动　休息可以减少体力消耗,减少肺脏的活动,有利于延长药物在病变部位存留的时间。当疾病处于急性进展阶段,结核中毒症状明显,甚至合并咯血,以及伴大量胸腔积液时,应绝对卧床休息至病情好转;病情轻、症状不典型的病人,也应注意休息,每日不得少于10小时睡眠,生活规律,避免劳累和重体力劳动,否则易引起病情加重或复发;恢复期可适当增加户外活动,充分调动人体内在的自身康复能力,增进机体免疫功能,提高机体的抗病能力。

2.饮食　肺结核是一种慢性消耗性疾病,应加强营养,给予高热量、高蛋白、高维生素的饮食,如牛奶、豆浆、鸡蛋、鱼、肉、豆腐、水果、蔬菜等食物,合理搭配,鼓励病人进食,以增强机体抗病能力及机体修复能力。少食刺激性的食物如辛辣或过咸食物,以免引起咳嗽加重。结核病人应忌酒,因酒能加重药物对肝脏的损伤,结核病人饮酒后还有引起咯血的可能。

3.病情观察　重点观察咯血的发生情况,观察咯血的量、颜色、性质及出血的速度,严密观察有无突然呼吸困难、发绀、意识障碍等。

4.药物护理

(1)化疗药物:加强对病人及其家属的卫生宣传,使之了解结核病是一种慢性呼吸道传染病,只有坚持合理、全程化疗,病人才可完全康复。在介绍药物不良反应时,重视强调药物的治疗效果,让病人认识到发生不良反应的可能性较小,只要及时发现并处理,大部分不良反应可以完全消失,以激励病人坚持全程化疗,防止治疗失败而产生耐药结核菌,增加治疗的困难和经济负担。督促病人按医嘱服药,鼓励病人建立按时服药的习惯,嘱病人一旦出现药物不良反应,如巩膜黄染、肝区疼痛、胃肠道不适、眩晕、耳鸣等,应及时与医生沟通,不要自行停药。反复向病人强调坚持规则、合理化疗的重要性,不规则服药或过早停药是治疗失败的主要原因。取得病人合作,使病人树立治愈疾病的信心,保证治疗计划完成。

(2)其他药物:告知病人结核的毒性症状一般在有效抗结核治疗1~3周内可消退,不需特殊处理。当有高热等严重毒性症状时,可在使用有效抗结核药的基础上遵医嘱加用糖皮质激素口服。告知病人服用糖皮质激素时,一定不能停用化疗药物,否则可能引起结核病变扩散。

5.准确记录肺结核病人的诊治结果　记录内容包括肺结核类型、范围、痰菌检查结果、治疗史、并发症。诊断举例:

浸润型肺结核$\frac{\text{上 O 下}}{(-)}$涂(+) 支气管扩张 慢性肺源性心脏病

6.预防知识宣教　排菌病人可将结核病传染给密切接触者。控制传染源是预防结核传染的最主要措施。因此应向病人及家属宣传结核病的传播途径及消毒、隔离措施的重要性,指导其采取积极的预防措施。

(1)有条件者,病人单居一室,进行呼吸道隔离,室内保持良好通风,每日用紫外线消毒。

(2)注意个人卫生,严禁随地吐痰,不可面对他人打喷嚏或咳嗽,以防飞沫传播。在打喷嚏或咳嗽时用双层纸巾遮住口鼻,纸巾用后焚烧,痰液须经灭菌处理。

(3)餐具、痰杯煮沸消毒或用消毒液浸泡消毒,同桌共餐时使用公筷,以预防传染。

(4)被褥、书籍在烈日下暴晒6小时以上。

(5)病人外出时应戴口罩。

(6)密切接触者应到医院体检。

【健康指导】

1.有饮酒、吸烟嗜好的病人应戒酒、戒烟。康复期注意保证营养的补充,避免过劳,合理安排休息,增强抵抗疾病能力。

2.督导病人坚持规则、合理化疗,并指导病人定期随诊。向病人说明用药过程中可能出现的副反应,一旦出现严重副反应,须随时就医。

3.做好结核病的预防工作。

4.健康者接种卡介苗。卡介苗是一种无致病力的牛型结核分枝杆菌活菌疫苗,接种后可获得特异免疫力。已患肺结核或急性传染病痊愈未满1个月者,禁忌接种卡介苗。

(杨瑷菱)

第十一节　自发性气胸的护理

自发性气胸是指在无外伤或人为因素下,因肺部疾病使肺组织和脏层胸膜自发破裂或靠近肺表面的肺大泡、细微气肿泡自发破裂,肺和支气管内气体进入胸膜腔。胸膜腔内负压变成正压,致静脉回心血流受阻,产生不同程度的心肺功能障碍。多见于男性青壮年或患有慢支、肺气肿、肺结核、COPD、肺癌、尘肺者。

【临床表现】

1.呼吸困难:病人不能平卧,侧卧时被迫患侧在上。严重者烦躁不安、大汗、发绀、呼吸加快、脉搏细速,甚至休克。

2.咳嗽、胸痛:可有轻到中度刺激性咳嗽,多在剧咳、用力、剧烈体力活动时,突感一侧胸痛,如刀割或针刺样,多伴有胸闷、气促。

3.气管向健侧移位,患侧胸部饱满,呼吸运动减弱或消失,叩诊呈鼓音,语颤消失、听诊呼吸音减弱或消失。

【评估要点】

1.一般情况　既往有无慢性肺疾病或与肺疾病相关的病史;有无焦虑或恐惧情绪,精神状态,病人对疾病的认知程度。

2.专科情况

(1)评估呼吸困难、咳嗽、胸痛的程度、性质,伴随的症状;是否有发绀、心动过速、心律失常、消化道出血等。

(2)有无异常呼吸音,呼吸运动的强弱。

3.实验室及其他检查

(1)动脉血气分析:有不同程度的低氧血症。

(2)肺功能测定:肺活量及肺容量下降,呈限制性通气障碍。

(3)X线检查:胸片可见患侧透光度增强,肺被压向肺门。

【护理诊断/问题】

1.低效型呼吸形态　与肺扩张能力下降、疼痛、缺氧、焦虑有关。

2.疼痛　胸痛与胸膜摩擦、引流管置入有关。

3.焦虑　与呼吸困难、胸痛、胸腔穿刺或胸腔闭式引流术或气胸复发有关。

4.睡眠形态紊乱　与疼痛、焦虑、胸腔闭式引流置管有关。

【护理措施】

1.一般护理

(1)给予高蛋白,适量进粗纤维饮食。如2d未解大便应采取有效措施。

(2)血压平稳者宜取半卧位,有利于呼吸、咳嗽、排痰及胸腔引流。

2.病情观察

(1)观察病人有无胸痛,疼痛能否耐受;有无胸闷、呼吸困难,注意观察呼吸频率、深度,必要时检测动脉血气分析。

(2)为利于胸腔气体的吸收,给予鼻导管或面罩吸氧,氧流量一般在2～5L/min;若有纵隔气肿,可给予高浓度吸氧,增加纵隔内氧浓度,利于气肿消散。

(3)注意病人生命体征、神志、面容、末梢循环的情况。如体温升高、寒战、疼痛加重、白细胞升高,常提示并发感染。

(4)病人突然呼吸困难加重、发绀、大汗、四肢冷、血压下降、脉搏细弱等症状,常常提示肺大泡破裂,或闭合的病灶再次破裂引起急性张力性气胸,应立即配合医师给予排气抢救。

3.胸腔闭式引流的护理

(1)术前心理护理:在行插管闭式引流前,应对病人说明手术的必要性,消除其顾虑和紧张情绪,取得病人合作,向家属说明可能发生的术中意外及术后并发症。

(2)预防胸腔感染:严格无菌操作,每天更换引流瓶,并观察引流液的颜色、性状、引流量和引流管的通畅情况。水封瓶应低于胸腔60cm,以免液体逆流入胸腔。更换水封瓶时,必须将引流管钳闭,以防空气进入胸膜腔。定期更换切口敷料,预防感染。

(3)保持引流管通畅:术后病人血压平稳,应采取半卧位,以利引流和呼吸。保持整个装置连接密封,定时挤压胸腔引流管,以免管腔堵塞。病人翻身时应注意防止引流管扭曲、受压及脱落。

(4)观察排气情况:须保证引流玻璃管在水面下3～4cm,水柱随呼吸升降。胸腔内气体多、压力高时,管内连续冒大量气泡;胸腔内气体少,压力小时,气泡排出少或咳嗽时才有气泡排出,示引流管通畅。

(5)指导呼吸运动:促使胸膜腔内气体排出,使肺复张,避免过度用力,以免肺大泡破裂。给予止咳药物,防止胸腔压力过高。

(6)拔管:如水封瓶中玻璃管末端连续无气泡排出,经X线检查肺膨胀良好者,可先夹管观察24h以上,无气急等症状可拔除引流管。拔管后24h内,应注意观察病人呼吸情况,局部有无出血、漏气、皮下气肿及胸痛等情况。

【应急措施】

1.胸腔穿刺抽气　选择患侧锁骨中线第2肋间为穿刺点,局限性气胸要选择相应的穿刺部位。一次抽气量不宜超过1000ml,每天或隔天抽气1次。

2.胸腔闭式引流

(1)适用于呼吸困难明显、肺压缩程度较重、交通性或张力性气胸、反复发生气胸的病人。

(2)插管部位,一般选择在锁骨中线外侧第2肋间或腋前线第4至第5肋间,导管外端连接Heimlich单向活瓣,或置于水封瓶的水面1～2cm以下,插管成功则导管持续逸出气泡。

(3)对肺压缩严重、持续时间较长的病人,插管后应夹住引流管分次引流,避免胸腔内压力骤降产生复张后肺水肿。肺复张不满意时可采用负压吸引闭式引流装置,压力维持在8～

$12cmH_2O$ 为宜。

【健康教育】

1.嘱病人遵医嘱积极治疗原发病，认识控制原发病对预防气胸的重要性及意义。

2.注意劳逸结合，多休息。气胸痊愈后的 1 个月内不要进行剧烈运动，如打球、跑步等。

3.避免诱发气胸的因素，如抬提重物、剧烈咳嗽、屏气等，防止便秘。

4.一旦感到胸闷，突发性胸痛或气急，可能为气胸复发，应及时就诊。

（杨瑷菱）

第十二节　肺栓塞的护理

肺栓塞是由于内源性或外源性栓子堵塞肺动脉或其他分支引起肺循环障碍的临床综合征。当栓子为血栓时，称为肺血栓栓塞症。栓子的来源通常为血栓，也可以是脂肪、空气或其他外源性物质。

【评估】

1.一般评估　神志，生命体征，皮肤等。

2.专科评估　评估患者咳嗽、咯血、胸痛、气促、呼吸困难，发绀情况，以及动脉血气分析、胸片、超声心动图等实验检查项目。

【护理要点】

1.一般护理

(1)环境：保持室内清洁、整齐、安静、室温 20℃左右，空气相对湿度 70%，紫外线空气消毒，每日 2 次，每次 1 小时，为患者创造良好和谐的环境。

(2)饮食护理：患者进低脂、清淡饮食，保持大便通畅，避免便秘、咳嗽等，以免增加腹腔压力，影响下肢静脉血回流，溶栓术后患者应食用蛋白质、维生素、纤维素含量高的软食，如奶制品、蛋类、豆制品，禁食硬、辣等刺激性的食物，少食用油腻、高胆固醇的食物。鼓励患者在卧床期间多饮水，以防止血液黏稠。应用华法林抗凝药物治疗时，不可多食用对其有影响的食物，如卷心菜、萝卜、咖啡、菠菜等。

(3)休息和体位：下肢深静脉血栓形成的患者，应抬高患肢，保持患肢高于心脏水平面 20～30cm，以利于静脉血液回流，减轻患肢肿胀。急性期患者应绝对卧床休息，严禁挤压、按摩、热敷患肢，防止血栓脱落，造成再次栓塞。

(4)基础护理：保持口腔清洁，做好口腔护理.密切观察患者口腔黏膜及牙龈有无出血情况。保持床单位整洁、舒适，每 2 小时协助患者翻身，预防压疮发生。

(5)保持呼吸道通畅：根据血气分析化验结果，给予氧气吸入。保持呼吸道的通畅，及时吸痰，以防痰液堵塞，有舌后坠时，可口咽通气道解除呼吸困难，必要时协助医生气管插管并使用呼吸机。

给氧原则：①氧分压的正常值 80～100mmHg，二氧化碳分压的正常值 35～45mmHg；

②氧分压低于 60mmHg，二氧化碳分压正常，给予高流量吸氧；③氧分压低于 60mmHg，二氧化碳分压高于 50mmHg，给予低流量吸氧。

2.病情观察

(1)密切观察患者的病情变化，如生命体征、神志、四肢皮肤颜色的变化，防止急性大块肺栓塞引起休克、猝死。如患者突然发生呼吸急促、发汗和烦躁不安等，应及时处置并给予高流量吸氧 4～6L/min，以纠正低氧血症，保持呼吸道通畅，观察缺氧状态是否改善，严密监护，监测生命体征，心电图、血气及血氧饱和度(SpO_2)变化。

(2)密切观察右心功能和血压的情况，胸痛时给予患侧卧位，监测呼吸、心率、血压、静脉压及血气的变化。

(3)及时准确记录 24 小时出入量。

(4)观察痰液的性状、颜色及量，及时留取标本。

3.用药护理　密切观察各种药物的效果及不良反应，如抗生素类引起各种反应，溶栓药(尿激酶)、抗凝药物(华法林、低分子肝素)引起出血现象，血管扩张药引起直立性低血压等。

(1)应用尿激酶溶栓的护理

①绝对卧床休息，避免搬动。

②尿激酶不得用酸性液体稀释，应现配现用，在静脉灌注过程中要准确调节输液泵的灌注速度。

③注意观察患者皮肤黏膜、齿龈、胃肠道有无出血，注射部位有无血肿，避免不必要的肌内注射，静脉穿刺时尽量做到一针见血，拔针后按压时间要适当延长。

④要定时测定出凝血时间、凝血酶原时间及大便隐血试验。

⑤做好抗凝期间的自我护理指导。发现出血倾向，要及时报告医师，及时给予处理。溶栓后绝对卧床休息 1 周，1 周后可做床上活动，10 天左右下床做床边活动，勿劳累，软质饮食。

(2)应用抗凝药物的护理

①给予华法林口服，低分子肝素腹壁皮下注射，这两种药物均易引起出血，因此，用药期间应注意观察有无出血倾向，协助医生定期监测出凝血时间，凝血酶原时间一般控制在 18～24 秒，国际化标准比率在 2～3 小时停用低分子肝素，注意严格遵医嘱服药，不要随意增减药物剂量，护士要告知患者预防出血的措施，如不要挖鼻，避免碰撞，不要用锋利剃须刀，保持大便通畅。

②低分子肝素腹壁皮下注射的方法：注射部位在脐左右 10cm 范围内，注射时一手捏起皮肤，形成皱褶，另一手持针垂直刺入 1cm，回抽无回血后方可注射药物，注射后用棉球按压。

4.抢救药品及设备的准备　迅速准备好抢救药品如溶栓、止血、升压、抗心律失常、镇静药等；备好除颤仪及呼吸机等急救设备。

5.心理护理　本病病情急，病程长，易复发，死亡率高。患者有一种恐惧感，加之剧烈胸痛，患者出现情绪低落、烦躁、易怒、焦虑，甚至出现对抗心理。根据患者的心理特点，引导他们正确对待疾病与治疗护理的关系，照顾、体贴、全面了解患者，使他们看到希望，指导如何预防疾病复发，消除患者紧张恐惧心理，使其增强战胜疾病的信心，积极配合治疗。

【健康教育】

1.有高血脂、糖尿病等高血液凝固史的患者应积极治疗原发病。

2.对血栓形成危险性明显的患者，指导患者使用抗凝药，防止血栓形成。

3.抗凝药终身服用，告知患者定期复查，坚持服药。

4.指导患者自我监测病情，一旦出现出血现象及时就诊，不参加易造成外伤的活动。

5.合理膳食，保证饮水量。

（杨瑷菱）

第十三节　肺癌的护理

【概述】

肺癌在全球发病率和病死率位居首位，近年来，老年人群肺癌发病率呈明显上升趋势。高龄老人患肺癌的病理分型中，老年男性易患鳞癌，老年女性易患腺癌。老年肺癌的发生与长期吸烟、大气污染密切相关。老年人免疫功能降低、代谢活动、内分泌功能失调、慢性肺疾病等因素可能与肺癌有一定联系。

【临床表现】

肺癌的症状与肿瘤的部位、大小、类型、发展阶段，以及有无并发症或转移密切相关。周围型肺癌常无症状，仅在体检时偶然发现。肿瘤位于大支气管内阻塞管腔时，症状出现较早。老年肺癌症状如下。

1.*咳嗽和咯血*　咳嗽是肺癌常见的首发症状，多为较长时期经治不愈的阵发性刺激性咳嗽，不易用药物控制。早期为干咳，病情发展可有咳痰。老年患者易患 COPD，平时有咳嗽，故易被忽略，以致病情延误，应引起高度重视。间断性或持续性痰中带血，色泽较鲜，偶见大咯血。

2.*胸痛*　常表现为间歇性隐痛或闷痛，癌侵及胸膜，疼痛加剧，已属晚期。

3.*发热*　早期即可出现持续不退的低热，后期“癌性热”对抗炎治疗无效。

4.*气急*　癌肿阻塞或压迫较大支气管，可出现胸闷、气急甚至窒息。

5.*肺外症状*　最常见如杵状指、肢端肥大、多发性神经炎、关节痛、神经精神改变、库欣综合征、男性乳腺发育等。

6.*晚期症状*　随着病程发展，会出现一系列症状和体征，如胸腔积液、声带麻痹、心包积液、肝大、黄疸、情绪改变、呕吐以至昏迷。到了晚期呈恶病质，极度消瘦、衰弱、精神不振等。

7.*辅助检查*　肺 CT 检查可作为肺癌诊断的首选方法，无创伤痛苦，并可为手术提供病变部位及范围。纤维支气管镜检查活检和刷检及经皮肺穿刺活检阳性率较高，为有创检查。由于老年患者多合并有心脑血管疾病，对于纤维支气管镜检查及经皮肺穿刺活检难以忍受，而痰脱落细胞学检查无创伤，患者易于接受。老年肺癌误诊可能原因有：①肺外症状多，如乏力、恶心、头痛、发热、骨关节症状等；②伴随基础疾病多，如合并慢性支气管炎、陈旧性肺结核、冠心病、高血压等;③辅助检查无特异性,如X线片上难与炎症、肺结核、炎性假瘤鉴别,所以对老年人有肺内或肺外症状要考虑到肺癌的可能,应及时检查以减少误诊。对有肺部既往疾病史的患者,在原病灶扩大或出现新病灶时,应高度怀疑合并肺癌的可能,尽早做相关的辅助检查。

【治疗原则】

治疗方法包括手术、放疗、化疗及靶向药物治疗,根据病变范围,可单独或联合使用。

1.外科手术治疗　目前主张肺癌的外科治疗中,老年患者应该尽量避免全肺切除。伴随外科微创技术的发展,胸腔镜越来越多地运用于肺癌的手术治疗中。65岁以上患者用胸腔镜做肺叶切除术者,手术病死率和并发症均低于标准和剖胸手术。

2.放射治疗　放射治疗对于高龄老年患者可作为一种根治性治疗手段。对老年患者施行放疗要定位精准,防止放射野过大,避免发生放射性肺炎。老年患者发生放射性肺炎后诱发呼吸衰竭的概率多于年轻患者。老年肺癌患者常伴有COPD,而且放疗后易并发放射性肺炎及肺纤维化。放疗与化疗相结合的联合治疗有助于提高疗效。

3.化学药物治疗　目前单药化疗和非铂类化疗均被认为是适合于老年患者的治疗方案。患者的临床特征、药物的毒性作用、患者的并发症、治疗成本以及患者的意向均是我们选择治疗药物的依据。

4.靶向治疗　靶向治疗是近年治疗肺癌的一个新途径,是利用具有一定特异性的载体,将药物或其他杀伤肿瘤细胞的活性物质选择性地运送到肿瘤部位,把治疗作用或药物效应尽量限定在特定的靶细胞、组织或器官内,而不影响正常细胞、组织或器官的功能,从而提高疗效、减少毒副作用的一种方法。适用于既往接受过化疗、不适于化疗的晚期或转移性肺癌。靶向治疗毒副作用少,对于老年患者更易于接受。

【护理评估】

1.健康史及相关因素　包括家族中有无肺癌发病者,初步判断肺癌的发生时间,有无对生活质量的影响,发病特点。

2.一般情况　患者的性别、年龄、职业、婚姻状况、营养状况、疾病史及药物过敏史;发病特点:患者有无咳嗽、咯血、咯血量及症状发生时间;有否胸痛,胸痛性质为间歇性隐痛还是闷痛;是否发热等。本次发病是体检时无意发现还是出现咳嗽、咯血或胸痛而就医。

3.相关因素　仔细询问患者有无吸烟史及肺部慢性疾病;生活和职业环境是否长期接触铀、镭等放射性物质及致癌性物质;有无肺癌家族遗传史;精神心理状态:患者心理状态和对诊断及治疗的理解情况,是否有足够的支持力量。

4.局部症状和体部　肺部肿块位置、大小、数量、胸痛的性质和程度。

5.全身症状和体征　重要脏器功能状况,有无转移灶的表现及恶病质。

6.辅助检查　包括特殊检查及常规检查的结果。

【护理要点及措施】

1.咯血的护理措施

(1)保持呼吸道通畅:评估咯血量及大量咯血窒息的危险,咯血时一般取侧卧位,病情不允许侧卧者可取平卧位,头偏向一侧。鼓励患者轻微咳嗽,将血液及时咯出,避免不慎将咯出的血块吸入气管或肺部而引起窒息，必要时立即给予负压吸引吸出积血，保持呼吸道通畅。

(2)心理护理：评估患者精神心理状态及评估患者咯血危险因素；评估患者有无紧张、焦虑、恐惧心理，有无高血压、失眠、沉思、紧张、烦躁不安、心悸等；咯血时给予精神安慰，避免紧张，必要时给予镇静药，并适当给予止血等对症治疗。

(3)咯血期间要密切观察咯血的颜色、性状、量及生命体征的变化，随时报告医生。

(4)咯血量小的患者应静卧休息，大咯血者应绝对卧床休息。

(5)密切观察有无窒息先兆。如果出现极度烦躁不安、表情恐惧或精神呆滞、喉头作响、呼吸浅速或骤停，应立即让患者取头低足高位，撬开患者口腔，用手掌拍击背部，尽量排出口腔、咽喉部积存的血块，或用吸引器将喉或气管内的积血吸出，恢复呼吸道通畅。

(6)大咯血患者应暂禁饮食。咯血停止后或少量咯血时，应给予温凉流质或半流质饮食；忌服浓茶、咖啡等刺激性饮料，并保持大便通畅。

2.肺癌化疗护理措施

(1)评估患者生理、心理及精神状态：了解患者心理状态和对诊断及治疗的理解情况，评估患者的饮食、营养状态和饮食摄入情况，必要时与营养师一起评估患者所需要的营养，并制定饮食计划。

(2)心理支持：鼓励患者增加战胜疾病的信心，解除其紧张、恐惧、消极的精神状态，以取得患者的配合。

(3)观察病情及化疗反应：及时发现化疗的不良反应，做好对症护理及必要的记录，严重者立即通知医师积极处理。

①骨髓抑制反应的护理：当白细胞总数降至 $3.5\times10^9/L$ 或以下时应高度重视，当白细胞总数降至 $1\times10^9/L$ 时，遵医嘱输白细胞及使用抗生素以预防感染，并做好保护性隔离。

②恶心、呕吐的护理：在化疗期间，如患者出现恶心、呕吐时，化疗可安排在饭前进行，亦可以在化疗前 1h 和化疗后 4～6h 遵医嘱给予镇吐药，减慢药物滴注速度，避免不良气味等刺激。恶心不适时，嘱患者做深而缓慢的呼吸，或饮少量碳酸饮料，吸吮硬而略带酸味的糖果，有助于抑制恶心反射。翻身时，勿突然大动作转动身体，以防恶心中枢受到刺激，引起呕吐。饮食宜少量多餐，避免过热、粗糙、酸、辣刺激性食物，以防损伤胃肠黏膜。如有呕吐，可嘱患者进食较干的食物，餐中少饮水，餐后休息片刻。化疗前及化疗后 2h 内避免进餐。如化疗明显影响进食，出现口干、皮肤干燥等脱水表现，须静脉输液，补充水、电解质和机体所需要的营养。

③口腔护理：化疗后患者唾液腺分泌减少，常出现口干、口腔 pH 下降，易致牙周病和口腔真菌感染。要避免口腔黏膜损伤，不进食硬食物，用软牙刷刷牙，并常用盐水或复方硼砂溶液漱口。

④化疗静脉血管的选择：因化疗药物刺激性强，疗程长，应用大静脉输入化疗药物(PICC 导管或中心静脉导管)。

⑤其他毒副反应护理：对由于药物毒性作用使皮肤干燥、色素沉着、脱发和甲床变形者，应做好解释和安慰，向患者说明停药后毛发可再生，以消除其思想顾虑。如有脱发者，可配戴发套。

(4)饮食护理：治疗期间应给予清淡、营养丰富、易于消化的食物，并应注重食物的色、香、味、形，以增进食欲。治疗间歇阶段则宜多进食具有补血、养血、补气作用的食品，以提高机体的抗病能力。鼓励患者散步及参加娱乐活动，尽量使患者在接受化疗过程中处于最佳身心状态。

3.肺癌放疗护理

(1)放疗前应耐心做好解释工作，详细讲解放射治疗的重要性、作用及可能发生的反应。消除患者紧张、恐惧的心理，坚定信念，使其以积极的心态配合治疗。

(2)指导吸烟患者一定要戒烟。

(3)嘱患者切勿擦去皮肤照射部位的标志。

(4)保护照射部位皮肤。衣服宜柔软、宽大、吸湿性强；照射部位忌用肥皂和粗毛巾擦洗；避免搔抓、压迫。禁涂抹凡士林等难以清洗的软膏、红汞、酒精或碘酊等，忌贴胶布。避免阳光照射或冷热刺激。

(5)观察放射反应：①全身反应，如乏力、恶心、呕吐；②局部红斑、灼痛、刺痒等；③严密观察呼吸情况；④注意体温的变化；⑤注意咳嗽的变化和伴随症状。

(6)患者多休息，注意保暖，预防感冒。

(7)给易消化、高营养、无刺激的食物，鼓励患者每日饮水 2000～4000ml。照射前后30min 不可进食。

4.靶向治疗护理措施

(1)心理护理：靶向治疗前应耐心做好解释工作，详细讲解靶向治疗的重要性、作用及可能发生的反应。消除患者紧张、恐惧的心理，坚定信念，使其以积极的心态配合治疗。

(2)用药护理：吉非替尼的剂量为 250mg/片，厄洛替尼的剂量为 150mg/片。服用方法均为口服，餐前 1h 或餐后 2h。如果有吞咽困难，可将片剂置于半杯白开水中，无需压碎，搅拌至完全分散，饮下药液后，用半杯白开水冲洗杯子，再饮下。

(3)不良反应及护理

①皮肤反应：皮肤反应是服用靶向治疗药物后最常见的不良反应，主要表现为皮疹、皮肤瘙痒、皮肤皲裂、皮肤干燥和皮肤脱皮，皮疹发生时间多在服药后 1 周，最早在第 7d，最迟在第30d 出现，呈普通皮疹或痤疮样囊泡型皮疹，主要分布在面部、颈部、躯干和头皮，痤疮样囊泡型皮疹同时伴有轻中度的皮肤干燥和瘙痒。护理：密切观察患者服药后的皮肤情况，经常询问患者是否感到皮肤干燥和瘙痒，并详细记录症状出现的时间、部位、范围，嘱患者一旦出现上述情况应避免抓挠，勿用碱性肥皂和粗毛巾擦洗，局部禁搽刺激性药物；嘱患者着舒适柔软的衣服，避免摩擦；避免强烈阳光直接照射皮肤，保持皮肤卫生；局部给予外搽薄荷止痒洗剂和哈西奈德软膏等。皮肤干燥可用油性润肤品减轻其症状，症状严重可用呋喃西林溶液湿敷。

②腹泻：患者出现腹泻，最早发生在服药第 3d，最晚在服药第 22d，腹泻与便秘交替出现。护理：观察患者服药后大便次数、性状、颜色和量等，出现腹泻立即报告医生，轻者遵医嘱予蒙脱石 3mg 口服，3/d，至腹泻停止；重者先口服洛哌丁胺 2 粒，以后每 2 小时口服 1 粒，至腹泻停止 12h 后停服；补充水电解质，以维持机体平衡，腹泻期间嘱患者多卧床休息，如厕时嘱家属陪同，避免摔倒；每次便后清洗肛周并搽鞣酸软膏；嘱患者着棉质内裤或多吃易消化的食物；对腹泻和便秘交替出现的患者，根据情况给予对症处理，所有患者不能因此不良反应而中断

治疗。

③胃肠道反应:患者用药后有不同程度的恶心、呕吐、胃烧灼感和厌食感,出现时间在服药后第1～8d,呕吐物多为胃内容物。护理:安慰患者,告知出现恶心呕吐是一种常见的不良反应以消除顾虑。指导患者切取新鲜的柠檬薄片贴于鼻部,以减轻恶心、呕吐症状。同时嘱其注意饮食卫生,少食多餐,勿食甜食和易产气食品。服药前遵医嘱予甲氧氯普胺类药物口服,胃部有烧灼感者可口服奥美拉唑等抑酸药物,对症状较重者遵医嘱应用镇吐药,如托烷司琼、格拉斯琼等静脉滴注。

④口腔溃疡:患者出现口腔溃疡,均为Ⅰ～Ⅱ度。护理:每日观察患者口腔黏膜的颜色,溃疡大小,有无出血等。使用软毛牙刷,忌酸辣、过热、粗糙等食物,鼓励患者多饮水,进食高蛋白、高热量、高维生素的半流食或口服肠内营养液,少食多餐,进食速度适中,以防进一步损伤口腔黏膜。每顿饭后用生理盐水或1∶10000制霉菌素溶液等漱口,同时用口腔溃疡膜或重组人表皮生长因子外敷溃疡面,每日3次,一般2～3d痊愈。

⑤间质性肺炎:患者出现间质性肺炎是口服吉非替尼最严重的不良反应,较罕见。护理:密切观察患者生命体征、神志、血氧饱和度等,如有突然发热、呼吸困难、咳嗽、喘憋、乏力,应立即给氧2～4L/min持续吸入,并给予激素、平喘、抗感染等治疗。

5.临终关怀护理措施

(1)多给精神安慰,消除患者对死亡的恐惧感。鼓励和训练患者的配偶和亲属给患者以亲情的表示,使患者获得精神上的欢愉。

(2)帮助生活不能自理的患者定期翻身,每天擦洗,按摩手足。可用红花酒精涂擦受压部位,防止压疮发生。

(3)如咳嗽有痰,鼓励患者自行咯出,排痰困难者,可拍背助其排痰,必要时辅以吸痰,休息睡眠时注意取头偏向一侧卧位,以防痰涎窒息。若发现患者突然失语、面色改变、呼吸停止,必须马上报告医生,紧急抢救。

(4)疼痛的护理:癌痛的控制往往受患者、护士、药物组合多种因素的综合影响,而护士的密切观察和及时提供适宜的镇痛方法是控制癌痛的重要因素。

准确评估,注重影响疼痛的积极和消极因素。对疼痛产生积极和消极影响的因素包括:①疼痛的性质及类型(如神经性疼痛还是躯体性疼痛;疼痛迅速加剧还是持续存在);②是否存在其他症状,如恶心或呼吸困难;③是否对疼痛恐惧;④是否存在其他的恐惧或焦虑,尤其是对死亡的恐惧;⑤是否以往有过成功应对疼痛的经历;⑥是抑郁,还是心理状态良好;⑦是否精神痛苦;⑧家庭或其他内部成员关系紧张还是相互支持;⑨失望还是充满希望;⑩疼痛对患者、家庭、医护人员意味着什么。

心理护理:帮助患者树立信心,稳定情绪,解除紧张和焦虑,注意分散患者注意力。可通过听音乐、看电视或尽可能注意感兴趣的事来分散痛感。家属可通过肌肤的抚慰、解释或聊些轻松话题缓解患者的烦躁、忧虑情绪。殷切的关心体贴也可缓解疼痛。建立"舒适家庭病房",因为舒适可使心理生理异常减轻到最低限度。

减少可诱发和加重疼痛的因素。①提供安静的环境,调整舒适的体位,保证患者充分的休息。②小心搬动患者,滚动式平缓地给患者变换体位,避免拖、拉动作。必要时,寻求协助,支撑患者各肢体，防止用力不当引起病变部位疼痛。告知患者不要突然扭曲或转动身体。③指导、协助胸痛患者用手或枕头护住胸部，以减轻深呼吸、咳嗽或变换体位所引起的胸痛。

严格按“三阶梯方案”原则（口服给药；按时给药；按阶梯给药；药物量个体化）准确及时给药，观察效果及副作用。包括了解治疗的基本原则，向患者说明接受治疗的效果，帮助患者正确用药，评估治疗效果，及时向医生报告，积极防治不良反应等。

(5)密切观察患者的呼吸、血压、脉搏、体温、神志的变化。如有异常，及时报告医师，对症处理。

(6)饮食丰富多样、清淡、富有营养，以肉粥、鱼粥、蛋粥、薏米粥、百合粥、枸杞等各种粥类、汤类为主，配合水果、新鲜蔬菜。

【健康教育】

1.指导患者保持良好的心境，乐观的情绪，做好自我心理调适，树立乐观向上、坚决与疾病做斗争的信心。

2.指导患者注意劳逸结合，逐渐增加活动量，并适当做力所能及的家务劳动，为重新投入工作和社会生活做积极的准备。尽量避免去人群密集的公共场所，以防感冒。

3.指导患者进行呼吸功能锻炼，进行恢复肺功能及肺活量的练习、腹式呼吸、有效咳嗽及咳痰等。

4.告知患者若出现胸闷、气短、咳嗽、痰中带血、胸痛等症状持续不缓解时，应及时就诊。

5.告知患者定时复查，半年内每个月1次，以后3个月至半年1次，应严格遵守医嘱。

6.给予饮食护理：营养在肺癌的综合治疗中起着十分重要的作用，良好的营养支持有助于治疗和康复的顺利进行。在临床治疗之前或之中，营养补充充足，对化疗、放疗、手术治疗的耐受性较强，效果较好，恢复较快。通常人体的营养来源可分为3个方面：膳食营养、肠内营养、肠外营养（静脉营养）。应该以膳食营养为主，膳食营养不足时，再辅以肠内、肠外营养。创造清洁、舒适、愉快的进餐环境，尽可能安排患者与他人共同进餐，以调整心情，促进食欲。根据患者的饮食习惯，给予高蛋白、高热量、高维生素、易消化饮食，动、植物蛋白应合理搭配，如蛋、鸡肉、大豆等，如患者喜爱，可多加些甜食。调配好食物的色、香、味，以刺激食欲。安排品种多样化饮食，尽量增加患者的进食量和进食次数。①早中期肺癌患者消化系统功能是健全的。应抓紧时间给机体补充全面的营养，以提高抵抗力，防止或延缓恶病质的发生。②针对肺癌患者咳嗽、咯血等症状，注意给予“补血饮食”。③肺癌患者放疗或化疗后白细胞下降时，饮食上应全面补充营养，多食肉、鱼、蛋、奶、豆以及新鲜的蔬菜水果，可配合多食乌鸡汤、脊骨、排骨、肝脏、动物血、阿胶、花生米（不去皮）、红枣等补血食物。④吞咽困难者应给予流质饮食，进食宜慢，取半卧位以免发生吸入性肺炎或呛咳，甚至窒息。病情危重者应采取喂食、鼻饲或静脉输入脂肪乳剂、复方氨基酸和含电解质的液体。氨基酸的平衡有助于抑制癌肿的发展；锌和镁对癌细胞有直接抑制作用。⑤肺癌患者应避免刺激性的食物，高纤维膳食可刺激肠蠕动，有助消化、吸收和排泄功能。如患者易疲劳或食欲不佳，应少量多餐。

（王文梅）

第四章　消化系统疾病的护理

第一节　上消化道出血的护理

上消化道出血是指曲氏韧带以上的消化道，包括食管、胃、十二指肠和胰腺、胆道病变所引起的出血，以及胃空肠吻合术后的空肠病变所致的出血。上消化道大量出血一般指在数小时内失血量超过1000ml或循环血容量的20%。主要表现为呕血和黑便，常伴循环血容量的减少而引起周围循环衰竭，重者出现休克，从而危及生命。

【病因和诱因】

上消化道出血的病因很多，其中最常见的是消化性溃疡、肝硬化所致的食道胃底静脉曲张、急性胃黏膜损害和胃癌。

1.食管/胃肠道疾病　包括：食管疾病和损伤，如食管溃疡、食管贲门黏膜撕裂症、食管机械性或化学性损伤；胃、十二指肠疾病，如消化性溃疡、卓-艾氏综合征、急性出血糜烂性胃炎、胃癌等；空肠疾病，如胃肠吻合术后空肠溃疡、空肠Crohn病。

2.肝、胆、胰病变　肝硬化门脉高压引起的食管胃底静脉曲张破裂或门脉高压性胃病及胆道出血、壶腹癌、胰腺癌、急性出血坏死性胰腺炎等。

3.全身性疾病　血液病，如白血病、血小板减少性紫癜、血友病、再生障碍性贫血等；肾脏病，如尿毒症等；应激性溃疡，如各种严重疾病（如烧伤、脑外伤等）引起的应激状态下产生的应激性溃疡，与因服用非甾体抗炎药、乙醇等引起的急性糜烂出血性胃炎统称为应激相关胃黏膜损害；急性感染，如流行性出血热、钩端螺旋体病等。

【临床表现】

1.呕血和黑便　这是其特征性表现。呕血一定有黑便，但黑便不一定有呕血。与其出血量的大小及部位有关。

呕血：颜色取决于出血的量和速度。少而缓慢的出血，呕出的血液常呈暗褐色或咖啡色，是因血液在胃内停留较久，经胃酸作用变成正铁血红蛋白所致；而出血量大且速度快时未经胃酸作用则呈鲜红色。出现呕血说明胃内储积血量至少达到250～300ml。

黑便：出血量达50～70ml时可产生黑便，黏稠而发亮，系血红蛋白中的铁质在肠道经硫化物作用形成黑色硫化亚铁所致。当出血量大，血液在肠内推进快时，粪便可呈暗红色甚至鲜红色，类似下消化道出血；相反，空肠、回肠出血量若不大，在肠内停留时间较久，也可表现为黑便，而被误认为上消化道出血。

2.失血性周围循环衰竭　其轻重程度因出血量和失血速度而异。

组织缺血：可出现头昏、心悸、乏力、出汗、口渴、晕厥、心率加快、血压偏低等。

失血性休克：病人表现为烦躁不安、神志不清、面色苍白、四肢湿冷、口唇发绀、呼吸急促、尿量减少等，并出现血压下降（收缩压＜80mmHg；脉压差变小，＜25～30mmHg）心率加快（＞120次/分）。尿量减少，若补充血容量后仍少尿或无尿，应考虑急性肾衰竭。

老年人因器官功能储备低下，且常有脑动脉硬化、高血压、冠心病、COPD等基础病变，即使出血量不大，也可引起多器官功能衰竭，导致死亡率升高。

3.发热　多在24小时内发热，体温＜38.5℃，可持续3～5天。若发热超过38.5℃，时间超过1周，应考虑感染因素。发热是由于有效血容量集急剧减少，周围循环衰竭，导致体温调节中枢功能障碍；失血性贫血也是影响因素之一。

4.氮质血症　分为肠源性氮质血症、肾前性氮质血症和肾性氮质血症。

肠源性氮质血症：上消化道大出血后，肠道中血液的蛋白质消化产物被吸收，引起血尿素氮增高；血尿素氮在出血后数小时上升，24～48小时达高峰，3～4天恢复正常。

肾前性氮质血症：出血导致周围循环衰竭，使肾血流量和肾小球滤过率减少，以致氮质潴留，是血尿素氮升高的肾前性因素。

肾性氮质血症：如无活动性出血的证据，且血容量已基本补足而尿量仍少，血尿素氮不能降至正常，则应考虑是否因严重而持久的休克造成急性肾衰竭，或失血加重了原有肾病的肾损害而发生肾衰竭。

5.贫血　急性大量出血后均有失血性贫血，但在出血的早期，血红蛋白浓度、红细胞计数与血细胞比容可无明显变化。一般经3～4小时以上才出现贫血，出血后24～72小时，血液稀释到最大限度。急性出血者为正细胞正色素性贫血，慢性失血则呈小细胞低色素性贫血。

【实验室和其他检查】

1.内镜检查　上消化道出血病因检查首选胃镜。在出血后24～48小时，内镜检查可直接观察出血的部位，同时对出血部位直接止血。

2.化验　血常规、血尿素氮、肝功等。上消化道大出血后，均有急性失血性贫血。

3.X线钡剂　目前已多为胃镜检查所代替，故主要适用于有胃镜检查禁忌证或不愿进行胃镜检查者。检查一般在出血停止后且病情稳定数天后进行。

4.其他　选择性动脉造影如腹腔动脉、肠系膜上动脉造影帮助确定出血部位，适用于内镜及X线钡剂未能确诊而又反复出血者。吞线试验：不能耐受X线及内镜检查或动脉造影的病人，可做吞线试验，根据棉线有无沾染血迹及其部位，可以估计活动性出血的部位。

【诊断要点】

根据病史、临床表现（呕血、黑便）、实验室检查可诊断，需要注意以下几点：

1.呕血与黑便需除外口、鼻、咽、喉部出血时吞下血液所致。

2.黑便需与服用某些药物，如骨炭、铁或铋剂，及进食动物血液所致黑便相区别。

3.呕血与咯血相区别。

4.部分病人因出血速度快，可先出现周围循环衰竭而未见呕血和黑便，如不能排除上消化道出血，应做直肠指检，以便发现未排出的黑便。

5.确诊为肝硬化的病人，其上消化道出血的原因不一定是食管胃底静脉曲张破裂，部分病人是因消化性溃疡、急性胃黏膜损害或其他病变导致出血。

【治疗要点】

(一)补充血容量

这是上消化道出血治疗的最关键措施。

原则是先快后慢、先盐后糖、先晶后胶、见尿补钾。尽早备血、输血，但肝硬化病人不能输库存血，因其含氨较高，易诱发肝昏迷。

(二)止血措施

1.非静脉曲张上消化道出血的止血措施(主要是消化道溃疡)

(1)药物止血治疗：抑制胃酸分泌药如组胺 H_2 受体拮抗剂，西米替丁 400mg 静滴；口服药物止血，如去甲肾上腺素 8mg 加 1000ml 冷生理盐水，分次口服，或经胃管滴注入胃，收缩血管，减少胃酸分泌。

(2)内镜直视下止血：适用于有活动性出血或暴露血管的溃疡。

(3)手术治疗：内科积极治疗仍大量出血不止危及生命，必须不失时机行手术治疗。

2.食管胃底静脉曲张破裂出血的止血措施

(1)药物止血：脑垂体后叶素 10U 加 5% GS200ml 缓慢静滴，通过收缩内脏血管减少门静脉血流，从而降低门静脉高压。生长抑素能明显减少内脏血流量，并见奇静脉血流量明显减少，而奇静脉是食管静脉血流量的标志。

(2)三腔或四腔气囊管压迫止血：效果肯定，但并发症多，临床较少使用。

(3)内镜直视下止血：内镜直视下注射硬化剂，或用皮圈套扎曲张静脉。目前内镜治疗是食管胃底静脉曲张破裂出血的重要治疗手段。

【常用护理诊断/问题】

1.体液不足　与大量失血、血容量不足有关。

2.恐惧　与突然大量出血有关。

3.有窒息的危险　与血块吸入有关。

4.潜在并发症　休克。

【护理措施】

1.促进止血

(1)卧床休息：呕血时指导病人采取半卧位或侧卧位，有意识障碍的病人应去枕平卧位，头偏向一侧。安慰病人，对其说明情绪安定有助于止血，而精神紧张可导致反射性血管扩张和血流加速，加重出血。保持环境安静，避免噪音和强光刺激。注意保暖，保持衣被和床单整洁舒适。

(2)饮食：严重呕血或呕血伴有剧烈呕吐者，应暂时禁食 8～24 小时；伴小量出血者，一般不需禁食，可摄少量温凉的流质食物如牛奶，然后过渡到软食。对于消化性溃疡，进食可减少胃收缩运动并可中和胃酸，促进溃疡愈合，因此待病情稳定可逐步过渡到软食。

(3)按医嘱迅速配合采取各种止血措施:消化性溃疡出血可用去甲肾上腺素加生理盐水分次口服、凝血酶溶液口服、冰盐水洗胃等方法止血;对食管胃底静脉出血者,需应用双气囊三腔管压迫止血;对急性胃出血者,需协助进行纤维胃镜直视下止血;通过静脉给予止血药物,如生长抑素、垂体后叶素等。

(4)一般护理:呕血停止后帮助病人漱口,清洁口腔。呕血时因混有胃液,所以呕出物看起来较实际出血多,应尽快予以清理,污染衣被褥及时撤换,以免加重病人的不安情绪及忧虑。密切观察呕血、黑便的量及性状、次数、伴随症状、意识状态、诱发因素等,及时做好记录。

(5)安全护理:轻症病人可起身稍事活动,可上厕所大小便。但应注意有活动性出血时,病人常有便意而至厕所,在排便时或便后起立时晕厥。指导病人坐起、站起时动作缓慢;出现头晕、心慌、出汗时立即卧床休息并告知护士;必要时由护士陪同入厕或暂时改为在床上排泄。对重症病人应多巡视,用床栏加以保护。

2.维持有效血容量,预防或纠正失血性休克　迅速建立静脉通道,出血量较大时应同时建立两条静脉通道,以保证输液通畅和药物的给予。失血量多时应以较粗的针头开通静脉、快速输液。先用生理盐水或林格氏液,然后输中分子右旋糖酐或其他血浆代用品,必要时配合输给全血。在快速输液时,应密切观察病人的心功能状态,避免因输血或输液过多过快而引起急性肺水肿,对老年人和心血管疾病的病人尤需注意。一次大量快速的呕血和便血可导致失血性休克,应指导病人如何早期发现呕血和便血的先兆,以便能得到早期处理。

3.病情观察要点

(1)周围循环状况:呕血、黑便的量、性质、次数及肠鸣音是否亢进,神志,生命体征,每小时尿量,肢体温湿度、皮肤与甲床色泽,周围静脉尤其是颈静脉充盈情况。

(2)出血严重程度的估计:据研究,成人每日消化道出血＞5～10ml时,粪便隐血试验出现阳性,每日出血50～100ml时可出现黑粪。胃内储积血量在250～300ml可引起呕血。一次出血量不超过400ml时,因轻度血容量减少可由组织液及脾脏贮血所补充,一般不引起全身症状。出血量超过400～500ml,可出现全身症状,如头昏、心慌、乏力等。短时间内出血量超过1000ml,可出现周围循环衰竭表现。如果病人由平卧位改为坐位时出现血压下降(下降幅度大于15～20mmHg)、心率加快(上升幅度大于10次/分),已提示血容量明显不足,是紧急输血的指征。如收缩压低于90mmHg、心率大于120次/分,伴有面色苍白、四肢湿冷、烦躁不安或神志不清,则提示病人已进入休克状态,属严重大量出血,需积极抢救。

(3)再出血迹象:反复呕血,或黑便次数增加、粪质稀薄,甚至呕血转为鲜红色,黑便变成暗红色,伴有肠鸣音亢进;周围循环衰竭表现经补液、输血而未见明显改善,或虽暂时好转而又恶化,经快速补液、输血,中心静脉压仍有波动,稍稳定后又再下降;血红蛋白浓度、红细胞计数与血细胞比容继续下降,网织红细胞计数持续升高;在补液与尿量足够的情况下,血尿素氮持续或再次升高;胃管抽出物有较多新鲜血。以上迹象提示上消化道继续出血或再出血。

4.双气囊三腔管压迫止血期的护理

(1)经常抽吸胃内容物,如为新鲜血,说明压迫止血失败,应适当调整。

(2)病人感胸骨下不适,出现恶心或频繁早搏,应考虑是否有胃气囊进入食道下端,挤压心脏,应适当调整。

(3)如提拉不慎,将胃气囊拉出而阻塞咽喉部引起窒息,此时应立即将气囊口放开或剪除三腔管放出气体。

(4)注意口鼻清洁,嘱病人不要将唾液、痰液咽下,以免误入气管而引起吸入性肺炎,每日2次向鼻腔滴少许石蜡油,以免三腔管黏附于鼻黏膜。

(5)一般三腔管放置24小时后,先放松牵引,再放食管囊气,最后放胃囊气,每次15～30分钟,以暂时解除胃底贲门压力,然后再充气牵引,以免局部黏膜受压过久而糜烂坏死。

(6)出血停止后,按医嘱定时从胃管内注入流质饮食,但必须确认胃管在胃内后再注入,以免误入气囊,发生意外。

【健康指导】

1.疾病知识指导　教育病人和家属掌握本病的病因与诱因以及预防、治疗和护理知识,以减少再度出血的危险。指导病人合理饮食,少量多餐,进食营养丰富、易消化的食物,避免过冷、过热、过硬、过粗糙及辛辣食物。避免大量饮酒,劳逸适度,避免大量服用非甾体类抗炎药。

2.指导家属和病人学会识别出血征象及应急措施　如呕血、黑便伴有头晕、心悸时,应立即卧床休息,保持安静,及时送医院就诊。

（王文梅）

第二节　胃炎的护理

一、急性胃炎

急性胃炎系指由不同原因所致的胃黏膜急性炎症和损伤。临床上按病因及病理变化的不同,分为急性单纯性胃炎、急性糜烂性胃炎、急性腐蚀性胃炎、急性化脓性胃炎,其中临床上以急性单纯性胃炎最为常见。常见的病因有乙醇、药物、应激、感染、十二指肠液反流、胃黏膜缺血、缺氧、食物变质和不良的饮食习惯、腐蚀性化学物质以及放射损伤或机械损伤等。

【诊断标准】

1.临床表现

(1)症状:常有上腹痛、腹胀、恶心、呕吐和嗳气及食欲缺乏等。如伴胃黏膜糜烂出血,则有呕血和(或)黑便,大量出血可引起出血性休克。药物和应激状态所致的胃炎,常以呕血或黑便为首发症状。细菌感染患者可出现腹泻等。腐蚀性胃炎可吐出血性黏液,严重者可发生食管或胃穿孔,引起胸膜炎或弥漫性腹膜炎。化脓性胃炎起病常较急,有上腹剧痛、恶心、呕吐、寒战和高热,血压可下降,出现中毒性休克。也有部分患者仅有胃镜下所见,而无任何症状。

(2)体征:上腹部压痛是常见体征,尤其多见于严重疾病引起的急性胃炎出血者。腐蚀性胃炎因口腔黏膜、食管黏膜和胃黏膜都有损害,口腔、咽喉黏膜充血、水肿和糜烂。化脓性胃炎有时体检则酷似急腹症。

2.辅助检查

(1)胃镜检查:急性糜烂出血性胃炎的确诊有赖于急诊胃镜检查,一般应在出血后24～48小时内进行,可见到以多发性糜烂、浅表溃疡和出血灶为特征的急性胃黏膜病损。食物中毒患者宜于呕吐症状有所缓解后再考虑是否需要进行胃镜检查,吞服腐蚀剂者则为胃镜检查禁忌。

(2)实验室检查:疑有出血者应做呕吐物或粪便隐血试验、红细胞计数、血红蛋白测定和红细胞压积。感染因素引起者,应做白细胞计数和分类检查,粪便常规和培养。

(3)X线钡餐检查无诊断价值。

3.诊断

(1)病因诊断:急性胃炎应作出病因诊断,药物性急性胃炎最常见的是由非甾体抗炎药(NSAIDs)如酮洛芬、吡罗昔康、消炎痛等以及阿司匹林所致。严重外伤、败血症、呼吸衰竭、低血容量性休克、烧伤、多脏器功能衰竭、中枢神经系统损伤等应激状态时要警惕急性胃黏膜病变的发生。常见的还有乙醇性急性胃炎、急性腐蚀性胃炎等。

(2)鉴别诊断:急性胃炎应与急性阑尾炎、急性胰腺炎、急性胆囊炎相鉴别。

【治疗原则】

1.针对病因,去除损害因子,根除Hp、去除NSAIDs或乙醇的诱因。积极治疗原发病。

2.严重时禁食,逐渐过渡到流质、半流质饮食。

3.对症和支持疗法呕吐患者因不能进食,应补液,用葡萄糖及生理盐水维持水、电解质平衡,伴腹泻者注意钾的补充。腹痛者可用阿托品、复方颠茄片或山莨菪碱等解痉药。以恶心、呕吐或上腹胀为主者可选用甲氧氯普胺、多潘立酮或莫沙必利等促动力药。

4.药物治疗

(1)抑酸剂:可应用H_2受体阻滞剂:雷尼替丁150mg,每日2次;法莫替丁20mg,每日2次;不能口服者可用静脉滴注。

(2)胃黏膜保护剂和抗酸剂:硫糖铝、胶体铋、铝碳酸镁等,每日3～4次口服。

(3)细菌感染所引起者可根据病情,选用喹诺酮类制剂、氨基糖苷类制剂或头孢菌素。应激性急性胃炎常出现上消化道出血,应抑制胃酸分泌,提高胃内pH。临床常用法莫替丁40～80mg/d或雷尼替丁300mg/d静脉滴注,质子泵抑制剂抑酸效果更强,疗效更显著,如奥美拉唑40～80mg静脉注射或静脉滴注,每日2次。

5.并发症的治疗:急性胃炎的并发症包括穿孔、腹膜炎、水电解质紊乱和酸碱失衡等。细菌感染者选用抗生素治疗,因过度呕吐致脱水者及时补充水和电解质,并适时检测血气分析,纠正酸碱失衡。对于穿孔或腹膜炎者,则需要考虑外科治疗。

二、慢性胃炎

慢性胃炎系指由多种原因引起的胃黏膜慢性炎症和(或)腺体萎缩性病变。病因主要与幽门螺杆菌(Hp)感染密切相关。其他原因如长期服用损伤胃黏膜的药物,主要为非甾体抗炎药,如阿司匹林、吲哚美辛等。十二指肠液反流,其中胆汁、肠液和胰液等可减弱胃黏膜屏障功能,使胃黏膜发生炎症、糜烂和出血,并使胃腔内H^+反弥散至胃黏膜内,炎性渗出而使慢性炎症持续存在。此外，酗酒、长期饮用浓茶、咖啡等也可导致胃炎。慢性胃炎的发病常随年龄增长而增加。胃体萎缩性胃炎常与自身免疫损害有关。

根据新悉尼胃炎系统和我国2006年颁布的《中国慢性胃炎共识意见》标准，由内镜及病理组织学变化，将慢性胃炎分为非萎缩性（浅表性）胃炎及萎缩性胃炎两大基本类型和一些特殊类型胃炎。

【诊断标准】

1.临床表现

(1)症状：无特异性，多数慢性非萎缩性胃炎患者无任何症状。少数患者可有上腹痛或不适、上腹胀、早饱、嗳气、恶心等非特异性消化不良症状。如有胃黏膜糜烂者可出现少量或大量上消化道出血。长期少量出血可引起缺铁性贫血。胃体萎缩性胃炎可出现恶性贫血，常有全身衰弱、疲软、神情淡漠、隐性黄疸，消化道症状一般较少；

(2)体征：体征多不明显，有时上腹轻压痛，胃体胃炎严重时可有舌炎和贫血。

2.辅助检查

(1)胃镜检查

①慢性胃炎的诊断主要依据胃镜所见和胃黏膜组织病理检查。按照悉尼胃炎标准要求，完整的诊断应包括病因、部位和形态学3方面。例如诊断为“胃窦为主慢性活动性Hp胃炎”、“NSAIDs相关性胃炎”。凡有上消化道症状者都应进行胃镜检查，以除外早期胃癌、胃溃疡等疾病。中年妇女患者应做胆囊超声检查，排除胆囊结石的可能。

②内镜下慢性非萎缩性胃炎可见红斑（点状、片状、条状），黏膜粗糙不平，出血点（斑），黏膜水肿及渗出等，尚可见糜烂及胆汁反流。萎缩性胃炎则主要表现为黏膜色泽白，不同程度的皱襞变平或消失。在不过度充气状态下，可透见血管纹，轻度萎缩时见到模糊的血管，重度时看到明显血管分支。内镜下肠化黏膜呈灰白色颗粒状小隆起，肠化也可以呈平坦或凹陷外观。如观察到黑色附着物通常提示糜烂等致出血。

③病理组织学检查萎缩的确诊依赖于病理组织学检查。萎缩的肉眼与病理之符合率仅为38%～78%，这与多灶性萎缩性胃炎的胃黏膜萎缩呈灶状分布有关。一些因素可影响结果的判断，如活检部位的差异；Hp感染时胃黏膜大量炎症细胞浸润，形如萎缩，但根除Hp后胃黏膜炎症细胞消退，黏膜萎缩、肠化可望恢复。活组织病理学检查时可同时检测Hp，并可在内镜检查时多取1块组织做快速尿素酶检查以增加诊断的可靠性。内镜检查和胃黏膜组织学检查结果与慢性胃炎患者症状的相关分析表明，患者的症状缺乏特异性，且症状之有无及严重程度与内镜所见及组织学分级并无肯定的相关性。慢性萎缩性胃炎的临床表现不仅缺乏特异性，而且与病变程度并不完全一致。

(2)X线钡餐检查依靠X线诊断慢性胃炎价值不如胃镜和病理组织学。

【治疗原则】

慢性非萎缩性胃炎的治疗目的是缓解消化不良症状和改善胃黏膜炎症。治疗应尽可能针对病因，遵循个体化原则。消化不良症状的处理与功能性消化不良相同。无症状、Hp阴性的非萎缩性胃炎无需特殊治疗。

1.一般治疗　不论其病因如何，均应戒烟、忌酒，避免使用损害胃黏膜的药物如NSAIDs

等，以及避免对胃黏膜有刺激性的食物和饮品，如过于酸、甜、咸、辛辣和过热、过冷食物、浓茶、咖啡等，饮食宜规律，少吃油炸烟熏腌制食品，不吃腐烂变质食物，多吃新鲜蔬菜和水果，所食食品要新鲜并富于营养，保证有足够的蛋白质、维生素（如维生素 C 和叶酸）及铁质摄入，精神上乐观，生活要规律。

2.针对病因或发病机制的治疗

（1）根除 Hp：慢性非萎缩性胃炎的主要症状为消化不良，其症状应归属于功能性消化不良范畴。目前国内外均推荐对 Hp 阳性的功能性消化不良行根除治疗。因此，有消化不良的 Hp 阳性慢性非萎缩性胃炎患者均应根除 Hp。另外，如果伴有胃黏膜糜烂，也应根除 Hp。大量研究表明，根除 Hp 可使胃黏膜组织学得到改善；对预防消化性溃疡和胃癌的发生有重要意义；对改善或消除消化不良症状具有费用一疗效比优势。

（2）保护胃黏膜：硫糖铝、瑞巴派特、替普瑞酮、吉法酯、依卡倍特适用于有胆汁反流、胃黏膜损伤和（或）症状明显者。

（3）抑制胆汁反流：促动力药可防止或减少胆汁反流；胃黏膜保护药，特别是有结合胆酸作用的铝碳酸镁制剂，可增强胃黏膜屏障、结合胆酸，从而减轻或消除胆汁反流所致的胃黏膜损害。

（4）促动力药：如多潘立酮、马来酸曲美布丁、莫沙必利、盐酸伊托必利主要用于上腹饱胀、恶心或呕吐等为主要症状者。

（5）有胃黏膜糜烂和（或）以反酸、上腹痛等症状为主者，可根据病情或症状严重程度选用抗酸药、H_2 受体拮抗或质子泵抑制剂（PPI）。

（6）助消化治疗：对于伴有腹胀、食欲缺乏等消化不良症状而无明显胃灼热、反酸、上腹饥饿痛症状者，可选用含有胃蛋白酶、胰酶和复合酶制剂治疗。

（7）对于贫血，若为缺铁，应补充铁剂。大细胞贫血者根据维生素 B_{12} 或叶酸缺乏分别给予补充。

（8）抗抑郁药或抗焦虑治疗：可用于有明显精神因素的慢性胃炎伴消化不良症状患者，同时应予耐心解释或心理治疗。

（9）其他对症治疗：包括解痉止痛、止吐等。

（10）关于手术问题：萎缩性胃炎和肠化不是手术的指征，对伴有息肉、异型增生或有局灶性凹陷或隆起者，应加强随访。

【护理要点】

1.一般护理

（1）环境：病室温度为 18～22℃，空气相对湿度为 50%～60%，环境应安静、舒适，保持空气流通、新鲜。

（2）休息与活动：患者应适当休息，减少活动。对急性应激所致或伴有消化道出血者应卧床休息，同时做好患者的心理疏导，减轻或解除其紧张情绪，保证身、心两方面得以充分的休息。病情缓解时，进行适当的锻炼，以增强机体抵抗力。

（3）饮食护理：饮食应定时、有规律，少量多餐，避免辛辣、生硬刺激食物，不可暴饮暴食、饮酒等。一般进食营养丰富的温凉半流质饮食。若有少量出血者可给牛奶、米汤等流食以中和胃酸，以利于胃黏膜的修复。急性大出血或呕吐频繁时应暂禁食。

(4)皮肤护理：患者出现呕吐、呕血时，应用温水及时清理呕吐物及血渍，保持皮肤清洁，无异味，协助患者漱口，保持口腔清洁。发热出汗时以温水擦浴，勤换衣服和床单，保持皮肤清洁、干燥。

2.病情观察

(1)上腹痛患者，观察其发生的时间、部位、性质、程度及其是否发热、腹泻、呕吐等伴随症状和体征。诊断明确后可给予局部热敷或遵医嘱给予解痉止痛药。

(2)恶心、呕吐患者，观察呕吐物的性状、气味、颜色、量，以及呕吐次数。严重呕吐患者密切观察和及时纠正水、电解质平衡紊乱。

(3)高热患者物理降温，可头部置冰袋或用冰水冷敷、乙醇或温水擦浴。畏寒患者要注意保暖。

(4)急性糜烂性出血时注意观察胃管引流液的颜色、量，判断是否继续出血，遵医嘱经胃管给予止血药物；观察呕血或黑粪的量、性状、次数、颜色及时间；测血压、脉搏、呼吸，每小时测1次，密切观察尿量、末梢循环、肢体温度、皮肤弹性等；详细记录24小时出入液量；迅速建立静脉通道，快速输液，以补充血容量，遵医嘱测血型，交叉配血，必要时输血；准备好一切急救药品和用物；大出血时，及时清理血迹，倾倒床旁呕吐物或引流物，避免不良刺激，以消除恐惧气氛；安慰患者，让其放松心情。

3.用药护理

(1)禁用或慎用阿司匹林、吲哚美辛、泼尼松等对胃黏膜有刺激性的药物。

(2)应用抗生素阿莫西林时应询问患者有无青霉素过敏史，应用过程中注意有无迟发性过敏反应，如皮疹。甲硝唑可引起恶心、呕吐等胃肠道反应。

(3)胃黏膜保护药如硫糖铝、磷酸铝凝胶宜在饭前30分钟服用。

(4)抗酸药如氢氧化铝应在饭后1小时和睡前服用。服用片剂时应嚼服，避免与奶制品同时服用。

(5)服用奥美拉唑可引起头晕，应嘱咐患者用药期间避免开车或做其他高度集中注意力的工作。

4.心理护理　耐心解答患者及家属提出的相关问题，加强有关疾病知识宣教，让患者了解和掌握疾病的机制、治疗、休养中的注意事项，以及精神因素对疾病的影响。消除紧张、恐惧心理，安慰鼓励患者增强对生活的信心。加强巡视患者，增加其安全感。

【健康教育】

1.向患者及家属讲解疾病有关知识，指导患者避免诱发因素。

2.生活有规律，应保持愉快心情，避免过度劳累。

3.加强饮食卫生和营养，养成有规律的饮食习惯，避免过热、过冷、辛辣刺激食物及咖啡、浓茶等刺激性饮料；嗜酒者应戒酒，防止乙醇损伤胃黏膜。

4.避免使用对胃黏膜有刺激的药物，按医嘱正确服药。

5.告知患者若出现呕血、黑粪等消化道出血征象时，及时就诊。

（王文梅）

第三节　反流性食管炎的护理

【概述】

由胃和十二指肠内容物，主要是酸性胃液或酸性胃液加胆汁反流至食管，引起食管黏膜的炎症、糜烂、溃疡和纤维化等病变。其中胃食管反流病(GERD)常并发反流性食管炎(RE)。

反流性食管炎是由于胃食管反流引起的食管黏膜损伤，其发病机制主要为：食管抗反流防御机制减弱，包括反流屏障、食管对反流物的清除及黏膜对反流物攻击的抵抗力；反流物对食管黏膜的攻击作用增强。社会心理因素也可以通过精神内分泌途径影响食管和胃的动力。老年患者食管黏膜逐渐萎缩、食管的蠕动功能下降、食管下括约肌松弛、导致食管结构和功能改变使反流性食管炎的发病率增加。老年人户外活动减少，体重增加。食物中脂肪含量增多，使胃排空时间延长，饮酒、吸烟均可增加反流机会。老年人心血管病发生率较高，服用一些刺激消化道黏膜及影响食管胃动力药物的机会较多，糖尿病患者常伴有胃肠动力障碍，易引起排空延迟；随着年龄的增长，老年人外分泌腺逐渐萎缩，唾液量、重碳酸分泌量减少，中和酸、强化黏膜屏障的能力下降；此外，老年人脊柱后弯及便秘较常见，诸多因素都可能促进老年人反流性食管炎的发生发展。

【临床表现】

典型症状，有胃灼热、反酸、胸痛、腹胀；非典型症状为胸痛、上腹部疼痛和恶心；消化道外症状包括口腔、咽喉部、肺及其他部位(如脑、心)的一些症状，如反流性咳嗽综合征、反流性喉炎综合征、反流性哮喘综合征和反流性蛀牙综合征。

1.胃灼热　50%以上的患者有此症状，多出现于饭后1～2h。某些体位也可引发胃灼热感觉，如仰卧、侧卧(特别是右侧卧位)、向前屈身弯腰、做剧烈运动、腹压增高(举重、用力排便)等。

2.胸痛　位于胸骨后、剑突下或上腹部，常向胸、腹、肩、颈、下颌、耳和上肢放射，也可向左臂放射。

3.吞咽困难　初期可因食管炎引起的食管痉挛而出现间歇性吞咽困难，后期则可因瘢痕形成而出现食管狭窄，此时胃灼热感可逐步减轻，但吞咽困难呈进行性加重，严重者可日渐消瘦。

4.反胃　大多数患者有此症状。进食、用力或体位改变，特别是卧位或弯腰时更易发生。

5.并发症　食管狭窄出血、溃疡；穿孔；Barrett食管：癌变率高，老年患者的食管炎常更严重，并发Barrett食管、癌的发病率随年龄增加而增高；Delahunty综合征；胃食管反流还是支气管哮喘发病的重要原因之一；出血及贫血。

6.辅助检查

(1)胸骨后烧灼感或烧灼痛可通过食管腔内pH测定、食管腔内测压以及食管闪烁显像以确定有无GERD，应用食管滴酸试验则可确定症状是否由GERD所致，必要时可做食管内镜及活组织检查以明确诊断。

(2)钡剂检查:可发现下段食管黏膜皱襞增粗、不光滑、可见龛影、狭窄、蠕动减弱。头低位时可能显示胃内钡剂向食管反流,部分患者有食管裂孔疝表现。

(3)内镜检查:可显示不同程度的反流性食管炎,明确食管良、恶性病变及 Barrett 食管。

【治疗原则】

缓解或消除胃食管反流的症状;预防和治疗重要的并发症;重视治疗原发病,预防 GERD 复发。

1.轻度食管炎者,可服用抗酸药或硫糖铝,此外还可用枸橼酸铋钾或盖胃平。

2.对中度食管炎,可选用 H_2 受体拮抗药,如西咪替丁 400mg,12 小时 1 次,或法莫替丁 20mg,每 12 小时 1 次;或用促动力药,如多潘立酮(吗丁啉)10mg,3/d,西沙必利 5mg,3/d;饭前 30min 服用。

3.对重度的可加大剂量或次数,或改用质子泵抑制药如奥美拉唑 20mg,每日 1 次或每 12 小时 1 次,饭前 30min 服用。目前有五种 PPIs(奥美拉唑、兰索拉唑、雷贝拉唑、泮托拉唑和埃索美拉唑),所有这些药物在处方剂量都可以控制 GERD 症状和促进食管炎愈合。

4.促进食管胃排空药和制酸药联合应用有协同作用,能促进食管炎的愈合,亦可用多巴胺拮抗药或西沙必利、质子泵抑制药或 Hz 受体拮抗药联合应用。

5.扩张治疗:有严重食管狭窄时,可考虑进行内镜扩张治疗。

6.手术治疗。

【护理评估】

了解患者有无焦虑、抑郁等不良情绪,有无生命体征异常。患者胃灼热、反酸、胸痛、吞咽困难及困难程度,有无服用 NSAIDs 或抗胆碱能药物等。是否有饮咖啡的习惯。有无上腹部疼痛和恶心反胃、咳嗽、哮喘等;有无出现食管狭窄、出血、穿孔、溃疡、气管炎、吸入性肺炎等并发症的发生。有无进食困难、体重下降、营养不良。

【护理要点及措施】

1.抬高床头,半卧位休息,保持病房整洁,定时通风。

2.饮食护理:常规给予低脂肪饮食,出现吞咽困难给予半流质或流质饮食,必要时禁食。

3.病情观察:观察剑突后烧灼感出现的时间、规律、放射部位、疼痛程度、反流物颜色和性质。

4.胃灼热、反酸的护理:①指导肥胖患者减肥。②指导患者戒烟、酒、咖啡、巧克力。③睡眠时,可将头侧床脚垫高 15～20cm,这对减轻平卧反流是行之有效的办法。要改变不良睡姿,如将两上臂上举或枕于头下,这样可引起膈肌抬高,胃内压力增加,从而使胃液反流而上。④要避免过度弯腰、快速行走等。⑤穿着宽松舒适衣物。⑥加强口腔护理,反流后及时漱口,防止口腔溃疡发生。

5.吞咽困难护理

(1)观察吞咽困难是否进行性加重等,如同时发现患者有食物反流、食物由鼻孔流出、呕血及呛咳等伴随症状,应通知医师并嘱其取侧卧位,以防反流物吸入呼吸道,发生肺部感染或窒息。

(2)轻度吞咽困难患者可适当活动。重度因不能进食而致失水、营养不良、酸碱失衡等全身不适的患者应卧床休息,并给予生活照顾。

(3)饮食护理:根据吞咽困难的程度选择饮食,轻者给无渣软饭;中度者给流质饮食,采取少量多餐供给;重度者应禁食,提供肠外高能量营养如优质蛋白、碳水化合物、多种维生素、微量元素等。禁食刺激性强的食物,如辣椒、咖啡等,忌烟、酒。

6.用药护理

(1)制酸药:常用的药物有奥美拉唑、兰索拉唑、法莫替丁、复方氢氧化铝、氧化镁、雷尼替丁等,饭前半小时服用。

(2)胃动力药:常用的药物有多潘立酮、西沙比利、枸橼酸莫沙比利,饭前半小时服用。

(3)黏膜保护药:嚼碎服用可缓解症状。

(4)忌服有降低食管括约肌肌力、促进食物反流作用的药物,如茶碱、异丙肾上腺素、多巴胺、安定和钙通道阻滞药如硝苯地平、维拉帕米等。

7.注意生活规律,要起居有常。保持良好心态,避免情绪紧张、激动。适当参加家务劳动,但要注意劳逸结合,避免劳累过度。

8.心理护理:由于该病反复发作,且老年患者常合并其他疾病如呼吸道、心血管疾病等,常导致患者营养不良,抵抗力下降、情绪低落、烦躁、对治疗丧失信心。根据患者的社会背景、个性、对疾病的认知程度,对每个患者提供个体化心理支持,并给予心理疏导和安慰,以增强战胜疾病的信心。

【健康教育】

1.在患者出院前,为患者讲解继续治疗与预防复发的注意事项,将有关资料交给患者或家属,告知患者定期复查。

2.指导患者少量多餐,避免过饱;宜清淡,应少饮含气或酸性饮料和刺激性饮品,如橘汁、柠檬汁、汽水、浓茶、咖啡等;少食甜品和高脂饮食,如巧克力、肥肉、煎鸡蛋等;禁吸烟、饮烈酒。

3.告知病人适当锻炼身体,肥胖者适当减肥,以增强体质。

4.指导患者遵医嘱按时服药,向患者详细讲解所用药物的作用、有效剂量、维持量、使用方法、治疗特点及药物不良反应等,提高患者的用药依从性,避免和减少由于患者对药理机制及作用认识不足而导致的不遵医嘱服药和随意要求医生停药的现象。

5.应根据患者的文化程度、接受能力和知识需求,对疾病相关知识选择不同的教育内容。

(王文梅)

第四节　消化性溃疡的护理

【概述】

主要是指胃肠道黏膜被胃酸和胃蛋白酶消化而发生的溃疡,好发于胃和十二指肠。胃溃疡多发生在胃小弯,其典型表现为饥饿不适、饱胀嗳气、反酸或餐后定时的慢性中上腹疼痛,严重时可有黑粪与呕血。十二指肠溃疡多发于十二指肠球部,发生在十二指肠球部的溃疡,与胃溃疡合称为消化道溃疡，与胃溃疡可同时发生，也可单独发生。多发于中青年男性，十二指肠溃疡癌变率较胃溃疡低。

消化性溃疡的病因和发病机制较为复杂，至今尚未完全阐明。研究表明，消化性溃疡的发生是一种或多种有害因素对黏膜破坏超过黏膜抵御损伤和自身修复的能力所引起的综合结果。与胃酸和胃蛋白酶自身消化作用、幽门螺杆菌感染、使用非甾体药物、胃黏膜防御机制受损、胃十二指肠运动异常、遗传因素、环境因素、精神因素有关。

【临床表现】

1.上腹部疼痛　上腹部疼痛是消化性溃疡的主要症状。

(1)疼痛部位：胃溃疡疼痛多在中上腹或剑突下偏左；十二指肠溃疡常在中上腹或脐上方稍偏右。

(2)疼痛性质：大多为轻度和中度疼痛，偶较剧烈。多呈钝痛、灼痛或饥饿痛。饥饿痛多为持续性，0.5～2h或更长，服用制酸药、进食或用手按压疼痛部位可减轻疼痛。

(3)疼痛的长期性：常反复发作，病史平均 6～7 年，有的可长达十几年或更长。

(4)疼痛的周期性：发作疼痛数天或数周，然后较长时间缓解。发病季节多在秋冬、冬春之交。

(5)疼痛的节律性：十二指肠溃疡，疼痛-进餐-缓解，可有午夜疼痛；胃溃疡，进餐-疼痛-缓解。

(6)老年人的疼痛部位常不固定也缺乏明显的时间规律。表现为无规律性，较含糊的上腹隐痛不适。

2.其他　常有反酸、嗳气、胃灼热、上腹饱胀、恶心呕吐、食欲减退等消化不良症状。全身有失眠、多汗、脉缓等自主神经紊乱症状。

3.体征　溃疡活动期可有剑突下固定而局限的压痛点，缓解期则无明显体征。长期食欲不振患者可出现消瘦。

4.并发症

(1)上消化道出血：溃疡病最常见的并发症，十二指肠比胃溃疡更易并发出血。

(2)穿孔：发病率为 5%～15%，十二指肠溃疡穿孔发生率高于胃溃疡。

(3)幽门梗阻：2%～4%的病例可发生幽门梗阻，大多由十二指肠溃疡或幽门管溃疡引起。

(4)癌变：胃溃疡癌变发生率为 1%～3%，十二指肠球部溃疡不会引起癌变。

5.辅助检查

(1)内镜检查：是确诊消化性溃疡的主要方法，在内镜下直接观察溃疡部位、病变大小、性质、形态、数目，并可在直视下取活组织做病理检查和 HP 检测。

(2)X 线钡剂检查：X 线的直接征象是龛影，对溃疡诊断有确诊价值。

(3)幽门螺杆菌检测：^{13}C 或 ^{14}C 标记的尿素呼气试验。

(4)大便隐血试验：活动性胃或十二指肠溃疡常有少量渗血，使大便隐血试验呈阳性，经治疗 1～2 周可转阴。如胃溃疡患者持续阳性，应考虑有癌变的可能。

【治疗原则】

消化性溃疡治疗目的是缓解临床症状，促进溃疡愈合，防止溃疡复发，减少并发症。生活饮食规律，避免过度劳累和紧张，戒烟酒，因服用 NSAID 药物引起者应尽可能停用。忌食用浓茶、咖啡、刺激性及辛辣食物。进食细嚼慢咽，避免急食。药物治疗包括抑酸药和保护胃黏膜药物。急性溃疡穿孔、穿透性溃疡、器质性幽门梗阻、溃疡癌变、大出血内科治疗无效、顽固性或难治性溃疡，选择外科手术治疗。

【护理评估】

腹部疼痛的时间、部位、性质、与进食的关系，腹部疼痛有无压痛及反跳痛；有无食欲下降、体重减轻、便血、呕血等。

【护理要点及措施】

1.休息　溃疡病发作时应卧床休息，保持病房安静，环境适宜。

2.口腔护理　病人出现呕血时应加强口腔护理，及时清理口腔，保持口腔清洁，预防口腔溃疡发生。每日 2 次口腔护理，饭前、饭后漱口。

3.饮食护理　出血量少又无呕吐者，可进食少量流质饮食。溃疡大出血时，禁食 24～48h 后如出血停止，可给予温和流质。饮食规律，定时进食，以易消化、高营养、无刺激性食物为宜。不暴饮暴食，少吃粗糙、油炸、辛辣、过冷、过热的食物及浓茶、咖啡等。增加营养，增进机体抵抗力，纠正贫血，改善一般状况，必要时给予输血、补液。

4.病情观察　严密观察患者生命体征变化，包括体温、脉搏、呼吸、血压，观察并记录生命体征每小时 1 次。观察患者腹痛的部位、发作时间、性质、有无节律性。观察大便的颜色、性状、量，如果大便颜色为鲜红色，应警惕发生大出血的可能。

老年人消化性溃疡中以胃溃疡多见，溃疡直径常可超过 2.5cm，且多发生于高位胃体的后壁或小弯。常表现为无规律的中上腹痛、呕血和(或)黑粪、消瘦，很少发生节律性痛、夜间痛及反酸，易并发大出血，甚至危及生命。因其疼痛隐匿，常被误诊为胃炎、胆囊炎、心绞痛、胃癌等。严密观察患者生命体征尤其是血压、心率变化，观察腹痛的性质、疼痛部位、持续时间、节律性、与饮食的关系，观察胃液及大便的颜色、性状、量。如出现剧烈腹痛、短时间内引流出大量血性液体，或引流液呈酸腐味、粪臭味，及时报告医生处理。

5.用药护理　遵医嘱按时、全疗程使用抑酸药和保护胃黏膜药物。应用抑酸药时应餐前 30min 服用；服用保护胃黏膜药物应餐前 30min 服用，疗程 4～8 周。根除螺杆菌治疗 7～14d。胃溃疡患者在根除螺杆菌治疗结束后还要继续服用 PPI 药物常规剂量，总疗程 4～6 周，或 H_2 受体拮抗药常规剂量，总疗程 6～8 周。

6.并发症护理

(1)出血：密切观察出血征象，如面色苍白、出冷汗、四肢发凉、脉搏细速、呼吸费力、昏厥、黑粪或呕血。①嘱患者立即卧床休息，头偏向一侧，低流量吸氧。随时清理呕吐物，给予口腔护理。②严密观察病情变化，随时监测血压、脉搏、呼吸。③立即抽血，查血型、交叉合血，按医嘱输液、输血。④遵医嘱给予止血药。⑤观察呕血、便血的次数、颜色、性状、量以及时间，记录出入量。⑥治疗过程中，安慰患者，疏导家属的情绪，必要时遵医嘱使用镇静药，以减轻患者的恐惧与焦虑。⑦出血停止、病情稳定后，可给予流质饮食。

(2)穿孔：上腹突发剧痛，常开始于右上腹或中上腹，持续而较快蔓延至全腹，腹壁僵硬呈板状腹，有压痛和反跳痛，部分患者出现休克状态。①详细记录患者的症状和体征，并及时报告医生。②急诊查血常规、血生化、备血，以备实施紧急手术。

(3)幽门梗阻：典型的表现为胃潴留。其主要临床症状为恶心、呕吐出酸臭味宿食，大量呕吐后上腹胀满不适及疼痛减轻。①患者发生幽门梗阻后应禁食，留置胃管行持续胃肠减压。②遵医嘱给予输液，防止脱水和电解质紊乱。③若症状无缓解，则需手术治疗。

7.心理护理　对患者给予同情、理解、关心、帮助，告知患者不良的心理状态会降低机体的抵抗力，紧张、焦虑的情绪会加重溃疡病的发展。对患者进行心理疏导，更好地配合治疗和护理。

【健康教育】

1.向患者及家属讲解引起和加重溃疡病的主要因素。

2.向患者解释必须坚持长期服药的必要性，指导患者学会观察药效及不良反应，不随便停药，以减少复发。切不可症状稍有好转，便骤然停药，也不可随意调药，服用某种药物刚过几天，见病状未改善，又换另一种药。一般来说，一个疗程要服药 4～6 周，疼痛缓解后还得巩固治疗 1～3 个月，甚至更长时间。

3.嘱患者避免精神紧张：消化性溃疡是一种典型的心身疾病，心理因素对胃溃疡影响很大。精神紧张、情绪激动，或过分忧虑不利于食物的消化和溃疡的愈合。保持轻松愉快的心境，是治愈胃溃疡的关键。对少数伴有焦虑、紧张、失眠等症状的患者，可短期使用一些镇静药和安定药。

4.告知患者讲究生活规律，注意气候变化。生活要有一定规律，不可过分疲劳，劳累过度不但会影响食物的消化，还会妨碍溃疡的愈合。生活起居要有规律。溃疡病发作与气候变化有一定的关系，根据节气冷暖，及时添减衣被。调整情绪、精神状态，保持乐观积极向上的心境。

5.指导患者建立合理的饮食习惯和结构，戒除烟酒，避免摄入刺激性食物。

加强营养，应选用易消化、富含热量、蛋白质和维生素的食物，如稀饭、细面条、牛奶、软米饭、豆浆、鸡蛋、瘦肉、豆腐和豆制品；富含维生素 A、维生素 B、维生素 C 的食物，如新鲜蔬菜和水果等。限制多渣食物，避免进食油煎、油炸食物以及含粗纤维较多的芹菜、韭菜、豆芽、火腿、腊肉、鱼干及各种粗粮。这些食物不易消化，引起胃液大量分泌，加重胃的负担。胃酸多的患者应少用牛奶。避免进食刺激性大的食物，禁食刺激胃酸分泌的食物，如肉汤、生葱、生蒜、浓缩果汁、咖啡、酒、浓茶等，以及过甜、过酸、过咸、过热、生、冷、硬等食物。一日三餐定时定量，饥饱适中，细嚼慢咽。进餐过程中少说话、不看书报、不看电视，是促进溃疡愈合的良好习惯。

6.为避免大便干燥，告知患者还需常进食琼脂、香蕉、蜂蜜等有润肠作用的食物。

7.嘱患者避免服用对胃黏膜有损害的药物，阿司匹林、地塞米松、泼尼松、吲哚美辛等，可加重胃溃疡的病情，如病情不允许停药，可换用对黏膜损伤小的 NSAID 如特异性的 COX-2 抑制药(如塞来昔布)饭后服用。

8.嘱患者定期复诊，如上腹疼痛节律发生变化并加剧，或者出现呕血、黑粪时，应立即就医。

(王文梅)

第五节　胃癌的护理

胃癌是最常见的胃肿瘤，即胃腺癌。在胃的恶性肿瘤中，腺癌占95%。这也是最常见的消化道恶性肿瘤，该病在我国仍是最常见的恶性肿瘤之一，病死率下降并不明显。

【常见病因】

胃癌的发生是一个多步骤、多因素进行性发展的过程。Hp感染与胃癌有共同的流行病学特点：胃癌高发区人群Hp感染率高；Hp抗体阳性人群发生胃癌的危险率高于阴性人群；胃癌有明显的家族聚集倾向，家族发病率高于人群2～3倍。

【临床表现】

早期胃癌多无症状，或者仅有一些非特异性消化道症状。因此，仅凭临床症状，诊断早期胃癌十分困难。

进展期胃癌最早出现的症状是上腹痛，同时伴有食欲缺乏，厌食，体重减轻。开始仅为上腹饱胀不适，餐后更甚，继之有隐痛不适，偶呈节律性溃疡样疼痛，但这种疼痛不能被进食或服用制酸药缓解，患者常有早饱感及软弱无力。

【辅助检查】

1.实验室检查　血常规及便常规：缺铁性贫血较常见，系长期失血所致。如有恶性贫血，可见巨幼细胞性贫血。大便隐血持续阳性，有辅助诊断意义。

2.内镜检查　内镜检查结合黏膜活检，是目前最可靠的诊断方法。对早期胃癌，内镜检查更是最佳的诊断方法。一般应在病灶边缘与正常交界处至少取6块组织以上。

【治疗】

1.手术治疗　外科手术切除加区域淋巴结清扫是目前治疗胃癌的主要手段。胃切除范围可分为近端胃切除、远端胃切除及全胃切除。目前国内普遍将D_2手术作为进展期胃癌淋巴结清扫的标准手术。手术效果取决于胃癌的分期、浸润的深度和扩散范围。对那些无法通过手术治愈的患者，部分切除仍然是缓解症状最有效的手段，特别是有梗阻的患者。因此，即使是进展期胃癌.如果无手术禁忌证或远处转移，应尽可能手术切除。

2.内镜下治疗　早期胃癌可在内镜下行电凝切除或剥离切除术(EMR或EPMR)。由于早期胃癌可能有淋巴结转移，故需对切除的癌变息肉进行病理检查，如癌变累及到根部或表浅型癌肿侵袭到黏膜下层，需追加手术治疗。

3.化学治疗　早期胃癌且不伴有任何转移灶者，手术后一般不需要化疗。胃癌对化疗并不敏感，但有转移者，视情况而定。

4.其他治疗

(1)体外试验及动物体内试验表明，生长抑素类似物及COX-2抑制药能抑制胃癌生长。

(2)中医中药治疗：中药扶正抗癌方可以配合治疗，但其对人类胃癌的治疗尚需进一步的临床研究。

【护理】

1.护理评估

(1)一般情况。病人的年龄、性别、职业、婚姻状况、健康史、既往史、心理、自理能力等。

(2)身体状况。①疼痛情况：疼痛位置、性质、时间等情况。②全身情况：生命体征、神志、精神状态，有无衰弱、消瘦、焦虑、恐惧等表现。

(3)评估疾病临床类型、严重程度及病变范围。

2.护理要点及措施

(1)减轻疼痛：关心病人，给予其心理支持。提供非药物治疗方法。疼痛剧烈时，可按医嘱给予镇痛药和镇静药，并评估镇痛药的效果。

(2)营养支持：供给病人足够的蛋白质、糖类和丰富维生素食品，保证足够热量。对不能进食者，行肠外营养。

(3)预防感染及合并症的发生：保持病人口腔、皮肤的清洁，预防感染。

(4)心理护理：护理人员应给予病人心理支持，建立良好的医患、护患关系。尽可能地满足患者合理的护理要求。帮助病人树立战胜疾病的信心。

3.健康教育

(1)宜少量多餐，进食营养丰富易消化的饮食，以后慢慢过渡至普通饮食。

(2)忌生、硬、辛辣刺激性食物，忌暴饮暴食，戒烟、酒。

(3)乐观向上，保持心情舒畅，避免过度劳累。

(4)需服药者，需严格按照说明书或遵医嘱，注意用药时间、方式、剂量及不良反应。避免服用对胃黏膜有损害性的药物，如阿司匹林、吲哚美辛、皮质类固醇等。

(5)定期复查，不适时就诊。

（王文梅）

第六节　肝硬化的护理

肝硬化是以肝组织弥漫性纤维化、假小叶和再生结节形成为特征的慢性肝病。临床以肝功能减退和门静脉高压为主要表现，晚期可出现一系列严重的并发症。肝硬化是我国常见疾病和主要死亡病因之一。

【病因和发病机制】

引起肝硬化的病因很多，目前在我国以病毒性肝炎最为常见，欧美国家则以酒精中毒居多。

1.病毒性肝炎　主要是乙型、丙型和丁型肝炎病毒感染。乙型和丙型或丁型肝炎病毒的重叠感染可加速病情进展，其发病机制主要与肝炎病毒所造成的免疫损伤有关，经慢性肝炎尤其是慢性活动性肝炎演变而来，故称为肝炎后性肝硬化；甲型和戊型病毒性肝炎不发展为肝硬化。

2.血吸虫病　对于反复或长期感染血吸虫的病人，由于虫卵及其毒性产物在肝脏汇管区的刺激，引起汇管区纤维结缔组织增生，导致窦前性门静脉高压，但由于再生结节不明显，故严格来说应称为血吸虫性肝纤维化。

3.酒精中毒　对于长期大量饮酒者（一般为每日摄入酒精 80g 达 10 年以上），乙醇及其中间代谢产物（乙醛）直接损害肝细胞，引起酒精性肝炎，并发展为肝硬化，长期酗酒所致的营养失调也对肝脏有一定的损害作用。

4.药物及化学毒物　长期反复接触某些化学性毒物如磷、砷、四氯化碳等，或长期服用某些药物如异烟肼、双醋酚丁、甲基多巴等，可引起中毒性肝炎，最终发展成为肝硬化。

5.胆汁淤积　不论是肝内胆管还是肝外胆管发生的持续性胆汁淤积，由于高浓度的胆红素及胆汁酸对肝细胞的化学性损害，可致肝细胞变性坏死和结缔组织增生，最终发生肝硬化，称为胆汁性肝硬化。

6.循环障碍　慢性右心功能不全、心包填塞征以及肝静脉或下腔静脉回流障碍导致肝脏长期淤血，肝细胞因缺氧而发生变性坏死和结缔组织增生，导致肝硬化，称为心源性肝硬化。

7.其他　造成肝硬化直接和间接的原因还有很多，如代谢障碍、营养失调、遗传和代谢性疾病等。少数病人病因不明，称为隐匿性肝硬化。

【临床表现】

肝硬化的病程进展多较缓慢，但少数因短期大片肝坏死，可在数月后发展为肝硬化。临床上根据病人肝脏功能的代偿状况，将肝硬化分为肝功能代偿期和肝功能失代偿期。

（一）代偿期

部分病人可无任何不适。多数病人早期以乏力、食欲不振较为突出，可伴有恶心、厌油腻、腹胀、腹泻及上腹不适等症状。症状多呈间歇性，常与劳累有关，休息和治疗后可缓解。患者多消瘦，肝脏可轻度肿大，质中等度硬，伴轻度压痛。脾脏亦可有轻、中度肿大。肝功能正常或轻度异常。

（二）失代偿期

失代偿期主要表现为肝功能减退和门静脉高压所致的症状和体征。

1.肝功能减退的临床表现

（1）全身症状与体征：一般情况和营养状况均较差，不规则低热，面色灰暗黝黑（肝病面容）等。

（2）消化道症状：食欲不振甚至厌食、腹胀不适、恶心呕吐，稍进油腻肉食即易引起腹泻。

（3）出血倾向和贫血：病人常可发生鼻衄、牙龈出血、皮肤紫癜和胃肠出血等，女性常有月经过多。

（4）内分泌失调：男性有性欲减退、睾丸萎缩、毛发脱落及乳房发育，女性出现月经失调、闭经、不孕等，病人常有肝掌和蜘蛛痣。颜面部及其他暴露部位皮肤出现色素沉着，严重者出现低血糖。

2.门静脉高压的表现　脾大、侧支循环的建立与开放、腹水是门静脉高压的三大临床表现。

（1）脾大：门静脉高压可致脾脏淤血性肿大，多为轻、中度肿大。后期脾功能亢进后可出现红细胞、白细胞和血小板均减少。

(2)侧支循环的建立与开放：临床上重要的侧支循环有：食管和胃底静脉曲张，腹壁静脉曲张，痔核形成。原因是门静脉高压时，来自消化器官和脾脏的回心血液流经肝脏受阻，使门、腔静脉交通支扩张，建立起侧支循环。

(3)腹水：是失代偿期最突出的表现。早期腹胀，以饭后明显；大量时出现呼吸困难、心悸，病人腹部膨隆，可见脐外翻或脐疝，皮肤紧绷发亮。

腹水形成的因素有：①门静脉高压使腹腔脏器毛细血管床静水压增高，组织间液回流减少而漏入腹腔；②低蛋白质血症使血浆胶体渗透压降低，血管内液外渗；③肝静脉回流受阻，使肝淋巴液生成增多，超过胸导管引流能力而渗入腹腔；④继发性醛固酮、抗利尿激素增多引起钠水潴留；⑤有效循环血容量不足，导致肾血流量、排钠和排尿量减少。

(三)并发症

1.上消化道出血　此为最常见的并发症，多系食管下段和胃底静脉曲张破裂所致，表现为突发的大量呕血和黑便。

2.感染　易合并肺炎、胆道感染、大肠杆菌性败血症、自发性细菌性腹膜炎(SBP)等。

3.肝性脑病　这是晚期肝硬化最严重的并发症，也是最常见的死亡原因。

4.其他并发症　原发性肝癌、肝肾综合征(功能性肾衰)、电解质和酸碱平衡紊乱(低钠血症、低钾血症与代谢性碱中毒)。

【实验室和其他检查】

1.血常规　失代偿期时，可有不同程度贫血。脾功能亢进时，全血细胞减少。

2.尿常规　失代偿期时，尿内可有蛋白、管型、红细胞。有黄疸时，尿胆红素阳性、尿胆原增加。

3.肝功能检查　代偿期肝功能正常或轻度异常，失代偿期则多有异常。重症病人可有血清胆红素增高。转氨酶轻、中度增高，一般以 ALT 增高较显著，当肝细胞广泛大量坏死时，则可能有谷草转氨酶(AST)升高。血清白蛋白下降，球蛋白增高，白蛋白/球蛋白比值降低或倒置。凝血酶原时间有不同程度的延长。

4.腹水检查　一般应为漏出液，病人并发自发性腹膜炎、结核性腹膜炎或癌变时，腹水性质可发生改变。

5.影像检查　超声可见肝脏的大小、外形改变和脾大。门脉高压时，门静脉主干内径＞13mm，脾静脉内径＞8mm。食管 X 线钡餐检查可见食管下段虫蚀样或蚯蚓样改变，胃底静脉曲张，可见菊花样充盈缺损。

6.内镜检查可直观静脉曲张的部位和程度

7.肝穿刺活组织检查

若有假小叶形成，可确诊为肝硬化。

【诊断要点】

诊断肝硬化的主要依据有：有病毒性肝炎、长期酗酒等病史，有肝功能减退和门静脉高压症的临床表现，肝脏质硬有结节感，肝功能试验有阳性发现，活组织检查有假小叶形成。

【治疗要点】

目前尚无特效治疗方法。失代偿期的治疗主要是对症处理、改善肝功能及抢救并发症，有手术适应证者慎重选择时机进行手术治疗。

(一)抗纤维化

无特效药，平日可用维生素(如B族维生素、维生素C、维生素E)、保肝(如熊去氧胆酸、强力宁等)、抗纤维化(如秋水仙碱、肾上腺糖皮质激素等)或活血化淤中药。

(二)腹水治疗

1.限水、限钠　限钠比限水更重要。

2.增加水钠排出

(1)使用利尿剂是最广泛的治疗腹水的方法。主张排钾和保钾利尿剂合用，加强疗效，减少不良反应。过猛的利尿会导致水、电解质紊乱，严重者可诱发肝性脑病和肝肾综合征。

(2)腹腔穿刺放液：大量腹水出现明显压迫症状时，可穿刺放液以减轻症状，但应严格控制每次放液量，一次放5000ml。

3.提高血浆胶体渗透压　定期输注血浆、新鲜血液或白蛋白，有利于促进腹水的消退，也可改善病人的一般状况。

4.自身腹水浓缩回输　放出的5000ml腹水浓缩至500ml后，回输至病人静脉内，可提高血浆白蛋白浓度和血浆胶体渗透压，增加血容量，改善肾血流灌注，从而起到利尿、减少腹水的作用，多用于难治性腹水病人的治疗。

5.增加腹水去路　例如腹腔-颈静脉引流，是将腹水引入上腔静脉；胸导管-颈内静脉吻合术可使肝淋巴液顺利进入颈内静脉，从而减少肝淋巴液漏入腹腔，使腹水的来源减少。

(三)并发症的治疗

1.上消化道出血、肝性脑病、原发性肝癌治疗见本章相关内容。

2.自发性腹膜炎常迅速加重肝损害，诱发肝肾综合征、肝性脑病等严重并发症，所以应早诊断、早治疗。应选择对肠道革兰氏阴性菌有效、腹水浓度高、肾毒性小的广谱抗生素，以头孢噻肟等第三代头孢菌素为首选，可联合半合成广谱青霉素与β-内酰胺酶抑制药的混合物，静脉足量、足疗程给药。

(四)手术治疗

通过各种分流、断流和脾切除术等，降低门静脉压力和消除脾功能亢进。肝移植是近年来最新的治疗肝硬化的方法。

【常用护理诊断/问题】

1.营养失调，低于机体需要量　与严重肝功能损害、摄入量不足有关。

2.体液过多　与门静脉高压、血浆胶体渗透压下降等导致腹水有关。

3.有感染的危险　与营养障碍、白细胞减少等致机体抵抗力下降有关。

4.焦虑　与疾病需要漫长的治疗和复杂的自我照顾方式有关。

5.活动无耐力　与肝功能减退有关。

6.潜在并发症　上消化道出血、电解质紊乱。

【护理措施】

1.休息和体位　休息可减轻病人能量消耗，减轻肝脏负担，有助于肝细胞修复。代偿期病人可参加轻体力工作，减少活动量；失代偿期病人应多卧床休息，卧床时尽量取平卧位，以增加肝、肾血流量。大量腹水者可取半卧位，以使膈下降，有利于呼吸运动，减轻呼吸困难和心悸。

2.饮食

(1)饮食注意事项：肝硬化病人饮食原则为高热量、高蛋白、高维生素、易消化饮食，并随病情变化及时调整。对食欲不振、恶心呕吐的病人，应于进食前给予口腔护理以促进食欲。在允许范围内尽量照顾病人的饮食习惯和口味，以促进食欲。①蛋白质：是肝细胞修复和维持血清清蛋白正常水平的重要物质基础，应保证其摄入量为1.0～1.5g/(kg·d)。蛋白质应以豆制品、鸡蛋、牛奶、鱼、鸡肉、猪瘦肉为主。肝功能显著损害或有肝性脑病先兆者应限制蛋白质，待病情好转后再逐渐增加蛋白质的摄入量，并应以植物蛋白为主，如豆制品，因其含蛋氨酸、芳香氨基酸和产氨氨基酸较少。②维生素：多食新鲜蔬菜和水果，如西红柿、柑橘等，日常食用可保证维生素需求。③限制水钠：有腹水者应低盐或无盐饮食，钠限制在500～800mg/d(NaCl 1.2～2g/d)，限制液体入量，进水量应限制在1000ml/d左右。含钠较多食物，如咸肉、酱菜、酱油、罐头食品、含钠味精等应少用。含钠较少食物有粮谷类、瓜茄类、水果等。含钾多的食物有水果、硬壳果、马铃薯、干豆、肉类等。④避免损伤曲张静脉：病人进餐时应细嚼慢咽，避免进食刺激性强、粗纤维多和较硬、油炸食物，戒烟酒。

(2)营养支持：必要时遵医嘱静脉补充足够的营养，如高渗葡萄糖、复方氨基酸、清蛋白或新鲜血。

(3)营养状况监测：评估病人的饮食和营养状况、体重和血白蛋白水平。

3.维持体液平衡　准确记录每日出入液量，定期测量腹围和体重，以观察腹水消长情况。使用利尿剂时，剂量不宜过大，利尿速度不宜过猛，每周体重减轻以不超过2kg为宜。应用利尿剂时应监测体重变化及血钾、钠、氯化物，防止电解质紊乱发生，可口服或静脉补充电解质，饮食也可起协助作用，低钾病人可补充香蕉、橘子、橙子等高钾水果。

4.病情观察　观察病人症状、体征的变化，注意有无并发症发生。如有无各种出血征兆，如呕血、黑便、鼻出血、牙龈出血、皮肤黏膜出血点、瘀斑等出血表现；有无行为和性格改变，如智力定向力障碍、烦躁不安、嗜睡、扑翼样震颤等肝性脑病表现；有无尿量减少等肾功能衰竭表现；有无发热、腹痛等自发性腹膜炎发生。对进食量不足、呕吐、腹泻、长期用利尿剂、大量放腹水的病人，密切监测电解质和酸碱度的变化。

5.腹水病人的护理

(1)体位：多卧床休息，尽量取平卧位，以增加肝肾血流量，改善肝细胞的营养，提高肾小球滤过率。大量腹水病人取半卧位，使横膈下降，增加肺活量，以减轻呼吸困难。

(2)大量腹水时，应避免腹内压突然剧增的因素，例如剧烈咳嗽、打喷嚏、用力排便等。

(3)控制钠和水的摄入量：见饮食护理。

(4)药物护理：观察利尿剂的效果和不良反应，过猛的利尿会导致水、电解质紊乱，严重者诱发肝性脑病和肝肾综合征，应注意了解电解质水平，观察病人有无意识神志改变、有无尿量减少。

(5)观察腹水和下肢水肿的消长:准确记录出入量,测腹围、体重。测腹围时应注意于同一时间、同一体位、同一部位上进行。

(6)加强皮肤护理,防止褥疮发生:保持床铺平整、干燥,定时更换体位、按摩等。

(7)对腹腔穿刺放腹水者,术前说明注意事项,测量体重、腹围、生命体征,排空膀胱以免误伤;术中及术后监测生命体征,观察有无不适反应;术毕用无菌敷料覆盖穿刺部位,如有溢液可用明胶海棉处置,缚紧腹带,以免腹内压骤然下降;记录抽出腹水的量、性质和颜色,将标本及时送检。

6.心理支持　应鼓励病人说出其内心感受和忧虑,增加与病人交谈的时间,与病人一起讨论其可能面对的问题,在精神上给予病人安慰和支持。充分利用来自他人的情感支持,鼓励病人同那些经受同样事件以及理解病人处境的人多交流。引导病人家属在情感上多关心病人,使之能从情感宣泄中减轻沉重的心理压力。

【健康指导】

1.休息指导　保证身心两方面的休息,增强活动耐力。生活起居有规律,保证足够的休息和睡眠。在安排好治疗和身体调理的同时,勿过多考虑病情,遇事豁达开朗。

2.饮食指导　指导病人根据病情制订合理的饮食计划和营养搭配,使病人充分认识到饮食治疗对肝硬化病人的重要性以及饮食应注意的事项,除应加强营养外,要避免粗糙食物,戒除烟酒等,切实落实饮食计划。

3.用药指导　嘱病人遵医嘱用药,指导其认识常用的对肝脏有害药物,勿滥用药,以免服药不当而加重肝脏负担和损害肝功能,介绍病人所用药物的不良反应,如服用利尿剂者出现软弱无力、心悸等症状时,提示低钠、低钾血症,应及时就诊。

4.心理指导　帮助病人和家属掌握本病的有关知识和自我护理方法,帮助病人树立战胜疾病的信心,使心情保持愉快,把治疗计划落实到日常生活中。

5.家庭指导　让病人家属关心病人,了解各种并发症的主要诱发因素及其基本表现,发现并发症时,及时就医,疾病恢复期应定时复诊和检查肝功能。

(王文梅)

第七节　原发性肝癌的护理

本病系指原发于肝细胞或肝内胆管细胞的肿瘤。主要由乙型和丙型肝炎病毒感染、黄曲霉菌污染、饮水污染引起,其他如吸烟、饮酒及遗传易感性也具有重要作用。肝癌多见于东南亚和非洲。我国是肝癌高发区,我国肝癌占全球的40%～50%,死亡的人数仅次于胃癌,每10万人口就有20.4人死于肝癌,多数死亡年龄为40～70岁,男女比例约为2∶1。

【病理组织学】

1.大体病理学分型　1982年我国肝癌病理协作组将肝癌分为4型:块状型(肿瘤直径＞5cm,其中＞10cm称为巨块型),块状型又可以分为单块型、融合块型、多块型;结节型(肿瘤直径＜5cm,结节型又可以分为单结节型、融合结节型、多结节型;小癌型(单个癌结节直径≤

3cm,或者两个相邻的癌结节直径之和≤3cm);弥漫型。1984 年日本学者 Okuda 将肝癌分为 5 型:膨胀型、浸润型、混合型(再分单结节和多结节型)、弥漫型、特殊型(如带蒂外生型)。此外,肝癌根据其分化程度还可以分为Ⅰ、Ⅱ、Ⅲ、Ⅳ级。

2.组织病理学分型　分为肝细胞性肝癌(占 90%左右,可以分为小梁型、假腺型、实体型、硬癌型、多形态型、透明细胞型、纤维板层型和纺锤型,其中纤维板层型多见于年轻无病毒性肝炎的患者,甲胎蛋白阴性,预后好)、胆管细胞性肝癌和混合性肝癌。

【临床表现】

起病隐匿,早期可无任何症状与体征。本病约有 1/3 不能早期诊断。有症状者占 2/3,轻者可类似肝炎后肝硬化症状。首发症状以肝区疼痛最为常见,其次是上腹部包块,再其次是乏力、纳差、消瘦、腹胀、发热、腹泻等。肝区疼痛以持续性钝痛或隐痛较为常见,部分有阵发性加剧。肿瘤波及横膈时可有右肩背放射痛或胸痛。位于肝左叶可表现为中上腹部疼痛而类似胃痛。肝区疼痛产生的原因可能与肿瘤增大或破裂出血引起肝包膜张力增高、肿瘤坏死物刺激肝包膜有关。

中晚期肝癌的体征可有:肝大、质硬、表面凹凸不平、有压痛,有的肿瘤血管丰富,可听到血管杂音,可有黄疸、腹水、胸水、脾大、下肢水肿等。

少见的肝癌临床症状为伴(旁)癌综合征(是由癌组织分泌的生物活性物质引起的一些特殊的症候群):如红细胞增多症、低血糖、血小板增多症、高钙血症、高纤维蛋白原血症、高胆固醇血症、性征改变、类癌综合征等。

带蒂肝癌的瘤体不在肝内而容易误诊为其他肿瘤,肝癌在胆管内生长而较早出现黄疸,肝癌在血管内生长可主要表现为门静脉或下腔静脉癌栓的症状。

肝癌常见的并发症有上消化道出血、癌结节破裂出血(突然右上腹部剧烈疼痛,并伴有腹膜刺激征、大汗淋漓、血压下降、脉搏细数等)、肝功能衰竭(肝性脑病、肝肾综合征、出血倾向)、恶病质、腹水、胸水、继发感染等,这些并发症有相应的症状和体征。

肝癌转移可表现出相应的症状和体征。

胆管细胞癌与肝细胞癌常有不同的临床病理特点:男女发病率相近(肝细胞癌男性远多于女性)。常无(乙型和丙型)病毒性肝炎肝硬化及门静脉高压症,瘤体硬而无包膜(肝细胞癌多软而有包膜)。组织学多为腺管型(肝细胞癌多为小梁型和假腺管型),纤维间质较多,肿瘤血管较少,血流转移少、而淋巴结转移多,较少侵犯门静脉和肝静脉。黄疸伴发热出现较早。AFP 常阴性。

丙型病毒性肝炎相关肝癌患者较乙型病毒性肝炎相关肝癌患者年龄大、肝硬化重、预后差。

肝癌的自然病程:如果不治疗,小肝癌或亚临床肝癌的 1,3,4,5 年的存活率分别为 72.7%,36.4%,13.6%和 0%,中位存活时间为 15 个月左右(从诊断明确起);中期肝癌中位存活时间为 6 个月左右,晚期肝癌中位存活时间为 3 个月左右。各种肝癌平均 5 年的存活率不超过 5%。

【辅助检查】

1.实验室检查

(1)甲胎蛋白(AFP):阳性率为 60%～70%。表现为血 AFP 升高≥30μg～400μg/L,持续

2个月以上或血AFP升高≥500μg/L，持续1个月以上。

部分活动性肝病（急慢性病毒性肝炎、肝硬化活动，由于肝细胞再生明显阶段也具有合成AFP的能力，升高者占19.9%～34.4%，升高的幅度多为30μg～200μg/L，血AFP与ALT定量动态曲线呈正相关）、妊娠（分娩后转为阴性）、胚胎生殖腺肿瘤（睾丸癌、卵巢癌、前列腺癌、精原细胞瘤、混合性生殖细胞瘤、腹膜后恶性畸胎瘤、肝母细胞瘤等）、消化管癌（胃癌、胰腺癌、胆管癌、食管癌、大肠癌，多数轻度升高，其中胃癌多见，而且部分胃癌患者血AFP升高≥500μg/L，血AFP升高的胃癌又称为胃肝样腺癌）、其他肿瘤（如肺癌、肾癌、乳腺癌、白血病）也可以升高，甚至存在遗传性持续性血AFP升高的家族。术前AFP升高者，如果手术后1～2个月仍然未降到正常说明有残癌。术前AFP升高，手术后降到正常但以后又升高常表示复发。治疗后血AFP下降多表示病情好转，AFP升高多表示病情恶化。肝癌AFP有50%～70%与Con A无亲和性，而肝炎肝硬化患者AFP有80%～90%与Con A有亲和性；肝癌AFP大多数与LCA有亲和性，而肝炎肝硬化患者AFP与和LCA无亲和性。一般肝癌患者含与LCA有亲和性的AFP大于25%，而肝炎肝硬化患者含与LCA有亲和性的AFP小于15%，所以可用此AFP异质体来鉴别良、恶性。

（2）各种酶类：γ-谷氨酰转移酶同工酶Ⅱ（γ-Glutamyl transferaseⅡ，γ-GTⅡ）、异常凝血酶原（Des-γ-carboxy prothrombin，DCP）、α-L-岩藻糖苷酶（α-L-Fucosidase，FUCA）等也有较特异的增高。其他如醛缩酶（Aldolase，ALD）及其同工酶、5'-核苷酸酶（5'-Nucleotidase，5'-NT）、γ-GT、碱性磷酸酶（AKP）、α_1-抗胰蛋白酶（α_1-antitrypsin，AT）、铁蛋白和酸性同工铁蛋白、癌胚抗原（CEA）、谷胱甘肽-S-转移酶（GST）、M_2型丙酮酸激酶同工酶（M_2-PyK）、恶性疾病相关性DNA结合蛋白2、组织多肽（t-PA）、癌基因蛋白（erbB-2）等也有一定的升高。这些标记对AFP阴性者尤其有诊断帮助。

（3）其他：肝炎病毒标记检查（乙型和丙型）、病人免疫功能检查（NK细胞活性、巨噬细胞活性及T细胞亚群CD_4、CD_8）等也有诊断参考意义。

2.医学影像学检查　包括腹部B超、CT、MRI、血管造影和核素检查等。

3.病理检查　腹腔镜下或超声引导下穿刺活检病理组织学检查。

【诊断标准】

1.亚临床肝癌　是指患者无临床症状，血甲胎蛋白升高或（和）影像发现肝内占位性病变（病变通常直径≤5cm）。诊断依据：有乙肝、丙肝背景的患者血甲胎蛋白升高≥30μg～400μg/L持续2个月以上（或血甲胎蛋白升高≥500μg/L持续1个月以上），并排除活动性肝病、妊娠、生殖腺肿瘤，或（和）影像发现。

2.临床肝癌　指有临床症状（消瘦、乏力、纳差、肝区疼痛、腹部包块等）的肝癌。多数肝癌瘤体较大。1999年第4届全国肝癌学术会议制定的临床诊断标准：血甲胎蛋白升高＞400μg/L＋排除活动性肝病、妊娠、生殖腺肿瘤及转移性肝癌＋能够触及有硬块的肝脏或一种影像学检查有明确肝癌特征；血甲胎蛋白升高≤400μg/L＋排除活动性肝病、妊娠、生殖腺肿瘤及转移性肝癌十两种影像学检查有明确肝癌特征，或者有两种肝癌标志物（血甲胎蛋白异质体、异常凝血酶原、γ-谷氨酰转移酶Ⅱ、α-L-岩藻糖甘酶等）阳性，并有一种影像学检查明确有肝癌特征；有肝癌临床症状（消瘦、乏力、纳差、肝区疼痛、腹部包块等）＋肯定的肝外转移灶（包括肉眼血性腹水或者腹水中有癌细胞)＋能够排除转移性肝癌。

【临床分期分型】

1977 年全国肝癌防治研究协作会议制定的三期三型标准：Ⅰ期(无明显肝癌症状和体征)；Ⅱ期(超过Ⅰ期标准而无Ⅲ期证据)；Ⅲ期(有明确恶病质、黄疸、腹水、肝外转移这四种症状体征之一)。单纯型(临床和化验无明显肝硬化表现)；硬化型(临床和化验有明显肝硬化表现)；炎症型(病情发展快，伴有持续癌性高热或 ALT 持续升高 1 倍以上)。

1985 年日本学者 Okuda 提出的分期：根据瘤体体积(＞肝脏体积的 50％为阳性)、腹水(有腹水为阳性)、血清白蛋白(＜30g/L 为阳性)和血清总胆红素(＞51、3μmol/L 为阳性)，这 4 项指标将肝癌分为四期：Ⅰ期(4 项均阴性)、Ⅱ期(4 项中有 1～2 项阳性)、Ⅲ期(4 项中有 3～4项阳性)。

1997 年国际抗癌联盟的肝癌 TNM 分期：依据体检、医学影像学和(或)手术探查结果，将肝癌描述为 T_1(单个结节，直径≤2cm，无血管侵犯)、T_2(单个结节，直径≤2cm，有血管侵犯；或者多个但局限于一叶，直径≤2cm，无血管侵犯；或者单个结节，直径＞2cm，无血管侵犯)、T_3(单个结节，直径＞2cm，有血管侵犯，或者多个但局限于一叶，直径≤2cm，有血管侵犯，或者多个但局限于一叶，直径＞2cm，有(无)血管侵犯)、T_4(多个，超出一叶，或者侵犯门静脉主要分支或肝静脉，穿破内脏腹膜)、N_1(有局部淋巴结转移)、M_1(有远处转移)。再根据这些描述将肝癌分为四期：Ⅰ期($T_1N_0M_0$)、Ⅱ期($T_2N_0M_0$)、ⅢA 期($T_3N_0M_0$)、ⅢB 期(T_1-$T_3N_1M_0$)、ⅣA 期(T_4N_0-N_1M_0)、ⅣB(T_1-T_4N_0-N_1M_1)。

【鉴别诊断】

1.*继发性肝癌*　原发癌灶最常见为大肠癌、胃癌、胰腺癌，其次是肺癌、乳腺癌，其他还有胆管或胆囊癌、食管癌、卵巢癌、子宫癌、前列腺癌、膀胱癌、肾上腺癌、甲状腺癌、腹膜后恶性肿瘤等。无乙型或者丙型病毒性肝炎肝硬化背景。90％血甲胎蛋白低于 25μg/L，但其他肿瘤标志如 CEA、CA19-9、CA125、SPA 等可以升高。多数多发、散在、大小相仿(但单个结节也不少见)。继发性肝癌超声检查可见“牛眼征”，边界较原发性肝癌清楚，血供多数不如原发性肝癌丰富；CT 平扫显示实质性占位低密度而中央有更低密度，增强后动脉期有明显的边缘增强(但不如肝血管瘤)，而中央低密度更明显，即边缘增强；MRI 也可显示与原发性肝癌不同。

2.*肝血管瘤*　多数与原发性肝癌鉴别不难，但误诊、误治也不少见。肝血管瘤女性多见，无乙型或者丙型病毒性肝炎肝硬化背景，多数无临床症状，血甲胎蛋白低于 25μg/L，病程长、发展慢、一般情况好，与原发性肝癌影像表现不同：无门脉癌栓，边界清楚。肝血管瘤超声显示为无声晕的实质性占位(大于 3cm 的常为强回声，小于 3cm 的常为低回声)，病灶周边或内部无血流信号或仅有斑点状色彩暗淡的血流信号，CT 平扫显示实质性占位低密度，较大病灶增强显示动脉期有缓慢充填，边缘结节状增强，密度与主动脉相近，门静脉期增强区扩大，但密度仍然与肝内血管密度相近，而延迟扫描病灶显示除中央的更低密度外其他部位为等密度充填(即慢升慢降型)，但较小病灶增强也可表现速升速降型，门脉期可以表现为等密度或低密度，类似原发性肝癌；MRI 显示病灶 T_1 低信号而 T_2 信号与 T_1 相互对应的高信号，但随回波延长信号强度增加，增强后 T_1 加权像与 CT 增强相似；血管造影显示病灶为边界清楚的、无周边血管环绕的团状或丝状影，病灶内造影剂充盈早但停滞时间长；放射性核素肝检查对于肝血管瘤的鉴别也有重要意义。

3.肝脓肿　常有中度发热或高热，部分有寒战，肝区常有明显疼痛、触痛及叩击痛；白细胞数多数明显增高，可有核左移及中毒颗粒出现；阿米巴肝脓肿患者粪便中可找到滋养体和包囊及补体结合试验阳性。无乙型或丙型病毒性肝炎肝硬化背景；血甲胎蛋白低于 25μg/L。肝脓肿液化时较容易与原发性肝癌相鉴别：超声显示圆形或类圆形无回声或均匀低回声液性暗区，壁厚而粗糙，病灶边界不清楚；CT 平扫显示实质性占位，密度近似软组织而高于水，增强显示病灶中央有明显增强但呈现蜂窝状不均匀，周边因为充血水肿而形成轻微增强的边界不清的环状征，整个病灶增强后反而感觉较增强前缩小；MRI 显示中央坏死病灶区 T_1 高信号而 T_2 仍然高信号，T_2 显示其周边有一 3mm～5mm 厚的壁（略低高信号）而其壁外有一较厚的信号更高的水肿区；血管造影显示病灶为充盈缺损，病灶区无血管，而肝内血管光滑移位与病灶一致。肝穿出脓液即可以确诊。但近年来随着抗生素的广泛应用，其临床症状往往不典型，病灶早期未液化，影像学的表现也并不典型，鉴别有困难，可以进行超声引导下的肝脏穿刺病理组织学检查。

4.肝腺瘤　女性多见，无乙型或者丙型病毒性肝炎肝硬化背景，常有口服避孕药物史，多数无临床症状，血甲胎蛋白低于 25μg/L。影像学的表现为圆形或类圆形，边界清楚，但与分化好而有包膜的原发性肝癌影像学上的表现相似。放射性核素 ^{99m}Tc-PMT 延迟扫描较分化好的肝癌有更强的阳性显像。

5.局灶性结节增生（FNH）　为肝实质损害与增生组织共同形成的良性病变。男女比例为 1∶2，育龄妇女口服避孕药者多见；临床上 3/4 无症状（少数有腹部包块，局部自发性破裂出血，局部压迫门静脉形成局部门静脉高压症）。病理表现为无包膜而边界清楚的结节，多数单个，多数直径 1cm～5cm，显微镜下的表现类似非活动的肝硬化，有细胞退变、炎性细胞浸润，也有细胞再生及纤维化，纤维组织中有扩张的血管，也有含胆栓的胆管。CT 平扫显示实质性占位，多位于肝脏外周，密度略微低于肝实质，边界清楚，部分病例因为病灶中央瘢痕组织条索状分隔而呈现放射状低密度。MRI 显示病灶 T_1 为等或略低信号而 T_2 为等或略高信号，中央瘢痕区 T_1 低信号而 T_2 高信号。典型三联征为 T_1 为等信号、T_2 为等信号，中央瘢痕区 T_2 为高信号。增强与原发性肝癌类似；放射性核素 ^{99m}Tc-PMT 延迟扫描较肝癌有更高的阳性显像。

6.肝囊肿　无乙型或丙型病毒性肝炎肝硬化病史，多数无临床症状，血甲胎蛋白低于 25μg/L。影像学的表现为圆形或者类圆形病灶，内部均匀，边界清楚。超声显示囊壁清晰光滑而且薄的强回声，囊液均匀无回声，后方回声明显增强；CT 平扫显示水样低密度，病灶无增强；MRI 显示病灶 T_1 低信号、T_2 高信号，病灶无增强。

7.肝包虫病　有西北牛羊接触史；血嗜酸性粒细胞增高；Casoni 皮内试验及补体结合试验阳性；X 检查可有囊壁钙化；超声显示囊壁的强回声，囊液均匀无回声，病灶内可以有大小不等的子囊而呈现车轮状改变。

8.其他　肝硬化结节（CT 平扫显示实质性占位，密度稍高，增强后结节增强不如正常肝组织，MRI 显示病灶 T_1 高或等信号、T_2 等或低信号）；炎性假瘤（有时呈现分叶状或多个结节融合，周边无血流，无增强）；肝血管平滑肌肉瘤（HAML）；肝内胆管囊腺瘤；肝结核瘤（起病缓慢，午后低热、盗汗、乏力、消瘦，右季肋隐痛不适，常放射及右背肩部、血沉快、结核菌素试验强阳性、绝大部分患者有肝外脏器结核病史、肝穿可找到抗酸杆菌)；胆管错构瘤；肝脂肪瘤、肝内肉芽肿等。

【治疗】

1.*原发性肝癌间质疗法*　是指治疗因子直接作用于肿瘤以杀灭肿瘤细胞，从而减轻机体的肿瘤负荷，阻抑肿瘤的发展，延长患者的存活期，目前包括射频(RFT)、冷冻、激光、微波、立体定位放射治疗(X 刀、γ 刀、光子刀)或超声聚焦刀(HIFU)、电化学疗法(ECT)、无水乙醇局部注射(PEI)。适应证：一般情况尚可，无明显心、肺、肾等重要脏器质性病变；无广泛肝外转移；肝功能分级Ⅰ～Ⅱ级；肿瘤部位表浅，癌灶单个直径≤5cm，癌灶数量≤5 个，而 X 刀、γ 刀治疗时癌灶单个直径应该≤3cm，癌灶数量应该≤3 个，血白细胞数＞3×10^9/L，血小板＞50×10^9/L。本方法还适用于不愿意或不能外科手术治疗者。这种治疗的一个最大问题是治疗不彻底而容易复发转移。

2.*放射介入法经导管肝动脉内栓塞化疗*(TAE/TACE)

(1)适应证：一般情况尚可，无明显心、肺、肾等重要脏器病变；无广泛肝外转移；肝功能分级Ⅰ～Ⅱ级，无严重黄疸(血清总胆红素＜3mg/dl)，无大量腹水，无肝性脑病；无活动性食管胃静脉曲张出血；肿瘤单发或者多发，肿瘤体积≤全肝体积的 2/3；门静脉主干内无完全阻塞的癌栓，病灶侧肝脏门静脉分支内虽然有癌栓，但健侧肝脏门静脉内无癌栓或者虽然也有癌栓但仍然有血流通过；肿瘤属于多血供型；无碘过敏；病人不愿意或不能手术。

(2)常用的栓塞剂和化疗药物：栓塞剂有碘化油、明胶海绵细条，常用的化疗药物有顺铂、卡铂、多柔比星、吡柔比星、表柔比星或氟尿嘧啶，其剂量根据患者一般情况、肝功能分级、血白细胞数及血小板数量、肿瘤局部情况、是否联合用药等情况而定。如果病人血白细胞数＜3×10^9/L，血小板＜50×10^9/L 或者肝功能差，可以用碘化油进行 TAE 而不宜 TACE。碘化油经常与化疗药物制成混悬剂合用，导管内可以注入导向放射治疗剂和缓慢释放型化疗药物(如丝裂霉素 C 微球)。

(3)操作中应注意的事项：部分病人肝动脉变异，应予注意。较小的肿瘤进行栓塞时应该应用超微导管进入肿瘤供血动脉较小的肝段分支，以减少对正常肝细胞的损害，而且只有栓塞肿瘤内的中小血管，才能使肿瘤难以建立侧支循环。

(4)继续治疗问题：使用碘化油栓塞后 2～4 周应该拍摄 CT 平片，以了解肿瘤区域的碘油积聚情况，判断疗效和指导下一步治疗选择。由于 1 次经导管肝动脉内栓塞化疗后肝功能的损害需要 4～6 周才能完全恢复，再次栓塞主要是栓塞肿瘤建立的侧支循环血管，而侧支循环血管的建立也需要一定的时间；随着 TACE 次数的增多，肝功能的损害也加重；所以 TACE 次数应该先密后疏，第 2 次 TACE 应该间隔 1 个半月左右，第 3 次 TACE 应该间隔 2 个月左右，第 4 次 TACE 应该间隔 3 个月左右，以后根据具体情况而定。经导管肝动脉内栓塞化疗是姑息性治疗，小的癌灶由于同时有较多的门脉血供的缘故(大的癌灶主要为动脉血供，门脉血供少)，周边常有癌细胞残留(中央坏死约为 80%)，大的癌灶由于药物不容易到达肿瘤的中央，所以肿瘤中央区常有癌细胞残留(中央坏死约为 35.3%)。肝动脉栓塞及化疗药物灌注 2～5 次后病人肝功能分级好转，肿瘤缩小 50%左右，可以进行二期或者二步切除；经导管肝动脉内栓塞化疗虽然没有达到能够切除的条件,但达到间质疗法的条件时可以再进行间质疗法或者超声引导肝内门静脉支栓塞化疗,现在越来越多的文献主张这样的联合。对于有肺转移的可以同时进行肺动脉内栓塞化疗。

(5)不良反应

①栓塞化疗术后综合征:表现为恶心、呕吐、纳差、上腹部不适或疼痛、发热等,见于栓塞化疗术后1周内。发热发生在90%以上,一般在栓塞化疗术后2~3天出现,经历1周左右消失,少数甚至持续1个多月。

②栓塞剂逆流到其他脏器血管导致异位栓塞:栓塞剂逆流到胃十二指肠动脉或者腹腔动脉分支,可引起胃十二指肠溃疡、坏死、出血,胰腺炎,脾梗死,胆囊缺血坏死。多数只是短暂的缺血,1周左右可恢复。

③有动静脉瘘:有发生肺栓塞的可能。

④肝功能恶化:部分肝储备功能差、栓塞化疗药物剂量过大,有门静脉内癌栓,肿瘤血管栓塞选择性差的患者可出现肝功能恶化,轻者栓塞化疗术后转氨酶、胆红素升高,腹水形成或增加,血白蛋白下降,凝血酶原时间延长等,10天左右恢复或者迁延1个月左右恢复,重者可出现不可逆的肝功能衰竭。

⑤其他:呃逆、食管胃静脉曲张出血、骨髓抑制而导致血白细胞数和血小板下降、菌血症或败血症或肝肿瘤局部继发感染或肝脓肿、肝破裂出血、糖尿病加重、肾功能损害、心脑血管意外等。

(6)疗效影响因素:①单个优于多个,肿瘤小预后好。②透明细胞癌对TACE敏感,小细胞、低分化或未分化癌对TACE敏感性差。③有门静脉癌栓者预后差。④有动、静脉瘘、侧支循环建立快的预后差。⑤碘化油与化疗药物联用较单独应用效果好。⑥联合应用明胶海绵较单独应用碘化油栓塞剂好。⑦肿瘤血供丰富、碘化油积聚好的预后好。⑧导管超选择介入(甚至介入小肿瘤的肝亚段血管)效果好。⑨TACE后能够进行二期或者二步切除或再进行间质疗法或者超声引导肝内门静脉支栓塞化疗的预后好。

3.*生物治疗*　非特异性免疫调节剂的抗癌治疗(卡介苗、短小棒酸杆菌、香菇多糖、OK432、力尔钒、高聚生等),细胞因子治疗(白介素-2、干扰素、肿瘤坏死因子、粒细胞一单核细胞集落刺激因子等),抗癌效应细胞的过继免疫治疗(LAK细胞、TIL等),单克隆抗体导向治疗(肿瘤特异性抗体交联毒素、同位素或者化疗药物)、肿瘤的转基因治疗。

【护理措施】

1.*疼痛的护理*

(1)给患者创造一个安静舒适的休息环境,减少各种不良的刺激因素和心理压力,尊重患者,尽量满足患者的要求。

(2)教会患者一些放松技巧,如深呼吸等,鼓励患者参加转移注意力的活动,如与患者交谈、嘱其多听音乐等。

(3)疼痛严重患者,应与医师协商给予长期医嘱的镇痛药物,以消除或减轻患者的疼痛,并注意观察镇痛药用药后反应。最新的镇痛方式为患者自控镇痛,即应用特质泵,连续性输入镇痛药。患者可自行控制,采取间歇性投药,增强患者自我照顾和自主能力及对疼痛的控制能力。

(4)观察患者疼痛的性质、部位及伴随症状,及时发现问题并协助医师处理异常变化。

2.心理护理

(1)及时对患者恐惧心理的程度进行评估,以确定对患者进行心理辅导的程度。护理人员应给予患者诚挚的关心和帮助,使患者接受这一事实,乐观对待疾病。

(2)注意鼓励患者参与治疗和护理,适当给予一些治疗知识,使其相信科学,增强与疾病斗争的勇气和决心。

(3)注意家属的情绪,家属的不良情绪可影响患者,因此,要给予家属一定的心理支持,倾听他们的诉说,并给予指导。

3.提供合理营养

(1)应提供高蛋白、适当热量、高维生素饮食。避免摄入高脂肪、高热量和刺激性食物,防止加重肝脏负担。有恶心、呕吐时,给予止吐药后进少量食物,增加进餐次数。进食少者给予支持疗法,如静脉补充营养。

(2)必要时给予静脉输注清蛋白等。患者伴有肝衰竭或肝性脑病倾向时,蛋白质摄入量应减少,甚至暂禁蛋白质饮食。有腹水时限制水的摄入,低钠饮食。

4.病情监测

(1)观察有无肝区疼痛加重,有无发热、腹水、黄疸、呕血、黑粪等。

(2)观察有无转移表现,有无肝昏迷先兆表现。

(3)加强口腔和皮肤护理,以预防感染。

【健康指导】

1.指导患者保持乐观情绪,建立积极的生活方式,有条件者可参加社会性抗癌组织活动,增加精神支持,以提高机体抗癌能力。

2.保持生活规律,注意劳逸结合,避免情绪剧烈波动和劳累,以减少肝糖原分解,减少乳酸和血氨的生成。

3.指导患者合理进食,增强机体抵抗力。戒烟、酒,减轻对肝脏的损害。

4.指导患者和家属熟悉肝癌的有关知识及并发症的预防和识别,以便随时发现病情变化,及时就诊,调整治疗方案。

5.遵医嘱服药,忌服损伤肝脏药物。

（王文梅）

第八节　肝性脑病的护理

肝性脑病是严重肝病引起的、以代谢紊乱为基础的中枢神经系统功能失调的综合病症,其主要临床表现是意识障碍、行为失常和昏迷。该病发生机制尚不明确。氨学说、假性神经递质学说、γ-氨基丁酸等神经化学机制是其发病假说。

【病因及诱发因素】

1.病因　各型肝硬化特别是肝炎后肝硬化是引起肝性脑病最常见的原因。暴发性肝功能衰竭、门体分流手术、重症病毒性肝炎、中毒性肝炎、严重胆道感染、原发性肝癌以及其他弥散性肝病的终末期等均可引起肝性脑病。

2.诱因　①上消化道大出血。②感染如呼吸道感染和原发性腹膜炎等导致的内毒素血症，通过多种途径引起血氨升高。③电解质紊乱。④高蛋白饮食。⑤其他如劳累和精神紧张，便秘，麻醉，镇静、镇痛药物等。

【临床表现】

肝性脑病的表现因原有肝病的性质、肝细胞损害的程度以及诱因的不同而不同。急性肝性脑病常见于急性肝功能衰竭，患者在起病数日内即进入昏迷直至死亡；慢性肝性脑病多是门体分流性脑病和慢性肝功能衰竭所致，以反复意识障碍为突出表现，常有诱因。

根据意识障碍程度、神经系统表现、脑电图改变，将肝性脑病自轻微的精神改变到深昏迷分为 4 期，即前驱期、昏迷前期、昏睡期、昏迷期。

【治疗】

1.去除和治疗诱发因素　治疗上消化道出血、低钾血症、感染、尿毒症、便秘，避免大量放腹水、大量排钾利尿、高蛋白饮食等诱因，是减少肝性脑病发生、降低肝硬化和重症肝炎病死率的关键。

2.减少氨的产生　减少蛋白质摄入，增加氨排泄（灌肠或导泻），降低肠道氨的产生。

3.增加氨代谢　常用药物有鸟氨酸-L-门冬氨酸、苯甲酸盐、乳果糖、支链氨基酸、苯二氮卓受体拮抗剂氟马西尼、锌离子等。

4.肝移植　肝细胞移植，正位肝移植。

5.门体分流栓塞术　有经皮逆行经腔静脉栓塞术、经皮经肝门静脉栓塞术。

6.人工肝支持系统（ALSS）　目前国内应用的人工肝技术是联合应用血浆置换、血液透析、血液滤过、血液/血浆灌流、分子吸附循环系统、连续性血液净化等技术治疗重型肝炎，暂时替代肝脏的部分功能，清除体内毒素，改善机体内环境，有利于肝细胞再生和肝功能的恢复，是目前肝病治疗中发展最为迅速的领域之一。

【护理】

1.护理目标

（1）维护患者生命体征稳定。

（2）维护患者安全。

（3）维持适当营养，保持体液和电解质平衡。

（4）预防并发症。

（5）促进患者感知恢复，促进心理康复。

（6）提高患者自护能力，提高生命质量。

（7）帮助患者获得家庭照顾和支持。

2.护理措施

(1)维护患者安全:肝性脑病前驱期症状有行为异常和轻度性格改变。行为反常表现为睡眠节律改变、昼夜颠倒、定向力下降、走错病房、随地便溺、打和(或)骂人、衣冠不整等;性格改变表现为萎靡不振、神情恍惚、表情淡漠、烦躁不安、暴躁、语无伦次、口齿不清等。据患者发病先兆或潜在因素采取预防性护理措施,消除诱因和潜在危险因素,降低肝性脑病的发病率和病死率。①全面评价患者情况包括职业、文化程度、入院方式、性格、生活状况,了解心理学测验和(或)电生理检测简易智力状态检查的结果。②观察前驱症状:观察患者精神状态、行为特征,有无性格改变和睡眠倒错。定时巡视病房,特别是夜间。当患者出现症状时,护士用交谈和提问简单问题的方式了解其定向力、计算力等,如询问其姓名、年龄、时间、所处位置,让患者简单计数及加减运算等,均可了解其精神、意识状态。如果患者在回答时反应迟钝或出现错误,应报告医生,迅速采取治疗措施,防止病情进展。③制定安全防护措施:根据以上观察和评价有针对性和预见性地护理。部分早期肝性脑病患者可出现自伤或伤害他人行为,护士除加强巡视外,还应去除病房内不安全因素如水果刀、热水瓶、玻璃杯、剪刀等,及时与患者家属联系,告知病情,请家属陪护或派专人护理,以免发生意外。对兴奋、躁动不安的患者,应先取出活动义齿,避免脱落误吸。患者狂躁时,护士以尊重和蔼态度对待,不能训斥、伤害患者。必要时加床栏或使用约束带。

(2)密切观察病情变化:持续监护心电、血压、呼吸、血氧饱和度等,任何生命体征的恶化及时通知医生。意识行为状态的变化要重视并报告医生。

(3)保持呼吸道通畅:对神志不清的患者要防止误吸、窒息和吸入性肺炎,维持头偏向一侧的体位。必要时吸氧,备好吸引器,分泌物多时及时吸出。

(4)建立有效的静脉通道:选择体表大静脉如桡静脉、肘窝静脉、大隐静脉等处建立静脉通道,或锁骨下静脉、颈内静脉或股静脉等处中心静脉置管,不仅可以输液、输血,还可监测中心静脉压。静脉置管后连接三通接头,可同时进行多路输液或输血,适用于上消化道大失血需迅速扩充血容量患者。经锁骨下静脉快速输血、输液时,注意防止液体滴空导致气栓。经外周静脉导人的中心静脉置管,不能用来输血和蛋白。

(5)准确记录出入量,保持体液、电解质平衡:重症患者留置导尿,记录所有可以测量的入量和出量。对长期应用利尿剂、大量腹水患者定时称体重,测量腹围,保持每日体重下降≤500g。注意电解质化验结果以及单位时间内出入量平衡情况。

(6)脑水肿的护理:早期脑水肿如抢救不及时,可演变成脑疝而导致死亡。病房环境要安静,减少刺激。头抬高 30°～45°,降低颅内静水压。护理人员可通过密切观察患者的定向力,对语言和物理刺激的反应,及早对其意识改变作出判断。监测生命体征和瞳孔的变化,血压升高、脉搏有力但缓慢可能是颅内高压危象的征兆,出现头痛、频繁剧烈的喷射状呕吐、烦躁等脑疝前驱症状及时报告医生,采取有效抢救措施。脑水肿者应严格限制人液量,保持呼吸道通畅,吸氧,高热者物理降温,及时使用脱水剂。应用脱水剂时注意血容量一过性升高可能诱发心力衰竭、肺水肿。必要时使用冰帽,降低颅内温度,减少耗氧量,保护脑细胞功能。

(7)消化道出血:常诱发或加重肝性脑病。发现出血先兆,如患者有胃部灼热感、恶心等症状,则提示有上消化道出血的可能,应尽早做好抢救准备工作。专人护理,稳定患者情绪,使患者静卧，头部抬高并转向一侧。密切观察患者意识、血压、心率，有无面色苍白、冷汗、虚脱、呕血、黑粪或血便等症状。出现大呕血时，立即协助患者迅速将口腔及呼吸道的血块吸出，防止窒息，吸氧，建立有效静脉通道。大呕血发生后绝对卧床、禁食，输新鲜血，静脉补液，给予止血药物，用弱酸液灌肠使肠内 pH 保持于 5～6，清除肠道积血。忌用碱性溶液导泻，保持每日大便 2～3 次。

(8)预防感染：继发感染是肝性脑病的重要诱因，积极防治感染是降低死亡率的关键措施之一。重型肝炎、肝硬化患者免疫功能低下，对细菌和毒素的清除能力下降，极易并发呼吸道、肠道等部位感染。①护理人员应严格执行消毒隔离制度，病房定期消毒，隔日空气消毒，每日用 1：2000 的消毒液擦拭地面、室内家具等。②监测体温变化，避免交叉感染。帮助患者至少每隔 2h 翻身 1 次，定时深呼吸和咳嗽，预防呼吸道感染；加强口腔护理，每日用生理盐水棉球清洗口腔 3～4 次，保持口腔清洁，预防口腔感染；静脉穿刺、置管、抽液等操作要严格无菌操作。

(9)休息和营养：①休息：重症患者绝对卧床休息。卧床休息降低肝细胞耗氧，增进肝脏血流量，有利于肝细胞修复。②饮食护理：对患者和家属讲解饮食中蛋白质摄入与肝性脑病的关系，限制蛋白质摄入是治疗肝性脑病措施之一。肝性脑病早期限制蛋白质在每日 30g 以下。昏迷期间禁止蛋白质摄入，神志清醒后可逐渐增加，隔日增加 10g，直至每日 40～60g。蛋白质应以植物蛋白为主，因其含支链氨基酸和非吸收性纤维较多，被肠菌酵解产酸利于氨的排除，减少氨的吸收；由于患者免疫功能低下，胃肠功能虚弱，饮食不当极易出现胃肠功能紊乱，引起水、电解质失衡。选择患者喜欢的食物种类和烹调方法，少食多餐，进高热量的糖类，富含维生素、低脂肪、少渣、易消化的食物；腹水患者应无钠或低钠饮食，每日摄钠量应小于 250mg，无钠、水潴留者摄钠量每日应小于 3～5g，饮水量小 1000ml，禁酒精类饮料。了解患者进食情况，对院外食物护士应检查是否符合患者病情所需。

(10)促进患者感知恢复：通过音乐、轻声叫患者的名字或讲解正在进行的护理操作(即使患者不一定有反应)等声音刺激、图画以及亲朋好友的探视等，训练病人的定向力、智力。每日根据病情进行被动和主动肢体功能锻炼。

(11)预防皮肤受损：肝性脑病患者由于躁动不安或意识障碍，常造成局部皮肤擦伤或压疮。①密切观察全身皮肤情况，随时保持床单整洁、平整、无碎屑，及时更换被污染的床单。使用气垫床，每 1～2h 翻身 1 次，防止压疮发生。②严重黄疸时皮肤瘙痒，指导清醒患者洗澡，保持身体清洁。穿着质料柔软、透气、吸汗的衣服。瘙痒严重时，应报告医生，使用局部冷敷、薄荷油涂擦的方法，减轻不适。入院即给患者剪短手指(趾)甲并磨平，防止患者自己抓破皮肤。指导患者搔痒时用手背或手掌轻擦或轻拍痒处。③采取措施防止患者坠床，要避免因固定不当造成皮肤损伤。

(12)促进患者心理健康，提供情感照顾，使患者保持稳定情绪。①避免精神紧张与不良刺激，以免加重中枢神经系统功能失调。慢性肝病患者由于病情重、病程长、易反复、并发症多、医疗费用高、预后差等原因，常有烦躁、焦虑、紧张、抑郁、悲观等心理问题，对疾病失去信心甚至不配合治疗。应针对不同的心理问题，及时给予耐心的解释和劝导，帮助和理解患者，建立信任的护患关系。日常护理操作时，尽量减轻患者的痛苦。向患者列举以往治疗成功的病例，提供患者之间的交流平台，发挥角色榜样作用，增强战胜疾病的信心，增加对治疗的依从性。②若患者焦虑不安或无法安静卧床休息时，指导患者松弛技巧，避免使用具有肝脏毒性巴比妥类和精神安定剂。

(13)健康指导，提高患者自护能力，从而提高患者的生活质量，减少并发症。①讲解肝性脑病的有关知识如病因、发病机制及诱因等，说明疾病的康复需要较长的过程。②指导患者保持良好心态、乐观情绪，认识通过自我护理可稳定或延缓疾病的发展，随时指导患者自己完成简单的护理。③指导建立健康生活方式，养成良好的生活习惯，避免各种诱因，根据病情遵医嘱合理饮食，保持大便通畅，不滥用损害肝脏的药物、避免各种感染、戒除烟酒等。注意季节变化，随时增减衣服，防止感冒。出院时帮助患者制定渐进的活动计划。④指导和强调坚持用药，介绍服用药物的作用、不良反应、服用方法、剂量，出现不良反应如何应对。⑤指导观察病情，出现乏力、纳差、尿黄加重或呕血、黑粪等，应立即就诊。告知出院后定期复诊，随时复诊的指征及联系电话。

(14)帮助患者获得家庭照顾、支持：家庭是患者最重要的社会支持系统。由于肝性脑病患者大多有慢性肝病史，生活需人照顾，家庭成员长期负担重，一旦照顾任务再加重，家庭成员可能出现照顾角色困难。①护士应以理解和同情的态度与照顾者进行交流，评估照顾者的困难和应对能力如医学知识、文化程度、年龄、体力等并给照顾者提供各种社会支持。肯定照顾者对患者疾病转归所起的重要作用，鼓励其给予患者长期精神支持和生活照顾。②通过讲座、个别床边指导、书面资料、提供获取信息的路径等方式给照顾者提供各种帮助。明确指导照顾者如何为患者提供合理饮食、舒适体位，如何保证安全、用药知识，给患者提供精神安慰等。协助照顾者制定照顾计划。③指导照顾者学会观察患者病情，特别是性格、行为变化，及时就医，防止病情恶化。

（王文梅）

第九节　食管癌的护理

食管癌是原发于食管的恶性肿瘤，以鳞状上皮癌多见。临床上以进行性吞咽困难为其最典型的症状。

【常见病因】

食管癌的确切病因目前尚不清楚。但认为食管癌的发生与地区的生活条件、饮食习惯、存在强致癌物、缺乏一些抗癌因素及食管癌的遗传易感性（家族性聚集现象）等有关。亚硝胺类化合物和真菌毒素是公认的化学致癌物。

【临床表现】

1.临床表现

(1)早期症状：早期食管癌症状多不典型，易被忽略。主要症状为胸骨后不适、烧灼感、针刺样或牵拉样痛，进食通过缓慢并有滞留的感觉或轻度哽噎感。早期症状时轻时重，症状持续时间长短不一，甚至可无症状。

(2)中晚期症状:进行性咽下困难是绝大多数患者就诊时的主要症状,但已是本病的较晚期表现。由不能咽下固体食物发展至液体食物亦不能咽下。因食管梗阻的近段有扩张与潴留,故可发生食物反流。进食时尤其是进热食或酸性食物后可出现咽下疼痛。

长期摄食不足导致明显的慢性脱水、营养不良、消瘦与恶病质。有左锁骨上淋巴结肿大,或因癌肿扩散转移引起的其他表现,如压迫喉返神经所致的声嘶、骨转移引起的疼痛、肝转移引起的黄疸等。当肿瘤侵及相邻器官并发生穿孔时,可发生食管支气管瘘、纵隔脓肿、肺炎、肺脓肿及主动脉穿破大出血,导致死亡等。

2.临床分型　食管癌的病变部位以中段居多,下段次之,上段最少。部分胃贲门癌延伸至食管下段,常与食管下段癌在临床上不易区别,故又称食管贲门癌。

【辅助检查】

1.食管黏膜脱落细胞检查　主要用于食管癌高发区现场普查。

2.内镜检查与活组织检查　是发现与诊断食管癌首选方法。可直接观察病灶的形态,并可在直视下作活组织病理学检查,以确定诊断。

3.食管X线检查　早期食管癌X线钡剂造影的征象有黏膜皱襞增粗、迂曲及中断、小充盈缺损与小龛影等,中晚期病例可见病变处管腔不规则狭窄、充盈缺损、管壁蠕动消失、黏膜紊乱、软组织影以及腔内型的巨大充盈缺损。

4.食管CT扫描检查　可清晰显示食管与邻近纵隔器官的关系。

5.超声内镜　能准确判断食管癌的壁内浸润深度、异常肿大的淋巴结以及明确肿瘤对周围器官的浸润情况。对肿瘤分期、治疗方案的选择以及预后判断有重要意义。

【治疗原则】

根治本病的关键在于对食管癌的早期诊断和治疗。治疗方法包括手术、放疗、化疗、内镜下治疗和综合治疗。

1.手术治疗　我国食管癌外科手术切除率已达80%～90%,术后5年存活率已达30%以上,而早期切除常可达到根治效果。

2.放射治疗　主要适用于手术难度大的上段食管癌和不能切除的中、下段食管癌。上段食管癌放疗效果不亚于手术,故放疗作为首选。手术前放疗可使癌块缩小,提高切除率和存活率。

3.化疗　一般用于食管癌切除术后,联合用药。

4.综合治疗　通常是放疗加化疗,两者可同时进行也可序贯应用,能提高食管癌的局部控制率,减少远处转移,延长生存期。化疗可加强放疗的作用,但严重不良反应的发生率较高。

5.内镜介入治疗

(1)对于高龄或因其他疾病不能行外科手术的早期食管癌患者,内镜治疗是一项有效的治疗手段。①内镜下黏膜切除术:适用于病灶<2cm,无淋巴转移的黏膜内癌;②内镜下消融术:Nd·YAG激光、微波等亦有一定疗效,缺点是治疗后不能得到标本用于病理检查。

(2)进展期食管癌。①单纯扩张:方法简单,但作用时间短且需反复扩张,对病变范围广泛者常无法应用;②食管内支架置放术:是在内镜直视下放置合金或塑胶的支架,是治疗食管癌性狭窄的一种姑息疗法,可达到较长时间缓解梗阻,提高生活质量的目的,但上端食管癌与食管胃连接部肿瘤者不易放置；③内镜下实施癌肿消融术等。

【护理】

1.评估

（1）一般情况。病人的年龄、性别、职业、婚姻状况、健康史、心理、自理能力等。

（2）身体状况。①进食情况：吞咽困难、可进食物性状，咽下疼痛、呕吐等情况。②全身情况：生命体征，神志、精神状态，有无衰弱、消瘦、恶病质、水与电解质平衡紊乱等表现。③评估疾病临床类型、严重程度及病变范围。

2.护理要点及措施

（1）饮食营养支持：因不同程度吞咽困难而出现摄入不足、营养不良、水电解质失衡，导致机体对手术的耐受力下降，故应保证病人的营养素的摄入。

①口服：能口服者，进食高热量、高蛋白质、丰富维生素的流质或半流质饮食，若病人进食时感食管黏膜有刺痛，可给予清淡无刺激的食物；若不易进食较大、较硬的食物，可食半流质或水分多的软食。

②静脉营养：暂时不能经口进食者，可根据情况给予静脉营养支持治疗。

③胃肠造瘘术后的护理：观察造瘘管周围有无渗出液或渗液漏出。由于胃液对皮肤刺激性较大，应及时更换渗湿的敷料并在瘘口周围涂氧化锌或置凡士林纱布保护皮肤，防止发生皮炎。妥善固定用于管饲的暂时性或永久性胃造瘘管，防止脱出或阻塞。

（2）放、化疗期间护理：观察放、化疗的毒性及不良反应，给予对症处理。合理饮食，鼓励病人摄入高蛋白质、低脂肪、易消化的清淡饮食，多饮水，多吃水果。少食多餐。

观察血常规变化，监测体温，预防和控制感染，严格执行无菌操作，注意保暖，做好保护性隔离，预防交叉感染。注意有无皮肤瘀斑、牙龈出血、血尿、血便等全身出血倾向。选择合适的给药途径和方法，有计划的合理选择静脉并加以保护，防止药物外渗、静脉炎、静脉血栓的发生，必要时行大静脉置管以保护外周血管。

（3）内镜介入治疗护理：①评估一般情况，向患者及家属讲解内镜治疗的目的、方法、注意事项，消除恐惧、紧张心理。②常规检查血常规、血清四项、凝血四项、肝功能、肾功能、心电图、胸部X线片、血型等，必要时备血。③如服用阿司匹林、NASID类和抗血小板凝集药物者视病情决定术前停药7～10天。④术前禁食水12小时。送病人至内镜中心进行治疗。术后监测生命体征，卧床休息，保持呼吸道通畅，必要时持续低流量吸氧。视病情禁食水，给予消炎、抑酸治疗、静脉营养支持等处理。注意观察患者有无呕血、黑粪、疼痛等症状，预防出血、穿孔等并发症。

3.健康教育

（1）向患者讲解食管癌的诊断、主要症状、病因、治疗方案、预后等，给予心理疏导，增强其与疾病斗争的信心。

（2）化疗期间饮食应清淡，少食多餐；输注化疗药物过程中要特别观察液体有无外渗。

（3）放射治疗中应加强放疗部位的皮肤护理，避免直接日晒、刺激等；着宽松衣服，避免摩擦。

（4）饮食指导。少食多餐，细嚼慢咽，进食易消化食物，低盐饮食，不宜进食生冷或刺激性食物，忌烟、烈性酒。

(5)内镜介入治疗后告诉患者饮食要以低渣、温和、易消化为原则，少食多餐，并避免过甜、过咸、过浓、含纤维多的饮食。1个月内禁止剧烈运动，如游泳、爬山等。定期复查，如有大便带血、腹痛及其他不适，应及早咨询医生或送院就诊。

（万晓英）

第十节　溃疡性结肠炎的护理

溃疡性结肠炎又称为非特异性溃疡性结肠炎，是一种原因不明的直肠和结肠炎性疾病。病变主要限于大肠粘膜及粘膜下层。临床表现为腹泻、粘液脓血便、腹痛。病情轻重不等，多呈反复发作的慢性病程。本病可发生于任何年龄，多见于20～40岁，亦可见于儿童或老年人。男女发病率无明显差别。本病可发生严重的并发症。

【诊断】

1.临床表现　多数起病缓慢，可为持续或呈活动期与缓解期交替的慢性过程。起病急骤者占5%左右，病情发展较快，全身中毒症状严重，并发症多见，病死率高。慢性病例亦有病情突然加剧的可能。轻重悬殊是本病的重要特点。

(1)肠道表现

①腹泻：粘液血便、血便、水样便、粘液便、稀便等粪便性状的异常极为常见，尤其是血性粘液便几乎成为本病所有活动期患者的必有症状，也常常是轻型患者的唯一表现。腹泻每日次数不等，轻者2～3次，重者每1～2小时排便1次。有时全为粘液脓血或血水而无粪质，部分病例表现为便血，出血量可达2000ml，连续出血量可高达10000ml。

②腹痛：轻型及缓解期可无腹痛。一般只为轻度或中度，多为痉挛性痛，常局限于左下腹或下腹，亦可遍及全腹。有腹痛一便意一便后缓解的规律。病变侵犯达浆膜时可引起持续性剧烈腹痛。

③里急后重：本病直肠受累居多数，故常有里急后重。

④消化道症状：重症有食欲减退，上腹饱胀不适，恶心、呕吐等症状。

⑤腹部体征：多有左下腹甚或全腹压痛，肠鸣音亢进，重型和暴发型病例可有腹胀、腹部压痛、反跳痛及肌紧张，部分病例可触及乙状结肠和降结肠。

(2)肠道外表现：本病因有免疫因素的参与，常有全身表现，轻者不明显，重症时可有发热、心率加速、衰弱、消瘦、贫血、脱水、电解质平衡失调和营养障碍等。除此之外，常伴有皮肤、粘膜、关节、肝、肾、眼、口腔等系统性表现，常见有口腔粘膜溃疡、皮肤结节性红斑、关节痛、关节炎、脊柱炎、肝肿大、毛细胆管周围炎、眼葡萄膜炎、结膜炎、角膜炎等。

(3)并发症表现：本病的并发症种类之多是其特征之一，具体表现如下：

①中毒性巨结肠：多见于暴发性溃疡性结肠炎和全结肠炎患者，多因炎症侵及肌层，结肠失去收缩力造成结肠扩张。这类患者多伴有发热，体温超过38℃，心率＞120/分，白细胞数高10.5×10^9/L，有失水、神志变化、电解质紊乱或低血压等中毒症状。体检常有结肠区压痛，甚

至反跳痛、腹膨隆、肠鸣音少或消失。阿托品与阿片类制剂可诱发之，因此属于禁忌。这类患者结肠镜与气钡造影亦为禁忌，但可做直肠镜检。腹部平片可示横结肠直径超过 6cm，最大 17cm，右半结肠、左半结肠也可扩张，横结肠扩张最多见。白细胞计数很高，可伴有低血钾和低白蛋白血症。

②肠穿孔：可见于暴发性溃疡性结肠炎，或肠镜及钡餐时充气造成，多数穿孔发生于左半结肠，特别是乙状结肠。发生率 1.8%左右，多在中毒性巨结肠基础上发生，引起弥漫性腹膜炎，出现膈下游离气体。

③大出血：指出血量大而需要输血治疗者，其发生率为 1.1%～4.0%。除因溃疡累及血管发生出血外，低凝血酶原血症亦是重要原因。见于慢性重型溃疡性结肠炎伴很多假性息肉与溃疡、糜烂者，有时每日便鲜血或陈血数百毫升，最多 2000ml～3000ml，有手术指征。

④息肉：发生率为 10%～80%，常称这种息肉为假性息肉。息肉好发于直肠，也有人认为降结肠及乙状结肠最多，向上依次减少，可随炎症的痊愈而消失，随溃疡形成而破坏，长期存留有癌变可能。

⑤癌变：病期长达 10 年以上，病变广泛，年龄 40 岁以上为高危致癌因素。国外报道，直肠癌占溃疡性结肠炎病例的 5%～10%，较普通人群高出 5 倍以上，特别是全结肠炎及自儿童期起病者。

⑥肛肠病变：结肠狭窄、肛门脓肿及瘘管。

⑦关节炎：发生率在 11.5%左右，多见于肠炎严重阶段。以大关节受累较多见，通常为单个关节病变。表现为关节肿胀、滑膜积液，而骨关节无损害。无风湿病血清学方面的改变。且常与眼部及皮肤特异性并发症同时存在。

⑧皮肤粘膜病变：结节性红斑较为多见，发生率为 4.7%～6.2%，其他如多发性脓肿、局限性脓肿、脓疱性坏疽、多形性红斑等。口腔粘膜顽固性溃疡亦不少见，有时为鹅口疮，治疗效果不佳。

⑨眼部病变：有虹膜炎、虹膜睫状体炎、葡萄膜炎、角膜溃疡等，以前者最多，发生率为 5%～10%。

⑩其他：有贫血（17.8%）、肝损害（5%）及肾损害（1.2%），此外尚有心肌炎、栓塞性血管炎、胰腺萎缩及内分泌障碍等。

2.实验室检查及辅助检查

(1)实验室检查

①血象：白细胞计数一般正常，急性活动期伴发热者可增高，最高可达 30×10^9/L，中性粒细胞核左移并有中毒颗粒，偶见嗜酸性粒细胞增多。50%～60%的患者可有不同程度的低色素性贫血。

②粪便检查：活动期可为脓血便。镜下可见有大量红、白细胞和粘液，在急性发作期，粪便涂片常有大量多核的巨噬细胞，可与阿米巴包囊相混。但粪便培养应为阴性。

③血沉：可有轻度或中等度增快。多见于较重病例。在病情演变过程中常把血沉作为观察指标。

④血浆蛋白：总蛋白及 A/G 比值在病程较长的活动期病人可低下，α_2 和 γ 球蛋白可增

高。重症病例 α_2 球蛋白增高，γ 球蛋白反而低下。

⑤凝血变化：血小板可增达(500～700)×10^9/L，此为炎症的非特异反应，它反映了病变的活动性。在急性暴发型病例中，维生素K缺乏可引起凝血酶原降低及第Ⅶ和第Ⅹ因子轻至中度减少，以致凝血酶原时间延长。病变广泛者可见凝血因子Ⅴ、Ⅷ及血浆纤维蛋白原增加。

⑥血清溶菌酶浓度：在活动期多有增加。

⑦电解质：一般正常，腹泻严重者可有低血钾、低血氯和低血钠。呕吐频繁者可并发代谢性碱中毒。

⑧肝功能试验：血清谷丙转氨酶、碱性磷酸酶、胆红素、磺溴酚钠试验可有异常，均提示肝脏受损。

(2)X线检查：钡剂灌肠造影为诊断本病的重要手段之一。与内镜有互补作用，钡剂有利于显示粘膜细节。早期溃疡性结肠炎钡剂灌肠可以正常，但晚期可显示结肠缩短、管状、结肠袋消失、结肠僵直，有狭窄段。结肠肠段边缘有许多毛刺，反映溃疡之所在。气钡对比造影可显示粘膜呈细颗粒状，表面略不规则，较重的患者排空相可见颗粒增粗。明显异常的X线表现也可见于无症状者。重症溃疡性结肠炎伴回肠倒灌者其回盲瓣多呈开放状，回肠末端粘膜不规则但无溃疡，称为倒灌性回肠炎，应与回肠Crohn病鉴别，后者有狭窄、肠壁增厚、溃疡及瘘管。

溃疡伴癌可见肿块凸入肠腔，或因浸润而呈局部僵直、狭窄，但X线钡灌检查也可有漏诊。

(3)结肠镜检查及粘膜活检：为本病最有意义的诊断方法，可提供对本病的正确诊断。根据病程不同时期，内镜下表现多有不同：

①活动期：病变初期粘膜水肿充血，血管纹紊乱，弥漫性充血发红，腔内有较多的粘液或脓性分泌物。粘膜质脆，触之易出血，呈颗粒状或细砂粒状，炎症加重继而出现糜烂伴散在黄色小斑，此为隐窝脓肿形成，脓血、粘液性分泌物增多。典型病变可见散在的大小不等、形状不规则的浅表溃疡形成，如针尖样、线样、斑块状，纵横交错，无一定规律。Truelove根据活动期所见，将溃疡性结肠炎分成三级：轻度，粘膜充血、水肿，触之出血；中度，粘膜变脆更明显，点状出血、隐窝脓肿形成使表面有黄色和绿色脓液，拭除后可见浅表小溃疡；重度，溃疡变得大而深，伴粘液和血性渗出。

②缓解期：初次或程度较轻的溃疡性结肠炎，活动期消退后，粘膜可完全恢复，也可留有一些痕迹。若病变程度较重并反复活动缓解后，粘膜可见多发性假息肉，密集分布，息肉形状多样，有蒂或无蒂，有时呈指状突起、粘膜桥形成或粘膜萎缩。严重病变晚期尚可出现肠管缩短，呈管样改变，结肠袋、半月襞消失，粘膜面粗糙，肠壁增厚，甚至可引起肠腔狭窄。病变累及回盲瓣时，回盲瓣常呈张口状，僵硬、失去正常功能。

③慢性活动期：病变反复发作，时轻时重，致肠粘膜呈现假息肉、粘膜桥及粘膜萎缩等慢性改变。在此基础上，又可出现充血、水肿、糜烂、溃疡等活动期病变。

3.分型及分度

(1)按临床过程分型

①初发型：症状轻重程度不等，可转变为慢性复发型或慢性持续型。

②慢性复发型：症状较轻，临床上最多见，治疗后常有长短不等的缓解期，常与历时 3～10 周的发作期交替发生。发作期乙状结肠镜显示典型变化，发作间歇期肠粘膜仅有轻度充血、水肿。直、结肠粘膜活检示慢性炎症，有时显著，有时轻度异常。有的患者可转入慢性持续型。慢性复发型的轻症有时被误诊为肠道易激综合征。多数患者对柳氮磺吡啶有显著疗效，治疗几个月后恢复正常，预后较好。

③慢性持续型：首次发作后持续出现轻重不等的腹泻、间断血便、腹痛及全身症状，在数周、数月或数年内可有急性发作。与慢性复发型相比，本型的结肠受累较广泛，结肠病变倾向于进行性，并发症也较多见，急性发作有时很严重，须行手术治疗者较多。

④急性暴发型：少见，多发生于青少年，急性起病，全身和局部症状均严重，高热可达 40℃以上，水样泻多至每日 20～30 次。便血量较多，并伴有贫血、恶心、呕吐、衰弱、心率增快、腹胀等毒血症症状。本型易发生急性中毒性结肠扩张，出现脱水、电解质紊乱、消瘦、低蛋白血症，乙状结肠镜检病变显著。必须急用皮质激素、输血等治疗，有时因有多处小穿孔及腹膜炎，需紧急手术。部分病例在起病 2 周内死亡。

(2)按病变程度分度

①轻度：每日排便 4 次以下，少量粘液血便而无全身症状，无贫血或仅轻度贫血，血沉小于 30mm/小时，病变范围多侵犯直肠和乙状结肠。

②重度：每日排便＞6 次，血量多，为粘液血便或水样便，伴发热 37.7℃以上至少持续 2 天，脉率增快等全身症状，血沉＞30mm/小时，血色素低于 75g/L，血浆白蛋白可降低，病变范围广泛，多为全结肠炎。

③中度：介于轻度与重度之间，病变范围较广泛。

(3)病变范围：有直肠炎、直肠乙状结肠炎、左侧结肠炎、右侧结肠炎、区域性结肠炎、全结肠炎。

(4)病程分期：分活动期、缓解期。

4.诊断标准

(1)临床：有持续性反复发作性粘液血便、腹痛、伴不同程度的全身症状，不应忽视少数只有便秘或无血便的患者。既往史及体检中要注意关节、眼、口腔、肝、脾等肠道外表现。

(2)肠镜所见

①粘膜有多发性溃疡伴充血、水肿。病变大多从直肠开始，且呈弥漫性分布。

②粘膜粗糙呈细颗粒状，脆易出血，或附有脓血性分泌物。

③可见假息肉，结肠袋往往变钝或消失。

(3)粘膜活检：呈炎症性反应，同时常可见糜烂、陷窝脓肿、腺体排列异常及上皮变化。

(4)钡灌肠所见：粘膜粗乱及有细颗粒变化；多发性溃疡或有假性息肉；肠管狭窄、缩短、结肠袋消失，可呈管状。

在排除菌痢、阿米巴肠炎、慢性血吸虫病、肠结核等感染性结肠炎及结肠克罗恩病、放射性结肠炎的基础上，可按下列条件诊断：

①根据临床和上述肠镜检查所见 3 项内容之一项及粘膜活检可以诊断本病。

②根据临床及钡灌肠中之一项者可以诊断。

③临床不典型而有典型肠镜所见或钡灌肠所见者可诊断本病。

④临床有典型症状或典型既往史，而目前结肠镜或钡灌肠检查无典型改变者，应列为“疑诊”随访。

一个完整的诊断应包括其临床类型、严重程度、病变范围及病程分期。

【治疗】

本病内科治疗仅能使病情缓解，尚不能痊愈。

1.一般治疗

(1)休息：暴发型和急性发作期患者应卧床休息，密切观察病情变化，精神过度紧张者可适当给予镇静剂。

(2)饮食：应给以易消化，少纤维，富营养的食物，应避免牛奶及乳制品。发作期给以流质饮食，严重者给予要素饮食如爱伦多，每日 3～4 袋，或最初几天禁食，可用静脉高营养治疗，使肠道获得休息。

(3)对症处理：腹痛或腹泻明显者，可给予少量阿托品、溴丙胺太林（普鲁本辛）之类药物，要注意大剂量有引起中毒性结肠扩张的危险。鸦片酊、复方苯乙哌啶、洛哌丁胺(易蒙停)等止泻药因可掩盖病情，要慎用。

(4)输血补液及其他支持疗法：贫血、脱水、营养不良者，应酌情输血、补液及全身性支持治疗。口服铁剂难以吸收，可行肌内注射。毒血症严重时尤应注意电解质平衡，低钾血症并发率高，要及时纠正。多种维生素补充有利于病变恢复。改善全身状况，应用激素有改善一般状况、提高食欲、促进溃疡愈合之功效。

2.药物治疗

(1)肾上腺皮质激素：适用于结肠病变广泛的急性期和严重病例。氢化可的松 100mg～300mg 加入 5%葡萄糖液 500ml 中缓慢静滴，2 周为 1 个疗程，或口服泼尼松或泼尼松龙 20mg～80mg，经以上剂量治疗取得满意疗效后，宜逐渐减量，至达到维持量，可每晨或隔日 1 剂，一般服用泼尼松，待病变完全或基本消退，在 1～3 个月内逐渐减量停用。

为避免长期应用肾上腺皮质激素引起不良反应，病变局限于直肠和乙状结肠远端的较轻病例，可采用局部给药。通常选用半琥珀酸氢化可的松 100mg 或泼尼松龙-21-磷酸盐 20mg 加 100ml 生理盐水和 0.5%普鲁卡因溶液 100ml 中缓慢直肠滴入，每晚 1 次或作保留灌肠或氢化可的松 100mg 加入 50g 植物油中，每晚作一次保留灌肠。溃疡性直肠炎患者也可采用氢化可的松栓剂，每次 10mg～25mg，每日 1～4 次。

(2)抗感染药物：首选柳氮磺吡啶(SASP)，此药可减少和减轻发作，较适用于慢性期和轻、中度患者。发作期每日 4g～6g(分 4 次服用)，如病情好转，数周后可减为每日 3g～4g，连续 1～2 个月，待病情缓解后，可改为每日 2g，持续用药 1 年以上。本药的不良反应有恶心、呕吐、头痛，偶引起粒细胞减少症、药疹和不育。国外已有多种 5-氨基水杨酸制剂用于临床，平均每日 1.8g，尤适用于不能耐受 SASP 和其所致不育者，如病变局限于远端结肠，应用 5-氨基水杨酸 2g～4g，加入适量溶液中灌肠疗效较好，2 周为 1 个疗程，必要时可重复，对磺胺类药物过敏者可口服氨苄西林每日 2g～4g 或头孢氨苄每日 2g～4g。

(3)免疫抑制剂：对磺胺药及肾上腺皮质激素无效的病例，可改用或加用免疫抑制剂，如硫唑嘌呤或巯嘌呤，剂量均按每日 1.5mg/kg 计算，若血白细胞减至 5.0×10^9/L 以下，宜减半服用，白细胞减至 3.0×10^9/L 以下停药，一般疗程 0.5～1 年。这些药物对本病疗效尚未肯定，且对骨髓有抑制作用，对动物模型有致癌作用，须慎用。

(4)中药：锡类散、苦参、云南白药、白及、黄连素保留灌肠，可使轻、中型病人获得缓解，但尚无研究说明中药疗效比皮质激素和柳氮磺吡啶为佳。

(5)内科治疗方案选择：①轻型，口服柳氮磺吡啶每日 3g～4g，分 4 次口服，对直肠炎者可用栓剂，比上述剂量略小。无效且病变位置较低者，可改皮质激素灌肠，对灌肠效果不好或病变范围较广者，可口服皮质激素。②中型，此型除上述治疗外，一般加口服抗生素，皮质激素治疗 2～3 周可见到效果，症状控制后再渐减量。③重型，一般每日静滴氢化可的松 300mg，或口服相应剂量的皮质激素，加用广谱抗生素以防治继发感染，同时应注意补充水和电解质，必要时完全胃肠外营养。④巩固维持治疗，经治疗出现疗效后，激素治疗应至少维持 2 周，再开始缓慢减量。减量过程中若再次复发，应将激素量再次加大。维持量一般每日约 10mg。在激素减到低剂量时，可加用柳氮磺吡啶，继续减激素，最后用柳氮磺吡啶代替激素。

【护理要点】

1.一般护理

(1)环境：病室温度为 18～22℃，空气相对湿度为 50%～60%，环境应安静、舒适，保持空气流通、新鲜。

(2)休息与活动：病情较重者和急性发作期(大便次数每日 5 次或伴有血便)应卧床休息，以减少肠蠕动和肠痉挛。轻者可从事一般轻体力工作。生活起居要有规律，保证充足的睡眠，劳逸结合，避免过度劳累。

(3)饮食护理

①急性发作期应进流质或半流质饮食，严重者应禁食，使肠道得到休息。给予静脉高营养，以改善全身状况。

②提供良好的进餐环境，避免不良刺激以增加食欲。

③给予高热量、高蛋白、高碳水化合物、低脂、少渣半流食，以利于吸收，减轻对黏膜的刺激，供给足够的热量，维持机体代谢的需要。

④避免食用冷饮、水果、多纤维素，以及辛辣刺激性食物，忌食牛乳及乳制品。

(4)皮肤护理：腹泻频繁时，及时清理排泄物，排便后用温水清洗肛周，保持清洁干燥，可用软纸擦拭，动作轻柔，涂无菌凡士林或抗生素软膏以保护肛周皮肤。

2.病情观察

(1)观察腹痛的性质、部位及生命体征的变化，了解病情的进展。

(2)注意观察腹痛程度，如腹痛性质突然改变应注意是否合并大出血、肠梗阻、肠穿孔等并发症。

(3)有无里急后重、头晕耳鸣、大汗淋漓等虚脱及低血糖反应。

(4)观察腹泻的次数、性质，腹泻伴随症状如发热、腹痛等，观察有无肉眼脓血和黏液。

(5)准确记录出入量。

(6)选择合适的灌肠时间，行保留灌肠前，患者应排尽大小便，取左侧位，抬高臀部 10cm

左右，使药液不易溢出，灌肠速度应缓慢。

药物保留灌肠的方法：①每日一次的灌肠应选择在晚间睡觉前，待患者洗漱完毕后进行，可减少活动，使药物在体内保留的时间相对延长。②患者取左侧屈膝卧位，同时抬高臀部10～15cm，因溃疡性结肠炎以侵犯左半结肠多见，该体位可使灌肠液顺利到达病变部位，使药物与溃疡出血面充分接触，有利于药物充分吸收，延长药液在肠道内保留时间。③灌肠液温度一般以39～41℃为宜。④选用细管、软管。现临床上用16号的可控吸痰管进行。⑤灌肠时液面距肛门不超过30cm，临床上现用注射器连接吸痰管灌肠。灌肠时用液状石蜡充分润滑管的前端，插入肛门20～30cm。⑥灌肠速度要慢，使药液压力低，患者容易适应，药液在结肠内保留时间较长，吸收充分。⑦灌肠过程要注意询问患者的感受，和其沟通以分散注意力，减轻紧张、恐惧心理。⑧如病变侵犯右半结肠，则采取右侧屈膝卧位。全结肠型，则灌肠后每15分钟更换1次体位，让药物与肠壁充分接触，保留1小时以上。

3.用药护理

(1)根据医嘱给予柳氮磺吡啶、糖皮质激素、免疫抑制药等治疗，注意药物的疗效及不良反应。

(2)如应用柳氮磺吡啶，应注意有无恶心、呕吐、皮疹及白细胞减少、关节痛等，应嘱患者餐后服用，服药期间定期复查血常规。

(3)应用糖皮质激素者，要注意激素用量，不要随便更换药物或停药，应逐渐停药，防止反跳现象。

(4)应用硫唑嘌呤时患者可出现骨髓抑制表现，应监测白细胞计数。

4.心理护理　患者长期不良心理因素如焦虑、抑郁、多疑，一方面刺激副交感神经，使肠蠕动亢进、分泌增加，腹泻加剧；另一方面还能使肠道黏膜保护性屏障功能降低，引发溃疡和出血。多巡视病房时与患者沟通交流，解释不良情绪因素对治疗疾病的影响，做好心理疏导工作，使患者树立战胜疾病的信心，主动配合治疗。

（万晓英）

第十一节　肠易激综合征的护理

肠易激综合征(IBS)是一种以腹痛或腹部不适伴排便习惯改变为特征的功能性肠病，经检查排除可引起这些症状的器质性疾病。本病是最常见的一种功能性肠道疾病，患者以中青年居多，50岁以后首次发病少见。男女比例约1∶2。

【常见病因】

本病病因尚不清楚，与多种因素有关。目前认为，IBS的病理生理学基础主要是胃肠动力学异常和内脏感觉异常，而造成这些变化的机制则尚未阐明。肠道感染后和精神心理障碍是IBS发病的重要因素。

【临床表现】

起病隐匿，症状反复发作或慢性迁延，病程可长达数年至数十年，但全身健康状况却不受影响。精神、饮食等因素常诱使症状复发或加重。最主要的临床表现是腹痛与排便习惯和粪便性状的改变。

1.症状

(1)腹痛:以下腹和左下腹多见,多于排便或排气后缓解,睡眠中痛醒者极少。

(2)腹泻:一般每日3～5次,少数严重发作期可达十数次。大便多呈稀糊状,也可为成形软便或稀水样,多带有黏液;部分患者粪质少而黏液量很多,但绝无脓血。排便不干扰睡眠。部分患者腹泻与便秘交替发生。

(3)便秘:排便困难,粪便干结、量少,呈羊粪状或细杆状,表面可附黏液。

(4)其他消化道症状:多伴腹胀感,可有排便不净感、排便窘迫感。部分患者同时有消化不良症状。

(5)全身症状:相当部分患者可有失眠、焦虑、抑郁、头晕、头痛等精神症状。

2.体征　无明显体征,可在相应部位有轻压痛,部分患者可触及腊肠样肠管,直肠指检可感到肛门痉挛、张力较高,可有触痛。

【治疗原则】

主要是积极寻找并去除促发因素和对症治疗,强调综合治疗和个体化的治疗原则。

1.一般治疗　详细询问病史以求发现促发因素,并设法予以去除。告知患者IBS的诊断并详细解释疾病的性质,以解除患者顾虑和提高对治疗的信心,是治疗最重要的一步。教育患者建立良好的生活习惯。饮食上避免诱发症状的食物,一般而言宜避免产气的食物如乳制品、大豆等。高纤维食物有助改善便秘。对失眠、焦虑者可适当给予镇静药。

2.针对主要症状的药物治疗

(1)胃肠解痉药抗胆碱药物可作为缓解腹痛的短期对症治疗。

(2)止泻药洛哌丁胺或地芬诺酯止泻效果好,适用于腹泻症状较重者,但不宜长期使用。

(3)对便秘型患者酌情使用泻药,宜使用作用温和的轻泻剂以减少不良反应和药物依赖性。

(4)抗抑郁药对腹痛症状重,上述治疗无效且精神症状明显者可适用。

(5)其他肠道菌群调节药如双歧杆菌、乳酸杆菌、酪酸菌等制剂,可纠正肠道菌群失调,据报道对腹泻、腹胀有一定疗效,但确切临床疗效尚待证实。

3.心理和行为疗法　症状严重而顽固,经一般治疗和药物治疗无效者应考虑予以心理行为治疗,包括心理治疗、认知疗法、催眠疗法和生物反馈疗法等。

【护理】

1.评估

(1)一般情况:病人的年龄、性别、职业、婚姻状况、健康史、心理、既往史,饮食习惯等。

(2)身体状况:主要是评估腹部不适的部位、性状、时间等;了解腹泻的次数、性状、量、色、诱因及便秘的情况。

2.护理要点及措施

(1)饮食的护理:IBS不论哪种类型都或多或少与饮食有关,腹泻为主型IBS病人80%的症状发作与饮食有密切的相关性。因此,应避免食用诱发症状的食物,因个人而异,通常应避免产气的食物，如牛奶、大豆等。早期应尽量低纤维素饮食，但便秘型病人可进高纤维素饮食，以改善便秘症状。

（2）排便及肛周皮肤护理：可以通过人为干预，尽量改变排便习惯。对于腹泻型病人，观察粪便的量、性状、排便次数并记录。多卧床休息，少活动。避免受凉，注意腹部及下肢保暖。做好肛门及周围皮肤护理，便后及时用温水清洗，勤换内裤，保持局部清洁、干燥。如肛周皮肤有淹红、糜烂，可使用抗生素软膏涂擦，或行紫外线理疗。对于便秘型病人可遵医嘱给予开塞露等通便药物。

（3）心理护理：IBS多发生于中青年，尤以女性居多。多数病人由于工作、家庭、生活等引起长期而过度的精神紧张，因此应该给予患者更多的关怀，自入院始尽可能给予他们方便，使他们对新的环境产生信任感和归属感。在明确诊断后更要耐心细致的给他们讲解病情，使他们对所患疾病有深刻的认识，避免对疾病产生恐惧，消除紧张情绪。耐心细致的讲解，也会使病人产生信任感和依赖感，有利于病情缓解。

3.健康教育

（1）指导患者应保持良好的精神状态，注意休息，适当运动（如散步、慢跑等），以增强体质，保持心情舒畅。

（2）纠正不良的饮食及生活习惯，戒除烟酒，作息规律，保证足够的睡眠时间，睡前温水泡足，不饮咖啡、茶等兴奋性的饮料。

（3）如再次复发时应首先通过心理、饮食调整。效果不佳者应到医院就诊治疗。

（万晓英）

第十二节　急性胰腺炎的护理

一、概述

急性胰腺炎（AP）是指多种病因引起的胰酶激活，继以胰腺局部炎症反应为主要特征，伴或不伴有其他器官功能改变的疾病。临床上，大多数患者的病程呈自限性；20%～30%患者临床经过凶险。总体病死率为5%～10%。急性胰腺炎是常见的急腹症之一，多见于青壮年，女性高于男性（约2∶1）。其发病仅次于急性阑尾炎、肠梗阻和急性胆囊炎、胆石症。近年来，重型胰腺炎发病率逐渐增高。由于它对机体生理影响大，而且对各重要脏器损害明显，故死亡率很高。急性出血坏死型占2.4%～12%，其病死率很高，达30%～50%。

二、病因

急性胰腺炎的病因尚未完全明了，缺乏统一解释，可能有如下几种。

1.共同通道梗阻　约70%的人胆胰管共同开口于Vater壶腹，由于多种原因，包括壶腹部结石、蛔虫或肿瘤压迫而阻塞，或胆道结石下移，造成Oddi括约肌炎性狭窄，或胆系结石及其炎症引起括约肌痉挛水肿，或十二指肠乳头炎、开口纤维化，或乳头旁十二指肠憩室等，均使胆汁不能通畅流入十二指肠内，而反流至胰管内，胰管内压升高，致胰腺腺泡破裂，胆汁、胰液及被激活的胰酶渗入胰实质中，具有高度活性的胰蛋白酶进行“自我消化”，发生胰腺炎。据统计30%～80%为胆囊炎、胆石症所引起。

2.暴饮暴食 酒精对胰腺有直接毒作用及局部刺激，造成急性十二指肠炎、乳头水肿、Oddi括约肌痉挛、致胆汁排出受阻，加之暴食引起胰液大量分泌，胰管内压骤增，诱发本病。有人统计急性胰腺炎20%～60%发生于暴饮暴食后。

3.血管因素 实验证实：向胰腺动脉注入8～12μm颗粒物质堵塞胰腺终末动脉，可导致急性出血坏死型胰腺炎。可见胰腺血运障碍时，可发生本病。当被激活的胰蛋白酶逆流入胰间质中，即可使小动脉高度痉挛、小静脉和淋巴管栓塞，从而导致胰腺坏死。

4.感染因素 腹腔、盆腔脏器的炎症感染，可经血流、淋巴或局部浸润等扩散引起胰腺炎。伤寒、猩红热、败血症，尤其腮腺炎病毒对胰腺有特殊亲和力，也易引起胰腺急性发病。

5.手术与外伤 腹部创伤如钝性创伤或穿透性创伤，均可以引起胰腺炎。手术后胰腺炎占5%～10%，其发生可能为：①外伤或手术直接损伤胰腺组织及腺管，引起水肿、胰管梗阻或血供障碍；②外伤或手术中如有低血容量性休克、胰腺血液灌注不足或有微血栓形成；③手术后胰液内胰酶抑制因子减少；④ERCP检查时注射造影剂压力过高，可引起胰腺损伤，出现暂时性高淀粉酶血症或出现急性胰腺炎；⑤器官移植后排斥反应和免疫抑制剂的应用也可诱发。

6.高脂血症可导致急性胰腺炎 称为“高脂血症性胰腺炎”或“高脂血症相关性胰腺炎”、“伴血脂过高的胰腺炎”，且以高三酰甘油（TG）血症为主，故又称为“高三酰甘油血症性胰腺炎”。近年来该病发病率有逐年增高趋势，目前高TG已是仅次于胆源性、酒精性之后的急性胰腺炎常见原因。

7.其他 如高血钙、甲旁亢，某些药物如皮质激素、双氢克尿噻、雌激素等及遗传因素、精神因素等均可诱发本病。

总之，经100多年研究一致认为，胰腺梗阻，有/无十二指肠液、胆汁反流，加之血运障碍，胰酶被激活，胰腺防御机制受到破坏，而引起本病。

三、发病机制

急性胰腺炎的发病机制主要是由于胰酶对胰腺的自我消化，对其周围组织的消化，从而继发一系列的器官的功能障碍。胰腺含有非常丰富的消化酶，如蛋白酶、脂肪酶、淀粉酶等。胰腺腺泡分泌的酶主要有胰蛋白酶、糜蛋白酶、羧肽酶、弹力酶、磷脂酶A、硬蛋白酶、脂肪酶、淀粉酶、核蛋白酶等。正常情况下，除脂肪酶、淀粉酶、核蛋白酶是以活性型存在外，其他的均是以非活性状态存在。在病理情况下，这些酶在胰腺导管及细胞内被活化后即可引起胰腺炎的发生。

胰酶在胰腺管内活化：由于各种因素使胆汁、十二指肠液、肠酶、乳化脂肪、溶血卵磷脂等反流于胰管，则使胰管内的各种酶原活化，活化的酶对胰腺组织自我消化而发生胰腺炎。

胰酶在细胞内活化：胰腺腺泡细胞内的酶原颗粒，因其中含有胰腺自身分泌的蛋白酶抑制因子(PSTI)能防止细胞内酶活化。在细胞内形成的一种溶酶体酶，正常情况下此酶和酶颗粒是分离的。在致病因子作用下，则酶颗粒和溶酶体通过一种吞噬现象而融合，在pH低的情况下致使酶原在细胞内活化，而损害细胞自身。若胰酶流入组织间，将使胰腺病变进一步加重并引起邻近的脏器损害，病变继续发展则可发生多器官的损伤。

急性胰腺炎除上述的自身消化外，近年来，对其又进行了深入的研究，发现胰蛋白酶和抗胰蛋白酶系统、磷脂酶A和血栓素A_2、胰腺血循障碍、氧自由基、细胞膜的稳定性以及内毒素等在急性胰腺炎的发病机制中起了重要作用。

总之，急性胰腺炎的发病机制是复杂的，由于各种酶的作用可使胰腺细胞的细胞膜、细胞器均可发生正、负作用，目前对其正处于深入研究阶段。急性胰腺炎的发病不是单一的机制，往往是多种因素相互促进，形成了恶性循环链。怎样能够较好地切断此链，则急性胰腺炎的治疗将出现一个飞跃。

四、病理及病理生理

1.病理分型及改变　急性胰腺炎分为急性水肿型(轻型)胰腺炎(占88%～97%)和急性出血坏死型(重型)胰腺炎两种。轻型主要变化为胰腺局限或弥漫性水肿，肿大变硬，表面充血和包膜张力增高。镜下可见腺泡、间质水肿，炎性细胞浸润，少量散在出血坏死灶，血管变化常不明显和渗液清亮。重型者变化为高度充血、水肿，呈深红或紫黑色。镜下见胰腺组织结构破坏，有大片出血坏死灶，大量炎性细胞浸润。继发感染可见脓肿，胰腺周围脂肪组织出现坏死，可形成皂化斑(系为胰脂肪酶分解脂肪为脂肪酸和甘油，脂肪酸与血中钙结合成皂化斑，所以血钙下降)。腹腔内有浑浊恶臭液体，液体中含有大量胰酶；吸收入血后各种酶含量增高，具有诊断意义。两型间无根本差异，仅代表不同的病理阶段。

2.病理生理改变　本病可累及全身各系统、器官，尤以心血管、肺、肾更为明显。各系统的主要病理变化如下：

(1)呼吸系统改变：急性胰腺炎，特别是重症急性胰腺炎对呼吸功能的影响，早在数十年前已被临床医生所注意，主要表现为气急、发绀等表现，但这些症状并不完全与胰腺炎的严重程度成正比。自20世纪70年代以来对其认识逐步加深，证实为成人呼吸窘迫综合征(ARDS)。

ARDS是重型急性胰腺炎的一个常见的严重并发症。据统计，重症急性胰腺炎有进行性呼吸困难者占14.2%～33%(首次发病者更为多见)。当出现呼吸困难的患者中，死亡率高达30%～40%。从发病后早期的肺功能检查观察，显示肺的吸气容量降低、阻力升高、肺的弥散能力亦下降。从实验性急性胰腺炎的观察，表现有动静脉分流量增加，每分钟呼吸容量、氧耗量、肺的稳定性指数均有降低。急性呼吸功能不全可发生于急性胰腺炎的早期，动脉血低氧血症是早期常见的症状，可发生于胸部X线片尚未出现改变之前。

(2)心血管系统的改变：胰酶进入血流，激活纤维蛋白溶酶原系统，使激肽释放，血管扩张；同时，胰酶使肥大细胞释放组胺，血管通透性增加。致使大量血浆外渗、血容量减少，甚至可丧失40%的血循环量，出现休克。

胰酶进入血流，除使小动脉收缩外，可直接损害心肌，抑制心肌利用氧，造成心肌梗死。胰酶还激活凝血因子Ⅷ、Ⅵ，使血小板凝集呈高血凝状态，还可损害血管内膜，造成DIC、门静脉血栓形成。

(3)肾脏改变：除因血容量不足造成肾缺血外，胰酶产生的蛋白分解产物成为肾脏的毒性物质，加重了肾脏的功能障碍。由于急性胰腺炎时严重感染及血液高凝状态，可使肾小管受损，导致肾功能衰竭，以病后3～4日多见。

(4)精神、神经系统的改变：这种改变表现为谵妄、恍惚、昏迷以至精神失常等现象。感染、中毒、高热以及长期嗜酒酒精中毒等是精神症状的原因。近年来发现，重症急性胰腺炎时，产生大量的磷脂酶A，它与神经系统有强烈的亲和力并损害神经。另外，分解脑细胞的卵磷脂酶所产生的溶血磷脂酰胆碱，它为蛇毒成分，具有强烈的神经毒性。少数患者由于血循环中的胰脂肪酶增多，而使颅内脂肪坏死、软化或出血，成为胰源性脑病。

(5)电解质的改变：重型胰腺炎时脂肪酶将中性脂肪分解为甘油及脂肪酸，后者与钙结合而皂化，引起急性低钙已为我们所熟知。此外，当重症急性胰腺炎时，释放胰高血糖素，它促使甲状腺释放降钙素而抑制甲状旁腺自骨髓中动员钙，但正常人注射胰高血糖素并未引起低血钙，因此，现今有人认为，低钙的原因系甲状旁腺素被蛋白酶分解而不能维持钙的水平。以上两种情况经注射甲状旁腺素均可奏效。

五、分级

根据炎症的严重程度分级为A至E级。

A级：正常胰腺。

B级：胰腺实质改变，包括局部或弥漫的腺体增大。

C级：胰腺实质及周围炎症改变，胰周轻度渗出。

D级：除C级外，胰周渗出显著，胰腺实质内或胰周单个液体积聚。

E级：广泛的胰腺内、外积液，包括胰腺和脂肪坏死，胰腺脓肿。

A级至C级：临床上为轻型急性胰腺炎；D级至E级：临床上为重症急性胰腺炎。

六、临床表现

1.症状

(1)腹痛：最主要的症状(约95%的患者)多为突发性上腹或左上腹持续性剧痛或刀割样疼痛，上腹及腰部呈束带感，常在饱餐或饮酒后发生，伴有阵发加剧，可因进食而增强，可波及脐周或全腹。常向左肩或两侧腰背部放射。有时单用吗啡无效，若合并胆管结石或胆道蛔虫，则有右上腹痛、胆绞痛。

腹痛是急性胰腺炎的主要症状，95%以上的患者均有不同程度的腹痛。多数发作突然，疼痛剧烈，但老年体弱者腹痛可不突出，少数患者无腹痛或仅有胰区压痛，称为无痛性急性胰腺炎。

发病初期，腹痛一般位于上腹部，其范围常与病变的范围有关。腹痛以剑突下区为最多，右季肋部次之，左季肋部第三，全腹痛约6%，如病变主要在胰头部，腹痛偏右上腹，并可向右肩或右背部放射；病变主要在胰颈和体部时，腹痛以上腹和剑突下为著；尾部病变者腹痛以左上腹为突出，并可向左肩背部放射；病变累及全胰时，呈上腹部束腰带样痛，可向背部放射。随着炎症发展，累及腹膜，扩大成弥漫性腹炎时，疼痛可涉及全腹，但仍以上腹部为著。

腹痛的性质和强度大多与病变的严重程度相一致。水肿型胰腺炎多为持续性疼痛伴阵发性加重，常可忍受。因有血管痉挛的因素存在，可为解痉药物缓解。出血坏死型胰腺炎多为绞痛和刀割样痛，不易被一般解痉药物缓解。进食后促进消化酶分泌，可使疼痛加重，仰卧时亦加重。患者常取屈髋侧卧位或弯腰前倾坐位，借以缓解疼痛。当腹痛出现阵发性加重时，患者表现为扭转翻滚，不堪忍受，此与心绞痛不同，后者多采取静态仰卧位，鲜见翻滚者。腹痛可在发病一至数日内缓解，但此并不一定是疾病缓解的表现，甚或是严重恶化的标志。

腹痛原因主要是胰腺水肿引起的胰腺肿胀，被膜受到牵扯；胰周炎性渗出物或腹膜后出血侵及腹腔神经丛；炎性渗出物流注至游离腹腔引起的腹膜炎；以及胰管梗阻或痉挛等。

(2)恶心、呕吐：2/3的患者有此症状，发作频繁，早期为反射性，内容为食物、胆汁。晚期是由于麻痹性肠梗阻引起，呕吐物为粪样。如呕吐蛔虫者，多为并发胆道蛔虫病的胰腺炎。酒精性胰腺炎者的呕吐常于腹痛时出现，胆源性胰腺炎者的呕吐常在腹痛发生之后。

(3)黄疸：约20%的患者于病后1～2天出现不同程度的黄疸。其原因可能为并存胆管结石，引起胆管阻塞，或肿大的胰头压迫胆总管下端或肝功能受损出现黄疸，黄疸越重，提示病情越重，预后不良。

(4)发热：多为中度热，38℃～39℃，一般3～5天后逐渐下降。但重型者则可持续多日不降，提示胰腺感染或脓肿形成，并出现中毒症状，严重者可体温不升。合并胆管炎时可有寒战、高热。

(5)其他：水、电解质以及酸碱平衡紊乱、低血压、休克、腹水和胸腔积液等。

2.体征

(1)腹部压痛及腹肌紧张：其范围在上腹或左上腹部，由于胰腺位于腹膜后，故一般较轻，轻型者仅有压痛，不一定有肌紧张，部分病例左肋脊角处有深压痛。当重型者腹内渗出液多时，则压痛、反跳痛及肌紧张明显、范围亦较广泛，但不及溃疡穿孔那样呈“板状腹”。

(2)腹胀：重型者因腹膜后出血刺激内脏神经引起麻痹性肠梗阻，使腹胀明显，肠鸣音消失，呈现“安静腹”，渗出液多时可有移动性浊音，腹腔穿刺可抽出血性液体，其淀粉酶含量甚高，对诊断很有意义。

(3)腹部包块：部分重型者，由于炎症包裹粘连，渗出物积聚在小网膜腔等部位，导致脓肿形成或发生假性胰腺囊肿，在上腹可扪及界限不清的压痛性包块。

(4)皮肤瘀斑：部分患者脐周皮肤出现蓝紫色淤斑(Cullen征)或两侧腰出现棕黄色瘀斑(Grey-Turner征)，此类淤斑在日光下方能见到，故易被忽视。其发生是胰酶穿过腹膜、肌层进入皮下引起脂肪坏死所致，是后期表现之一。

(5)手足抽搐：为血钙降低所致，系进入腹腔的脂肪酶作用，使大网膜、腹膜上的脂肪组织被消化，分解为甘油和脂肪酸，后者与钙结合为不溶性的脂肪酸钙，因而血清钙下降。

(6)休克：多见于急性出血坏死型胰腺炎，由于腹腔、腹膜后大量渗液出血，肠麻痹、肠腔内积液，呕吐致体液丧失引起低血容量性休克。另外，大量蛋白质分解产物被吸收，导致中毒性休克的发生。主要表现烦躁、冷汗、口渴、四肢厥冷、脉细、呼吸浅快、血压下降、尿少，严重者出现发绀、呼吸困难、谵妄、昏迷、脉快、血压测不到、无尿、肾功能衰竭等。

七、辅助检查

1.实验室检查

(1)血、尿淀粉酶测定：具有重要的诊断意义。正常值：血清：8～64 温氏(Winslow)单位，或 40～180 苏氏(Somogyi)单位；尿：4～32 温氏单位。

急性胰腺炎患者胰淀粉酶溢出胰腺外，迅速吸收人血，由尿排出，故血尿淀粉酶大为增加，是诊断本病的重要的化验检查。血清淀粉酶在发病后 1～2 小时即开始增高，8～12 小时标本最有价值，至 24 小时达最高峰，为 500～3000 Somogyi 氏单位，并持续 24～72 小时，2～5 天逐渐降至正常，而尿淀粉酶在发病后 12～24 小时开始增高，48 小时达高峰，维持 5～7 天，下降缓慢。

淀粉酶值在严重坏死型者，因腺泡严重破坏，淀粉酶生成很少，故其值并无增高表现。如淀粉酶值降后复升，提示病情有反复，如持续增高可能有并发症发生。有时腹膜炎、胆道疾病、溃疡穿孔、绞窄性肠梗阻、胃大部切除术后输入襻梗阻等，淀粉酶值可有不同程度的增高，但一般多低于 500 苏氏单位。因此，当测定值＞256 温氏单位或＞500 苏氏单位，对急性胰腺炎的诊断才有意义。

(2)核糖核酸酶：RNAase 是来自因缺氧而崩溃的胰腺细胞。实验观察表明，RNAase 正常者仅有 4%的患者有胰腺坏死和脓肿形成。而 RNAase 升高可出现胰腺坏死和脓肿形成。因此认为，RNAase 可以作为胰腺坏死和后期胰腺并发症的监测指标。经过检测，坏死性胰腺炎患者的血中，此酶可高于正常的 10 倍。近来又发现，RNAase 水平的升高对于急性坏死性胰腺炎并不特异，其他诸如胰腺癌、白血病、大面积烧伤、创伤和肾功能衰竭时亦可升高。

(3)α_1-抗胰蛋白酶与 α_2-巨球蛋白：α_1-抗胰蛋白酶是一种急性期反应物，当急性胰腺炎时迅速上升，而 α_2-巨球蛋白水平则随着严重度增加而下降。α_1-抗胰蛋白酶检出胰腺坏死的敏感度为 77%，α_2-巨球蛋白则为 85%。

(4)C 反应蛋白和乳酸脱氢酶：升高不仅表示胰腺有急性炎症，并表示胰腺有坏死，对鉴别急性胰腺炎是否有坏死是很有价值的。

(5)载脂蛋白 A_2(APO-AⅡ)：载脂蛋白 A_2 在急性胰腺炎时显著降低。Schender 等检测了 20 例急性胰腺炎患者血清中该物质的水平，除 1 例死亡者的 APO-AII 的浓度为 21.6mg/dl 外，其余 5 例死亡者血中 APO-AⅡ均在 20mg/dl 以下。致死性胰腺炎用此法诊断确诊率达 80%。APO-AⅡ下降的机制尚不清楚，尚需深入的探讨。

(6)血清脂肪酶：此方法常用于急性胰腺炎的诊断。既往由于血清脂肪酶的检测时间长(需 24 小时)，难以满足急诊的需要，又因其达到高峰的时间要在发病 72～96 小时，所以应用较少。现今方法有所改进，方法已简化、快速。10 多分钟即可检出；同时亦提高了敏感性与特异性。Heming Way 用免疫法测定脂肪酶的活性，敏感度达 100％，特异性达 96％，无假阴性。另一优点是此酶在血液中持续的时间较长，可以预测。

(7)胰蛋白酶原激活肽：用免疫法特异性测定急性胰腺炎患者尿中的胰蛋白酶原激活肽(TAP)，借以早期预测急性胰腺炎的严重程度。Gudgeon 通过 TAP 的检测及临床对照的结果，其最大敏感性和特异性分离值为 2nmol/L。入院时预测敏感性为 80％、特异性为 90％、正确率达 87％。TAP≥2nmol/L 者 75％伴 1 个以上严重并发症。TAP＜2nmol/L 者 92％无并发症。

(8)高脂血症胰腺炎患者出血化验室，表现为“乳糜血”，甘油三酯含量大多在 20mmol/L 以上。

(9)其他：急性坏死性胰腺炎时，白细胞增多(≥16×10^9/L)、血糖升高(＞11.1mmol/L)、血钙降低(＜1.87mmol/L)、血尿素氮或肌酐升高、酸中毒、PaO_2 下降(＜8kPa 或＜60mmHg)等。

2.影像学检查　急性胰腺炎的影像学检查为急性胰腺炎的确诊及其预后的监测提供了更可靠的依据。

(1)超声检查：①急性水肿型胰腺炎胰腺呈弥漫性不同程度的肿大，胰腺实质回声呈均匀低回声(即弱回声型)，表现为稀疏的灰色光点。胰腺边缘的轮廓一般均较规则、清晰，周围血管多清晰可见。有的患者(约 1/6)在超声图上可见有局限性炎症肿块，胰管一般均正常，约 8％的患者胰管可轻度扩张。急性胰腺炎约 1/3 的患者无任何超声图像上的异常。另 2/3 的患者在发病的最初 12～24 小时内 B 超检查可无任何异常发现；②急性出血坏死性胰腺炎胰腺内部出现弥漫性散在分布的低回声，间以不规则分布的中至高回声，呈形状不规则团块状高回声；若有严重性出血时，则在积血区可出现相应的无回声区，在其深部则呈低回声，并出现飘移征象。当胰腺明显肿胀时(特别是胰头)，可压迫下腔静脉及肠系膜上静脉，使血管前壁形成凹陷压迹或被压扁而呈平行线状回声；胆总管可有轻度至中度的扩张；主胰管因炎症、水肿、痉挛等而被不同程度的阻断，内径增宽；有腹腔积液时侧卧位探测可见有液体无回声区。约 9％的患者可呈胰腺局限性炎性肿块。但值得注意的是，有 20％～60％的患者由于胀气而不能做超声检查，同时超声对于区分液体积聚和实质坏死很难，而术中超声检查对于确定胰腺坏死情况、对于怎样手术引流很有帮助。

(2)CT 检查：是评判急性胰腺炎严重程度的金标准。①平扫可见胰腺呈现弥漫性肿大，边界模糊，还可见胰周的炎性渗液及腹腔积液。增强扫描主要用于诊断胰腺坏死。由于胰腺坏死区的细小血管都有破裂或阻塞，使对比剂无法到达坏死区，造成胰腺坏死区不能被对比剂所增强，根据此特点可以判断胰腺有无坏死。若血容量明显不足时，慎行增强扫描检查；②Balthazvar CT 分级评分系统，根据胰腺炎症分级和胰腺坏死范围的两方面所得 CT 严重程度指数(CTSI)，评定三级严重度：Ⅰ级，0～3 分；Ⅱ级，4～6 分；Ⅲ级，7～10 分。Ⅱ级以上为急性出血性胰腺炎。CTSI＝急性胰腺炎分级＋胰腺坏死程度。

(3)ERCP 和选择性动脉造影：对于急性胰腺炎，特别是出血坏死性胰腺炎是不适合的，反而加重了胰腺的损害。

八、诊断

急性胰腺炎病理变化的不同阶段其全身反应亦不一样，即使是同样为出血坏死性胰腺炎，由于发病时间、机体的状况亦可表现有较大的差异。概括的表现是：急性水肿型胰腺炎主要症状为腹痛、恶心、呕吐和发热；而出血坏死型胰腺炎的症状除上述情况外，又因胰腺有出血、坏死和自溶，故又可出现休克、高热、黄疸、腹胀，以至肠麻痹、腹膜刺激征以及皮下瘀血斑等。

九、鉴别诊断

1.胆石症、胆囊炎　临床表现相似，而且可能两者合并存在，故需鉴别。胆石症疼痛常常位于右上腹部，且有绞痛发作史，Murphy 征阳性。B 超有助鉴别。

2.消化性溃疡穿孔　此类患者常有溃疡病史，腹痛剧烈，突然发病肝浊音界缩小或者消失，膈下可见游离气体。

3.急性肠梗阻　以脐周为主的阵发性绞痛，肠鸣音亢进，可见胃肠型及蠕动波，影像学检查可见扩张的肠管以及阶梯状气液平面。

4.心肌梗死　常有心脏病史，也可表现为上腹痛，并向肩背部放射，突然发病，心前区可有压榨性疼痛，心电图有助鉴别。

5.急性胃肠炎　发病前常有不洁饮食史，主要症状为腹痛、呕吐及腹泻等，可伴有肠鸣音亢进，血、尿淀粉酶正常等。

6.其他　高位阑尾炎、脾破裂以及肾绞痛等均需鉴别。

十、治疗

1.禁食和胃肠减压　这一措施在急腹症患者作为常规使用。急性胰腺炎时使用鼻胃管减压，不仅可以缓解因麻痹性肠梗阻所导致的腹胀、呕吐，更重要的是可以减少胃液、胃酸对胰酶分泌的刺激作用，而限制了胰腺炎的发展。由于食糜刺激胃窦部和十二指肠而致胰酶分泌，通常要禁食时间较长。当淀粉酶降至正常后，再禁食数日，否则由于进食过早，而致胰腺炎复发。但亦有人认为，早期进食可促进胃肠道功能恢复、减少细菌移位，有助于机体康复。

2.抑制胰腺分泌

(1)H_2 受体阻断剂：如西咪替丁、雷尼替丁、法莫替丁等均可减低胃酸的分泌，并能抑制胰酶的作用。有人将 H_2 受体阻断剂与 5-Fu 同时应用，认为对胰腺外分泌有更好的抑制作用，500～1000mg/d 静脉滴注。

(2)抑肽酶：自 Trapnell 于 1974 年大剂量应用于临床以来，现已广泛地在临床大剂量使用，以抑制胰液酶分泌。它除了能抑制胰蛋白酶分泌以外，并能抑制激肽酶、纤维蛋白溶酶的分泌。目前的剂量是 2 万单位/千克体重，加入静脉输液内滴注，1 周为 1 疗程。据 Trapnell 的报道，大剂量使用抑肽酶组死亡率明显低于对照组。对水肿型急性胰腺炎的效果较好，但对出血坏死性胰腺炎的效果尚不能完全肯定。

(3)氟尿嘧啶(5-Fu):5-Fu可以抑制核糖核酸(DNA)和脱氧核糖核酸(RNA)的合成。在急性胰腺炎时,用其阻断胰腺外分泌细胞合成和分泌胰酶。5-Fu治疗急性胰腺炎始于20世纪70年代,现已逐渐用于临床。1979年,Mamm用肠激酶作胰腺管内注射,则诱发急性胰腺炎和高胰淀粉酶血症。当5-Fu与肠激酶一同注入胰管,则可阻止胰腺炎的发生。1978～1981年,有学者报道用5-Fu治疗急性胰腺炎300余例,能阻断其病程的发展,并使淀粉酶、胰蛋白酶下降,死亡率与痊愈时间均减少。

(4)生长抑素及类似物:生长抑素抑制胰腺、胆囊及小肠分泌和溶酶体的释放,松弛Oddi括约肌,使胰腺引流通畅,并通过刺激网状内皮系统而减轻重症急性胰腺炎(SAP)的内毒素血症等多种效应,抑制血小板活化因子的释放以及对胰腺实质细胞的保护作用,还可诱导损伤的胰腺细胞凋亡以减轻炎症反应。临床上,大剂量的善宁可有效减轻疼痛等临床症状,有效降低脓肿和呼吸窘迫综合征的发生率,缩短住院时间,降低死亡率。

(5)其他药物:①细胞因子和血管活化因子拮抗剂昔帕泛,可有效减轻症状,减少器官衰竭的发生,降低死亡率;②加贝脂是一种非肽类蛋白酶抑制剂,它可抑制胰蛋白酶、激肽释放酶、纤维蛋白溶酶、凝血酶等蛋白酶的活性,抑制这些酶所造成的病理生理变化,从而抑制急性胰腺炎的病情进展和多脏器损害;③乌司他丁对胰蛋白酶、α_2-糜蛋白酶、透明质酸酶等有抑制作用。能抑制炎性介质、溶酶体酶的释放,具有稳定溶酶体膜、清除氧自由基等作用,对轻型和重型胰腺炎均有较好的疗效,不良反应少;④钙通道阻断剂如维拉帕米、硝苯地平等具有扩张血管、改善胰腺血供、防止胰腺腺泡细胞钙超载而起保护作用。可阻止胰腺炎由轻型向重型的发展,限制胰腺坏死,改善急性胰腺炎的预后。

3.*解痉止痛*　重症急性胰腺炎腹痛十分剧烈,重者可导致疼痛性休克,并可通过迷走神经的反射,而发生冠状动脉痉挛。因此,应定时予以止痛剂,传统方法是静脉内滴注0.1%的普鲁卡因溶液用以静脉封闭,并可定时将哌替啶与阿托品配合使用,既止痛又可解除Oddi括约肌痉挛。另有亚硝酸异戊酯、亚硝酸甘油等在剧痛时使用,特别是用于年龄大的患者,既可解除Oddi括约肌的痉挛,同时对冠状动脉供血有益。采用硬膜外腔置管,注射低浓度、小剂量的局麻药镇痛。这种方法镇痛效果好,也有利于胰腺血循环的改善。

4.*补充血容量,纠正电解质紊乱*　急性胰腺炎时,在发病后几小时内,腹腔内和肠道内就可发生大量渗出液聚集以及频繁的呕吐,使体液大量丧失,以至于有效循环血量减少,所以,需要早期迅速输入大量液体,包括胶体液、晶体液以及各种离子,并且纠正酸碱失衡。

5.*营养支持*　急性胰腺炎时合理的营养支持甚为重要,若使用恰当,则可明显的降低死亡率,若使用不当,有时可能增加死亡率。重症急性胰腺炎时,机体的分解代谢高、炎性渗出、长期禁食、高热等,患者处于负氮平衡及低血蛋白症,故需营养支持,而在给以营养支持时,又要使胰腺不分泌或少分泌。因此,必须掌握其内在的规律,以发挥营养支持的最大作用。

(1)急性胰腺炎营养支持应考虑下列几点:

1)轻度胰腺炎又无并发症者,不需要营养支持。

2)中、重度急性胰腺炎,早期开始营养支持(在血流动力学和心、肺稳定性允许的情况下)。

3)初期营养支持,应通过肠道外途径,要有足够量的热量。

4)患者在手术时做空肠造口以供肠内营养时使用。

5)当患者的症状、体检以及CT检查所显示的胰腺图像基本正常后,再行口服饮食,但含脂肪要少。

(2)重症急性胰腺炎的营养支持可概括为三个阶段:第一阶段应以全胃肠外营养(TPN)为主,一般需2～3周;第二阶段通过空肠造口,予以肠道要素饮食2～3周,胃肠造口注肠道要素饮食(EEN),仍有一定的胰酶刺激作用,因此,EEN不宜过早使用;第三阶段逐步过渡到口服饮食。口服饮食开始的时间至关重要,必须对患者的全面情况进行综合后,再逐步开始进食。

6.抗生素的应用　抗生素对急性胰腺炎的应用,是综合性治疗中不可缺少的内容之一。急性出血坏死性胰腺炎时应用抗生素是无可非议的。对急性水肿性胰腺炎,作为预防继发感染,应合理地使用一定量的抗生素。Beger报道,138例坏死性胰腺炎作胰腺切除的组织细菌培养,阳性率为40%,坏死越重、时间越长,则阳性率越高。胰腺坏死并发化脓感染的细菌种类较多,最常见的为肠道G^-杆菌,如大肠杆菌、克雷白杆菌、粪链球菌、产碱杆菌、肺炎杆菌、变形杆菌、铜绿假单胞杆菌、金黄色葡萄球菌等。胰腺炎合并感染时死亡率甚高。因此,在急性胰腺炎时,怎样正确的使用抗生素是一个重要的课题。

急性胰腺炎对抗生素应用的原则:能透过血-胰屏障;能在胰腺组织内形成有效浓度;能有效地抑制已知的致病菌。近些年研究发现,胰腺感染的菌种出现的频率依次为大肠杆菌、肺炎克雷伯菌、肠球菌、金葡菌、铜绿假单胞菌、奇异假单孢菌、链球菌、产气肠杆菌、脆弱类杆菌等。近年来,真菌(念珠菌)感染有所增加。经研究发现,超广谱的抗生素亚胺培南(泰能)以及环丙沙星能够抑制以上的细菌(脆弱杆菌除外);头孢他啶、头孢噻肟、西索米素、利福平、复方新诺明能够抑制上述9种中的5种菌,克林霉素能抑制3种菌,而甲硝唑只能抑制脆弱菌。

急性胰腺炎1周内的感染发生率为5%左右,第2～3周的感染率为50%。因此,抗生素使用的种类,何时开始使用,使用多长时间,以上可供参考。随着研究的深入将会不断地进行修正。

7.腹膜腔灌洗　腹腔灌洗的方法:局部麻醉下在脐下腹中线做小切口,置入软而不易折断的硅胶管,而后将硅胶管周围封闭。灌洗液为等渗,包括有右旋糖酐和葡萄糖15g/L、钾4mmol/L、肝素100IU/L、氨苄西林125～250mg/L。每15分钟灌入2L,保留30分钟后再由引流管引出(又需15分钟),一个循环时间为1小时,如此进行48小时或更长些时间(当视患者情况而定),一般为2～7天。腹腔灌洗在早期由于减少了毒素物质的吸收,减少了心、肺的并发症,起到了良好的作用。但其引流的效果仍不理想,部分胰腺的坏死或液化物不能引出体外,后期的引流灌洗效果不及开腹后经小网膜腔的胰周和后腹膜的引流效果好。

双下腹小切口置管引流:对重症急性胰腺炎,有炎性渗出液时,在右下腹和左下腹分别做一小切口,即放出大量炎性液体,用环型钳将引流管分别送至双膈下及双下腹的最低位置。此系在局麻下做小切口引流,对机体扰乱不大,效果较好。

无论是腹膜腔灌洗,抑或双下腹小切口置管引流,在术前必须对胰腺的病理变化有所了解,即经过B超、CT检查若胰腺有坏死变化不能使用。而且在灌洗的过程中,仍应以B超和CT做动态观察,当出现胰腺坏死并有感染时即改为剖腹探查,按手术治疗原则进行病灶清除和彻底引流。近年来，随着影像定位技术的发展，在CT或B超引导下，经皮穿刺管引流在胰周脓肿及其相关局部并发症治疗中，发挥了重要的作用。在部分特定的病例，已成为创伤小、较安全的替代手术治疗的选择。

8.全身并发症的治疗

(1)防治休克，改善微循环：急性胰腺炎发作后数小时，由于胰腺周围(小网膜腔内)、腹腔大量炎性渗出，体液的丢失量很大，特别是胰腺炎导致的后腹膜"化学性灼伤"丧失的液体量尤大。因此，一个较重的胰腺炎，胰周围、腹腔以及腹膜后的渗出，每24小时体液丢失量，可达5～6L，又因腹膜炎所致的麻痹性肠梗阻、呕吐、肠腔内积存的内容物等，则每日丢失量将远远超过5～6L。除体液丢失，又造成大量电解质的丢失，并导致酸碱失衡。在24小时内要相应的输入5～6L液体以及大量的电解质，若输入速度过快则将造成肺水肿。为此对于大量输液，又要减少输液带来的并发症，应通过中心静脉压(CVP)和尿量的监测，通过CVP的高低以及尿量、尿比重的变化进行输液。为改善微循环予以适量输入右旋糖酐。右旋糖酐分子量的大、小，可灵活掌握，在快速扩充血容量时用高分子，随即改为低分子以改善微循环，并给予扩张微血管的药物如654-2等。为扩充血容量并减少炎性渗出，输入白蛋白。此外根据血生化所检测的电解质变化，以及血气所测得的酸碱结果给予补充钾、钙离子和纠正酸碱失衡。

(2)ARDS的监测与支持：ARDS在重症急性胰腺炎时的发生率为30%～45%，它远远高于一般急腹症的发生率。在急性胰腺炎中死亡率最高的亦为ARDS，而肾衰和其他的并发症如应激性溃疡胃肠道出血、腹腔内大血管由于胰液消化性破溃出血等均较ARDS为低。而因ARDS又占急性胰腺炎死亡的60%，若临床能将ARDS早期认识、早期予以合理的治疗，则死亡率可以大为减少，但临床上发现ARDS往往已属晚期，失去了救治的时机。

在重症急性胰腺炎，应常规进行血气分析进行监测。重症者应每8小时测一次血气。当$PaO_2<8kPa$，$PCO_2>4kPa$时，则ARDS的诊断已成立。应予以气管切开，使用呼吸机给以PEEP治疗，使PaO_2迅速提高，心排血量不受损害，保持适当的氧输送(DO_2)。由于血细胞比容以及血pH和体温等可以改变动脉血氧的含量而影响氧的输送，当氧的输送低于某临界值时，则组织不能增加氧摄取率以保持氧耗量不变，因而出现氧耗量依赖氧输送，呈同向变化，此临界氧输送是反应患者对缺氧的最低耐受限度，并应改善微循环，消除炎性肺水肿、改善线粒体等功能提高组织氧的摄取。同时应限制液体的输入量，使用利尿剂，静脉滴入白蛋白、肾上腺皮质激素、α受体阻滞剂、肝素等，对防止肺水肿、改善肺功能大有益处。

(3)急性肾功能衰竭：急性胰腺炎时并发肾功能衰竭并不少见，各家报道不一，发生率为10%～15%，主要病理改变为急性肾小管坏死。其原因可概括为：低血容量、血压下降、肾脏灌血不足；胰腺坏死后释出的血管活性物质，通过血流入肾，导致肾血管通透增加、肾间质水肿而使肾小管坏死；一些脱落的碎屑形成管型堵塞肾小管等。这些诸多因素使肾小球滤过率下降，则引起少尿或无尿。处理的方法：首先扩充血容量，并给以强效利尿剂。为鉴别少尿或无尿是肾前性抑或肾脏的损害，可采用"快速利尿"法进行试验，使用甘露醇、呋塞米、多巴胺静脉推注，观察注射后1小时的尿量，若尿量达60～100ml，系血容量不足，如未达到上述标准可再重复1次，若仍未达到上述指标，则进一步证实为肾衰。则应采用腹腔(膜)透析以及相应方法治疗。

9.间接降温疗法　急性胰腺炎的间接降温方法可分为开放式间接降温和封闭式间接降温疗法两种。前者是应用冷溶液行胃灌洗，但并发症较多，而改用封闭式间接降温。

封闭式的间接降温，是应用含有冷液的封闭式管道系统，在胃内循环用以降低胰腺的温度。动物实验证明可降低淀粉酶100%，脂肪酶可降低40%，动物的生存率提高。1964年临床应用，也被许多人所承认。它虽然没有开放式间接降温的并发症，如冷溶液反流或吸入呼吸道、严重腹泻、电解质紊乱、低氯性碱中毒、手足抽搐等，但封闭式间接降温也有一些并发症，如期外收缩、呼吸抑制和代谢紊乱等。相继有人用冷液循环在体外进行腰部和腹部降温：用1℃～5℃奴夫卡因200～500ml腹膜后注射进行渗透降温；用1℃～4℃液体以9～10mg/(kg·min)的速度进行腹腔动脉灌注。但由于急性胰腺炎时胰腺微循环遭到破坏而使局部降温的效果不佳，未能广泛使用。

10.中药治疗　有报道用奥曲肽和中药复方芎承气汤为主综合治疗19例SAP，无1例死亡，无1例并发ARDS、肾功能衰竭和DIC，取得十分显著的效果。该方有排石和松弛Oddi括约肌的作用。有学者认为中西医结合可以明显降低死亡率和预防严重并发症(如ARDS、DIC、胰性脑病)的产生。清胰汤胃管注入对SAP患者的肠道功能恢复也显示了良好的效果。

胃管注大黄汤或柴芩承气汤等，同时用肠道抗生素，如庆大霉素等。动物实验报道表明，中药可以降低血液中内毒素水平，改善胰腺微循环，能降低血液、腹水中IL-6、IL-8及肿瘤坏死因子-α(TNF-α)的水平，有利于减轻胰腺组织的损害；同时可减少肠道菌数量，减缓肠道菌易位。

11.血液净化　由于血液净化在免疫调控及水、电解质紊乱的纠正和器官功能支持等多方面有着令人瞩目的效果，因而被引入SAP的治疗。用于SAP治疗的血液净化技术主要包括血液透析(HD)、血浆置换(PE)和血液滤过(HF)。

(1)血液透析(HD)：HD的透析液中的醋酸盐对末梢血管有较强的扩张作用，可使血管阻力降低，对血流动力学影响较大。SAP早期合并急性肾功能障碍的患者极易发生低血压，因此，HD仅适用于SAP后期没有严重应激反应和全身炎症反应综合征的肾功能障碍的患者。当SAP患者合并急性肾功能障碍，出现药物不能控制的高钾血症、高血压和/或代谢性酸中毒时，是施行HD治疗的指征。

(2)血浆置换(PE)：PE是一种非常高效的血液净化技术。其治疗作用：

1)降酶作用。

2)去除炎症介质，可用于SAP早期，作为阻断过度炎症反应、防治MODS的一种选择。

3)降低血脂，可以治疗高脂血症性胰腺炎。

4)降低胆红素和血氨，可用于SAP合并肝功能衰竭时的治疗。

5)增加吞噬细胞的吞噬功能和单核-吞噬细胞系统清除功能，有利于SAP的免疫调控治疗。但由于治疗过程中需用大量血浆、血制品，费用昂贵且血制品的不良反应又不可能完全避免及需用昂贵的设备，故其应用受到限制。

(3)血液滤过(HF)：HF在SAP治疗中主要适应证为：

1)用于SAP早期(起病72小时内)，作为阻断过度炎症反应的主要治疗措施，以预防局部和全身病变急剧加重之发展趋势。

2)用于高脂血症性 SAP,拟为主要治疗措施之一。

3)用于 SAP 合并急性肾功能障碍的治疗。

4)用于 SAP 合并严重水、电解质平衡紊乱的纠正。连续性血液净化(CBP)在模仿肾小球滤过功能方面比间隙性血液透析(IHD)更先进,对于 SAP 合并急性肾功能障碍的患者,因其多伴有心血管功能障碍,不能耐受 IHD,而 CBP 为缓慢等渗性去除体液,并通过清除炎症介质使心功能得以改善,能使外周血管阻力和心搏出量增加,即使在休克和严重的液体超负荷并存的状态下,也能保持血流动力学的稳定。对少数 SAP 合并急性肾功能障碍的患者伴有间质性脑水肿,CBP 有利于保持恰当的脑灌注压,而 IHD 有使脑水肿加重,而发生致命性颅内高压的危险,故 CBP 应可取代 IHD。血液净化技术用于 SAP 的综合性治疗,对改善预后、缩短病程、节约费用卓有成效,但其对水、电解质和循环系统都会产生明显的即时影响,在治疗中需要密切监测,以免不良反应的发生。

【护理要点】

1.一般护理

(1)环境:室内温度为 18～22℃,空气相对湿度为 so%～60%,环境应安静、舒适,保持空气流通、新鲜,病房定期空气消毒,减少人员探视。

(2)休息与体位

①患者应卧床休息,保证睡眠,以降低代谢及胰腺分泌。

②协助患者选取舒适的卧位,可取弯腰、屈膝侧卧位,以减轻疼痛。鼓励患者翻身。

③剧痛辗转不安者应加床档防止坠床,床周围不要有危险物,以保证安全。

(3)饮食护理

①急性期应禁食,防止食物进入十二指肠刺激胰腺分泌消化酶,加重胰腺炎。

②禁食期间每天应补液 2000～3000ml,以补充血容量。

③胃肠减压时补液量应适当增加,注意补充电解质,维持电解质及酸碱平衡。

④腹痛和呕吐症状控制后(淀粉酶正常)可逐步给予进食,开始时可给患者饮水,无腹痛时可给予刺激较小的碳水化合物类饮食,从流食逐渐过渡到软食。

⑤症状缓解后可选用少量优质蛋白质(每天 25g),有利于胰腺的恢复,忌油脂饮食。

(4)口腔护理

①在禁食期间一般不可饮水,口渴者可含漱或湿润口唇。

②安置鼻胃管时为减轻不适及口腔干燥,可用新净界喷雾剂喷洒口腔。

③口唇干燥者可涂抹香油或润唇膏。

(5)发热护理

①监测患者体温的变化,注意热型及体温升高的程度。

②高热时可采取头部冷敷、乙醇擦浴等物理降温方法,并观察降温效果。

③遵医嘱使用抗生素,严格执行无菌操作。

④协助患者做好个人卫生,出汗多者及时擦干,更换干净衣服和被服。

2.病情观察

(1)密切观察神志及生命体征的变化。

(2)观察腹痛的部位、性质和伴随症状。

(3)监测患者血尿淀粉酶的值。

血尿淀粉酶测定:①血淀粉酶的正常值为0～120U/L;尿淀粉酶的正常值为0～500U/L。②血淀粉酶一般在起病后6～12小时开始升高,48小时后开始下降,持续3～5天。血淀粉酶超过正常值5倍即可诊断为胰腺炎。③尿淀粉酶升高较晚,常在发病后12～14小时开始升高,持续1～2周逐渐恢复正常。

(4)准确记录出入量,有胃肠减压者应保持引流通畅,并严密观察引流物的颜色、性状和量。

胃肠减压的护理:妥善固定,分别在鼻、面颊、肩部三处用布胶布固定,防止胃管脱落;保持胃管通畅,维持有效的负压,防止折叠、受压、堵塞、脱落等情况发生;观察引流液的颜色、气味、内容物,记录引流量,发现异常及时报告医生;每日更换负压引流瓶;停胃肠减压拔胃管时,先将吸引装置与胃管分离,捏紧胃管末端,嘱患者吸气并屏气,迅速拔出,以减少刺激,防止患者误吸,擦净鼻孔及面部胶布痕迹。

(5)观察有无手足抽搐现象,观察血尿淀粉酶、血糖等化验值的变化。

(6)特别要注意有无高热不退、腹肌强直、肠麻痹等重症坏死性胰腺炎的症状。

3.用药护理

(1)遵医嘱给予止痛药。观察止痛药的效果,使用阿托品或山莨菪碱效果不佳时应及时告诉医生,可加用哌替啶,必要时可重复给予解痉止痛药。

(2)使用解痉止痛药阿托品时应注意有无心动过速,使用山莨菪碱时应注意有无口干症状。使用哌替啶时应注意观察有无恶心、呕吐、便秘症状。

(3)发热者应用抗感染药物退热后,出汗多者应注意及时更换衣物,做好皮肤护理。

(4)使用生长抑素类药物如奥曲肽抑制胰液分泌时,要注意首剂量、维持量及持续性。

4.心理护理　安慰患者,减轻患者紧张、恐惧,指导患者减轻腹痛的方法,如深呼吸,采取屈膝侧卧位等;满足患者的需求,协助患者做好生活护理。

(万晓英)

第十三节　胰腺癌的护理

胰腺癌是胰腺外分泌组织发生的癌。胰腺癌恶性程度高,起病隐匿,较少有特异性症状和体征,一旦发现多为晚期,仅10%的病人在确诊时有手术切除机会,术后复发率和转移率极高,预后差。胰腺癌具有较早侵犯血管与淋巴管,播散至肝、腹膜、肺和局部淋巴结的特征。其临床特点为病程短、进展快、病死率高,中位生存期6个月左右,被称为"癌中之王"。

【常见病因】

胰腺癌的病因仍不完全明了。除遗传因素外,高蛋白质与高脂肪饮食,环境因素中以吸烟、酗酒、慢性胰腺炎和糖尿病等与胰腺癌有密切关系;过量进食咖啡和高脂饮食亦可能与胰腺癌发生有关;胃切除术后胰腺癌发病率亦比正常人发病率高。胰腺癌发病机制不明,吸烟是最为肯定的因素。

【临床表现】

1.症状　早期可无任何症状，且癌发展到一定程度出现首发症状时又极易与胃肠、肝胆等相邻器官疾病相混淆。有 10%病人在明确诊断之前就已发现不明原因的体重减轻，体重可下降 10～20kg。以腹痛、黄疸、发热、消化道症状如恶心、呕吐、便秘、腹泻为主要症状。

2.体征　临床上可出现肝、胆囊肿大，腹部肿块、腹水体征。这些体征和患病时间长短、癌肿部位、组织细胞种类以及年龄、抵抗力等均有密切关系。

【辅助检查】

B 超、腹部 CT、螺旋 CT、MRI、PET-CT、肿瘤标志物检测、基因检查，MRCP、ER-CP、胰管镜、胰液细胞学及肿瘤定位活检的组织病理学活检最有临床意义。

【治疗原则】

1.外科治疗　外科治疗目前是唯一对胰腺癌有治愈可能的治疗措施。

2.化疗　胰腺癌手术切除率较低(约 30%)，且术后 5 年生存率不高(5%～29%)，就诊时病人多有全身播散，故化疗是综合治疗中重要一环。但此类患者多存在恶病质、营养不良、黄疸，生存期短，化疗耐受性较差。氟尿嘧啶(5-fluorouracil)是最早报道对胰腺癌具有杀癌活性的药物。联合化疗常用 FAM(5-FU＋ADM＋MMC)方案。目前随着临床上新化疗药物的出现，联合化疗方案 GP(吉西他滨＋顺铂)、GEMOX(吉西他滨＋奥沙利铂)已显示出其独特的抗胰腺癌作用。

3.放疗　放化疗联合治疗可以提高胰腺癌的疗效，明显延长病人的生存期。主要适用于手术后辅助治疗和晚期无法切除肿瘤的局部治疗，姑息性放疗可以延缓病人严重的腰背痛。

4.生物治疗　由于近年来肿瘤基因治疗的研究已取得关键性进展，也有用细胞因子和抑癌基因治疗胰腺癌的试验和研究报道。如细胞因子白介素-2(IL-2)、干扰素(IFN)、肿瘤坏死因子(TNF)、厄洛替尼以及单克隆抗体对胰腺癌细胞均有杀伤作用。

5.介入治疗　介入治疗是胰腺癌治疗的一种重要手段，尤其适用于中、晚期病人。它可有效抑制肿瘤生长，缓解病人症状，使其生存期延长。常用介入治疗有以下几种方法：①区域性动脉灌注介入治疗，其特点是靶器官区域内达到化疗药物的高浓度分布，提高抗癌效果，减少全身化疗引起的不良反应；②瘤内注射治疗，通过化学或物理效应杀灭肿瘤细胞；③动脉内插管栓塞治疗，通过胰腺癌供血动脉内插管灌注栓塞剂，阻断癌肿的血供使其发生缺血、坏死，临床应用具有一定疗效；④内支架置入术，经皮肝穿刺胆管造影及引流术(PTCD)与内镜胆胰管造影(EPCP)行内支架置入术是解除中、晚期胰腺癌所致阻塞性黄疸的重要措施之一。目前该两种技术均已标准化，成功率均在 90%以上。

【护理】

1.护理评估

(1)病因：有无遗传因素，吸烟、酗酒嗜好，有无慢性胰腺炎、糖尿病、胃切除术病史；有无过量饮用咖啡、经常食用腌制食品和高脂肪、高动物蛋白、高胆固醇饮食习惯。

(2)临床表现：有无体重减轻、腹痛、黄疸、发热、厌食或饮食习惯改变、恶心、呕吐、黑粪等消化道症状。

(3)精神心理状况：有无焦虑等表现。

(4)查体：有无肝大、胆囊肿大、腹部肿块、腹水等。

(5)其他：评估各辅助检查结果。

2.护理要点及措施

(1)并发症的观察及护理

①消化道出血：a.避免暴饮、暴食、酗酒和高脂肪的饮食。胰腺是分泌消化酶的主要器官之一，特别是脂肪酶，主要靠胰腺来分泌。胰腺一旦发生病变，首先脂肪的消化受到严重影响，因此要避免加重胰腺负担，减少胰液分泌，预防出血的发生；避免粗糙饮食，避免剧烈活动，防止肝转移破裂出血甚至休克。b.注意劳逸结合，避免劳累，增加机体抵抗力。c.有明显黄疸者，需给予维生素 K_1 以改善凝血功能。d.严密监测生命体征变化，谨防出血的发生。e.病人如有腹痛、黑粪等，应及时进行问诊及体检，确诊有无腹膜刺激征，慎重使用止痛药物，以免延误病情。f.一旦发生消化道出血，应保持呼吸道通畅、建立静脉通道等，按消化道出血进行抢救护理。

②感染：观察体温、脉搏等变化，出现发热时给予降温处理，做好皮肤护理；观察腹痛等症状、腹部体征及腹水等化验指标，有腹腔内感染时遵医嘱给予抗生素等治疗。

(2)皮肤护理：晚期胰腺癌病人大多数有梗阻性黄疸、皮肤黄染，有皮肤瘙痒症。应向患者解释瘙痒的原因。每日用温水擦浴 1～2 次，瘙痒部位尽量不用肥皂等清洁剂，避免刺激皮肤。穿柔软棉、丝织内衣，擦浴后涂止痒药。出现瘙痒时，可用手拍打，切忌用手抓。瘙痒难忍影响睡眠时，按医嘱予以镇静催眠药物。

(3)营养失调护理：晚期胰腺癌患者都有食欲缺乏、厌油腻食物的症状。鼓励患者进食高糖类、高蛋白质、高维生素及低脂肪饮食。观察血常规、生化等化验指标，必要时给予胃肠鼻饲或按医嘱静脉输注营养液、人血白蛋白及全血，以保持水、电解质平衡，并纠正低蛋白血症和贫血，纠正水、电解质、酸碱失衡。

(4)疼痛护理

①止痛措施。a.药物止痛：镇痛药物种类甚多，在诊断未明确前慎用镇痛药，以免掩盖症状，延误病情。对慢性癌症疼痛的病人应掌握疼痛发作的规律，按时给药。b.对于胰腺癌疼痛的药物治疗，世界卫生组织推荐的三阶梯止痛法是目前广泛应用的止痛方法，其原则为按药效的强弱阶梯顺序使用，用药剂量个体化。临床应用的具体步骤是：第一阶梯从非阿片类镇痛药开始，如用阿司匹林 30～50mg，每 8 小时 1 次，也可用布桂嗪、奈福泮、吲哚美辛等；若不能缓解进入第二阶段，即在此基础上加用弱阿片类镇痛药，如可卡因 30～60mg，每 6～8 小时 1 次；若疼痛剧烈，第三阶梯使用强阿片类镇痛药，如吗啡，开始 30mg，每 12 小时 1 次。每一阶段观察 24～48h，如止痛效果不理想，可增加剂量或上升一个阶梯。c.有研究结果表明药物治疗是缓解疼痛的主要手段，按 WHO 推荐的三阶梯镇痛原则给药，可显著增加癌痛病人的睡眠时间与质量，使之恢复日常活动，提高生活质量。在癌痛治疗中，常采取联合用药的方法，即加用一些辅助药以减少镇痛药物的用量和不良反应。常用辅助药：有非甾体抗炎药，如阿司匹林；弱安定类，如艾司唑仑和地西泮等；强安定类，如氯丙嗪和氟哌啶醇等；抗抑郁药，如阿米替林

等。d.硬膜外或鞘内给药:有时三阶梯止痛并不能达到理想效果,在病人疼痛无明显缓解、镇痛无效时,可采取镇痛泵连续或间断给药,将药物注入硬膜外或鞘内。护理人员首先熟悉药物的药理作用,随时观察病人呼吸、血压并且在注药过程中及注药后6～24h予以呼吸监测。e.神经阻滞手术治疗:对晚期癌症病人采用神经阻滞手术治疗,疗效确切,可以减少和防治并发症,提高止痛疗效。f.物理止痛:冷热疗法、理疗、按摩推拿、皮下电神经刺激。g.针灸止痛:根据疼痛的部位,选用不同的穴位针刺疗法,使人体经脉疏通、气血调和,达到止痛的目的。

②以干预技术配合药物治疗

健康教育。把有关疼痛的评估、药物及其他止痛方法告诉病人及家属,纠正病人的错误观念;解除病人对阿片类药物成瘾性或药物耐药性的恐惧,使其能够积极配合治疗,参与自我护理。

心理支持。a.建立信赖关系:护理疼痛病人时会遇到各种问题,为了彼此能顺利交流,使病人相信护士可以帮助其控制和处理疼痛问题,应该与病人建立起相互信赖友好关系。b.尊重病人对疼痛的反应:有些病人害怕别人对自己在疼痛时的行为反应不理解,不了解他的痛苦或不能接纳他的困境,这些担心会引起病人的不安和焦虑,而加重疼痛程度。因此护士需鼓励病人表达自己疼痛的感受及对适应疼痛所做的努力,护士有责任帮助病人家属接受其行为反应,这样才能与病人建立良好关系。c.介绍有关疼痛的知识:帮助病人学习有关疼痛的新知识,有助于减少病人对疼痛的焦虑和其他影响因素。根据病人的情况,选择教育内容。一般包括:疼痛的机制、疼痛的原因,如何面对疼痛,减轻疼痛的各种措施等。d.减轻心理压力:精神状态与癌痛呈正相关,紧张、焦虑、抑郁等不良情绪会加重对疼痛的感受,而疼痛的加剧又反过来影响情绪,形成不良循环。因此在为病人实施止痛治疗的同时,应以同情、安慰和鼓励的状态支持病人,主动、听取病人对疼痛的主诉和要求,以制订相应的护理计划和措施,设法减轻病人的心理压力。e.分散注意力:分散对疼痛的注意力可以减少疼痛的感受强度。如适当参加各种社交及娱乐活动,可介绍病人参加抗癌康复协会等;根据个人喜好选择倾听合适的音乐;有节律按摩;做深呼吸。f.环境支持:为癌痛病人创造良好舒适的治疗环境,包括病室安静、清洁、光线充足、空气新鲜、室内温湿度适宜等,可构成对病人的良性刺激,以协同药物作用,提高止痛效果。g.社会心理干预疗法:可采用松弛训练、指导想象等方法,如教给病人运用简单的呼吸训练、逐步放松肌肉、沉思、音乐松弛法等,在娱乐的意想中使精神和身体达到一种松弛状态,缓解焦虑及疼痛。多种因素影响病人的遵医行为,但家庭社会功能是最值得重视的因素之一。家庭社会功能可从多方面影响着病人的态度、行为及治疗效果。马福岗等讨论家庭综合干预治疗对肿瘤晚期病人癌性疼痛的疗效及安全性,结果显示,对肿瘤晚期病人癌性疼痛进行家庭综合干预治疗安全可靠、切实可行、镇痛效果好。

(5)专科特色护理:动脉灌注药物治疗胰腺癌的护理:①做好充分的术前准备,常规监测心电图、肝肾功能、血常规、凝血酶及凝血酶原时间,术前4h禁食。②操作过程中,为防止导管堵塞,要间断注入肝素生理盐水。拔管后,穿刺点压迫包扎止血。观察穿刺部位有无渗血、术侧足背动脉搏动情况,发现异常及时处理。术后病人术侧肢体制动6h,同时静脉输液及应用适量抗生素预防感染。③疼痛的观察:在灌注抗癌药后,同时灌注亚甲蓝40mg,可作用于神经末梢,与抗癌药物同时应用对癌痛病人镇痛可起到协同作用。④胃肠道反应的观察:高浓度化疗药物可刺激胃肠道而引起应激反应，可给予镇吐药物托烷司琼、甲氧氯普胺（灭吐灵）等对症治疗。⑤观察肝肾功能：化疗药物对肝肾功能均有不同程度损害，术后定期检测有助于及时纠正。⑥耐心细致地向病人及家属宣教，讲解化疗的重要性、毒性反应及其应对措施。鼓励病人多喝水，以减轻顺铂等药物的肾脏毒性。

3.健康教育

(1)养成良好的生活习惯：告知病人避免暴饮、暴食、酗酒和避免高脂肪、高动物蛋白、高胆固醇饮食。避免过量饮用咖啡，少食腌制食品，禁烟酒。

(2)讲解预防及控制糖尿病的重要性。

(3)告知定期健康查体，尤其有家族史者，争取早发现、早诊断、早治疗。

(4)讲解疾病有关知识，告知出现疼痛的原因，介绍帮助缓解疼痛的方法。

(5)讲解黄疸出现的原因及其对皮肤的影响，告知不能用力搔抓皮肤的原因，介绍皮肤自我保护方法。

(6)告知凝血机制障碍的原因，嘱注意自我防护，避免外伤等。

(7)讲解情绪与健康的关系，嘱保持情绪稳定，适当休息与锻炼。

(8)介绍进一步治疗（放、化疗等）的意义、方法、疗效、常见不适与并发症的预防、所需费用等信息。

(9)鼓励病人坚持治疗，定期随访，发现腹痛、黄疸、发热、黑粪等异常征象及时就诊。

（万晓英）

第十四节　结核性腹膜炎的护理

结核性腹膜炎是由结核杆菌引起的慢性、弥漫性腹膜感染性炎症。发病率仅次于肺结核及肠结核。可发生于任何年龄，以20～40岁多见，男女发病率为1∶2。结核性腹膜炎的病理改变可分为以渗出、粘连和干酪样为主的三种类型。临床以粘连型多见，渗出型次之，干酪型较少。

【诊断】

1.临床表现

(1)结核性中毒症状

①发热和盗汗：发热是本病常见表现，占67%～95%。热型以中等与低热为最多，约1/3患者有弛张热，少数可有稽留热，高热有时达40℃。盗汗常存在于发热患者，重者身如水洗，轻者睡中汗出，醒来渐收。

②消瘦与营养不良：体重减轻与乏力可随病程发展而渐加重，食欲不振明显。严重者可出现水肿、贫血、舌炎及口角炎等，甚至表现为恶液质。

③其他：女性可停经或不育，男性有性功能不全。

(2)腹膜刺激症状

①腹痛与腹部压痛：腹痛也是常见症状之一，以持续性隐痛或钝痛为多，但也有阵发性疼

痛者。腹痛常在脐周、下腹或全腹。偶见有剧烈腹痛者，这要考虑结核病灶破溃或穿孔所致。腹部压痛可轻重不一，多数为轻微或没有压痛，少数压痛明显，伴反跳痛。

③腹胀与腹水：病人起病时常有腹胀，但多不伴有腹部膨隆，也无明显腹水。本病有腹水者约占 1/3 病例，腹水量以中、小量者为多。

③腹壁柔韧感：腹部扪诊发现腹壁柔韧感曾被认为是本病的重要体征，其实在其他情况下，如血腹或腹膜癌时也可以有类似发现。

④腹块：腹部触及肿块多见于粘连性或小房型结核性腹膜炎病人，常位于脐周，但也可见于其他部位。其大小不一，边缘不整，表面不平，有时呈结节状，可误诊为肿瘤。

⑤其他：患者常有腹泻，一般每日 6～7 次，大便多为糊状。也可有便秘或便秘与腹泻交替。有肠梗阻时出现恶心呕吐。

2.实验室和其他检查

(1)血液检查：部分患者有轻至中度贫血，白细胞正常或偏高，急性期白细胞和中性粒细胞可明显升高。血沉一般均见加快。

(2)腹水常规检查：腹水常为草黄色渗出液，静置后自然凝固，少数外观呈淡血色，偶见乳糜样，比重可超过 1.018，蛋白质含量增多，细胞计数多超过 500 个/mm^3。以单核细胞为主。但有些结核性腹膜炎的腹水检查结果可与上述截然不同。

(3)腹水查结核杆菌 DNA：PCR 技术检测结核性腹水中结核分枝杆菌 DNA 的敏感性为 69%，特异性为 96%，明显优于抗酸染色镜检和培养。

(4)腹水查结核菌抗体：ELISA 检测腹水中结核分枝杆菌特异性抗体的敏感性与 PCR 技术相似，但 PCR 特异性更强。而 ELISA 法检测抗体水平仅能起辅助诊断作用。

(5)胃肠 X 线检查：可提示结核性腹膜炎的征象，包括肠粘连、肠结核、肠梗阻、腹水等征象。有肠梗阻者，则可呈现多数液平面、肠管排列紊乱、分布不均等。对于粘连型病例行钡餐检查多有肠袢汇集成团，运动减弱，或因包裹性积液占据肠间隙、推移肠管、排列紊乱；或呈现不全肠梗阻的征象。若同时存在肠结核者，常可发现回盲部或其他病变部位的肠腔充盈缺损。腹部平片有时可见腹腔内大小不等的斑点状或结节状钙化影，对诊断有一定意义。疑为腹膜结核的病例，应常规胸部 X 线检查。

(6)超声检查：可发现腹水或局部包裹性积液、腹膜增厚或网膜卷缩、粘连形成的团块等征象。超声诊断符合率可达 80%左右。腹水型者可见弥漫性无回声，其中有分隔的光带。在无回声区边缘有点状或斑状高回声，后方多有增强效应。

(7)腹腔镜检查：渗出型并腹水者最适于腹腔镜检查，准确率可达 90%以上。腹腔镜下腹膜常呈苍白或灰白色。早期病变可有充血及出血现象。腹膜、网膜或脏器浆膜可见结核特有的灰白色粟粒样结节，一般为米粒大小，有些可融合成较大的结节。有的可见腹膜、网膜或脏器间形成局限或广泛粘连。病程较长者腹膜明显增厚、网膜萎缩、色泽灰黄、血管稀少、分布不均。腹腔镜下取标本做病理检查，阳性率很高，不足之处是严重的腹膜粘连为其禁忌证。

【治疗】

1.治疗原则

(1)争取早期、彻底治愈，以防复发或并发症的形成。

(2)重视腹膜外结核病变,给予充分治疗。

(3)注意调整机体全身情况,应用中西医结合治疗,注意休息,加强营养。

2.抗结核药物治疗　结核性腹膜炎基本上以药物抗结核治疗为主。目前可供选择的抗结核药物有链霉素、异烟肼、利福平、对氨水杨酸钠、乙胺丁醇等。

(1)渗出型患者,常用链霉素 0.75g,每日肌注 1 次,1～2 个月后改为每周 2～3 次,继续用药物至少 3 个月,同时常规剂量口服异烟肼或对氨水杨酸钠。连续用药 0.5～1 年。对粘连合并渗出或小房型的患者,可考虑链霉素、异烟肼和对氨水杨酸钠联合用药。链霉素治疗以不引起毒性反应为前提,适当延长其疗程,对氨水杨酸钠可静滴,异烟肼可用 1.5～2 年。

(2)对已接受抗结核治疗的患者,考虑有耐药性,可选用尚未用过的抗结核药物治疗。

(3)对有血行播散或结核毒血症严重的患者,在有效的应用抗结核药物的同时,可加用肾上腺皮质激素,以减轻毒血症。

3.手术治疗　原则是根据病变状况、粘连范围和程度选择手术方法。手术治疗指征:①并发完全性、急性肠梗阻或慢性不全肠梗阻经非手术治疗久不见效或加重者。②并发肠穿孔导致急性腹膜炎或包裹性积脓。③腹壁瘘管经久不愈。④不能排除其他原因的急腹症和腹腔内肿瘤者。对于合并慢性肠梗阻者,只要没有出现肠绞窄征象,尽管非手术治疗恢复缓慢,仍以尽量保守治疗为妥。

(1)邪留阴分:可予养阴清热,方用青蒿鳖甲汤。

(2)气血两虚:治以益气补血,方用归脾汤加减。

(3)腹胀有水:治以健脾利湿、活血化瘀,方用胃苓汤加减。

4.并发症治疗　有不完全性肠梗阻时,应及时胃肠减压,纠正水、电解质平衡紊乱。有感染者予足量合理抗生素治疗。

有下列情况可考虑手术治疗:

(1)并发完全性、急性肠梗阻者,或慢性肠梗阻保守治疗无效者。

(2)肠穿孔引起急性腹膜炎者。

(3)粪瘘经保守治疗无效,粪瘘之远端有梗阻存在者。

(4)与急腹症或肿瘤鉴别困难者。

【护理措施】

1.休息与活动。提供安静、舒适的环境,让患者卧床休息,保证充足的睡眠,减少活动,以降低代谢,减少毒素的吸收。

2.协助患者减轻疼痛。教会患者放松技巧,如深呼吸、全身肌肉放松等,以减轻疼痛。

3.密切观察腹痛的部位、性质及持续时间,对骤起急腹痛,应考虑腹腔内其他结核灶破溃或并发肠梗阻和肠穿孔等,及时报告医师做紧急处理。

4.遵医嘱给予抗结核药物,注意用药后的效果和不良反应,定期监测患者的听力及肝肾功能。

5.饮食上提供高热量、高蛋白、高维生素、易消化食物,如新鲜蔬菜、水果、鲜奶、豆制品等,以增强机体抵抗力。

（万晓英）

第十五节 病毒性肝炎的护理

一、甲型病毒性肝炎

甲型病毒性肝炎(hepatitis type A)简称甲肝(HA),是由甲型肝炎病毒(HAV)引起的急性肝脏炎症。临床特征是乏力、食欲不振、肝脏肿痛、肝功能异常,部分病例有发热及黄疸。主要经粪-口途径传播而发病。潜伏期2~6周,暴发病例的病死率甚高,大部分病例病程有自限性,预后良好。

【诊断】

1.临床表现　潜伏期15~49天,平均30天。一般以不适、乏力及纳差起病,伴畏寒、发热并有头痛、全身酸痛等非特异上呼吸道症状。多数有恶心、呕吐、厌食、腹部不适、腹胀或腹泻。上述症状多在起病后24~48小时内先后出现。少数可有肝肿大,血清转氨酶活力迅速上升。起病后3~10天,尿色变深呈深褐色,大便色泽变浅。此后1~2天,可见双眼巩膜黄染。

黄疸初期,乏力、食欲不振等更明显。发热等上呼吸道症状则逐渐消退。黄疸加深时可伴有皮肤瘙痒。体检可有肝脏肿大和触痛。少数有脾肿大。黄疸期持续长短随黄疸深浅不同而异。多数患者于第2周黄疸开始消退,症状随之改善,尿色、粪色逐渐恢复正常。

黄疸经2~6周完全消退,肝脾未能触及,80%的患者在3~4个月内恢复。无黄疸型肝炎较多见,病情较轻,恢复顺利。

少数患者,尤其在前驱期曾从事体力活动,或有其他诱发因素者,可发展为暴发型肝炎。儿童患本病,症状一般较成人轻,恢复较成人快。

甲型肝炎的肝外表现不如乙型肝炎多见。但有极少数可出现皮疹、胸腔积液、再生不良性贫血等。

2.实验室检查

(1)血象:白细胞计数一般正常或偏低。分类计数常见多核中性粒细胞减少而淋巴细胞增多。红细胞计数正常,血红蛋白可轻度下降。

(2)尿:黄疸出现前1~2天,尿胆红素及尿胆原阳性,黄疸期胆红素反应递增。髓病情好转,逐渐转为阴性。

(3)肝功能试验:黄疸型患者血清胆红素值升高,于1~2周内达高峰,以直接胆红素增高为主。血清白蛋白与球蛋白含量正常。血清转氨酶活力明显上升,常在潜伏期后期开始增高,出现症状后急剧上升,在5~10天左右,维持数天或2周后迅速下降,恢复正常。暴发性肝炎时黄疸加深,血清胆红素急剧上升,ALT反而下降,称为"酶胆分离",是病情凶险的征兆。

(4)特异性血清学检查:甲肝特异性IgM抗体(抗-HAV-IgM)出现早,一般在黄疸出现时即可测出。3~4个月大部分消失。抗-HAV-lgG在急性期后期和恢复期早期出现,它在人体内持续多年,当恢复期抗-HAV-IgG滴度比急性期≥4倍升高时,可以诊断甲肝。甲肝患者在潜伏期末期和急性期早期,可从粪便提取液中测到甲肝病毒抗原(HA-Ag)及HAV颗粒。

【治疗】

无特效药物,主要为支持疗法,应以休息为主,辅以适当饮食及药物。由于运动劳累可减少肝脏血流量,增加肝脏负担,故急性期应卧床休息。

饮食以清淡、高热量的食物为主。对厌食、严重呕吐不能进食者,可酌情静脉输液补充营养。病程中禁止使用肝脏毒性药物,如砷剂、锑剂、吗啡等。保肝药物不宜使用过多,可选用维生素C、复合维生素B或肌苷、葡醛内酯(肝泰乐)等。一般不宜使用肾上腺皮质激素。

甲肝。尤其是儿童、青壮年患者大多能自然康复。对年老体弱或原有肝病合并妊娠、慢性酒精中毒者应密切观察,并采取相应治疗方法。

【预防】

急性期患者隔离期的长短存在不同意见。我国规定自发病日算起,隔离不少于30天,托幼机构隔离40天,患者用品应严格消毒。

加强饮食、饮水、环境卫生,包括粪便的管理。强调饭前便后洗手。推行分餐制。餐具应煮沸或蒸汽消毒至少20分钟后再用。

丙种球蛋白有一定预防效果。通常幼儿1ml,儿童2ml,年长儿童及成人3ml肌内注射,1个月后重复1针,保护效果可维持6个月。在接触后7天内使用,可防止发病,减轻病情或缩短病程。

甲肝减毒活疫苗及灭活疫苗已取得进展,并逐步应用于临床。

二、乙型病毒性肝炎

【诊断】

1.临床表现 潜伏期45~160天。急性乙型肝炎的临床症状与甲型肝炎相同,但起病较缓,除一般肝炎症状外,乙型肝炎较甲型肝炎有更多的肝外表现。可有皮疹、局灶性肾炎、关节炎、结节性多动脉炎等。急性患者尚可出现心电图异常、胸腔积液、再生障碍性贫血、急性溶血等表现。不少患者无症状,仅在健康检查或诊治他病时偶被发现。肝肿大有压痛,少数脾肿大,肝功能改变较轻,多为单项ALT增高。一般在3个月内恢复,部分患者易发展为慢性肝炎。

慢性迁延性肝炎(慢迁肝)病情轻,有乏力、食欲不振、肝区不适和肝肿大等主要表现,多无黄疸、蜘蛛痣、脾肿大及肝外表现,肝功能检查仅为单项ALT轻度或反复异常,病程可迁延数年,多为自限性,少数可转为慢性活动性肝炎(慢活肝)或肝硬化。

慢性活动性肝炎(慢活肝)起病缓慢或隐袭。食欲不振、腹胀、乏力等症状显著,伴轻度黄疸、肝病面容、蜘蛛痣和肝掌。可有肝外表现。肝肿大,质地偏硬,进行性脾肿大。肝功能有多项持续反复异常。可出现自身抗体持续升高。肝活检可确诊。

2.诊断方法 临床诊断原则同甲型肝炎。必须综合以下资料进行全面分析:①流行病学资料,如注射史、接触史等。②临床症状和体征。③实验室检查。④其他特殊检查,如B超、肝活检等。确诊最常用的方法是用免疫学方法检测血清中 HBV 感染标志，检测这些标志物对于乙肝诊断、鉴别诊断以及传染性、病期、预后的估计和疗效判断等都有重要价值。目前，检查乙肝免疫标志物常用的方法为酶联免疫吸附试验(ELISA)，放射免疫法则更为敏感，但要求一定设备条件。用 1251HBV-DNA 探针作分子杂交测定血清中 HBV-DNA，是诊断 HBV 感染最可靠、灵敏的方法。

病程超过半年尚未痊愈，病情较轻者可诊断为慢性迁延性肝炎。可行肝穿刺活检。如病情较重，肝活检可见碎屑状肝细胞坏死或桥形坏死，可诊为慢性活动性肝炎。

【治疗】

急性乙型肝炎治疗原则同甲型肝炎，以休息、营养为主，辅以适当护肝药物，避免饮酒、过劳和使用对肝脏有损害的药物。使用护肝药物的目的是调整组织代谢，祛除肝内脂肪沉积，改善肝脏的循环，促进肝细胞再生，防止肝纤维化。这类药物多数通过肝脏代谢，过多使用保肝药物，可增加肝脏负担，对肝炎恢复不利。可辅以中医中药治疗，辨证施治。中西药疗效无明显差异。

目前无消除乙型肝炎病毒颗粒或 HBsAg 的特异药物。急性患者不需使用干扰素、免疫抑制药。对慢性肝炎，可给予抗病毒药物，以干扰素为优，根据病情可给予免疫抑制药和免疫调节药，如 HBV 特异性免疫核糖核酸、转移因子、胸腺肽等。

【预防】

1.隔离患者　隔离期自发病日起不少于 30 天，但由于乙肝和甲肝不同，部分患者可存在慢性病毒携带状态，其隔离期限应参考有关传染性标志物的检测来决定。对于无症状的 HBsAg 携带者，可坚持日常工作，但不能献血，饮食行业人员、保育员应调换工作。本人应注意个人卫生和经期卫生，防止唾液、血液和其他分泌物污染周围环境。对于 HBsAg 阳性的儿童入托，应与 HBsAg 阴性的儿童分班管理。

2.切断传播途径　由于乙型肝炎主要是通过注射途径、母婴传播和生活密切接触传播。因此，除了加强个人卫生与公共卫生管理外，应加强医院隔离消毒，防止交叉感染，各项治疗和预防注射实行一人一针，各项医疗器械和用具(如采血针、针灸针、手术器械、各种内镜、口腔科钻头)应实行一人一用一消毒。排泄物、污水及化验室残余标本均应消毒后再排放。加强血液制品的管理，如 HBsAg 阳性者的血液和含人体成分的生物制品则不得出售和使用。

3.保护易感者　主要对象是 HBV 易感人群，尤其是 HBsAg 阳性母亲所生新生儿的预防。

(1)被动免疫：高效价乙肝免疫球蛋白(HBIG)对阻断 HBV 母婴传播有一定效果，婴儿出生后立即肌注 HBIG 0.5ml，或于出生时，1 个月，3 个月龄时各注射 1 次，其有效率分别为 42%和 71%，必须指出，HBIG 必须在婴儿出生后 6～12 小时肌注，超过 24 小时其保护效果随时间延长而降低。

(2)主动免疫：乙肝灭活血源疫苗能有效地阻断 HBV 感染，且无严重的不良反应。新生儿免疫后抗-HBs 阳性率 90%以上，保护效果达 70%～80%。对于阻断母婴传播，以婴儿出生后 24 小时内注射效果较好，免疫后抗-HBs 可持续 5 年或以上。方法多采用 0、1、6 个月共 3 针(免疫时间 2 年)，每针 10μg～20μg(HBsAg)为宜，但母亲 HBeAg 阳性者，每针 30μg 效果更佳。

除了血源疫苗，重组基因疫苗亦较常用，其效果与血源疫苗相同，3 针免疫后抗-HBs 阳转率可达 95%左右。

(3)被动-主动免疫：HBeAg 阳性母亲，由于携带 HBV 量大，故主张对其所生新生儿，于生后 12 小时内肌注 HBIG 1ml，并于 1 个月，2 个月和 7 个月龄时各肌注乙肝疫苗 1 针，以提高保护效果。

三、丙型病毒性肝炎

指肠道外传播的非甲非乙型肝炎，是由丙型肝炎病毒引起的传染病，呈全世界分布，主要通过输血或血制品传播，尤其反复输入多个献血员血液或血制品更易发生。

【诊断】

本病潜伏期为 2～26 周，平均 7.4 周。临床表现为全身倦怠、发热、恶心、呕吐、黄疸、食欲不振等，与甲肝及乙肝相似，但症状较轻，一部分患者可以无临床症状，仅在健康体检时发现。

丙型肝炎，尤其是输血后丙型肝炎，其临床症状和肝功能异常的程度一般轻于甲型肝炎和乙型肝炎，但其血清 ALT 值呈双峰性或多峰性变动，慢性化率明显较高。在免疫功能健全的成人感染 HCV 时，同 HBV 感染不同，除引起一过性感染(急性肝炎)外，还可引起持续感染，从而导致健康带毒者以及慢性肝炎、肝硬化和肝细胞癌等多种病变。

根据流行病学，临床表现及血清中抗-HCV 阳性可以确立诊断。

【治疗】

急性丙型肝炎的治疗同乙型肝炎。对慢性丙型肝炎主张给予干扰素治疗，每次注射 γ-干扰素 300 万 U，每周 3 次，疗程 6 个月，约 50%的患者有效，但停药后半数病人复发，进一步的研究尚在进行中。

【预防】

丙型肝炎的预防方法与乙型肝炎相同。目前，我国预防丙肝的重点放在对献血员的管理，加强消毒隔离制度，防止医源性传播。对献血员进行抗-HCV 筛查，可排除 85%具有 HCV 传染性的献血员，从而明显降低输血后丙型肝炎的发病率。由于献血员抗-HVC 阳性率与 ALT 水平和抗-HBc 是否阳性有关，ALT 异常和抗-HBc 阳性者抗-HCV 阳性率明显高于 ALT 正常和抗-HBc 阴性者，因此在目前尚无条件进行抗-HCV 筛查的地区，可对献血员作 ALT 和抗-HBc 的筛查。排除上述两项指标的献血员后，输血后丙肝发病率可下降 61.2%。

据国外报道，经皮感染丙肝患者的血液者，可立即注射免疫球蛋白(0.06ml/kg)，可能有预防作用。

本病的最终控制取决于疫苗预防。HCV 分子克隆的成功，为本病的疫苗预防提供了可能性。

四、丁型病毒性肝炎

丁型肝炎(hepatitis type D)是由丁型肝炎病毒与乙型肝炎病毒等嗜肝 DNA 病毒共同引起的传染病。

HDV 的传播方式与 HBV 相似,以肠道外传播途径为主,例如注射、针刺、输血或血制品。因此传播丁型肝炎的高危人群主要是静脉药瘾者、多次输血者及经常接受血制品的血友病病人或血液透析患者。

【诊断】

1.临床表现　丁型肝炎是在有 HBV 感染的人身上发生和发展的。因此,它的临床经过比单纯 HBV 感染更为复杂。HDV 感染可表现为急性或慢性化过程。丁型肝炎的临床与其他类型的肝炎相似,但一般比其他类型肝炎表现更严重些。

HDV 与 HBV 可同时感染并均表现为一过性的急性过程,也可表现为慢性化过程。HDV 感染还可发生在慢性 HBsAg 携带者或慢性乙型肝炎患者身上,表现为 HDV 急性感染过程或表现为慢性化过程反复发作。无论是重叠感染或 HBV/HDV 同时感染,一般病情较重,但有时也可仅表现为 HDV 标志物阳性而无症状。总之,它的临床类型是多样的。

(1)同时感染:指患者同时或在间隔不长的时间内感染 HBV/HDV 两种病毒,可有以下两种结果:

①急性良性 HDV 相关肝炎:临床与生化特点与单纯急性乙肝相似,偶尔可见分别表示 HBV 与 HDV 感染的两次转氨酶高峰,最后痊愈。由于急性乙肝 HBsAg 血症持续时间很短,故肝内 HDAg 仅一过性出现,血清中不出现 HDAg,抗-HD-IgM 呈低滴度短暂升高,抗-HD-IgG 不断产生。病情呈良性自限性经过。

②暴发型肝炎:如急性乙肝病毒血症时间延长,HBV 复制活跃,有利于 HDV 的持续复制。因此,在 HBV 引起的肝损害基础上,加上 HDV 所致的肝损害,使病变加剧而诱发暴发性肝炎。此时临床症状重,病死率高。肝内 HDAg 持续时间延长,血中可出现短暂的 HDAg 血症,早期出现抗-HD-IgM,随后出现抗-HD-IgG。后者可能在 HBsAg 清除之后持续数月或数年。目前认为 HDAg 与肝损害的程度相关,肝坏死显著时,血清中才能测出 HDAg,它是反映病情严重性的标志。

(2)重叠感染:指慢性 HBsAg 携带者及慢性乙型肝炎或肝病患者发生 HDV 感染。特点为 HBV 感染已慢性化,已建立的 HBV 感染可支持 HDV 大量复制,导致慢性肝炎病情加重,也可形成暴发性肝炎,少数为急性自限性肝炎。

①自限性肝炎:临床上少见,症状轻,病程短,有自限倾向。患者先在肝内出现 HDAg,随后出现 HDAg 血症。继之血清出现抗-HD-IgM 和抗-HD-IgG,HDV 清除后,抗-HD-IgM 滴度下降,抗-HD-IgG 可高水平持续多年。此型见于 HBsAg 携带者感染 HDV。

②慢性活动性肝炎:重叠感染后演变为慢活肝,病情严重,呈进行性发展,预后极差,可发展为肝硬化,或病情突然恶化死亡。患者肝细胞核中 HDAg 可持续检出,血清抗-HD-IgM 与 IgG 呈高滴度,持续不降。

(3)暴发型肝炎:从起病到发展为重症肝炎在1个月以内。HDV感染是发展成重型肝炎的促进因素。

2.实验室检查　丁型肝炎的诊断依据是在血清和肝脏中检测到抗-HD和HDAg。抗-HD-IgM阳性,为急性HDV感染。HBV与HDV同时感染者,抗-HD-IgM呈一过性或持续时间不长;重叠感染者抗-HD-IgM常持续较长时间或呈波动性。抗-HD-IgM滴度升高伴肝功能异常,提示病情加重。慢性化者则HDAg、抗-HD-IgM、HDV的RNA和HBV的DNA持续阳性,病程进展迅速,预后差。

【治疗和预防】

目前无特效治疗。皮质激素治疗无效。应用γ-干扰素治疗慢性丁型肝炎可有效地抑制HDV复制及HBV复制,长期疗程可改善病情。尚需长期观察远期效果。

预防丁型肝炎应先从预防乙型肝炎做起,在高危人群中接种乙肝疫苗可以预防乙肝,也同时预防丁肝。

在HBsAg携带者中预防丁型肝炎的发生,除了避免接触外,尚无法预防HDV感染。在国外重叠感染多发生于静脉药瘾及性乱者中,在我国主要是通过血液,如注射器、输血或血制品等,密切接触也有可能引起感染,故应防止这些途径的传播。

【护理措施】

1.休息　是急性肝炎治疗的主要措施,原则是在发病后1个月内应卧床休息,以后随病情好转,可逐渐增加活动量,以患者不感觉疲劳为度,至肝功能正常1～3个月后可恢复日常活动及工作,但仍应避免过度劳累及重体力劳动。

2.饮食　合理的营养、适宜的饮食也是治疗急性肝炎重要措施。在消化道症状明显时应进清淡、适合患者口味的饮食,但随病情好转,食欲改善,则应防止营养过剩。重症肝炎患者应给予低脂、低盐、高糖、高维生素易消化流质或半流质饮食,限制蛋白质摄入量。

3.病情观察　重点观察生命体征、神志、黄疸、出血及酸碱平衡等。

4.避免各种诱发因素　应禁用损害肝脏药物,禁烟、酒,避免过度劳累及感染等诱发因素。

(万晓英)

第五章　循环系统疾病的护理

第一节　急性心力衰竭的护理

2010年中国心衰指南定义为心衰的症状和体征急性发作和(或)加重的一种临床综合征。除传统定义的心脏急症,还包括:慢性心衰的急性发作或加重、急性发作与加重的右心衰竭,以及非心脏原因所致的急性心功能障碍。急性心衰通常危及患者生命,必须紧急实施抢救和治疗。对于慢性心功能不全基础上加重的急性心衰,若治疗后症状稳定,不应再称为急性心衰。

目前,我国急性左心衰的发病率、死亡率缺乏大型流行病调查的结果。根据发病原因急性左心衰可分为心源性和非心源性两个类型。

(一)心源性急性心衰

1.急性左心衰　临床常见的急性左心衰多为慢性心力衰竭急性失代偿,约占70%。另外可见于急性冠脉综合征、高血压急症、急性心瓣膜功能障碍(主动脉瓣或二尖瓣狭窄、急性缺血性乳头肌功能不全、感染性心内膜炎伴发瓣膜腱索损伤)、急性重症心肌炎、围产期心肌病、严重心律失常(快速型心房颤动或心房扑动、室性心动过速)等。

2.急性右心衰　常见病因包括急性右心室梗死、急性大块肺栓塞及右侧心瓣膜病伴发急性右心衰竭。

(二)非心源性急性心衰

无心脏病患者由于高心排出量状态(甲亢危象、贫血、感染性败血症)、快速大量输液导致容量陡增、急性肺静脉压显著增高(药物治疗缺乏依从性、容量负荷过重、大手术后、急性肾功能减退、吸毒、酗酒、哮喘、急性肺栓塞)等引起急性肺水肿。

【诊断标准】

(一)临床诊断

根据急性呼吸困难的典型症状和体征、NT-pro BNP升高,一般诊断并不困难。进一步检查明确病因诊断,有助于进行针对性治疗。

1.临床常用的急性心衰严重程度分级

(1)Killip分级:用于急性心肌梗死功能损伤的评价。具体分级方法是:Ⅰ级:无心衰;Ⅱ级:有心衰,肺部中下野湿性啰音(肺野下1/2),可闻及奔马律,X线肺淤血;Ⅲ级:严重的心衰，有肺水肿，满布湿啰音（超过肺野下 1/2）；Ⅳ级：心源性休克、低血压（收缩压≤90mmHg）、发绀、少尿、出汗。

（2）Forrester 分级：根据临床表现和血流动力学状态分级，主要用于急性心肌梗死患者，也可用于其他原因急性心衰评价。血流动力学分级根据肺毛细血管楔嵌压（PCWP）或平均肺毛细血管楔嵌压（mPCWP）及心脏指数（CI）：Ⅰ级 PCWP≤17mmHg，CI＞2.2L/（min・m^2），无肺淤血及周围灌注不良；Ⅱ级 PCWP＞17mmHg，CI＞2.2L/（min・m^2），有肺淤血；Ⅲ级 PCWP＜17mmHg，CI≤2.2L/（min・m^2），周围组织灌注不良；Ⅳ级 PCWP＞17mmHg，CI≤2.2L/（min・m^2），有肺淤血和组织灌注不良。

（3）临床程度分级：根据皮肤的干湿冷暖和肺部是否有湿啰音分为四个等级：皮肤干暖，无肺部啰音（Ⅰ级）；皮肤湿暖伴肺部啰音（Ⅱ级），患者有急性左心衰和肺淤血；皮肤干冷伴肺部啰音（Ⅲ级），患者有肺淤血或肺水肿，并有早期末梢循环障碍和组织脏器灌注不良。皮肤湿冷伴肺部啰音（Ⅳ级），此时患者有急性左心衰还有心源性休克或其前兆。

2.临床表现

（1）发病急剧，患者突然出现严重呼吸困难、端坐呼吸、烦躁不安、呼吸频率达 30～40 次/分，频繁咳嗽，严重时咳白色泡沫状痰或粉红色泡沫痰，患者有恐惧和濒死感。

（2）患者面色灰白、发绀、大汗、皮肤湿冷。心率增快、心尖部第一心音减弱、舒张期奔马律（S_3）、P_2 亢进。开始肺部可无啰音，继之双肺满布湿啰音和喘鸣音。或有基础心脏病相关体征。心源性休克时血压下降（收缩压＜90mmHg，或平均动脉压下降＞20mmHg）、少尿（尿量＜17ml/h）、神志模糊。

（3）急性右心衰主要表现为低血压综合征，右心循环负荷增加，颈静脉怒张、肝大、低血压。

3.实验室和辅助检查

（1）心电图：主要了解有无急性心肌缺血、心肌梗死和心律失常，可提供急性心衰病因诊断依据。

（2）X 线胸片：急性心衰患者可显示肺门血管影模糊、蝶形肺门，重者弥漫性肺内大片阴影等肺淤血征。

（3）超声心动图：床边超声心动图有助于评价急性心肌梗死的机械并发症、室壁运动失调、心脏的结构与功能、心脏收缩/舒张功能的相关数据，了解心包填塞。

（4）脑钠肽检测：检查血浆 BNP 和 NT-pro BNP，有助于急性心衰快速诊断与鉴别，阴性预测值可排除 AHF，诊断急性心衰的参考值：NT-pro BNP＞300pg/ml；BNP＞100pg/ml。

（5）心肌标志物检测：心肌肌钙蛋白（cTnT 或 cTnI）或 CK-MB 异常有助于诊断急性冠状动脉综合征。

（6）有创的导管检查：安置 Swan-Ganz 漂浮导管进行血流动力学监测，有助于急性心衰的治疗（见 Forrester 分级）。急性冠状动脉综合征的患者酌情可行冠状动脉造影及血管重建治疗。

（7）其他实验室检查：动脉血气分析：急性心衰时常有低氧血症；酸中毒与组织灌注不足可有二氧化碳潴留。常规检查：血常规、电解质、肝肾功能、血糖、高敏 C 反应蛋白（hs-CRP）。

(二)鉴别诊断

急性心衰常需要与重度支气管哮喘鉴别,后者表现为反复发作性哮喘,两肺满布高音调哮鸣音,以呼气为主,可伴少许湿啰音。还需要与其他原因的非心源性休克相鉴别。根据临床表现及相关的辅助检查、BNP 或 NT-pro BNP 的检测,可以进行鉴别诊断并作出正确的判断。

【治疗原则】

急性心衰因发病急,病情重,治疗上应短期内稳定生命体征,纠正血流动力学异常,避免心衰进一步恶化。另外应注意去除诱发急性心衰的诱因、尽早针对急性心衰的病因治疗。

(一)初始治疗

1.体位　取坐位,双脚下垂,减少静脉回心血量,减轻心脏前负荷。

2.吸氧　开始氧流量为 2~3L/min,也可高流量给氧 6~8L/min,需要时予以面罩加压给氧或正压呼吸。应用酒精吸氧(即氧气流经 50%~70%酒精湿化瓶),或有机硅消泡剂,使泡沫表面张力降低而破裂,有利于肺泡通气的改善。吸氧后保持血氧饱和度(SaO_2)在 95%~98%。

3.控制出入量　急性心衰患者应严格控制饮水量和输液量保持每天出入量负平衡约 500ml 次/天,严重肺水肿者可负平衡至 1000~2000ml 次/天,甚至达 3000~5000ml 次/天,但应注意复查电解质并注意有无低血容量。

4.镇静　吗啡是治疗急性肺水肿极为有效的药物,吗啡通过抑制中枢性交感神经,反射性降低外周静脉和小动脉张力,减轻心脏前负荷。吗啡能降低呼吸中枢和咳嗽中枢兴奋性,减慢呼吸和镇咳,松弛支气管平滑肌,改善通气功能。中枢镇静作用还能减轻或消除焦虑、紧张、恐惧等反应。通常采用吗啡 3~5mg 静脉注射,必要时每隔 15 分钟重复一次,共 2~3 次,或 5~10mg 皮下注射。但应注意低血压或休克、慢性阻塞性肺部疾病、支气管哮喘、神志障碍及伴有呼吸抑制的危重患者禁用吗啡。吗啡的不良反应常见恶心及呕吐,如症状明显,可给予止吐剂。

5.快速利尿　强效袢利尿剂可大量迅速利尿,降低心脏容量负荷,缓解肺淤血。呋塞米 20~40mg 或托塞米 10~20mg,或布美他尼 0.5~1mg 静脉注射,根据利尿反应调整剂量。若袢利尿剂疗效不佳,可加用噻嗪类和(或)醛固酮受体拮抗剂。

6.解除支气管痉挛　地塞米松 10mg 静脉注射和(或)喘定 250mg 静脉注射,持续哮喘时可用氢化可的松或氨茶碱加入 5%葡萄糖溶液中静脉滴注,但急性心肌梗死时氨茶碱慎用。

(二)血管扩张剂

如果血压正常但伴有低灌注状态、瘀血体征、尿量减少,血管扩张剂应作为一线用药,用于扩张外周循环并降低前负荷。

1.硝普钠　适用于严重心力衰竭患者和后负荷增加的患者,如高血压心力衰竭或二尖瓣反流患者,推荐从 0.3μg/(kg・min)起始(ESC 指南Ⅰ类,证据 C 级)。在 ACS 引起的 AHF 患者硝酸甘油优于硝普钠,因为硝普钠能引起“冠状动脉窃血综合征”。

2.硝酸酯类药物小剂量硝酸酯类药物仅扩张静脉,随剂量增加也可扩张动脉,包括冠状动脉。合适剂量的硝酸酯类药物可以使静脉扩张和动脉扩张保持平衡,从而只减少左室的前负荷和后负荷而不减少组织灌注。

在急性心力衰竭病人中进行的两项随机试验显示，应用血流动力学允许的最大剂量的硝酸酯类药物与小剂量利尿剂配合，其效果优于单纯应用大剂量利尿剂（ESC 指南Ⅰ类，证据 B 级）。

2001 年欧美指南提出：当期望降低死亡率时，应当使用 ACEI，当期望改善症状时可以将 ACEI 和硝酸酯联合应用。2009 年美国 ACC/AHA 指南进一步肯定了硝酸酯对美国黑人心力衰竭患者的疗效，提出在采用 ACEI、β 受体阻滞剂和利尿剂并优化治疗后仍然有症状的美国黑人心力衰竭患者，可以联合使用肼曲嗪/硝酸酯治疗，并将其推荐强度由Ⅱa 级上升为Ⅰ级。血管扩张剂可作为伴有心绞痛或呼吸困难症状或高血压的辅助治疗，硝普钠、硝酸酯类、某些 α-阻断剂（如压宁定）仍可用于急性充血性心力衰竭的治疗。而血管扩张剂哌唑嗪、酚妥拉明因降压明显和反射性心动过速已不用于心力衰竭（Ⅲ，B 级）。

3.新型血管扩张剂重组 B 类利钠肽（脑钠肽）　实验显示，rhBNP 有舒张血管和利尿作用，使心力衰竭犬平均动脉压、左室舒张末压下降，尿量和尿钠排出量增加，能明显降低心力衰竭犬的心脏前后负荷，而不影响心脏收缩功能。对脑钠肽（BNP）进行的 10 项临床试验共有 941 名心力衰竭患者。其中，随机双盲 VMAC 试验观察了 489 名急性心力衰竭患者，结果：在基础治疗的基础上，用药后 3h，与安慰剂相比，脑钠肽组患者呼吸困难好转的程度更明显；与硝酸甘油组相比，脑钠肽组患者的肺毛细血管楔压（PCWP）降得更低，但改善呼吸困难效果无差异，且对血压和心率影响不明显。奈西立肽，是重组人脑钠肽，与内源 BNP 相同，对静脉、动脉和冠脉均有扩张作用，从而降低前、后负荷，降低外周血管阻力，增加心排血量，但不直接增强心肌的收缩能力。它抑制肾素-血管紧张素-醛固酮系统和交感神经系统，尿钠排出量增加，改善血流动力学效果优于硝酸甘油，且副作用更小，但可致低血压，对预后影响有待研究。荟萃分析资料显示，使用奈西立肽者血肌酐水平呈剂量依赖性升高。

FUSION-I 研究发现，每周静脉滴注奈西立肽 1 次、持续 3 个月可安全用于 CHF 门诊患者。进一步进行的 FUSIONⅡ试验，以 920 例慢性失代偿性心衰患者为研究对象，随机双盲应用奈西立肽或安慰剂每周一次或两周一次，治疗 12 周，随访 24 周。结果显示，两组间死亡率及住院率（因心衰或肾功能不全住院）无显著差异，未能改善患者的临床预后，治疗组也没有增加肾脏损害，该研究提示：重组 BNP 的序贯疗法对慢性心力衰竭无效，仅用于急性期治疗。PRECEDENT 研究发现，正性肌力药物多巴酚丁胺，可显著增加缺血性和非缺血性失代偿性 CHF 患者各种类型室性异位心律失常的发生，而奈西立肽与之相比不增加心率，可显著减少严重心律失常的发生。PROACTION 研究发现（237 例患者），标准治疗基础上，奈西立肽静脉滴注 12h 后可使基线收缩压增高（＞140mmHg）的失代偿性 CHF 患者的收缩压降低 28.7mmHg，而对基线收缩压正常患者，低血压的发生并未见增加，可在急诊室安全有效地使用。

2001 年美国 FDA 批准奈西立肽用于急性失代偿性心衰（ADHF）患者。美国 AHA/ACC、欧洲 ESC 和我国急性心衰指南为Ⅱa 类推荐应用。2009 年公布的 ASCEND-NF 试验，旨在评价其在 ADHF 患者应用的安全性和疗效。共入选 7000 多例因心衰住院患者，用药组持续不间断静滴奈西立肽 7d。结果显示，奈西立肽未加重肾功能损害，也未增加病死率，但 30d 的死亡和再住院率也未见下降，与安慰剂组相比，气急症状虽有轻度减少，但无显著差异。奈西立肽临床使用的经验仍有限，需要进一步观察。

（三）利尿剂

有液体潴留症状的急性或急性失代偿性心力衰竭患者应给予强力和速效的袢利尿剂（呋塞米、托拉塞米），并推荐静脉使用。托拉塞米是具有醛固酮受体拮抗作用的袢利尿剂，半衰期较长、生物利用度为76%～96%；吸收不受药物影响；利钠利尿活性是呋塞米的8倍，而排钾作用弱于呋塞米（因其抗醛固酮作用）；心功能改善作用优于呋塞米；可抑制AngⅡ引起的血管收缩。首先静脉给予负荷量，随后持续静脉滴注比单剂“弹丸”注射更有效。噻嗪类和螺内酯可与袢利尿剂合用，这种联合治疗比使用单药大剂量利尿剂更有效且副作用小。袢利尿剂与多巴酚丁胺、多巴胺或硝酸酯联合应用比单独使用利尿剂更有效和副作用更小（ESC指南Ⅱb类，证据C级）。

利尿剂抵抗指在足量应用利尿剂的条件下利尿剂作用减弱或消失，水肿持续存在的状态，约1/3的心衰患者发生。利尿剂抵抗治疗包括：限制钠及水摄入、保持电解质平衡、低血容量时补充血容量、增加利尿剂剂量和/或给药次数、静脉大剂量给药（比口服更有效）、静脉滴注给药（比静脉大剂量给药更有效）、几种利尿剂联合治疗、利尿剂与多巴胺或多巴酚丁胺联合应用、减少ACEI剂量，若上述治疗措施无效可考虑超滤或透析。

利尿剂副作用包括神经内分泌激活（特别是RAAS和交感神经系统），低钾、低镁和低氯性碱中毒，后者可能导致严重心律失常，利尿剂也可发生肾毒性和加重肾衰竭。过度利尿会降低静脉压、肺毛细血管楔压和心脏舒张期充盈。

（四）血管加压素受体拮抗剂

精氨酸血管加压素具有强烈的血管收缩、水潴留、增强NE、AngⅡ及致心室重构等作用，是心衰恶化的因素之一。精氨酸血管加压素受体拮抗剂托伐普坦可选择性地阻断肾小管上的精氨酸血管加压素受体，并具有排水不排钠的特点，此类药物又称利水药。2007年ACC公布的EVEREST研究是一项随机双盲对照的临床试验，4133例急性失代偿性心衰患者口服托伐普坦短期治疗（7天及出院前）和长期治疗（平均随访9.9个月），结果证实短期应用托伐普坦可使气促和水肿症状明显减轻，改善低钠血症。但长期治疗不能减少主要心血管事件，也不能降低死亡率。

（五）正性肌力药物

1.*cAMP依赖性的正性肌力药物*　cAMP依赖性的正性肌力药物包括：①β肾上腺素能激动剂，如多巴胺、多巴酚丁胺等；②磷酸二酯酶抑制剂，如米力农、氨力农以及依诺昔酮等。

多巴胺是一种内源性儿茶酚胺，是去甲肾上腺素的前体，它的作用是剂量依赖的，可以作用于多巴胺能受体、β肾上腺素能受体和α肾上腺素能受体3种不同受体。小剂量多巴胺（$<2\mu g/(kg \cdot min)$）只作用于外周多巴胺能受体，降低外周血管阻力，其中以扩张肾、内脏、冠脉和脑血管床最明显，可改善肾血流、肾小球滤过率，增加肾脏低灌注和肾衰竭患者对利尿剂的反应；较大剂量（$>2\mu g/(kg \cdot min)$）多巴胺刺激β肾上腺素能受体，增加心肌收缩力和心排出量。剂量$>5\mu g/(kg \cdot min)$作用于α肾上腺素能受体，增加外周血管阻力，使左室后负荷、肺动脉压力和阻力增加，可能对心力衰竭患者有害。

多巴酚丁胺主要通过刺激β_1和β_2受体（3∶1比例）起作用，小剂量多巴酚丁胺使动脉轻度扩张，通过降低后负荷增加心搏出量（2～20μg/(kg·min)），大剂量多巴酚丁胺使血管收缩。心率通常以剂量依赖的方式增加，心率增加的程度较其他儿茶酚胺类药物小，但因为加快房室传导，使心房纤颤患者心率增加比较明显。

PROMISE、PRIMEⅡ、VEST及PICO等试验均显示口服磷酸二酯酶抑制剂与安慰剂相比全病因死亡率、心血管死亡率、心脏猝死均增加，为此，试验被迫提前终止。DICE、OPTIME-CHF等试验表明，静脉用药与口服正性肌力药物相似，因心力衰竭加重而住院的患者用多巴酚丁胺和米力农并无额外益处。大量临床试验表明，上述药物短期用于急性心力衰竭时具有增加心肌收缩力和有益的血流动力学作用，但长期使用却增加死亡率，其确切机制尚未明了，可能与此类药物的致心律失常作用有关。由于磷酸二酯酶抑制剂增加心脏收缩功能，有利于加用β受体阻滞剂，而β受体阻滞剂可预防磷酸二酯酶抑制剂的致心律失常作用，当与β受体阻滞剂同时使用和（或）对多巴酚丁胺反应不佳时，先使用磷酸二酯酶抑制剂（Ⅱa类，证据C级）。ESC指南指出，此类正性肌力药适用于外周循环血液灌注不足（低血压、肾功能不全），无论有无瘀血或肺水肿，经最佳剂量利尿剂和血管扩张剂治疗，但效果不佳的患者（Ⅱa类，证据C级）。米力农和依诺昔酮发生血小板减少症较氨力农少。由于此类药物增加了氧需求量和钙负荷，应谨慎应用。不主张慢性心力衰竭患者长期或间歇静脉滴注此类正性肌力药。可用于晚期、难治性心力衰竭或心脏移植前的终末期心力衰竭的患者，且尽量短期应用。

2.强心苷　通过抑制心肌钠/钾ATP酶，增加钙/钠离子交换，增加心肌收缩力。AHF时强心苷可轻度增加心排出量，降低充盈压。但对于AMI合并HF的患者，AIRE研究的亚组分析显示，强心苷对预后有不利影响，常预示威胁生命心律失常事件的发生，且使肌酸激酶升高更明显。ESC指出不推荐给予AHF患者具有正性肌力作用的强心苷，特别是急性心肌梗死后AHF。AHF时使用强心苷的指征是心动过速如心房颤动诱导的心衰，如心衰应用其他药物不能有效地控制心率时。AHF时，严格控制快速心律失常的心率能缓解心力衰竭的症状。洋地黄的禁忌证包括心动过缓，Ⅱ度或Ⅲ度房室传导阻滞，病态窦房结综合征，颈动脉窦过敏综合征，预激综合征，肥厚梗阻型心肌病，低钾血症和高钙血症。

3.Ca^{2+}通道增敏剂　欧洲心脏病学会急性心力衰竭指南和我国《急性心力衰竭诊断与治疗指南》均Ⅱa类推荐应用（B级证据）Ca^{2+}通道增敏剂。大规模临床试验证实，传统的正性肌力药β肾上腺素能激动剂在增强心肌收缩力的同时也增加心肌耗能，长期应用可增加心力衰竭患者的死亡率。静脉用Ca^{2+}通道增敏剂左西孟坦增加收缩蛋白对钙离子的敏感性，不增加细胞内Ca^{2+}浓度，发挥正性肌力作用，同时促进血管平滑肌ATP依赖的钾离子通道开放，扩张外周血管。首次评价左西孟坦的随机对照双盲研究（revive-2研究）及LIDO、RUSSLAN、CASINO研究均显示，左西孟坦在增加心排出量、降低死亡率方面优于多巴酚丁胺，短期使用能改善血流动力学效应及症状，半衰期长（80h）。但大剂量左西孟坦可引起心动过速和低血压。

2007年公布的SURVIVE试验纳入了1327例左心室射血分数≤30%的急性失代偿性心力衰竭患者，结果显示，左西孟坦与多巴酚丁胺相比，5天和1个月死亡率没有差异，6个月死亡发生率也相似，分别为26%和28%。目前仍需要进一步证明其长期治疗效果以及更多地收集安全性数据。

除上述治疗，AHF 的治疗还包括病因治疗、合并症的治疗，必要时应考虑主动脉内球囊反搏等治疗。

4.非药物方法的应用

(1)主动脉内球囊反搏：是一种有效的改善心肌灌注且同时降低心肌耗氧量，增加心排出量的治疗手段，适用于心源性休克、血流动力学障碍的严重冠心病（急性心肌梗死合并机械并发症）或顽固性肺水肿等。

(2)人工机械通气：急性心衰时由于肺淤血（水肿）、心功能损伤、组织灌注不良，患者会出现不同程度的低氧血症和组织缺氧，人工机械通气维持 SaO_2 在 95%～98%，可以有效防止外周脏器和多器官功能衰竭。

无创通气治疗是一种无需气管插管、自主呼吸触发的机械通气治疗，包括两种方法：持续气道正压通气(CPAP)和双水平气道正压通气(BiPAP)，可进一步较少呼吸做功和提高全身代谢需求。

气管插管机械通气治疗，是有创性机械通气，主要用于病情恶化，伴随发生Ⅰ型或Ⅱ型呼吸衰竭者、对无创机械通气无反应的患者，以及继发于 ST 段抬高型急性冠状动脉综合征所致的肺水肿。

(3)血液净化治疗：适于高容量负荷如肺水肿，且对袢利尿剂和噻嗪类利尿剂抵抗者，能够减轻肺水肿和外周水肿，改善血流动力学，且有助于恢复对利尿剂的治疗反应。

(4)病因治疗：首先寻找导致急性心衰的发病原因和诱发因素，从根本上缓解和治疗心衰。

1)急性冠状动脉综合征并发急性心衰：冠状动脉造影证实为严重左主干及多支血管病变且能够进行介入治疗者，尽早行急诊经皮冠状动脉介入治疗，血运重建可以明显改善心衰。

2)急性心脏机械并发症并发急性心衰：急性心肌梗死后并发心室游离壁破裂、室间隔穿孔、重度二尖瓣关闭不全；或由于心脏瓣膜疾病并发症，如腱索断裂，或感染性心内膜炎导致的瓣膜穿孔引起的急性心脏瓣膜关闭不全；主动脉瓣或二尖瓣的严重狭窄以及联合瓣膜病的心功能急性失代偿期，外科手术有助于改善病情。

【预防和预后】

急性心衰住院病死率约 3%～4%，严重者达 20%，而且出院后 60 天内因心血管事件导致的再住院率达到 30%～50%。慢性心衰和非心源性急性心衰患者避免诱发因素，可以预防急性心衰的发生。急性心肌损害尽早针对病因治疗，可以减轻急性心衰的发生发展。在急性发作阶段改善患者症状，病情稳定后进行综合治疗措施，可以降低病死率。

（王文梅）

第二节　慢性心力衰竭的护理

慢性心力衰竭是心脏泵功能损害、导致机体出现相关症状与体征的复杂临床综合征，是由心脏结构或功能异常所致。我国对 35～74 岁城乡居民共 15518 人的随机抽样调查结果显示，心衰患病率为 0.9%，心衰患病患者约有 400 万，其中男性为 0.7%，女性为 1.0%；女性高于男性，不同于西方国家男性高于女性，主要由于心衰病因构成存在差异。随着年龄增高，心衰的患病率显著上升。心衰预后极差，年死亡率30％～40％。心衰患者的死亡原因依次为泵衰竭（59％），心律失常（13％）和猝死（13％）。

【心力衰竭的常见病因】

1.心肌病变

（1）原发性心肌损害：冠状动脉疾病导致缺血性心肌损害如心肌梗死、慢性心肌缺血；炎症和免疫性心肌损害如心肌炎、扩张型心肌病；遗传性心肌病如家族性扩张型心肌病、肥厚型心肌病、右室心肌病、心室肌致密化不全、线粒体肌病。

（2）继发性心肌损害：内分泌代谢性疾病（如糖尿病、甲状腺疾病）、结缔组织病、心脏毒性药物和系统性浸润性疾病（如心肌淀粉样变性）等并发的心肌损害，酒精性心肌病和围产期心肌病也是常见的病因。

2.心脏负荷过度

（1）压力负荷过度：又称后负荷过度，是心脏收缩时承受的阻力负荷增加。左心室压力负荷过度见于高血压、主动脉流出道受阻（主动脉瓣狭窄、主动脉缩窄）；右心室压力负荷过度见于肺动脉高压、肺动脉瓣狭窄、肺阻塞性疾病和肺栓塞等。

（2）容量负荷过度：又称前负荷过度，是心脏舒张时承受的容量负荷过度。左心室容量负荷过度见于主动脉瓣、二尖瓣关闭不全，先天性心脏病右向左或左向右分流；右心室容量负荷过度见于房间隔缺损、肺动脉瓣或三尖瓣关闭不全等；双心室容量负荷过度见于严重贫血、甲状腺功能亢进症、脚气性心脏病、动静脉瘘等。

（3）心脏舒张受限：常见于心室舒张期顺应性减低（如冠心病心肌缺血、高血压心肌肥厚、肥厚型心肌病）、限制型心肌病和缩窄性心包炎。二尖瓣狭窄和三尖瓣狭窄限制心室充盈，导致心房衰竭。

【心力衰竭常见诱因】

1.感染　感染是常见诱因，以呼吸道感染占首位，感染后加重肺淤血，使心衰诱发或加重。

2.心律失常　快速心房颤动时心排出量降低，心动过速增加心肌耗氧，加重心肌缺血，诱发或加重心衰。严重心动过缓降低心排出量，也可诱发心衰。

3.肺栓塞　心衰患者长期卧床容易产生深部静脉血栓，发生肺栓塞，增加右心室负荷，加重右心衰。

4.劳力过度　体力活动、情绪激动和气候突变、进食过度或摄盐过多均可以引发血流动力学变化，诱发心衰。

5.妊娠和分娩　有基础心脏病或围产期心肌病患者，妊娠分娩加重心脏负荷，可以诱发心衰。

6.贫血和出血　慢性贫血患者表现为高排出量性心衰。大量出血引发低排出量和反射性心率加快，诱发心衰。

7.其他　输液过多、过快，可以引起急性肺水肿；电解质紊乱诱发和加重心衰，常见于低血钠、低血钾、低血镁。

【临床表现】

心衰的临床表现主要为体循环、肺循环淤血和心排出量降低引起的症状和体征。

(一)左心衰竭

1.临床症状　左心衰竭主要表现为肺循环淤血和心排出量降低所致的临床综合征,临床上常出现如下表现。

(1)呼吸困难:呼吸困难是左心衰的主要症状,由于肺循环淤血,肺顺应性降低,患者可表现为不同程度的呼吸困难。

心力衰竭患者常有三种不同的呼吸困难形式。

①劳力性呼吸困难:在重体力活动时发生呼吸困难,休息后可自行缓解。不同程度运动量引发的呼吸困难,预示心衰的程度不同。

②夜间阵发性呼吸困难:患者在夜间突然憋醒,感到窒息和恐怖并迅速坐起,需要 30 分钟或更长时间方能缓解。其发生机制与平卧睡眠后回心血量增加、迷走神经张力增高,小支气管痉挛以及膈肌抬高、肺活量减少等因素有关。

③端坐呼吸:平卧几分钟后出现呼吸困难,需要坐位,仍然气喘。其发生机制是左心室舒张末期压力增高,使肺静脉和肺毛细血管压进一步增高,引起间质性肺水肿,增加气道阻力、降低肺顺应性、加重呼吸困难。

(2)急性肺水肿:气喘伴哮喘,是呼吸困难最严重状态,是急性心衰的表现。

(3)咳嗽、咳痰和咳血:咳嗽是较早发生的症状,是肺淤血时气道受刺激的反应,常发生在夜间,坐位或立位时咳嗽缓解。咳痰可表现为白色泡沫样,痰带血丝或粉红色泡沫样痰。肺毛细血管压很高时,肺泡出现浆液性分泌物,痰带血丝提示肺微血管破损,血浆渗入肺泡时出现粉红色泡沫样痰。

(4)体力下降、乏力和虚弱:左心室排出量降低不能满足外周组织器官灌注,引起乏力等症状;老年人还可以出现意识障碍、记忆力减退、焦虑、失眠等精神症状。

(5)泌尿系统症状:夜尿增多,见于左心衰早期血流再分布。尿量减少、少尿或血肌酐升高,见于严重心衰时心排出量下降、肾血流量减少、甚至发生肾前性肾功能不全。

2.体征

(1)肺部体征:肺部湿性啰音是左心衰的主要体征。劳力性呼吸困难时可闻及肺底少许湿性啰音,夜间阵发性呼吸困难时两肺有较多湿性啰音,急性肺水肿时两肺满布湿啰音、且常伴哮鸣音。间质性肺水肿时,呼吸音减低,肺部可无干湿性啰音。约 1/4 左心衰患者发生胸水征。

(2)心脏体征:心尖搏动点左下移位,提示左心室扩大。心率加快,舒张早期奔马律(或病理性 S_3 心音)、P_2 亢进,心功能改善后 P_2 变弱,见于急性心肌损害,如急性重症心肌炎、急性心肌梗死、急性心衰发作时。心尖部可闻及收缩期杂音,见于左心室扩大引起相对性二尖瓣关闭不全、瓣膜或腱索断裂引起二尖瓣关闭不全。交替脉见于左心室射血分数增加引起的心衰,如高血压、主动脉瓣狭窄等。

(3)一般体征:严重心衰患者可出现口唇发绀、黄疸、颧部潮红、脉压减小、动脉收缩压下降、心率加快。交感神经活性增高可造成窦性心动过速及心律失常,同时外周血管收缩,表现为四肢末梢苍白、发冷、指趾发绀。

（二）右心衰竭

1.临床症状　主要表现为体循环淤血为主的临床综合征。

(1)消化系统症状：由长期胃肠道淤血引起食欲减退、腹胀、恶心、呕吐、便秘、上腹痛等症状。由肝淤血、肿大，肝包膜被牵拉导致右上腹饱胀、肝区疼痛。长期肝淤血可导致心源性肝硬化。

(2)泌尿系统症状：白天少尿、夜间多尿，见于肾脏淤血引起肾功能减退，可出现少量蛋白尿、透明或颗粒管型、红细胞，血尿素氮升高。

(3)呼吸困难：单纯右心衰可表现轻度气喘，主要由于右心室扩大限制左室充盈、肺淤血所致。二尖瓣狭窄发生右心衰时，因存在肺淤血，可出现轻度呼吸困难。

2.体征　右心衰可表现出体循环淤血的体征。

(1)颈外静脉体征：肝-颈静脉反流征是轻度右心衰时按压右上腹，使回心血量增加，出现颈外静脉充盈。颈外静脉充盈是右心衰时静脉压显著升高的征象，有助于与其他原因引起的肝大相区别。

(2)肝大和压痛：淤血性肝大和压痛常发生在皮下水肿之前，右心衰短时间迅速加重，肝脏急剧增大，肝包膜被牵拉可出现压痛，另可出现黄疸、氨基转移酶升高。

(3)水肿：水肿是右心衰的典型体征，发生于颈外静脉充盈和肝大之后。首先出现足、踝、胫骨前水肿，向上蔓延及全身，发展缓慢。早期白天站立后出现水肿，平卧休息后消失；晚期出现全身性凹陷性水肿，长期卧床患者表现为腰骶部和下肢水肿。伴有血浆白蛋白过低时，出现颜面水肿，提示预后不良。

(4)胸水和腹水：一般双侧胸水多见，常以右侧为甚，也可表现单纯右侧胸水，主要与体静脉和肺静脉压同时升高、胸膜毛细血管通透性增加有关。腹水见于病程晚期，与心源性肝硬化有关。

(5)心脏体征：心率加快，胸骨下部左缘或剑突下可见明显搏动，提示右心室肥厚和右心室扩大。三尖瓣听诊区可闻及右室舒张期奔马律、收缩期杂音，提示心肌损害、相对性三尖瓣关闭不全。右心衰多由左心衰引起，可见全心扩大征象。

(6)其他：发绀多为外周性，严重、持久的右心衰可有心包积液、脉压降低或奇脉等体征。

（三）全心衰竭

全心衰见于心脏病晚期，病情危重。同时具有左、右心衰的临床表现，由左心衰并发右心衰患者，左心衰症状和体征有所减轻。

【实验室和辅助检查】

1.化验检查

(1)常规化验检查：有助于对心衰的诱因、诊断与鉴别诊断提供依据。一般检查如下。

①血常规：血红蛋白降低、贫血为心衰加重因素，血白细胞增加、中性粒细胞增多提示感染诱因。

②尿常规和肾功能检查：少量蛋白尿、透明或颗粒管型、红细胞，血尿素氮和肌酐升高，有助于与肾脏疾病和肾病性水肿相鉴别；心衰合并肾功能不全时，要注意洋地黄的合理使用。

③电解质和酸碱平衡检查:低钾、低钠血症和代谢性酸中毒是难治性心衰的诱因,电解质要根据检查结果补充。

④肝功能检查:丙氨酸氨基转移酶(ALT)、γ-谷氨酰转肽酶(GGT)和总胆红素轻度升高,有助于与非心源性水肿鉴别,低蛋白血症也见于右心衰晚期。

⑤内分泌功能:心衰晚期可见甲状腺功能减退,皮质醇减低,是心衰诱发加重和难治的原因之一。

(2)脑钠肽检查:检测血浆脑钠肽(BNP)和氨基末端脑钠肽前体(NT-proB NP)有助于心衰诊断和预后判断。慢性心衰评价标准:NT-pro BNP＜400pg/ml、BNP＜100pg/ml,不支持心衰诊断;NT-pro BNP＞2000pg/ml、BNP＞400pg/ml时,支持心衰诊断;NT-pro BNP 400～2000pg/ml、BNP 100～400pg/ml之间考虑其他原因,如肺栓塞、慢性阻塞性肺部疾病、心衰代偿期等。

2.超声心动图检查　超声心动图是心衰诊断中最有价值的检查方法,简单、价廉,便于床旁检查及重复检查。可用于如下疾病的辅助诊断。

(1)诊断心包、心肌或瓣膜疾病。

(2)定量或定性房室内径、心脏几何形状、室壁厚度、室壁运动,以及心包、瓣膜和血管结构;定量瓣膜狭窄、关闭不全程度,测量左心室射血分数(LVEF),左室舒张末期容量(LVEDV)和左室收缩末期容量(LVESV)。

(3)区别舒张功能不全和收缩功能不全。

(4)估测肺动脉压。

(5)为评价治疗效果提供客观指标。

3.心电图检查　心电图提供既往心肌梗死、左室肥厚、广泛心肌损害及心律失常信息。有心律失常时应作24小时动态心电图记录。

4.X线胸片检查　X线胸片可提供心脏增大、肺淤血、肺水肿及原有肺部疾病的信息。

5.核素心室造影及核素心肌灌注显像检查　前者可准确测定左室容量、LVEF及室壁运动;后者可诊断心肌缺血和心肌梗死,对鉴别扩张型或缺血性心肌病有一定帮助。

6.其他检查　冠状动脉造影适用于缺血性心肌病的病因诊断;心内膜心肌活检适用于心肌疾病的病因诊断;心导管检查不作为心衰的常规检查。

【诊断标准】

(一)诊断

心衰的主要诊断依据是:①心衰的典型症状:休息或活动时呼吸困难、劳累、踝部水肿;②心衰的典型体征:心动过速、呼吸急促、肺部啰音、颈静脉充盈、周围性水肿、肝大;③静息时心脏结构和功能的客观证据;④心脏扩大、超声检查心功能异常、血浆脑钠肽升高。临床诊断应包括心脏病的病因、病理、心律及心功能分级等诊断。

1.心功能的评估

(1)美国纽约心脏病协会(NYHA)心功能分级:Ⅰ级:日常生活无心衰症状;Ⅱ级:日常活动出现心衰症状(呼吸困难、乏力);Ⅲ级:低于日常活动出现心衰症状;Ⅳ级:在休息时亦出现心衰症状。NYHA心功能分级使用最广,但与反映左心室收缩功能的LVEF并非完全一致。

(2)6 分钟步行试验:用于评定慢性心衰患者的运动耐力和预测患者预后。要求患者在平直走廊里尽可能快地行走,测定 6 分钟步行距离。根据研究设定的标准:6 分钟步行距离<150m 为重度心衰,150～450m 为中度心衰,>450m 为轻度心衰,可作为参考。但是行走距离的变化可能与病情变化并不平行。

(3)液体潴留的判断:液体潴留(隐形水肿)对决定利尿剂治疗十分重要,短时间内体重增加是液体潴留的可靠指标,每次随诊应记录体重。最可靠的容量超载体征是颈静脉怒张,肺部啰音只反映心衰进展迅速而不能说明容量超载的程度。

2.心衰的临床分类　心衰可分为:新发心衰,即首次出现具有明显病因的心衰,急性或慢性起病;暂时性心衰,指再发的、间断性的心衰发病;慢性心衰,指持续的、稳定的、进行性加重的、失代偿的心衰。

根据心脏功能特征,心衰可分为:收缩性心衰(或射血分数降低的心衰),临床特点源于心排出量不足,收缩末期容积增大、射血分数(EF)降低和心脏扩张;舒张性心衰(或射血分数正常的心衰),因心室顺应性下降导致左室舒张末期压增高而发生心衰,代表收缩功能的射血分数正常,临床描述为射血分数正常的心衰;收缩性心衰和舒张性心衰可以并存。

(二)鉴别诊断

1.左心衰的鉴别诊断　左心衰以呼吸困难为主要表现,应与肺部疾病引起的呼吸困难相鉴别。慢性阻塞性肺病发生呼吸困难通常有咳嗽、咳痰症状,肺部湿性啰音部位固定,可伴哮鸣音,咳痰后喘息减轻;急性心源性哮喘患者通常要端坐呼吸、咳粉红色泡沫痰、肺底部布满水泡音,既往有心脏病史也有助于鉴别。支气管哮喘以两肺哮鸣音为主,可有少许湿性啰音;而心源性哮喘出现哮鸣音是由于严重心衰伴发的支气管痉挛,患者同时合并有出汗、面色青灰、濒死等征象,端坐位不能减轻呼吸困难症状。床边检测血浆脑钠肽显著升高有助于鉴别诊断。

2.右心衰鉴别诊断　右心衰和(或)全心衰引起外周水肿、肝大、腹水和胸水,应与急性心包炎或慢性缩窄性心包炎、肾源性水肿、门脉性肝硬化引起的水肿相鉴别。肾源性水肿和门静脉性肝硬化并非静脉压升高,通常没有颈静脉怒张或肝-颈静脉回流征的表现,既往病史和辅助检查有助于鉴别。急性心包炎或慢性缩窄性心包炎与右心衰的外周水肿鉴别时,前者心影扩大呈烧瓶形,心界范围随体位变化,超声诊断容易鉴别;后者心影通常不大,超声检查心包增厚、右心室不扩大有助于鉴别。甲状腺功能减退可伴有水肿,呈非凹陷性,有水肿者在鉴别诊断时甲状腺功能检查也是必要的。老年人单纯下肢水肿需要注意下肢深静脉瓣疾病,平卧时没有颈静脉怒张,需要超声检查下肢静脉。

【治疗原则】

心衰的治疗目标是降低发病率和死亡率,改善患者的预后。心衰的治疗策略包括:短期应用改善血流动力学药物治疗,改善心衰症状;长期应用延缓心室重构药物治疗,改善衰竭心脏的生物学功能:提高生活质量、减少住院和降低死亡率。

心衰的治疗原则包括:病因治疗,去除心衰的基本病因和诱因;调整代偿机制,降低神经-体液-细胞因子活性,防止和延缓心室重构;缓解症状,改善患者的心功能状态。

(一)病因治疗

1.基本病因治疗　冠心病通过经皮冠状动脉介入治疗或冠状动脉旁路移植术改善心肌缺

血；心脏瓣膜病行瓣膜置换手术；先天性心血管畸形行矫正手术；治疗心肌炎和心肌病，治疗高血压及其靶器官损伤、控制糖尿病和血脂异常等。

2.去除心衰诱因　针对常见心衰诱因如感染、心律失常、肺梗死、贫血和电解质紊乱的治疗。

（二）一般治疗

1.监测体重　在3天内体重突然增加2kg以上，要考虑患者有液体潴留，应调整利尿剂的应用。

2.调整生活方式　主要包括：①限钠：轻度心衰患者钠摄入控制在2～3g次/天（钠1g相当于氯化钠2.5g），中、重度心衰患者钠摄入＜2g次/天；应用强利尿剂患者限钠不必过严，避免产生低钠血症；②限水：总液体摄入量每天1.5～2.01为宜，重度心衰患者合并低钠血症（血钠＜130mmol/L）应严格限制水摄入量；③营养和饮食：宜低脂饮食，肥胖患者应减轻体重，戒烟戒酒；严重心衰伴明显消瘦（心脏恶病质）者，应给予营养支持，包括给予血清蛋白；④休息和适度运动：失代偿期需卧床休息，多做被动运动，预防深部静脉血栓形成；稳定的慢性心衰患者可每天多次步行，每次5～10分钟，并逐步延长步行时间；⑤氧气治疗：慢性心衰无氧疗指征，无肺水肿的心衰患者，给氧可导致血流动力学恶化；氧气用于治疗急性心衰。

（三）药物治疗

1.改善血流动力学的治疗

(1)利尿剂的应用：利尿剂通过抑制肾小球特定部位的钠或氯的重吸收，遏制心衰时钠潴留，减少静脉回流和降低前负荷，从而减轻肺淤血、腹水、外周水肿和体重，提高运动耐量。利尿剂是控制心衰患者液体潴留的药物，是标准治疗的必要的组成部分。

利尿剂的合理使用如下。

①有液体潴留的心衰患者均应给予利尿剂，且应早期应用；无液体潴留的心衰患者，不需要应用利尿剂。通常轻、中度心衰可选噻嗪类利尿剂；重度心衰选用袢利尿剂；急性心衰或肺水肿，首选袢利尿剂静脉注射，伴发心源性休克时不宜使用。使用方法：通常从小剂量开始，如每天口服氢氯噻嗪25mg、呋塞米20mg或托拉塞米10mg，逐渐增加剂量直至尿量增加，体重每天减轻0.5～1.0kg，呋塞米的剂量与效应呈线性关系。

②应用利尿剂过程中应注意纠正水、电解质紊乱，应用利尿剂有效者应同时补钾，尿量过多时不要限制饮食钠盐，特别注意纠正低钾、低镁和低钠血症。利尿剂应间断使用，液体潴留纠正后可短期停用利尿剂，可以避免利尿剂抵抗和电解质紊乱。当心衰症状得到控制，应开始应用ACEI、β受体阻滞剂和醛固酮拮抗剂。

③利尿剂抵抗问题，当心衰进展恶化时常需加大利尿剂用量，最终增加剂量也无反应，即出现利尿剂抵抗。此时改变利尿剂使用方法，如呋塞米静脉注射40mg，继以持续静脉滴注（10～40mg/h）；或两种利尿剂联合使用可能改善利尿效果。

④利尿过程中应注意过度利尿造成电解质丢失，如低钾、低镁及低钠血症，也可造成神经内分泌的激活、低血压和氮质血症。

(2)洋地黄的应用：2010年中国慢性心衰指南对地高辛的推荐级别从过去的Ⅰ类降为Ⅱa类推荐，仅适用于已在应用血管紧张素转换酶抑制剂（ACEI）或血管紧张素Ⅱ受体拮抗剂

(ARB)、β受体阻滞剂和利尿剂治疗，但仍持续有症状的心衰患者。不主张早期和常规应用，亦不推荐用于NYHA心功能Ⅰ级患者。

洋地黄通过抑制衰竭心肌细胞膜 Na^{+}-K^{+}-ATP酶，使细胞内 Na^{+} 水平升高，促进 Na^{+}-Ca^{2+} 交换，提高细胞内 Ca^{2+} 水平。副交感传入神经的 Na^{+}-K^{+}-ATP酶受抑制，提高了位于左室、左房与右房入口处、主动脉弓和颈动脉窦的敏感性，抑制传入冲动的数量增加，进而使中枢神经系统下达的交感兴奋性减弱。肾脏的 Na^{+}-K^{+}-ATP酶受抑制，可减少肾小管对钠的重吸收，增加钠向远曲小管的转移、降低肾脏分泌肾素。DIG试验结果显示，地高辛对死亡率的影响为中性。

洋地黄多用于有症状的慢性收缩性心衰患者及心衰伴有快速心室率的房颤患者，不推荐应用于NYHA心功能Ⅰ级的患者。

禁用于窦房传导阻滞、Ⅱ度或高度房室传导阻滞患者和急性心肌梗死患者，与抑制窦房结或房室结功能的药物(如胺碘酮、β受体阻滞剂)合用时必须谨慎。应用方法：地高辛0.125～0.25mg次/天口服，服用后经小肠吸收，2～3小时血清浓度达高峰，4～8小时获最大效应，85%由肾脏排出，半衰期为36个小时，连续日服相同剂量经5个半衰期(约7天后)血清浓度可达稳态；控制房颤心室率，可与β受体阻滞剂联合使用，不推荐地高辛增加剂量。不良反应：主要见于大剂量使用，洋地黄中毒的临床表现包括：心律失常(期前收缩、折返性心律失常和传导阻滞)，胃肠道症状(厌食.恶心和呕吐)。神经精神症状(视觉异常、定向力障碍、昏睡及精神错乱)。这些不良反应常出现在血清地高辛浓度>2.0μg/ml时，也可见于地高辛水平较低时，特别是在低血钾、低血镁、甲状腺功能低下者。

洋地黄中毒的治疗：早期诊断立即停用洋地黄是关键；有低钾、低镁者需要补充钾盐和镁盐；快速性室性心律失常可用50～100mg利多卡因溶于葡萄糖液40ml中，缓慢静脉推注，同时纠正低钾低镁症，电复律治疗一般属禁忌；缓慢性心律失常，如果心室率不低于40次/分可以观察，心率过缓可用阿托品0.5～1mg静脉注射，伴发血流动力学障碍者可安置临时起搏器。胃肠道症状和神经精神症状随着洋地黄排泄可以逐渐消失。

(3)正性肌力药物的静脉应用：经静脉使用的正性肌力药物有两类，即环腺苷酸依赖性正性肌力药β肾上腺素如多巴胺、多巴酚丁胺和磷酸二酯酶抑制剂如米力农。

建议慢性心衰进行性加重阶段、难治性终末心衰患者、心脏手术后心肌抑制所致急性心衰患者，可以短期应用正性肌力药物，以缓解心衰危重状态，临床试验证明正性肌力药物长期应用增加心衰死亡率。

常用剂量为：多巴酚丁胺100～250μg/min，多巴胺250～500μg/min，米力农负荷量为2.5～3mg，继以20～40μg/min，给予静脉滴注，疗程3～5天。

(4)血管扩张剂的应用：硝酸酯类常被合用，以缓解心绞痛或呼吸困难的症状。A-HeFt试验报道，硝酸酯类和肼屈嗪两者合并对非洲裔美国人有益，但不适用于中国应用。由于ACEI类药物具有良好的扩血管作用，单纯应用血管扩张剂治疗心衰临床意义不大。

2.延缓心室重构的治疗　初始心肌损害之后，室壁应激、神经体液、细胞因子和氧化应激等刺激因子参与心室重构的发生与发展。临床试验证明，神经内分泌拮抗剂能够降低心衰患者的死亡率。这些药物不仅抑制神经内分泌活性，还能够调节细胞因子和氧化应激活性，改善

衰竭心脏的生物学功能，从而延缓心室重构。因此，延缓心室重构是慢性心衰长期治疗的基本方法。

(1)血管紧张素转换酶抑制剂(ACEI)：ACEI 能够缓解慢性心衰症状，降低患者死亡率。ACEI 已经在 39 个安慰剂对照临床试验的 8308 例心衰患者中评估，使死亡风险下降 24%。亚组分析表明，ACEI 能延缓心室重构、防止心室扩大、降低神经体液和细胞因子水平，从而奠定了 ACEI 作为治疗心衰的基石。主要机制：抑制 RAAS、降低循环和组织的 AngⅡ水平、阻断 Ang1-7 的降低、发挥扩张血管和抗增生作用；作用于激肽酶的降解、提高缓激肽水平，通过缓激肽-前列腺素-一氧化氮通路而发挥有益作用。

所有慢性收缩性心衰患者，只要没有禁忌证或不能耐受，均需终身应用 ACEI。且治疗应尽早使用，从小剂量开始，逐渐增加至最大耐受量。

ACEI 曾引起血管性水肿导致喉头水肿、无尿性肾衰竭，妊娠妇女绝对禁用；双侧肾动脉狭窄，血肌酐显著升高[>265.2μmol/L(3mg 次/天)]，高钾血症(>5.5mmol/L)，有症状性低血压(<90mmHg)，左室流出道梗阻的患者如主动脉瓣狭窄、梗阻性肥厚型心肌病者应慎用。

不良反应：①与 AngⅡ抑制有关的不良反应包括低血压、肾功能恶化和钾潴留；②与缓激肽积聚有关的不良反应，如血管性水肿。

(2)β受体阻滞剂：人体衰竭心脏去甲肾上腺素已足以产生心肌细胞损伤，慢性肾上腺素能系统激活介导心肌重构，β_1 受体信号转导的致病性明显大于 β_2、α_1 受体，这就是应用β受体阻滞剂治疗慢性心衰的理论基础。治疗初期β受体阻滞剂具有负性肌力作用，长期应用β受体阻滞剂具有改善内源性心肌功能的“生物学效应”。多个安慰剂对照随机试验 2 万例心衰患者应用β受体阻滞剂，结果一致显示长期治疗能降低死亡率和心衰住院率，降低猝死率 41%～44%。应用 ACEI 的临床试验死亡风险下降 24%，而 ACEI 联用β受体阻滞剂使死亡风险下降 34%。临床应用从小剂量开始缓慢递增剂量，基本避免了β受体阻滞剂的负性肌力作用。

所有慢性收缩性心衰 NYHA 心功能Ⅱ、Ⅲ级且病情稳定患者应尽早应β受体阻滞剂，需终身使用，有禁忌证或不能耐受者除外；NYHA 心功能Ⅳ级心衰患者需待病情稳定后，在严密监护下应用。禁忌证：支气管痉挛性疾病、心动过缓(心率<60 次/分)、Ⅱ度及Ⅱ度以上房室传导阻滞(已安装起搏器者除外)；心衰患者有明显液体潴留时，应先利尿达到干体重后再开始应用。应用方法：起始治疗前患者需无明显液体潴留；必须从小剂量开始，琥珀酸美托洛尔 12.5mg 次/天、酒石酸美托洛尔 6.25mg 每天 2 次、比索洛尔1.25mg 次/天、卡维地洛 3.125mg 每天 2 次，每 2～4 周剂量加倍，清晨静息心率 55～60 次/分即为β受体阻滞剂达到目标剂量或最大耐受量的指征；目标剂量为琥珀酸美托洛尔 200mg 每天 1 次、酒石酸美托洛尔 100mg 每天 2 次、比索洛尔 10mg 每天 1 次、卡维地洛 25mg 每天 2 次。不良反应的监测：低血压：一般在首剂或加量 24～48 小时内发生，首先停用不必要的扩血管剂；液体潴留：起始治疗前应确认患者已达到干体重状态，3 天体重增加>2kg 者应加大利尿剂用量；心衰恶化：可将β受体阻滞剂暂时减量或逐渐停用，每 2～4 天减一次量，2 周内减完，应避免突然撤药，病情稳定后需继续应用β受体阻滞剂，否则将增加死亡率；心动过缓：如心率<55 次/分或伴有眩晕等症状，应将β受体阻滞剂减量；房室传导阻滞：出现Ⅱ度、Ⅲ度房室传导阻滞者，应当停用β受体阻

滞剂。

(3)醛固酮受体拮抗剂:醛固酮受体拮抗剂的作用:醛固酮在心肌细胞外基质重塑中起重要作用,人体衰竭心脏中心室醛固酮生成及活性增加,且与心衰严重程度成正比。心衰患者长期应用ACEI,常出现"醛固酮逃逸现象",即循环醛固酮水平不能保持持续的降低。因此,在ACEI基础上加用醛固酮受体拮抗剂,进一步抑制醛固酮的有害作用。RALES和EPHESUS试验证明,醛固酮受体拮抗剂螺内酯和依普利酮治疗心衰患者,能够降低全因死亡率、心源性猝死和心衰住院率。

临床应用:适用于中、重度心衰,NYHA Ⅲ、Ⅳ级患者;急性心肌梗死后并发心衰,且LVEF<40%的患者亦可应用。禁忌证和慎用:高钾血症和肾功能异常列为禁忌,有发生这两种状况潜在危险的应慎用。应用方法:螺内酯起始剂量10mg次/天,最大剂量20mg次/天,依普利酮国外推荐起始剂量为25mg次/天,逐渐加量至50mg次/天。不良反应及注意事项:高钾血症:开始治疗后3天和1周要监测血钾和肾功能,前3个月每月监测1次,以后每3个月1次,如血钾>5.5mmol/L,即应停用或减量;一般停止使用补钾制剂,除非有明确的低钾血症。男性乳房增生:为可逆性,停药后消失。

(4)血管紧张素受体阻滞剂(ARB):ARB阻断经ACE和非ACE途径产生的AngⅡ与AngⅡ受体Ⅰ型(AT1)结合,临床试验证明ARB治疗心衰其效应与ACEI作用基本相当。目前,心衰仍以ACEI为首选。ARB用于不能耐受ACEI患者,ARB应用注意事项和ACEI相同,小剂量起用,在患者耐受的基础上逐步将剂量增至推荐的最大剂量(表5-1)。

表5-1　治疗慢性心衰常用RAAS抑制剂和β受体阻滞剂参考剂量

	起始剂量	目标剂量
血管紧张素转换酶抑制剂		
卡托普利	6.25mg,tid	50mg,tid
依那普利	2.5mg,bid	10～20mg,bid
培哚普利	2mg次/天	4～8mg次/天
福辛普利	5～10mg次/天	40mg次/天
赖诺普利	2.5～5mg次/天	30～35mg/d
喹那普利	5mg,bid	20mg,bid
雷米普利	2.5mg次/天	5mg,bid或10mg次/天
西拉普利	0.5mg次/天	1～2.5mg次/天
贝那普利	2.5mg次/天	5～10mg,bid
β受体阻滞剂		
琥珀酸美托洛尔(缓释片)	12.5mg次/天	200mg次/天
酒石酸美托洛尔片	6.25mg,bid	100mg,bid
比索洛尔	1.25mg次/天	10mg次/天
卡维地洛	3.125mg,bid	25mg,bid

续表

	起始剂量	目标剂量
醛固酮受体拮抗剂		
螺内酯	10mg 次/天	20mg 次/天
依普利酮	25mg 次/天	50mg 次/天
血管紧张素受体阻滞剂		
坎地沙坦	4～8mg 次/天	32mg 次/天
缬沙坦	20～40mg 次/天	160mg,bid
氯沙坦	25～50mg 次/天	50～100mg 次/天
厄贝沙坦	150mg 次/天	300mg 次/天
替米沙坦	40mg 次/天	80mg 次/天
奥美沙坦	10～20mg 次/天	20～40mg 次/天

3.抗凝和抗血小板治疗　心衰时由于扩大且低动力的心腔内血液淤滞、局部室壁运动异常,以及促凝因子活性升高,有血栓栓塞事件发生风险,其发生率约为每年 1%～3%。心衰时建议使用抗凝和抗血小板药物治疗:心衰伴有冠心病、糖尿病和脑卒中,有二级预防适应证的患者,必须应用阿司匹林 75～150mg 次/天;抗凝治疗:心衰伴有房颤患者应长期应用华法林,并调整剂量使国际标准化比率在 2～2.5 之间;窦性心律患者不推荐常规抗凝治疗,但明确有心室腔内血栓患者,应行抗凝治疗。

(四)非药物治疗

1.心脏再同步化治疗(CRT)　心衰患者的左右心室及左心室内收缩不同步时,可致心室充盈减少、左室收缩力或压力的上升速度降低、时间延长、加重二尖瓣反流及室壁逆向运动,使心室排血效率下降。房室不同步表现为心电图中 P-R 间期延长,使左室充盈减少,左右心室间不同步表现为左束支传导阻滞,使右室收缩早于左室;室内传导阻滞在心电图表现为 QRS 时限延长(＞120ms)。CRT 治疗可恢复正常的左、右心室及心室内的同步激动,减轻二尖瓣反流,从而增加心排出量。临床试验证明:心功能Ⅰ～Ⅳ级心衰伴心室不同步患者加用 CRT 比单纯采用优化内科治疗能显著改善生活质量和运动耐量、减低住院率和总死亡率。

2010 年欧洲心脏病学会指南指出 CRT 的适应证:NYHAⅢ/Ⅳ级,LVEF≤0.35,QRS≥120ms,正在接受最佳药物治疗的窦性心律患者(Ⅰ/A);NYHAⅡ级,LVEF≤0.35,QRS≥150ms,正在接受最佳药物治疗的窦性心律患者(Ⅰ/A);NYHAⅢ/Ⅳ级,LVEF≤0.35,QRS≥120ms,具有传统起搏器植入适应证的心衰患者(Ⅰ/B);NYHAⅢ/Ⅳ级的永久心房颤动患者 LVEF≤0.35,QRS≥130ms,房室结消融后以保证起搏器夺获(Ⅱa/B)。

2.心脏移植　心脏移植可作为终末期心衰的一种治疗方法,主要适应于无其他可选择治疗方法的重度心衰患者。除了受供体心脏短缺外,心脏移植的主要问题是移植排斥,这是术后 1 年死亡的主要原因,长期预后主要受免疫抑制剂并发症影响。近年研究结果显示,联合应用 3 种免疫抑制剂治疗,术后患者 5 年存活率显著提高,可达 70%～80%。

（五）心衰伴随疾病的治疗

1.心衰伴有高血压　在心衰常规药物治疗基础上，血压仍然不能控制者，可加用钙通道阻滞剂如氨氯地平、非洛地平缓释片。

2.心衰伴有糖尿病和血脂异常　β受体阻滞剂可以使用，尽管认为它对糖脂代谢有一定影响，但它对心衰患者全面保护的临床获益远远大于负面效应，心衰严重患者血胆固醇水平通常偏低，因心衰时肝脏合成能力已经降低。

3.心衰伴有冠心病　心绞痛患者应选择硝酸盐和β受体阻滞剂，可以加用改善心肌能量代谢药物如曲美他嗪。心肌梗死患者应用ACEI、β受体阻滞剂和醛固酮拮抗剂可以降低死亡风险。心力衰竭患者进行血运重建术，对于心衰患者预后没有改善的证据。

4.心衰伴有心律失常　无症状的室性心律失常不主张用抗心律失常药物治疗。心衰伴有室上性心律失常的基本治疗是控制心室率和预防血栓事件。室性心律失常可用β受体阻滞剂长期治疗，可以降低心衰猝死和心衰病死率。反复发作致命性室性心律失常可用胺碘酮，有猝死、心室颤动风险的心衰患者建议植入心脏转复除颤器。

5.心衰伴有肾功能不全　动脉粥样硬化性疾病伴心衰患者容易合并肾功能损害，肾功能不全患者应慎用ACEI，血肌酐＞5mg/ml（442μmol/L）时应做血液透析。

【预防和预后】

早期控制心衰危险因素，可以预防心衰；积极治疗基础心脏病，可以延缓心室重构发生发展，降低慢性心衰患者的死亡率和住院率。

除药物及介入治疗外，还应注意长期康复治疗、连续监测BNP浓度及患者的自我监测与远距监测等，以提高患者运动耐量、改善心功能、降低心衰的再发生率及住院率。无运动康复治疗禁忌且病情较稳定者可进行包括心理辅导及教育在内的运动康复治疗。

常规监测指标包括：

（1）所有慢性心衰患者均需行心功能的临床评估，监测血流动力学、心率、认知及营养状态、药物回顾、血清尿素氮、电解质、肌酐、表皮生长因子受体等。

（2）治疗慢性心衰需根据专家的指导意见，故建议心衰患者住院治疗，患者临床症状稳定、治疗方案优化后出院。

（李学美）

第三节　心律失常的护理

一、窦性心律失常

（一）窦性心动过速

正常情况下心脏的冲动起源于窦房结，此时所产生的心律称为窦性心律。正常窦性频率为60～100次/分，心电图上P波在Ⅰ、Ⅱ、aVF、V_4～V_6导联直立，aVR导联倒置，P-R间期

0.12～0.20 秒。窦性频率＞100 次/分称为窦性心动过速，简称窦速。常见原因有：某些生理情况如运动、活动、饮酒、喝茶；病理情况如发热、贫血、甲亢、心力衰竭等；某些药物如β受体兴奋剂（异丙肾上腺素）和 M 受体拮抗剂（阿托品）等。

【诊断标准】

1.临床表现　可有心悸、乏力等不适，严重时可诱发心绞痛及心力衰竭。体检发现心率增快，大于 100 次/分。

2.辅助检查　心电图为窦性心律，频率＞100 次/分。

3.鉴别诊断　当心率大于 150 次/分时需要与阵发性室上性心动过速鉴别。

【治疗原则】

1.以病因治疗和祛除诱因为主。

2.必要时可应用β受体阻滞剂、维拉帕米/地尔硫卓或镇静剂。

（二）窦性心动过缓

窦性心律，其频率＜60 次/分称为窦性心动过缓，简称窦缓。常见原因有：某些生理情况如运动员、睡眠时；病理情况如病态窦房结综合征、甲减、高颅压等；药物如β受体阻滞剂、维拉帕米/地尔硫卓、洋地黄等。

【诊断标准】

1.临床表现　生理性窦缓常无症状，病理性者除原发病症状外，尚可有心悸、头晕、乏力，甚至晕厥、心力衰竭、低血压休克。体检心率小于 60 次/分，但一般大于 40 次/分。

2.辅助检查　心电图为窦性心律，频率＜60 次/分。

3.鉴别诊断　需要与其他心动过缓如房室传导阻滞鉴别。

【治疗原则】

1.无症状者无需治疗，以病因治疗和祛除诱因为主。

2.必要时可临时应用β受体激动剂、M 受体阻滞剂，严重者需要行心脏起搏治疗。

（三）窦房传导阻滞

指窦房结发出的冲动在传导至心房的过程中发生了延缓或阻滞，简称窦房阻滞。常见原因有：冠心病、心肌炎、窦房结损伤、药物如洋地黄和奎尼丁等。

【诊断标准】

1.临床表现　可有心悸、头晕、乏力，重者可晕厥。

2.辅助检查　体表心电图不能显示Ⅰ度和Ⅲ度窦房阻滞。Ⅱ度窦房阻滞：①莫氏Ⅰ型：P-P 间期渐短，直至出现一长 P-P 间期，长 P-P 间期短于 2 个基本 P-P 间期；②莫氏Ⅱ型：长 P-P 间期为基本 P-P 间期的整数倍，P-R 间期固定。

3.鉴别诊断　与窦性停搏和Ⅱ度房室传导阻滞鉴别。

【治疗原则】

参见病态窦房结综合征。

（四）窦性停搏

指窦房结在一定时间内停止发放冲动，又称窦性静止。常见原因有：冠心病、窦房结病变、洋地黄和β受体阻滞剂等抗快速心律失常药物。

【诊断标准】

1.临床表现　取决于窦性停搏时限的长短，可有心悸、头晕、乏力，重者可有黑矇、晕厥。

2.辅助检查　长间期内无P波发生，长的P-P间期与基本的窦性P-P间期无倍数关系。窦性停搏后常出现逸搏或逸搏心律。

3.鉴别诊断　与Ⅱ度窦房阻滞鉴别。

【治疗原则】

参见病态窦房结综合征。

（五）病态窦房结综合征

指由于窦房结及周围组织病变和功能减退而引起一系列心律失常综合征，简称病窦综合征。最常见原因为窦房结退行性变，其他原因有心肌病、代谢性疾病、结缔组织病、冠心病等。

【诊断标准】

1.临床表现　轻者可有心悸、头晕、乏力，重者可有黑矇、晕厥、心功能不全。

2.辅助检查　(1)常规心电图：①持续而显著的窦性心动过缓（＜50次/分）；②窦性停搏和窦房阻滞；③窦房阻滞与房室传导阻滞并存；④心动过缓-心动过速综合征（慢-快综合征）。

(2)动态心电图：除以上心电图异常外，尚有①24小时总窦性心率减少（小于5万～8万次）；②24小时窦性平均心率减慢（小于60～62次/分）；③反复出现大于2.0～2.5秒长间歇；④窦性心率不能随运动等生理需要而相应增加。

3.鉴别诊断　与房室传导阻滞鉴别。

【治疗原则】

1.无症状者不需治疗。

2.以下情况应安装心脏起搏器：①慢-快综合征用药有矛盾者；②有与心动过缓相关的严重的症状如心力衰竭、晕厥；③心电图反复出现＞3秒长间歇。

二、房性心律失常

（一）房性期前收缩

提前出现的心房激动即为房性期前收缩，又称房性早搏。其发生率随年龄的增加而增加。正常健康人在某些诱因，如疲劳、过度烟酒、喝茶及咖啡等后容易出现，各类器质性心脏病及其他系统疾病如甲状腺功能亢进、缺氧及二氧化碳潴留、电解质紊乱及酸碱平衡失调、洋地黄、抗心律失常药等也是常见原因。

【诊断标准】

1.临床表现　通常无自觉症状，亦不至于引起严重的循环障碍，频发早搏可有明显心悸。心脏听诊可听到心搏提早出现，早搏的脉搏微弱或者摸不到。

2.辅助检查　常规心电图：①提前出现异常形态的P'波，与窦性P波形态不同；②P'-R间期大于0.12秒，P'波后QRS可正常或畸形（室内差传），亦可P'波后无QRS波（房早未下传）；③多有不完全代偿间歇（期前收缩前后两个窦性P波的间距小于正常P-P间距的两倍）。

【治疗原则】

1.无器质性心脏病且无症状者不必治疗,症状明显者可用镇静药、β受体阻滞剂等。

2.伴器质性心脏病者,以病因治疗和去除诱因为主,不主张长期使用抗心律失常药物。

3.对房早可诱发室上性心动过速或房颤者,可选用β受体阻滞剂、普罗帕酮、维拉帕米等,但对有病窦综合征或房室传导阻滞的患者应慎重。

(二)房性心动过速

连续出现的3个或3个以上的房性期前收缩称为房性心动过速,简称房速。房速多见于器质性心肺疾病患者,如慢性阻塞性肺病、急性心梗、心瓣膜病、心肌炎、心肌病、心包疾病及先天性心脏病等;可发生于心、胸外科手术后;也见于无明确器质性心脏病者,称为特发性房速,常见于儿童及青少年。可由心肌缺血、缺氧、洋地黄中毒、代谢紊乱、酗酒等因素诱发。

【诊断标准】

1.临床表现　短阵房速大多数无明显症状,有时可有心悸。持续性房速患者可有心悸、胸痛、疲乏无力、气短,甚至晕厥等。无休止性房速可引起心动过速性心肌病,可发展为心力衰竭。

2.辅助检查

(1)心电图:①房性P'波形态与窦性不同;②心房率通常为100~200次/分;③发作开始时可有心率逐渐加速(温醒现象);④P'波之间的等电位线存在。ECG可以用来诊断房速并有助于判断是否需要治疗。也可以用Holter记录协助诊断。

(2)特殊检查:心内电生理检查,可以用来明确房速的诊断及其发生机制;确定房速的起源部位、指导导管消融治疗;并可评价房速的预后。

3.鉴别诊断　与房室交界区相关的折返性心动过速鉴别。

【治疗原则】

分为药物治疗和非药物治疗,抗心律失常药物仍是房速的主要治疗措施。

1.首先应积极治疗原发心脏病,去除诱发因素。

2.发作时宜选用静脉制剂以有效控制心室率和转复窦性心律。

①根据不同的病情选用药物,如合并心功能不全时可用洋地黄类药物,对于无明显心力衰竭者可选用β受体阻滞剂、维拉帕米或地尔硫卓、普罗帕酮等。以上药物效果欠佳者可用胺碘酮。

②伴低血压、晕厥、心衰等血流动力学障碍者,首选直流电复律。

3.反复发作的长期药物治疗,目的是减少发作的次数及发作时的心室率。可使用不良反应比较少的β受体阻滞剂、维拉帕米或地尔硫卓。如心功能正常,且无明显心肌缺血时可用普罗帕酮。对于冠心病患者,可首先使用β受体阻滞剂,无效时可用胺碘酮或索他洛尔。

4.非药物治疗,射频消融是房速的主要非药物治疗方式。对临床症状明显、药物治疗效果欠佳的持续性和无休止性房速可考虑采用射频消融治疗。

(三)心房扑动

心房扑动简称房扑,是指快速、规则的心房电活动,心房频率常为250~350次/分,其发生率约是心房颤动的1/10。阵发性房扑可发生于无器质性心脏病患者;持续性房扑见于多种疾病,如慢性阻塞性肺源性心脏病(肺心病)、心力衰竭、甲状腺功能亢进、酒精中毒、心包炎等,还可发生于心、胸外科手术后。

【诊断标准】

1.临床表现　主要取决于发作时心室率的快慢、是否合并器质性心脏病及心功能状态。如无器质性心脏病、心功能良好且心室率不快时，患者可无明显症状；反之则可出现心慌、气短、乏力、头晕甚至晕厥等症状，在器质性心脏病患者可诱发或加重心力衰竭或引起血压下降，在冠心病患者可诱发心绞痛。体检时心室率可规则或不规则。

2.辅助检查　(1)心电图：①P 波消失，代之以锯齿状扑动波(F 波)，F 波频率一般为 250～350 次/分；②扑动波之间无等电位线；③心室率不规则或规则，取决于房室传导比例是否恒定；④QRS 波形态正常或畸形(差传)。

(2)特殊检查：心内电生理检查，可以用来明确房扑的发生机制；确定房扑的起源部位、指导导管消融治疗。

3.鉴别诊断　与心房颤动鉴别。

【治疗原则】

1.药物复律　可用药物有奎尼丁、普罗帕酮、胺碘酮或索他洛尔等，用药原则同房颤。

2.同步直流电复律　适用于房扑时心室率很快，伴有血流动力学紊乱或伴胸痛、心功能不全等严重症状时。

3.控制心室率及预防发作　如无复律指征或复律失败，治疗的主要目的是控制心室率。常用的药物有洋地黄类药物、维拉帕米及 β 受体阻滞剂等。对于伴有心功能不全的房扑患者，应口服地高辛控制心室率，有时房扑可能转为房颤，并在房颤时减慢其心室率。对于无心功能不全的房扑患者，可首选维拉帕米静脉给药或口服。

4.房扑的抗凝治疗　对于持续房扑合并心房增大或心功能不全的患者，应予以华法林抗凝治疗；而对其他持续性房扑者，应作食道超声检查，如有心房内血栓，也应使用华法林抗凝治疗。房扑持续时间超过 48 小时的患者，在采用任何方式的复律之前均应抗凝治疗。

5.介入性治疗　即房扑的射频消融，尤其是峡部依赖的房扑，应首选射频消融，成功率约 90%。

(四)心房颤动

心房颤动简称房颤，是临床最常见的持续性心律失常。常见于器质性心脏病如冠心病、心力衰竭、先心病、肺心病等，尤其左心房明显扩大者；在非器质性心脏病也可发生，如甲状腺功能亢进症、酒精及洋地黄中毒等；另有少数房颤找不到明确病因，称为孤立性(或特发性)房颤。房颤的发生率随年龄增大而增加，40 岁为 0.3%，60～80 岁 5%～9%，80 岁以上老年人约 10%。房颤对临床的主要危害是增加血栓栓塞的危险，房颤患者与非房颤患者比较，脑卒中的发生率增加 5 倍，病死率增加 2 倍。

【诊断标准】

1.临床表现　常有心悸、胸闷、乏力或气短等症状。无器质性心脏病患者，如心室率不快可无明显症状。但若房颤发生在有器质性心脏病患者，尤其是心室率快而心功能差者，可使心排量明显降低、冠状动脉及脑部血供减少，导致急性心力衰竭、休克、晕厥或心绞痛发作。重要的是房颤易引起心房内血栓形成，若血栓脱落可引起体循环动脉栓塞，临床上以脑栓塞最常见,常导致死亡及病残。体检时特征性的发现为第一心音强弱不一、心律绝对不整及脉搏短绌。

2.辅助检查　心电图:①P 波消失,代之以小而不规则的 f 波;②f 波频率 350～600 次/分;③心室率绝对不规则;④QRS 波形态正常或畸形(差传)。

3.鉴别诊断　与心房扑动鉴别。

【治疗原则】

1.去除病因　如风湿性心脏病二尖瓣狭窄行球囊扩张、治疗甲状腺功能亢进等。

2.转复及维持窦性心律　(1)电复律:当房颤导致血流动力学障碍,如急性心力衰竭、低血压、心绞痛恶化、心室率过快时应立即电复律。

(2)药物复律:常用 Ia、Ic 及Ⅲ类抗心律失常药物转复并预防复发。①Ia 类药物:近年来已很少应用。②Ic 类药物:如普罗帕酮,但冠心病,尤其是心肌梗死及心力衰竭患者不适合用此类药物。③Ⅲ类药物:主要有胺碘酮及索他洛尔,胺碘酮对有器质性心脏病者来说是安全的。

3.控制心室率　对于血流动力学稳定、病程较长的慢性房颤、左心房明显扩大或基础病因难去除者,应首选控制心室率治疗。心室率控制的目标一般认为休息时在 60～80 次/分,日常中等体力活动在 90～115 次/分。常用药物包括洋地黄类、β 受体阻滞剂及钙拮抗剂。

4.抗凝治疗　房颤最严重、危害最大的并发症是血栓栓塞并发症,是房颤致死及致残的最主要原因之一,是房颤治疗的主要目标。高龄(大于或等于 75 岁)、合并高血压、糖尿病、既往有过血栓栓塞或一过性脑缺血史及心衰患者,需要抗凝治疗。目前常用华法林,一般 3～6mg/d,口服,3 天后抗凝水平达到稳定,根据 INR 值调整剂量,使 INR 维持在 2.0～3.0 之间。对于无上述危险因素的慢性或阵发性房颤者可用阿司匹林 325mg/d。有以上危险因素,但不适应抗凝药物或顺应性差或具有一定出血倾向者也可用阿司匹林。华法林与阿司匹林合用并无必要,且可增加出血等副作用。

5.安装起搏器　对于房颤时或房颤转为窦性心律时出现明显心跳长间歇患者,或结合患者有明显心悸、头晕、乏力、胸闷甚至晕厥等症状时,则应安装永久心脏起搏器治疗。

三、房室交界区性心律失常

(一)房室交界区性期前收缩

指起源于房室交界区的异位起搏点的期前收缩,又称房室交界区早搏,病因与房性期前收缩类似,其发生频率比室性早搏和房性早搏都低。

【诊断标准】

1.临床表现　通常不引起自觉症状,偶可感心悸。

2.心电图

(1)提前出现的 QRS-T 波,其前面无窦性 P 波。

(2)逆行 P'波(Ⅱ、Ⅲ、aVF 导联倒置,aVR 导联直立)可位于 QRS 波之前(P'-R 间期＜0.12 秒)、之中或之后(R-P'间期＜0.20 秒)。

(3)QRS 波形可正常或变形。

(4)多数情况下为完全性代偿间歇。

3.鉴别诊断　与房性期前收缩鉴别。

【治疗原则】

治疗病因和去除诱因，无需抗心律失常药物。

(二)房室交界区性逸搏与心律

室上性激动在一定时间内不能下传到心室时，交界区起搏点便被动的发放1～2次激动，形成房室交界区逸搏，交界区逸搏连续出现3次或3次以上，称为房室交界区逸搏心律。

【诊断标准】

1.临床表现　取决于原发病的临床表现，如病窦综合征、房室传导阻滞。

2.心电图　(1)延迟出现的QRS波群形态为室上性。

(2)逆行P'波(Ⅱ、Ⅲ、aVF导联倒置，aVR导联直立)可位于QRS波之前(P'-R间期＜0.12秒)、之中或之后(R-P'间期＜0.20秒)。

(3)逸搏周期1.0～1.5秒，交界性逸搏心律的心室率为40～60次/分，通常节律整齐。

3.鉴别诊断　房室交界区性逸搏应与房室交界区期前收缩鉴别，房室交界区性逸搏心律应与窦性心动过缓和室性逸搏鉴别。

【治疗原则】

取决于病因和基本心律。

1.由于迷走神经张力增高一过性窦性心动过缓引起的交界区逸搏及逸搏心律无重要的临床意义。

2.药物引起者停用相关药物。

3.持续的交界区逸搏心律提示有器质性心脏病，如显著心动过缓者应安装起搏器。

(三)非阵发性房室交界区性心动过速

非阵发性房室交界区性心动过速又称加速的交界区逸搏心律，是常见的主动性交界区心律失常。加速的交界区逸搏心律几乎总是发生在器质性心脏病患者，常见于洋地黄中毒，也可见于急性心肌梗死、心肌炎、心肌病、慢性肺源性心脏病，尤其合并感染、缺氧、低血钾等情况。

【诊断标准】

1.临床表现　血流动力学无明显变化，多为暂时性，也不会引起心房颤动或心室颤动，属良性心律失常。

2.辅助检查　心电图：①QRS波群形态正常，其前面无窦性P波；②逆行P'波(Ⅱ、Ⅲ、aVF导联倒置，aVR导联直立)可位于QRS波之前(P'-R间期＜0.12秒)、之中或之后(R-P'间期＜0.20秒)；③心室率60～100次/分，通常节律整齐；④与窦性心律并存时可出现干扰性或阻滞性房室脱节。

3.鉴别诊断　与房室交界区性逸搏心律鉴别。

【治疗原则】

治疗主要针对原发疾病，洋地黄中毒者停用洋地黄，纠正缺氧、低血钾等临床情况。

（四）与房室交界区相关的折返性心动过速

当异位兴奋灶自律性进一步增高或连续的折返激动时，突然发生连续 3 个或 3 个以上的期前收缩，称为阵发性心动过速，按激动的起源部位可分为室上性和室性阵发性心动过速。室上性阵发性心动过速 90％以上为房室结折返性心动过速和房室折返性心动过速，因为此两种心动过速的折返环依赖于房室交界区的参与，故又称房室交界区相关的折返性心动过速。

【诊断标准】

1.临床表现　多见于无器质性心脏病者，也可见于各种心脏病、甲亢、洋地黄中毒等患者。可因情绪激动、疲劳、突然用力、寒冷等刺激诱发，但亦可无明显诱因而突然发病。本病呈阵发性发作，突发突止。发作时有心悸、焦虑、乏力，但在原有器质性心脏病者可诱发心绞痛、心功能不全、晕厥或休克。

2.辅助检查

(1)心电图：①突发突止；②发作时心室率 150～250 次/分，节律整齐；③QRS波形态多正常，少数情况下也可宽大畸形；④无窦性 P 波，可见或不可见到逆行的 P'波。

(2)心内电生理检查：可以用来明确室上性心动过速的发生机制，指导导管消融治疗，并可评价室上性心动过速的预后。

3.鉴别诊断　与房性心动过速相鉴别；如为房室旁路前传或伴束支传导阻滞时 QRS 波可增宽，此时应与室性心动过速鉴别。

【治疗原则】

1.发作时护理　发作时立即休息，刺激迷走神经的方法如按摩一侧颈动脉窦、用力屏气等常能迅速终止发作。

2.抗心律失常药物治疗　Ⅰ～Ⅳ类抗心律失常药物均可选用，常用药物有腺苷或 ATP、异搏定、心律平、β受体阻滞剂等。

3.食管起搏　如药物治疗无效或在射频消融术前停用抗心律失常药后发作室上性心动过速，可以用食管起搏的方法来终止。

4.电复律　对伴有严重血流动力学障碍(如晕厥等)者应立即电复律，对于药物或其他方法治疗无效者也可以使用电复律。

5.射频消融术　目前是阵发性室上性心动过速的首选治疗方法。绝大部分阵发性室上性心动过速患者可以通过射频消融术得到根治。

（五）预激综合征

指室上性激动在下传过程中，通过旁路预先激动部分心室的综合征，又称 W-P-W 综合征。该病多见于无其他心脏异常者，少数人伴有器质性心脏病。

【诊断标准】

1.临床表现　单纯预激不引起症状和体征。但该病常可伴发多种心律失常，其中以合并房室折返性心动过速最为常见；预激合并房颤或房扑时，房颤或房扑波沿旁路下传可引起极快的心室率，可引起低血压、晕厥甚至室颤。

2.辅助检查　心电图：①P-R 间期＜0.12 秒；②QRS 波起始部位粗钝波(delta 波)，终末部分正常；③继发性 ST-T 改变；④部分旁路无前传功能，仅有逆传功能，此时 P-R 间期正常，

QRS 波起始部无 delta 波，但可反复发作室上性心动过速，此类旁路称为隐匿旁路。

【治疗原则】

1.如不合并其他心律失常无需治疗。

2.合并房室折返性心动过速时可用药物复律(如维拉帕米、普罗帕酮)。

3.合并房扑或房颤时常有极快的心室率而导致血流动力学障碍，此时应立即电复律。

4.经导管射频消融旁路是最佳治疗方法，根治率大于 95%。

四、室性心律失常

(一)室性期前收缩

室性期前收缩又叫室性早搏，是心室提前除极引起的心脏搏动。室性早搏是临床最常见的一种心律失常，既见于器质性心脏病患者，亦可见于无器质性心脏病的健康人，正常人发生室性早搏的机会随年龄的增长而增加。动态心电图监测发现，在大于 25 岁的健康人群中，50%的人可检出室性早搏；大于 60 岁的健康人群中，发生率高达 100%。

【诊断标准】

1.临床表现　患者可感到心悸不适，早搏后有较长的停歇，桡动脉搏动减弱或消失。如患者已有左室功能减退，室性早搏频繁发作可引起晕厥；频发室性早搏发作持续时间过长，可引起心绞痛与低血压。心脏听诊时，室早的第一心音增强，第二心音减弱或消失，其后有一较长间歇。

2.辅助检查

(1)心电图：①提前出现的 QRS-T 波前无相关 P 波；②提前出现的 QRS 波宽大畸形，时限＞0.12 秒；③T 波方向与 QRS 主波方向相反；④常为完全性代偿间歇。也可以用 Holter 记录协助诊断，并指导治疗。

(2)特殊检查：心内电生理检查，可以用来确定室性早搏起源部位、指导射频消融治疗。

3.鉴别诊断　与房性期前收缩、交界性期前收缩及室性逸搏鉴别。

【治疗原则】

1.无器质性心脏病且无明显症状者不必使用抗心律失常药物治疗。如有明显症状应予治疗，首先是去除诱发因素，也可适当给予镇静剂；去除诱因仍然有明显症状者可首选 β 受体阻滞剂，或口服美西律或普罗帕酮。应避免使用胺碘酮等。

2.有器质性心脏病者首先应重视对原发疾病的治疗，同时要去除诱发因素，如感染、电解质及酸碱平衡失调、紧张、过度疲劳、过度烟酒、浓茶及咖啡等。药物治疗主要有 β 受体阻滞剂(多数情况下可作为起始治疗药物)和胺碘酮，急性心梗后早期使用 β 受体阻滞剂可明显减少致命性心律失常的发生率，但不主张常规预防性使用利多卡因。射频消融可用于治疗室性早搏。

3.近年来强调根据病史、室性期前收缩的复杂程度、左心室功能，并参考信号平均心电图及心率变异性等进行危险分层，心脏性猝死高危的患者要加强治疗。

（二）室性心动过速

连续3个或3个以上的室性早搏称为室性心动过速，简称室速。如果室速持续时间超过30秒或伴血流动力学障碍则称为持续性室速。器质性心脏病是室速发生的最常见原因，尤其是缺血性心脏病、心肌病、心肌炎、二尖瓣脱垂综合征、先天性心脏病等。室速也可见于其他各种原因引起的心脏损害和药物中毒、电解质紊乱，极少数患者可为无明显器质性心脏病的“正常人”，称为特发性室速，约占室速的10％。

【诊断标准】

1.临床表现　取决于发作时的心室率快慢、持续时间、心功能及伴随疾病，如室速的心室率较慢，且持续时间较短，可自行终止，则患者的症状较轻，仅感心悸，甚至完全无症状；反之可出现血压下降，头晕或晕厥，甚至可发展为心力衰竭、肺水肿或休克、心室颤动，如不及时治疗有生命危险。

2.辅助检查　（1）心电图：①发作时心室率100～250次/分；②QRS波宽大畸形，时限＞0.12秒，形态可一致（单形性室速）或不一致（多形性室速）；③P-R间期无固定关系（房室分离）；④可有室性融合波。Holter可用于捕捉短暂的室速发作。

（2）特殊检查：心内电生理检查，可以用来明确室速的诊断及发生机制、筛选抗心律失常药物及评价治疗效果、确定室速的起源部位并指导射频消融治疗，并可评价室速的预后。

3.鉴别诊断　与阵发性室上性心动过速伴束支传导阻滞或旁路前传相鉴别，此时心电图QRS波是增宽的。

【治疗原则】

1.去除诱因，治疗原发病　及时的治疗原发病（如急性心肌梗死、心力衰竭）和去除诱因（如洋地黄中毒、电解质紊乱）是成功终止室速及防止再次发作的关键。

2.电复律　因持续性室速常伴明显的血流动力学障碍，故应积极处理，患者危重及伴低血压、休克、肺水肿者应首选电转复。洋地黄中毒所致室速不宜用电复律，可用苯妥英钠、利多卡因。

3.药物治疗　血流动力学稳定的非持续性室速可首先使用药物复律并预防复发。Ⅲ类抗心律失常药物是最强的抗室性心律失常药物，以胺碘酮最为常用，该药在合并器质性心脏病及急性心肌梗死的患者中是安全的。此外β受体阻滞剂对于缺血性心脏病伴发的室性心律失常，不论室性异位性节律是否减少，均可使猝死率明显降低，尤其是对心肌梗死后的二级预防有良好的效果。

4.导管消融及外科手术治疗　导管消融治疗某些室速，尤其是特发性室速取得了良好的临床疗效，因此对于特发性室速应首选导管消融。而对器质性心脏病合并室速者导管消融成功率较低，复发率较高，目前不主张作为首选。外科治疗主要用于那些由缺血性心脏病引起的，经药物治疗无效及反复发作的持续性室速，这类患者常有心肌梗死史及室壁瘤形成，手术的目的在于切除室壁瘤及其周边组织，打断折返环路而使室速消失。

5.植入型心脏转复除颤器（ICD）　ICD在室速的治疗中具有极其重要的价值，不仅能在室速发作时立即有效地终止，对于心脏性猝死的高危人群是降低心脏性猝死率最有效的手段。

（三）尖端扭转型室性心动过速

尖端扭转型室性心动过速是一种严重的室性心律失常，属于多形性室速的一种类型，发作时的特征性表现为增宽的 QRS 波群振幅和方向每隔 3～10 个心搏转至相反方向，似乎是在围绕等电位线扭转。发作持续时间一般不长，常在十几秒内转为窦性心律或恶化为室颤，但较易复发。常见原因为先天性或后天获得性心脏病、电解质紊乱、某些 Ia 和 Ic 药物、心动过缓等致 QT 间期延长。

【诊断标准】

1.临床表现　常伴严重的血流动力学障碍，表现为反复发作的心源性晕厥或阿-斯综合征。

2.辅助检查　心电图：①发作时 QRS 波群的振幅和波峰每隔 3～10 个心搏围绕着等电位线扭转而呈周期性改变；②常见 Q-T 间期显著延长＞0.5 秒，U 波显著；③常因 R-on-T 现象或长-短周期序列而诱发。

【治疗原则】

1.去除诱因　尽快寻找和消除致 QT 间期延长的原因，如纠正电解质紊乱、停用有关药物。

2.电复律　伴明显的血流动力学障碍时应紧急电转复。

3.药物治疗　静脉使用硫酸镁；对基本心律过缓者可用阿托品及异丙肾上腺素；对先天性长 QT 综合征应用大剂量β受体阻滞剂；不宜用 Ia、Ic 及Ⅲ类等延长 QT 间期的药物。

（四）心室扑动与心室颤动

心室扑动（室扑）及心室颤动（室颤）是极为严重的心律失常，室扑是极快而规则的心室收缩；室颤是极快而不规则的、不同步的心室收缩，二者将导致心室完全丧失收缩能力，其血流动力学效应与心室停搏相同，见于多数心脏骤停及心脏性猝死的患者，也可以为各种疾病临终前的心律，极个别见于健康的“正常人”，称为特发性室颤。

【诊断标准】

1.临床表现　意识丧失、抽搐、呼吸停止、血压测不出、听诊心音消失并不能触及大动脉搏动，如不能及时有效的抢救迅即死亡。

2.辅助检查　心电图：①室扑发作时 QRS-T 波不能分辨，代之以连续快速的大幅正弦波图形，频率 200～250 次/分，常在短时间内蜕变为室颤；②室颤表现为 QRS-T 波完全消失，代之以波形、振幅与频率极不规则的细小颤动波。

【治疗原则】

1.非同步直流电复律　一旦发生应立即非同步电复律，能量选择单向波 360J，双向波 200J。同时准备好心肺复苏相关药物及仪器。电击开始时间越早，成功率越高，因此应争分夺秒。

2.保持呼吸道通畅及人工心外按压。

3.肾上腺素：是心肺复苏最重要的药物之一，可使细颤转为粗颤，从而提高电复律的成功率。

4.抗心律失常药物：利多卡因或胺碘酮静脉注射，有效后予维持量。如是洋地黄中毒引起的室颤，可用苯妥英钠静脉注射。

5.纠正酸碱平衡失调及电解质紊乱。

6.复律后应积极治疗原发病及诱发因素，如原发病不能治愈则应考虑安装植入式自动复律除颤器(ICD)。

五、心脏传导阻滞

(一)房室传导阻滞

指由于房室交界区不应期延长引起的房室间传导减慢或中断的现象，根据严重程度将房室传导阻滞分为Ⅰ、Ⅱ、Ⅲ度。房室传导阻滞大多见于病理情况，如冠心病、心肌炎、心肌病、中毒、电解质紊乱、原发性传导束退化等；Ⅰ度和Ⅱ度Ⅰ型房室传导阻滞偶尔也见于正常人，此时多与迷走神经张力增高有关。

【诊断标准】

1.临床表现　Ⅰ度房室传导阻滞常无症状；Ⅱ度房室传导阻滞可有心悸与心搏脱漏；高度和Ⅲ度房室传导阻滞的症状取决于心室率的快慢，常有心悸、乏力、心功能不全、心绞痛等，如心室率过慢可有晕厥甚至猝死。查体Ⅰ度房室传导阻滞可有第一心音减弱；Ⅱ度房室传导阻滞可有第一心音减弱及心搏脱漏；Ⅲ度房室传导阻滞患者第一心音强度经常变动，可听到大炮音(响亮的第一心音)及颈静脉巨 a 波。

2.心电图　(1)Ⅰ度房室传导阻滞：①窦性 P 波规律出现；②P-R 间期＞0.20 秒；③每个窦性 P 波后均有 ORS 波。

(2)Ⅱ度Ⅰ型房室传导阻滞：①窦性 P 波规律出现；②P-R 间期渐长，直至一个 P 波后 QRS 波脱漏；③R-R 间期渐短；④长 R-R 间期小于正常窦性 P-P 间期的两倍。

Ⅱ度Ⅱ型房室传导阻滞：①窦性 P 波规律出现；②间歇性 P 波后 QRS 波脱漏；③P-R 间期保持固定(可以正常或延长)。

(3)Ⅲ度房室传导阻滞：①P 波与 QRS 波各自有自身的节律，互不相关；②P 波频率快于 QRS 波频率，心室率缓慢；③起搏点在阻滞部位下方，QRS 可正常或畸形。

【治疗原则】

1.治疗原发疾病，去除诱因。常见导致房室传导阻滞的药物有 β 受体阻滞剂、维拉帕米、地尔硫卓、胺碘酮等。

2.Ⅰ度房室传导阻滞和Ⅱ度Ⅰ型房室传导阻滞心室率不慢者，不需治疗。

3.Ⅱ度Ⅱ型房室传导阻滞和Ⅲ度房室传导阻滞可试用β受体兴奋剂、M 受体拮抗剂。

4.Ⅱ度Ⅱ型房室传导阻滞和Ⅲ度房室传导阻滞如药物无效或症状明显、心室率缓慢者，应行心脏起搏治疗。

(二)束支传导阻滞

指希氏束分叉以下部位的传导阻滞，如心室内束支、束支分支及心肌广泛病变引起的传导阻滞，包括了右束支、左束支、左前分支和左后分支阻滞。右束支传导阻滞可见于器质性心脏病或正常人，左束支传导阻滞多见于器质性心脏病，看的患者可同时合并多支传导阻滞。

【诊断标准】

1.临床表现　本身多无明显症状，主要以原发病的临床表现为主，但严重的三分支阻滞和双侧束支阻滞可因心室停搏而出现头晕，甚至晕厥。

2.心电图是主要诊断依据　(1)右束支传导阻滞：①V_1 或 V_2 导联呈 rsR'或 M 形；②Ⅰ、V_6 导联 S 波宽深；③QRS 时限≥0.12 秒(完全性右束支传导阻滞)或<0.12 秒(不完全性右束支传导阻滞)；④继发 ST-T 改变。

(2)左束支传导阻滞：①Ⅰ、V_6 导联 R 波宽大，顶部有切迹或粗钝；②V_1、V_2 导联呈 QS 或 rS 波型，$SV_2>SV_1$；③QRS 时限≥0.12 秒(完全性左束支传导阻滞)或<0.12 秒(不完全性左束支传导阻滞)；④继发 ST-T 改变。

【治疗原则】

1.慢性束支传导阻滞如无症状，不需治疗。

2.双分支与不完全性三分支阻滞有可能进展为完全性房室传导阻滞而需要安装起搏器。

(三)室内传导阻滞

指心室内传导阻滞的部位弥漫，心电图上 QRS 时间延长，但又不完全符合左束支或右束支传导阻滞的特点。见于扩张性心肌病、心力衰竭全心扩大等。

【诊断标准】

1.临床表现　取决于原发病。

2.心电图　①QRS 时限延长≥0.12 秒；②既不符合左束支传导阻滞又不符合右束支传导阻滞。

【治疗原则】

以治疗原发病为主。

六、长 Q-T 间期综合征

长 Q-T 间期综合征是以心电图上 QT 间期延长、临床上以室性心律失常、晕厥和猝死为主要表现的一组临床综合征。特发性长 Q-T 间期综合征属遗传性离子通道疾病，是由于编码心肌细胞膜上的钠离子或钾离子通道蛋白基因突变所致，比较常见的为 LQTS1、LQTS2 和 LQTS3 型。而获得性者常有心肌缺血、电解质紊乱或药物等诱因。

【诊断标准】

1.临床表现　主要表现为恶性室性心律失常引起的反复晕厥和猝死，特发性长 Q-T 间期综合征常于 40 岁前出现症状，90%以上的发作由交感神经兴奋诱发，患者家族中常有早发心脏性猝死者。

2.辅助检查　(1)心电图主要表现为 Q-T 间期延长，Q-Tc 男性超过 440ms，女性超过 460ms 应考虑诊断。

(2)基因分型诊断可明确突变基因及所累及的离子通道。

【治疗原则】

1.对于获得性长 Q-T 间期综合征应去除引起 Q-T 间期延长的因素。

2.对于特发性长 Q-T 间期综合征，ICD 治疗是目前防止猝死发生的最有效方法。对于 LQTS1 和 LQTS2 可口服 β 受体阻滞剂，如诊断 LQTS3 则不用 β 受体阻滞剂。

七、Brugada 综合征

Brugada 综合征是一种与心脏性猝死密切相关的离子通道疾病，常染色体显性遗传，患者常无明显诱因反复发作恶性心律失常(如多形性室速)而导致晕厥，甚至因室颤而猝死，而这些患者的心脏结构和功能是正常的。

【诊断标准】

1.临床表现　男性多见，多在 30～40 岁之间发病，以反复发作的恶性心律失常、晕厥为主要表现，部分患者以猝死为首发症状。

2.辅助检查　心电图：①间歇性或持续性右束支传导阻滞；②胸前导联 V_1～V_3 导联 ST 段下斜形或马鞍形抬高。

【治疗原则】

1.ICD 是唯一能够预防 Brugada 综合征猝死的方法。

2.药物治疗能够减少室速和室颤的诱发，从而减少 ICD 的放电次数。

(李学美)

第四节　原发性高血压的护理

高血压是以动脉收缩压和(或)舒张压持续升高为主要表现的临床综合征，是最常见的心血管疾病。在未服药情况下，成年人(年龄大于 18 岁)收缩压≥18.7kPa(140mmHg)和(或)舒张压≥12kPa(90mmHg)为高血压。高血压不仅患病率高，而且是脑卒中、冠心病、心、肾功能衰竭最主要的危险因素。我国流行病学调查表明，其患病率在北方高于南方，东部地区高于西部地区，并且随年龄增长，35 岁以后增长的幅度较大，性别差异不明显。1979～1980 年增加了 50%，预计全国约有高血压患者 9000 万左右，但知晓率仅 25%，治疗率 12.5%、控制率仅 3%。

【病因】

原发性高血压的病因比较复杂，目前虽未完全明了，但流行病学研究表明与以下一些因素相关。

1.遗传因素　很可能是多遗传因子，父母均为正常血压者，其子女患高血压的概率明显低于父母均为高血压者。

2.不良的生活方式

(1)膳食不合理，高脂、高钠饮食，微量元素缺乏等。

(2)吸烟。

(3)饮酒。

(4)缺少体力劳动。

3.精神神经因素 情绪紧张、创伤与原发性高血压的发生有一定的关系。有人认为原发性高血压的基础是调节动脉压的神经装置的高级部分的神经官能症。

总之,原发性高血压的发病因素是复杂的,它可能是在一定的内环境如遗传缺陷、神经类型或内分泌特点的基础上,加以一定的外因如精神、神经因素、环境因素等,使正常血压调节机制失代偿所致。

【病理】

左室和血管的重构是高血压损害靶器官及发生并发症的重要病理基础。

1.血管 血管平滑肌细胞增生,细胞外基质成分增加。

2.心脏 左室向心性肥厚及离心性肥厚,病情进展可出现心力衰竭。

3.脑 脑小动脉硬化常见,如伴有血管痉挛或脑梗死,可造成脑软化,痉挛处血管壁可发生营养性坏死而形成微小动脉瘤,破裂则引起脑出血。

4.肾 肾细小动脉硬化,肾小球入球细动脉玻璃样变和纤维化,引起肾单位萎缩、减少,病变严重者导致肾衰竭。

【诊断要点】

1.临床表现

(1)症状:一般起病级缓慢,早期多无症状。偶尔在体检时发现血压升高,少数患者则在发生心、脑、肾等并发症后才被发现。高血压患者可有头痛、头晕、眼花、耳鸣,亦可有心前区不适、心悸等。症状与血压水平并不一定呈正相关。

(2)体征:血压升高,主动脉瓣第二心音亢进。随病情进展,可有心、脑、肾等靶器官受损的征象,如心、肾衰竭,脑血管意外等。

2.并发症 血压持续升高可有心、脑、肾等靶器官受损。

(1)心:持续高血压可致左室肥厚、扩大,最终导致充血性心力衰竭。高血压可促使冠状动脉粥样硬化的形成及发展并使心肌氧耗增加,可出现心绞痛、心肌梗死及猝死。

(2)脑:长期高血压可形成小动脉瘤,血压骤然升高可引起破裂而致脑出血。高血压也促进脑动脉粥样硬化发生,可引起短暂性脑缺血发作及脑动脉血栓形成。血压极度升高可发生高血压脑病,表现为严重头痛、恶心、呕吐及不同程度的意识障碍。

(3)肾:长期持续高血压可致进行性肾动脉硬化,可出现蛋白尿、肾功能损害。

(4)血管:除心、脑、肾血管病变外,严重高血压可促使形成主动脉夹层并破裂。

3.实验室检查

(1)血常规、尿常规、肝及肾功能、电解质、血脂、血糖、尿微蛋白量测定、葡萄糖耐量试验和血胰岛素浓度测定等。

(2)偶测血压:偶测或办公室血压的测量有严格的要求。目前采用美国心脏协会专家委员会提出并被 WHO 确认的测量方法:诊断高血压时应使用标准的血压测量工具,目前仍以符合计量标准的水银柱式血压计作为最基本、最可靠的测量工具。测量血压前患者需静坐 5～

10分钟，30分钟前禁止吸烟、饮酒或茶、咖啡等兴奋性食品饮料。气囊袖带一般为宽13～15cm，长30～35cm。测量时患者取坐位，其肘关节应与心脏位于同一水平，收缩压为Korotkoff音开始时的读数，舒张压为Korotkoff音消失时读数，连续测量两次，间隔时间2分钟，取两次平均值。如果2次测量的收缩压或舒张压读数相差＞0.667kPa(5mmHg)，则相隔2分钟后再次测量，然后取3次读数的平均值。

(3)24小时动态血压监测：24小时动态血压监测(24h ABPM)是近几年来迅速发展的诊断新技术，它克服了观察误差，有助于鉴别"白大衣效应"，从而对已有的高血压概念、诊断、治疗决策和疗效判断进行再评价。其优点有：①在反映血压水平、昼夜节律与心、脑、肾靶器官损害程度之间有较好的相关性。血压节律分为勺型[夜间血压均值与白天均值差＞1.33kPa(10mmHg)或10%]和非勺型，非勺型者靶器官损害较勺型者严重，尤其在妇女。②对于轻型高血压的诊断可提供帮助，避免假阳性。③无"白大衣效应"和安慰剂反应，可正确地评价治疗过程中休息、活动状况下血压总体水平和昼夜节律，以及药物作用的持续时间，并可根据血压高峰和低谷时间，选择作用于时间长短不一的降压药物，更有效地控制血压，减少药物不良反应。鉴于目前仪器本身及诊断标准尚不统一，还不能完全取代偶测血压。

(4)其他：胸片、心电图、超声心动图等。

【诊断标准】

目前，我国采用国际统一的WHO/ISH分类方法，根据非药物状态下患者收缩压和(或)舒张压水平，将之分为理想血压，正常血压、1级高压压、2级高血压、3级高血压、单纯收缩期高血压等(表5-2)：

表5-2　血压水平的定义和分类(WHO/ISH)

类别	收缩压 kPa(mmHg)	舒张压 kPa(mmHg)
理想血压	＜16(120)	＜10.7(80)
正常血压	＜17.3(130)	＜11.3(85)
正常高值	17.3～18.6(130～139)	11.3～11.9(85～89)
1级高血压(轻度)	18.7～21.2(140～159)	12～13.2(90～99)
亚组：临界高血压	18.7～19.9(140～149)	12～12.5(90～94)
2级高血压(中度)	21.3～23.7(160～179)	13.3～14.5(100～109)
3级高血压(高度)	≥24(180)	≥14.7(110)
单纯收缩期高血压	≥18.7(140)	＜12(90)
亚组：临界高血压	18.7～19.9(140～149)	＜12(90)

如果患者既往有明确的高血压病史，现在正在服用降压药物治疗者，即使血压正常亦应诊断为高血压。

【危险分层】

流行病学研究表明，高血压对人体造成的危害除取决于血压本身外，还取决于其他危险因素，如糖尿病、吸烟、高血脂、年龄(女性＞65岁，男性＞55岁)、早发心血管疾病家庭史(发病年龄男性＜55 岁，女性＜65 岁）。高血压患者合并上述情况时，其危险性则增加。我国新的指南根据患者血压水平、危险因素及靶器官受损情况将患者分为低、中、高和极高危险组。

低危组：高血压 1 级，不伴有上述危险因素。

中危组：高血压 1 级伴有 1～2 个上述危险因素，或高血压 2 级不伴或伴有 1～2 个上述危险因素。

高危组：高血压 1～2 级伴至少 3 个上述危险因素。

极高危组：高血压 3 级或高压压 1～2 级伴靶器官损害及相关的临床疾病（包括糖尿病）。

【鉴别诊断】

原发性高血压的鉴别诊断，最重要的是排除继发性高血压。较常见的继发性高血压有：

1.肾实质性病变

（1）慢性肾小球肾炎。

（2）糖尿病肾病。

（3）慢性肾盂肾炎。

（4）其他：结缔组织病以系统性红斑狼疮性肾炎为多见，硬皮病和结节性多动脉炎、多囊肾、肾移植术后亦可发生高血压。

2.肾动脉狭窄　指单侧或双侧肾动脉主干或分支狭窄引起的高血压，是继发性高血压中最常见的一种。病变性质可为先天性、炎症性或动脉粥硬化，后者见于老年人，前两者主要见于青少年。

3.原发性醛固酮增多症　主要临床表现为高血压的同时伴有低血钾。实验室检查发现血钾低，而尿钾高，血浆肾素活性低，醛固酮高为其主要表现。

4.嗜铬细胞瘤　表现为持续性或阵发性高血压。在血压增高时测定血或尿中儿茶酚胺及其代谢产物香草基杏仁酸（VMA）明显增高。

5.皮质醇增多症　高血压的同时有向心性肥胖、满月脸、血糖增高等特征性表现。

6.妊娠高血压综合征　多发生于妊娠后期 3～4 个月，分娩期或产后 48 小时内，以高血压、水肿和蛋白尿为特征。

7.主动脉缩窄　主要表现为上肢血压明显高于下肢，腹主动脉、股动脉和其他下肢动脉搏动减弱或不能解及。

【治疗】

1.降压治疗的基本原则　高血压的治疗应结合其分级、危险分层、危险因素及已经出现的靶器官损害等确定合理的治疗方案。新指南方案如下：

低危组：以改善生活方式为主，如 6 个月后无效，再给药物治疗。

中危组：首先积极改善生活方式，同时观察患者的血压及其他危险因素数周，进一步了解情况，然后决定是否开始药物治疗。

高危组：必须立即给予药物治疗。

极高危组：必须立即开始对高血压及并存的危险因素和临床情况进行强化治疗。

2.高血压治疗的目标

（1）防治并发症：一般来说，高血压程度与并发症发生呈正相关。如果不治疗或治疗不及时,最终可导致动脉硬化、冠心病、脑血管意外、心力衰竭和肾功能不全,乃至死亡。

(2)提高患者生活质量。

(3)消退危险因素:原发性高血压患者合并有靶器官损害,除了与血压水平和高血压类型有关,还与存在高血压的危险因素有关。有危险因素者更容易引起或加重靶器官损害。这些危险因素包括高胆固醇血症、糖尿病的糖耐量低下、吸烟、饮酒、心电图左心室肥厚等。

3.高血压治疗的标准　掌握血压治疗水平,是有效防治高血压的一个重要问题。掌握治疗时机不仅降低高血压并发症和提高生活质量,而且明显地降低其死亡率。新指南建议:中青年高血压患者应降到17.3/11.3kPa(130/85mmHg)以下。合并有靶器官损害和(或)糖尿病时,血压应降至17.3/10.7kPa(130/80mmHg)以下;高血压合并肾功能不全、尿蛋白超过1g/24h,至少应降至17.3/10.7kPa(130/80mmHg),甚至16.7/10kPa(125/75mmHg)以下。老年高血压患者的血压应控制在18.7/12kPa(140/90mmHg)以下,尤其应重视降低收缩压。一般认为,对老年高血压的降压幅度要小一些,但这一观点已经被大量循证医学彻底否认。研究表明,严格控制老年人的血压可以获益而不增加不良反应的发生率。

4.血压的非药物治疗

(1)控制体重:减轻体重的方法之一是减少总热量的摄入,主要是减少脂肪并限制过多糖类的摄入。同时要加强体育锻炼,如慢跑、打太极拳、练健美操等。在减轻体重的同时必须积极纠正不良的生活习惯,如戒烟、酒等。

(2)合理膳食:主要限制钠盐摄入(每日不超过6g),饮食应低盐、低脂肪、高维生素、高纤维,并摄入足量的蛋白质和钾、钙、镁。

(3)适量运动:以有氧运动为主,如慢跑、打太极拳,运动频率以每周2～5次,每次持续20～60分钟。

(4)保持健康心态;避免大喜大悲,保持宽松、平和、乐观的心态。

5.抗高血压药物的临床应用

(1)理想降压药物的特点:

1)降压作用稳定、持久,谷峰比大于50%。

2)延缓或逆转靶器官的损害。

3)改善高血压患者的生活质量。

4)对机体代谢无不良影响。

5)半衰期长,服用方法简便,最好1日服用1次。

6)价格便宜。

(2)降压药物的分类和评价:临床上常用的降压药主要有六大类:利尿剂、β受体阻滞剂、钙拮抗剂、血管紧张素转换酶抑制剂、血管紧张素Ⅱ受体拮抗剂、α受体阻滞剂。

1)利尿降压剂:这类药物主要是噻嗪类及与之有关的化合物,通过减少细胞外液容量、降低心排血量及利钠作用使血压下降。其降压作用温和、确切和持久,并能减轻其他降压药引起的水钠潴留,增加其降压效应,适用于轻、中度高血压,尤其是老年人收缩期高血压及心力衰竭伴高血压的治疗。可单独用,更适宜与各类降压药合用。常用的制剂有噻嗪类、袢利尿剂和保钾利尿剂三类。噻嗪类应用最为普遍,但长期应用可引起血尿酸和胆固醇增高、糖耐量和血钾降低,痛风患者禁用,高血脂和糖尿病患者慎用。保钾利尿剂可引起高血钾,不宜与血管紧张素转换酶抑制剂合用,肾功能不全者慎用。吲达帕胺 2.5mg,1 次/日,它不属噻嗪类,除有利尿作用外,尚有钙拮抗剂作用,不仅具有高效降压作用,而且又不影响机体代谢,并能持久减轻左心室肥厚,是一种较为理想的降压药物。

2)β受体阻滞剂:通过减慢心率、降低心肌收缩力和心排血量、减低血浆肾素活动等多种机制发挥降压作用。其降压作用缓慢,1～2 周内起作用,主要用于轻、中度高血压,尤其是心率偏快的中青年患者或合并心绞痛、心肌梗死后的高血压患者。这类药物较多,常用剂型不下 10 余种,主要分为心脏选择性和非选择性,降压效果相仿。治疗高血压多选用具有心脏选择性和长效品种,如美托洛尔 2.5～5mg,2 次/日;或比索洛尔 5mg,1 次/日。但这类药物对脂代谢有不良影响,能增高三酰甘油和低密度脂蛋白,降低高密度脂蛋白,糖尿病和高脂血症患者慎用。房室传导阻滞、严重心动过缓、哮喘、慢性阻碍塞性肺病与周围血管病患者禁用。合并心力衰竭时的用法见"心力衰竭"。

3)钙拮抗剂:主要通过阻滞细胞膜的 L 型钙离子通道,抑制血管平滑肌和心肌钙离子的内流,从而使血管平滑肌松弛,心肌收缩力降低,使血压下降。钙拮抗剂降压迅速,作用稳定,适用于中、重度高血压,尤其是老年收缩期高血压。剂型有维拉帕米、地尔硫卓及二氢吡啶类。前两类药物除抑制血管平滑肌外,还抑制心肌的收缩性、自律性和传导性,因此不宜在心力衰竭、窦房结功能低下或房室传导阻滞患者中应用。短效二氢吡啶类因引起反射性交感神经兴奋,有增加心血管病死亡率的可能性,不提倡使用。不稳定性心绞痛和急性心肌梗死不宜使用短效二氢吡啶类钙拮抗剂。但在各种抗高血压药物中,长效钙拮抗剂仍被推为第一线药物,其降压作用明显,常常不需其他的降压药物就可达到理想的降压效果,并且对脂、糖代谢无影响,并能防止和逆转左心室肥厚和血管平滑肌增生的作用,减少高血压心脑并发症。其不良反应偶有面部潮红、头痛和踝部水肿,这些不良反应易被发现,且是暂时的,随着用药,这些反应逐渐减轻和消除。尤其是近年来二氢吡啶类缓释、控释或长效制剂的临床应用,使上述副作用明显减少,可长期应用。如硝苯地平控释片 30mg,1 次/日;或氨氯地平 5mg,1 次/日;或非洛地平缓释片 5mg,1 次/日。

4)血管紧张素Ⅱ转换酶抑制剂(ACEI):血管紧张素Ⅱ转换酶抑制剂是治疗高血压的重大突破,是近年来进展最为迅速的一类药物。该药物的降压作用是通过抑制 ACE 使血管紧张素Ⅱ生成减少,同时抑制激肽酶使缓激肽降解减少,两者均有利于血管扩张,使血压下降。它的优点是不引起水钠潴留的反射性交感神经兴奋,对脂、糖代谢无不良影响,改善高血压患者存在的胰岛素抵抗,逆转左心室和血管壁肥厚,并增加肾血流量和减少肾血管阻力,在抗高血压同时保护靶器官,对各种高血压均有一定的降压作用,特别适用于高血压合并心力衰竭、左室肥厚、心肌梗死后、糖耐量降低或糖尿病肾病蛋白尿等。第一代血管紧张素转换酶抑制剂有卡托普利 25mg,3 次/日。目前,新的品种不断出现如依那普利 10mg,1 次/日。以上药物均能 24 小时有效,稳定控制血压,尤其是以舒张压增高为主的患者,94%可得到满意控制。其最常见的不良反应是咳嗽,其二为舌溃疡,但停药后即可消失。妊娠、双侧肾动脉狭窄、肾功能衰竭

(血肌酐>265μmol/L 或 3mg/dl)者禁用。

5)血管紧张素Ⅱ受体拮抗剂：降压机制是通过拮抗血管紧张素Ⅱ受体，较 ACEI 更充分有效地阻断血管紧张素Ⅱ受体对血管的收缩、水钠潴留及细胞增生而实现。适应证与 ACEI 相同，但不引起咳嗽反应。一般临床上用于 ACEI 不能耐受者。如氯沙坦 50mg，1 次/日或缬沙坦 80mg，1 次/日。

6)α 受体拮抗剂：可阻断突触后 α 受体，对抗去甲肾上腺素的缩血管作用。降压效果较好，但因易引起体位性低血压及耐药性，近年来应用在逐渐减少。

(3)降压药物的联合应用：小剂量联合应用不同种类降压药是一明智的选择，较为理想的联合方案有：ACE 抑制剂(或血管紧张素Ⅱ受体拮抗剂)与利尿剂；钙拮抗剂与 β 受体阻滞剂；ACE 抑制剂与钙拮抗剂；利尿剂与 β 受体阻滞剂；α 受体拮抗剂与 β 受体阻滞剂。

(4)特殊人群的高血压治疗：

1)老年高血压的治疗原则：一系列的大型临床研究表明，积极的降压治疗同样可以使老年高血压患者获益。因此，老年人降压目标应该在 18.7/12kPa(140/90mmHg)以下，但老年人常伴有多器官疾病，肝肾功能不同程度地减低，药物耐受性相对差。在药物的选择上要避免使用强利尿剂、神经节阻滞剂、α 受体拮抗剂等，以免发生脑供血不足。利尿剂、长效二氢吡啶类、β 受体阻滞剂、ACE 抑制剂等均为比较好的选择。

2)妊娠高血压：其降压的原则与一般高血压基本相同，但选择药物时应考虑对胎儿的影响。一般认为，ACE 抑制剂可能引起胎儿生长延缓、羊水过少或新生儿肾衰、畸形，不宜选用。

3)脑血管病：高血压是出血或缺血性脑卒中最危险因素。在早期急性缺血性脑卒中，除非血压很高[≥24/14kPa(180/105mmHg)]，一般认为应停用降压药，以免脑血流量的进一步减少。出血性脑卒中，应先降颅内压，若血压仍在 26.7/16kPa(200/120mmHg)也需降压治疗。对既往有脑血管病史患者的血压降至 18.7/12kPa(140/90mmHg)以下或更低。

4)糖尿病：合并糖尿病的高血压患者，降压目标应该更为严格，一般认为在 17.3/10.7kPa(130/80mmHg)以下，或患者能够耐受的最低水平。药物选择以 ACE 抑制剂、血管紧张素Ⅱ受体阻滞剂、长效二氢吡啶类为宜。

5)肾功能不全：合并肾功能不全的高血压患者在不使肾功能恶化的前提下，应降至 17.3/10.7kPa(130/80mmHg)以下，若蛋白尿>1g/d，应降至 16.7/10kPa(125/75mmHg)。ACE 抑制剂、血管紧张素Ⅱ受体拮抗剂、长效二氢吡啶类均的肾保护作用，若血肌酐超过 265μmol/L，应禁用 ACE 抑制剂、血管紧张素Ⅱ受体拮抗剂。

【疗效标准及预后】

判断疗效应以 24 小时 ABPM 结果为准。如果是偶测血压，应在 1 天的不同时间反复多次测量。预后与血压控制水平密切相关。

（李学美）

第五节 心绞痛的护理

一、疾病概述

心绞痛是由于心肌供氧和需氧不平衡所致缺氧的结果。冠状动脉粥样硬化是心绞痛最重要的病理原因。其他造成心绞痛的病理因素是主动脉瓣狭窄和关闭不全，梅毒性主动脉炎或主动脉夹层动脉瘤累及冠状动脉开口。大动脉炎侵犯冠状动脉、左心室流出道狭窄，左心室肥厚和心肌病等。一些心外因素也可影响和参与心绞痛的发作，如严重贫血、阻塞性肺部疾病和一氧化碳中毒限制了血液携氧或释放氧的能力；甲状腺功能亢进和嗜铬细胞瘤因增加心肌耗氧量而成为心绞痛的重要诱发因素；严重高血压可因增加心室的后负荷而加重心肌缺血等。本节主要讲述因动脉粥样硬化导致的心绞痛的治疗。

（一）心绞痛的分型

1.劳力性心绞痛　是由运动或其他增加心肌耗氧量的情况所诱发的短暂的胸痛发作，疼痛经休息或舌下含服硝酸甘油可迅速消失。劳力性心绞痛可分为3类。

(1)初发劳力性心绞痛：劳力性心绞痛病程在1个月以内。

(2)稳定劳力性心绞痛：劳力性心绞痛病程稳定1个月以上。

(3)恶化劳力性心绞痛：同等程度劳力所诱发的胸痛发作次数、严重程度及持续时间突然加重，病程在1个月内。

2.自发型心绞痛　特征是胸痛发作与心肌需氧量的增加无明显关系。与劳力性心绞痛相比，这种疼痛一般持续时间较长，程度较重，且不易为硝酸甘油缓解。未见酶的变化。心电图常出现某些暂时性的ST段压低或T波改变。自发型心绞痛可单独发生或与劳力性心绞痛合并存在。自发型心绞痛患者的疼痛发作频率、持续时间及疼痛程度可有不同的临床表现。有时，患者可有持续时间较长的胸痛发作，类似心肌梗死，但没有心电图和酶的特征性变化。某些自发型心绞痛患者在发作时出现暂时性的ST段抬高，被称为变异型心绞痛。但在心肌梗死早期记录到这一心电图类型时，不能应用这一名称。

初发劳力性心绞痛、恶化劳力性心绞痛和自发型心绞痛常统称为“不稳定型心绞痛”。

（二）中华医学会关于不稳定型心绞痛的定义及危险分层

1.不稳定型心绞痛的定义和分型　不稳定型心绞痛定义是指介于稳定型心绞痛和急性心肌梗死(AMI)之间的一组临床心绞痛综合征，其中包括如下亚型。

(1)初发劳力性心绞痛：病程在2个月内新发生的心绞痛(从无心绞痛或有心绞痛病史但在近半年内未发作过心绞痛)。

(2)恶化劳力性心绞痛：病情突然加重，表现为胸痛发作次数增加，持续时间延长，诱发心绞痛的活动阈值明显减低，按加拿大心脏病学会劳力性心绞痛分级加重1级以上并至少达到Ⅲ级，硝酸甘油缓解症状的作用减弱，病程在2个月之内。

(3)静息心绞痛:心绞痛发生在休息或安静状态,发作持续时间相对较长,含硝酸甘油效果欠佳,病程在1个月内。

(4)梗死后心绞痛:指急性心肌梗死发病24h后至1个月内发生的心绞痛。

(5)变异型心绞痛:休息或一般活动时发生的心绞痛,发作时心电图显示ST段暂时性抬高。

2.不稳定型心绞痛的诊断　在作出诊断之前需注意以下几点。

(1)诊断应根据心绞痛发作的性质、特点、发作时体征和发作时心电图改变,以及冠心病危险因素等,结合临床综合判断,以提高诊断的准确性。

(2)心绞痛发作时心电图ST段抬高和压低的动态变化最具诊断价值,应及时记录发作时和症状缓解后的心电图,动态ST段水平型或下斜型压低≥1mm或ST段抬高(肢体导联≥1mm,胸导联≥2mm)有诊断意义。若发作时倒置的T波呈伪性改变(假正常化),发作后T波恢复原倒置状态;或以前心电图正常者近期内出现心前区多导联T波深倒,在排除非Q波性急性心肌梗死后结合临床也应考虑不稳定型心绞痛的诊断。当发作时心电图显示ST段压低≥0.5mm但<1mm时,仍需高度怀疑患本病。

(3)不稳定型心绞痛急性期应避免做任何形式的负荷试验,这些检查宜放在病情稳定后进行。

3.不稳定型心绞痛危险度分层　患者病情严重性的判断主要依据心脏病病史、体征和心电图,特别是发作时的心电图。病史中的关键点是1个月来的心绞痛发作频次,尤其是近1周的发作情况。其内容应包括:①活动耐量降低的程度;②发作持续时间和严重性加重情况;③是否在原劳力性心绞痛基础上近期出现静息心绞痛。根据心绞痛发作状况,发作时ST段压低程度,以及发作时患者的一些特殊体征变化可将不稳定型心绞痛患者分为高、中、低危险组(表5-3)。

表5-3　不稳定型心绞痛临床危险度分层

	心绞痛类型	发作时ST下移幅度	持续时间	肌钙蛋白T或I
低危险组	初发、恶化劳力性,无静息时发作	≤1mm	<20min	正常
中危险组	A:1个月内出现的静息心绞痛,但48h内无发作者(多数由劳力性心绞痛进展而来) B:梗死后心绞痛	>1mm	<20min	正常或轻度升高
高危险组	A:48h内反复发作静息心绞痛 B:梗死后心绞痛	>1mm	>20min	升高

①陈旧性心肌梗死患者其危险度分层上调一级,若心绞痛是由非梗死区缺血所致时,应视为高危险组;②左心室射血分数(LVEF)<40%,应视为高危险组;③若心绞痛发作时并发左心功能不全、二尖瓣反流、严重心律失常或低血压(SBP≤90mmHg),应视为高危险组;④当横向指标不一致时,按危险度高的指标归类,例如心绞痛类型为低危险组,但心绞痛发作时ST段压低>1mm,应归为中危险组

二、劳力性心绞痛

(一)治疗方案

1.药物治疗

(1)降低心肌耗氧量:β受体阻滞药通过减慢心率、减弱心肌收缩力和降低血压而起到明显降低心肌耗氧量的作用,是劳力性心绞痛患者的首选药物。临床上常用的有阿替洛尔 25～100mg/d,分 1 或 2 次口服;美托洛尔 50～200mg/d,分 2 或 3 次口服,当剂量超过每次 100mg 时,心脏选择性消失;比索洛尔 2.5～20mg,每日 1 次。一般而言,服用β受体阻滞药使白天安静时心率降至 60/min 左右较为稳妥,如果心绞痛频繁发作,活动耐量很低,还可将静息心率降至 50/min 左右,最大限度减少心绞痛的发作次数。若合并高血压,降低血压也可降低心肌耗氧量,即使血压正常的劳力性心绞痛患者,服用硝苯地平等,可明显延长运动诱发心肌缺血的时间,可能原因是硝苯地平抑制了运动时血压的升高。故β受体阻滞药＋钙通道阻滞药可有效地降低心肌耗氧量,明显增加劳力性心绞痛患者的运动耐量。此外,钙通道阻滞药还可扩张冠状动脉。

(2)增加缺血心肌供血:硝酸盐类药物和钙通道阻滞药可以扩张冠状动脉、增加缺血区血液供应。近年来研究发现,当冠状动脉固定性狭窄＞90%时,血管扩张药使缺血区心肌血流增加更多来自侧支循环。

此外,硝酸盐主要扩张静脉系统,减少回心血量,降低心肌前负荷,使心肌耗氧量减低,钙通道阻滞药主要扩张动脉系统,减低血压和心脏后负荷而减少心肌耗氧量。

(3)抗心绞痛药物的合理应用:Ⅰ、Ⅱ级劳力性心绞痛患者一般采用β受体阻滞药＋硝酸盐类药物,若合并高血压以加钙通道阻滞药为佳。对于Ⅲ、Ⅳ级患者,活动耐量显著降低采用β受体阻滞药、钙通道阻滞药和硝酸盐类联合治疗,联合治疗可使各类药物的不良反应相互抵消,如血管扩张药反射性增加心率的作用可被β受体阻滞药所抑制,后者使血管张力和心脏容量增加的不良作用可被前者抵消。

劳力性心绞痛发作一般都集中在白天且与活动有关,因此用药时间应集中在白天,如硝酸异山梨酯可采用每日 3 或 4 次,每次剂量可在 10～40mg,依患者心绞痛症状是否被控制而不断增加剂量。硝酸异山梨酯有效作用时间仅持续 4h,因此每 6 小时给药不仅不利于控制白天心绞痛发作,而且增加了 1 次不必要的夜间服药,同样原则也适用于硝苯地平、地尔硫卓等短效药物。若使用 5-单硝基异山梨醇酯,可采用每日 2 次,而不宜采用每 12 小时 1 次。对于劳力性心绞痛合并夜间发作者,硝酸异山梨酯用药方法易采用每 6 小时 1 次,但不宜长期使用,硝酸异山梨酯易产生耐药性,特别是应用剂量较大时(＞30mg/d)。

(4)抗血小板治疗:临床常用的抗血小板药物有阿司匹林、噻氯匹定、氯吡格雷和普拉格雷,以及血小板糖蛋白Ⅱb/Ⅲa 受体拮抗药。阿司匹林是环氧化酶的抑制药,主要阻断血小板内 TXA_2 的生成。噻氯匹定和氯吡格雷为抑制 ADP 介导血小板聚集的另一种抗血小板制剂。稳定型劳力性心绞痛患者阿司匹林可采用小剂量 50～100mg/d,噻氯匹定 250mg/d,氯吡格雷 75mg/d。如果有阿司匹林过敏或不易耐受的禁忌证时,可采用噻氯匹定和氯吡格雷。

噻氯匹定有中性粒细胞减少症和血栓性血小板减少性紫癜之类等不良反应且起效缓慢，其应用受到限制。氯吡格雷的作用机制与噻氯匹定类似，但起效快，有更好的安全谱。

2.非药物疗法　介入治疗和外科手术治疗：单支冠状动脉病变者，其血管狭窄≤70%时，一般不需要做介入性治疗和外科搭桥手术，内科治疗有良好的预后。如果血管狭窄>70%，斑块形态学呈不稳定，患者运动试验阳性，则可选择介入治疗，介入治疗在改善患者生活质量和近期预后方面优于内科治疗，但远期预后方面两种治疗结果差异不显著。多支冠状动脉病变的患者介入治疗和外科手术治疗的近远期效果均明显优于内科非手术治疗。对于左冠状动脉主干有严重狭窄的患者，因有较高的猝死发生率，介入治疗或外科手术治疗为首选治疗。一般来说，单纯左冠状动脉主干病变伴有正常的心功能，介入治疗有良好的疗效，若左冠脉主干病变同时合并3支血管病变，外科手术的危险应低于介入治疗的风险，若左冠脉主干病变伴有左心功能不全(射血分数<40%)，外科手术应为首选。

对于稳定型劳力性心绞痛患者，冠状动脉病变越重，越宜尽早行介入性治疗或外科治疗。对于不稳定型劳力性心绞痛患者，主张进行危险度分层，低危险组选择内科非手术治疗，或择期介入治疗，而中、高危险组患者经内科治疗病情仍不稳定者可行急诊介入治疗。

我国对于冠心病经皮冠状动脉介入治疗适应证如下。

(1)无症状或仅有轻度心绞痛。

①非糖尿病患者、1或2支血管病变、病变血管支配较大区域的存活心肌，负荷试验显示所支配区域心肌缺血，治疗成功的把握性很大，为公认的适应证(Ⅰ类)。

②伴有糖尿病、1或2支血管病变、病变血管支配中等区域的存活心肌，负荷试验显示所支配区域心肌缺血，治疗成功的把握性很大，大多认为可行经皮冠状动脉介入治疗(Ⅱa类)。

③3支血管病变、病变血管支配中等区域的存活心肌，治疗成功的把握性很大，负荷试验显示心肌缺血的证据，可考虑经皮冠状动脉介入治疗，但其有效性尚待证实(Ⅱb类)。

④病变血管仅支配较小区域的存活心肌，没有心肌缺血的客观证据，经皮冠状动脉介入治疗成功的机会很小，临床症状可能与心肌缺血无关，存在导致并发症或死亡的高危因素，左主干病变，狭窄≤50%，属于相对禁忌证。

(2)中、重度心绞痛(加拿大心血管分会分级Ⅱ～Ⅳ级心绞痛、不稳定型心绞痛、非ST段抬高心肌梗死)。

中、重度心绞痛患者多有明显的冠状动脉狭窄，药物治疗效果欠佳，血管重建治疗可以明显缓解心绞痛发作。如果患者同时有左心室收缩功能降低，血管重建有可能延长寿命。对于不稳定型心绞痛或非ST段抬高心肌梗死，FRISCⅡ和TACTICS-TIMI18试验的结果支持早期冠状动脉造影和血管重建治疗，对高危患者尤有价值。值得注意的是，抗血小板药物、低分子肝素和他汀类调脂药都有助于改善血管重建治疗的效果，不应忽视。

①病变血管支配中一大区域的存活心肌，负荷试验显示明显心肌缺血，经皮冠状动脉介入治疗成功的把握性很大，危险性小，为公认的适应证(Ⅰ类)。

②静脉桥局限性病变，不适于再次冠状动脉旁路移植术者可行经皮冠状动脉介入治疗(Ⅱa类)。

③2或3支血管病变、中或高危病变，同时伴有左前降支近段病变，且合并糖尿病或左心

室功能不全，虽可考虑冠状动脉旁路移植术，但有效性尚待证实（Ⅱb类）。

④没有心肌损伤或缺血的客观证据，尚未进行药物治疗，支配较小区域的存活心肌，经皮冠状动脉介入治疗成功的把握性较小，发生并发症的危险性较高，狭窄≤50%，适合冠状动脉旁路移植术的严重左主干病变，属于相对禁忌证。

3.冠状动脉旁路移植术术后经皮冠状动脉介入治疗　随着冠状动脉旁路移植术在我国的推广，冠状动脉旁路移植术术后经皮冠状动脉介入治疗将会增加。冠状动脉旁路移植术术后有4%～8%的患者发生心肌缺血，缺血的原因为自体冠状动脉病变进展和（或）旁路移植血管狭窄、堵塞。至术后10年时，50%的静脉旁路移植血管闭塞，剩下的50%也有一半有病变。因此，冠状动脉旁路移植术术后随着时间的延长需要血管重建的机会增大。再次冠状动脉旁路移植术的病死率增加，而且缓解心绞痛的效果、移植血管的寿命均不如第一次手术。此外，需要再次手术患者的年龄较大，左心功能较差，其他全身疾病如脑血管病、肾功能不全或肺功能不全等，都使医师转而考虑经皮冠状动脉介入治疗。冠状动脉旁路移植术早期（＜30d）心肌缺血通常是由于血栓性静脉旁路移植血管闭塞，应该急诊行冠状动脉造影以确定缺血的原因。如果发现移植血管局限性狭窄可以用介入治疗，如是血栓性闭塞也可以用介入的方法再通。手术后1周内溶栓应特别小心，如果非常需要，可以通过局部导管长时间注射小剂量溶栓药物。机械吸除血栓的导管能减少溶栓出血的危险性。静脉旁路移植血管的血流与血压的关系密切，如果患者有低血压和（或）严重的左心收缩功能降低，应考虑在主动脉内球囊反搏的支持下进行血管重建治疗。冠状动脉旁路移植术术后1～12个月发生心肌缺血的主要原因是吻合口狭窄。远端吻合口狭窄时球囊扩张的效果较好，远期效果优于近端吻合口狭窄。大隐静脉路移植血管中段的狭窄多由于内膜增生所致，经皮冠状动脉介入治疗后再狭窄发生率、无事件生存率优于退化静脉旁路移植血管。内乳动脉中段狭窄很少见，球囊扩张效果好，支架植入也是可行的。冠状动脉旁路移植术术后1～3年心肌缺血反映了移植血管出现狭窄或冠状动脉出现新的狭窄，经皮冠状动脉介入治疗效果好。冠状动脉旁路移植术术后3年以上心肌缺血通常是由于旁路移植血管粥样硬化斑块，由于斑块松软且多伴有血栓，在介入操作中非常容易脱落，导致无再流现象、远端血管栓塞和心肌梗死。造影显示弥漫、伴有血栓、表面不规则、溃疡等征象的病变更容易出现上述问题。过去曾经用过旋切吸引导管，但效果并不好，栓塞并发症仍有发生。退化静脉旁路移植血管的经皮冠状动脉介入治疗需要特殊的术前准备，尽量减少血栓负荷，预防术中栓塞并发症。术前预防性给予血小板糖蛋白Ⅱb/Ⅲa受体拮抗药如阿昔单抗（Abciximab）可能有帮助。远端保护装置，包括球囊和伞，可以防止微血栓脱落到远端血管。

①冠状动脉旁路移植术术后30d内发生心肌缺血为公认的经皮冠状动脉介入治疗适应证（Ⅰ类）。

②冠状动脉旁路移植术术后1～3年在移植血管上出现局限的病变，患者左心室功能良好；由于自体血管新病变引起的心绞痛，或心绞痛不典型，但有客观的心肌缺血证据；或冠状动脉旁路移植术术后3年的静脉桥病变，也可行经皮冠状动脉介入治疗（Ⅱa类）。

③静脉桥完全闭塞；或多支血管病变，多支静脉旁路移植血管闭塞，左心室功能受损，属于相对禁忌证。

(二)用药选择

1.单硝酸异山梨酯

(1)适应证:抗心绞痛药。适用于冠心病的长期治疗和预防心绞痛发作,也适用于心肌梗死后的治疗。

(2)用法用量:口服,每次20mg,每日2次,必要时可增至每日3次;严重病例可用40mg,每日2或3次,缓释片,每次1~2片,每日1或2次。

(3)注意事项:①对硝酸酯类药过敏者禁用;②严重贫血、头部创伤、颅内压增高者、青光眼患者禁用;③妊娠及哺乳妇女禁用;④急性心肌梗死患者慎用;⑤低血压及甲状腺功能亢进者慎用;⑥按不同患者需要调节用量;⑦每日2或3次服药,最后一次服药不应迟于晚上8时,饭后用少量水吞服;⑧缓释片不可压碎服;⑨对乙酰氨基酚(扑热息痛)可缓解本品引起的头痛;⑩本品可引起头痛、头晕,用药期间避免驾车或从事其他危险的活动;⑪切勿饮酒;⑫无特别必要,不宜骤停药物。

(4)不良反应

轻度:头晕、面色潮红、头痛、恶心、呕吐、皮疹、心率加快等。这些不良反应可能会随着机体对药物的适应而消失。

重度:心悸、坐立不安、晕厥小发作、过敏、出汗、异常虚弱、呼吸困难、视物模糊、严重头痛。

并发症:支气管哮喘、头痛。

(5)药物相互作用:①本品和乙醇合用会导致头晕或晕厥;②某些治疗鼻窦炎、过敏、咳嗽、感冒、哮喘或减肥的非处方药会阻断本品的抗心绞痛作用;③大剂量本品与其他降压药合用时,降压作用被增强。

2.硝酸异山梨酯

(1)药理作用:为速效、长效硝酸酯类抗心绞痛药。其作用与硝酸甘油相似,能松弛血管平滑肌,使血管扩张;扩张周围血管,增加其血流灌注,降低静脉回心血量,降低血压和心排血量,减少左心室工作负荷及心肌耗氧量,同时扩张冠状血管,轻度增加冠状动脉血流量,改善心肌氧的供给,促进心肌代谢。

(2)适应证:用于急性冠状动脉供血不全,心绞痛,心肌梗死等。与β受体阻滞药合用治疗心绞痛。

(3)用法用量:①缓解心绞痛,舌下给药每次5mg。预防心绞痛,口服每次5~10mg,每日3或4次;②缓释片口服每次40~80mg,每8~12小时给予1次;③治疗心力衰竭,口服每次5~20mg,每6~8小时2次;④静脉滴注:本品注射剂10mg,加入5%葡萄糖注射液250ml静脉滴注,从40μg/min开始,根据情况每4~5分钟增加10~20μg/min。

(4)注意事项:①对硝酸酯类药过敏者禁用;②严重贫血、头部创伤、颅内压增高、青光眼者禁用;③妊娠妇女禁用;④不可与硝酸异山梨醇(为利尿药)相混;⑤急性心肌梗死患者慎用;⑥低血压及甲状腺功能亢进者慎用;⑦最好空腹服,如胃痛不适,也可与饭同服,长效片不可压碎服;⑧如欲速效,应取坐位口服或舌下含服,含药时勿说话、吃食物、喝水、吸烟等;⑨用药后应慢慢换体位.特别是由卧位起床时;如觉眩晕,可做深呼吸,活动四肢,则有助予恢复;⑩15min内含服3片仍不能缓解疼痛,立即去看医生;⑪常用或大量用会产生耐药性;⑫用药后所致头痛可在继续用药中减轻或消失，必要时可用阿司匹林、对乙酰氨基酚之类减轻之，如疼痛持续或严重，应停药；⑬本品有时会出现过敏症状如支气管哮喘等，多见于对阿司匹林过敏者；⑭服药期间避免洗热水澡、不要在烈日下活动或站立，不宜做强度大的运动；⑮用后可引起头晕，未消失前避免驾车或从事其他危险的活动；⑯服药期间切勿饮酒，否则会导致头晕或晕厥；⑰无特别必要，不宜骤停药物。

(5)不良反应

轻度：头晕、面色潮红、头痛、恶心、呕吐。在调整给药剂量后，这些不良反应可能会随着机体对药物的适应而消失。

重度：昏迷、晕厥、心悸、过敏、坐立不安、出汗、异常虚弱。

并发症：支气管哮喘、头痛。

(6)药物相互作用：①本品和乙醇合用会导致头晕或晕厥；②某些用于治疗鼻窦炎、皮疹、咳嗽、感冒、哮喘或减肥药会阻断本品的抗心绞痛作用；③与降压药、吩噻嗪类合用，可增加低血压作用；④与乙酰胆碱、组胺及去甲肾上腺素合用，有拮抗作用。

3.硝酸甘油

(1)药理作用：本品为速效、短效硝酸酯类抗心绞痛药物。

(2)适应证：临床主要用于缓解心绞痛的发作，改善左心室泵血功能，适用于治疗多种充血性心力衰竭、支气管哮喘、肢端静脉痉挛、肾绞痛、胆绞痛、视网膜中央动脉栓塞等。

(3)用法用量：①舌下含化，成年人每次 0.3～0.6mg，极量每日 2mg。②静脉滴注，以本品 5～10mg 加入 5%葡萄糖注射液 250～500ml 中，开始以 5～10μg/min 的速度滴入，最大量不宜超过 200μg/min。

(4)注意事项：①对本类药物过敏、特异体质或对本类药物已有耐药性者禁用；②儿童及妊娠妇女禁用；③严重贫血者禁用；④头部外伤、颅内压增高者禁用；⑤青光眼患者、低血容量未纠正者禁用；⑥严重肝、肾病及早期心肌梗死患者慎用；⑦当心绞痛发作需用药时应先坐下，将药片放入舌下，待药片自然溶化，未全溶前不可吞入，在心绞痛停止后，如口内尚有余药，应吐出以减轻不适，特别是过去曾在用药后有头痛或不适者；⑧用药后应休息 15～20min，不可过早活动以免眩晕、晕倒；⑨如舌下含服 1 片后不能解除绞痛症状，可于 5min 后再含 1 片，但 15min 内不可超过 3 片，多用反可致冠状血流量进一步减少而致低血压；⑩如用药后不能解除症状，反而加重时，可能有心肌梗死，应立即去医院，去时应平卧，平稳担架抬送，不可坐在自行车后，让人骑车飞驰或由人背驮奔行；⑪含服后如有灼热或刺痛感时，提示药效，无需惊疑(有些新型制剂可无此感)；⑫本品一般不做静脉注射，如需静脉注射，应仔细看剂量，因本品规格很多，一般以 5%的葡萄糖注射液或 0.9%氯化钠注射液稀释，要用玻璃注射瓶盛药；⑬本品长期应用，会产生耐药性，可逐渐停药，停用 10d 以上再用，方可恢复作用；⑭硝酸甘油乃油状液体，制成片剂后，于片剂中有流动性，可致瓶中上层药片与下层药片含量不同，药效可因时间、热、空气、潮湿等因素而减低活力，故应注意其包装与存放，应放在棕色玻璃瓶中加金属盖；⑮片剂应舌下含服，不可吞服；⑯对乙酰氨基酚(扑热息痛)可缓解本品引起的头痛。；⑰不要突然停药，否则会加重胸痛；⑱老年人无特别禁忌，但注意眩晕和直立性低血压；⑲可引起头晕及头痛，未消失前应避免驾车或从事其他危险的活动；⑳用药后不宜饮酒，否则可导致头晕和晕厥。

(5)不良反应

轻度:头晕、头部潮红、头痛、呕吐、虚弱等。这些不良反应可能会随着机体对药物的适应而消失。

重度:腹泻、心悸、晕厥、皮疹、出汗等。

并发症:低血压、恶心、呕吐。

(6)药物相互作用:①与乙酰胆碱、组胺同用时,疗效可减弱;②与去氧肾上腺素(苯福林)、麻黄碱或肾上腺素同用时,可能降低抗心绞痛的反应;③与多巴酚丁胺合用,对缺血性心脏病所致的充血性心力衰竭及心律失常有良好疗效,不良反应小;④与降压药或扩张血管药同用时,可使本品直立性降压作用增强;⑤与三环类抗抑郁药同用时,可加剧抗抑郁药的低血压和抗胆碱效应;⑥与普萘洛尔合用,可提高抗心绞痛的效果;⑦本品舌下含化可迅速消除去甲肾上腺素的升压作用;⑧本品可拮抗吗啡引起的平滑肌痉挛。

三、不稳定型心绞痛

(一)治疗方案

患者到医院就诊时应进行不稳定型心绞痛危险度分层。低危险组患者可酌情短期留观或住院治疗,而中危或高危组患者应收住院治疗。

不稳定型心绞痛急性期卧床休息1～3d、吸氧、持续心电监测。对于低危险组患者留观期间未再发生心绞痛,心电图也无缺血改变,无左心衰竭的临床证据,留观12～24h未发现有CK-MB升高,心肌肌钙蛋白正常,可留观24～48h后出院。对于中危或高危组的患者特别是肌钙蛋白升高者,住院时间相对延长,内科治疗亦应强化。

1.药物治疗

(1)抗血小板治疗:阿司匹林仍为抗血小板治疗的首选药物。急性期阿司匹林使用剂量应在150～300mg/d,可达到快速抑制血小板聚集的作用,3d后改为50～150mg/d维持治疗。由于噻氯匹定起效较慢,服药后第3天开始起效,常不作为急诊用药,急诊使用抗血小板药时除选择阿司匹林外,还可用氯吡格雷,首剂300mg,以后75mg/d。

(2)抗凝血酶治疗:中危和高危患者须用肝素抗凝血酶治疗。先静脉注射5000U,后以1000U,/h维持静脉滴注,调整肝素剂量使激活的部分凝血活酶时间(APTT)延长至对照的1.5～2倍。静脉肝素治疗2～5d为宜,后可改为皮下注射7500U,每12小时1次,治疗1～2d。近年来大样本临床试验研究表明低分子量肝素在降低不稳定性心绞痛患者的急性心肌梗死发生率方面优于普通肝素,且后者不需血凝监测、停药无反跳、使用方便,故低分子肝素已作为不稳定型心绞痛的常规用药。

(3)硝酸酯类药物:使用此类药物的主要目的是控制心绞痛的发作,心绞痛发作时应口含硝酸甘油,初次含硝酸甘油的患者以先含1片为宜,已有含服经验的患者,心绞痛症状严重时也可1次含服2片。心绞痛发作时若含1片无效,可在3～5min追加1次,若连续含硝酸甘油3～4片仍不能控制疼痛症状,需用强镇痛药以缓解疼痛,并随即采用硝酸甘油或硝酸异山梨酯静脉滴注，硝酸甘油剂量以 5μg/min 开始，以后每 5～10 分钟增加 5μg/min，直至症状缓解或收缩压降低 10mmHg，最高剂量一般不超过 80～100μg/min，一旦患者出现头痛或血压降低（SBP＜90mmHg）应迅速减少静脉滴注的剂量。维持静脉滴注的剂量以 10～30μg/min 为宜。对于中危和高危险组患者，硝酸甘油持续静脉滴注 24～48h 即可，以免产生耐药性而降低疗效。

常用的口服硝酸酯类药物为硝酸异山梨酯（消心痛）和 5-单硝酸异山梨酯。对劳力性心绞痛患者应集中在白天给药，硝酸异山梨酯每日 3 或 4 次，5-单硝酸异山梨酯每日 2 次。若白天和夜间或清晨均有心绞痛发作，硝酸异山梨酯可采用每 6 小时 1 次给药，但宜短期治疗以避免耐药性。频繁发作的不稳定型心绞痛患者口服硝酸异山梨酯短效药物的疗效常优于 5-单硝类的长效药物。硝酸异山梨酯的使用剂量可从 10mg 开始逐渐加大剂量，一般不超过每次 40mg。只要患者心绞痛发作时口含硝酸甘油有效，即是增加硝酸异山梨酯剂量的指征。若患者反复口含硝酸甘油不能缓解症状，常提示患者有极为严重的冠状动脉阻塞病变，此时即使加大硝酸异山梨酯剂量也不一定能取得良好效果。

（4）β 受体阻滞药：此类药物对不稳定型心绞痛患者控制心绞痛症状及改善近、远期预后均有好处，因此除有禁忌证，如肺水肿、不稳定的左心衰竭、支气管哮喘、低血压（SBP≤90mmHg）、严重窦性心动过缓或二、三度房室传导阻滞者，应常规服用。应首选具有心脏选择性的药物，如阿替洛尔、美托洛尔和比索洛尔。剂量应个体化，根据症状、心率及血压情况调整剂量。常用剂量：阿替洛尔 12.5～25mg，每日 2 次；美托洛尔 25～50mg，每日 2 次；比索洛尔 5～10mg，每日 1 次。不伴有劳力性心绞痛的变异型心绞痛患者不主张使用。

（5）钙通道阻滞药：服用此类药物是以控制心肌缺血的发作为主要目的。钙通道阻滞药中硝苯地平对缓解冠状动脉痉挛有独到的效果，为变异型心绞痛的首选药物，急性发作时可口含硝苯地平 10mg，10min 内不能缓解可重复。硝苯地平一般剂量为 10～20mg，每 6 小时 1 次，若仍不能有效控制变异型心绞痛的发作，可与地尔硫卓合用，以产生更强的解除冠状动脉痉挛的作用，病情稳定后可改为缓释和控释制剂。硝苯地平可加重左心功能不全，造成低血压和反射性心率加快，使用时须注意了解左心功能情况。地尔硫卓有减慢心率、降低心肌收缩力的作用，也常用于控制心绞痛发作，一般剂量为 30～60mg，每日 3～4 次。该药可与硝酸酯类药物合用，亦可与 β 受体阻滞药合用，但与后者合用时应密切注意心率和心功能变化，对已有窦性心动过缓和左心功能不全的患者，应禁用。对于一些心绞痛反复发作，静脉滴注硝酸甘油不能控制的患者，可试用地尔硫卓静脉滴注，5～15μg/(kg・min)，可持续静脉滴注 24～48h，在滴注过程中须密切观察心率、血压的变化，如静息心率＜50/min，应减少剂量或停用。维拉帕米一般不能与 β 受体阻滞药配伍，多用于心绞痛合并支气管哮喘不能使用 β 受体阻滞药的患者。总之对于严重不稳定型心绞痛患者常需联合应用硝酸酯类、β 受体阻滞药和钙通道阻滞药。

（6）溶栓治疗：国际多中心大样本临床试验证明采用急性心肌梗死的溶栓方法治疗不稳定型心绞痛反而有增加急性心肌梗死发生率的倾向，故已不主张采用。国内有在充分抗血小板和抗凝血酶治疗基础上，小剂量尿激酶治疗取得较好效果。

2.*非药物疗法*　在高危险组患者中，如果存在以下情况之一应考虑行急诊介入性治疗或冠状动脉旁路移植术：①虽经内科加强治疗，心绞痛仍反复发作；②心绞痛发作时间明显延长，超过1h,药物治疗不能有效缓解上述缺血发作;③心绞痛发作时伴有血流动力学不稳定,如出现低血压、急性左心功能不全或伴有严重心律失常等。不稳定型心绞痛的紧急介入性治疗的风险一般高于择期介入性治疗,故在决定之前应仔细权衡。紧急介入性治疗的主要目标是迅速开通罪犯血管,恢复其远端血流为原则,对于多支病变的患者,可以不必一次完成全部的血管重建,如果冠状动脉造影显示患者为左冠状动脉主干病变或弥漫性狭窄病变不适宜介入性治疗时,则应选择急诊冠状动脉旁路移植术。对于血流动力学不稳定的患者最好同时应用主动脉内球囊反搏,力求稳定高危患者的血流动力学。除以上少数不稳定型心绞痛患者外,大多数患者的介入性治疗宜放在病情稳定后至少48h后进行。具体见劳力性心绞痛的非药物治疗。

3.不稳定型心绞痛患者出院后的治疗方案　不稳定型心绞痛患者出院后仍需定期门诊随诊。低危险组的患者1～2个月随访1次,中高危险组患者无论是否行介入性治疗都应1个月随访1次,如果病情无变化,随访半年即可。

患者出院后仍需继续服用阿司匹林、β受体阻滞药和有些扩张冠脉的药物。不主张突然减药或停药。对于已做了介入性治疗或冠状动脉旁路移植术者,术后可酌情减少血管扩张药或β受体阻滞药的使用量。

(二)用药选择

主要介绍尿激酶。

1.药理作用　注射用尿激酶为白色或类白色无定形粉末,由分子量分别为33000D和54000D两部分物质组成,溶于水,每毫克酶蛋白的尿激酶活性应不低于70000U。

本品直接作用于内源性纤维蛋白溶解系统,能催化裂解纤溶酶原成纤溶酶,后者不仅能降解纤维蛋白凝块,亦能降解血循环中的纤维蛋白原、凝血因子Ⅴ和凝血因子Ⅷ等,从而发挥溶栓作用。本品对新形成的血栓起效快、效果好。本品还能提高血管ADP酶活性,抑制ADP诱导的血小板聚集,预防血栓形成。本品在静脉滴注后,患者体内纤溶酶活性明显提高;停药几小时后,纤溶酶活性恢复原水平。但血浆纤维蛋白或纤维蛋白原水平的降低,以及它们的降解产物的增加可持续12～24h。本品显示溶栓效应与药物剂量、给药的时间窗明显的相关性。本品毒性很低,小鼠静脉注射半数致死量＞100万U/kg体重。亦无明显抗原性,致畸性、致癌性和致突变性。临床应用罕有变态反应报道。但是,鉴于本品增加纤溶酶活性,降低血循环中的未结合型纤溶酶原和与纤维蛋白结合的纤溶酶原,可能出现严重的出血危险。

2.药动学　本品在人体内药动学特点尚未完全阐明。本品静脉给予后经肝快速清除,血浆半衰期≤20min。少量药物经胆汁和尿液排出。肝硬化等肝功能受损患者其半衰期延长。

3.适应证　本品主要用于血栓栓塞性疾病的溶栓治疗。包括急性广泛性肺栓塞、胸痛6～12h的冠状动脉栓塞和心肌梗死、症状短于3～6h的急性期脑血管栓塞、视网膜动脉栓塞和其他外周动脉栓塞症状严重的髂-股静脉血栓形成者。也用于人工心瓣手术后预防血栓形成,保持血管插管和胸腔及心包腔引流管的通畅等。溶栓的疗效均需后继的肝素抗凝加以维持。

4.用法用量　本品临用前应以注射用灭菌生理盐水或5%葡萄糖溶液配制。

(1)肺栓塞:初次剂量4400U/kg,以生理盐水或5%葡萄糖溶液配制,以90ml/h速度在10min内滴完;其后以4400U/h的给药速度,连续静脉滴注2h或12h。肺栓塞时,也可按

15000U/kg 用生理盐水配制后肺动脉内注入；必要时，可根据情况调整剂量，间隔 24h 重复 1 次，最多使用 3 次。

(2)心肌梗死：建议以生理盐水配制后，按 6000U/min 速度冠状动脉内连续滴注 2h，滴注前应先行静脉给予肝素 2500～10000U。也可将本品 200 万～300 万 U 配制后静脉滴注，45～90min 滴完。

(3)外周动脉血栓：以生理盐水配制本品(浓度 2500U/ml)4000U/min 速度经导管注入血凝块。每 2 小时夹闭导管 1 次；可调整滴入速度为 1000U/min，直至血块溶解。

(4)防治心脏瓣膜置换术后的血栓形成：血栓形成是心脏瓣膜术后最常见的并发症之一。可用本品 4400U/kg，生理盐水配制后 10～15min 滴完。然后以每小时 4400U/kg 静脉滴注维持。当瓣膜功能正常后即停止用药；如用药 24h 仍无效或发生严重出血倾向应停药。

(5)脓胸或心包积脓：常用抗生素和脓液引流术治疗。引流管常因纤维蛋白形成凝块而阻塞引流管。此时可胸腔或心包腔内注入灭菌注射用水配制(5000U/ml)的本品 10000～250000U。既可保持引流管通畅，又可防止胸膜或心包粘连或形成心包缩窄。

(6)眼科应用：用于溶解眼内出血引起的前房血凝块。使血块崩解，有利于手术取出。常用量为 5000U 用 2ml 生理盐水配制冲洗前房。

5.不良反应　本品临床最常见的不良反应是出血倾向。以注射或穿刺局部血肿最为常见。其次为组织内出血，发生率 5%～11%，多轻微，严重者可致脑出血。

本品用于冠状动脉再通溶栓时，常伴随血管再通后出现房性或室性心律失常，发生率高达 70%以上。需严密进行心电监护。

本品抗原性小，体外和皮内注射均未检测到诱导抗体生成。因此，变态反应发生率极低。但有报道，曾用链激酶治疗的患者使用本品后少数人引发支气管痉挛、皮疹和发热。

6.注意事项

(1)下列情况的患者禁用本品：急性内脏出血、急性颅内出血，陈旧性脑梗死、近 2 个月内进行过颅内或脊髓内外科手术、颅内肿瘤、动静脉畸形或动脉瘤、出血素质、严重难控制的高血压患者。相对禁忌证包括延长的心肺复苏术、严重高血压、近 4 周内的外伤、3 周内手术或组织穿刺、妊娠、分娩后 10d、活跃性溃疡病。

(2)应用本品前，应对患者进行血细胞比容、血小板记数、凝血酶时间(TT)、凝血酶原时间(PT)、活化部分凝血活酶时间(APTT)测定。TT 和 APTT 应在 2 倍延长的范围内。

(3)用药期间应密切观察患者反应，如心率、体温、呼吸频率和血压、出血倾向等，至少每 4 小时记录 1 次。

(4)静脉给药时，要求穿刺一次成功，以避免局部出血或血肿。

(5)动脉穿刺给药时，给药毕，应在穿刺局部加压至少 30min，并用无菌绷带和敷料加压包扎，以免出血。

(6)下述情况使用本品会使所冒风险增大，应权衡利弊后慎用本品：近 10d 内分娩、进行过组织活检、静脉穿刺、大手术的患者及严重胃肠道出血患者；极有可能出现左心血栓的患者，如二尖瓣狭窄伴心房颤动；亚急性细菌性心内膜炎患者；继发于肝肾疾病而有出血倾向或凝血障碍的患者；妊娠、脑血管病患者和糖尿病性出血性视网膜病患者。

(7)孕妇及哺乳期妇女用药:动物实验显示,本品1000倍于人用量对雌性小鼠和大鼠生殖能力及胎儿均无损伤。长期用药无致癌性报道。尚未见有严格对照组的在妊娠妇女中用药的报道。因此,除非急需用本品,否则孕妇不用。本品能否从乳汁中排泄尚无报道。因此,哺乳妇女慎用本品。

(8)老年患者用药:本品在老年患者中应用的安全性和有效性尚未见确切报道。但年龄>70岁者慎用。

7.药物相互作用　本品与其他药物的相互作用尚无报道。鉴于本品为溶栓药,因此,影响血小板功能的药物,如阿司匹林、吲哚美辛、保泰松等不宜合用。肝素和口服抗凝血药不宜与大剂量本品同时使用,以免出血危险增加。

8.药物过量　本品静脉给予一般达2500U/min方有明显疗效。成年人总用药量不宜超过300万U。溶栓药效必然伴有一定出血风险。一旦出现出血症应立即停药,按出血情况和血液丧失情况补充新鲜全血,纤维蛋白原血浆水平<1g/L伴出血倾向者应补充新鲜冷冻血浆或冷沉淀物,不宜用右旋糖苷羟乙基淀粉。氨基己酸的解救作用尚无报道,但可在紧急情况下使用。

(李学美)

第六节　心肌梗死的护理

【概述】

急性心肌梗死(AMI)是由于冠状动脉供血急剧减少或中断,使相应心肌严重而持久的急性缺血而致心肌坏死。主要表现为严重而持久的胸骨后疼痛、特征性的心电图动态演变、血清心肌损伤标记物增高并有动态变化,常伴严重心律失常、心力衰竭或心源性休克,是冠心病的严重临床类型。

心肌梗死是危害人类健康的重要疾病,已成为西方发达国家的主要死亡原因。在美国每年约有150万人患心肌梗死,约1/4的死亡者是由AMI造成的。在我国心肌梗死的发病率低于西方国家,但根据流行病学资料的显示,随着人们生活水平的不断提高,我国心肌梗死的发病率已呈逐年上升的趋势。

【病理生理】

主要出现左心室舒张和收缩功能障碍的一些血流动力学变化,其严重程度和持续时间取决于梗死的部位、程度和范围。心脏收缩力减弱、顺应性减低,以及收缩不协调,左心室压力曲线上升速度减低,左心室舒张末期压增高和收缩末期容量增多。射血分数减低,心搏量下降,心率增快或有心律失常,血压下降,静脉血氧含量降低。心室重构出现心壁厚度改变、心脏扩大和心力衰竭,可发生心源性休克。右心室梗死在AMI患者中少见,其主要病理生理改变是右心衰竭的血流动力学变化,右心房压力增高,心排血量减低,血压下降。

AMI引起的心力衰竭称为泵衰竭,按Killip分级法可分为:Ⅰ级,尚无明显心力衰竭;Ⅱ级,有轻度左心衰竭;Ⅲ级,有急性肺水肿;Ⅳ级,有心源性休克不同程度或阶段的血流动力学变化。心源性休克是泵衰竭的严重阶段。但如兼有肺水肿和心源性休克则情况最严重。

【诊断步骤】

(一)病史采集要点

1.诱因及先兆 AMI约有近1/2可有诱发因素,其中以情绪因素(精神紧张、情绪激动、过度焦虑不安)及体力活动(过度劳累、骤然用大力等)最为常见。其他失血、失液、休克、心律失常、血压突然升高、饱餐、饮酒、寒冷刺激、感染及手术后等也可成为诱发因素。在动脉粥样硬化的基础上,这些诱发因素可起到触发作用,使斑块破裂、血栓形成、冠脉痉挛从而导致心肌梗死。

AMI前约20%～60%的患者在发病前几天或几周内可出现某些前驱症状,这些症状主要有突然发生的初发性心绞痛、出现不稳定型心绞痛发作或呼吸困难、疲乏无力等。前驱症状的发生机制可能是冠脉病变发展迅速,已有附壁血栓的形成或冠脉痉挛。如在此期间能积极治疗,有可能防止心肌梗死发生。

2.主要症状 AMI的临床症状差异较大,有些患者发病急骤、症状严重。有些患者症状很轻,未引起患者注意,极少数患者可无明显自觉症状,为无症状性心肌梗死。

(1)胸痛:胸痛是AMI中最早出现、最为突出的症状,约见于70%以上的患者,胸痛的典型部位在胸骨后或心前区,可向左肩、左臂、后背部位放射。少数患者胸痛位于上腹部、剑突处、下颌、颈部或牙齿。胸痛的性质为绞榨性、压迫样疼痛或紧缩感,常伴有出汗、烦躁、濒死感。胸痛持续时间较长,多持续30min以上,甚至长达10余小时,含服硝酸甘油和休息常不能缓解。有的患者可在几天内有多次胸痛发作,难以确定心梗发作于哪一次。少数患者无明显胸痛症状,尤其见于老年人、糖尿病、服β受体阻滞剂、伴AMI严重并发症患者。

(2)胃肠道症状:有严重胸痛症状的心梗患者约半数可出现恶心、呕吐等胃肠道症状,尤其多见于下壁心梗,可能的原因是梗死心肌反射性地激惹迷走神经所致。部分患者发生难于控制呃逆。

(3)全身症状:常伴大量冷汗,为剧烈胸痛、交感神经兴奋引起,如无痛性AMI患者大量冷汗,须注意合并泵衰竭或心源性休克;发热于起病后2～3d开始,多为38℃以下,一般不超过38.5℃,持续1周左右自动退热,使用抗生素无效,为坏死心肌吸收热。

(4)心律失常:约70%～90%的AMI可出现心律失常,是心梗早期死亡的主要原因,多发生于梗死后1～2周内,特别是72h内。心梗的心律失常可分为快速性和缓慢性两类,前者包括期前收缩、室上速、室速、房扑、房颤和室颤,后者包括窦性心动过缓、多种类型的传导阻滞和窦性停搏等。通常前壁心梗容易引起快速性心律失常,下壁心梗容易引起缓慢性心律失常。部分患者发病即为室颤,表现为猝死。

(5)急性左心衰和心源性休克:部分患者以急性左心衰为发病的突出表现,另有部分患者发病时即以休克表现为主。

心律失常、心力衰竭及心源性休克是AMI的重要临床表现,但也可视为AMI的最常见、最重要的并发症。

(二)体格检查要点

AMI患者的体征根据梗死大小及有无并发症而差异很大,梗死范围小且无并发症者可完全无异常体征;梗死范围大者常出现异常体征。

1.一般表现　多数患者有焦虑和痛苦状态,合并心衰时呈半坐位或端坐呼吸。有休克时可表现为低血压、皮肤湿冷和常伴烦躁不安。

2.血压和心率　发病0.5h内,患者呈自主神经功能失调,前壁心梗多表现为交感神经活动亢进,心率增快,血压可升至160/100mmHg。下壁心梗多表现为副交感神经活动亢进,心动过缓、血压下降。以后的血压和心率变化与梗死范围及有无并发症有关,急性大面积前壁心梗出现血压明显下降,甚至休克。过去有高血压的患者,相当多的一部分未使用降压药物在心梗后血压降至正常,但其中约2/3的患者在梗死后3～6个月血压又可再升高。

3.心脏体征　如梗死范围大、多次梗死并有高血压或心衰者,心脏可向左扩大。在前壁心梗的早期,由于梗死面心肌无收缩功能,因此,触诊可发现该处收缩期有轻微的向外膨击,即反常搏动,可在几日或几周内消失。

心脏听诊可能有以下改变:

①心动过速或心动过缓;

②心梗早期,较多的患者可出现各种心律失常,其中以期前收缩最常见;

③第1心音、第2心音常减弱,是心肌收缩力减弱或血压下降所致,以发病的最初几日内最明显;

④第4心音在发病1周内可见于绝大多数梗死患者,是左心室顺应性降低所致。随着心梗好转,第4心音减弱或消失。如第4心音持续存在,可能预后较差;

⑤第3心音发生较少,提示左心衰竭或可能有室壁瘤形成;

⑥心包摩擦音多出现于发病的2～5d内,约见于10%～15%的患者,多是较广泛的透壁性心肌梗死,梗死处有纤维蛋白性心包炎。如心包摩擦音持续存在或在发病10d后出现,应考虑为梗死后综合征的可能;

⑦收缩期杂音,伴发乳头肌功能失调致二尖瓣闭不全时,心尖区可出现收缩期杂音,杂音具有易变的特点,随心功能改变杂音响度和性质略有变化。AMI发病2～3d内如突然出现响亮的收缩期杂音伴有临床情况恶化,常提示有室间隔穿孔,或严重的乳头肌功能不全,或腱索断裂。

(三)实验室检查

1.心电图检查　心电图是诊断AMI最重要的检查手段之一,它可以起到定性、定时、定位的作用。一次心电图检查未能作出判断者,应连续监测、定期复查,并作前后对比。少数仅有T波改变的小灶性梗死,或合并室性心律、完全性左束支或房室传导阻滞、预激综合征等心律失常者,心电图改变不典型、不明确者均应结合临床及心肌损伤标记物改变作出判断。

目前,临床上根据ST段改变将AMI分为ST段抬高AMI(STEMI)和非ST段抬高AMI(NSTEMI),这两类AMI的处理策略大不相同。

(1)急性ST段抬高型心梗的典型心电图改变

1)T波改变:在冠脉闭塞的极早期,表现为高尖T波或原为倒置的T波突然变直立。以后抬高的ST的恢复,直立的T波逐渐倒置,由浅变深,一般在3～6周T波倒置最深,有时形成冠状倒置的T波,随后T波逐渐变浅,最后可恢复直立,部分患者可持续不恢复。

2)ST段抬高:ST段抬高与直立的T波形成单向曲线,这种改变常在发病后0.5h、数小时以至十几小时出现,是心肌损伤的表现。一般几天内可恢复至等电位线,少数可延迟至2周左右。

3)异常Q波:它的出现是由于心肌坏死所致,多在心梗数小时到48h内出现,一旦出现大多永久存在,少数患者Q波在数周、数月甚至数年后消失。

(2)心肌梗死分期

根据心电图的变化规律可将心肌梗死分为4期:

1)超急性期:约在梗死后10多分钟至数小时,表现为高尖T波。

2)急性期:梗死后数小时至数天,从ST段抬高开始至ST段恢复到等电位线。

3)亚急性期:从ST段恢复到等电位线开始,直至倒置的T波恢复正常或恒定的倒置T波。

4)陈旧期:梗死后数月至数年,倒置T波恢复或长期无变化,多数留有异常Q波。

(3)心肌梗死定位

根据特征性改变的导联可判断梗死部位。心电图导联V_1、V_2、V_3有特征性的动态改变表明前间壁心肌梗死;V_5、V_6、V_7动态改变表明前侧壁心肌梗死;V_1、V_2、V_3、V_4、V_5动态改变表明广泛前壁心肌梗死;V_8、V_9(V_1、V_2、V_3导联可见R波高)动态改变表明正后壁;Ⅱ、Ⅲ、aVF动态改变表明下壁心肌梗死;Ⅰ、aVL动态改变表明高测壁心肌梗死;V_3R、V_4R、V_5R导联ST段动态抬高表明右心室心肌梗死。

(4)非ST段抬高型心肌梗死心电图

QRS波群不出现异常Q波,只在梗死相关导联出现ST段明显下移,伴有或随后出现T波倒置。ST-T改变一般持续数日,T波有演变过程。在心电图上,非ST段抬高型心肌梗死不容易与严重心肌缺血相鉴别,需结合临床症状及血清心肌损伤标记物改变来考虑诊断。

2.心肌损伤标记物　AMI时血清心肌损伤标记物呈动态性升高改变,是AMI诊断标准之一。临床上对于胸痛患者,凡是拟诊或排除AMI者,均须进行心肌损伤标记物的检查。

天冬氨酸转氨酶(AST)、肌酸激酶(CK)、肌酸激酶同工酶(CK-MB)为传统诊断AMI的血清损伤标记物,肌红蛋白是早期心肌损伤标记物,心肌肌钙蛋白Ⅰ(cTnl)或肌钙蛋白T(cTnT)是目前敏感性和特异性最高的心肌损伤标记物。

(1)AST

AMI时AST在起病后6～12h开始出现,24～48h达峰值,持续3～5d,由此可见,AST不是AMI诊断的早期心肌损伤标记物。测定AST时必须同时测定丙氨酸转氨酶(ALT),AST＞ALT时才有意义。此外,AST心肌特异性差,一些疾病可能导致假阳性,如肝脏疾病(通常ALT＞AST)、心肌炎、心肌病、骨骼肌创伤。

(2)CK、CK-MB

亦为传统诊断AMI的血清损伤标记物。血清CK由3种同工酶组成:MM、MB和BB同工酶。正常人总CK绝大部分是由CK-MM同工酶组成的,主要来自横纹肌;其次为CK-MB同工酶,仅占总CK的3%,主要来源于心肌,小量存在于横纹肌内;第三种同工酶为CK-BB同工酶,量极微而不容易测出,来源于脑组织等。临床上测定CK、CK-MB同工酶及其动态改变诊断 AMI。

血清 CK 值在 AMI 发病后 6h 开始升高，24h 达峰值，然后逐渐下降，持续 3～4d，因此，CK 不是 AMI 的早期心肌损伤标记物。血清 CK 值超过参照值上限即有诊断价值，但临床上 AMI 患者 CK 值常高于正常值 2 倍以上。同一患者，血清 CK 值恢复正常后又一次显著升高须注意再梗死或心肌梗死延展。

CK 敏感性不高，不能诊断微小 AMI；CK 特异性差，其升高除 AMI 外，还可见于：

①非心脏病变：肌肉注射及肌肉病变，包括肌溶解、横纹肌损伤、肌营养不良、肌萎缩、甲状腺机能过低。

②心脏有关情况：心脏外科手术后、电复律、心肌心包炎、PTCA。

③少见原因：血液透析，药物如镇静剂、巴比妥类药物和卡托普利等。

CK-MB 同工酶主要存在于心肌内，仅 1%～2%存在于横纹肌。CK-MB 同工酶在 AMI 发病 3～4h 开始升高，峰值 10～24h 达到，持续时间 2～4d。CK-MB 比 CK 较早期诊断 AMI，但亦不属 AMI 的早期心肌损伤标记物。

CK-MB 敏感性亦不高，亦不能诊断微小心肌梗死。其特异性高于 CK 值，但特异性亦不高，可出现假阳性，如心肌炎、横纹肌病变、肺动脉栓塞、休克、糖尿病等。

AMI 患者血清 CK 值、CK-MB 同工酶往往同时升高。有时，CK-MB 同工酶升高而 CK 正常，常是小灶梗死，患者的基础 CK 值正常范围低限，多见于老年人。

反复测定 CK、CK-MB 的值，可作为判断 AMI 溶栓治疗效果的无创指标之一。溶栓成功者，CK、CK-MB 峰值前移，原因为闭塞的梗死相关冠状动脉重新开放，大量的 CK、CK-MB 释放入血，其峰值提前出现，又迅速被清除，高峰迅速降低。

(3)肌红蛋白

肌红蛋白主要存在于心肌内，也存在于横纹肌内。当心肌发生损伤后，肌红蛋白很快释放入血，引起血清肌红蛋白浓度升高。

血肌红蛋白 1～2h 开始升高，4～8h 达峰值，持续 0.5～1d。心肌损伤后，肌红蛋白很快释放入血，但又很快被清除(肌红蛋白清除半衰期 8.9min±1.5min)。与 CK-MB 同工酶不同，AMI 患者的肌红蛋白浓度很快升高，又很快降低，呈断续形曲线。因此，肌红蛋白属 AMI 的早期损伤标记物，可作为 AMI 早期排除诊断的重要指标。肌红蛋白阴性，提示基本排除 AMI，但一次血清肌红蛋白阴性决不能排除 AMI，对可疑病例，至少抽血 2 次，每次间隔 2h。

肌红蛋白诊断 AMI 敏感性高，但特异性差，同时检测时间窗较小(＜24h)。骨骼肌损伤、创伤、肾功能衰竭均可使肌红蛋白升高。因为肌红蛋白也来自横纹肌，肾功不全可影响肌红蛋白清除。因此，早期检测肌红蛋白升高后，应在测定更具心肌特异性的心肌损伤标记物，如 CK-MB、cTnl 或 cTnT。

肌红蛋白降至正常后又再升高，须考虑再梗死后梗死延展。

(4)心肌肌钙蛋白 I(cTnl)或肌钙蛋白 T(cTnT)

肌钙蛋白复合物包括 3 个亚单位：cTnT、cTnl 和肌钙蛋白 C(cTnC)。目前，已经开发出用于 cTnT 和 cTnl 的单克隆抗体免疫测定方法。cTnl 和 cTnT 是目前敏感性和特异性最高的心肌损伤标记物，均高于其他心肌损伤标记物，其参考值范围必须由每一个实验室通过特异的定量研究和质量控制来确定。

肌钙蛋白对 AMI 的早期诊断价值与 CK-MB 同工酶相似，cTnl 和 cTnT 发病 2～4h 开始出现，峰值时间为 10～24h，cTnl 持续 5～10d，cTnT 持续 5～14d。因此，cTnl 和 cTnT 均不作为 AMI 的早期心肌损伤标记物。若 6h 以内测定结果为阴性，应在症状发作后 8～12h 再次检测。

cTnl 和 cTnT 主要存在于心肌内，特异性高于其他心肌损伤标记物。对于每一位胸痛的患者，当临床拟诊 AMI 而其他心肌损伤标记物阴性时，须检测 cTnl 或 cTnT。但 cTnl 或 cTnT 亦有假阳性，见于其他原因（充血性心力衰竭、高血压、休克、肺梗死）引起的心内膜微小心肌损伤、心脏创伤、心肌毒性物质（肿瘤化疗药物，如阿霉素）、心脏机械损伤（电复律、射频消融、置入 ICD 放电）、病毒感染等，因此不能单凭 cTnl 或 cTnT 升高诊断 AMI，须结合其他临床情况全面分析。

cTnl 和 cTnT 亦是目前诊断 AMI 敏感性最高的心肌损伤标记物，可诊断微小心肌梗死。当临床表现高度拟诊 AMI 但其他心肌损伤标记物阴性时，必须检测 cTnl 或 cTnT。有研究认为，在无 ST 段抬高的静息性胸痛中，约有 30%因无 CKMB 升高而被诊断为 UA，而当测定心脏特异性的肌钙蛋白时，部分患者可能应该被诊断为 NSTEMI。

cTnl 或 cTnT 增高与不良心脏事件相关，是急性冠状动脉综合征危险度分层的重要指标之一。cTnl 或 cTnT 持续增高，提示该患者为 AMI 高危患者，发生心脏事件的可能性大，须积极干预，同时对低分子肝素和血小板 GPⅡb/Ⅲa 抑制剂干预的获益大。

cTnl 或 cTnT 不能诊断超过 2 周的心肌梗死，这是所有心肌损伤标记物存在的问题。此时，可根据病史、心电图演变、冠状动脉造影术等诊断。

cTnl 或 cTnT 难于区分 STEMI 和 NSTEMI，而这两类心肌梗死治疗策略大不相同。

综上所述，肌红蛋白对早期（6h 以内）AMI 最敏感，而 cTnT 和 cTnl 对后期 AMI 最敏感。心脏特异的 cTnT 和 cTnl 能检出微灶梗死，成为早期诊断、快速干预和预后判断的重要工具。

3.*超声心动图*　超声心动图可作为早期诊断 AMI 的辅助检查方法。缺血损伤数分钟，超声心动图可发现室壁运动异常，包括心内膜运动振幅和速率降低、室壁增厚率减低、节段性室壁运动消失和反常运动。室壁增厚率异常可作为缺血性功能失调的一项特异指标，收缩期室壁变薄多见于急性心肌缺血或 AMI。急性心肌缺血引起的室壁运动异常可持续 30min 以上。同时可测量左室射血分数，可评价是否合并左心衰竭，并判断预后。因此，对疑为 AMI 病例，进行动态观察是必要的。

但超声心动图不能鉴别心肌缺血或梗死，不能鉴别新发的或旧有的心脏事件；对过度肥胖或糖尿病患者不能满意显像。

此外，室壁运动异常并非心肌梗死和缺血所特有，例如，主动脉瓣反流可引起心尖部室壁运动异常；心肌病或浸润性心肌病可引起室壁运动异常，但其室壁增厚率正常，借此可与心肌梗死或缺血相鉴别。

AMI 早期患者不宜搬动，须行床旁超声心动图。

综上所述，超声心动图可作为早期诊断 AMI 的辅助检查方法。急性胸痛病例如果显像满意，发现节段性室壁运动异常特别是收缩期室壁变薄，可肯定为 AMI 或急性心肌缺血，如伴有心肌损伤标记物升高，即使心电图无明显改变，也可作出 AMI 的诊断。

4.放射性同位素心肌显像　放射性同位素心肌显像包括^{201}T1-心肌显像、^{99m}Tc-MIBI 心肌显像，均为心肌灌注显像法。正常心肌细胞可摄取显像剂，而坏死的心肌细胞不能摄取显像剂，故出现放射性缺损区。一般以局部心肌放射性比邻近区域至少减少 50%才判为异常。心肌梗死图像的特点是，即刻显像图和延迟显像图上均出现放射性缺损，形态、部位和范围一样，属于不可逆性缺损区。放射性同位素心肌显像对诊断 AMI 敏感性高。同时可测量左室射血分数，可评价是否合并左心衰竭，并判断预后。

当 AMI 合并室性心律、完全性左束支或房室传导阻滞、预激综合征等心律失常者，心电图改变不典型、不明确者，或使用洋地黄、β受体阻滞剂治疗者，可行放射性同位素心肌显像。但放射性同位素心肌显像不能鉴别心肌缺血或梗死，不能鉴别新发的或旧有的心脏性事件；放射性核素心肌显像不易识别下壁区域的异常，因为肝脏可摄取显像剂；对过度肥胖或糖尿病患者均不能满意显像。此外，其特异性差。AMI 早期患者不宜搬动，行放射性心肌显像存在一定危险性。

综上所述，单独采用放射性同位素心肌显像仍不能对 AMI 作出早期诊断，仍要结合心电图、心肌损伤标记物检查。但急性胸痛患者放射性同位素心肌显像阴性者，可肯定排除急性心肌缺血或 AMI。

5.白细胞计数及红细胞沉降率　AMI 时可发现组织坏死和炎症反应的非特异性指标如白细胞计数升高、红细胞沉降率增快。前者可在疼痛发生后 12h 开始升高，高峰在 2～4d，可达(10～20)×10^9/L，一般 1 周左右恢复正常，中性粒细胞亦有增加，多在 75%～90%。红细胞沉降率增快约在发病后 24～48h 出现，持续 2～3 周。常为轻至中度增快。

【诊断对策】

(一)诊断要点

AMI 的诊断标准：

2006 年全球心肌梗死工作组(ESC/ACC/AHA/EHS/WHO)对急性心肌梗死的定义标准：检测到心肌坏死的生化标记物(最好是 cTn)升高超过正常值的 99%百分位数，有心肌缺血的证据并有以下情况之一：①缺血性症状；②新发生心肌缺血的心电图改变(新发生的 ST 段改变或新的 LBB)；③心电图上病理性 Q 波形成；④新发生的存活心肌的丢失或节段性室壁运动异常的影像学证据；⑤心脏性猝死，有心肌缺血的症状和新出现的 ST 段抬高或新的 LBBB；⑥PCI 有关的冠状动脉缺血事件伴有心肌生化标记物超过正常值 3 倍；⑦CABG 有关的冠状动脉缺血事件伴有心肌生化标记物超过正常值 5 倍；⑧无心肌生化标记物结果情况下，新发生的存活心肌的丢失的影像学证据伴心肌缺血症状；⑨尸解病理发现急性心肌梗死。

但部分 AMI 患者临床症状不典型或心电图改变不典型，临床上应十分警惕，防止漏诊。

症状不典型包括：

①疼痛部位不典型：少数患者可以上腹部、颈部、咽部、下颌或牙齿等放射部位疼痛为主，因此，若无上述部位局部相应的病症或既往史中有体力活动相关的上述部位疼痛等应警惕 AMI 的可能。

②无痛性心肌梗死：部分患者临床上无明显疼痛，特别是老年患者或糖尿病患者，因此，如

发生原因不明的胸闷伴恶心、呕吐、出汗；突然出现左心衰竭或严重心律失常；原有高血压病者突然血压显著下降或出现休克；突然出现抽搐、意识障碍等，应想到AMI的本能，应及时做心电图、血清心肌损伤标记物检测。

心电图改变不典型包括：

①约20％～35％的AMI患者心电图无异常Q波出现，此时诊断主要依靠系列心肌损伤标记物检查及ST段和T波动态演变。

②如合并左束支传导阻滞、预激综合征或多次梗死的患者，可掩盖或不出现心肌梗死的典型心电图改变，这些患者如疑及AMI，应行系列心肌损伤标记物检查。

对疑似但不能确认的病例，应多次重复心电图检查，以避免漏诊。虽然AMI发病最初几小时出现超急期改变，但并非每个患者都能检测到。这些患者常在若干小时后心电图才出现特征性改变，心电图做得太早就会看不到。另外，具有特征性的损伤型ST段抬高多在第1周内完全消失，如不及时记录，ST段的变化就会遗漏，这时只能靠T波的演变来诊断。这些均说明多次重复心电图检查，对心电图演变动态观察的重要性。不能单凭一二次心电图无典型改变就轻易否定AMI的诊断。

(二)鉴别诊断要点

典型患者诊断不难，不典型患者则应全面检查，严密观察，注意进行鉴别诊断。

1.*不稳定型心绞痛* 胸痛很少超过20min，如超过20min，为高危患者判断指标之一；一般不伴有低血压或休克；心电图如有变化，表现为ST段下移，T波倒置，且常随胸病缓解而恢复，无动态演变规律，变异型心绞痛患者可有ST段抬高，但时间短暂，无坏死性Q波；血清心肌损伤标记物无升高。

2.*急性肺动脉栓塞* 典型病例突然发作剧烈胸痛、呼吸困难或有咯血三联症，常伴有休克和右心室急剧增大，肺动脉瓣区搏动增强，第2心音亢进，三尖瓣区出现收缩期杂音等右心负荷加重的表现。心电图电轴右偏，出现$S_{I}Q_{III}T_{III}$波形。血清D-二聚体测定、放射性同位素肺通气/灌注显像、肺部增强CT、肺部MRI、超声心动图有助于诊断。肺动脉造影是诊断肺动脉栓塞最可靠的方法，有很高的敏感性和特异性。心电图无特征性急性心肌梗死动态改变，血清心肌损伤标记物无升高。

3.*主动脉夹层* 胸痛剧烈呈撕裂样，常放射至背、腰部及下肢，临床呈休克样表现，但血压多不下降反而上升，两上肢血压有时可出现明显的差别，且常出现主动脉瓣关闭不全等。X线及超声心动图检查可发现主动脉进行性加宽。CT、MRI及动脉造影可确诊。心电图无特征性急性心肌梗死动态改变，血清心肌损伤标记物无升高。

4.*急性心包炎* 胸痛与发热同时出现，深呼吸及咳嗽时加重，早期即有心包摩擦音，心电图除aVR外，其余导联多有ST段弓背向下的抬高，无坏死性Q波。心电图无特征性急性心肌梗死动态改变，血清心肌损伤标记物无升高。

5.*急腹症* 如消化性溃疡穿孔、急性胰腺炎、急性胆囊炎等，患者多可查得相应的病史及客观体征，缺乏急性心肌梗死心电图无特征性动态改变，血清心肌损伤标记物无升高。

(三)临床类型

依心电图ST段改变，分为ST段抬高型心肌梗死(STEMI)和非ST段抬高型心肌梗死

(NSTEMI),两种的AMI发病机制及治疗策略存在较大差异。

【治疗对策】

(一)治疗原则

1.及早发现,迅速救治。

2.密切监护,及时发现和处理致命性心律失常。

3.迅速止痛,减少心肌耗氧量,防止梗死面积扩大。

4.维持血流动力学稳定。

5.尽早再灌注治疗,挽救濒死心肌、缩小梗死面积。

6.积极抗凝、抗血小板、抗心肌缺血及调脂治疗。

7.及时发现和处理各种并发症。

8.积极进行二级预防,防止再梗及其他心血管事件。

(二)治疗计划

1.一般治疗

(1)持续心电、血压和血氧饱和度监测,建立静脉通道。

(2)卧床休息:可降心肌耗氧量,减少心肌损害。对血流动力学稳定且无并发症的AMI患者一般卧床休息1～3d,对病情不稳定及高危患者卧床时间可适当延长。

(3)吸氧:AMI患者初起即使无并发症,也应给予鼻导管吸氧,以纠正因肺淤血和肺通气/血流比例失调所致的中度缺氧。在严重左心衰竭、肺水肿和并有机械并发症的患者,多伴有严重低氧血症,需面罩加压给氧或气管插管并机械通气。

(4)镇痛:AMI时,剧烈胸痛使患者交感神经过度兴奋,产生心动过速、血压升高和心肌收缩功能增强,从而增加心肌耗氧量,并易诱发快速性室性心律失常。应迅速给予有效镇痛剂。首选吗啡3mg静脉注射,必要时每5min重复1次,总量不宜超过15mg。吗啡既有强镇痛作用,还有扩张血管从而降低左室前、后负荷和心肌耗氧量的作用,副作用有恶心、呕吐、低血压和呼吸抑制。

(5)饮食和通便:AMI患者需禁食至胸痛消失,然后给予流质、半流质饮食,逐步过渡到普通饮食。所有AMI患者均应使用缓泻剂,以防止便秘时排便用力导致心脏破裂或引起心律失常心力衰竭。

2.再灌注治疗　早期再灌注治疗是AMI首要的治疗措施,开始越早效果越好,它能使急性闭塞的冠状动脉再通,恢复心肌灌注,挽救濒死心肌。缩小梗死面积,从而能保护心功能、防止泵衰竭、减少病死率。再灌注治疗方法包括溶栓治疗、急诊经皮冠状动脉介入(急诊PCI)和急诊冠状动脉搭桥术(急诊CABG)。在"治疗方案的选择"中将详细介绍各种再灌注方法。

3.药物治疗

(1)硝酸酯类药物:硝酸酯类药可松弛血管平滑肌产生血管扩张的作用,降低心脏前负荷,降低心肌耗氧量,还可直接扩张冠状动脉,增加心肌血流,预防和解除冠状动脉痉挛。常用的硝酸酯类药物包括硝酸甘油、硝酸异山梨酯和5-单硝山梨醇酯。

AMI早期通常给予硝酸甘油静脉滴注24～48h。对AMI伴再发性心肌缺血、充血性心力衰竭或需处理的高血压患者更为适宜。静脉滴注硝酸甘油应从低剂量开始,即10μg/min,可酌情逐渐增加剂量，每5～10min增加5～10μg，直至症状控制、血压正常者动脉收缩压降低10mmHg或高血压患者动脉收缩压降低30mmHg为有效治疗剂量。在静脉滴注过程中如果出现明显心率加快或收缩压<90mmHg，应减慢滴注速度或暂停使用。静脉滴注硝酸甘油的最高剂量以不超过100μg/min为宜。硝酸甘油持续静脉滴注的时限为24～48h，开始24h一般不会产生耐药性，后24h若硝酸甘油的疗效减弱或消失可增加滴注剂量。静脉滴注二硝基异山梨酯的剂量范围为2～7mg/h，开始剂量30Lg/min，观察30min以上，如无不良反应可逐渐加量。静脉用药后可使用口服制剂如硝酸异山梨酯或5-单硝山梨醇酯等继续治疗。硝酸异山梨酯口服常用剂量为10～20mg，每日3次或4次，5-单硝山梨醇酯为20～40mg，每日2次。硝酸酯类物的副反应有头痛、反射性心动过速和低血压等。该药的禁忌证为AMI合并低血压（收缩压<90mmHg），下壁伴右室梗死时应慎用。

(2)β受体阻滞剂：β受体阻滞剂通过减慢心率降低体循环血压和减弱心肌收缩力来减少心肌耗氧量，对改善缺血区的氧供需失衡，缩小心肌梗死面积，降低急性期病死率有肯定的疗效。在无该药禁忌证的情况下应及早常规应用。若发病早期因禁忌证未能使用β受体阻滞剂，应在随后时间内重新评价使用β受体阻滞剂的可能性。常用的β受体阻滞剂为美托洛尔、阿替洛尔，前者常用剂量为25～50mg，每日2次或3次，后者为6.25～25mg，每日2次。用药需严密观察，使用剂量必须个体化。在较急的情况下，如前壁AMI伴剧烈胸痛或高血压，β受体阻滞剂亦可静脉使用，美托洛尔静脉注射剂量为5mg/次，间隔5min后可再给予1～2次，继口服剂量维持。β受体阻滞剂治疗的禁忌证为：心率<60次/min；动脉收缩压<100mmHg；中重度左心衰竭（≥KillipⅢ级）；Ⅱ、Ⅲ度房室传导阻滞；严重慢性阻塞性肺部疾病或哮喘；末梢循环灌注不良。相对禁忌证为：哮喘病史；周围血管疾病；胰岛素依赖性糖尿病。

(3)抗血小板治疗：冠状动脉内斑块破裂诱发局部血栓形成是导致AMI的主要原因。在急性血栓形成中血小板活化起着十分重要的作用，抗血小板治疗已成为AMI的常规治疗，溶栓前即应使用。阿司匹林、氯吡格雷和血小板膜糖蛋白Ⅱb/Ⅲa（GPⅡb/Ⅲa）受体拮抗剂是目前临床上常用的抗血小板药物。

阿司匹林通过抑制血小板内的环氧化酶使凝血烷A_2（血栓素A_2，TXA_2）合成减少，达到抑制血小板聚集的作用。阿司匹林的上述抑制作用是不可逆的。由于每日均有新生的血小板产生，而当新生血小板占到整体的10%时，血小板功能即可恢复正常，所以阿司匹林需每日维持服用。若无禁忌证，所有AMI患者均应日服阿司匹林，首次服用时应选择水溶性阿司匹林或肠溶阿司匹林嚼服以达到迅速吸收的目的，首剂162～325mg，维持量75～162mg/d。

氯吡格雷是新型ADP受体拮抗剂，主要抑制ADP诱导的血小板聚集。如阿司匹林有禁忌证，应改用氯吡格雷，首剂300mg，维持量75m/d。接受心导管检查或介入治疗者，在应用阿司匹林基础上，需加用氯吡格雷，置入裸支架者至少应用1个月，置入西罗莫司涂层支架者应用3个月，置入紫杉醇涂层支架者应用6个月，出血危险低者可应用12个月。

血小板GPⅡb/Ⅲa受体拮抗剂是目前最强的抗血小板聚集的药，能阻断纤维蛋白原与GPⅡb/Ⅲa受体的结合，即阻断血小板聚集的最终环节。目前主要用于急诊PCI中，一方面对血栓性病变或支架植入后血栓形成有较好地预防作用，另一方面能够减少心肌无复流面积，改善心肌梗死区心肌再灌注。该类药物包括替罗非班、依替非巴肽和阿昔单抗。替罗非班用法为静脉注射 10mg/kg 后滴注 0.15μg/(kg・min),持续 36h。阿昔单抗用法为先给冲击量 0.125mL/kg静脉注射,后以总量 7.5mL 维持静滴 24h(7.5mL 阿昔单抗溶于 242.5mL 生理盐水中,以 10mL/h 的速度滴注 24h)。目前,急诊 PCI 前是否常规应用 GPⅡb/Ⅲa 受体拮抗剂尚有争议。

(4)抗凝治疗:目前主张对所有 AMI 患者只要无禁忌证,均应给予抗凝治疗,它可预防深静脉血栓形成和脑栓塞,还有助于梗死相关冠脉再通并保持其通畅。抗凝剂包括肝素、低分子肝素、水蛭素和华法林。

肝素通过增强抗凝血酶Ⅲ的活性而发挥抗凝作用,是"间接凝血酶抑制剂",目前主要用于溶栓治疗的辅助用药和急诊 PCI 中常规使用。肝素作为 AMI 溶栓治疗的辅助治疗,随溶栓制剂不同用法亦有不同。rt-PA 为选择性溶栓剂,半衰期短,对全身纤维蛋白原影响较小,血栓溶解后仍有再次血栓形成的可能,故需要与充分抗凝治疗相结合。溶栓前先静脉注射肝素 5000U 冲击量,继之以 1000U/h 维持静脉滴注 48h,根据 aPTT 调整肝素剂量,使 aPTT 延长至正常对照的 1.5～2.0 倍(50～70s),一般使用 48～72h,以后可改用皮下注射 7500U,1 次/12h,注射 2～3d。如果存在体循环血栓形成的倾向,如左心室有附壁血栓形成、心房颤动或有静脉血栓栓塞史的患者,静脉肝素治疗时间可适当延长或改口服抗凝药物。尿激酶和链激酶均为非选择性溶栓剂,对全身凝血系统影响很大,包括消耗因子Ⅴ和Ⅷ,大量降解纤维蛋白原,因此溶栓期间不需要充分抗凝治疗,溶栓后 6h 开始测定 aPTT,待 aPTT 恢复到对照时间 2 倍以内时(约 70s)开始给予皮下肝素治疗。急诊 PCI 时应根据体重给予肝素冲击量 70～100U/kg。

低分子量肝素:低分子量肝素为普通肝素的一个片段,平均分子量约在 4000～6500 之间,其抗因子 Xa 的作用是普通肝素的 2～4 倍,但抗Ⅱa 的作用弱于后者。由于倍增效应,1 个分子因子 Xa 可以激活产生数十个分子的凝血酶,故从预防血栓形成的总效应方面低分子量肝素应优于普通肝素。且低分子肝素应用方便、不需监测凝血时间、出血并发症低等优点,目前除急诊 PCI 术中外,均可替代普通肝素。

华法林:有持续性或阵发性房颤的患者需长期应用华法林抗凝,影像学检查发现左室血栓的患者,给华法林抗凝至少 3 个月,单用华法林抗凝,应维持在 2.5～3.5;与阿司匹林合用(75～162mg),应维持在 2.0～3.0。有左室功能不全且存在大面积室壁运动不良的患者也可应用华法林抗凝。

水蛭素(比伐卢定,Bivalirudin)是直接凝血酶抑制剂,是否更优尚需更多临床证据支持。

(5)调脂药物:他汀类药物对冠心病的一级和二级预防作用已经得到了循证医学的广泛证据,而且新近的一些研究也证实了对 ACS 患者早期进行调脂治疗一样是有效而且是必需的。MIRACL 是首次进行的,在 ACS 早期强化降脂治疗的国际性大规模的多中心临床试验,Ⅲ期结果显示,阿托伐他汀组较安慰剂组死亡、非致死性心肌梗死、心脏停搏或心绞痛恶化住院的联合终点危险下降 16%,心绞痛及脑卒中相对危险分别下降 26%和 50%。此后的 A-to-Z 试验、PACT 研究等均证实早期进行调脂治疗是必要性。对 ACS 患者,入院后应尽快(24h 内)进行血脂水平检测,如果 LDL-C＞100mg/dl,HDL-C＞40mg/dl,就应该开始用他汀类药物治疗,如果已经在服用他汀类药物者则应该适当的加量。如果 LDL-C＞100mg/dl,HDI-C＜

40mg/dl,则应该进行他汀类药物的强化治疗。如果 LDL-C＜100mg/dl,HDL-C＞40mg/dl,则应给予贝特类药物或烟酸治疗。但贝特类药物不应与他汀类药合用,因有增加肌炎的可能。小剂量的烟酸可以与他汀类药合用,但合并有糖尿病的患者则不应联合用药。

(6)血管紧张素转换酶抑制剂(ACEI)和血管紧张素受体阻滞剂(ARB):如无禁忌证,前壁梗死、肺淤血或 LVEF＜0.40 的患者,应在发病 24h 内加用口服 ACEI 并长期维持,无上述情况的患者也可使用。如应用 ACEI 有禁忌证应改用 ARB。ACEI 的禁忌证包括:①收缩压＜100mmHg 或较基础血压下降 30mmHg 以上;②中重度肾衰;③双侧肾动脉狭窄;④对 ACEI 过敏。

(7)钙拮抗剂:钙拮抗剂在 AMI 治疗中不作为一线用药。临床试验研究显示,无论是 AMI 早期或晚期、是否合用 β 受体阻滞剂,给予速效硝苯地平均不能降低再梗死率和死亡率,对部分患者甚至有害,这可能与该药反射性增加心率,抑制心脏收缩力和降低血压有关。如使用 β 受体阻滞剂有禁忌证或无效,可应用维拉帕米或地尔硫卓以缓解持续性缺血或控制房颤、房扑的快速心室率,不宜使用硝苯地平快速释放制剂,有左心室收缩功能不全、房室传导阻滞或充血性心力衰竭时不宜使用地尔硫卓和维拉帕米。

(8)洋地黄制剂:AMI 24h 之内一般不使用洋地黄制剂,对于 AMI 合并左心衰竭的患者 24h 后常规服用洋地黄制剂是否有益也一直存在争议。目前一般认为,AMI 恢复期在 ACEI 和利尿剂治疗下仍存在充血性心力衰竭的患者,可使用地高辛。对于 AMI 左心衰竭并发快速心房颤动的患者,使用洋地黄制剂较为适合,可首次静脉注射西地兰 0.4mg,此后根据情况追加 0.2～0.4mg,然后口服地高辛维持。

(9)醛固酮受体拮抗剂:有左心力衰竭症状(LVEF＜0.40)或并存糖尿病,无严重肾功能不全(男性血肌酐应≤2.5mg/dl,女性血肌酐应≤2.0mg/dl),已应用治疗剂量的 ACEI 类药物且无高钾血症(血钾应≤5.0mmol/L)的患者应长期使用醛固酮受体拮抗剂。

(10)镁制剂:有以下情况时可行补镁治疗,梗死前使用利尿剂、有低镁血症、出现 QT 间期延长的尖端扭转型室速,可在 5min 内静脉推注镁制剂 1～2g。如无以上临床表现,无论 AMI 临床危险性如何,均不应使用镁制剂。

4.并发症处理

(1)AMI 并发心力衰竭

心力衰竭是 AMI 的严重并发症之一,常见于大面积 MI 如广泛前壁 AMI 或 AMI 伴大面积心肌缺血的患者。急性左心衰竭临床上表现为程度不等的呼吸困难,严重者可端坐呼吸,咯粉红色泡沫痰。急性左心衰竭的处理:适量利尿剂,Killip Ⅲ级(肺水肿)时静脉注射呋塞米 20mg;静脉滴注硝酸甘油,由 10μg/min 开始,逐渐加量,直到收缩压下降 10%～15%,但不低于 90mmHg;尽早口服 ACEI,急性期以短效 ACEI 为宜,小剂量开始,根据耐受情况逐渐加量;肺水肿合并严重高血压时是静脉滴注硝普钠的最佳适应证。小剂量(10μg/min)开始,根据血压逐渐加量并调整至合适剂量;洋地黄制剂在 AMI 发病 24h 内使用有增加室性心律失常的危险,故不主张使用。在合并快速心房颤动时,可用西地兰或地高辛减慢心室率。在左室收缩功能不全,每搏量下降时,心率宜维持在 90～110 次/min,以维持适当的心排血量;急性肺水肿伴严重低氧血症者可行人工机械通气治疗。

(2)AMI 并发心源性休克

心源性休克是 AMI 后泵衰竭最严重的类型。80%是由于大面积心肌梗死所致,其余是由于机械并发症如室间隔穿孔或乳头肌断裂所致。其预后很差,病死率高达 80%。AMI 伴心源性休克时有严重低血压,收缩压<80mmHg,有组织器官低灌注表现,如四肢凉、少尿或神智模糊等。伴肺淤血时有呼吸困难。心源性休克可突然发生,为 AMI 发病时的主要表现,也可在入院后逐渐发生。迟发的心源性休克发生慢,在血压下降前有心排血量降低和外周阻力增加的临床证据,如窦性心动过速、尿量减少和血压升高、脉压减小等,必须引起注意。

心源性休克的处理:

①升压药:恢复血压在 90/60mmHg 以上是维持心、脑、肾等重要脏器灌注并维持生命的前提。首选多巴胺 5~15μg/(kg·min),一旦血压升至 90mmHg 以上,则可同时静脉滴注多巴酚丁胺 3~10μg/(kg·min),以减少多巴胺用量。如血压不升,应使用大剂量多巴胺≥15μg/(kg·min)。大剂量多巴胺无效时,也可静脉滴注去甲肾上腺素 2~8μg/(kg·min)。轻度低血压时,可用多巴胺或与多巴酚丁胺合用。

②血管扩张药:首选硝普钠,用量宜小,5~20μg/(kg·min)静脉维持输注。可扩张小动脉而增加心排血量和组织灌注,同时可降低 PCWP 而减轻肺淤血和肺水肿,从而改善血流动力学状态。尤其与多巴胺合用效果更好。

③主动脉内球囊反搏(IABP):AMI 合并心源性休克时药物治疗不能改善预后,应使用主动脉内球囊反搏(IABP)。经股动脉插入气囊导管至降主动脉,通过舒张期和收缩期气囊充气及放气,增加心肌灌注并降低心室射血阻力,可使心搏出量增加 10%~20%。一般适用于药物治疗反应差、血流动力学不稳,以及为外科手术或 PCI 治疗做准备的心源性休克患者。IABP 的副作用有穿刺部位出血、穿刺下肢缺血、血栓栓塞和气囊破裂等并发症,在老年、女性和有外周动脉疾病患者更多见。IABP 本身不能改善心源性休克患者的预后。

④再灌注治疗:包括溶栓、急诊 PCI 或 CABG。迅速使完全闭塞的梗死相关血管开通、恢复血流至关重要,这与住院期间的存活率密切相关。然而,溶栓治疗的血管再通率在休克患者显著低于无休克者,而且住院生存率仅 20%~50%,故 AMI 合并心源性休克提倡急诊 PCI。AMI 合并心源性休克若 PTCA 失败或不适用者(如多支病变或左主干病变),应急诊 CABG。

(3)右室梗死和功能不全

急性下壁心肌梗死中,近一半存在右室梗死,但有明确血流动力学改变的仅 10%~15%,下壁伴右室梗死者死亡率大大增加。右胸导联(尤为 V4R)ST 段抬高>0.1mV 是右室梗死最特异的改变。下壁梗死时出现低血压、无肺部啰音、伴颈静脉充盈或 Kussmaul 征(吸气时颈静脉充盈)是右室梗死的典型三联征。但临床上常因血容量减低而缺乏颈静脉充盈体征,主要表现为低血压,心肌梗死合并低血压时应避免使用硝酸酯和利尿剂,需积极扩容治疗,若补液 1~2L 血压仍不回升,应静脉滴注正性肌力药物多巴胺。在合并高度房室传导阻滞、对阿托品无反应时,应予临时起搏以增加心排血量。右室梗死时也可出现左心功能不全引起的心源性休克,处理同左室梗死时的心源性休克。

(4)AMI 并发心律失常

急性心肌梗死由于缺血性心电不稳定可出现室性早搏、室性心动过速、心室颤动或加速性室性自主心律;由于泵衰竭或过度交感兴奋可引起窦性心动过速、房性早搏、心房颤动、心房扑动或室上性心动过速;由于缺血或自主神经反射可引起缓慢性心律失常(如窦性心动过缓、房室传导阻滞)。首先应加强针对急性心肌梗死、心肌缺血的治疗。

1)AMI 并发室上性快速心律失常的治疗

①房性早搏:与交感兴奋或心功能不全有关,本身不需特殊治疗,但需积极治疗心功能不全。

②阵发性室上性心动过速:因心率过快可使心肌缺血加重。如合并心力衰竭、低血压者可用直流电复律或心房起搏治疗。如无心力衰竭且血流动力学稳定,可缓慢静脉注射维拉帕米(5～10mg),或硫氮革酮(15～25mg)或美多心安(5～15mg)。洋地黄制剂有效,但起效时间较慢。

③心房扑动和心房颤动:往往见于合并心衰患者,并提示预后不良,应予积极治疗。

a.若心室率过快致血流动力学不稳定,如出现血压降低、脑供血不足、心绞痛或心力衰竭者需迅速做同步电复律。

b.若血流动力学稳定,则减慢心室率即可。无心功能不全、支气管痉挛或房室传导阻滞者,可静脉使用β受体阻滞剂如美多心安 5mg 在 5min 内静脉注入,必要时可重复,15min 内总量不超过 15mg。也可缓慢静脉注射维拉帕米(5～10mg)或硫氮卓酮(15～25mg)。

c.合并心衰者首选洋地黄制剂,如西地兰(0.4～0.8mg)分次静脉注入,多能减慢心室率。

d.胺碘酮对中止心房颤动、减慢心室率及复律后维持窦性心律均有价值,可静脉用药并随后口服治疗。

e.心房颤动反复发作应给予抗凝治疗,以减少脑卒中发生。

2)AMI 并发室性快速心律失常的治疗

①心室颤动:持续性多形室性心动过速,立即非同步直流电复律,起始电能量 200J,如不成功可给予 300J 重复。

②持续性单形室性心动过速:伴心绞痛、肺水肿、低血压(SBP＜90mmHg),应给予同步直流电复律,电能量同上。持续性单形室性心动过速不伴上述情况,可首先给予药物治疗。如胺碘酮 150mg 于 10min 内静脉注入,必要时可重复,然后 1mg/min 静脉滴注 6h,再 0.5mg/min 维持滴注。或利多卡因 50mg 静脉注射,需要时每 15～20min 可重复,最大负荷剂量 150mg,然后 2～4mg/min 维持静脉滴注,时间不宜超过 24h。

③频发室性前期收缩、成对室性前期收缩、非持续性室速:可严密观察或利多卡因治疗(使用不超过 24h)。

④偶发室性早搏、加速的室性自主心律:可严密观察,不作特殊处理。

3)AMI 并发缓慢性心律失常的治疗

窦性心动过缓见于 30%～40%的 AMI 患者中,尤其是下壁心肌梗死或右冠状动脉再灌注时。心脏传导阻滞可见于 6%～14%患者,常与住院死亡率增高相关。处理原则如下:

①窦性心动过缓:在下、后壁 AMI 早期最常见,若伴有低血压(SBP＜90mmHg)时立即处理。可给阿托品 0.5～1.0mg 静脉推注,3～5min 可重复,至心率达 60 次/min 以上。最大可用至 2mg。

②房室传导阻滞有(AVB):多见于下、后壁AMI。若在AMI初起出现,多为低血压所致,治疗应先给予多巴胺升压,AVB即可消失。若在AMI 24h后发生,多为房室结缺血、水肿和损伤所致,可表现为逐渐加重的AVB。一度和二度Ⅰ型AVB极少发展为三度AVB,只需观察,不必特殊处理。二度Ⅱ型、三度AVB伴窄QRS波逸搏心律,可先用阿托品静脉注射治疗,无效则立即安装临时起搏器。

③束支传导阻滞:多见于广泛前壁AMI未行再灌注治疗患者,提示预后不良。AMI新出现的束支传导阻滞如完全性右束支传导阻滞(CRBBB)+左前分支阻滞(LAB)或左后分支阻滞(LPB)及伴P-R间期延长,或CRBBB与完全性左束支传导阻滞(CLBBB)交替出现均应立即安装临时起搏器;新发生的单支传导阻滞并P-R间期延长或事先存在的双支阻滞伴P-R间期正常者,则可先密切观察,待出现高度的AVB时再行临时起搏。

(5)AMI机械性并发症

AMI机械性并发症为心脏破裂,包括左室游离壁破裂、室间隔穿孔、乳头肌和邻近的腱索断裂等。临床上常发生于无高血压病史、首次大面积透壁性AMI的老年女性患者。晚期溶栓治疗、抗凝过度和皮质激素或非甾体类抗炎剂增加其发生风险。临床表现为突然或进行性血流动力学恶化伴低心排血量、休克和肺水肿。

①游离壁破裂:左室游离壁破裂引起急性心包填塞时可突然死亡,临床表现为电-机械分离或停搏。亚急性心脏破裂在短时间内破口被血块封住,可发展为亚急性心包填塞或假性室壁瘤。症状和心电图不特异,心脏超声可明确诊断。对亚急性心脏破裂者应争取冠状动脉造影后行手术修补及血管重建术。

②室间隔穿孔:病情恶化的同时,在胸骨左缘第3、第4肋间闻及全收缩期杂音,粗糙、响亮,50%伴震颤。二维超声心动图一般可显示室间隔破口,彩色多普勒可见经室间隔破口左向右分流的射流束。室间隔穿孔伴血流动力学失代偿者提倡在血管扩张剂和利尿剂治疗及IABP支持下,早期或急诊手术治疗。如室间隔穿孔较小,无充血性心力衰竭,血流动力学稳定,可保守治疗,6周后择期手术。

③急性二尖瓣关闭不全:乳头肌功能不全或断裂引起急性二尖瓣关闭不全时在心尖部出现全收缩期反流性杂音,但在心排血量降低时,杂音不一定可靠。二尖瓣反流还可能由于乳头肌功能不全或左室扩大所致相对性二尖瓣关闭不全所引起。超声心动图和彩色多普勒是明确诊断并确定二尖瓣反流机制及程度的最佳方法。急性乳头肌断裂时突然发生左心衰竭和(或)低血压,主张血管扩张剂、利尿剂及IABP治疗,在血流动力学稳定的情况下急诊手术。因左室扩大或乳头肌功能不全引起的二尖瓣反流,应积极药物治疗心力衰竭,改善心肌缺血并主张行血管重建术以改善心脏功能和二尖瓣反流。

5.非ST段抬高的AMI的药物治疗

非ST段抬高的AMI较ST段抬高AMI有更宽的临床谱,不同的临做床背景与其近、远期预后有密切的关系,对其进行危险分层的主要目的是为临床医生迅速作出治疗决策提供依据。根据2001年国内AMI诊断治疗指南,非ST段抬高的AMI可分为低危险组、中危险组和高危险组,见表5-4。

表 5-4　非 ST 段抬高的 AMI 的危险性分层

级别	临床、症状、体征
低危险组	无合并症、血流动力学稳定、不伴有反复缺血发作：①不伴有心电图改变或 ST 段压低≤1mm；②ST 段压低>1mm
中危险组	伴有持续性胸痛或反复发作心绞痛
高危险组	并发心源性休克，急性肺水肿或持续性低血压

非 ST 段抬高 AMI 的药物治疗除了避免大剂量溶栓治疗外，其他治疗与 ST 段抬高的患者相同。包括抗缺血治疗、抗血小板治疗与抗血栓治疗和根据危险度分层进行有创治疗。具有下列高危因素之一者，应早期有创治疗（证据水平 A）：①尽管已采取强化抗缺血治疗，但是仍有静息或低活动量的复发性心绞痛/心肌缺血；②cTnT 或 cTnl 明显升高；③新出现的 ST 段下移；④复发性心绞痛/心肌缺血伴有与缺血有关的心力衰竭症状、S_3 奔马律、肺水肿、肺部啰音增多或恶化的二尖瓣关闭不全；⑤血流动力学不稳定。

（三）治疗方案的选择

再灌注治疗是 AMI 最重要的治疗措施，它包括溶栓治疗、急诊 PCI 和急诊 CABG。

1.溶栓治疗

通过静脉注入溶栓剂溶解梗死相关冠状动脉内的新鲜血栓，是梗死相关冠状动脉再通的治疗方法。

（1）溶栓治疗适应证

美国心脏病学会和美国心脏病学院关于溶栓治疗指南的适应证为：①2 个或 2 个以上相邻导联段抬高（胸导联≥0.2mV，肢体导联≥0.1mV），或 AMI 病史伴左束支传导阻滞，起病时间<12h，年龄<75 岁（2004 年 ACC/AHA 指南列为工类适应证）；②对 ST 段抬高，年龄>75 岁的患者慎重权衡利弊后仍可考虑溶栓治疗（2004 年 ACC/AHA 指南列为工类适应证）；③ST段抬高，发病时间在 12～24h 的患者如有进行性缺血性胸痛和广泛 ST 段抬高，仍可考虑溶栓治疗（2004 年 ACC/AHA 指南列为Ⅱa 类适应证）；④虽有 ST 段抬高，但起病时间>24h，缺血性胸痛已消失者或仅有 ST 段压低者不主张溶栓治疗（ACC/AHA 指南列为Ⅲ类适应证）。

溶栓治疗的绝对禁忌证：①活动性出血；②怀疑主动脉夹层；③最近头部外伤或颅内肿瘤；④<2 周大手术或创伤；⑤任何时间出现出血性脑卒中史；⑥凝血功能障碍。

溶栓治疗的相对对禁忌证：①高血压>180/110mmHg；②活动性消化性溃疡；③正在抗凝治疗；④延长 CPR；⑤糖尿病出血性视网膜病；⑥心源性休克；⑦怀孕。

（2）溶栓剂和治疗方案

纤维蛋白是血栓中的主要成分，也是溶栓剂的作用目标。所有的溶栓剂都是纤溶酶原激活剂，进入体内后激活体内的纤溶酶原形成纤溶酶，使纤维蛋白降解，达到溶解血栓的目的。溶栓剂可分为纤维蛋白特异型和非纤维蛋白特异型两大类，前者如组织型纤溶酶原激活剂和单链尿激酶纤溶酶原激活剂，选择血栓部位的纤溶酶原起作用，对血循环中的纤溶酶原无明显影响；后者如链激酶和尿激酶，对血循环中和血栓处的纤溶酶原均有激活作用。溶栓剂又可分为直接作用和间接作用两类，前者如尿激酶、组织型纤溶酶原激活剂，直接裂解纤溶酶原形成纤溶酶，产生溶解血栓的作用；后者如链激酶，先与纤溶酶原结合后形成复合物再间接激活纤溶酶原。

①尿激酶：为我国应用最广的溶栓剂，根据我国的几项大规模临床试验结果，目前建议剂量为150万U，于30min内静脉滴注，配合肝素皮下注射7500～10000U，1次/12h，或低分子量肝素皮下注射，2次/d。溶栓后90min冠脉再通率约50%～60%。

②链激酶或重组链激酶：根据国际上进行的几组大规模临床试验及国内的研究，建议150万U于1h内静脉滴注，配合肝素皮下注射7500～10000U，1次/12h，或低分子量肝素皮下注射，2次/d。溶栓后1.5h冠脉再通率约50%～60%。

③重组组织型纤溶酶原激活剂(rt-PA)：根据国际研究，通用的方法为加速给药方案(即GUSTO方案)，首先静脉注射15mg，继之在30min内静脉滴注0.175mg/kg(不超过50mg)，再在1h内静脉滴注0.15mg/kg(不超过35mg)。给溶栓药前静脉注射肝素5000U，继之以1000U/h的速率静脉滴注，以aPTT结果调整肝素给药剂量，使aPTT延长至正常对照的1.5～2.0倍(50～70s)，或低分子量肝素皮下注射，2次/d。溶栓后1.5h冠脉再通率约80%。我国进行的TUCC(中国rt-PA与尿激酶对比研究)临床试验，应用rt-PA50mg方案(8mg静脉注射，42mg在1.5h内静脉滴注，配合肝素静脉应用)，也取得较好疗效，其1.5h冠脉通畅率为79%。

④TNK-tPA：通过改变t-PA分子的3个部位而产生的新分子，它有较长的半衰期，是rt-PA的5倍，无抗原性，可以静脉推注给药，30～50mg/次给药方便，易于掌握，适合院前溶栓和基层使用。纤维蛋白的特异性较rt-PA高。TNK-tPA被目前认为是最有前途的溶栓药。

⑤葡激酶(SAK)：来源于金黄色葡萄球菌，该复合物具有溶解血块的作用，为特异性溶血栓药物，试验研究发现该药对富含血小板的血栓，凝缩的血块以及机械性挤压的血块也有溶栓作用，此特点是其他溶栓药物所不具备的，为该药的临床应用提供了更广阔的空间；具有抗原性，少数患者可发生过敏反应。用法：20mg，30min静滴。多中心临床随机试验研究显示1.5h内血管再通率略高于rt-PA的血管再通率，但因例数较少尚需进一步研究证实。

2.急诊冠状动脉介入治疗

急诊经皮冠状动脉介入(PCI)因直接对闭塞冠脉进行球囊扩张和支架置入，再通率高，达到TIMIⅡ、Ⅲ级血流的比率>95%，且再通完全。因其疗效确切，又无溶栓治疗的禁忌证、出血并发症和缺血复发的不足。在有条件的医院，对所有发病在12h以内的ST段抬高AMI患者均应行急诊PCI治疗；对溶栓治疗未成功的患者，也应行补救性PCI；对AMI并发心源性休克，应首选在主动脉球囊反搏(IABP)下行急诊PCI；对无条件行PCI的医院，应迅速转诊至有条件的医院行急诊PCI。

(1)直接PCI：指AMI患者不进行溶栓治疗，而直接对梗死相关冠脉行球囊扩张和支架置入。技术标准：能在入院1.5h内进行球囊扩张；人员标准：独立进行>75例/年；导管室标准：例数>200例/年，直接>36例/年，并有心外科支持。

如能在入院1.5h内进行球囊扩张，应尽快对发病在12h内的患者行直接PCI治疗，有溶栓禁忌证、严重左心衰(包括肺水肿和心源性休克)的患者也应行直接PCI治疗。发病3h内的患者，如从接诊到球囊扩张的时间减去从接诊到开始溶栓的时间＜1h，应行直接PCI治疗；从接诊到球囊扩张的时间减去从接诊到开始溶栓的时间＞1h，应行溶栓治疗。对症状发作12～24h，具有1项或1项以上下列指征的患者也可行直接PCI治疗：①严重充血性心力衰竭；②有血流动力学紊乱或电不稳定型；③持续心肌缺血症状。由每年行＜75例的术者对有溶栓适应证的患者行直接PCI治疗尚有争议。发病超过12h，无血流动力学紊乱和电不稳定型的患者不宜行直接PCI治疗。如无血流动力学紊乱，行直接PCI时不宜处理非梗死相关动脉。如无心外科支持或在失败时不能迅速转送至可行急诊冠脉搭桥术的医院，不宜行直接PCI治疗。

(2)辅助性PCI(易化PCI)：辅助性PCI指应用药物治疗后(如全量或半量纤溶药物、血小板Ⅱb/Ⅲa受体拮抗剂、血小板Ⅱb/Ⅲa受体拮抗剂和减量纤溶药物联用)有计划的即刻PCI策略。即刻PCI不能实施时，辅助性PCI对高危患者是一项有价值的策略。对STEMI患者行辅助性PCI治疗尚有争议。

(3)补救性PCI：溶栓治疗失败，适合行血管成形术，且具有以下情况的患者应行补救性PCI治疗：①梗死后36h内发生休克，且能在休克发生18h内开始手术；②发病不超过12h，有严重左心衰(包括肺水肿)；③有持续心肌缺血症状、存在血流动力学紊乱或电不稳定型。

(4)溶栓再通者择期PCI：溶栓治疗再通的患者，如有缺血复发、再梗死、心源性休克或血流动力学紊乱，应择期(发病7～10d后)行PCI治疗；有充血性心衰，左室射血分数＜0.40，严重室性心律失常的患者也可行择期PCI治疗。对溶栓治疗再通的患者常规行PCI治疗尚有争议。

3.急诊CABG

冠脉解剖适合，有以下情况的患者应行急诊CABG治疗：①行PCI失败且有持续胸痛或血流动力学紊乱；②有持续或难治性复发缺血，累及大量心肌但不适合行PCI和溶栓治疗；③心梗后有室间隔缺损或二尖瓣反流者行修补术时；④年龄＜75岁，有严重的3支病变或左主干病变，心梗后36h内发生休克，并能在休克发生18h内开始手术；⑤左主干狭窄50%以上或3支病变，且存在危及生命的室性心律失常。

（李学美）

第七节　冠状动脉粥样硬化性心脏病的护理

冠状动脉粥样硬化性心脏病(简称冠心病)指冠状动脉粥样硬化，使血管狭窄或堵塞和(或)冠状动脉功能性改变(痉挛)，导致心肌缺血缺氧或坏死而引起的心脏病。冠心病已经成为严重危害人类健康的常见病。

一、心绞痛

(一)稳定型心绞痛

在冠状动脉固定性严重狭窄的基础上，由于心肌负荷的增加，引起心肌急剧的暂时的缺血、缺氧的临床综合征，特点为阵发性前胸压榨样疼痛，主要为胸骨后部，可放射至心前区和左上肢尺侧，常发生于劳力负荷增加时，持续数分钟，休息或服用硝酸酯制剂后消失。

【常见病因与诱发因素】

本病的基本病因是冠状动脉粥样硬化，当冠状动脉的供血与心肌的需血之间发生矛盾，冠状动脉血流量不能满足心肌代谢的需要，引起心肌急剧的、暂时的缺血缺氧时，即可发生心绞痛。劳累、情绪激动、饱食、受寒、急性循环衰竭等为常见的诱因。

【临床表现】

心绞痛以发作性胸痛为主要临床表现，疼痛的特点如下。

1.心绞痛的部位　主要在胸骨体中段或上段之后可波及心前区，有手掌大小范围，甚至横贯前胸，界限不很清楚。常放射至左肩、左臂内侧达环指和小指，或至颈、咽或下颌部。

2.心绞痛性质　胸痛常为压迫、发闷或紧缩性，也可有烧灼感，但不像针刺或刀扎样锐性痛，偶伴濒死的恐惧感觉。有些患者仅觉胸闷不适不认为有痛。发作时，患者往往被迫停止正在进行的活动，直至症状缓解。

3.心绞痛诱发因素　常由体力劳动或情绪激动（如愤怒、焦急、过度兴奋等）所诱发，饱食、寒冷、吸烟、心动过速、休克等亦可诱发。疼痛多发生于劳力或激动的当时，而不是在一天劳累之后。典型的心绞痛常在相似的条件下重复发生，但有时同样的劳力只在早晨而不在下午引起心绞痛，提示与晨间交感神经兴奋性增高等昼夜节律变化有关。

4.心绞痛持续时间　疼痛出现后常逐步加重，然后在 3～5 分钟逐渐消失，可数天或数星期发作 1 次，亦可一日内多次发作。心绞痛持续时间超过 30 分钟不缓解，心电图有心肌缺血动态变化，心肌酶增高要警惕急性心肌梗死。

5.心绞痛缓解方式　一般在停止原来诱发症状的活动后即可缓解；舌下含用硝酸甘油也能在几分钟内使之缓解。

【辅助检查】

1.心脏 X 线检查　如已伴发缺血性心肌病可见心影增大、肺充血等。

2.心电图检查　约有半数的病人心绞痛发作时心电图正常，心绞痛发作时可出现暂时性心肌缺血引起的 ST 段压低（$\geq$0.1mV）有时出现 T 波倒置，平时 T 波倒置的病人，发作时可变为直立。

3.心电图负荷试验和心电图连续动态监测　可显著提高缺血性心电图的检出率。

4.放射性核素检查　铊心肌显像所示灌注缺损提示心肌供血不足或血流缺失，对心肌缺血有诊断价值。

5.冠状动脉造影检查　是确诊冠心病的金标准。

【治疗原则】

1.非血供重建　改善冠状动脉的血供和降低心肌的耗氧，服用阿司匹林减少血栓形成，降低不稳定型心绞痛和心肌梗死的发生，有效的降血脂治疗可促使粥样斑块稳定。

2.血供重建　运用心导管技术疏通狭窄甚至闭塞的管腔，从而改善心肌血流灌注的方法，包括经皮冠状动脉腔内成形术、经皮冠状动脉内支架置入术，经皮冠状动脉旋切术、旋磨术和激光成形术。

3.外科手术治疗　主要是在体外循环下施行主动脉-冠状动脉旁路移植手术。

【护理】

1.评估

(1)健康史和相关因素。①一般状况:病人的年龄、性别、职业、婚姻状态、营养状况,尤其注意近期有无脑出血、消化道出血,和药物使用情况、过敏史、家族遗传史。②发病特点:患者有无诱发因素、疼痛部位、持续时间、缓解方式以及伴随症状。③相关因素:包括既往史,男性患者是否吸烟、饮酒、生活饮食习惯、性格,初步判断心绞痛分级以及对生活质量的影响。

(2)心绞痛严重度的分级:加拿大心血管病学会(CCS)分为4级。

Ⅰ级:一般体力活动(如步行和登楼)不受限,仅在强、快或持续用力时发生心绞痛。

Ⅱ级:一般体力活动轻度受限。快步、饭后、寒冷或刮风中、精神应激或醒后数小时内发作心绞痛。一般情况下平地步行200m以上或登楼一层以上受限。

Ⅲ级:一般体力活动明显受限,一般情况下平地步行200m,或登楼一层引起心绞痛。

Ⅳ级:轻微活动或休息时即可发生心绞痛。

2.护理要点及措施

(1)发作时的护理:心绞痛发作时立刻休息,一般在停止活动后症状即可消失。监测血压、脉搏、呼吸,舌下含化硝酸甘油0.6mg,3～5分钟疼痛缓解,低流量吸氧,观察心电图有无心肌缺血表现。

(2)观察药物治疗的作用和不良反应:①服用阿司匹林100～300mg,注意观察胃肠道反应。②β受体阻滞药:减慢心率、降低血压,减低心肌收缩力和耗氧量,注意血压的变化,初次小剂量开始,停用时逐步减量,对有低血压、支气管哮喘以及心动过缓、二度或以上房室传导阻滞者不宜应用。③钙通道阻滞药:扩张冠状动脉,解除冠状动脉痉挛:维拉帕米有头晕、恶心、呕吐、便秘、心动过缓、P-R间期延长、血压下降等不良反应;硝苯地平有头痛、头晕、乏力、血压下降、心率增快、水肿;地尔硫卓不良反应有头痛、头晕、失眠等。④曲美他嗪:改善心肌的氧供需平衡而治疗心肌缺血。

(3)避免诱发心绞痛发作的因素:进食不应过饱、过快,禁烟酒。

(4)调整日常生活与工作量;减轻精神负担;保持适当的体力活动,但以不致发生疼痛症状为度;一般不需卧床休息。

(5)运动锻炼疗法:谨慎安排进度适宜的运动锻炼,有助于促进侧支循环的形成,提高体力活动的耐受量而改善症状。

(二)不稳定型心绞痛

【常见病因与发病机制】

冠脉内不稳定的粥样斑块继发病理改变,使局部心肌血流量明显下降,如斑块内出血、斑块纤维帽出现裂隙、表面上有血小板聚集和(或)刺激冠状动脉痉挛,导致缺血加重。虽然也可因劳力负荷诱发但劳力负荷中止后胸痛并不能缓解。

【临床表现】

胸痛的部位、性质与稳定型心绞痛相似,但同时还具有以下特点之一。

1.原为稳定型心绞痛，在1个月内疼痛发作的频率增加、程度加重、时限延长、诱发因素变化、硝酸类药物缓解作用减弱。

2.1个月之内新发生的心绞痛，并因较轻的负荷所诱发。

3.休息状态下发作心绞痛或较轻微活动即可诱发，发作时表现有ST段抬高的变异型心绞痛，此外，由于贫血、感染、甲状腺功能亢进症、心律失常等原因诱发的心绞痛称之为继发性不稳定型心绞痛。

4.不稳定型心绞痛(UA)患者的严重程度不同，其处理和预后也有很大的差别，在临床分为低危组、中危组和高危组。低危组指新发的或是原有劳力性心绞痛恶化加重，加拿大心血管病学会CCSⅢ级或Ⅳ级，发作时ST段下移≤1mm，持续时间<20分钟，胸痛间期心电图正常或无变化；中危组就诊前1个月内(但48小时内未发)发作1次或数次，静息心绞痛及梗死后心绞痛，持续时间<20分钟，心电图可见T波倒置>0.2mV，或有病理性Q波；高危组就诊前48小时内反复发作，静息心绞痛伴一过性ST段改变(>0.05mV)，新出现束支传导阻滞或持续性室速，持续时间>20分钟。

5.UA与NSTEMI同属非ST段抬高性急性冠状动脉综合征(ACS)，两者的区别主要是根据血中心肌坏死标记物的测定，因此对非ST段抬高性ACS必须检测心肌坏死标记物并确定未超过正常范围时方能诊断UA。

【治疗原则】

不稳定型心绞痛病情发展常难以预料，应使患者处于医生的监控之下，疼痛发作频繁或持续不缓解及高危组的患者应立即住院。

1.一般处理：卧床休息1～3天，24小时心电监测。有呼吸困难、发绀者应给予氧气吸入，维持血氧饱和度达到90%以上。

2.镇痛治疗：烦躁不安、剧烈疼痛者，静脉注射吗啡5～10mg，硝酸甘油或硝酸异山梨酯持续静脉滴注或微量静脉泵输注，以每分钟10μg开始，每3～5分钟增加10μg，直至症状缓解。

3.抗凝血(抗血栓)：阿司匹林、氯吡格雷和肝素(包括低分子量肝素)是UA中的重要治疗措施，其目的在于防止血栓形成，阻止病情进展为心肌梗死。

4.病情严重者，非手术治疗效果不佳，心绞痛发作时ST段压低>1mm，持续时间>20分钟，或血肌钙蛋白升高者，在有条件的医院可行急诊冠状动脉造影，考虑PCI治疗。

5.UA经治疗病情稳定，出院后应继续强调抗凝血和调血脂治疗，特别是他汀类药物的应用。

【护理】

1.评估

(1)健康史和相关因素：参见稳定型心绞痛。

(2)评估疼痛的部位、性质，疼痛的程度、持续时间，心绞痛持续时间>20分钟，心电图有缺血改变，定时抽血观察心肌酶变化。

2.护理要点及措施

(1)病情观察：①心绞痛发作时，密切观察血压、脉搏，有无呼吸困难、面色苍白、出汗、恶心、呕吐症状，警惕不稳定型心绞痛有进展至急性心肌梗死的可能性。②心绞痛发作时停止活动，席地而坐或是卧床休息。③低流量吸氧，观察心电图有无心肌缺血表现。

(2)用药护理：心绞痛发作时舌下含化硝酸甘油0.6mg，用药后注意观察胸痛缓解情况，用药后3～5分钟不缓解，可重复服用。心绞痛发作频繁，遵医嘱静脉输入硝酸甘油，注意速度，告知病人和家属不要自行调整滴速，以防止低血压，少数病人会出现头部涨痛、面色潮红、心动过速、心悸不适。

(3)心绞痛发作频繁、持续时间＞30分钟、心电图有动态改变、心肌坏死标记物有升高的趋势，立即转入监护室，必要时紧急冠状动脉造影，考虑PCI治疗。

(4)心理护理：发作时及时处理，安慰鼓励病人，解除紧张不安情绪。

(5)减少和避免诱发因素：保持心情舒畅，排便通常，必要时服用通便药。

(6)饮食护理：进食不易过饱，多食入富含纤维的新鲜蔬菜和水果，以低盐、低脂为宜。

3.健康教育

(1)冠心病病人随身携带硝酸甘油、患者身份证，并注明家庭住址、联系人以及联系方式，确保在心绞痛发作时实施有效救治。

(2)改变生活方式，生活起居有规律，戒烟、酒。合理膳食，宜摄入低热量、低脂肪、低胆固醇、低盐饮食。多食入新鲜水果和蔬菜，少食多餐，控制体重在正常范围。定期测量腹围，腹围的控制目标为：正常男性腰围≤2尺7寸，即90cm，正常女性腰围≤2尺4寸，即80cm。腹围的具体测量方法是：脱掉上衣露出腹部，松开腰带；选取肋骨下缘与髂前上棘的中点（平脐水平），将软尺环绕腰部1周；放松，待呼气末读取软尺数据；记录腹围。

(3)适当运动：运动的方式以有氧运动为主，注意运动的强度和时间因病情和个体差异而不同。

(4)避免诱发因素：告知病人和家属过劳、情绪激动、饱餐、寒冷刺激、搬重物、排便用力等均是心绞痛发作的诱因，因尽量避免。

(5)病情的自我监测：要会识别心绞痛发作的表现，以及发作时的处理，特别是糖尿病或是老年人的心绞痛症状不典型；当含服第一片硝酸甘油不缓解时，或是近期心绞痛发作频繁、持续时间延长，应立即就诊或是拨打急救电话。

(6)根据自身的年龄、活动能力以及兴趣爱好选择适合的体力劳动强度和锻炼方式，最大活动量以不发生心绞痛症状为度。

(7)遵医嘱服用药物，不要擅自停用或是增加药物，自我监测药物不良反应，发现血压增高或是降低，心律失常、心率减慢或是增快，立即就诊。

(8)定期复查：告知病人要定期门诊复查心电图、血常规、血糖、电解质、血脂、肝功能，必要时复查冠状动脉CT。

二、急性心肌梗死

急性心肌梗死指在冠状动脉病变基础上，冠状动脉血流急剧减少或中断，使相应的心肌严重持久的急性缺血导致心肌坏死，出现以剧烈胸痛、发热、白细胞计数和血清心肌酶升高、心电图进行性改变为特征的一种急性缺血性心脏病。

【常见病因】

在动脉粥样硬化病变的基础上并发粥样斑块破裂、出血，血管腔内血栓形成，动脉内膜下出血，或动脉持续性痉挛，使管腔迅速发生持久而完全的闭塞。导致动脉粥样硬化的易患因素，有高龄、男性、高脂血症、高血压、吸烟和糖尿病；其次是脑力劳动紧张而体力活动少，食物含热量高、动物性脂肪高、胆固醇高，而抗氧化物质，如维生素 E、维生素 A 摄入少及肥胖、吸烟、A 型性格、阳性家族史。

诱发急性心肌梗死因素有：①出血、休克或严重的心律失常使心排血量骤减；②重体力劳动、情绪过分激动、疲劳、吸烟和饮酒；③饱餐（特别是进高脂肪饮食时）后血脂增高；④睡眠时迷走神经张力增高，使冠状动脉痉挛；⑤介入性诊治的操作损伤，可加重心肌缺血。

【临床表现】

心肌梗死表现与梗死部位、大小、侧支循环情况密切相关。

1.先兆　健康男性第 1 次感到胸闷，疼痛部位多样，有胸痛、胃部不适、牙痛、肩背部放射到左前臂内侧，多在夜间发作。患者已有心脏病，突然发生或出现比以往剧烈而频繁的心绞痛，持续时间较以往长，含服硝酸甘油治疗、休息后仍然不能缓解。女性及老年人群发病时症状不典型，女性通常表现不典型的缺血性胸痛，而老年人则更多地表现为周身不适或呼吸困难。

2.症状　典型症状为持续性心前区、胸骨后或剑突下难以忍受的压榨性、闷胀性或窒息性疼痛超过 30 分钟，含服硝酸甘油 1～3 片仍不能缓解，伴有出汗、面色苍白，恶心、呕吐。通常胸痛可放射到左上肢尺侧，也可向双肩、双上肢、颈部、颏部或双肩胛间区反射。与心绞痛相比，胸痛程度更重，持续时间更长，休息或含服硝酸甘油无效。不典型的症状可表现为胃部、背部、左上肢酸胀和不适；特别是某些老年人或糖尿病病人，心肌梗死时无胸痛，仅有周身不适、疲乏和恶心、呕吐等非特异性症状，及出汗、面色苍白等体征。某些老年人心肌梗死可以急性左侧心力衰竭、高度房室传导阻滞、反复晕厥，甚至心源性休克为首发表现，这些表现往往伴有恶心呕吐、面色苍白和大汗淋漓等非特异性症状和体征。

3.体征

(1)心脏体征：心脏浊音界可正常也可轻度至中度增大；心率增快或减慢；心尖区第一心音减弱；可出现第三或第四心音奔马律。10%～20%的病人 2～3 天出现心包摩擦音，为反应性纤维性心包炎所致；心尖区可出现粗糙的收缩性或中晚期喀喇音，为二尖瓣乳头肌功能失调或断裂，胸骨左下缘响亮的收缩期杂音；心室间隔穿孔。

(2)血压：几乎所有的患者都有血压下降，心肌梗死前有高血压的患者，血压可降至正常。

(3)其他：如发生心律失常、休克或心力衰竭者则出现相关的体征和血压变化。

【常见并发症】

1.心律失常　多发生在起病 1～2 天，24 小时内多见，以室性心律失常最多见，表现为频发室性期前收缩，短阵室性心动过速，心室颤动（原发性心室颤动）。

(1)缓慢性心律失常：包括窦性心动过缓、窦房阻滞、房室传导阻滞，多见于急性下壁心肌梗死引起的迷走神经反射，多为一过性。三束支传导阻滞，多见于急性广泛前壁心肌梗死导致的弥散性心肌损害。

(2)快速性心律失常：室上性心动过速，室性快速心律失常，急性心肌梗死并发房颤，提示左心功能较差，心房压升高，预后不良。

2.心力衰竭　急性心肌梗死时心功能分级以 killps 分级，分为Ⅰ级(无心力衰竭表现)、Ⅱ级(室性奔马律或双肺底湿啰音<1/2 肺野)、Ⅲ级(急性肺水肿)、Ⅳ级(心源性休克)，当出现烦躁不安、大汗淋漓、面色苍白、皮肤湿冷、神志迟钝、尿量减少，要高度怀疑心源性休克，为广泛心肌(>40%)坏死、心排血量急剧下降所致。

3.机械性并发症

(1)乳头肌功能失调或断裂：主要为二尖瓣乳头肌因缺血、坏死而收缩无力或断裂，造成二尖瓣脱垂及关闭不全，心前区有响亮的吹风样收缩期杂音，轻者可以恢复，重者可损害左心功能发生急性左侧心力衰竭，最终导致死亡。

(2)心脏破裂：常在起病 1 周内出现，多位心室游离壁破裂，偶有室间隔破裂。

(3)心室壁瘤：主要见于左心室，发生率 5%～20%，超声心动图可见心室部有反常运动，心电图示 ST 断持续抬高，室壁瘤可导致左侧心力衰竭、心律失常、血栓形成。

【其他并发症】

1.右心室梗死　下壁心肌梗死的患者 30%合并右心室心肌梗死，前壁心肌梗死为 10%；右胸导联的 ST 段抬高可以确定诊断，右胸导联 V_4R 上 ST 段上抬 1mV，是右心室缺血最特异的 ECG 表现，但可以是一过性，也可表现右心房和肺毛楔压的比率≥0.9，可能引起低血压和休克；右心室梗死三联征：双肺野清晰、低血压、右心衰竭。

2.左心室血栓形成　前壁心肌梗死的 5 天内，左心室坏死心肌易形成附壁血栓，血栓脱落可引起脑、脾、四肢等动脉栓塞。

3.梗死后综合征　发生于心梗后的 1～12 周，可能为机体对坏死组织吸收产生过敏所致，表现为发热、胸痛、心包和胸膜积液，可能发展为缩窄性心包炎。

【辅助检查】

1.心电图

(1)超急性期高尖 T 波：20～30 分钟重复记录，动态观察 ST 段变化，决定是否溶栓治疗。

(2)ST 段抬高≥1mm：相邻两个以上导联(前壁、下壁、侧壁)可以确定诊断。

(3)左束支传导阻滞：高度怀疑急性心肌梗死，按心肌梗死给予治疗。

2.心肌酶　心肌损伤特异性标志物有：血清肌酸激酶(CK)、肌酸激酶同工酶(CKMB)、肌钙蛋白 T(cTnT)、肌钙蛋白 I(cTnl)、乳酸脱氢酶(LDH)及 GOT 也有一定提示作用，心梗时 CK-MB/CK>5%TNT 与 LDH 升高持续时间达 1 周以上。

(1)CK 血清肌酸激酶发病 6 小时内出现，24 小时达高峰，48～72 小时消失。

(2)CK-MB 其诊断的敏感性和特异性均极高，在心肌梗死后 3～4 小时升高，20～24 小时达高峰，48 小时恢复正常，应每 6～8 小时检测 1 次，至少连续 3 次检测正常才可排除急性心肌梗死。

(3)TNT(肌钙蛋白 T):较肌红蛋白升高慢,但特异性强,持续时间较长,3～8 小时开始升高,对于梗死后 3～4 天也有诊断意义。

(4)LDH:24～48 小时升高,3～6 天达高峰,持续 8～14 天,特异性差。

3.超声心动图　①局限性室壁运动减弱,提示严重心肌缺血和梗死;②室壁变薄,提示陈旧心肌梗死。

4.急诊心导管术　对持续性的胸痛伴异常心电图 ST 段压低和 T 波倒置,合并有危险因素的患者应考虑此项检查。

【治疗原则】

对急性心肌梗死的治疗原则是早期开通梗死相关的动脉。

1.急救治疗措施

(1)绝对卧床休息、镇痛、吸氧、建立静脉通道和持续 ECG 监测。

(2)及时发现和处理致命性心律失常。

(3)维持血流动力学稳定。

(4)尽快准备并开始冠状动脉再灌注治疗。

(5)抗凝血药物治疗。常用药物:阿司匹林、氯吡格雷、替若非班、低分子肝素、肝素。

(6)抗心肌缺血及其他药物治疗,如硝酸酯类、受体阻滞药、钙拮抗药、血管紧张素转化酶抑制药、降血脂治疗。

2.ST 段抬高心肌梗死治疗　冠状动脉造影显示有 90%以上可以见到闭塞性冠状动脉血栓形成,治疗应采取急诊介入治疗梗死相关动脉。ST 段抬高心肌梗死患者首选冠状动脉支架置入术。介入治疗死亡率取决于病人从到达急诊室至开始首次球囊扩张的时间,这一时间应控制在 90 分钟内,最好是 60 分钟。

3.非 ST 段抬高心肌梗死治疗　非 ST 段抬高心肌梗死的患者以多支血管病变的可能性大,与 ST 段抬高心肌梗死比较,糖尿病、高血压、心力衰竭、外周血管疾病、高龄患者更常见。急诊介入治疗是首选。对于低危组患者急性期可行内科非手术治疗,择期行冠状动脉造影或介入治疗(入院 48 小时后);对于中危、高危患者可行急诊介入治疗(24 小时内),应给予抗凝血酶和阿司匹林;对于心绞痛反复发作者,应给予硝酸酯类,尔后给予足量的 β 受体阻滞药。不能达到充分的 β 受体阻滞药效果或有禁忌证者,考虑钙拮抗药治疗。

4.溶栓治疗　受医疗条件限制或是因患者就诊延误,转送患者到可施行介入治疗的医院将会错过再灌注时机,如无禁忌证应立即(接诊患者后 30 分钟内)行溶栓治疗。

(1)适应证:①两个或两个以上相邻导联 ST 段抬高(胸导联≥0.2mV,肢导联≥0.1mV),或病史提示 AMI 伴左束支传导阻滞,起病时间<12 小时,患者年龄<75 岁。②ST 段显著抬高的 MI 患者年龄>75 岁,经慎重权衡利弊仍可考虑。③ST 段抬高性心肌梗死发病时间已达 12～24 小时,但如仍有进行性缺血性胸痛,广泛 ST 段抬高者也可考虑。

(2)禁忌证:①既往发生过出血性脑卒中,1 年内发生过缺血性脑卒中或脑血管事件;②颅内肿瘤;③近期(2～4 周)有活动性内脏出血;④未排除主动脉夹层;⑤入院时严重且未控制的高血压(>180/110mmHg)或慢性严重高血压病史;⑥目前正在使用治疗剂量的抗凝药或已知有出血倾向;⑦近期(2～4 周)创伤史,包括头部外伤、创伤性心肺复苏或较长时间(>10 分钟)的心肺复苏;⑧近期(<3 周)外科大手术;⑨近期(<2 周)曾有在不能压迫部位的大血管行穿刺术。

(3)溶栓药物:①尿激酶(Llrokinase,UK)30 分钟内静脉滴注 150 万~200 万 U。②链激酶(streptokinase,SK)或重组链激酶(rSK)以 150 万 U 静脉滴注,在 60 分钟内滴完。③重组组织型纤维蛋白溶酶原激活药(rtPA)100mg 在 90 分钟内静脉给予:先静脉注入 15mg,继而 30 分钟内静脉滴注。

5.紧急主动脉-冠状动脉旁路移植术　介入治疗失败或溶栓治疗无效有手术指征者,宜争取 6~8 小时施行主动脉-冠状动脉旁路移植术。

【护理】

1.评估

(1)健康史和相关因素

①一般状况:年龄、性别、职业、婚姻状态、营养状况,尤其注意既往有无发生过出血性脑卒中、1 年内发生过缺血性脑卒中或脑血管事件、药物使用情况、过敏史、家族遗传史。

②发病特点:诱发因素、有无典型心肌梗死症状、心电图缺血动态改变,实验室检查心肌损伤的心肌酶特异性标志物增高,超声心动图示局限性室壁运动减弱并提示严重心肌缺血和梗死、冠状动脉造影结果。

③相关因素:包括既往史,患者有无家族遗传心肌梗死病史、高血压、糖尿病、高血脂、吸烟、饮酒、熬夜、超重、生活饮食不规律等危险因素。

④精神情感状况:心肌梗死病人发作时胸痛的程度异常剧烈,伴有濒死感、由此产生恐惧心理,由于心肌坏死使病人的生活自理能力下降,病人易焦虑;人住监护室,频繁抽血、检查以及监护设施使病人对环境陌生感进一步增加了病人的焦虑和恐惧。

(2)危险分层:早期准确地对病人进行危险分层,有助于选择合适的治疗方案,从而改善预后。

①非 ST 段抬高心肌梗死的危险分层是以 TIMI 方法,危险积分主要为 7 个预测因子:a.年龄≥65 岁;b.至少存在 3 个冠心病危险因素(家族史、糖尿病史、高血压、高胆固醇血症、吸烟);c.冠状动脉狭窄显著(已知冠状动脉狭窄≥50%);d.ST 段压低;e.严重心绞痛症状(24 小时心绞痛≥2 次);f.7 天应用过阿司匹林;g.心肌酶升高[CK-MB 和(或)心肌特异性肌钙蛋白]。

上述每一个危险因素积 1 分,TIMI 积分 0~1 分时病人发生心血管事件的危险性为 4.7%,TIMI 积分为 6~7 分时,发生血管事件的危险性可达 40.9%。

②ST 段抬高心肌梗死的危险分层根据 TIMI 危险积分系统为:a.年龄>74 岁和收缩压<100mmHg 各设为 3 分;b.年龄 65~75 岁、心率超过 100 次/分,Killip 分级Ⅱ~Ⅳ级床旁危险分级各设为 2 分;c.有冠心病、高血压和心绞痛病史各设为 1 分;d.体重低于 67kg、开始治疗时间>4 小时各设为 1 分;e.前壁心肌梗死或左束支传导阻滞设定为 1 分。

上述危险积分 0~14 分,30 天病死率分别为:0 分,0.8%;2 分,1.6%;3 分,2.2%;4 分,7.3%;5 分,12%;6 分,16%;7 分,23%;8 分,27%;8 分,36%。

2.护理要点及措施

(1)判断危险因素:①心力衰竭的危险;②心律失常的危险。

(2)直接经皮冠状动脉介入治疗(PCI)护理。

(3)溶栓治疗护理

①静脉给药剂量尿激酶100万～150万U/30～60分钟滴完,链激酶75万～150万U/30～60分钟滴完,重组组织型纤溶酶原激活剂100mg在90分钟内给予,先静脉注射15mg,继而30分钟内静脉滴注50mg,其后的60分钟再静脉滴注35mg。

②溶栓治疗监测:询问患者溶栓前后的症状减轻程度,严密观察心律、心率、血压、呼吸,皮肤、黏膜、呼吸道、消化道、泌尿道有无出血征象。

③溶栓前、溶栓后3小时内每半小时描记1次12导心电图(正后壁、右心室梗死加做V_{7-9}和V_3R-V_5R,共18导心电图),观察ST变化。

④观察溶栓前后血常规、出凝血时间、肝肾功能、血糖、血脂变化。

⑤观察心肌梗死发病后8～12小时,18～24小时和48小时3次心肌酶学和肌钙蛋白T和肌钙蛋白I的变化,必要时于发病后8小时、12小时、16小时、20小时、24小时和48小时检查CPK、CK-MB,以观察峰值前移情况。

⑥溶栓治疗并发症的观察护理。a.出血:常有牙龈、口腔黏膜和皮肤穿刺部位及尿中大量红细胞,可密切观察,不必处理;若出现消化道大出血或腹膜后出血则应给予止血药和输血治疗;如出现颅内出血应在严密监护下行开颅手术。b.过敏反应:主要见于链激酶溶栓的患者,可有寒战、发热、支气管哮喘、皮疹,甚至出现低血压和休克。c.低血压:可以是再灌注的表现,也可能是过敏反应或是溶栓剂输注过快所致,发生时迅速扩容和输注多巴胺,对合并心动过缓者静脉注射阿托品。

3.健康教育

(1)消除冠心病危险因素:应特别强调控制血压在120/80mmHg的理想水平以内;糖尿病患者空腹血糖保持在4.4～6.2mmol/L;他汀类药有抑制斑块局部炎症的作用;戒烟,坚持日常活动和控制高热量和高脂肪饮食;控制体重在正常范围。

(2)保持情绪稳定:逐渐恢复日常活动,所有的心肌梗死患者出院时均应接受如何恢复性生活、驾车、工作及运动的信息;提示心肌梗死后应节制房事,因为性高潮时,心率可增加至120～140次/分,血压也增高,这对冠心病人是超负荷的。即使冠心病发作少者,在过性生活前也要服长效硝酸甘油制剂,其过程中如果发生胸闷、气短等应立即中止。

(3)控制饮食:减少饮食中总脂肪、饱和脂肪酸及胆固醇的摄入。根据最新研究,在东方人群中,血清胆固醇每增加0.6mmol/L(正常值5.2mmol/L)冠心病发病的相对危险因素增加34%,因此防治高脂血症是预防冠心病的重要措施之一。限制饮食,每餐保持在7～8分饱即可,增加植物蛋白尤其是大豆蛋白的摄入,少吃甜食,多食富含纤维素的食物和水果、蔬菜,以利于降低胆固醇和体重。

(4)遵医嘱按时服用阿司匹林和氯吡格雷:氯吡格雷(波立维)是预防支架血栓非常重要的药物,阿司匹林是终身服用。波立维的用法是:每次75mg,每日1次,连续服用1年。其他抗心肌缺血、抗神经内分泌因子和他汀类药物也要遵医嘱服用。

(5)预防并发症:①保持排便通畅,多食入含纤维的蔬菜和食物,必要时遵医嘱服用通便药物。避免排便用力诱发急性心功不全、心律失常而导致猝死的发生。②对有心室壁瘤的患者,要避免血压升高,定期复查心电图和心脏超声检查。③预防感冒,冬季注意保暖,避免因呼吸道感染、肺部感染,而加重心力衰竭,诱发心肌缺血。

(6)按时复查:急性心肌梗死后根据梗死的部位、心功能分级以及治疗效果,在出院后的1个月、3个月、6个月之中,按时到医院复查。

(李学美)

第八节　病毒性心肌炎的护理

病毒性心肌炎是指嗜心肌性病毒感染引起的心肌局限性或弥漫性炎症性病变。大多数可以自愈,部分可迁延而遗留各种心律失常,少数可演变为扩张型心肌病,导致心力衰竭甚至猝死。本病可发生于各个年龄阶段,但更多见于儿童和40岁以下的成人,患者平均年龄在10～30岁,男性居多。

【病因与发病机制】

目前我国感染性心肌疾病中最主要的是病毒性心肌炎。绝大多数病毒感染都可累及心脏,引起病毒性心肌炎,其中以肠道病毒最常见,尤其是柯萨奇B组病毒感染占多数。其次是腺病毒和埃可病毒,巨细胞病毒、疱疹病毒、脊髓灰质炎病毒、流感和副流感病毒、HIV病毒等也占有一定比例。

病毒性心肌炎的发病机制尚不清楚,大多数研究认为病毒的直接作用和病毒介导的免疫反应导致了心脏功能受损和(或)结构损害。

【临床表现】

临床表现取决于病变的广泛程度和部位,轻者可无明显症状,重者可致猝死。

1.症状

(1)前驱症状:为病毒感染所致。发病前1～3周大多有发热、全身倦怠感,即所谓“感冒”样症状或恶心、呕吐、腹泻等消化道症状。

(2)心脏受累症状:患者常诉胸闷、呼吸困难、心前区隐痛、心悸、水肿等。大多以心律失常为首发就诊原因,其中少数可由此而发生晕厥或阿-斯综合征。极少数患者起病后发展迅速,可发生心力衰竭、心源性休克,甚至猝死。

2.体征

(1)心脏体征:心浊音界正常或一过性增大。心率增速与发热程度不相称。心尖区第一心音减弱、出现第三心音。严重者心前区可闻及舒张期奔马律。可出现各类心律失常,伴有心包炎时可闻及心包摩擦音。

(2)重症可因心源性休克和心力衰竭而出现血压下降、脉搏细速、肺部湿啰音、颈静脉怒张、肝大、下肢水肿等体征。

【辅助检查】

1.血液生化检查　急性期血沉增快、C 反应蛋白增高。可有心肌肌酸激酶同工酶、心肌肌钙蛋白 T、肌钙蛋白 I 增高。

2.心电图　急性期常见 ST-T 改变(T 波倒置或低平,ST 段可有轻度移位)和各种心律失常,以室性期前收缩多见、其次为房室传导阻滞。严重损害时可出现病理性 Q 波。

3.X 线检查　约 1/4 病人有不同程度心影增大,严重者可见肺淤血或肺水肿征。

4.超声心动图检查　无特异性改变,心脏扩大、心室壁运动减弱取决于病毒累及左室损伤的程度与范围。

5.病原学检查　咽、粪便、血等可作病毒分离,但较少见。心内膜心肌活检有助于病原学诊断,但一般不作常规检查。血清柯萨奇病毒 IgM 抗体明显增高,用于早期诊断参考。

【诊断要点】

临床诊断依赖于病史和体征及心电图检查和血液生化检查综合分析,排除风湿性心肌炎、中毒性心肌炎等而做出诊断。确诊有赖于病毒抗原、病毒基因片段或病毒蛋白的检查。

若患者有阿-斯综合征发作、心力衰竭、心源性休克、持续性室性心动过速伴低血压等在内的一项或多项表现,可诊断为重症病毒性心肌炎。若仅在病毒感染后 3 周内出现少数期前收缩或轻度 T 波改变,只能作疑似诊断。

【治疗原则】

病毒性心肌炎病程一般急性期为 3 个月,3 个月至 1 年为恢复期,1 年以上为慢性期。急性期治疗要点如下:

1.一般治疗　静卧休息,给予营养饮食。

2.保护心肌　静脉滴注促进心肌代谢和营养心肌的药物,如能量合剂、大剂量维生素 C、1,6-二磷酸果糖、辅酶 Q_{10} 等。

3.抗病毒治疗　可采取中西医结合治疗,以缩短病程。可选用干扰素或干扰素诱导剂,黄芪注射液也有一定疗效。

4.抗菌治疗　细菌感染是病毒性心肌炎的条件因子,初期可常规用青霉素或红霉素静滴。

5.并发症治疗　如抗心律失常、纠正心功能不全等。病程后期证实由免疫反应引起时可用糖皮质激素。

【护理要点】

1.休息与活动　休息可减轻心脏负荷,减少心肌耗氧,有利于心功能的恢复,防止进展为慢性心肌炎。

(1)休息原则:急性期需卧床休息一个月,重症或伴有心律失常、心力衰竭者应绝对卧床休息,直到症状消失、血心肌酶谱、X 线检查、心电图均恢复正常后,方可起床稍微活动。保持环境安静,限制探视,以保证患者充分的休息和睡眠。

(2)休息体位:伴有心力衰竭时给予半卧位或端坐位,以缓解呼吸困难。合并低血压或休克患者抬高头部 10°～20°,抬高下肢 20°～30°,以增加回心血量,保证心脑等重要脏器的血氧供应。

(3)活动时监测:病情稳定后,按医生制定的运动处方协助患者实施每日活动计划。严密监测活动时心率、心律、血压变化,若活动后出现胸闷、心悸、呼吸困难、心律失常等,应停止活动,以此作为限制最大活动量的指征。

2.饮食护理　给予高维生素、高蛋白、易消化清淡饮食,尤其是富含维生素C的食物,以促进心肌细胞的修复和代谢。少吃多餐,避免过饱。心力衰竭时应限制钠盐摄入。禁止吸烟、饮酒及咖啡等刺激性食物。保持大便通畅,必要时遵医嘱给予通便药物。

3.病情观察　严重者应在CCU持续心电监护,密切观察呼吸、脉搏、心率、心律、血压、尿量、神志等和临床症状的变化。准备好抢救仪器和药物;发现危险征兆,如急性心力衰竭或心源性休克应立即急救处理;如发现有心电图的异常,应及时与医生联系。

4.对症护理

(1)发热:监测体温情况。高热时,及时给予物理降温或按医嘱给予小剂量退热剂,退热时为防虚脱可遵医嘱适当补充水分。及时揩干汗液、更换衣服床单,防止受凉。

(2)心悸:督促患者严格卧床休息,避免不良刺激对患者情绪的影响。持续心电监护,密切观察心率、心律的变化。发现较严重的心律失常如频发室性期前收缩、短阵室速、房室传导阻滞等应及时报告医生。遵医嘱给予抗心律失常药物或配合临时起搏、电复律等。

(3)心力衰竭:密切观察生命体征、尿量,注意有无呼吸困难、频繁咳嗽、颈静脉怒张、水肿、肺部湿啰音、奔马律等表现,如有发生,立即汇报医生。

5.用药护理　遵医嘱用药,注意静脉给药时严格控制输液量和速度,以免诱发急性肺水肿。

6.心理护理　向患者介绍疾病的相关知识,使患者能正确认识自己的病情,树立战胜疾病的信心,积极配合治疗;鼓励家属探视,缓解紧张、焦虑、恐惧心理;对高度焦虑、情绪波动大的病人可遵医嘱给予少量镇静药物。

【健康教育】

绝大部分急性心肌炎患者可完全恢复,极少数患者经治疗病情稳定但可能遗留心功能减退,或伴心律失常,经久不愈,形成慢性心肌炎。患者出院后需注意:

1.出院后需继续休息3～6个月,无并发症者可考虑恢复学习和轻体力工作,6个月～1年内避免剧烈运动或重体力劳动。育龄女性还要注意避孕,防止妊娠。如出现遗留心功能减退、持久心律失常时,需长期限制活动量,充分休息,避免劳累。

2.饮食调养:同急性期饮食护理。

3.避免诱因:如疲劳、缺氧、营养不良、上呼吸道感染等因素可使机体的抵抗力下降,病菌容易侵入,并可诱发心力衰竭和心律失常,应特别注意避免。适当锻炼身体以提高机体抵抗力。注意防寒、保暖、避免潮湿。

4.坚持药物治疗,定期随访,平时加强脉搏的自测,如出现脉率与节律异常,或心悸、胸闷等不适时,应及时就医。

(刘娅林)

第九节　心肌病的护理

心肌病是指伴有心肌功能障碍的心肌疾病，包括原发性（病因未明）和特异性（病因明确）。原发性可分为扩张型心肌病、肥厚型心肌病、限制型心肌病和致心律失常型右室心肌病等 4 种类型。其中以扩张型心肌病和肥厚型心肌病常见。

一、扩张型心肌病

扩张型心肌病（DCM）是心肌病中最常见的类型。主要特征是一侧或双侧心腔扩大，心肌收缩期功能减退，可产生心力衰竭、心律失常，病死率较高。

【病因及发病机制】

病因不清。除家族遗传因素外，持续病毒感染可能也是重要原因，持续病毒感染对心肌组织的直接损伤，同时自身免疫细胞介导的心肌损伤，共同导致和诱发扩张型心肌病。

【临床表现】

1.症状

(1)起病缓慢，早期心脏轻度增大，心脏功能可代偿，多数病人无明显症状。

(2)随着左室进行性扩大，心肌收缩力降低，逐渐出现呼吸困难、肝大、水肿等心衰的表现。

(3)可并发各种心律失常，部分病人可发生栓塞或猝死。

2.体征　主要体征为心衰体征，听诊可闻及第三或第四心音。

【实验室及其他检查】

1.X 线　心影增大，心胸比＞50％，常伴肺淤血征象。

2.心电图　可见多种类型心律失常如心房颤动、房室传导阻滞、室性心律失常等，其他尚有 ST-T 异常，低电压，少数可见病理性 Q 波。

3.超声心电图　可见心腔大、室壁薄、室壁运动弱、二尖瓣口开放幅度小

4.其他　根据情况选择心血管造影和心内膜心肌活检等检查。

【诊断要点】

诊断缺乏特异性标准。临床上表现心脏增大、心律失常和充血性心力衰竭，而无其他病因可解释时应综合病史、体征、实验室检查考虑本病。X 线、超声心动图检查可协助诊断。

【治疗要点】

因本病病因未明，尚无特殊的防治方法，目前主要是对症治疗。对无症状的病人，选用 β 受体阻滞剂、血管紧张素转换酶抑制剂等延缓心衰恶化。心衰症状明显、合并房颤者，使用洋地黄类药物时剂量宜偏小，以防洋地黄中毒。

二、肥厚型心肌病

肥厚型心肌病（HCM）是以心肌的非对称性肥厚、左心室血液充盈受阻为特征的心肌病

变。根据左室流出道有无梗阻，又分为梗阻性肥厚型心肌病和非梗阻性肥厚型心肌病。

【病因及发病机制】

目前认为是常染色体显性遗传疾病，约 1/3 病人有明显家族史。肌节收缩蛋白基因突变是主要的致病因素。

【临床表现】

症状出现与流出道梗阻程度有关。梗阻明显的因心脏收缩期射到主动脉内的血量减少，可出现劳力性呼吸困难、心悸、头晕、胸痛、起立或运动时出现晕厥、猝死表现。严重心律失常是心肌病病人猝死的主要原因。

流出道梗阻病人可在胸骨左缘第 3～4 肋间听到较粗糙的喷射性收缩期杂音，向心尖部传导。含服硝酸甘油、剧烈运动和屏气使左心室容量减少或增加心肌收缩力时，此杂音可增强；β受体阻滞剂、下蹲运动等使心肌收缩力下降或左心室容量增加，可使杂音减弱。

【实验室及其他检查】

1.*X 线* 心影增大不明显。

2.*心电图* 最常见的是左心室肥大，ST-T 改变，及各种类型心律失常。

3.*超声心电图* 这是临床上主要的诊断手段，具有重要意义。可显示室间隔的非对称性肥厚，舒张期室间隔的厚度与左室后壁之比≥1.3，室间隔运动幅度低下。

4.*左心室造影和心内膜心肌活检* 对确诊有重要价值。

【诊断要点】

对心肌肥厚又不能用其他心脏病解释者应考虑本病，结合超声心动图、心电图可诊断，有阳性家族史有助于诊断。

【治疗要点】

β受体阻滞剂及钙通道阻滞剂最常用，可减慢心率、降低心肌收缩力、减轻流出道梗阻。避免使用增强心肌收缩力（洋地黄类）、减轻心脏容量负荷（硝酸甘油）的药物。对重症梗阻性病人，可做无水乙醇化学消融术或植入全自动型起搏器（DDD），消融或切除肥厚的室间隔心肌。

三、心肌病病人的护理

【常用护理诊断/问题】

1.*心输出量减少* 与心肌收缩力减弱、左室流出道梗阻或发生心力衰竭有关。

2.*活动无耐力* 与心肌病变导致心脏收缩力减退、心输出量减少有关。

3.*焦虑* 与病程呈慢性过程、病情逐渐加重、生活方式被迫改变有关。

4.*有受伤的危险* 与梗阻性肥厚型心肌病所致的晕厥有关。

5.*潜在并发症* 心律失常、栓塞、猝死。

【护理措施】

1.*病情观察* 观察脉搏、心律、血压、心电图的变化，注意观察有无动脉栓塞、晕厥、阿斯发作。观察病人呼吸困难、水肿等心衰症状的发展情况，观察肥厚型心肌病病人头晕、胸闷的发生情况。

2.避免诱因　这对梗阻性肥厚型心肌病尤其重要，避免突然屏气、长时间站立、剧烈运动、提重物、饱餐、用力解大便、情绪激动、大量饮酒等，以免加重流出道梗阻，加重症状，甚至导致猝死发作。

3.用药护理　严格遵医嘱用药，坚持服药；观察药物疗效和副作用。扩张型心肌病应慎用洋地黄类药物，使用时应严密观察有无洋地黄中毒表现。肥厚梗阻型心肌病病人出现心绞痛发作时，不宜用硝酸酯类药物，以免加重左心室流出道梗阻，可用β受体阻滞剂及钙通道阻滞剂，但应注意有无心动过缓、低血压、面红、头痛等副作用。

4.对症护理　发生心力衰竭、心律失常、心绞痛、栓塞等时，应做好相应的护理。梗阻性肥厚型心肌病病人发生心绞痛时，立即取下蹲位或平卧位，遵医嘱给予β受体阻滞剂，不宜使用硝酸酯类药物。

【健康教育】

1.疾病知识指导：未发生心衰的心肌病病人要避免劳累，合理地安排活动量。肥厚型心肌病病人应避免、持重、屏气（用力解大便）、剧烈运动（如球类、马拉松比赛），以减少猝死的发生。有头晕、黑嚎时要立即下蹲或平卧，防止晕厥发生。有晕厥病史者应避免独自外出活动，以免发作时无人在场而发生意外。

2.遵医嘱坚持服药，延缓病情恶化。向病人说明β受体阻滞剂、钙通道阻滞剂、洋地黄类药物使用的注意事项、副作用的观察。梗阻性肥厚型心肌病病人禁用硝酸酯类药物。

3.嘱病人定期门诊随访，症状加重时立即就诊，防止病情进展、恶化。

（刘娅林）

第十节　心包疾病的护理

心包炎是心包膜脏层和壁层的炎性病变。它既可单独存在，也可作为某种疾病的部分表现或并发症。临床以急性心包炎和慢性缩窄性心包炎常见。

一、急性心包炎

急性心包炎为心包脏层和壁层的急性炎症，可由细菌、病毒、肿瘤、自身免疫、物理、化学等因素引起。

【病因】

1.感染性　由病毒、细菌、真菌、寄生虫、立克次体等感染引起。

2.非感染性　常见的有急性非特异性心包炎，另外还有风湿性、尿毒症性、心肌梗死性、肿瘤性、放射性心包炎等过去常见病因为风湿热、结核及细菌感染性。近年来，病毒感染、肿瘤、尿毒症性及心肌梗死性心包炎发病率明显增多。

【病理】

根据病理变化，急性心包炎可以分为纤维蛋白性和渗出性两种。纤维蛋白性心包炎的心包壁层和脏层上有纤维蛋白、白细胞及少许内皮细胞的渗出，无明显液体积聚，不致引起心包内压力升高，故不影响血流动力学；随后如液体增加，则转变为渗出性心包炎，常为浆液纤维蛋白性，积液一般在数周至数月内吸收，但也可伴随发生壁层与脏层的黏连、增厚及缩窄。液体也可在较短时间内大量积聚引起心脏压塞。急性心包炎时，心外膜下心肌有不同程度的炎性变化，炎症也可累及纵隔、横膈和胸膜，发生纤维化。

【临床表现】

1.症状　急性心包炎常见症状为胸痛和呼吸困难。

(1)胸痛：胸骨后、心前区疼痛为纤维蛋白性心包炎最主要的症状。疼痛呈锐痛、顿痛或压榨性，可放射至其他部位，如颈部、左肩臂或上腹部。疼痛常于变换体位、深呼吸、咳嗽、吞咽时加剧，坐位或前倾位时减轻。随着心包渗出液积聚，疼痛可减轻或消失。本病所致的心前区疼痛可能与心肌梗死疼痛类似，需注意鉴别。

(2)心包积液对邻近器官压迫的症状：呼吸困难是渗出性心包炎最突出的症状，可能与支气管、肺受压及肺淤血有关，严重者呈端坐呼吸。患者常自动采取前倾坐位，使心包积液向下及向前移位，以减轻压迫症状。气管受压可产生干咳、声音嘶哑，食管被压迫时可出现吞咽困难。

(3)全身症状：可有发冷、发热、心悸、乏力、出汗、烦躁、食欲不振等。

2.体征

(1)纤维蛋白性心包炎：典型体征为心包摩擦音，因炎症而变得粗糙的壁层与脏层在心脏活动时相互摩擦而发生，似皮革摩擦呈搔刮样、粗糙的高频声音。多位于心前区，以胸骨左缘第3、4肋间最为明显。其强度受呼吸和体位影响，深吸气或前倾坐位摩擦音增强。当积液增多将两层心包分开时，摩擦音即消失，但如有部分心包黏连则仍可闻及。

(2)渗出性心包炎：主要表现为大量心包积液时产生的体征。

(3)心脏体征：心尖搏动减弱或消失；心音低而遥远，心率快。

(4)心脏压塞征：快速心包积液，可引起急性心脏压塞，出现明显心动过速、血压下降、脉压变小和静脉压明显上升，如心排血量显著下降，可产生急性循环衰竭、休克等。当渗液积聚缓慢增多时，静脉压升高显著，可出现颈静脉怒张，且在吸气时怒张更为明显(Kussmaul征)；动脉收缩压降低，脉压小；触诊有奇脉，即桡动脉搏动呈吸气性显著减弱或消失、呼气时复原的现象。常伴肝脏肿大，有触痛，明显腹水，下肢浮肿等体循环淤血征。

(5)心包积液征(Ewart征)：在有大量积液时可在左肩胛骨下出现浊音和左肺受压迫所引起的支气管呼吸音。

【辅助检查】

1.实验室检查　急性心包炎者白细胞增多、血沉增快、C反应蛋白增高。心包穿刺抽液有助于确定其性质和病原。

2.X线检查　积液大于250ml时，可见心影增大呈烧瓶状，心影随体位改变而变动。

3.超声心动图　是诊断心包积液最简便、最可靠的无创伤性方法。如在整个心动周期均有心脏后液性暗区，可确定为心包积液。也可提示心包有无黏连，帮助确定穿刺部位，指导心包穿刺。

4.心电图检查　急性心包炎约有90%患者出现心电图异常改变，可发生在胸痛后几小时至数天，主要表现为：①除aVR和V_1外，所有导联ST段呈弓背向下抬高，T波高耸直立；一至数日后，ST段回到基线，T波低平及倒置，数周后逐渐恢复正常；②心包积液时有QRS低电压，大量积液时可见电交替；③无病理性Q波，常有窦性心动过速。

5.MRI　能清晰地显示心包积液的容量和分布情况，并可分辨积液的性质。

6.心包镜及心包活检　有助于明确病因。对心包积液需手术引流者，可先行纤维心包镜检查，并可在明视下咬切病变部位做心包活检。

【诊断要点】

在可能并发心包炎的疾病过程中，如出现胸痛、呼吸困难、心动过速和原因不明的体循环静脉淤血或心影扩大，应考虑为心包炎伴有渗液的可能。在心前区听到心包摩擦音，心包炎的诊断即可确立。超声心动图检查有心包渗液即可确诊渗液性心包炎。

【治疗要点】

治疗原则是治疗原发病，改善症状，解除心脏压塞。

1.一般治疗　急性期应卧床休息，呼吸困难者取半卧位，吸氧。胸痛时可给予镇静剂、阿司匹林、吲哚美辛，必要时可使用吗啡类药物。加强支持疗法，不能进食者，可静脉补充营养。

2.病因治疗　结核性心包炎给予抗结核治疗，予三联药物、足量、长疗程(一年左右)。风湿性者则加强抗风湿治疗。非特异性心包炎，可给予肾上腺皮质激素治疗。化脓性心包炎除选用敏感抗生素治疗外，在治疗过程中应反复心包穿刺排脓及心包腔内注入抗生素。如疗效不佳，应尽早施行心包切开引流。急性心包压塞时，施行心包穿刺抽液，解除压迫症状。

3.复发性心包炎治疗　发生率大约是20%～30%。这类患者需要延长治疗时间，若症状难以控制，肾上腺糖皮质激素治疗可能有效；对症状反复发作者亦可考虑用秋水仙碱或心包切除术治疗。

【护理要点】

1.休息与体位

(1)纤维蛋白性心包炎：患者因心前区疼痛明显而出现活动受限，应卧床休息，以减轻疼痛。嘱患者勿突然改变体位，保持平静呼吸，不要用力咳嗽，以免加剧疼痛。疼痛剧烈时，遵医嘱给予镇痛剂以减轻疼痛。

(2)渗出性心包炎：心包积液快速增多时，患者可出现明显呼吸困难，应绝对卧床休息，抬高床头，取前倾坐位，并提供可以依靠的床上小桌，使患者取舒适体位。给予持续吸氧，1～2L/min。嘱患者少说话，以减少氧耗。患者着装应宽松，以免妨碍胸廓运动。注意防寒保暖，以免发生呼吸道感染而加重呼吸困难。

2.饮食护理　给予高热量、高蛋白、高维生素、易消化的食物，少量多餐，限制钠盐摄入。对于因尿毒症引起的心包炎还要限制蛋白质的摄入。

3.病情观察　监测生命体征，尤其要定时测量血压并记录，因为血压下降是急性心脏压塞的重要临床表现。观察心前区疼痛症状及呼吸困难的程度，有无逐渐加重表现。了解心包摩擦音、心包积液的进展情况。一旦出现呼吸急促、面色苍白、烦躁不安、血压下降、心率快、口唇发绀，应及时向医生报告，协助医生做好心包穿刺术。

4.心包穿刺术护理配合　备好心包穿刺包；向病人进行解释，消除紧张顾虑情绪；行超声心动图检查协助确定部位、进针方向与深度；焦虑者给予少量镇静剂。术中配合医生慢慢抽液，当针管满后，取下针管前，应先用钳子夹闭橡皮管，以防空气进入心包腔；注意记录抽液量、性质，按要求留标本送检；抽液过程中密切观察病人脉搏、心率、血压、呼吸、心电活动变化及一般情况；保持静脉通畅，准备好抢救的器械和药物。嘱病人不要咳嗽或深呼吸；如病人感觉不适或咳嗽时，应停止抽液。术后绝对卧床 4h，可采取半卧位或平卧位，每半小时测 1 次脉搏、血压，共 4 次，以后每 1h 测 1 次，共观察 24h。心包引流者需做好术后引流管护理。

5.用药护理　遵医嘱给予药物治疗。静脉用药时注意控制输液速度，已出现心脏压塞或心功能不全时，应控制输液总量，以免加重心脏负荷。注意观察药物的疗效和不良反应，如解热镇痛药物所致的胃肠损害、吗啡的呼吸抑制作用、青霉素的过敏反应、抗结核药物的肝脏损害等。

【健康教育】

急性心包炎的预后取决于病因，除肿瘤性心包炎外，大部分急性心包炎经治疗后能痊愈。结核性心包炎若治疗不彻底可发展为缩窄性心包炎。宣教时应强调：

1.注意充分休息，避免劳累。加强营养，以增强机体抵抗力。注意防寒保暖，防止呼吸道感染。

2.坚持足够疗程的药物治疗，勿擅自停药，以防止治疗不彻底而复发或进展为缩窄性心包炎。注意药物的不良反应，定期随访检查。

二、缩窄性心包炎

缩窄性心包炎是指心脏被致密厚实的纤维化或钙化心包所包围，使心室舒张期充盈功能受限而产生一系列循环障碍的疾病。

【病因】

病因以结核性心包炎最常见，其次为急性非特异性心包炎。肿瘤（淋巴瘤、乳腺癌等）、放射治疗和心脏直视手术后引起者逐渐增多。也有部分患者其病因不明。

【病理生理】

缩窄性心包炎大多继发于急性心包炎。急性心包炎症之后，心包脏层和壁层可发生瘢痕黏连增厚和钙质沉着，形成一个大小固定的心脏外壳，限制了所有心腔的舒张期充盈量而使静脉压升高。心室舒张期扩张受限，心室舒张期充盈减少，心排血量下降，为了增加心排血量，心率代偿性增快。上下腔静脉回流受阻，静脉压升高而致颈静脉怒张、肝大、腹水、胸水、下肢水肿等。

【临床表现】

心包缩窄多于急性心包炎后1年内形成，少数可长达数年。

1.症状　劳力性呼吸困难为缩窄性心包炎的最早期症状，是由于心排血量相对固定，在活动时不能相应增加所致。后期可因大量的胸水、腹水使膈肌上抬和肺部淤血，以致休息时也发生呼吸困难并伴有咳嗽、咳痰，甚至出现端坐呼吸。由于心排量降低、大量腹水压迫腹内脏器或肝脾肿大，患者可呈慢性病态，有软弱乏力、体重减轻、食纳减退、上腹膨胀及疼痛等。

2.体征

(1)心脏体征：心浊音界正常或稍增大，心尖搏动不明显。心音低，心率快，脉搏细弱无力，可触及奇脉。心律一般为窦性，也可有房颤等异位心律。收缩压降低，脉压变小。约半数患者在胸骨左缘3～4肋间可闻及心包叩击音，呈拍击样，系舒张期充盈血流因心包的缩窄而突然受阻并引起心室壁的振动所致。

(2)颈静脉征：颈静脉怒张是缩窄性心包炎最重要的体征之一，呈Kussmaul征，即吸气颈静脉更加充盈。扩张的颈静脉在心脏舒张时突然塌陷也是特征性体征之一。

(3)其他：有体循环淤血征，如肝脏肿大、腹水及下肢水肿等。

【辅助检查】

1.实验室检查　可有轻度贫血。病程较长者因肝淤血常有肝功能损害，血浆蛋白尤其是白蛋白生成减少。腹水和胸水常为漏出液。

2.心电图检查　QRS波低电压、T波平坦或倒置。

3.X线检查　心影正常或稍大，呈三角形或球形。部分患者可有心包钙化阴影，为曾患过急性心包炎最可靠的X线征象，在大多数缩窄性心包炎患者中均可见到。还可见肺门影增宽、肺水肿、胸膜增厚或有胸水。

4.超声心动图　可见心包增厚、室壁活动减弱、室间隔矛盾运动。

5.心导管检查　主要特点是肺毛细血管压力、肺动脉舒张压力、右心室舒张末期压力、右心房压力均升高且都在同一高水平。

6.CT、MRI检查　对心包增厚具有相当高的特异性和分辨率，是可疑的缩窄性心包炎有价值的检测手段。

【诊断要点】

患者有腹水、肝肿大、颈静脉怒张及Kussmaul征、静脉压显著增高等体循环淤血体征，而无显著心脏扩大或瓣膜杂音时，应考虑缩窄性心包炎；结合心脏超声、X线检查或CT、MRI等检查提示有心包钙化或增厚，心电图示QRS波群及ST-T改变等，诊断更易确定，少数不典型病例需做心导管等特殊检查方能确立诊断。

【治疗要点】

本病主要是外科手术治疗，即心包剥离术或心包切除术。手术宜在病程相对早期施行，通常在心包感染被控制、结核活动已静止即应手术，并在术后继续用药1年。内科治疗只能作为减轻患者痛苦及手术前准备的措施。

【护理要点】

1.休息指导:合理安排每日活动计划,以活动后不出现心慌、呼吸困难、水肿加重等为控制活动量的标准,避免过度活动而加重心力衰竭。注意防寒保暖,防止呼吸道感染。

2.饮食护理:给予高热量、高蛋白、高维生素、易消化的食物,适当限制钠盐的摄入,防止因低蛋白血症及水钠潴留而加重腹腔积液及下肢水肿。

3.皮肤护理:因机体抵抗力低下及水肿部位循环不良、营养障碍,易形成压疮和继发感染,注意保持皮肤清洁、干燥,定时翻身。

4.向病人讲明手术的重要性,针对病人的顾虑做好解释工作,力争早日实施心包剥离或切除手术治疗,以获得持久的血流动力学恢复和临床症状明显改善。

5.行心包切开术后,应做好引流管的护理,记录引流液的量和性质,并按要求留标本送检;同时严密观察病人的脉搏、心率、心律和血压变化,如有异常及时报告医师并协助处理。

（刘娅林）

第六章 泌尿系统疾病的护理

第一节 急性肾小球肾炎的护理

急性肾小球肾炎(AGN)简称急性肾炎,是一组以急性肾炎综合征为主要临床表现的疾病。其特点为起病急,可出现血尿、蛋白尿、水肿和高血压,并可伴有一过性氮质血症。多见于链球菌感染后,其他细菌、病毒及寄生虫感染亦可引起。

一、病因和发病机制

本病常因β溶血性链球菌"致炎菌株"感染所致,常见于上呼吸道感染(多为扁桃体炎)、猩红热、皮肤感染(多为脓疱疮)等感染后。感染的严重程度与急性肾炎的发生和病情轻重并不完全一致。本病主要是由感染所诱发的免疫反应异常。链球菌的致病抗原主要为细胞的胞膜及胞质,免疫反应后可通过循环免疫复合物沉积于肾小球致病,或种植于肾小球的抗原与循环中的特异抗体相结合形成原位免疫复合物而致病。肾小球内的免疫复合物激活补体,导致肾小球内皮及系膜细胞增生,并可吸引中性粒细胞及单核细胞浸润,导致肾病变。病变类型为毛细血管内增生性肾小球肾炎,光镜下通常为弥漫性肾小球病变,以内皮细胞及系膜细胞增生为主要表现,急性期可伴有中性粒细胞和单核细胞浸润。病变严重时,增生和浸润的细胞可压迫毛细血管襻使管腔狭窄或闭塞。肾小管病变多不明显,但肾间质可有水肿及灶状炎性细胞浸润。免疫病理检查可见IgG及C3呈粗颗粒状沿毛细血管壁和(或)系膜区沉积。电镜检查可见肾小球上皮细胞下有致密物呈"驼峰状"沉积。

二、临床表现

儿童、青少年多见,男性多于女性。通常于前驱感染后1～3周(平均10d左右)起病。起病急,病情轻重不一,典型者呈急性肾炎综合征表现,重者可发生急性肾衰竭。大多数预后良好,常可在数月内自愈。本病的典型临床表现如下情况。

1.全身症状　腰酸、疲乏、精神不振、畏食、恶心等,常常是急性肾炎病人的非特异性症状。5%～10%的病人有腰部钝痛,可能是由于肾包膜张力增高所致。

2.水肿　80%以上病人出现水肿，以晨起眼睑水肿伴双下肢轻度凹陷性水肿为主，少数水肿严重可波及全身。

3.高血压　约 80%病人出现一过性轻、中度高血压，常与水-钠潴留相关，利尿后血压可逐渐恢复正常。

4.血尿和蛋白尿　几乎全部病人均有肾小球源性血尿，约 30%病人可有肉眼血尿，常为起病首发症状和病人就诊原因。可伴有轻、中度蛋白尿，少数病人(<20%病人)可呈肾病综合征范围的大量蛋白尿。尿沉渣除红细胞外，早期尚可见白细胞和上皮细胞稍增多，并可有颗粒管型和红细胞管型等。

5.肾功能异常　病人起病早期可因肾小球滤过率下降、钠水潴留而尿量减少(常在 400～700ml/d)，少数病人甚至少尿(<400ml/d)。肾功能可一过性受损，表现为轻度氮质血症。多于 1～2 周后尿量渐增，肾功能于利尿后数日可逐渐恢复正常。仅有极少数病人可表现为急性肾衰竭，易与急进性肾炎相混淆。

6.常见并发症

(1)急性心力衰竭：由于肾小球滤过率降低，水、钠排出减少，但肾小管再吸收仍相对增加，导致水、钠滞留于体内；同时，肾缺血肾素分泌可能增加，产生继发性醛固酮增多，加重钠的滞留，因而血浆容量扩大，常发生于急性肾小球肾炎起病后的第 1～2 周内。起病缓急、轻重不一。一般病人表现为少尿，水肿加重，逐渐出现咳嗽、气急，并出现呼吸困难，不能平卧。

(2)高血压脑病：发生于急性肾小球肾炎病程的早期，一般在第 1～2 周，平均在第 5 天，起病较急，发生抽搐，血压急剧增高，头痛、恶心、呕吐，并有不同程度的意识改变，出现嗜睡、烦躁、昏迷等。有些病人还有视觉障碍，包括暂时性黑矇。

(3)急性肾衰竭：重者每日血尿素氮上升 10mg/dl，每日血肌酐增加 0.5mg/dl，血肌酐可大于 3.5mg/dl，出现急性肾衰竭。

三、辅助检查

1.尿液检查　常有蛋白尿(1～3g/d)，都有镜下血尿，红细胞呈多形性、多样性，有时可见红细胞管型、颗粒管型及肾小管上皮细胞。

2.血常规　病人轻度贫血，可能与血液稀释有关。

3.肾功能检查　血尿素氮及肌酐可有一过性升高，一般经利尿数日后，氮质血症可恢复正常。肾小球滤过功能一过性受损，肾滤过分数下降，为急性肾炎的典型改变。肾小管功能受累较轻，尿比重多正常。

4.其他

(1)血清抗链球菌溶血素“O”滴度升高，常在链球菌感染后 1～3 周开始升高，在第 3～5 周达到高峰，以后滴定度逐渐下降。抗“O”的升高对本病无诊断意义，它仅说明病人有过链球菌感染，提示急性肾小球肾炎可能与链球菌感染有关。

(2)血清补体测定：起病初期血清 C3 及总补体下降，8 周渐恢复正常，对诊断本病意义很大。

(3)尿纤维蛋白降解产物:测定尿纤维蛋白降解产物浓度增多,可提示肾小球肾炎的活动性和严重性,对疗效观察和预后判断也有一定参考意义。

四、治疗要点

本病治疗以休息、饮食、控制感染及对症治疗为主。急性肾衰竭病例应予透析。本病为自限性疾病,不宜应用糖皮质激素及细胞毒性药物。

1.休息　急性期应卧床休息,待肉眼血尿消失、水肿消退及血压恢复正常后逐步增加活动量。

2.饮食　急性期应予低盐(3g/d以下)饮食。肾功能正常者不需限制蛋白质入量,氮质血症时应限制蛋白质摄入,并以优质动物蛋白为主。明显少尿者应限制液体入量。

3.治疗感染灶　因急性肾炎常有链球菌感染,病初注射青霉素2周,反复发作的慢性扁桃体炎,待病情稳定后[尿蛋白少于(+),尿沉渣红细胞少于10个/HP]可考虑做扁桃体摘除,术前、术后2周需注射青霉素。

4.对症治疗　包括利尿消肿、降血压,预防心脑并发症的发生。休息、低盐和利尿后高血压控制仍不满意时,可加用降压药物。

5.透析治疗　少数发生急性肾衰竭而有透析指征时,应及时给予透析治疗以帮助病人度过急性期。由于本病具有自愈倾向,肾功能多可逐渐恢复,一般不需要长期维持透析。

五、护理措施

(一)基础护理

1.休息与活动　急性期水肿明显、血压高、尿少、血尿时必须卧床休息1～2周,减轻心脏负荷,改善肾血流量。有高血压和心力衰竭者,则要绝对卧床休息,待水肿消退、血压正常、血尿消失后可在室内轻度活动,可户外散步,但要避免剧烈运动;儿童病后2～3个月尿液检查每高倍视野红细胞10个以下,血沉正常方可上学,但要避免体育活动;若上学后血尿加重还必须休学,以防病情反复变成慢性肾炎;随着尿内红细胞逐步减少,Addis计数恢复正常后可恢复正常活动。

2.饮食护理　给予高糖、高维生素、适量蛋白质和脂肪的低盐饮食。急性期水肿明显、血压高、尿少、血尿时,应限制盐及水分摄入,食盐量不超过2g/d,每日的水分摄入量为前1d出水量加500ml,每日摄入蛋白量为0.8～1.0g/kg,以优质蛋白为主,如乳类、蛋类、鱼类,同时可给予冬瓜排骨汤、赤小豆薏米粥、海带等以利水消肿。在尿量增加、水肿消退、血压正常后,逐渐由低盐饮食过渡到普通饮食,同时可食猪腰子、山药、红枣以滋补脾肾。

3.皮肤、口腔护理　保持口腔、皮肤清洁,注意个人卫生,督促病人勤换衣、勤洗澡。病人应定时翻身,保护受压皮肤的完整性。

4.心理护理　起病较急,血尿、水肿明显时病人思想负担大,医护人员应了解病人的思想及生活情况,及时给予安慰和理解,鼓励病人说出内心的感受,树立战胜疾病的信心。

（二）疾病护理

1.观察病情　密切观察病人生命体征的变化，尤其是血压的变化，观察病人有无头痛、呕吐、眼花等症状。观察尿量、尿色，每周测体重2次；水肿严重者，每天测体重1次，观察水肿的变化程度。准确记录24h出入量。观察有无烦躁不安、呼吸困难、心率增快、不能平卧、肺底湿啰音、肝脏增大等。必要时病人半卧位给予吸氧。

2.用药护理　因病人需要抗生素治疗，在治疗过程中密切观察药物的疗效和不良反应，告知病人及家属，以便发现问题及时处理。遵医嘱给予利尿药，长期使用利尿药可出现电解质紊乱如低钾、低氯血症。呋塞米等强效利尿药有耳毒性，表现为耳鸣、眩晕、听力丧失，一般是暂时性的，也可发生永久性耳聋，应避免与链霉素等氨基糖苷类抗生素同时使用。

（三）健康指导

1.环境　注意保暖，防止受冻、受湿。在人流集中的场所，特别注意呼吸道感染，做好隔离工作。

2.饮食指导　指导病人进食高糖、高维生素、适量蛋白质和脂肪的低盐饮食。

3.避免诱因　有慢性扁桃体炎病人应做扁桃体切除，上呼吸道感染易发季节注意预防。

4.加强锻炼，增强体质。

5.定期门诊随访，直到完全康复。

（刘娅林）

第二节　慢性肾小球肾炎的护理

慢性肾小球肾炎(CGN)简称慢性肾炎，是一组以血尿、蛋白尿、高血压和水肿为临床表现的肾小球疾病。起病隐匿，程度轻重不一，病程冗长，病情迁延，可有不同程度的肾功能减退，最终将发展为慢性肾衰竭的肾小球疾病。

一、病因和发病机制

绝大多数慢性肾炎病人的病因尚不清楚，仅有少数慢性肾炎是由急性肾炎发展所致(直接迁延或临床痊愈若干年后再现)。慢性肾炎多为免疫介导炎症。导致病程慢性化的机制除免疫因素外，非免疫非炎症因素占有重要作用。病理变化一般分为：①增生性，系膜增生性肾小球肾炎(包括IgA和非IgA系膜增生性肾小球肾炎)、系膜毛细血管性肾小球肾炎、膜性肾病及局灶节段性肾小球硬化。②硬化性，包括局灶性或弥散性肾小球硬化。病变进展至后期，所有上述不同类型病理变化均可转化为程度不等的肾小球硬化，相应肾单位的肾小管萎缩、肾间质纤维化。疾病晚期肾脏体积缩小、肾皮质变薄，病理类型均可转化为硬化性肾小球肾炎。

二、临床表现

大多数病例隐匿起病，病程冗长，病情多缓慢进展。由于不同病理类型，临床表现不一致，多数病例以水肿为首现症状，轻重不一。轻者仅面部及下肢微肿，重者可出现肾病综合征。有的病例则以高血压为首现症状而发现为慢性肾小球肾炎。亦可表现为无症状蛋白尿及血尿，或仅出现多尿及夜尿。或在整个病程无明显体力减退，直至出现严重贫血或尿毒症为首发症状，一般根据临床表现不同，分为以下五个亚型。

1.普通型　较为常见，病程迁延，病情相对稳定，多表现为轻度至中度的水肿、高血压和肾功能损害。尿蛋白(＋)～(＋＋＋)，离心尿红细胞＞10 个/HP 和管型尿等。病理改变以系膜增殖局灶节段系膜增殖性和膜增殖、肾小球肾炎为多见。

2.肾病型　除具有普通型的表现外，主要表现为肾病综合征，24h 尿蛋白定量＞3.5g，血清白蛋白低于 30g/L，水肿一般较重和伴有或不伴有高脂血症。病理分型以微小病变、膜性、膜增殖、局灶性肾小球硬化等为多见。

3.高血压型　除上述普通型表现外，以持续性中等度血压增高为主要表现，特别是舒张压持续增高，常伴有眼底视网膜动脉细窄、纡曲和动、静脉交叉压迫现象，少数可有絮状渗出物和(或)出血。病理以局灶节段肾小球硬化和弥漫性增殖为多见，或晚期不能定型或多有肾小球硬化表现。

4.混合型　临床上既有肾病型表现又有高血压型表现，同时多伴有不同程度肾功能减退征象。病理改变可为局灶节段肾小球硬化和晚期弥漫性增殖性肾小球肾炎等。

5.急性发作型　在病情相对稳定或持续进展过程中，由于细菌或病毒等感染或过劳等因素，经较短的潜伏期(多为 1～5d)，而出现类似急性肾炎的临床表现，经治疗和休息后可恢复至原先稳定水平或病情恶化，逐渐发生尿毒症；或是反复发作多次后，肾功能急剧减退出现尿毒症一系列临床表现。病理改变以弥漫性增殖、肾小球硬化基础上出现新月体和(或)明显间质性肾炎。

三、实验室检查

1.尿液检查　早期可表现为程度不等的蛋白尿和(或)血尿，可有红细胞管型、部分病人出现大量蛋白尿。

2.血液检查　早期血常规检查多正常或轻度贫血，晚期红细胞计数和血红蛋白明显下降。血 BUN、血肌酐增高。

3.肾功能检查　晚期血肌酐和血尿素氮增高，内生肌酐清除率明显下降。

4.超声检查　早期肾大小正常，晚期可出现对称性缩小，结构紊乱、皮质变薄。

四、治疗要点

1.一般治疗　防止呼吸道感染，切忌劳累，勿使用对肾有毒性作用的药物。有明显高血压、水肿者或短期内有肾功能减退者，应卧床休息，并限制食盐的摄入量至2～3g。对尿中丢失蛋白质较多，肾功能尚可者，宜补充生物效价高的动物蛋白，如鸡蛋、牛奶、鱼类和瘦肉等，已有肾功能减退者(内生肌酐清除率在30ml/min左右)，应适量限制蛋白质在30g左右，必要时加口服适量必需氨基酸。

2.激素、免疫抑制药治疗　一般不主张积极应用，但病人肾功能正常或仅轻度受损，肾体积正常，病理类型较轻(如轻度系膜增生性肾炎、早期膜性肾病等)，尿蛋白较多，如无禁忌者可试用，无效者逐步撤去。

3.控制高血压　慢性肾炎氮质血症和肾实质性高血压常提示预后不良，持续或重度肾性高血压又可加重氮质血症。常用药物为卡托普利每次12.5～25mg，每日2～3次；或贝那普利(洛汀新)每日1～2次，每次10mg，或依那普利10mg，每日1次。或西那普利2.5～5mg，每日1次，贝那普利、西那普利与依那普利为长效ACEI，若未能控制高血压可加用氨氯地平(络活喜)5～10mg，每日1～2次。

4.对氮质血症处理

(1)短期内出现氮质血症或第1次出现，或在近期有进行性升高者均应卧床休息、限制过多活动。

(2)饮食与营养：对无明显水肿和高血压者不必限制水分和钠盐摄入，适当增加水分以增加尿量十分重要。对轻、中度氮质血症病人不限制蛋白质摄入，以维持体内正氮平衡，特别是每日丢失蛋白质量较多的病人更应重视。对大量蛋白尿伴轻度氮质血症时可增加植物蛋白如大豆等。重度氮质血症或近期内进行性氮质血症者适当限制蛋白质摄入。

(3)关于尿量与尿渗透浓度：一般慢性肾炎氮质血症病人尿渗透浓度常在400mOsm/L或以下，若每日尿量仅1L，则不足排出含氮溶质，故应要求尿量在1.5L或以上，适当饮水或喝淡茶可达到此目的，必要时可间断服用利尿药。

5.抗凝治疗　肾功能常有不同程度的改善，对顽固性或难治性肾静脉血栓形成者，经肾动、静脉插管技术注射尿激酶20万U治疗肾静脉血栓形成取得良好疗效。

6.高尿酸血症的处理　少数慢性肾炎氮质血症病人合并高尿酸血症。血尿酸增高与内生肌酐清除率降低并不呈比例，说明高尿酸血症不是氮质血症的结果，使用别嘌醇降低血尿酸可改善肾功能，但剂量宜小，用药时间要短，减药要快。不宜用增加尿酸排泄的药物。

五、护理措施

(一)基础护理

1.休息与活动　指导病人加强休息，强调休息的重要性以取得合作。

2.饮食护理　给予高维生素、适量蛋白质、低磷、低盐饮食。对于氮质血症的病人，应限制蛋白摄入,一般为 0.5～0.8g/(kg·d)高血压病人应限制钠的摄入。水肿时应限制水分的摄入。

3.心理护理　此病缓慢进展,病程较长,预后差,应指导病人注意避免长期精神紧张、焦虑、抑郁等。

(二)疾病护理

1.观察病情　病情观察记录 24h 液体出入量,监测尿量变化;定期量病人体重,观察水肿的消长情况;监测病人生命体征,尤其是血压,观察有无左心衰和高血压脑病的表现;密切观察实验室检查结果,包括:尿常规、肾小球、滤过率、血尿素氮、血肌酐、血浆蛋白、血清电解质等。

2.用药护理　观察肾上腺素激素的作用效果和副作用,观察免疫抑制药用后的不良反应。使用利尿药时,观察药物疗效及不良反应。长期使用利尿药应监测血清电解质和酸碱平衡情况,有无低血钾、低血钠、低氯性碱中毒。长期服用降压药者,嘱病人不可擅自改变药物剂量或停药。

(三)健康指导

1.饮食指导　鼓励病人进食高维生素、优质低蛋白质、低磷、低盐饮食。少尿时限制含钾食物。

2.日常活动　指导病人生活规律,心情愉悦,避免劳累、受凉、感冒,注意休息。防止呼吸道感染。注意个人卫生,预防泌尿道感染。

3.用药指导　指导病人避免使用对肾功能有害的药物;介绍各类降压药的疗效,不良反应和使用时注意事项。

4.自我病情监测、指导　慢性肾炎病程长,需定期随访疾病的进展,包括:肾功能、血压、水肿等的变化。

5.定期门诊随访

(刘娅林)

第三节　肾病综合征的护理

肾病综合征(NS)是指各种肾疾病表现出的一组综合征,不是一独立的疾病,而是多种肾疾病的共同表现。肾病综合征典型表现为大量蛋白尿、低蛋白血症、高度水肿、高脂血症。

一、病因与发病机制

肾病综合征可由多种肾小球疾病引起,分为原发性和继发性两类。原发性肾病综合征是指肾小球与肾本身的肾小球肾病。继发性肾病综合征是指继发于全身性疾病或先天遗传性疾病,常见于感染性疾病、自身免疫性疾病、过敏性紫癜、代谢性疾病、肿瘤、先天遗传性疾病如 Alport 综合征等。病理类型有很多种,其中儿童及少年以微小病变型较多见,中年以膜型肾病、系膜增生性病变多见,局灶性硬性肾病、膜性增生性肾炎也可呈肾病综合征表现。肾病综

合征常见的几种病理类型

1.微小病变　光镜下肾小球基本正常，偶见上皮细胞肿胀，轻微的系膜细胞增生，免疫荧光无阳性发现，偶可见微量免疫球蛋白和补体C3的沉积。电镜下足突广泛融合消失，伴上皮细胞空泡变性，微绒毛形成，无电子致密物沉积，是小儿肾病综合征最常见的病理类型。

2.系膜增生性肾炎　弥漫性肾小球系膜细胞增生伴基质增多为本病特征性改变。光镜下肾小球系膜细胞增殖，每个系膜区系膜细胞在3个以上，系膜基质增多，重度病变系膜基质扩张压迫局部毛细血管襻，导致管腔狭窄，小动脉透明变性，部分可发展为局灶节段性肾小球硬化，可出现间质炎性细胞浸润及纤维化，肾小管萎缩，肾血管一般正常。

3.局灶节段性肾小球硬化　特征为局灶损害，影响少数肾小球(局灶)及肾小球的局部(节段)，起始于近髓质的肾小球受累，轻者仅累及数个毛细血管襻区，重者波及大部分肾小球。病变呈均匀一致的无细胞或细胞极少的透明变性物质，严重见球囊粘连。另一种为局灶性全肾小球硬化，受累肾单位的肾小管上皮细胞常萎缩，周围基质见细胞浸润，纤维化。

4.膜增殖性肾炎　也称系膜毛细血管性肾炎，病理改变以系膜细胞增殖，毛细血管襻增厚及基膜的双轨征为主要特点，弥漫性系膜细胞增殖，增殖的系膜基质插入内皮与基膜之间，基膜出现双轨征改变。

5.膜性肾病　光镜下可见毛细血管壁增厚，肾小球基膜外上皮细胞下免疫复合物沉积，基膜上有多个细小钉突，而肾小球细胞增殖不明显，晚期病变加重，可发展成硬化及透明样变，近曲小管上皮细胞出现空泡变性。

6.IgA肾病　系膜区显著IgA沉积，WHO将IgA肾病组织学表现分5级：Ⅰ级轻度损害；Ⅱ级微小病变伴少量节段性增殖；Ⅲ级局灶节段性肾小球肾炎；Ⅳ级弥漫性系膜损害伴增殖和硬化；Ⅴ级弥漫硬化性肾小球肾炎。

二、临床表现

1.大量蛋白尿　在正常生理情况下，肾小球滤过膜具有分子屏障及电荷屏障作用，当这些屏障作用受损时，致使原尿中蛋白含量增多，当其增多明显超过近曲小管回吸收量时，形成大量蛋白尿。在此基础上，增加肾小球内压力及导致高灌注、高滤过的因素(如高血压、高蛋白饮食或大量输注血浆蛋白)均可加重尿蛋白的排出。

2.低蛋白血症　大量白蛋白从尿中丢失，促进白蛋白肝代偿性合成增加，同时由于近端肾小管摄取滤过蛋白增多，也使肾小管分解蛋白增加。当肝白蛋白合成增加不足以克服丢失和分解时，则出现低白蛋白血症。此外，因胃肠道黏膜水肿导致饮食减退、蛋白质摄入不足、吸收不良或丢失，也是加重低白蛋白血症的原因。除血浆白蛋白减少外，血浆的某些免疫球蛋白(如IgG)和补体成分、抗凝及纤溶因子、金属结合蛋白及内分泌素结合蛋白也可减少，尤其是肾小球病理损伤严重，大量蛋白尿，和非选择性蛋白尿时更为显著。病人易产生感染、高凝、微量元素缺乏、内分泌紊乱和免疫功能低下等并发症。

3.水肿　低白蛋白血症、血浆胶体渗透压下降，使水分从血管腔内进入组织间隙，是造成水肿的基本原因。近年的研究表明，约50%病人血容量正常或增加，血浆肾素水平正常或下降,提示某些原发于肾内钠、水潴留因素在导致水肿发生机制中起一定作用。

4.高脂血症　高胆固醇和(或)高三酰甘油血症、脂蛋白浓度增加,常与低蛋白血症并存。其发生机制与肝脏合成脂蛋白增加和脂蛋白分解减弱相关,目前认为后者可能是高脂血症更为重要的原因。

5.并发症

(1)感染:是常见的并发症,与蛋白质营养不良、免疫功能紊乱及应用糖皮质激素治疗有关。病人可出现全身各系统的感染,常见感染部位顺序为呼吸道、泌尿道、皮肤。感染是导致肾病综合征复发和疗效不佳的主要原因之一。

(2)血栓、栓塞:由于血液浓缩及高脂血症造成血液黏稠度增加,此外,因某些蛋白质从尿中丢失及肝代偿性合成蛋白增加,引起机体凝血、抗凝和纤溶系统失衡;加之血小板功能亢进、应用利尿药和糖皮质激素等均进一步加重高凝状态。因此,肾病综合征容易发生血栓、栓塞,其中以肾静脉血栓最为常见。

(3)急性肾衰竭:肾病综合征病人可因有效血容量不足而致肾血流量下降,诱发肾前性氮质血症。经扩容、利尿后可得到恢复。少数病例可出现急性肾衰竭,尤以微小病变型肾病者居多,发生多无明显诱因,表现为少尿甚或无尿,扩容利尿无效。即上述变化形成肾小管腔内高压,引起肾小球滤过率骤然减少,又可诱发肾小管上皮细胞损伤、坏死,从而导致急性肾衰竭。

(4)其他:长期低蛋白血症可导致营养不良、小儿生长发育迟缓;免疫球蛋白减少造成机体免疫力低下、易致感染;金属结合蛋白丢失可使微量元素(铁、铜、锌等)缺乏;内分泌素结合蛋白不足可诱发内分泌紊乱(如低 R 综合征等);药物结合蛋白减少可能影响某些药物的药代动力学(使血浆游离药物浓度增加、排泄加速),影响药物疗效。高脂血症增加血液黏稠度,促进血栓、栓塞并发症的发生,还将增加心血管系统并发症,并可促进肾小球硬化和肾小管-间质病变的发生,促进肾脏病变的慢性进展。

三、实验室检查

1.尿常规检查　尿蛋白定性多为(+++～+++),24h 尿蛋白定量>3.5g,尿中可检查到免疫球蛋白、补体 C3 等。可有透明管型和颗粒管型,肾炎性肾病者可有红细胞。

2.血生化测定　表现为低蛋白血症(血清白蛋白<30g/L,婴儿<25g/L),白蛋白与球蛋白比例倒置,血清蛋白电泳显示球蛋白增高;血胆固醇显著增高(儿童>5.7mmol/L,婴儿>5.1mmol/L)。

3.肾功能测定　少尿期可有暂时性轻度氮质血症,单纯性肾病肾功能多正常,如果存在不同程度的肾功能不全,出现血肌酐和尿素氮的升高,则提示肾炎性肾病。

4.血清补体测定　有助于区别单纯性肾病与肾炎性肾病,前者血清补体正常,后者则常有不同程度的低补体血症,C3 持续降低。

5.血清及尿蛋白电泳　通过检测尿中 IgG 成分反映尿蛋白的选择性,同时可鉴别假性大量蛋白尿和轻链蛋白尿。如果尿中 γ 球蛋白与自蛋白的比值小于 0.1,则为选择性蛋白尿(提示为单纯型肾病),大于 0.5 为非选择性蛋白尿(提示为肾炎型肾病)。

6.血清免疫学检查　检测抗核抗体,抗双链DNA抗体,抗5m抗体,抗RNP抗体,抗组蛋白抗体,乙肝病毒标志物以及类风湿因子,循环免疫复合物等,以区别原发性与继发性肾病综合征。

7.凝血、纤溶有关蛋白的检测　如血纤维蛋白原及第Ⅴ,Ⅶ,Ⅷ及Ⅹ因子,抗凝血酶Ⅲ,尿纤维蛋白降解产物(FDP)等的检测可反映机体的凝血状态,为是否采取抗凝治疗提供依据。

8.尿酶测定　测定尿溶菌酶,N-乙酰-β-氨基葡萄糖苷酶(NAG)等有助于判断是否同时存在肾小管-间质损害。

9.B超等影像学检查　双肾正常或缩小。

10.经皮肾穿刺活体组织检查　对诊断为肾炎型肾病或糖皮质激素治疗效果不好的病儿应及时行肾穿刺活检,进一步明确病理类型,以指导治疗方案的制订。

四、治疗要点

肾病综合征是肾内科的常见疾患,常用以肾上腺皮质激素为主的综合治疗,原则为控制水肿,维持水、电解质平衡,预防和控制感染及并发症,合理使用肾上腺皮质激素,对复发性肾病或对激素耐药者应配合使用免疫抑制药。治疗不仅以消除尿蛋白为目的,同时还应重视保护肾功能。

1.利尿消肿　①噻嗪类利尿药:主要作用于髓袢升支厚壁段和远曲小管前段,常用氢氯噻嗪25mg,3/d,口服,长期服用应防止低钾,低钠血症。②潴钾利尿药:主要作用于远曲小管后段,适用于有低钾血症的病人,单独使用时利尿作用不显著,可与噻嗪类利尿药合用,常用氨苯蝶啶50mg,3/d,或醛固酮拮抗药螺内酯20mg,3/d,长期服用须防止高钾血症,对肾功能不全病人应慎用。③襻利尿药:主要作用于髓襻升支,常用呋塞米(速尿)20～120mg/d,或布美他尼(丁尿胺)1～5mg/d(同等剂量时作用较呋塞米强40倍),分次口服或静脉注射。④渗透性利尿药可使组织中水分回吸收入血,减少水,钠的重吸收而利尿,常用不含钠的右旋糖酐40(低分子右旋糖酐)或羟乙基淀粉(706代血浆,分子量均为2.5万～4.5万Da),250～500ml静脉滴注,隔天1次,随后加用襻利尿药可增强利尿效果,但对少尿(尿量＜400ml/d)病人应慎用此类药物。⑤提高血浆胶体渗透压:血浆或人血白蛋白等静脉滴注,并立即静脉滴注呋塞米60～120mg(加于葡萄糖溶液中缓慢静脉滴注1h),能获得良好的利尿效果。

2.抑制免疫与炎症反应

(1)糖皮质激素(简称激素):①起始足量,②缓慢减药,③长期维持。常用方案一般为泼尼松1mg/(kg·d),口服8周,必要时可延长至12周,足量治疗后每1～2周减原用量的10%,当减至20mg/d左右时症状易反复,应更加缓慢减量;最后以最小有效剂量(10mg/d)作为维持量,再服半年至1年或更长。激素的用法可采取全天量1次顿服,或在维持用药期间2天量隔天1次性顿服,以减轻激素的不良反应。水肿严重、有肝功能损害或泼尼松疗效不佳时,可更换为泼尼松龙(等剂量)口服或静脉滴注。

(2)细胞毒药物:国内外最常用的细胞毒药物是环磷酰胺(CTX),在体内被肝细胞微粒体羟化,产生有烷化作用的代谢产物而具有较强的免疫抑制作用,应用剂量为每天每千克体重

2mg，分1～2次口服；或200mg加入生理盐水注射液20ml内，隔天静脉注射，累计量达6～8g后停药。主要不良反应为骨髓抑制及中毒性肝损害，并可出现性腺抑制(尤其男性)、脱发、胃肠道反应及出血性膀胱炎，近来也有报道环磷酰胺(CTX)静脉疗法治疗容易复发的肾病综合征，与口服作用相似，但副作用相对较小。

(3)环孢素：能选择性抑制T辅助细胞及T细胞毒效应细胞，已作为二线药物用于治疗激素及细胞毒药物无效的难治性肾病综合征，常用量为5mg/(kg·d)，分2次口服，服药期间须监测并维持其血浓度谷值为100～200ng/ml，服药2～3个月后缓慢减量，共服半年左右，主要不良反应为肝肾毒性，并可致高血压，高尿酸血症，多毛及牙龈增生等，该药价格昂贵，有较多不良反应及停药后易复发，使其应用受到限制。

3.非特异性降低尿蛋白

(1)ACEI或ARB：肾功能正常者，常可选用组织亲和性较好的ACEI-贝那普利(洛汀新)10～20mg/d；肾功能减退者可选用双通道的ACEI-福辛普利(蒙诺)10～20mg/d，缬沙坦或氯沙坦等ARB药物也可选用。

(2)降脂治疗：由于肾病综合征常合并高脂血症，增加血浆黏度和红细胞变性，机体处于高凝状态，导致肾小球血流动力学的改变；脂代谢紊乱，肾内脂肪酸结构发生改变，导致肾内缩血管活性物质释放增加，肾小球内压升高，尿蛋白增加；高胆固醇和高LDL血症，氧化LDL清除降解减少，一方面促进单核和(或)巨噬细胞释放炎症细胞生长因子，另外还可能影响内皮细胞功能，导致肾小球毛细血管通透性增加，尿蛋白增多，因而降脂治疗可降低蛋白尿。

4.抗凝血药及抗血小板聚集药　肝素或低分子肝素治疗肾病综合征，一方面可以降低病人的血浆黏度和红细胞变性，改善高凝倾向和肾小球血流动力学异常；另一方面可增加肾脏GBM的阴电荷屏障，减少尿蛋白的漏出。

五、护理措施

(一)基础护理

1.休息与活动　重症病人应卧床休息，高度水肿而致胸闷憋气者，可取半卧位，下肢水肿者适当抬高患肢，水肿减轻后可适当活动，防止肢体血栓形成。病情逐渐稳定后，可逐渐增加活动量，以利于减少并发症的发生。对于高血压的病人，应限制活动量。

2.饮食护理　给予高热量、高维生素、优质蛋白质、低磷、低盐饮食。宜进清淡、易消化食物，每天摄取食盐1～2g，禁用腌制食品，少用味精及食碱，发病的早期、极期，应给予较高的优质蛋白摄入，每天1～1.5g/kg有助于缓解低蛋白血症及所致的并发症。对于慢性非极期肾病综合征，应适当限制蛋白摄入量，每天0.8～1.0g/kg，能量供给每天以30～35kcal/kg体重为宜。严重高脂血症病人应当限制脂类的摄入量，采用少油低胆固醇饮食，同时注意补充铜、铁、锌等微量元素，在激素应用过程中，适当补充维生素及钙剂。

3.心理护理　本病病程较长，极易复发，病人多有焦虑、恐惧等。我们要针对不同病人的心理状态，多与其交谈，因势利导、消除病人的顾虑，使其正确认识和对待疾病，使病人保持良好心态，以达到调畅情志，增加气机功能，利于疾病的康复。

（二）疾病护理

1.观察病情　观察病人的生命体征、体重、尿量、水肿情况。观察病人有无出现皮肤感染、咳嗽、咳痰、肺部湿啰音、尿路刺激征、腹膜刺激征等。观察生化营养指标、电解质情况、尿蛋白定性定量、出凝血指标等。准确记录24h出入量。

2.用药的护理　使用药物时注意观察疗效和副作用。降压药使用时避免降压作用过快、过猛，一般较多使用ACEI制剂，利尿药使用前可先使用一些胶体，比如血浆、白蛋白提高血浆胶体渗透压来达到理想的利尿效果，同时注意电解质平衡。使用抗凝药时注意病人有无出血倾向；病因治疗包括各类免疫抑制药的使用。其中最常用的糖皮质激素、各类细胞毒性药物。严密观察副作用比如高血糖、高血压、消化道溃疡、骨质疏松，CTX使用后应注意观察尿色，多喝水防止出血性膀胱炎。

3.皮肤、口腔护理　长期卧床者定时翻身叩背，按摩受压处，保持皮肤清洁、干燥，避免损伤。尽量避免针刺，肌注时进针要深，拔针后要按压局部，防止药液外溢。指导病人养成良好习惯，饭前、后漱口，防止口腔感染。

（三）健康指导

1.环境　保持居室空气清洁、新鲜、舒适，保持合适的湿度、温度，不到人群密集的场所。

2.心理疏导　应保持乐观开朗，对疾病治疗的信心。

3.注意休息避免受凉、感冒、劳累和剧烈活动。

4.饮食指导　鼓励病人进食高热量、高维生素、适量优质蛋白质和脂肪的低盐饮食。

5.遵医嘱用药　遵医嘱按时服药，不得擅自减药或停药。

6.自我监测　学会每天用浓缩晨尿自测尿蛋白，此为疾病活动的可靠指标。教导病人如出现疲乏无力、腹胀、呼吸深长、胸闷气急、恶心呕吐等及时就诊。

7.定期门诊随访，密切监测肾功能的变化。

（刘娅林）

第四节　尿路感染的护理

尿路感染是指病原体侵犯尿路黏膜或组织引起的尿路炎症。尿路感染是临床常见病和多发病，是所有微生物感染中最常见的临床类型之一。尿路感染可发生在从婴儿到老年的各个年龄段，女性，尤其是妊娠期妇女的发生率更高；尿路感染的临床症状较为复杂，可表现为急、慢性肾盂肾炎，急、慢性膀胱炎，无症状性细菌尿，也可引发严重并发症如败血症、感染性休克等，少数反复发作或迁延不愈，导致肾衰竭。

【常见病因】

1.上行感染　是主要的感染途径。当机体抵抗力下降或尿道黏膜有轻微损伤时，或者细菌的毒力大，黏附尿道黏膜和上行的能力强，容易侵袭膀胱和肾脏，造成感染。由于女性尿道口靠近肛门，且女性尿道比男性短而宽，女婴的尿道日常被粪便污染，故更易致病。

2.血行感染　细菌从身体内的感染灶(如扁桃体炎、鼻窦炎或皮肤感染等)侵入血流,到达肾脏和尿路其他部位引起感染,引起肾盂肾炎。致病菌以球菌多见,例如金黄色葡萄球菌。

3.淋巴道感染　膀胱、输尿管及肾脏的淋巴管是相通的,右升结肠和右肾之间有淋巴管相通,故在盆腔器官炎和结肠炎、阑尾炎时,细菌可沿淋巴系统达肾脏。

4.直接感染　外伤或邻近肾脏的脏器有感染时,细菌可直接侵入肾脏引起感染。

【临床表现】

1.排尿异常　尿急、尿频、尿痛,为最常见症状,还可出现血尿或尿失禁、尿潴留等。

2.尿液异常　常见的有细菌尿、脓尿、血尿等。

3.腰痛　腰痛是临床常见症状,肾脏及肾周围疾病是腰痛的常见原因之一。下尿路感染一般不会引起腰痛。肾及肾周围急性炎症,如肾脓肿、肾周围炎、急性肾盂肾炎,常引起腰部持续剧烈胀痛。慢性肾盂肾炎引起的腰痛常为酸痛。

【辅助检查】

1.尿细菌检查　是诊断尿感的关键性手段。如有发现阳性细菌尿,虽无症状也可诊断为尿路感染。

2.膀胱穿刺尿细菌培养　是诊断尿路感染最准确的方法,符合率100%。

【治疗原则】

1.对症支持治疗。

2.针对病原体的治疗。

3.大量饮水,使尿量增加,排尿时可冲洗尿道分泌物。

4.注意休息,急性期短期内避免性生活。

5.抗生素治疗,根据细菌培养和药敏试验选择有效抗生素。

6.慢性尿道炎或尿道内有狭窄除药物治疗外,行尿道扩张。

【护理】

1.护理评估

(1)高热:一般体温多在38～39℃,高达40℃,血白细胞计数增高。

(2)排尿异常:尿急、尿频、尿痛为最常见症状,还可出现血尿或尿失禁、尿潴留等。

(3)尿液异常:常见的有细菌尿、脓尿、血尿等。

(4)腰痛:腰痛是临床常见症状。

2.护理要点及措施

(1)发热的护理:应绝对卧床休息。观察患者体温变化,并做好记录;给予药物及物理降温,如口服新癀片、温水或乙醇擦浴等。如大量出汗,应注意有无虚脱现象。保持皮肤清洁,患者出汗后及时更衣。注意保暖防止再度受凉。

(2)膀胱刺激征的护理:加强营养支持疗法,给予有营养、易消化的流食。膀胱刺激征的护理增加饮水量,每日摄入量2500ml以上,目的是增加尿量,促进细菌、毒素及炎症分泌物的排出。碱性药物可减轻尿路刺激症状,并能使尿液碱化不利于细菌生长,如碳酸氢钠等;注意个人卫生,保持会阴部及全身清洁。遵医嘱应用抗生素,并观察药物的不良反应和过敏反应。

(3)正确留取尿标本：应在用抗生素前或停用抗生素药5天后留尿标本。收集清晨尿。要保证尿液在膀胱内存留6～8小时。留尿标本前要充分清洗会阴部，保持尿液不受污染。留尿时要留取中段尿置于无菌试管内。留好的尿标本，要在2小时内做培养和计菌落数，以免有杂菌生长，影响判断结果。若有特殊情况需将尿液冷藏在4℃以下的冰箱内。

3.健康教育

(1)养成良好卫生习惯，女性要保持外阴清洁，慎用盆浴。月经期、妊娠期及婴儿要特别注意讲卫生，防止上行感染。患有急性肾盂肾炎妇女，治疗后1年内应避孕，以免怀孕而加重病情。

(2)急性肾盂肾炎或慢性肾盂肾炎急性发作期都应多饮水。同时要注意加强营养和身体锻炼。

(3)慢性肾盂肾炎后期，注意有无肾脏损害症状，如高血压、贫血、尿毒症等。

(4)药物治疗后，注意有无药物的不良反应，如口服药物后引起恶心、呕吐、食欲减退等反应，询问医师后，方可改用其他药物治疗。

（王文梅）

第七章　血液系统疾病的护理

第一节　缺铁性贫血的护理

缺铁性贫血(IDA)是由于体内贮存铁缺乏,不能满足正常红细胞生成的需要而发生的贫血。属小细胞低色素性贫血。铁除了参加血红蛋白的合成外,还参加体内的一些生物化学过程。故当缺铁时,除了贫血的症状外,还会有一些非贫血的症状。缺铁性贫血是世界上最常见的贫血。在育龄妇女和婴儿中的发病率很高。全球约有6亿～7亿人患有缺铁性贫血。

【病因与发病机制】

(一)铁的代谢

1.铁的分布　正常成年男性体内铁的总量约为50～55mg/kg,女性约为35～40mg/kg。体内铁的2/3在红蛋白内,约15%在肌红蛋白中。血浆中与转铁蛋白结合的铁仅为3～4mg。细胞中各种酶所含的铁不到10mg,但其功能极为重要。其余的为储存铁,正常男性的贮存铁约为1000mg,女性仅为300～400mg。

2.铁的来源和吸收　正常人体每天所需的铁约20～25mg,大部分来自衰老的红细胞破坏后释放的铁。每天从食物中摄取1～1.5mg的铁即可维持体内铁的平衡。多数食物中都含有铁,以海带、发菜、紫菜、木耳、香菇以及动物的肝、肉、血中铁的含量较丰富。以肉类食品中所含的铁最易被吸收。铁的吸收部位主要在十二指肠及空肠的上段。维生素及胃酸等可促进铁的吸收。

3.铁的运输　进入血浆的铁(Fe^{2+})氧化成高铁(Fe^{3+})后,与血浆中的转铁蛋白结合,被运到各组织中去。每一分子的转铁蛋白可与两个Fe^{3+}结合,进入幼红细胞后,铁与转铁蛋白分离,再次还原成Fe^{2+},参与合成血红蛋白。血浆中能与铁结合的所有转铁蛋白的总量称为总铁结合力;正常情况下,以其总量的1/3与铁结合,这部分称为血清铁;转铁蛋白饱和度＝血清铁/总铁结合力×100%。

4.铁的贮存　体内多余的铁主要以铁蛋白和含铁血黄素的形式贮存于肝、脾、骨髓等器官的单核-吞噬细胞系统中。机体对铁需要增加时,可由贮存铁补充。临扇常用铁蛋白测定来衡量铁的贮存,骨髓中可染铁即分布于骨髓小粒的含铁血黄素。

5.铁的再利用和排泄　红细胞的正常寿命约为120天,故人体每天约有0.8%的红细胞衰老而破坏,释出的铁几乎全部被用于制造新的血红素。在正常情况下,人体每天铁的排泄量不超过 1mg，主要是随肠黏膜脱落细胞从粪便中排出，少数由尿液、皮肤、汗液排泄。

（二）病因和发病机制

1.铁的摄入不足　成人每天铁的需要量约为 1～2mg，妊娠和哺乳期妇女、婴儿及生长发育时期的儿童、青少年的需铁量增加。如食物中铁的含量不足或吸收不良，就容易发生缺铁。

2.铁的吸收不良　肉类食物中的铁易于被吸收，蔬菜、谷类、茶叶中的磷酸盐等可影响铁的吸收。药物或胃、十二指肠疾病亦可影响铁的吸收。如金属（镓、镁）的摄入，以及 H_2 受体拮抗剂等抗酸药均可抑制铁的吸收。萎缩性胃炎、胃及十二指肠术后亦会减少铁的吸收。

3.慢性失血　慢性失血是缺铁性贫血的常见原因。尤以消化道慢性失血、妇女月经过多更为多见。此外，阵发性睡眠性血红蛋白尿亦可因血红蛋白由尿中排出而致缺铁。

【临床表现】

临床表现与贫血程度和起病缓急有关。病人除有一般贫血表现外，尚有与组织缺铁和含铁酶活性降低有关的症状。如儿童、青少年可见发育迟缓、体力下降、注意力不集中、烦躁、易怒、有异食癖和吞咽困难等。体征可见皮肤黏膜苍白、毛发干燥、指甲扁平、易碎裂，部分病人呈反甲或脾脏轻度大。

【实验室及其他检查】

（一）血象

呈现典型的小细胞低色素性贫血，MCV＜80fl，MCHC＜32%。血片中可见红细胞中心淡染区扩大。白细胞计数和血小板一般正常或轻度减少。

（二）骨髓象

骨髓增生活跃。幼红细胞增多，早幼红细胞和中幼红细胞比例增高，染色质颗粒致密，胞浆少。粒细胞系统和巨核细胞系统常为正常。骨髓铁染色示骨髓小粒可染铁消失，铁粒幼细胞极少或消失。

（三）生化检查

1.血清铁及转铁蛋白饱和度测定　血清铁＜8.95μmol/L；总铁结合力＞64.44μmol/L，转铁蛋白饱和度降至 15%以下。

2.铁蛋白测定　血清铁蛋白降于 12μg/L，可作为缺铁的依据。由于其浓度稳定，与贮存铁相关性好，可用于缺铁的早期诊断。

3.红细胞游离原卟啉（FEP）测定　FEP 增高表示血红素的合成障碍。缺铁或铁利用障碍（如慢性疾病）时，FEP 都会增高（＞4.5μg/gHb）。

【治疗要点】

（一）病因治疗

应尽可能去除缺铁的病因。单纯的铁剂补充可能使血象暂时恢复，但不能使贫血得到彻底的治疗。

（二）补充铁剂

1.口服铁剂　口服铁剂为治疗缺铁性贫血的首选方法。目前常用的有硫酸亚铁、琥珀酸亚铁和富马酸亚铁等，每天服元素铁 150～200mg 即可。餐后服用，以减少胃肠道刺激，忌茶。

日服铁剂有效者 5～10 天网织红细胞升高达高峰，2 周后血红蛋白开始上升，1～2 个月后可恢复正常。在贫血纠正后，仍需继续治疗 3～6 个月以补充体内贮存铁。

2.注射铁剂　如果对口服铁剂不能耐受，或因胃肠道疾病使铁吸收障碍，或需迅速纠正缺铁的病人，可改用注射铁剂。常用的是右旋糖酐铁或山梨醇铁深部肌肉注射。所需补充铁的总剂量(mg)＝[150－病人 Hb(g/L)]×体重(kg)×0.33。首次注射量为 50mg，如无不良反应，以后每次可增加到 100mg，每周注射2～3 次，直到总量注射完。不良反应有注射局部疼痛、淋巴结炎等。

【常见护理诊断】

1.活动无耐力　与贫血引起全身组织缺氧有关。

2.营养失调　低于机体需要量与铁摄入不足、吸收不良、需要量增加或丢失过多有关。

【护理措施】

1.病情监测　观察病人的面色、皮肤和黏膜，以及自觉症状如心悸、气促、头晕等有无改善，定期监测血象、血清铁蛋白，判断药物的疗效。观察有无失血的可能，协助医师寻找病因。

2.休息与活动　根据病人的贫血程度合理安排活动强度，以不加重症状、病人不感到疲劳为宜。

3.饮食护理　给予高蛋白、高热量、高维生素、易消化的食物，指导病人选择含铁丰富的食物，食物多样化，不偏食、不挑食。

4.给氧　重度贫血、缺氧严重者给予吸氧，改善缺氧症状。

5.用药护理

(1)口服铁剂的护理：①口服铁剂应餐后或餐中服用，避免空腹服药，如不能耐受可从小剂量开始。因铁剂会刺激胃肠道，引起恶心、呕吐及胃部不适。②避免与牛奶、茶、咖啡、抗酸药以及 H_2 受体拮抗剂同时服用。因茶中鞣酸与铁结合成不易吸收的物质，牛奶含磷较高，抗酸药以及 H_2 受体拮抗剂影响 Fe^{3+} 转化成 Fe^{2+}，均可影响铁的吸收。此外，维生素 C、稀盐酸可促使 Fe^{3+} 转化成 Fe^{2+}，有利于铁剂的吸收。③服用液体铁剂时，为避免牙齿及舌质染黑，须使用吸管，将药液吸至舌根部咽下。④服用铁剂期间，大便会变成黑色，是由于铁与肠内硫化氢作用而生成黑色的硫化铁所致，应提前告知病人以消除其顾虑。⑤铁剂治疗要监测外周血网织红细胞计数，以确定口服铁剂是否有效。口服铁剂治疗有效的表现为：外周血网织红细胞增多，高峰在服药后 5～10 天出现，2 周后血红蛋白浓度上升，一般在 2 个月左右恢复正常。铁剂治疗应在血红蛋白恢复正常后至少持续 4-6 周，以补足体内贮存铁。

(2)注射铁剂的护理：①铁剂注射宜深，并经常更换注射部位避免硬结形成，促进吸收。②药液溢出可使皮肤染色，故注射时要避开皮肤暴露部位，抽取药液入空针后，更换另一针头注射，可避免附着在针头的铁剂使组织着色。③可采用“Z”形注射法或留空气注射法，以免药液溢出。④注射铁剂不良反应除局部肿痛外，尚可发生全身过敏反应，如面部潮红、恶心、头痛、肌肉关节痛、淋巴结炎及荨麻疹，严重者可发生过敏性休克，故注射时应备有肾上腺素。部分病人用药后可出现尿频、尿急，应嘱其多饮水。

6.输血或成分血的护理　根据医嘱给病人输注全血或浓缩红细胞，控制输血速度，防止诱发心力衰竭。

7.心理护理　向病人解释缺铁性贫血是完全可以治愈的，且痊愈后对身体无不良影响。说明缺铁性贫血可能出现的一些神经精神系统症状，在消除病因积极治疗后，会很快消失，以解除病人的心理障碍，使其精神得到安慰。

【保健指导】

1.知识普及　向病人讲解有关缺铁性贫血的知识和自我护理方法，介绍本病的常见原因，说明消除病因和坚持药物治疗的重要性，以及适当休息与活动、提供含丰富营养饮食的意义，使其主动配合治疗。在高危人群中开展防止缺铁的卫生知识教育，如婴幼儿、妊娠后期、哺乳期妇女应及时增加铁的摄入，预防缺铁性贫血的发生。

2.休息和饮食指导　注意生活起居，轻度贫血者可照常工作，注意休息和营养。中度以上贫血者，可散步或做力所能及的活动，活动量以不加重疲劳感或其他症状为度，以促进食欲及体力的恢复。遵循高蛋白、高热量、高维生素、易消化的饮食原则，指导病人选择含铁丰富的食物，改变不良的饮食习惯，饮食多样化，不偏食、不挑食。

3.用药指导　根据医嘱按时、按量用药，定期门诊检查血象。服药时避免同时食用影响铁剂吸收的物质。注意补充贮存铁，同时积极治疗原发病，以达到彻底治愈的目的。

4.注意保暖和个人卫生，预防感染。

（王文梅）

第二节　再生障碍性贫血的护理

再生障碍性贫血(AA)，简称再障，是由多种原因引起的骨髓造血功能衰竭，以外周全血细胞减少为特征的一组综合征。临床上常表现为较严重的贫血、出血和感染。再障在我国发病不多，每年0.74/10万人口，以青壮年居多，男性多于女性。

【病因与发病机制】

（一）病因

1.化学因素　药物和化学物质是引起再障的重要原因。最常见的药物有氯霉素、抗肿瘤药、保泰松及磺胺类等；化学物品以苯及其衍生物为多见。有报道杀虫剂、农药、染发剂等也可引起再障。

2.物理因素　各种电离辐射如X线、镭、放射性核素等达到一定的剂量，可使造血干细胞数量减少，抑制骨髓造血功能。

3.生物因素　病毒性肝炎及各种严重感染也能影响骨髓造血。

（二）发病机制

关于再障的发病机制，目前没有较全面的阐明。可能的发病机制有：

1.造血干细胞减少或内在缺陷　病人骨髓于细胞的体外培养显示粒.巨噬细胞系干细胞、红细胞系干细胞均显著减少，且再障病人的造血干细胞在正常骨髓基质中增殖能力显著降低。

2.免疫机制异常　部分再障病人T淋巴细胞能产生某些造血负调控因子，引起造血干细胞增殖及分化障碍,从而抑制骨髓造血。免疫抑制剂对某些再障有效,也说明免疫机制异常与再障发病有关。

3.造血微环境的缺陷　骨髓的基质细胞通过直接分泌细胞外基质及释放造血因子支持和调节造血细胞的生长与发育。实验证明,再障病人基质细胞分泌造血因子的能力降低。也有人证实少数再障病人用基质细胞做骨髓移植时,能恢复其造血功能。

4.遗传倾向　再障不是遗传性疾病,但具有某些 HLA-Ⅱ型抗原的病人对免疫抑制治疗的反应较好,某些病人对氯霉素及某些病毒具有易感性,均提示再障可能与遗传因素有关。

【临床表现】

主要的临床表现为贫血、出血和感染。根据症状发生的急缓、贫血的严重程度可分为重型再障和慢性再障。

(一)重型再生障碍性贫血

起病急,进展迅速。以出血和感染为主要首发表现,贫血进行性加重。出血广泛而严重,除皮肤、黏膜外,常有内脏出血,如便血、血尿、子宫出血或颅内出血等,可危及生命。感染以皮肤感染、肺部感染多见,严重者可发生败血症而死亡,病情险恶。一般在数月至 1 年内死亡。

(二)慢性再生障碍性贫血

起病及进展较缓慢。贫血往往是首发和主要表现。出血较轻,以皮肤、黏膜出血为主,很少有内脏出血。感染以呼吸道多见,合并严重感染者少,易控制。病人可生存多年,少数转为重型。

【实验室及其他检查】

(一)血象

全血细胞减少,但三种细胞减少的程度不一定平行。网织红细胞明显降低,少数慢性再障网织红细胞百分数可轻度升高,但绝对值均减少。

(二)骨髓象

骨髓穿刺物中骨髓小粒很少,脂肪滴明显增多。多数病人多部位穿刺涂片呈现骨髓增生度减低,粒系及红系细胞减少,淋巴细胞、浆细胞、组织嗜碱细胞等非造血细胞相对增多。巨核细胞很难找到或缺如。

【治疗要点】

(一)去除病因

防止病人接触或服用任何对骨髓造血有抑制作用的物质。

(二)支持及对症治疗

积极防治感染,注意皮肤、口腔及鼻腔处卫生,血象过低(中性粒细胞$<0.5\times10^9/L$)时,应采取保护隔离。严重出血和严重贫血者,可适当选择成分输血。

(三)雄激素

大剂量雄激素可以刺激骨髓造血,是慢性再障的首选药物。常有制剂有丙酸睾丸素、司坦唑醇(康力龙)及达那唑(炔羟雄烯唑)等。疗程至少 3 个月以上,如治疗半年以上网织红细胞或血红蛋白无上升趋势,才定为无效。药物不良反应有雄性化、肝脏毒性反应等。

（四）免疫抑制剂

抗淋巴细胞球蛋白（ALG）或抗胸腺细胞球蛋白（ATG）是目前治疗重型再障的主要药物。可单用，也常与环孢素A、大剂量泼尼松、丙种球蛋白等联合应用。环孢素A亦可用于慢性再障。

（五）造血细胞因子

主要用于重型再障，有促进血象恢复的作用，是必不可少的支持治疗。常有的有粒系集落刺激因子（G-CSF）、粒-单系集落刺激因子（GM-CSF）及红细胞生成素（EPO）等。

（六）骨髓移植

主要用于治疗重型再障。病人年龄不应超过40岁，最好在病人未被输血、没有发生感染前早期应用。

【常见护理诊断】

1.*活动无耐力*　与贫血有关。

2.*有感染的危险*　与粒细胞减少有关。

3.*有损伤的危险*　出血与血小板减少有关。

4.*自我形象紊乱*　与应用激素引起的不良反应有关。

【护理措施】

1.*病情监测*　注意观察病人的生命体征变化，尤其是体温的变化，有无其他系统的感染征象；注意贫血的症状、体征；皮肤、黏膜及内脏、颅内出血的症状和体征。

2.*休息与活动*　轻度贫血可下床适当活动，中重度贫血或合并感染者卧床休息，血小板计数少于20×10^9或有严重出血者，应绝对卧床休息，防止外伤。

3.*吸氧*　严重贫血的病人应给予吸氧改善缺氧症状。

4.*用药的护理*

（1）免疫抑制剂：①应用ATG和ALG治疗前需做过敏试验，可用糖皮质激素防治过敏反应；治疗过程可出现超敏反应、血小板减少和血清病（猩红热样皮疹、关节痛、发热）等，应注意观察。②用环孢素时应定期检查肝、肾功能，观察有无牙龈增生及消化道反应。③应用糖皮质激素时可引起肾上腺皮质功能亢进，机体抵抗力下降等，应密切观察有无诱发或加重感染，血压上升，上腹痛及黑便等。

（2）雄激素：①本类药物常见不良反应有男性化作用，如痤疮、毛发增多，女病人停经或男性化等，用药前应向病人说明以消除疑虑。②丙酸睾酮需深部缓慢分层肌内注射，经常更换注射部位，检查局部有无硬结，发现硬结及时理疗。③口服司坦唑醇、达那唑等易引起肝脏损害和药物性肝内胆汁淤积，治疗过程中应注意有无黄疸，并定期检查肝功能。

（3）造血生长因子：本类药物用药前应作过敏试验，用药期间宜定期检查血象。①G-CSF皮下注射，病人偶有皮疹、低热、氨基转移酶升高、消化道不适、骨痛等不良反应，一般在停药后消失。②GM-CSF用药后注意观察有无发热、骨痛、肌痛、静脉炎、腹泻、乏力等，严重者可见心包炎、血栓形成。③EPO可静脉注射或皮下注射，用药期间应监测血压，偶可诱发脑血管意外或癫痫发作，应密切观察。

5.*输血的护理*　贫血严重时，可输注浓缩红细胞；血小板低于20×10^9/L，可输注浓缩血小板，对预防和控制出血有显著效果；对于白细胞减少、粒细胞缺乏者，给予粒细胞刺激因子，必要时输注浓缩白细胞悬液。

6.心理护理　向病人及家属讲解有关药物方面的知识，说明免疫抑制剂、雄激素类药物是治疗再障较有效的药物，提高病人的遵医行为。护士应关心体贴病人，做好护患沟通，了解病人的性格特点、对疾病的认识程度和理解能力，认真观察病人的情绪反应，总结分析病人是否存在异常心理状态，以便有针对性的给予心理疏导和支持。

【保健指导】

1.知识普及　向病人及家属介绍引起再障的常见原因，指导病人尽量避免接触损害骨髓造血的物理及化学因素；平时不可滥用抗生素及解热镇痛药物，如氯霉素、磺胺、保泰松等。

2.用药指导　按医嘱坚持用药，定期复查血象和肝肾功能以便了解病情变化。

3.自我护理　学会调整心态，保持心情舒畅；注意个人卫生和饮食卫生；适当参加户外活动，注意劳逸结合；注意保暖，避免受凉感冒，尽量少去公共场所，防止交叉感染；让病人学会避免外伤以及防治出血的简单方法等。

4.定期体检　因职业所需凡从事与易患因素有关的人员，应做好防护措施，提高保护意识，定期检查血象。

（李　萌）

第三节　急性白血病的护理

【临床表现】

（一）起病

起病急缓不一。急骤者常有高热、严重的出血倾向等。

（二）贫血

贫血常呈进行性发展。半数病人就诊时已有重度贫血。

（三）发热和感染

半数病人以发热为早期表现，多为继发感染所致。以口腔炎、咽峡炎、牙龈炎最常见，肺部感染、肛周炎亦常见，严重时可致败血症，是白血病常见的死因之一。常见的致病菌为革兰阴性杆菌，如肺炎克雷白杆菌、绿脓杆菌、金黄色葡萄球菌等。长期应用抗生素者，可出现真菌感染，如念珠菌、曲霉菌等。病毒感染也较多见，并且较严重。

（四）出血

出血可发生在全身各部位，以皮肤淤点、淤斑、鼻出血、牙龈出血、月经过多为多见。眼底出血可影响视力。颅内出血时有头痛、呕吐、瞳孔不对称，甚至昏迷而死亡。急性早幼粒白血病易并发 DIC。

（五）器官和组织浸润的表现

1.淋巴结和肝脾大　淋巴结肿大以急淋白血病较多见。多为全身浅表淋巴结肿大，质地中等，无压痛。肝脾肿大一般为轻至中度。

2.骨骼和关节　病人常有胸骨下段压痛，有助于诊断。四肢关节、骨骼疼痛以儿童多见。

3.眼部　急性粒细胞白血病病人在骨膜上出现的无痛性肿块，多发生于眼眶周围，称为绿色瘤，可引起眼球突出、复视或失明。

4.口腔和皮肤　急单、急粒-单白血病可见牙龈增生、肿胀；皮肤上可出现蓝灰色斑丘疹或皮肤粒细胞肉瘤，呈紫蓝色皮肤结节。

5.中枢神经系统白血病(CNL)　CNL 可发生在疾病各个时期，常见于缓解期。以儿童急淋白血病最常见。其表现有：

(1)脑膜受浸润，造成颅内压增高，病人出现头痛、恶心、呕吐、视力模糊、视乳头水肿、外展神经麻痹等现象。

(2)颅神经麻痹主要为神经根被浸润，可引起面瘫。

(3)脊髓受白血病细胞浸润，以进行性截瘫为主要特征。

(4)血管内皮受浸润以及白血病细胞淤滞，发生继发性出血，临床表现同脑血管意外。

6.睾丸　睾丸受浸润可出现一侧性无痛肿大，另一侧活检时往往也有白血病细胞浸润。

【实验室及其他检查】

(一)血象

大多数病人白细胞数增多，也有部分病人的白细胞计数在正常水平或减少，称为白细胞不增多性白血病。白细胞增多者血片分类检查原始和(或)幼稚细胞一般占 30%～90%，甚至可高达 95%以上。但白细胞不增多性白血病病人血片上很难找到原始细胞。有不同程度的红细胞和血小板减少。

(二)骨髓象

骨髓象是确诊白血病的依据。骨髓有核细胞显著增生或极度活跃，原始细胞占非红系细胞的 30%以上。正常造血细胞严重受抑制，幼红细胞及巨核细胞减少。白血病性原始细胞形态有异常改变。Auer 小体常见于 ANLL，有助于鉴别急淋和急非淋白血病。

(三)细胞化学染色

主要用于协助形态学鉴别各类白血病。

(四)免疫学检查

根据白血病细胞免疫学标志，不仅可区别急淋与急非淋白血病，而且可将 T 细胞和 B 细胞淋白血病加以区别。单克隆抗体还可将急淋白血病分为若干亚型。

(五)细胞遗传学检查

不同类型白血病常伴有特异的染色体和基因改变。细胞遗传学检查有助于白血病的诊断分型及治疗监测。

【治疗要点】

治疗措施包括几个方面：①化学治疗是当前主要的治疗措施，可使白血病缓解，延长病人生存时间；②支持治疗；③骨髓移植是当前将白血病完全治愈最有希望的措施。

(一)化学治疗

化疗的目的是要迅速消灭尽量多的白血病细胞，使骨髓的造血功能恢复正常，达到完全缓解的标准。所谓完全缓解即白血病的症状、体征完全消失，血象和骨髓象基本恢复正常，骨髓中原始细胞＜5%。化疗可分诱导缓解和缓解后治疗两个阶段。诱导缓解的目的是达到完全缓解。急性白血病未治疗时体内白血病细胞数量约为 10^{11}～10^{12} 以上，经治疗而达到缓解标准时体内仍有相当数量的白血病细胞，估计在 10^{8}～10^{9}。因此，缓解后仍需继续巩固和强化治疗 4～6 个疗程，防止复发，延长缓解和生存时间，争取治愈。白血病的增殖周期约为 5 天，有些抗白血病药物作用于周期的特定阶段，因此，每一疗程需持续 7～10 天，使各增殖周期的细胞都有机会被杀灭。每一疗程后，需休息 2 周，诱使休止期的白血病细胞进入增殖周期，有利于下一疗程的治疗。

抗白血病药物分为烷化剂、抗代谢类、DNA 插入性药物以及有丝分裂抑制剂等。临床多选用作用不同的化疗药物联合应用，以增强药物的协同作用，减少药物的毒性副作用。有关化疗的具体措施，要根据不同个体注意下列几个问题：①抗白血病药物和化疗方案的选择；②用药剂量；③药物的毒性作用；④用药和停药时间。

临床验证维 A 酸可使急性早幼粒细胞白血病(M_3)诱导缓解，缓解率可达 85%。缓解后继续治疗目前尚无统一方法，一般认为可采用原诱导缓解化疗方案定期做巩固强化治疗。治疗时间也不一致，急淋维持治疗至少 3 年。

髓外白血病的防治以 CNL 的防治最重要，尤其急性淋巴细胞白血病发生 CNL 较多见，可发生在白血病的活动期或完全缓解期。所以对 CNL 的防治是急淋白血病的常规治疗。可采用颅脑照射，中枢神经系统白血病可用甲氨喋呤或阿糖胞苷鞘内注射进行治疗或预防。药物对睾丸白血病无效，必须采用双侧放疗。

(二)支持疗法

1.感染的防治　严重感染是急性白血病主要的死亡原因之一。应注意口腔、鼻腔和皮肤的清洁和灭菌。中性粒细胞极低者应置于“无菌”病室隔离。如已经感染，应迅速查明感染所在部位和性质，并给以足量的广谱抗生素治疗，如氨基糖甙类、广谱青霉素和头孢菌素类之中任选两类联合用药。

2.出血的防治　如果因血小板计数过低而引起出血，输注浓集的血小板悬液是最有效的止血措施。如果出血系 DIC 所引起的，则需给以适当的抗凝治疗。

3.贫血的治疗　如贫血较严重，最好输注浓集的红细胞，如同时有出血，亦可给新鲜全血。

4.尿酸肾病的防治　病人白血病细胞破坏乡，血清及尿中尿酸增多，化疗时尤甚，可产生尿酸肾结石，并可发生尿酸肾病，发生急性肾功能衰竭。故对病人要注意尿量，检查尿和血中尿酸浓度。嘱病人多饮水。化疗同时给予别嘌呤醇，可抑制尿酸的合成。

(三)骨髓移植

骨髓移植是从 20 世纪 70 年代兴起的一种新疗法，有可能成为根治白血病的方法之一。同种异体骨髓移植需要有 HLA 相合的供髓者，一般由同胞供髓。病人经抗白血病治疗缓解后，再以大剂量化疗及全身放疗彻底肃清体内残存的白血病细胞，然后用 HLA 相合的正常骨髓移植来重建其造血功能及免疫功能。约有 60%的病人获得长期缓解或治愈。

近年来临床正在试用自体骨髓移植，能使部分病人的缓解时间和生存时间明显延长。自体骨髓移植是指对化疗缓解的病人，再经过数个疗程的巩固治疗，使宿主体内白血病细胞减少到最低水平，然后收集病人自身骨髓，冷冻保存，移植与同种异体骨髓移植一样。如能事先对这部分骨髓进行净化处理，去掉其中的白血病细胞，则疗效可提高，白血病复发率可降低。

【常见护理诊断】

1.活动无耐力　与化疗、白血病引起代谢增高、贫血及长期卧床有关。

2.有感染的危险　与正常粒细胞减少、化疗、机体抵抗力下降有关。

3.有损伤的危险：出血　与血小板减少、白血病细胞浸润等有关：

4.潜在并发症　化疗药物的副作用。

5.预感性悲哀　与患急性白血病有关。

【护理措施】

1.病情观察　监测病人白细胞计数及生命体征的变化。经常询问病人有无感染征象。应密切注意病人有无出血征兆，检查病人大小便有无出血迹象，全身皮肤有无淤点、淤斑。病人如有头痛、恶心、呕吐、视力改变应立即通知医生。

2.休息与活动　应根据病人体力，适当限制活动量，可与病人共同制订日常活动计划，做到有计划的适量活动。贫血、出血、感染者或化疗期间应注意休息，缓解期病人应适量活动。脾肿大明显者，嘱病人左侧卧位以减轻不适感，尽量避免弯腰和碰撞腹部，以免发生脾破裂。

3.饮食护理　加强营养，给予高热量、高蛋白、高维生素易消化的饮食，化疗期间饮食宜清淡，少食多餐，避开化疗前后1～2小时进餐，保证每日充足的饮水量，若为高白细胞性白血病，化疗期间每天饮水量在3000ml以上。

4.感染的预防与护理

(1)保护性隔离：化疗药物不仅可杀伤白血病细胞，正常细胞同样要受到杀伤，因此病人在诱导缓解期间很容易发生感染，当成熟粒细胞绝对值$\leqslant 0.5\times 10^9/L$时，发生感染的可能性就更大，此时要做好保护性隔离，若无层流室则置病人于单人病房，保证室内空气新鲜，并定时进行空气和地面消毒，谢绝探视以进免交叉感染。同时加强口腔、皮肤及肛周护理。若生命体征显示病人有感染征象，应协助医生做血液、咽部、尿液、粪便和伤口分泌物的培养，一旦有感染，遵医嘱合理使用强有力的抗生素。

(2)其他护理措施。

5.出血的预防与护理。

6.化疗药物的不良反应及护理

(1)局部刺激的预防及护理：某些化疗药物，如柔红霉素、氮芥、阿霉素、长春新碱等对组织刺激性大，多次注射可引起疼痛及静脉炎，如注射的血管出现条索状的红斑、触之温度较高、有硬结或压痛，严重的可出现血管闭锁。若注射时药液渗漏，会引起局部组织坏死。故注射时应注意：①合理选择静脉血管：先远端静脉后近端静脉，逐步向上移行，四肢静脉有计划地交替使用。若药物刺激性强、剂量大时，应选用大血管注射。静脉穿刺技术要熟练，避免穿透血管对病人造成损害。②静脉穿刺时先用生理盐水输注，确定针头在静脉内后方能注入药物，药物输完后再用生理盐水冲洗后拔针，以减轻药物对局部组织的刺激。注射完毕轻压血管数分钟止血，以防药液外渗或发生血肿。③输注时疑有或发生外渗，立即停止注入，不要拔针，由原部位抽取3～5ml血液以除去一部分药液，局部滴入生理盐水以稀释药液或滴入8.4%碳酸氢钠5ml后拔针，局部冷敷后再用50%MgS04湿敷或中药“六合丹”外敷，亦可用普鲁卡因局部封闭。发生静脉炎症时处理同药液外渗，伴有全身发热或条索状红线迅速蔓延时，可采用紫外线灯照射，每日1次，每次30min。

(2)骨髓抑制的预防及护理：大剂量化疗药物可引起严重的骨髓抑制作用，多数化疗药抑制骨髓至最低点的时间为7～14天，恢复时间为之后的5～10天，因此，从化疗开始到停止化疗后2周内应加强预防感染和出血的护理。化疗期间定期查血象，每次疗程结束时做骨髓穿刺，以便观察骨髓受抑制情况及评价疗效。护理人员在操作时最好戴清洁的橡皮手套，以免不慎将药液沾染皮肤而影响自身健康。

(3)消化道反应的预防及护理：多数化疗药物均可引起恶心、呕吐、纳差等不良反应。反应出现的时间和程度与化疗药物的种类和剂量有关，但也存在较大的个体差异。若用致吐作用较强的药物时，使用的30min前可给予止吐药物，必要时6～8小时重复给药，以减轻恶心、呕吐反应。化疗期间应给病人提供清淡、可口的饮食，以半流质食物为主，少量多餐，避免产气、辛辣和高脂食物，进食前后休息一段时间。当病人恶心、呕吐时不要让其进食，及时清除呕吐物，保持口腔清洁。保持安静、舒适、通风良好的休息环境，避免不良刺激。若反应严重，呕吐频繁，应注意观察有无水、电解质紊乱。

(4)肝肾功能损害的预防及护理：甲氨蝶呤、左旋门冬酰胺酶对肝功能有损害作用，用药期间应观察病人有无黄疸，并定期监测肝功能。环磷酰胺可引起血尿，输注期间应保证输液量，鼓励病人多饮水.预防出现出血性膀胱炎，观察小便的量和颜色，一旦发生血尿，应停止使用，同时检查肾功能。

(5)心脏毒性的预防及护理：阿霉素、柔红霉素、三尖杉酯碱等药可引起心肌及心脏传导损害，用药时要缓慢静滴，用药前后应检查心电图及心功能。对于老年或有心脏疾患的病人，注意调整药物剂量和种类，并要缓慢注入，必要时给予心电监护。

(6)口腔溃疡的预防及护理：甲氨蝶呤、阿糖胞苷、阿霉素等可引起口腔溃疡，除可能继发感染外，局部疼痛可影响病人进食和休息。化疗期间鼓励病人合理进食，避免过热、粗硬、辛辣刺激食物，并多饮水。指导病人睡前及餐后用生理盐水或1：2000氯己定液漱口。使用广谱抗生素者，注意随时监测口腔pH值变化，pH值降低时易致霉菌感染，舌面可出现从棕色到黑色的舌苔，可应用3%碳酸氢钠漱口液抑制霉菌的生长；pH值升高时易发生细菌感染，可给予2%的硼酸溶液漱口。溃疡局部可涂抹金霉素甘油，疼痛剧烈影响进食者，可给予2%利多卡因含漱以减轻疼痛。必要时进行口腔分泌物细菌培养及药敏试验，有针对性地用药。每天观察口腔黏膜颜色，舌苔性状，有无新的溃疡，以便及时发现尽早处理。

(7)尿酸性肾病的预防和护理。

(8)鞘内注射化疗药物的护理：推注药物宜慢，注毕去枕平卧4～6小时，注意观察有无头痛、发热等反应。

(9)其他：长春新碱可引起末梢神经炎而出现手足麻木，停药后可逐渐消失。某些化疗药物可引起脱发，但一般可再生，及时向病人说明以减轻其顾虑。

7.心理护理　护士应了解白血病病人不同时期的心理反应，根据病人所处的不同心理阶段，给予有针对性的护理。对不了解病情或获知病情后情绪反应可能比较激烈者，暂且执行保护性医疗措施，配合医生、家属做好解释工作，同时密切观察病情及情绪变化，及时采取措施减轻病人的焦虑、恐惧、悲观失望的负性情绪，预防意外的发生。在治疗过程中，随着病情逐渐稳定，此时可较坦然的正视疾病。护士运用医学和心理学的知识与病人进行有效的沟通，增强病人战胜疾病的信心。并向病人及家属说明积极的情绪状态对于疾病治疗的正性作用。建立有效的社会支持系统，嘱病人家属多给予病人精神和物质上的支持。

【保健指导】

1.心理指导　向病人及其家属说明白血病目前治疗进展快、效果好，帮助他们树立战胜疾病的信心。家属应为白血病病人创造一个安全、舒适和愉悦宽松的环境，提供物质和精神支持，使病人保持良好的情绪状态。并说明每月坚持巩固强化治疗可延长急性白血病的缓解期和生存期。

2.活动与饮食指导　缓解期生活要有规律，应保持良好的生活方式，保证充足的休息和睡眠，每天睡眠时间保证 8～10 小时。适当活动，如散步、体操、慢跑、游泳、太极拳等，以提高机体抵抗力。合理饮食，保证营养，饮食应清淡、易消化、少刺激。

3.预防感染和出血的指导　注意个人卫生，少去人群拥挤的地方，注意保暖，避免受凉，学会自测体温，经常检查口腔、咽部有无感染，勿用牙签剔牙、用手挖鼻孔，预防和避免各种外伤。

4.用药指导　指导病人按医嘱用药，不要使用对骨髓造血系统有损害的药物。

5.门诊随访指导　定期门诊复查血象，发现发熟、出血及骨、关节疼痛时要及时到医院检查。

6.个人防护指导　长期接触放射性核素或苯类化学物质的工作人员，必须严格遵守劳动保护制度，并定期进行体检。

（李　萌）

第四节　慢性粒细胞白血病的护理

慢性粒细胞白血病（CML），简称慢粒白血病，也是造血干细胞恶性疾病。病程发展缓慢，脾大可达到巨脾程度。周围血粒细胞显著增多并有不成熟性。

【临床表现】

各种年龄均可发病，以中年最多见，男性略多于女性。起病缓慢，早期无自觉症状。随着病情发展，可出现乏力、低热、多汗或盗汗、体重减轻等代谢亢进的表现。脾大为最突出的体征，往往就医时已达脐或脐以下，质地坚实、平滑、无压痛。如果发生脾梗死则压痛明显，并有摩擦音。约半数病人有肝大。部分病人有胸骨中下段压痛。慢性期一般约 1～4 年，以后逐渐进入到加速期，以至急性变期。

【实验室及其他检查】

（一）血象

白细胞数明显增高，可达 $100\times10^9/L$ 以上。血片中粒细胞显著增多，可见各阶段粒细胞，以中幼、晚幼和杆状核粒细胞居多；原始细胞一般为 1%～3%，不超过 10%；嗜酸、嗜碱性粒细胞增多，有助于诊断。疾病早期血小板多在正常水平，部分病人增多。晚期血小板渐减少，并可出现贫血。

（二）骨髓象

骨髓增生明显至极度活跃，以粒细胞为主，其中中性中幼、晚幼和杆状核粒细胞明显增多；原粒细胞不超过10%。嗜酸、嗜碱性粒细胞增多。红系细胞相对减少，粒：红比例增高。巨核细胞正常或增多，晚期减少。

（三）中性粒细胞碱性磷酸酶（NAP）

NAP活性减低或呈阴性反应。治疗有效时NAP活性可恢复，疾病复发时又下降，合并细菌性感染时可稍升高。

（四）细胞遗传学及分子生物学改变

90%以上的慢粒白血病病人的血细胞中出现Ph染色体，t(9;22)(q34;q11)9号染色体长臂上C-ab1原癌基因易位至22号染色体长臂的断裂点集中区（bcr）形成bcr/abl融合基因。其编码的蛋白为P_{210}。P_{210}具有增强酪氨酸激酶的活性，导致粒细胞转化和增殖。现在认为P_{210}在慢粒白血病发病中起重要作用。

【病程演变】

慢粒白血病的整个病程常可分为三期：慢性期（稳定期）、加速期（增殖期）和急性变期。慢性期可持续1～3年。此期对化疗有效，部分病人可稳定达10年以上。进入加速期后病人常有发热、虚弱、体重下降，脾迅速肿大，胸骨和骨骼疼痛，逐渐出现贫血和出血。对原来有效的药物变得失效。实验室检查可见：①血或骨髓原始细胞＞10%；②外周血嗜碱性粒细胞＞20%；③原因不明的血小板进行性减少或增高；④除Ph染色体外又出现其他染色体异常；⑤粒-单系干细胞培养，集簇增加而集落减少。加速期可维持几个月到数年。

急性变期为慢粒白血病的终末期，临床表现与急性白血病类似。实验室可有下列表现：①骨髓中原始细胞或原淋＋幼淋或原单＋幼单≥20%，一般为30%～80%；②外周血中原粒＋早幼粒细胞＞30%；③骨髓中原粒＋早幼粒＞50%；④出现髓外原始细胞浸润。急性变预后极差，往往在数月内死亡。

【治疗要点】

（一）慢性期治疗

此期完全缓解率较高，但可能产生抗药性及急性变。

1.化学治疗

（1）羟基脲：为细胞周期特异性抑制DNA合成药物，起效快，持续时间较短，于用药后2～3天白细胞即下降，但停药后又复升。常用剂量羟基脲3g/日，以后根据白细胞数逐渐减量。此药不良反应较少，急变率较低，为当前首选的化疗药物。

（2）白消安（马利兰）：属细胞周期非特异性药物，能选择性抑制骨髓较成熟的幼稚粒细胞。缓解率达90%～95%。始用剂量为每日6～8mg，口服。一般服药后2～3周白细胞开始下降，以后根据白细胞总数逐渐减量。停药后根据情况可小剂量维持治疗（每1～3日给药2mg），或采用间歇治疗。

（3）其他：靛玉红临床上常用于对马利兰有抗药性的病例。小剂量阿糖胞苷可控制病情发展，减少Ph染色体阳性细胞。也可应用干扰素α、苯丁酸氮芥等。

2.骨髓移植　近年来对慢粒缓解期进行骨髓移植，部分病例可获治愈。也有报道用白细胞介素2、肿瘤坏死因子等治疗慢粒，其疗效有待进一步证实。

3.急变期治疗　可用急性白血病的化疗药物及方案治疗。

【常见护理诊断】

1.疼痛：脾胀痛　与脾大、脾梗死有关。

2.潜在并发症　尿酸性肾病、化疗药物的毒性反应。

3.营养失调　低于机体需要量与机体代谢亢进有关。

4.活动无耐力　与虚弱或贫血有关。

【护理措施】

1.缓解疼痛

(1)病情监测：每日测量病人脾脏的大小、质地、有无压痛并做好记录。密切监测有无脾栓塞或脾破裂的发生，主要表现为突感脾区疼痛、发热、多汗以致休克，脾区有明显触痛、拒按，可闻及摩擦音，脾脏可进行性肿大，甚至产生血性腹水。

(2)脾胀痛的护理：将病人安置于安静，舒适的环境中，尽量卧床休息，减少活动，并取左侧卧位，以减轻不适感。尽量避免弯腰和碰撞腹部，避免脾破裂的发生。遵医嘱协助病人作脾放射治疗，以减轻脾胀痛。鼓励病人少量多次进食、进水以减轻腹胀。

2.预防尿酸性肾病

(1)病情监测：化疗期间定期检查白细胞计数、血和尿中的尿酸含量以及尿沉渣检查等。记录24小时出入量，注意观察有无血尿或腰痛等症状。

(2)供给充足的水分：鼓励病人多饮水，每日饮水量3000ml以上，以利于尿酸和化疗药降解产物的稀释和排泄，减少对泌尿系统的刺激。

(3)用药护理：遵医嘱口服别嘌醇，以抑制尿酸的形成。

3.化疗药物不良反应的护理　观察药物的疗效及不良反应。白消安的不良反应主要是骨髓抑制、血小板或全血细胞减少及皮肤色素沉着、阳痿、停经等，用药前应向病人说明，用药期间经常复查血象，随时调整剂量。靛玉红主要不良反应为腹泻、腹痛、便血等，使用时要注意观察病人大便的性质。α-干扰素能引起发热、恶心、纳差、血小板减少及肝功能异常等不良反应，应定期检查血象和肝功能。

【保健指导】

1.知识宣教　应向病人及家属讲解疾病的知识，如病情的演变过程等。为了争取延长缓解期，嘱病人主动配合治疗，保持情绪稳定，亲友给予病人精神、物质多方面的支持。缓解后可适当工作、学习和锻炼，但不可过度劳累。

2.休息与饮食　生活要有规律，保证充足的休息和睡眠。给病人及其家属讲解饮食调理的重要性：由于病人体内白血病细胞数量多，基础代谢增加，每天所需热量增加。因此，应给病人提供高热量、高蛋白、高维生素的饮食，尽量给予易消化吸收、易于氧化分解的糖类食物以补充消耗的热量，防止体内蛋白质过度分解。

3.门诊复查　定期门诊复查血象，出现贫血加重、发热、脾大时，要及时到医院检查。

（李　萌）

第八章　内分泌系统疾病的护理

第一节　糖尿病的护理

糖尿病(DM)是一种由多病因引起的以慢性高血糖症为主要特征,并伴有糖、脂肪及蛋白质代谢紊乱的代谢性疾病。糖尿病发病率较高,由于糖尿病的并发症很多,目前也缺乏有效的预防措施,如任其发展,将成为不可逆性的改变,可导致病人病残或死亡,因此,对提高糖尿病的认识,重视早期诊断,有效预防和治疗并发病是当今值得重视的问题。

【分类】

(一)1 型糖尿病

1 型糖尿病指以前所称的Ⅰ型、胰岛素依赖型或青少年发病糖尿病。本型是由于胰腺 B 细胞发生细胞介导的自身免疫反应损伤而引起。多见于儿童和青少年。起病较急,症状较明显,呈酮症酸中毒倾向。血中胰岛素水平明显低于正常,糖刺激后分泌仍处于低水平。必须依赖胰岛素治疗。

(二)2 型糖尿病

2 型糖尿病以前称Ⅱ型、非胰岛素依赖型或成年发病糖尿病。本型病人多为中老年人。起病多缓慢,临床症状较轻或不明显。多无酮症酸中毒倾向。血胰岛素可正常、轻度减低或高于正常。通常以饮食控制、适量运动和口服降糖药治疗,如疗效欠佳或有并发症时也需要应用胰岛素治疗。

【病因与发病机制】

病因较为复杂,尚未完全明了。本病是遗传易感性和环境因素共同作用的结果。

(一)1 型糖尿病

1 型糖尿病为遗传性自身免疫性疾病。遗传易感因素是发病的基础,而病毒感染是最重要的环境因素之一。病毒感染可直接损伤胰岛 B 细胞引起糖尿病,也可诱发自身免疫反应损伤 B 细胞,从而导致胰岛素分泌绝对缺乏。

(二)2 型糖尿病

其发病与胰岛素抵抗和 B 细胞胰岛素分泌异常有密切的关系。目前认为本病的发生发展可分为四个阶段。

1.遗传易感性　2 型糖尿病比 1 型糖尿病有更强的遗传易感性。2 型糖尿病为多基因遗传,环境因素也起着重要的作用。常见的环境因素有肥胖、体力活动不足、老龄、化学毒物、应激等。

2.高胰岛素血症和(或)胰岛素抵抗　胰岛素抵抗是机体对一定量的胰岛素的生物学反应低于预计正常水平的一种现象。胰岛素抵抗要明显早于临床糖尿病。早期B细胞代偿性分泌更多的胰岛素以维持正常的血糖水平,形成高胰岛素血症。随着胰岛素抵抗的逐渐加重,高胰岛素血症无法代偿维持正常血糖,而出现高血糖。最终B细胞衰竭,高胰岛素血症转为低胰岛素血症。

3.糖耐量减低(IGT)　IGT是指餐后血糖介于正常血糖与糖尿病之间的一种中间代谢状态。大多数的2型糖尿病病人均经过IGT阶段,每年约有1%～5%的IGT发展为2型糖尿病。IGT病人高血压、冠心病的危险性也较葡萄糖耐量正常者高。

4.临床糖尿病期　此期可无明显症状,或逐渐出现代谢紊乱症状群,或出现并发症,但血糖肯定升高,达到糖尿病的诊断标准。

【临床表现】

(一)典型症状

即多尿、多饮、多食、体重减轻"三多一少"症候群。血糖升高,因渗透性利尿引起多尿,从而导致口渴多饮。为补偿损失的糖分,维持机体活动,病人常易饥、多食。病人体内葡萄糖不能利用,蛋白质和脂肪分解增多导致消瘦、疲乏无力,体重下降。

(二)反应性低血糖

部分早期2型糖尿病病人进食后胰岛素分泌高峰延迟,餐后3～5h血浆胰岛素明显升高,引起反应性低血糖。

(三)糖尿病相关或间接临床表现

如肥胖尤其是中心性肥胖、高脂血症及外阴瘙痒、皮肤瘙痒等。

(四)并发症

1.急性并发症

(1)酮症酸中毒:糖尿病酮症酸中毒(DKA)是当糖尿病病人体内有效胰岛素严重缺乏时,由于碳水化合物、蛋白质及脂肪代谢紊乱体内有机酸和酮体聚积的急性代谢性合并症。由于严重的胰岛素缺乏,脂肪分解加速,脂肪酸在肝脏内经β氧化产生乙酰乙酸、β-羟丁酸、丙酮,三者统呈为酮体。酮体生成量剧增,超过肝外组织的氧化能力时,血酮体升高称为酮血症,尿酮体排出体外增多称为酮尿。酮体为酸性物质,消耗体内储备碱,导致代谢性酸中毒,并可引起水、电解质严重紊乱。

1)病因:本病多发生于1型糖尿病,一定诱因下2型糖尿病也可发生。常见诱因有:感染、不恰当的中断胰岛素治疗、饮食失调、应激状态如外伤、手术、麻醉、精神因素、妊娠与分娩等。

2)临床表现:酮症酸中毒早期,烦渴多饮、尿量增多、疲倦乏力等糖尿病症状明显加重。酸中毒时则出现食欲不振、极度口渴、恶心、呕吐、饮水后也可出现呕吐;呼吸深而快,呼气有烂苹果味。后期脱水,尿量减少,皮肤黏膜干燥,眼球下陷,血压下降等。常有不同程度意识障碍,甚至昏迷。

(2)糖尿病非酮症高渗性昏迷:简称高渗性昏迷,是糖尿病急性代谢紊乱的另一种临床类型，多见于50～70岁的老人，男女发病率相似。常见诱因有感染、急性胃肠炎、胰腺炎、脑血管意外、严重肾疾患、血液或腹膜透析、静脉内高营养、不合理限制水分，以及某些药物如糖皮质激素、免疫抑制剂、噻嗪类利尿药物的应用等。少数从未诊断为糖尿病者因输入葡萄糖液，或因口渴而大量饮用含糖饮料等可诱发。起病时先有多尿、多饮，但多食不明显，或反而食欲减退，失水随病程进展逐渐加重，出现神经精神症状，表现为嗜睡、幻觉、定向障碍、偏盲、偏瘫等，最后陷入昏迷。

2.慢性并发症　慢性并发症主要指糖尿病大血管病及微血管病，是造成本病高病死率、高致残率及高经济负担的主要原因。其发生与糖尿病发病年龄、病程长短、代谢紊乱和病情控制程度有关。

(1)心血管病变：糖尿病者心脏病的发生率较非糖尿病者高2～4倍，糖尿病相关死亡中75%系由心血管病所致，此类病人多死于急性心肌梗死、心功能不全或严重心律失常。

1)冠心病：与高血糖及脂代谢障碍引起的冠状动脉粥样硬化有关。病人发病年龄早，病情发展快，易发生心肌梗死。约有1/3的心肌梗死病人可为无痛性，易误诊而增加死亡率。

2)糖尿病性心肌病：由于心肌微血管病变所致的心肌广泛性缺血、坏死、纤维化等，称为糖尿病性心肌病。其表现为心脏扩大、心功能不全、心律失常和猝死。

3)糖尿病心脏自主神经病变：常表现为静息性心动过速、心率固定、直立性低血压等。

(2)脑血管病变：伴高血压者尤为常见。其中脑梗死多见，尤其是腔隙性脑梗死、脑血栓形成，其次为脑出血。反复发作易出现智能减退，或老年性痴呆。

(3)肾脏病变：毛细血管间肾小球硬化症是糖尿病主要的微血管病变。约30%～40%1型和20%左右2型糖尿病发生肾病，且常见于病史超过10年的病人。临床上可分为5期。

Ⅰ期：高灌注期，肾脏体积增大，肾小球滤过率增加，经治疗可逆转。

Ⅱ期：毛细血管基底膜增厚，尿微量蛋白排泄率呈间歇性增高。

Ⅲ期：早期糖尿病肾病期，持续微量白蛋白尿，尿白蛋白排泄率(UAER)20～200μg/min(正常人<10μg/min)。

Ⅳ期：临床糖尿病肾病期，UAER>200μg/min，尿蛋白>0.5g/24h，肾功能逐渐减退。

Ⅴ期：终末期，出现氮质血症，最终发生肾衰竭。

(4)视网膜病变：视网膜病变为糖尿病微血管病变的重要表现。病程超过10年，部分病人多合并视网膜病变，是糖尿病病人失明的主要原因。其眼底改变可分为两大类：

1)非增殖型：病变局限于视网膜内，可见微血管瘤、出血、渗出。

2)增殖型：病变至少有部分向内延伸超过内界膜，可见玻璃体出血、视网膜脱离、机化物增生。

(5)神经病变：以周围神经和自主神经的损害最为常见。

1)周围神经病变：周围神经病变(包括感觉神经、运动神经和植物神经)常损害四肢的末梢部位。早期出现感觉异常，肢端感觉减退，或丧失，或麻木，刺痛，呈手套或袜套状对称性分布。后期损害加重，肌力、肌张力减弱，肌肉萎缩，腱反射减弱或消失。也可单神经受损，如面神经、动眼神经麻痹等。

2)自主神经病变：常表现为腹胀、胃排空延迟，或腹泻，或便秘，膀胱张力丧失致尿潴留、尿失禁，阳痿等。

(6)周围血管病：下肢受累最多，亦称为糖尿病足。由于下肢动脉狭窄，甚至闭塞引起下肢缺血可导致小腿和足部疼痛、间歇性跛行、足部皮肤发凉，遇冷变苍白，或紫绀(雷诺现象)；皮肤易受损伤感染，而致经久不愈的溃疡，严重者可因慢性骨髓炎、坏疽而需截肢(趾)。

3.感染

(1)化脓性细菌感染：多见于皮肤化脓性感染如疖、痈，其他如牙周炎、肺部感染、尿路感染、胆道感染等。慢性感染常反复发作，急性感染易扩散引起败血症、脓毒血症等。

(2)肺结核：糖尿病合并肺结核者比非糖尿病病人高4～5倍，需胰岛素和抗结核药物联合治疗。

(3)真菌感染：常见的真菌感染如体癣、甲癣等。真菌性肠炎、泌尿道及呼吸道真菌感染常为重症病人的死因。女性常见真菌性阴道炎。

【实验室及其他检查】

(一)血糖

血糖异常增高是糖尿病最重要的特征之一和本病诊断的决定性指标。血糖检测常采用葡萄糖氧化酶法。动脉血、微血管血和静脉血葡萄糖水平有0～1.1mmol/L(0～20mg)差别，餐后更明显，所以诊断时多主张用静脉血浆测定，空腹血糖和餐后2h血糖是临床诊断糖尿病的主要依据。空腹血糖(FPG)正常范围为3.9～6.1mmol/L。

(二)尿糖

正常人的肾糖阈约为8.9mmol/L(160mg/dl)，但有个体差异，仅尿糖阳性不能确诊糖尿病。2型糖尿病人空腹尿糖经常为阴性，故尿糖阳性是诊断糖尿病的重要线索，而不是诊断依据，可用于初步筛选糖尿病。

(三)口服葡萄糖耐量试验

口服法(OGTT)为确诊糖尿病的重要方法，当血糖高于正常范围而又未达到诊断糖尿病标准者需做此试验。OGTT应在清晨进行，禁食至少8h以上。成人口服葡萄糖75g(12岁以下为1.75g/kg)，溶于250～300ml水中，5min内饮完，之后0.5h、1h、2h、3h分别抽血测血糖。

(四)糖化血红蛋白A_1($GHbA_1$)测定

糖化血红蛋白是血红蛋白与葡萄糖非酶结合而成，其含量与血糖浓度呈正相关，且为不可逆反应。由于红细胞在血循环中的寿命约120天，故糖化血红蛋白可反映测定前8～12周内血糖的变化总趋势，是反映糖尿病治疗状况的重要指标，正常值约为4.8%～6%。

(五)血浆胰岛素、C肽测定

正常空腹胰岛素浓度为5～15μU/ml。血浆胰岛素测定对评价胰岛素B细胞功能有重要意义，但不作为诊断依据。正常人口服葡萄糖后，血浆胰岛素水平在30～60min升至高峰，可为空腹基础值的5～10倍，3～4h恢复基础水平。1型糖尿病者各时段血浆胰岛素明显降低2型糖尿病则可呈现高、正常及降低的变化。

C肽是从胰岛素原裂解后的肽链，它与胰岛素以等分子生成、分泌，故能较好地反映胰岛素的水平和胰岛B细胞的贮备功能，且不受外源性胰岛素及其抗体的影响。

(六)其他检查

糖尿病控制不良者可有不同程度的高甘油三酯血症和(或)高胆固醇血症,病人应进行血脂检查以明确病情。必要者还应进行心、肝、肾、眼底、神经传导等有关检查,尽早对各种并发症进行防治。

【治疗要点】

目前糖尿病不能根治,治疗目的为纠正机体代谢紊乱,消除症状,提高糖尿病病人的生活质量;保持正常的劳动力与健康状况;防止或延缓各种并发症的发生发展,降低病死率。

(一)糖尿病教育

糖尿病是一种终生疾病,必须要持久地治疗,需要病人的充分合作。病人应了解糖尿病的一般演变规律与常见并发症、主要临床表现,充分理解饮食、运动治疗的重要性。

(二)饮食治疗

1.总热量计算　应根据病人的年龄、胖瘦、劳动强度、血糖、血脂高低、糖尿病类型,以及病情轻重等情况估算出每日所需总热量。休息者每天每千克标准体重给热量为105～126kJ(25～30kcal);脑力劳动或轻体力劳动者给126～146kJ(30～35kcal);中等体力劳动者给146～167kJ(35～40kcal);重体力劳动者给167kJ(40kcal)以上。以此为基数,可上下浮动10%～20%。

2.三大营养物质所占总热量之比例计算　蛋白质成人每天每千克标准体重0.8～1.2g,占总热量12%～15%;糖类占总热量60%～65%,脂肪占25%～30%。三餐分配可根据个人饮食习惯,可按1/3、1/3、1/3或1/5、2/5、2/5分配。

3.食物种类　原则上与正常人膳食相同,除少食蔗糖及甜食外,无特殊禁忌。但应注意以下几点:

(1)主食中可多食富含可溶性纤维及维生素的粗粮、杂豆以及新鲜蔬菜。

(2)脂肪中应包含适量动物脂肪,动、植物脂肪比例1∶2左右,或饱和、单不饱和及多不饱和脂酸比例为1∶1∶1左右。

(3)胆固醇300mg/d以下。

(4)食盐每日以6～8g为宜,伴高血压及肾病者应适当减量。

(5)饮酒应限量。

(6)戒烟。

(三)运动治疗

1.运动疗法的适应证　用饮食治疗或同时用口服降糖药的2型糖尿病,尤其是肥胖者;用胰岛素治疗病情稳定的1型糖尿病病人;空腹血糖在13.9mmol/L(250mg/dl)以下者。

2.运动疗法的不适应证　有严重心血管疾病、肾病、视网膜病变、神经病变、体位性低血压者,不宜进行运动疗法,只能轻度活动;病情不稳定,严重缺乏胰岛素,空腹血糖在13.9mmol/L以上者;合并急、慢性感染、发热、活动性肺结核者,有酮症或易发生低血糖者;妊娠期糖尿病等暂不宜运动。

(四)口服降糖药物治疗

1.磺脲类药物

(1)作用机制:磺脲类药物主要降血糖机制是刺激B细胞,促进胰岛素的释放;胰外作用主要是增加外周组织对胰岛素的敏感性。

(2)适应证:单纯饮食治疗及运动疗法效果不满意的2型糖尿病。本类药物对1型糖尿病人无效。亦不适用于酮症酸中毒、高渗性昏迷、乳酸性酸中毒等急性并发症的病人。

(3)剂量与用法:第一代降糖药甲磺丁脲(D860):500～3000mg/日,餐前服用,2～3次/日。第二代降糖药如格列本脲(优降糖):2.5～15mg/日,餐前服用,1～3次/日。格列吡嗪(美吡达):2.5～30mg/日,餐前服用,2～3次/日。格列齐特(达美康):40～320mg/日,餐前服用,1～3次/日。格列喹酮(糖适平):30～180mg/日,餐前服用,1～3次/日。为避免低血糖反应,开始使用磺脲类宜用小剂量。以后根据血糖反应每1～2周调整剂量直至最佳疗效。

2.双胍类药物

(1)作用机制:①抑制肝糖异生及肝糖原输出;②促进外周组织(骨胳肌等)对葡萄糖的摄取和利用,增加肌糖原及脂肪的合成;③抑制或延缓葡萄糖在胃肠道的吸收。

(2)适应证:①体型肥胖的2型糖尿病,用饮食疗法和运动疗法效果不理想者;②1型糖尿病病人在胰岛素治疗过程中如血糖波动大,加用此类药物可助血糖稳定,并能减轻体重。

(3)剂量与用法:二甲双胍每次250mg,每天2～3次,以后视情况增减,餐后半小时服用。

3.α-葡萄糖苷酶抑制剂

(1)作用机制:抑制小肠黏膜上皮细胞表面的各种α-葡萄糖苷酶的活性如麦芽糖酶、葡萄糖淀粉酶及蔗糖酶等,延缓碳水化合物的吸收而使餐后血糖下降。

(2)适应证:轻度至中度的2型糖尿病,尤其是餐后血糖升高为主的2型糖尿病。对于1型糖尿病可与胰岛素联合使用,可减少胰岛素的用量,同时避免血糖大幅度波动。

(3)剂量与用法:阿卡波糖50mg或倍欣0.2mg,每日3次,与第一口饭同时嚼服。从小剂量开始可减少不良反应。

4.噻唑烷二酮(TZD)　此类药物为胰岛素增敏剂,有罗格列酮(RSG)和吡格列酮(PIO)。

(1)作用机制:增强靶组织对胰岛素的敏感性,减轻胰岛素抵抗。

(2)适应证:2型糖尿病特别是有胰岛素抵抗的病人。

(3)剂量和用法:RSG4～8mg/d,每天一次或分次服用。PIO每天一次15～30mg。

5.非磺脲类胰岛素促分泌剂　现主要是瑞格列奈(诺和龙),其结构和在B细胞上的结合部位与磺脲类不同,其作用也通过关闭ATP敏感的钾通道和开放钙通道,增加细胞内钙离子浓度和刺激胰岛素释放。一般每餐1～2粒,每粒1mg,餐前15min内服用。

6.胰岛素

(1)适应证:①1型糖尿病,为终生依赖胰岛素,否则有生命危险。②2型糖尿病伴急、慢性并发症、合并症者,如有酮症酸中毒或高渗性非酮性昏迷;糖尿病病人合并乳酸性酸中毒、有急性感染、创伤或需进行大手术者;妊娠病人合并糖尿病,尤其在分娩前的阶段;糖尿病并有心、脑、眼、肾、神经等并发症和消耗性疾病者。③2型糖尿病病人经饮食、运动、口服降糖药物治疗血糖不能满意控制者。

(2)常用制剂:根据胰岛素发挥作用的快慢及其维持时间的长短,可归纳为三类,即短效(快作用)胰岛素,中效(中作用)胰岛素,长效(慢作用)胰岛素。根据胰岛素的来源分为猪、牛动物胰岛素以及重组DNA技术生产的人胰岛素。

(3)选用原则:①首先在进行一定的饮食和一般治疗的基础上进行。②应根据病人病情及对胰岛素的敏感性不同,胰岛素的用法用量要个体化。③为避免低血糖反应,先从小剂量开始稳步调整。④可与部分口服降糖药合用,以减少胰岛素的用量。

(4)使用方案:

1型糖尿病病人体内胰岛素绝对缺乏,因此需要胰岛素终生替代治疗。可采用如下方案:①早餐前注射中效和速效混合胰岛素,晚餐前注射速效胰岛素,夜宵前注射中效胰岛素。②早、中、晚餐前注射速效胰岛素,夜宵前注射中效胰岛素。③早、中、晚餐前注射速效胰岛素,早餐前同时注射长效胰岛素。

2型糖尿病与口服降糖药联合应用,常采用磺脲类、双胍类或α-葡萄糖苷酶抑制剂中的一种药物与胰岛素联合应用。可在日间口服降糖药,睡前注射中效胰岛素,起始剂量6～10U,以后可逐渐加量。分剂注射方案:早餐前注射中效和速效混合胰岛素,晚餐前注射速效胰岛素,夜宵前注射中效胰岛素。

凡属急需应用的情况,需选快作用胰岛素,属于抢救病例,尤其是周围循环衰竭的糖尿病病人可用静脉注射或滴注,其他情况则用皮下注射。

7.胰岛移植　1型糖尿病合并肾功能不全是进行胰肾联合移植的适应证,但由于其外分泌处理上的复杂性和手术并发症的严重性及长期免疫抑制剂治疗的不良反应,故只限于在经验丰富的医疗机构进行。

8.酮症酸中毒的治疗

(1)补液:诊断明确后应尽早有效的纠正脱水,输液是本病治疗首要的措施。在治疗开始时应快速补充生理盐水,如无心功能不全,可在2小时内输入1000～2000ml液体,以后可根据血压、心率、尿量调整输液速度。从第2至第6小时可再输入1000～2000ml。第一个24小时输液量约在4000～5000ml。

(2)胰岛素治疗:临床多采用速效胰岛素0.1U/(kg·h)治疗方案,小剂量胰岛素疗法有简便、有效、安全,较少引起脑水肿、低血糖、低血钾的优点。常用常规胰岛素24U加入生理盐水500ml内,另建通道静滴,4小时滴完。每2小时查一次血糖。当血糖降至13.9mmol/L左右,可改用常规胰岛素加入5%葡萄糖500ml内静脉滴注,至尿酮体转为阴性后改为胰岛素皮下注射。治疗过程中,血糖下降速度不能过快,以每小时6.1mmol/L为宜。

(3)纠正电解紊乱:虽然入院时血钾多正常或偏高,但在开始治疗1～4小时后血钾常明显下降,故应注意补钾。如治疗前血钾水平已低于正常,应在开始治疗的2～4小时内静脉输液补钾每小时13～20mmol/L(相当于氯化钾1.0～1.5g)。如治疗前血钾正常,每小时尿量在40ml以上,可在输液和胰岛素治疗同时补钾。如每小时尿量少于30ml,宜暂缓补钾。

(4)纠正酸碱平衡失调:中等度以上的酸中毒可不必补碱。因使用胰岛素后,酮体的产生受到抑制,酸中毒可逐渐缓解;且酮体为有机酸,可以经代谢而消失。当血pH<7.1,应给予5%碳酸氢钠50～100ml。同时,补碱不宜过多过快,否则易诱发脑水肿、低钾血症。

(5)去除诱因和处理并发症:如感染休克、心功能不全、脑水肿等应积极处理。

【常用护理诊断】

1.营养失调　低于机体需要量或高于机体需要量与糖尿病病人胰岛素分泌或作用缺陷引

起糖、蛋白质、脂肪代谢紊乱有关。

2.有感染的危险　与血糖增高、脂代谢紊乱、营养不良、微循环障碍等因素有关。

3.潜在并发症　酮症酸中毒、高渗性昏迷。

【护理措施】

糖尿病病人的营养失调问题，既可表现为低于机体需要量，又可表现为高于机体需要量。在临床护理中，应根据病人主、客观资料，作出恰当的护理诊断。

1.饮食护理　合适的饮食有利于减轻体重，控制高血糖和防止低血糖，改善脂代谢紊乱和高血压。因此护士应向病人介绍饮食治疗的目的、意义及具体措施并督促落实，以取得最佳效果。

(1)饮食原则：严格按照医嘱对饮食中蛋白质、碳水化合物和脂肪规定进食。

(2)控制总热量：控制饮食的关键在于控制总热量。当病人因饮食控制而出现易饥的感觉时，可增加蔬菜、豆制品等副食。在蔬菜中碳水化合物含量小于5%的有南瓜、青蒜、小白菜、油菜、菠菜、西红柿、冬瓜、黄瓜、芹菜、大白菜、茄子、卷心菜、茭白、韭菜、丝瓜等。在保持总热量不变的原则下，凡增加一种食物时应同时减去另一种食物，以保证饮食平衡。体重过重者，忌吃油炸、油煎食物。炒菜宜用植物油，且要少食动物内脏、蟹黄、虾子、鱼子等含胆固醇高的食物。限制饮酒，每天食盐＜10g，以免促进和加重心、肾血管并发症的产生。

(3)保持大便通畅，多食含纤维素高的食物：包括豆类、蔬菜、粗谷物、含糖分低的水果等，每日饮食中食用纤维含量＞40g为宜。因食物中纤维素含量高可加速食物通过肠道，从而延迟和减少糖类食物在肠道的吸收，使餐后血糖下降；同时增加肠蠕动，有利于大便通畅，纤维素体积大，进食后使人有饱食感，有利于减肥。

(4)严格限制各种甜食：包括各种食糖、糖果、甜点心、饼干、冷饮、水果及各种含糖饮料等。病人需甜食时，可用食用糖精、木糖醇或其他代糖品。严格定时进食，对于使用胰岛素或口服降糖药物的病人尤应注意。若偶然发生低血糖时，可立即饮用易于吸收的果汁、糖水或吃少量糖果予以缓解。经常出现低血糖者，应报告医师，调整饮食或药物。

(5)每周定期测量体重一次，衣服重量要相同，且用同一磅秤。如果体重改变＞2kg，应报告医师。

2.休息与运动　适当的运动有利于减轻体重，提高胰岛素敏感性，改善血糖和脂代谢紊乱，还可减轻病人的压力和紧张情绪，使人心情舒畅。糖尿病病人除并发酮症酸中毒、活动性肺结核、严重心血管病等并发症外，不必过多休息，尤其对2型肥胖病人应鼓励运动和适当体力劳动。但须避免过度疲劳和精神紧张的体育比赛，以免兴奋交感神经及胰岛A细胞等，导致血糖升高。

(1)运动锻炼的方式：最好做有氧运动，如步行、慢跑、骑自行车、做广播操、太极拳、球类活动等，其中步行活动安全，容易坚持，可作为首选的锻炼方式。有氧运动可达到重复大肌肉运动，加强心肺功能及降低血糖的目的。合适的活动强度可根据病人具体情况决定，每日一次，用胰岛素或口服降糖药物者最好每日定时活动。肥胖病人可适当增加活动次数。

(2)运动的注意事项：①运动前评估糖尿病的控制情况，根据病人具体情况决定运动方式、时间以及所采用的运动量。②运动应尽量避免恶劣天气，天气炎热应保证水的摄入，寒冷天气要注意保暖。随身携带糖果，当出现饥饿感、心慌、出冷汗、头晕及四肢无力或颤抖等低血糖症状时及时食用。身体状况不良时应暂停运动。③由于运动可加重心脑负担，使血浆容量减少，血管收缩，有诱发心绞痛、心肌梗死和心律失常的危险，还可使肾血流减少使糖尿病肾病加重；运动时血压上升，增加玻璃体和视网膜出血的可能性。因此，在运动中若出现胸闷、胸痛、视力模糊等应立即停止并及时处理。④运动时随身携带糖尿病卡，卡上写有本人的姓名、年龄、家庭住址、电话号码和病情以备急需。⑤运动后应做好运动日记，以便观察疗效和不良反应。

3 用药护理

(1)口服降糖药物护理：护士除了解各类降糖药物的作用、剂量、用法外，还应掌握药物的副作用和注意事项，指导病人正确服用，及时纠正不良反应。①磺脲类药物主要副作用是低血糖反应，同时还有程度不同的胃肠道反应、皮肤瘙痒、胆汁淤滞性黄疸、肝功能损害、再生障碍性贫血、溶血性贫血、血小板减少、白细胞减少等。②双胍类药物不良反应有腹部不适、口中金属味、恶心、畏食、腹泻等，偶有过敏反应。因双胍类药物促进无氧糖酵解，产生乳酸，在肝、肾功能不全、休克或心力衰竭者可诱发乳酸性酸中毒。③观察病人血糖、尿糖、尿量和体重变化，评价药物疗效。

(2)胰岛素治疗的护理：准确执行医嘱，做到制剂种类正确，剂量准确，按时注射。①掌握胰岛素的注射时间：普通胰岛素于饭前半小时皮下注射，低精蛋白锌胰岛素在早餐 1h 皮下注射。长、短效胰岛素混合使用时，应先抽吸短效胰岛素，再抽吸长效胰岛素，然后混匀，切不可逆行操作，以免将长效胰岛素混入短效内，影响其速效性。胰岛素采用皮下注射法，宜选择上臂三角肌、臀大肌、大腿前侧、腹部等部位，注射部位应交替使用以免形成局部硬结和脂肪萎缩，影响药物吸收及疗效。注射胰岛素时应严格无菌操作，防止发生感染。②胰岛素不良反应的观察：胰岛素不良反应包括：低血糖反应、过敏反应和注射部位皮下脂肪萎缩或增生。其中低血糖反应是最主要的不良反应，与胰岛素使用不当或(和)饮食失调有关。表现有头昏、肌肉颤抖、心悸、虚弱、乏力、多汗、饥饿甚至昏迷；胰岛素过敏，表现为注射部位瘙痒，继而出现荨麻疹样皮疹，全身性荨麻疹少见，可伴恶心、呕吐、腹泻等胃肠症状，罕见严重过敏反应(如血清病、过敏性休克)。③胰岛素不良反应的处理：对低血糖反应者，及时检测血糖，根据病情进食糖果、含糖饮料或静注 50%葡萄糖液 20～30ml；对过敏反应者，立即更换胰岛素制剂种类，使用抗组胺药、糖皮质激素及脱敏疗法等，严重过敏者需停止或暂时中断胰岛素治疗。注射部位皮下脂肪萎缩或增生，停止使用该部位后可缓慢自然恢复。④使用胰岛素治疗过程中应定期监测尿糖、血糖变化。

4.预防感染的护理　糖尿病病人由于血糖升高、代谢紊乱、营养不良、微循环障碍等因素很容易发生感染，尤其是皮肤感染、呼吸系统和泌尿系统感染多见，因此要做好相应的护理，预防感染的发生。

(1)皮肤护理：①鼓励病人勤洗澡，勤换衣服，保持皮肤清洁，以防皮肤感染；②指导病人选择质地柔软、宽松的内衣，避免穿有松紧带的衣服和使用各种约束带；③如有皮肤感染时，应做伤口细菌培养以选用敏感的抗生素，伤口局部不可任意用药，尤其是刺激性药物；④护理操作时应严格无菌技术。

(2)呼吸道、口鼻腔的护理：①预防上呼吸道感染，避免与肺炎、感冒、肺结核等呼吸道感染者接触。②指导病人保持口腔清洁卫生，做到睡前、早起要刷牙，重症病人应每日给予特殊口腔护理。

(3)泌尿道的护理：糖尿病病人因尿糖的刺激，会阴部皮肤常有瘙痒，尤其是女病人。每次小便后，要用温水清洗外阴部，洗后擦干，防止和减少瘙痒和湿疹发生。因自主神经功能紊乱造成的尿潴留，可采用膀胱区热敷、按摩和人工诱导排尿等方法排尿，尽量避免导尿以减少感染机会。若需导尿时，应严格执行无菌技术。

5.足部护理

(1)足部观察与检查：每天检查双足一次，观察足部皮肤颜色、温度改变，注意检查趾甲、趾间、足底部皮肤有无胼胝、鸡眼、甲沟炎、甲癣、脚癣、红肿、青紫、水泡、溃疡.坏死等，评估足部有无感觉减退、麻木、刺痛、足背动脉搏动减弱，皮肤干燥及皮温低等。

(2)促进肢体的血液循环：①冬天注意足部的保暖，避免长期暴露于寒冷或潮湿环境，尽量不用热水袋保暖，以避免烫伤皮肤而引起感染。②经常按摩足部，按摩方向由足端往上，避免直接按摩静脉曲张患处。③每天进行适度的运动，如散步、起坐等锻炼，以促进血液循环，避免同一姿势站立过久。坐位时，不要盘腿坐或两腿交叉坐。④积极戒烟。

(3)选择合适的鞋袜，避免足部受伤：病人应选择轻巧柔软、前头宽大的鞋子。若买鞋应在下午购买，站着试鞋，两只脚都试，以保证新鞋宽松合脚。新鞋不可一次穿得太久，第一次只穿半小时，以后逐渐增加穿着时间。袜子以弹性好、透气及散热性好的羊毛、棉毛质地为佳。

(4)保持足部清洁，避免感染：勤换鞋袜，每天用中性肥皂和温水清洁足部，水温与体温相近即可，趾间要洗干净，洗净后应以清洁、柔软的毛巾轻轻擦干，若足部皮肤干燥，可用羊毛脂涂擦，但不可常用，以免皮肤过度浸软。修剪指甲避免太短，应与脚趾平齐。局部如有红、肿、热、痛，应立即治疗。

(5)预防外伤：指导病人不要赤脚走路，以防刺伤；外出时不可穿拖鞋，以免踢伤；冬天使用电热毯或烤灯时谨防烫伤；对鸡眼、胼胝、脚癣及时治疗。

6.病情监测　严密观察和记录病人神志、瞳孔、呼吸、血压、脉搏、心率及 24h 液体出入量等变化。监测并记录血糖、尿糖、血酮、尿酮水平以及动脉血气分析和电解质变化，注意有无水、电解质及酸碱平衡紊乱。

【保健指导】

糖尿病教育是糖尿病治疗手段之一。良好的健康教育和充分调动病人的主观能动性，使其积极配合治疗，有利于疾病控制达标，防止各种并发症的发生和发展，提高病人的生活质量。

1.增加对疾病的了解　采取多种措施如讲解、放录像、发放宣传资料等，指导病人及家属增加对疾病的了解，让病人和家属了解糖尿病的病因、临床表现、诊断与治疗方法，提高病人对治疗的依从性，使之以乐观积极的态度配合治疗。

2.指导病人提高自我监测和自我护理的能力　内容包括：

(1)指导病人掌握定期监测血糖、尿糖的重要性及测定技术，了解糖尿病控制良好的标准，如空腹血糖应＜7.0mmol/L，餐后 2h 血糖＜10mmol/L。

(2)掌握口服降糖药的应用方法和不良反应，注射胰岛素的方法及低血糖反应的判断和应对。

(3)了解饮食治疗在控制病情、防治并发症中的重要作用,掌握饮食治疗的具体要求和措施,长期坚持。

(4)掌握体育锻炼的具体方法及注意事项。

(5)生活规律,戒烟酒,注意个人卫生,做好足部护理。

(6)病人及家属应熟悉糖尿病常见急性并发症发生时的临床表现、观察方法及处理措施。

(7)了解情绪、精神压力对疾病的影响,指导病人正确处理疾病所致的生活压力。强调糖尿病的可防治性,解除病人及家属的思想负担,树立起与糖尿病做长期斗争及战胜疾病的信心。

3.指导病人　定期复诊,一般每2～3个月复检$GHbA_1$,或每3周复检FA,以了解病情的控制情况,及时调整用药剂量。每年定期全身检查,以便尽早防治慢性并发症。

4.教导病人　外出时随身携带识别卡,以便发生紧急情况时及时处理。

(李　萌)

第二节　糖尿病急重症的护理

糖尿病急重症包括糖尿病酮症酸中毒(DKA)、糖尿病非酮症性高渗综合征(HHS)、乳酸性酸中毒(LA)等,其起病急骤,是糖尿病的危急并发症,易在短时间内导致多脏器功能衰竭,危及患者生命。其中DKA是最常见的内分泌急重症,其病死率为2%～10%,但65岁以上老年人则达20%以上。HHS发生率较低,但是病死率高达50%。糖尿病并发LA罕见,但病死率几乎达100%。以休克、昏迷为首发症状或者高龄患者预后差。

【定义、病因和诱因】

1.DKA　DKA是由于体内有效胰岛素浓度绝对或相对减低,合并胰岛素抵抗或反调节激素如胰高糖素、儿茶酚胺、生长激素等产生过多,引起糖、脂肪代谢紊乱,以高血糖、高血酮症和代谢性酸中毒为主要表现的临床综合征。DKA是糖尿病最常见的死亡原因,死因大多为脑水肿。绝对胰岛素缺乏常见于1型糖尿病初诊时或未正规治疗或使用胰岛素泵发生故障者;相对胰岛素缺乏见于各种应激、感染、创伤、胃肠疾病等时,反调节激素增加。儿童1型糖尿病很多以DKA发病。

2.HHS　本症发病年龄较高,老年及外科手术后多见,大多数为未被诊断的或仅有轻型糖尿病者。此时机体利用葡萄糖的能力低,但尚有胰岛素抑制脂肪分解,故能防止酮症发生。在感染、卒中、急性心肌梗死、心力衰竭等一些应激情况下,病人进食、进水少,特别伴有呕吐、腹泻、应用利尿剂、静脉输注葡萄糖液时,导致血糖明显升高,血浆渗透压增高而发生严重脱水。

3.LA　血糖增高时,体内无氧酵解的糖代谢产物乳酸大量堆积,导致高乳酸血症,进一步出现血pH降低,发生乳酸性酸中毒。在伴有肝、肾功能不全或感染、慢性心肺功能不全等缺氧性疾病时,尤其是同时服用双胍类药物者,以及糖尿病的急性并发症合并脱水、缺氧时,体力过度消耗或酗酒时容易发生。

【临床表现】

1.DKA　起病急骤，以糖尿病症状急剧加重为早期表现，如烦渴、多尿（或少尿）、食欲减退、恶心、呕吐、腹痛，甚至嗜睡、昏迷等。脱水和周围循环衰竭、酸中毒为其明显特征。严重脱水征时皮肤干燥、弹性减弱、眼球凹陷，口干、口唇樱红色，呼吸深快，部分患者呼气中有烂苹果味。周围循环衰竭时四肢厥冷、脉搏细弱、血压下降、少尿、无尿甚至休克。化验所见主要为血糖高，酮体、尿糖强阳性。

2.HHS　血糖过高引起的高渗性利尿可使体内水分丧失10%～15%。患者出现严重脱水症状和体征，伴有进行性意识障碍或昏迷。神经系统功能障碍突出，如偏瘫、失语、眼球震颤、斜视及癫痫样抽搐发作等。呼吸快，但无典型的Kussmaul呼吸。由于血液浓缩，黏稠度增高，血栓容易形成。化验所见为严重高血糖，通常≥33.3mmol/L，高血浆渗透压≥350mmol/L，血清钠≥155mmol/L，尿糖强阳性而酮体阴性。

3.LA　有与DKA相似的特点。起病急，呕吐、腹痛，有深大的Kussmaul呼吸，但无酮味，可有脱水表现，血压下降、心率快，或出现休克。不同程度的意识障碍、四肢反射减弱、肌张力下降、瞳孔散大、深度昏迷。酮体增高不明显，乳酸明显增高，乳酸/丙酮酸≥30/1，出现代谢性酸中毒且血清乳酸＞5.0mmol/L。

【抢救治疗】

三者的抢救治疗原则基本一致。包括去除诱发因素、消除病因，尽早开始补液，视脱水和心功能情况决定补液速度和补液量。持续静脉滴注小剂量胰岛素控制血糖，纠正电解质及酸碱失衡，适当补碱，处理诱因（如抗感染，调整降糖药物）及防治休克等并发症。其中，因HHS病人严重失水，可超过体重的12%，应积极补液，并注意高血糖是维护HHS病人血容量的重要因素，如果血糖迅速降低而液体补充不足，将导致血容量和血压进一步下降；乳酸性酸中毒的治疗强调补充碱性液，必要时进行血液透析治疗。

【护理抢救】

1.护理目标

(1)稳定生命体征，抢救生命。

(2)保障有效循环血量，防止液体入量不当，避免液体渗透性转移过快造成脑水肿。

(3)控制血糖在适当水平，防止胰岛素用量不当导致低血糖或脱水加重。

(4)预防并发症。

(5)维护病人舒适。

2.护理措施

(1)严密监护病情，及时发现危及生命的情况，并协助抢救。①首先快速评价病人的生命体征和意识状态是否稳定，发现低血压休克、颅内压增高、危及生命的恶性心律失常的征象，立即报告医生并协助抢救。持续监护心电、血压、呼吸、意识、体温等的变化，并做好记录。②留置导尿，准确记录每小时尿量和24h出入量。③留取血液标本立即送检血糖、血酮体、尿糖、尿酮体、尿比重、肾功能、β-羟丁酸、电解质及血气分析，做心电图等必要检查。此后每2h监测血糖1次（不能在静脉注射胰岛素的同侧肢体取血），尿糖、尿酮体每4h 1次，每2～4h监测电解质、血气分析1次，以便及时调整治疗方案。采集的标本要符合要求。④进一步评估病情。了解DKA为初发还是再发，可能的诱因是感染、应激、停用胰岛素、胰岛素泵故障或补液不当等。HHS病人处于高渗状态，因脱水、血液黏稠度高，容易出现血栓形成的并发症，注意观察意识、瞳孔、肢体活动，观察有无胸痛、胸闷、心电图缺血改变，及时发现脑血栓形成、心肌缺血的症状和体征。

(2)维护静脉输液通道，保障正确、及时的液体疗法。

建立2～3条静脉通道，1～2条用于快速补充血容量及输注抗生素等药物，1条用于静脉注射胰岛素。做好中心静脉穿刺术前准备，配合医师进行锁骨下静脉或其他部位深静脉穿刺，连接中心静脉压测量装置。保持输液通畅，做好固定，避免因护理疏忽导致液体入量不能满足治疗需要，影响疗效。

正确安排液体输入顺序和量。补液治疗应该在胰岛素治疗之前。尽快扩充血容量，原则是先快后慢、先晶体液后胶体液。根据患者脱水程度，血浆渗透压，心、肺、肾功能，中心静脉压测定值，综合判断、指导补液，准确按照医嘱在单位时间内输入一定量的液体。纠正糖尿病导致的脱水过程应缓慢，需防止因血浆渗透压下降过快而诱发脑水肿。

具体操作时，首先补充大量等渗盐水，快速补充累计丢失量，提高心排血量和肾脏血流灌注。遵医嘱在10～15min内输注生理盐水10ml/kg，若外周循环仍然不改善则重复；随即给予生理盐水10ml/(kg·h)，1～2h后减为5ml/(kg·h)；累计丢失的半量在补液开始后的8～10h内输入，余量在随后的16～24h输入；24h总量在4000～6000ml。当血糖下降到13.9mmol/L时，静脉滴注生理盐水，换为5%葡萄糖或葡萄糖盐水。

当补足血容量时患者尿量仍少(＜17ml/h)，应警惕急性肾功能衰竭；酸中毒纠正而临床症状反而恶化，从清醒又转入昏迷或有头痛、喷射状呕吐时应警惕脑水肿。上述病情均应报告医生及时处理。

静脉补液治疗适用于中度以上的脱水、酸中毒。轻度脱水者多数不伴严重的酸中毒，可口服补液治疗。必要时留置胃管鼻饲给水，每小时200ml，连续6h，后改为每2h 1次。注水后协助患者头偏向一侧防止呛咳、窒息。

遵医嘱正确补钾，观察防止低血钾。随着脱水、酸中毒纠正及开始胰岛素治疗后，尿量增加，排钾增多，钾由细胞外转移到细胞内，导致血清钾降低，可诱发严重心律失常。输液过程中及时监测血钾、心电图的变化，密切注意以下低钾血症的表现：全身软弱、乏力，肌力减退、腱反射减弱或消失，甚至肌肉麻痹；食欲不振，恶心、呕吐、腹胀，严重者有肠麻痹；心电图T波低平、U波增高、Q-T间期延长。严重低血钾，出现ST段下移，各种心律失常，甚至可出现尖端扭转型室性心动过速、心室颤动导致死亡。对可疑病例，要尽快报告医生，抽血测定血清钾含量，及时确诊和救治。

根据医嘱及时、准确补钾，避免补钾速度过快。只要患者尿量＞30ml/h，血钾＜5.5mmol/L，输注胰岛素的同时即可开始补钾，包括口服(鼻饲)或静脉补充，补钾速度为13～20mmol/h(相当于1.0～1.5g氯化钾溶液)；血钾≥6.0mmol/L或尿量＜30ml/h时，可暂时不补钾；若以后血钾仍＜5.5mmol/L，每输入1000ml液体，加1.0～1.5g氯化钾，使血钾维持在3.5mmol/L以上。护士应根据医嘱和电解质、心电图的变化，及时调节钾输入的量和速度。

(3)静脉输注胰岛素的护理胰岛素可降低血糖,逆转酮症。胰岛素用量要准确,滴速过快、单位时间内入量过大,容易发生低血糖;反之用量不足,不能迅速降低血糖,改善病情。①微量泵输注胰岛素的护理:量和浓度严格遵医嘱,按 0.1U/(kg·h)(约 4～6U)开始,即用 40ml 生理盐水+普通胰岛素 40U 配制,4～6ml/h 泵入。其间,每 0.5h 测定血糖 1 次,血糖下降速度以 3.9～6.1mmol/h 为宜。根据血糖情况调整胰岛素用量,患者能进食或尿酮体阴性后,遵医嘱逐渐减量并过渡到皮下注射。护士随时检查微量泵输注装置是否通畅,注意基础量、餐前追加量是否准确,若有异常,需及时处理。②使用胰岛素泵的护理:熟练掌握胰岛素泵的使用方法及各种报警原因,并及时处理。注意保持穿刺部位皮肤的清洁,防止感染,定期更换输注管及注射部位,避免堵管。密切观察血糖水平,因病人进食量不固定,且有可能进餐后出现呕吐,可根据进餐量及有无呕吐等情况餐后给予胰岛素。③观察和护理低血糖反应:强化胰岛素治疗时容易发生低血糖反应的观念,测血糖≤2.8mmol/L。出现交感神经兴奋的表现包括心慌、出汗、饥饿、无力、手抖、视物模糊、面色苍白等和中枢神经系统症状包括头痛、头晕、定向力下降、吐词不清、意识障碍、直至昏迷。部分患者出现无警觉性低血糖,患者无低血糖先兆,直接进入昏迷状态。应加强血糖监测,静脉应用胰岛素过程中一旦出现上述症状,立即暂停用药,轻者口服葡萄糖,重者静脉注射。也可口服果汁、糖水。使用胰升糖素治疗,其作用时间较短,会再次出现低血糖,因此在注射后仍要补充葡萄糖或进食。

(4)加强基础护理,预防感染并发症糖尿病容易并发感染,而感染又是急性并发症的死因之一,在抢救的同时应积极预防尿路、皮肤、肺部等各种感染。①注意皮肤卫生:床上擦浴,选择质地柔软、宽松的内衣,及时更换衣服,保持皮肤清洁。保持床铺清洁、干燥平整,昏迷病人定时翻身,按摩受压处,防止压疮。若有皮肤感染,应遵医嘱应用抗生素。所有穿刺部位要严格消毒。②预防呼吸道感染:定时翻身拍背,2h 1 次。指导患者有效地咳嗽、咳痰、深呼吸,并协助排痰,必要时予以吸痰、雾化吸入,保持呼吸道通畅。昏迷患者每日 2～3 次口腔护理,清醒患者每餐后用生理盐水漱口。③预防泌尿系感染:女性患者,小便后用温水清洗外阴并擦干,防止或减少瘙痒和湿疹发生。留置导尿者应严格遵守无菌操作原则,每日消毒导管出口,减少感染机会。④鼻饲:昏迷患者鼻饲时,食物温度控制在 39～45℃,防止烫伤消化道黏膜。每日定时、定量,进食前增加胰岛素量,防止血糖升高。

(5)防止意外:意识障碍者注意有无躁动,必要时应加床档、约束带予以保护,应避免抓伤、自行拔除各种导管及坠床等意外事故的发生。

(6)健康指导:糖尿病急重症在一定程度上可以预防,采取病人及其家属共同参与的教育方式,加强有关知识的强化教育。找出本次发病的诱因,使其在日常生活中加以重视,认识其他诱因,制定防范措施,预防再发。提高生活质量,降低死亡率。①血糖长期控制在允许的范围内:不要随意停用抗糖尿病的药物,在感染、大手术及外伤等应激情况时要及时就医,妥善控制好血糖。1 型糖尿病患者需终身使用胰岛素,不得随意减量,更不能中断治疗。②避免诱发因素:糖尿病患者因其他疾病需使用脱水治疗时,或发生呕吐、腹泻、烧伤等时,要严密监测血糖、血钠和血浆渗透压;避免过度紧张,经常与家人、朋友沟通,减少精神压力,设法转移注意力,如适当运动、交谈、听音乐等。培养豁达、开朗的性格;避免不合理限制水分,鼓励患者多饮水。老年人渴感阈值升高,不应等到感觉口渴时才饮水,保证充足的水分摄入;告知伴有肝、肾功能不全或慢性心肺疾病患者，不宜服用双胍类降糖药物；长期服用双胍类药物，定期检查肝肾功能、心肺功能，有不适宜的情况时及时停用。③处理好饮食、运动及使用抗糖尿病药物之间的关系：饮食、运动严格定时、定量。不能暴食暴饮、酗酒等，保持总热量和营养成分的平衡，至少每日 3 餐。④加强血糖监测：平时应按时测定血糖或尿糖。当存在诱因时，应增加监测频率，发现血糖明显升高及时就医。⑤预防低血糖：了解低血糖主要诱因：注射过量的胰岛素或服用过多的胰岛素促分泌剂、未定时定量进餐、运动量过大或肝肾功能不全导致胰岛素在体内蓄积等。告诉糖尿病患者使用胰岛素或促胰岛素分泌剂治疗时有发生低血糖的可能性，使其熟悉低血糖的症状以及自救方法。不误用或过量使用降糖药物。病情较重而无法预料餐前胰岛素用量时，可以让患者先吃饭后注射胰岛素，以免患者注射胰岛素后尚未进食而发生低血糖。患者外出时随身携带食物和糖块，并应随身携带病情卡，以便发生低血糖或昏迷时能及时得到救助。驾车时，出发前应监测血糖，根据血糖结果决定是否适当进食。若需长途驾驶则应每 3～4h 监测血糖 1 次。

（王文梅）

第三节　甲状腺功能亢进的护理

甲状腺功能亢进症（简称甲亢）是指由多种病因导致体内甲状腺激素（TH）分泌过多，引起以神经、循环、消化等系统兴奋性增高和代谢亢进为主要表现的一组疾病的总称。因此，甲亢是一种临床综合征。甲亢的病因较复杂（表 8-1），但以 Graves 病（GD）最多见，下面予以重点阐述。

表 8-1　甲亢的病因分类

甲状腺性甲亢
　弥漫性毒性甲状腺肿（Craves 病）
　多结节性毒性甲状腺肿
　毒性甲状腺腺瘤（Plummer 病）
　自主性高功能甲状腺结节
　多发性自身免疫性内分泌综合征伴甲亢
　滤泡状甲状腺癌
　新生儿甲亢
　母亲患甲亢所致
　遗传性毒性甲状腺增生症/遗传性毒性甲状腺肿
碘甲亢
垂体型甲亢
　垂体 TSH 瘤
　垂体型 TH 不敏感综合征
　伴瘤综合征性或 HCG 相关性甲亢
　恶性肿瘤（肺、胃、肠、胰、绒毛膜等）伴甲亢
HCG 相关性甲亢（绒毛膜癌、葡萄胎、侵蚀性葡萄胎、多胎妊娠等）
卵巢甲状腺肿伴甲亢
医源性甲亢
暂时性甲亢
亚急性甲状腺炎
亚急性肉芽肿性甲状腺炎（de Quervian 甲状腺炎）
亚急性淋巴细胞性甲状腺炎（产后甲状腺炎、α-干扰素、锂盐等）
亚急性损伤性甲状腺炎（手术、活检、药物等）
亚急性放射性甲状腺炎
慢性淋巴细胞性甲状腺炎（桥本甲状腺炎、萎缩性甲状腺炎）

Graves 病

Graves 病(GD)亦称弥漫性毒性甲状腺肿、Basedow 病、Parry 病，是甲状腺功能亢进症的最常见病因，占全部甲亢的 80%～85%。多见于女性，男女之比 1∶4～1∶6，高发年龄为 20～50 岁。起病一般较缓慢，少数可在精神创伤和感染等应激后急性起病，或因妊娠而诱发本病。

【病因与发病机制】

目前本病的病因虽尚未完全阐明，但公认 GD 是一种伴 TH 分泌增多的自身免疫性甲状腺疾病。

GD 的体液免疫研究较为深入。GD 患者的血清中存在针对甲状腺细胞 TSH 受体的特异性自身抗体，称为 TSH 受体抗体(TRAb)。TSH 和 TRAb 均可以与 TSH 受体结合，并通过腺苷酸环化酶-cAMP 和(或)磷脂酰肌醇-Ca^{2+} 信号传导途径产生 TSH 的生物学效应，即甲状腺细胞增生、甲状腺激素合成及分泌增加。

TRAb 分为三种类型，即 TSH 受体刺激性抗体(TSAb)、TSH 刺激阻断性抗体(TSBAb)和甲状腺生长免疫球蛋白(TGI)，它们与 TSH 受体结合的具体部位可能不同。TSAb 与 TSH 受体结合产生类似 TSH 的生物效应是 GD 的直接致病原因，95%未经治疗的 GD 患者 TSAb 阳性，母体的 TSAb 也可以通过胎盘，导致胎儿或新生儿发生甲状腺功能亢进。TSBAb 与 TSH 受体结合则阻断 TSH 与受体的结合，抑制甲状腺增生和甲状腺激素产生。GD 患者可有刺激性和阻断性两种抗体并存，其甲状腺功能的结果取决于何种抗体占优势，临床上 GD 患者自发性发生甲状腺功能减退与血清 TSBAb 的出现有关。TGI 与甲状腺 TSH 受体结合后，仅促进甲状腺细胞肿大，不促进 TH 的合成和释放。少数 GD 患者虽有明显的高代谢症候群，但甲状腺肿大甚轻微，可能是体内的 TSAb 占优势所致。除 TRAb 外，50%～90%的 GD 患者也存在其他针对甲状腺的自身抗体，如甲状腺过氧化物酶抗体(TPOAb)、甲状腺球蛋白抗体(TgAb)等，其病理生理作用尚不清楚。

产生 TRAb 的机制尚未完全阐明。目前认为有易感基因(特异 HLAⅡ类抗原基因)人群的甲状腺细胞，在受到一些触发因子(如碘摄入过量、病毒或耶尔辛肠炎菌等感染、糖皮质激素治疗的撤药或应激、分娩、精神压力、锂盐和干扰素-α 应用等)的刺激下，甲状腺细胞表面特异的 HIAⅡ类分子递呈 TSH 受体片段给 T 淋巴细胞，促使 B 淋巴细胞在免疫耐受缺陷时形成 TRAb。在不同人种的患者中检出的 HLA 抗原的频率不尽相同。如白种人与 HLA-DR3 或 HLA-B8、B46 相关，日本人与 HLA-Bw3、Dw12 相关，中国人则与 HLA-Bw46、B5 相关。

GD 的细胞免疫研究近年来进展很快。辅助性 T 细胞(Th)根据其分泌细胞因子的不同，分类为Ⅰ型辅助性 T 细胞(Th1)和Ⅱ型辅助性 T 细胞(Th2)，Th1 细胞导致细胞免疫反应，Th2 细胞导致体液免疫反应。一种观点认为 GD 是 Th2 型疾病，即由抗体介导的免疫反应致病；但是来自 Graves 眼病眶后组织的 T 细胞却主要产生白介素-2(IL-2)、干扰素-γ(IFN-γ)和肿瘤坏死因子 α(TNF-α)，属于 Th1 型疾病，即由细胞免疫损伤致病。

【临床表现】

1.甲状腺毒症表现

(1)高代谢综合征:由于TH分泌过多和交感神经兴奋性增高,促进物质代谢,加速氧化,使产热、散热明显增多,病人常有疲乏无力、怕热多汗、皮肤潮湿、体重下降、低热(危象时可有高热)等表现;TH促进肠道糖吸收,加速糖的氧化利用和肝糖原的分解,可致糖耐量异常或使糖尿病加重;TH促进脂肪分解与氧化,胆固醇合成、转化及排出均加速,常致血中总胆固醇降低;蛋白质代谢加速致负氮平衡、体重下降、尿肌酸排出增多;骨骼代谢和骨胶原更新加速,尿钙磷、羟脯氨酸等排出量增高。

(2)精神神经系统:多言好动、焦虑烦躁、紧张不安、失眠、记忆力减退、思想不集中、多疑等,有时出现幻觉,甚至亚躁狂症,但也有寡言、抑郁者。伸舌和双手平举向前伸出时可见细微震颤。腱反射活跃,反射恢复时间缩短。

(3)心血管系统:心悸、气短、稍事活动即可明显加剧,合并甲状腺功能亢进性心脏病(简称甲亢性心脏病)时,可出现心律失常、心脏增大和心力衰竭。以心房颤动等房性心律失常多见,偶见房室传导阻滞。

(4)消化系统:稀便、排便次数增加。甲状腺激素对肝脏也有直接毒性作用,重者可有肝大、肝功能异常,偶有黄疸。

(5)肌肉骨骼系统:主要是甲亢性周期性瘫痪(TPP),多见于青年男性,常在剧烈运动、高碳水化合物饮食、注射胰岛素等情况下诱发,主要累及下肢,伴有低血钾。少数患者发生甲亢性肌病,肌无力多累及近心端的肩胛和骨盆带肌群。

(6)造血系统:周围血液中白细胞总数偏低,淋巴细胞及单核细胞增多。血小板寿命较短,可伴发血小板减少性紫癜。由于消耗增加、营养不良和铁的利用障碍偶可引起贫血。

(7)生殖系统:女性患者常有月经减少,周期延长,甚至闭经,但部分患者仍能妊娠、生育。男性多有阳痿,偶有乳房发育。

2.甲状腺肿　多数病人以甲状腺肿大为主诉,呈弥漫性对称性肿大,质软,吞咽时上下移动。少数患者的甲状腺肿大不对称或肿大不明显。肿大程度与甲亢病情轻重无明显关系。甲状腺上下极可触及震颤,闻及血管杂音,为本病重要的体征。

3.眼征　甲亢时引起的眼部改变大致可分为浸润性突眼和非浸润性突眼两种类型。非浸润性突眼又称良性突眼,占大多数。一般为对称性,有时一侧突眼先于另一侧。主要因交感神经兴奋眼外肌群和提上睑肌张力增高所致,主要改变为眼睑及眼外部的表现,球后组织改变不大。常见的眼征有:①眼裂增宽(Darymple征),少瞬和凝视(Stellwag征);②眼球内侧聚合不能或欠佳(Mobius征);③眼向下看时,上眼睑挛缩,在眼下视时不能跟随眼球下落(vonGraefe征);④眼上视时,额部皮肤不能皱起(Joffroy征)。

浸润性突眼又称恶性突眼,较少见,病情较严重。也可见于甲状腺功能亢进症状不明显或无高代谢症的患者中,主要由于眼外肌和球后组织体积增加、淋巴细胞浸润和水肿所致。患者有明显的自觉症状,常见畏光、流泪、复视、视力减退、眼部肿痛、刺痛、异物感等。检查可发现视野缩小,斜视,眼球活动减少甚至固定。眼球明显突出,突眼度一般在18mm以上,两侧多不对称。由于眼球明显突出,眼睛不能闭合,结膜、角膜外露而引起充血、水肿,角膜溃疡等。

重者可出现全眼球炎，甚至失明。

【特殊的临床表现和类型】

1.甲状腺危象 甲状腺危象又称甲亢危象，为甲亢患者可危及生命的严重表现，发病原因可能与循环内 FT_3 水平增高、心脏和神经系统的儿茶酚胺激素受体数目增加、敏感性增强有关。本征的主要诱因包括感染、应激(如精神刺激、过度劳累、高温、饥饿、心力衰竭、脑血管意外、分娩及妊娠毒血症等)、不适当地停用碘剂及甲状腺手术前准备不充分等。早期为患者原有的甲亢症状加重，伴中等发热，体重锐减，恶心，呕吐；典型的甲亢危象临床表现为高热(39℃以上)、心动过速(140～240 次/分)、伴心房颤动或心房扑动、烦躁不安、呼吸急促、大汗淋漓、厌食、恶心、呕吐、腹泻等，严重者出现虚脱、休克、嗜睡、谵妄、昏迷，部分患者有心力衰竭、肺水肿，偶有黄疸。

2.甲状腺功能亢进性心脏病 甲亢伴明显心律失常、心脏扩大和心力衰竭者称为甲亢性心脏病，以老年甲亢和病史较久未能良好控制者多见。其特点为甲亢完全控制后心脏功能可完全恢复正常。

3.淡漠型甲状腺功能亢进症 此症多见于老年患者。起病隐匿，无明显高代谢综合征、甲状腺肿及眼征。主要表现为抑郁淡漠、明显消瘦、乏力、嗜睡；有时仅有腹泻、厌食等消化系统症状；或仅表现为心血管症状，如原因不明的心房颤动。临床中患者常因明显消瘦而被误诊为恶性肿瘤，因心房颤动被误诊为冠心病，所以老年人不明原因的突然消瘦、新发生心房颤动时应考虑本病。

4.妊娠期甲状腺功能亢进症 主要有两种情况：①妊娠合并甲亢：妊娠期甲亢的病人高代谢症群表现较一般孕妇明显，伴有眼征、弥漫性甲状腺肿、甲状腺区震颤或血管杂音。血清 FT_3、FT_4 升高，TSH$<$0.5mU/L，血清 TSAb 阳性。本病与妊娠可相互影响，对妊娠的不利影响为早产、流产、妊娠毒血症及死胎等；而妊娠可加重甲亢病人的心血管负担。②HCG 相关性甲亢：由于大量 HCG 或 HCG 类似物刺激 TSH 受体而出现甲亢，血清 FT_3、FT_4 升高，TSH 降低或不可测出，血清 TSAb 和其他甲状腺自身抗体阴性，但血 HCG 显著升高。HCG 相关性甲亢往往随血 HCG 浓度的变化而消长，属一过性，中止妊娠或分娩后消失。

5.三碘甲状腺原氨酸(T_3)型和甲状腺素(T_4)型甲状腺毒症 仅有血清 T_3 增高的甲状腺毒症称为 T_3 型甲状腺毒症。临床表现与寻常型相同，但一般较轻。可见于弥漫性、结节性或混合性甲状腺肿患者的早期、治疗中或治疗后复发期。实验室检查发现血清 TT_3 与 FT_3 均增高，而 TT_4、FT_4 正常，TSH 水平减低，^{131}I 摄取率增高。

仅有血清 T_4 增高的甲状腺毒症称为 T_4 型甲状腺毒症。其临床表现与典型的甲亢相同，可发生于碘甲亢、Graves 病、毒性结节性甲状腺肿或亚急性甲状腺炎，多见于一般情况较差的中老年，如严重感染、手术、营养不良等患者。T_4 型甲状腺毒症以血清 TT_4、FT_4 增高，TT_3、FT_3 正常或减低为特征。

6.亚临床甲状腺功能亢进症 本症需在排除其他能够抑制 TSH 水平的疾病的前提下，依赖实验室检查结果才能诊断，其特点是血清 FT_3、FT_4 正常，但 TSH 低于正常。本症可能是 GD 早期、GD 经手术或放射碘治疗后、高功能腺瘤、多结节性甲状腺肿、各种甲状腺炎恢复期的暂时性临床现象；但也可持续存在，并成为甲亢(包括 GD)的一种特殊临床类型，少数可发展为临床型甲亢。

7.局限性黏液性水肿　此症与浸润性突眼同属于自身免疫病，约5%的GD患者伴发本症。多见于小腿胫前下1/3部位，也见于手足背及头面部，患处常呈对称性，大小不等，稍高出皮面，增厚、变粗，和正常皮肤分界清晰。一般无自觉症状，偶有瘙痒、微痛和色素沉着，时间较长者因摩擦皮损处可有毛发生长。

8.Graves眼病　25%～50%的GD患者伴有不同程度的眼病。在所有眼病中，约5%的患者仅有浸润性突眼而临床无甲亢表现，称为甲状腺功能正常型Graves眼病（EGO）。EGO患者的实验室检查可能存在亚临床型甲亢和甲状腺自身抗体的异常。诊断EGO应注意排除眼部的其他疾病。

【辅助检查】

1.血清甲状腺激素（TH）测定

（1）血清总甲状腺素（TT_4）测定：代表血中结合T_4及游离T_4的总和。在患者无甲状腺激素结合球蛋白（TBG）异常的情况下，TT_4的增高提示甲亢。

（2）血清总三碘甲状腺原氨酸（TT_3）：代表血中结合T_3及游离T_3的总和。患者TBG正常时，TT_3的增高提示甲亢。如疑及TBG异常，必要时可同时测定游离T_4、T_3。

（3）血清游离T_4（FT_4）和游离T_3（FT_3）：结果不受TBG的影响，较TT_3、TT_4的结果更准确地反映甲状腺的功能状态。甲亢患者结果明显高于正常高限。

2.血清超敏促甲状腺激素（S-TSH）　TSH是由腺垂体分泌的调节甲状腺的激素，一般放免法不能测出正常值的下限，以超敏的IRMA法可测出Graves病患者的TSH水平低于正常。

3.抗甲状腺球蛋白抗体（TGAb）和抗甲状腺过氧化物酶抗体（TPOAb）　在本病中，TGAb和TPOAb均可阳性，但其滴度不如桥本甲状腺炎高。

4.甲状腺摄^{131}I率　本法是诊断甲亢的传统方法，目前已被激素测定技术所取代。甲亢时^{131}I摄取率表现为总摄取量增高，摄取高峰前移。本方法现在主要用于甲状腺毒症病因的鉴别：甲状腺功能亢进类型的甲状腺毒症^{131}I摄取率增高；非甲状腺功能亢进类型的甲状腺毒症^{131}I摄取率减低。

5.促甲状腺激素释放激素（TRH）兴奋试验　TRH 400μg静脉注射，分别于注射前、注射后15、30、60、90、120分钟采血，测定血清TSH。正常人TSH水平较注射前升高3～5倍，高峰出现在30分钟，并且持续2～3小时。甲亢时，血清T_3、T_4增高，反馈抑制垂体TSH释放，故TSH不受TRH兴奋。

6.三碘甲状腺原氨酸（T_3）抑制试验　此试验主要用于：①单纯性甲状腺肿与甲亢的鉴别诊断，甲亢病人在试验中甲状腺^{131}I摄取率不能被抑制；②有的学者曾经提出本试验可作为抗甲状腺药物治疗甲亢的停药指标。伴有冠心病、甲亢性心脏病或严重甲亢患者禁用此试验，以免诱发心律失常、心绞痛和甲状腺危象。

7.超声检查　采用彩色多普勒超声检查，可见患者甲状腺腺体呈弥漫性或局灶性回声减低，在回声减低处，血流信号明显增加，彩色多普勒血流显像（CDFI）呈“火海征”。甲状腺上动脉和腺体内动脉流速明显加快、阻力减低。

8.眼部电子计算机X线体层显像(CT)和磁共振显像(MRI)　眼部CT和MRI可以排除其他原因所致的突眼,测量突眼的程度,评估眼外肌受累的情况。

【诊断要点】

典型病例经详细询问病史,依靠临床表现即可诊断。不典型病例,尤其是小儿、老年人或伴有其他疾病的轻型甲亢或亚临床型甲亢病例易被误诊或漏诊,有赖于甲状腺功能检查和其他必要的特殊检查方可确诊。

【治疗要点】

目前尚无有效的针对病因和发病机制的根治方案,对症治疗主要是控制高代谢症状,促进器官特异性自身免疫的消退。常用的治疗方法有三种:抗甲状腺药物(ATD)、放射性碘和手术治疗,尤其以前两者更为常用。

1.抗甲状腺药物治疗

(1)适应证:①病情轻、中度病人;②甲状腺轻、中度肿大;③年龄<20岁;④孕妇、高龄或其他严重疾病不适宜手术者;⑤甲状腺次全切除后复发又不适合放射性碘治疗的病人;⑥手术前准备;⑦放射性碘治疗前后的辅助治疗。

(2)常用药物:常用的ATD分为硫脲类和咪唑类两类,硫脲类包括甲硫氧嘧啶(MTU)及丙硫氧嘧啶(PTU)等;咪唑类包括甲硫咪唑(MMI,他巴唑)和卡比马唑(CMZ,甲亢平)等,比较常用的是PTU和MMI。其作用机制是抑制甲状腺内过氧化酶系,抑制碘离子转化为新生态碘或活性碘,从而抑制TH的合成。PTU血浆半衰期为60分钟,具有在外周组织抑制T_4转换为T_3的独特作用,所以发挥作用较MMI迅速,控制甲亢症状快,但是必须保证6~8小时给药一次;MMI血浆半衰期为4~6小时,在甲状腺内停留时间长,可以每天单次使用。

(3)不良反应:①粒细胞减少:ATD可以引起白细胞减少,发生率约为10%左右,严重者可发生粒细胞缺乏症。主要发生在治疗开始后的2~3个月内,外周血白细胞低于$3\times10^9/L$或中性粒细胞低于$1.5\times10^9/L$时应当停药。②皮疹:发生率约为2%~3%。一般的皮疹可以加用抗组胺药物,皮疹严重时应及时停药,以免发生剥脱性皮炎。③胆汁淤积性黄疸、中毒性肝炎、急性关节痛、血管神经性水肿等不良反应较为少见,如发生则需立即停药。

2.放射性碘(RAI)治疗　其机制是^{131}I被甲状腺摄取后释放出β射线,破坏甲状腺滤泡上皮而减少TH分泌。β射线在组织内的射程仅有2mm,不会累及毗邻组织。

(1)适应证:①中度甲亢;②年龄25岁以上;③经ATD治疗无效或对ATD过敏;④合并心、肝、肾等疾病不宜手术或不愿手术者。

(2)禁忌证:①妊娠、哺乳期妇女;②年龄25岁以下者不作为首选;③严重心、肝、肾衰竭或活动性肺结核;④甲状腺极度肿大并有压迫症状;⑤重症浸润性突眼;⑥甲状腺危象;⑦外周血白细胞低于$3\times10^9/L$或中性粒细胞低于$1.5\times10^9/L$。

(3)并发症:①甲状腺功能减退:甲减发生的原因与电离辐射损伤和继发性自身免疫损伤有关。RAI引起的甲减分为一过性和永久性两类,后者要给予甲状腺激素终身替代治疗;②放射性甲状腺炎:见于治疗后7~10天,个别可诱发甲状腺危象;③有时可加重浸润性突眼。

3.手术治疗

(1)适应证:①中、重度甲亢,长期服药无效,或停药后复发,或不能坚持服药者;②甲状腺肿大显著，有压迫症状；③胸骨后甲状腺肿伴甲亢者；④结节性甲状腺肿伴甲亢。

(2)禁忌证：①较重或发展较快的浸润性突眼；②合并较重心、肝、肾、肺疾病，全身状况差不能耐受手术者；③妊娠前3月和第6个月以后。

(3)手术方式：通常为甲状腺次全切除术，两侧各留下2～3g甲状腺组织。主要并发症是甲状旁腺损伤导致甲状旁腺功能减退和喉返神经损伤，发生率为1%～2%。术后甲亢复发率在10%左右。

4.甲状腺危象的治疗　去除诱因和防治基础疾病是预防危象发生的关键。尤其要注意积极防治感染和做好充分的术前准备。一旦发生需积极抢救。

(1)抑制TH合成：首选PTU600mg口服或经胃管注入，以后每6小时给予250mg口服，待症状缓解后减至一般治疗剂量。

(2)抑制TH释放：服PTU1小时后再加用复方碘口服溶液5滴，每8小时一次，或碘化钠1.0g加入10%葡萄糖盐水溶液中静滴24小时，以后视病情逐渐减量，一般使用3～7日。如果对碘剂过敏，可改用碳酸锂0.5～1.0g/d，分3次口服，连服数日。

(3)降低周围组织对TH的反应：普萘洛尔有抑制外周组织T_4转换为T_3的作用，如无哮喘或心功能不全，应加用普萘洛尔20～40mg，每6～8小时口服一次，或1mg稀释后静脉缓慢注射，视需要可间歇给3～5次；氢化可的松50～100mg加入5%～10%葡萄糖溶液静滴，每6～8小时一次，氢化可的松除抑制T_4转换为T_3、阻滞TH释放、降低周围组织对TH的反应外，还可增强机体的应激能力。

(4)降低血TH浓度：在上述常规治疗效果不满意时，可选用血液透析、腹膜透析或血浆置换等措施迅速降低血TH浓度。

(5)其他：①降温：可采用物理降温，药物降温时不宜用水杨酸类退热剂，因此类药均可使血中游离甲状腺激素浓度升高且与甲状腺激素有协同作用。严重者可用人工冬眠(哌替啶100mg、氯丙嗪和异丙嗪各50mg混合后静脉持续泵入)。②镇静：视个体反应每2～4小时交替使用下列镇静药1次，如地西泮(安定)、巴比妥及异丙嗪(非那根)等。如使用镇静药后病人由兴奋烦躁转为安静说明镇静药物用量较合适。③支持及对症处理：如给氧、补充能量及大量维生素尤其是B族、纠正水和电解质的紊乱及心力衰竭等。

5.浸润性突眼的治疗

(1)高枕卧位，限制食盐摄入，适量给予利尿剂，以减轻球后水肿。

(2)1%甲基纤维素或0.5%氢化可的松滴眼，睡眠时使用抗生素眼膏，必要时加盖眼罩预防角膜损伤。

(3)免疫抑制剂：泼尼松60～100mg/d，分3次口服，持续2～4周，以后的4～12周中逐渐减量。严重病例可应用甲基泼尼松龙0.5～1.0g加入生理盐水中静滴，隔日一次，连用2～3次后，继以大剂量泼尼松口服4周左右，待病情缓解后逐渐减至维持量。也可以试用环磷酰胺等其他免疫抑制剂。

(4)严重突眼、暴露性角膜炎或压迫性视神经病变者，可行眼眶减压手术或球后放射治疗，以减轻眶内和球后浸润。

(5)控制甲亢首选ATD治疗，因手术和^{131}I治疗可能加重浸润性突眼。

(6)可合用L-T_4 50～100mg/d以调整下丘脑-垂体-甲状腺轴的功能，预防甲状腺功能低下加重突眼。

6.妊娠期甲状腺功能亢进症的治疗

(1)ATD治疗：因PTU不宜通过胎盘，故为首选。用最小有效剂量(如每日100～300mg，分2～3次口服)控制甲亢症状后，尽快减至维持量，维持甲状腺功能(宜用血清FT_3、FT_4作观测指标)在稍高于正常水平，避免治疗过度导致的母体和胎儿甲状腺功能减退或胎儿甲状腺肿。

(2)手术治疗：发生在妊娠初期的甲亢，经PTU治疗控制甲亢症状后，可选择在妊娠中期(即妊娠第4～6个月)做甲状腺次全切除，因妊娠早期或晚期手术易出现流产或早产。

(3)禁用RAI治疗，因10周以后胎儿甲状腺可浓集^{131}I而引起胎儿甲状腺肿和甲减。

(4)普萘洛尔增加子宫活动和延迟子宫颈扩张，故在妊娠时宜慎用。

(5)由于ATD可从乳汁分泌，产后如需继续服药，一般不宜哺乳。如必须哺乳，应选用PTU，且用量不宜过大。

7.甲状腺功能亢进性心脏病的治疗

(1)首选放射碘治疗，在行放射碘治疗时应先以抗甲状腺药物治疗，耗竭腺体内储存激素，可减少心脏病的恶化。

(2)采用限制钠盐、利尿剂和洋地黄等。

(3)普萘洛尔具有迅速减慢心率、缩小脉压、减少心排血量的作用，对于控制心房颤动的心室率有明显的效果，但对有心力衰竭的患者应在严密监测下使用。

【主要护理诊断/问题】

1.营养失调：低于机体需要量与代谢率增高导致代谢需求大于摄入有关。

2.活动无耐力与蛋白分解增快，肌肉萎缩无力；低钾麻痹；甲亢性心脏病致心功能下降有关。

3.有组织完整性受损的危险与浸润性突眼有关，闭合不全易出现角膜干燥、溃疡，瞬目受限易受外伤。

4.潜在并发症：甲状腺危象。

5.焦虑或恐惧与交感神经兴奋有关。

6.知识缺乏：缺少药物知识及疾病常识。

7.体液不足：与多汗、呕吐、腹泻有关。

8.性功能障碍与内分泌紊乱有关。

9.身体意象紊乱与突眼、甲状腺肿大有关。

【护理措施】

1.营养失调

(1)饮食护理：应给予高热量、高蛋白、高维生素和矿物质丰富的饮食。主食应足量，可以增加奶类、蛋类、瘦肉类等优质蛋白以纠正体内的负氮平衡，多摄取新鲜蔬菜和水果。给予充足的水分，每天饮水2000～3000ml以补充出汗、腹泻、呼吸加快等丢失的水分，但对并发心脏病患者应避免大量饮水，以防因血容量增加而诱发水肿和心力衰竭。减少食物中粗纤维的摄入，以减少排便的次数。禁止摄入刺激性的食物及饮料，如浓茶、咖啡等，以免引起病人精神兴奋。避免进食含碘丰富的食物。

（2）体重监测：定期测量体重，评估病人体重的变化。

2.活动无耐力

（1）休息：病情重，有心力衰竭或严重感染者应严格卧床休息，给予生活护理，加强巡视。病情轻者，可下床活动，以不感疲劳为宜。

（2）环境：保持环境安静，避免嘈杂。甲亢病人因怕热多汗，应安排通风良好的环境，夏天使用空调，保持室温凉爽而恒定。

（3）生活护理：协助病人完成日常的生活护理，如洗漱、进餐、如厕等，减少患者活动量，增加休息时间，缓解疲劳。

3.有组织完整性受损的危险

（1）眼部护理：经常以眼药水湿润眼睛，避免过度干燥。睡前涂抗生素眼膏，眼睑不能闭合者用无菌纱布或眼罩覆盖双眼。睡觉或休息时，抬高头部，使眶内液回流减少，减轻球后水肿。外出戴深色眼镜，减少光线、灰尘和异物的侵害。指导病人当眼睛有异物感、刺痛或流泪时，勿用手直接揉眼睛。

（2）用药护理：限制钠盐摄入，必要时遵医嘱适量使用利尿剂，以减轻组织充血、水肿。

（3）病情观察：定期眼科角膜检查以防角膜溃疡造成失明。

4.潜在并发症　甲状腺危象

（1）避免诱因：指导病人了解加重甲亢的有关因素，尤其是精神愉快与身心疾病的关系，避免一切诱发甲亢危象的因素，如感染、劳累、自行停药、精神创伤，以及未经准备或准备不充分而手术等。

（2）病情监测：注意体温、血压、脉搏、呼吸、心率的改变，观察神志、精神状态、腹泻、呕吐、脱水的改善情况。

（3）紧急处理配合：

①保持环境的安静、舒适，绝对卧床休息，呼吸困难或发绀者给予半卧位，立即吸氧（2～4L/min），迅速建立静脉通路。

②及时准确按医嘱使用PTU、复方碘溶液、普萘洛尔、氢化可的松等药物。使用丙硫氧嘧啶及碘剂时注意观察病情变化，严格掌握碘剂的剂量，并观察过敏或中毒反应。准备好抢救物品，如镇静剂、血管活性药物、强心剂等。

③密切观察病情变化，定期测量生命体征，准确记录24h出入量，观察神志的变化。

④加强精神心理护理，解除病人精神紧张，体贴病人，建立良好的护患关系，给予情绪支持。

（4）对症护理：高热病人应迅速降温（降低室内温度、头敷冰帽、大血管处放置冰袋和人工冬眠等）；对谵妄、躁动者注意安全护理，使用床栏，防止坠床；昏迷者加强皮肤、口腔护理，定时翻身，防止压疮、吸入性肺炎的发生。

5.焦虑或恐惧

（1）心理护理：保持病室环境安静和轻松的气氛，限制探视人员和时间，提醒家属避免提供兴奋、刺激的消息，以减少病人的精神症状。尽可能有计划地集中进行治疗与护理，以免过多打扰病人。鼓励病人表达内心感受，说话要平心静气，理解和同情病人，建立互信关系。指导病人学习应对焦虑的技巧，如深呼吸、转移注意力、看电视、听音乐等。耐心细致地解释病情，提高病人对疾病的认知水平，让病人及其家属理解其情绪、性格的改变是暂时的，可因治疗而得到改善。

(2)病情观察：随时注意病人情绪变化，避免过度激动，必要时遵医嘱使用镇静剂。

6.健康教育

(1)疾病知识指导：教导病人有关甲亢的疾病知识和眼睛的保护方法，教会自我护理。鼓励病人保持身心愉快，维持足够的睡眠，避免精神刺激或过度劳累，建立和谐的人际关系和良好的社会支持系统。指导病人注意加强自我保护，上衣领宜宽松，避免压迫甲状腺，严禁用手挤压甲状腺，以免TH分泌过多而加重病情。对有生育需要的女性病人，应告知其妊娠可加重甲亢，宜治愈后再妊娠。

(2)用药指导：指导病人坚持遵医嘱按剂量、按疗程服药，不可随意减量或停药，并密切观察药物的不良反应，及时处理。服用抗甲状腺药物的开始3个月，每周查血常规1次，每隔1～2个月做甲状腺功能测定，同时定期检查甲状腺大小、基础代谢率和体重。若出现高热、恶心、呕吐、不明原因腹泻、突眼加重等，警惕甲状腺危象可能，及时就诊。对妊娠期甲亢病人，应指导其避免各种对母体和胎儿造成影响的因素，宜选用抗甲状腺药物治疗，禁用^{131}I治疗，慎用普萘洛尔。产后如需继续服药，则不宜哺乳。

（刘娅林）

第四节　甲状腺功能亢进危象的护理

甲状腺危象(TS)是由于短时间内甲状腺素突然大量释放入血，特别是游离T_4(FT_4)升高，使甲状腺功能亢进(以下称甲亢)症状急骤加重和恶化的临床急危症。其发生率占甲亢病人的1.5%，病死率高达20%以上，死亡原因多为心力衰竭、肺水肿、水和电解质代谢紊乱。经积极治疗可在1～2d内好转，最初72h是抢救的关键时刻。

【诱发因素】

1.大量甲状腺素释放入血　见于：①各种手术应激及术中挤压甲状腺，使FT_4释放入循环，或乙醚麻醉使组织内FT_4进入血循环。②甲状腺手术前准备不足。③甲亢尚未控制时骤停抗甲状腺素药物。④^{131}碘治疗甲状腺组织被放射性碘破坏后。⑤过度挤压甲状腺或做甲状腺活检。

2.甲亢呈急性或亚急性加重　见于：①甲亢未控制时行非甲状腺部位手术。②感染各种感染均可诱发，以上呼吸道感染常见。③过度劳累。④严重的精神刺激。⑤各种严重疾病应激，如糖尿病酮症酸中毒、急性脑血管意外、心力衰竭等。⑥外伤、分娩。⑦药物反应，如洋地黄中毒或药源性低血糖等。

【临床表现与分型】

1.危象先兆　除原有甲亢症状加重外，出现全身症状。烦躁不安、嗜睡、意识状态改变；持续性发热；心率增快，多在120～140次/min；厌食，恶心、呕吐，大便次数增多等消化道症状；短期内体重明显降低。当甲亢患者出现上述5项中任意3项时，应高度怀疑TS先兆。

2.活跃型危象　先兆症状进一步加重，主要还有神经系统表现，极度烦躁不安，精神异常，以至谵妄、抽搐或昏迷；体温多在39℃以上，大汗淋漓，皮肤潮红，继而汗闭、苍白、脱水；急性心力衰竭；严重呕吐、腹泻，明显消瘦。出现上述5项中任意3项，即可确诊为TS。

3.淡漠型TS　部分老年患者可表现为神志淡漠、嗜睡、反射减弱，体温低，心率慢，最后进入木僵、昏迷状态。

【治疗】

包括一般治疗和特殊治疗2部分。一般对症治疗包括补充足够热量及液体，控制心力衰竭和心律失常；特殊治疗包括使用大剂量抗甲状腺药物[如丙硫氧嘧啶、甲巯咪唑(他巴唑等)]、阻滞甲状腺激素释放的碘剂及对抗甲状腺激素的外周作用药物、肾上腺皮质激素等。

【护理】

1.护理目标

(1)及时发现危象先兆，防止病情进展。

(2)稳定生命体征，降低死亡率。

(3)保障用药准确、及时，尽快抑制甲状腺激素过度释放，阻止T_4对靶器官的作用。

(4)维护病人身心舒适。

(5)健康指导，防止TS再发。

2.护理措施

(1)观察TS先兆症状：尽早识别先兆征象、尽早控制病情是TS抢救成功的关键，因此临床工作中将TS分为危象前期和危象期。护士一旦发现原有甲亢的患者出现发热，体温在38～39℃之间，多汗，心率增快，出现新的心律失常，食欲减退、恶心、腹泻，轻度意识障碍或烦躁等情况，及时报告医生，协助进行相关检查，明确病情。应注意老年人症状不典型，出现淡漠、嗜睡时应高度重视。要求病人卧床休息，动态观察病情变化。

(2)抢救配合。①保持呼吸道通畅：抽搐或昏迷者，去枕平卧，头偏向一侧。恶心、呕吐时，及时清除口、鼻腔内呕吐物、分泌物，正确使用开口器和舌钳，以防止舌咬伤及舌后坠。随时吸痰，持续吸氧4～6L/min。②建立静脉通道，维护其通畅：烦躁不安时，建立静脉通道困难，加护垫约束肢体，使用静脉留置针，保证静脉通道通畅，及时用药。有条件时使用微量泵。由于TS病人躁动多见，输液过程中要密切观察输液用药速度的变化、局部有无肿胀或疼痛，避免因针头贴壁、移位等原因造成输入速度有误或针头滑脱、液体外漏等，确保遵医嘱给予足量的液体。③做好安全防护：意识不清、烦躁不安的TS患者，有受伤的危险，注意安全防护。派专人守护，并加床档，有抽搐时不要用力按病人肢体，防止骨折、脱臼。保持环境安静，避免不良刺激。④监护生命体征：持续心电、血压、呼吸、血氧饱和度监护，每2h测体温，及时发现心律失常、心肌缺血。留置胃管、尿管，准确记录出入量。根据以上参数，评价治疗反应，发现病情变化，随时与医生联系，进行处理。

(3)用药护理：护士应保障用药及时、精确，严密观察药物疗效和不良反应。静脉推注地西泮时必须缓慢，注射速度不超过 2mg/min，以防呼吸抑制，用药时注意观察呼吸频率和深浅；复方碘溶液静脉滴注时注意避光，避免速度过快造成静脉或组织损伤，配制时避免与其他药物同时加入一瓶溶剂中。特别注意复方碘溶液对口腔黏膜腐蚀性较强，不能直接口服，应滴到面包或饼干中服用，给药量要精确；抗甲状腺药物多为片剂，意识不清、昏迷患者，需将药片碾碎后，用温水稀释由胃管注入。每次注药前帮助病人取头高位，回抽胃液后，先注入少量温水，观察病人无呛咳后方可注药，此后用温水 30～50ml 冲管。谨防误入气管，导致窒息；用β受体阻滞剂时，注意观察患者心率、血压、呼吸等变化；应用抗快速心律失常药物过程中，密切观察心率、心律的变化，及时发现突发的心脏抑制、心搏骤停等严重不良反应并立即抢救；应用糖皮质激素时严密观察血压、电解质等变化。遵医嘱定期留取血液标本，检查末梢血象、肝功能、甲状腺功能的变化。

(4)高热的护理：TS 时体温常超过 39℃，一般退热措施及药物均不易奏效，随血甲状腺激素水平被控制，体温才下降。病人退热时伴随大汗，注意及时更换衣被，保持皮肤干燥舒适。遵医嘱应用物理降温，采取冰袋、温水擦浴等措施，注意保护局部皮肤，防止冻伤。

(5)预防感染并发症。①预防呼吸道感染的护理：呼吸道感染可能是 TS 发作的诱因，也可因卧床及抵抗力下降继发。每日给予氧气雾化吸入 1～2 次，稀释痰液，定时翻身、拍背，促进排痰。保持呼吸道通畅，患者无力咳痰时用吸痰器吸出，注意负压适当，无菌操作。加强保护性隔离，减少探视。②眼睛的护理：TS 患者有时因突眼过度造成眼睑闭合不全，可给予 0.5%氢化考的松和 1%甲基纤维素各 1～2 滴，间隔 1～2h 交替点双眼，睡眠时涂金霉素眼膏，湿纱布覆盖。注意将眼药水滴到下眼睑内，眼药膏涂到下穹隆的上缘，从内眦部向外涂 2cm 长，避免药管碰触角膜。③绝对卧床期间，加强皮肤护理，每 2h 翻身 1 次，防止压疮；每日 3 次口腔护理；留置导尿者，每日更换尿袋 1 次，尿道口每日 2 次用 1∶1000 苯扎溴铵擦洗。每 4h 夹管 1 次训练膀胱功能，尽早拔管；腹泻者每次便后均应用温水清洗，并保持局部干燥，预防肛周感染。

(6)饮食护理：昏迷患者经胃管给予高蛋白、高热量、富含维生素的流质饮食，如米汤、奶粉、高蛋白粉，补充热量。注入速度要缓慢，每次 150～200ml，呕吐时暂停胃管注入食物，避免呛咳、窒息或吸入性肺炎。清醒者，先给食营养丰富且易消化的半流质饮食，逐步过渡到无碘普通膳食。由于过多的甲状腺激素可增加肠蠕动以致排便次数增多，饮食中减少粗纤维食物的摄入。

(7)健康指导：通过该护理干预，减少 TS 复发，提高患者生活质量。①指导患者及家属避免诱因：告知 TS 常见诱因是感染、严重精神刺激、过度劳累、甲状腺局部或全身创伤等，应注意避免。合理安排生活，保持精神愉快，避免剧烈活动，保证充足睡眠，领口宽松，严禁挤压甲状腺。上述诱因一旦发生，应及时就医。②指导病人正确服药：使其明确按时、按量服药的重要性，不能自行改变剂量或停药。学会观察药物疗效和副作用。药物治疗有效时体重增加，心悸等症状减轻。服药过程中出现疲乏、无力、头晕、食欲减退或突然出现咽部肿痛以及咽喉部、肛门等处黏膜溃疡，有畏寒、寒战、高热等感染表现，警惕是否发生粒细胞减少或粒细胞缺乏。

出现黄疸、厌食等症状时，警惕有无肝损害，应立即到医院就诊。指导病人定期门诊随访，复查血象、肝功能、甲状腺功能等指标，了解用药效果和副作用。③忌食生冷食物，减少食物中粗纤维摄入，调味清淡，可减少排便次数。慎食卷心菜、花椰菜、甘蓝等致甲状腺肿食物。④指导突眼病人保护眼睛：外出时戴墨镜或茶色眼镜减少强光、灰尘的刺激，睡前涂抗生素眼膏，减少眼睛局部刺激症状。高枕卧位和限钠，也可减轻球后水肿，改善眼部症状，每日做眼球运动，锻炼眼肌改善眼肌功能。

（万晓英）

第五节　甲状腺功能减退的护理

甲状腺功能减退症（简称甲减）是由各种原因导致的低甲状腺激素血症或甲状腺激素抵抗而引起的全身性低代谢综合征，其病理特征是黏多糖在组织和皮肤堆积，表现为黏液性水肿。按起病年龄可分为下列三型：①功能减退始于胎儿或新生儿者，称呆小病（又称克汀病）；②起病于青春期发育前儿童者及青春期发病者，称幼年型甲减，严重时称幼年黏液性水肿；③起病于成年者，称成年型甲减，严重者称黏液性水肿。本病女性较男性多见，且随年龄增加，其患病率逐渐上升，普通人群患病率为0.8%～1.0%。本节主要介绍成年型甲减。

【病因与发病机制】

1.原发性甲状腺功能减退症　由于甲状腺本身病变引起的甲减称为原发性甲减，占成人甲减的90%～95%，主要病因是：①自身免疫损伤：最常见的原因是自身免疫性甲状腺炎，包括桥本甲状腺炎、萎缩性甲状腺炎、亚急性淋巴细胞性甲状腺炎和产后甲状腺炎等；②甲状腺破坏：包括甲状腺的手术切除、放射性碘或放射线治疗后；③碘过量：碘过量可引起具有潜在性甲状腺疾病者发生一过性甲减，也可诱发和加重自身免疫性甲状腺炎；④抗甲状腺药物：如锂盐、硫脲类等可抑制TH合成。

2.继发性甲状腺功能减退症　由于垂体疾病引起的TSH分泌减少，称为继发性甲减。常因肿瘤、手术、放疗或产后垂体缺血性坏死所致。

3.三发性甲状腺功能减退症　由于下丘脑疾病引起的TRH的分泌减少，称为三发性甲减。TRH分泌不足可使TSH及TH相继减少而致甲减。可由下丘脑肿瘤、肉芽肿、慢性疾病或放疗等引起。

4.甲状腺激素抵抗综合征　由于甲状腺激素在外周组织发挥作用缺陷，称为TH抵抗综合征。常呈家族发病倾向，常染色体显性或隐性遗传。大多数是由于TH受体基因突变、TH受体减少或受体后缺陷所致。

【临床表现】

1.一般表现　易疲劳、怕冷、体重增加、反应迟钝、嗜睡、记忆力明显减退且注意力不集中、精神抑郁等。体检可见表情淡漠，面色苍白，皮肤干燥发凉、粗糙脱屑，颜面、眼睑和手皮肤浮肿，声音嘶哑，毛发稀疏、眉毛外1/3脱落。由于高胡萝卜素血症，手脚皮肤呈姜黄色。

2.肌肉与关节　主要表现为肌肉软弱乏力，偶见重症肌无力，也可有暂时性肌强直、痉挛、疼痛，咀嚼肌、胸锁乳突肌、股四头肌和手部肌肉可有进行性肌萎缩。腱反射的弛缓期特征性延长，常超过350ms(正常为240～320ms)，跟腱反射的半弛缓时间明显延长。

3.心血管系统　心肌黏液性水肿导致心肌收缩力损伤、心动过缓、心排血量下降。ECG显示低电压。由于心肌间质水肿、非特异性心肌纤维肿胀、左心室扩张和心包积液导致心脏增大。中、老年妇女可有血压增高，循环时间延长。久病者易并发动脉粥样硬化及冠心病。

4.消化系统　常有厌食、腹胀、便秘，严重者可出现麻痹性肠梗阻或黏液水肿性巨结肠。由于胃酸缺乏或维生素 B_{12} 吸收不良，可致缺铁性贫血或恶性贫血。

5.内分泌系统　表现为性欲减退。男性出现阳痿，女性常有月经过多或闭经。部分病人由于血清催乳素(PRL)水平增高，发生溢乳。

6.黏液性水肿昏迷　见于病情严重的患者，大多在冬季寒冷时发病。诱因为严重的全身性疾病、甲状腺激素替代治疗中断、寒冷、感染、手术和使用麻醉、镇静药物等。临床表现为嗜睡、低体温(＜35C)、呼吸减慢、心动过缓、血压下降、四肢肌肉松弛、反射减弱或消失，甚至昏迷、休克，可因心、肾功能不全而危及生命。

【辅助检查】

1.血红蛋白　多为轻、中度正常细胞性正常色素性贫血。

2.生化检查　血清甘油三酯、LDL-C增高，HDL-C降低。

3.血清甲状腺激素和TSH　血清TSH增高、FT_4 降低是诊断本病的必备指标；血清 TT_4 减低；血清 TT_3 和 FT_3 可以在正常范围内，在严重病例中减低。亚临床甲减仅有血清TSH增高，血清 TT_4 或 FT_4 正常。

4.^{131}I摄取率　减低。

5.甲状腺自身抗体　血清TPOAb和TgAb阳性提示甲减是由于自身免疫性甲状腺炎所致。

6.X线检查　心影常呈弥漫性双侧增大，可伴心包积液或胸腔积液；部分患者有蝶鞍增大。

7.TRH兴奋试验　主要用于原发性甲减、垂体性甲减和下丘脑性甲减的鉴别。静脉注射TRH后，血清TSH不增高者提示为垂体性甲减；延迟增高者为下丘脑性甲减；血清TSH在增高的基值上进一步增高，提示原发性甲减。

【诊断要点】

血清TSH增高，FT_4 减低，原发性甲减即可成立。如血清TSH正常，FT_4 减低，考虑为垂体性甲减或下丘脑性甲减，需做TRH试验来区分。

【治疗要点】

1.替代治疗　本病一般不能治愈，需要终生替代治疗。首选左甲状腺素($L\text{-}T_4$)口服。$L\text{-}T_4$ 替代治疗的起始剂量及随访间期可因患者的年龄、体重、心脏情况以及甲减的病程及程度而不同。治疗的目标是用最小剂量纠正甲减而不产生明显不良反应，使血清TSH值恒定在正常范围内。

2.一般治疗和对症治疗　注意休息，避免过重体力劳动。有贫血者可补充铁剂、维生素

B_{12}叶酸等；胃酸不足者应补充稀盐酸，但必须与 TH 合用才能取得疗效。

3.黏液性水肿昏迷的治疗

(1)补充甲状腺激素。首选 L-T_3 静脉注射，每 4 小时 10μg，直至患者症状改善，清醒后改为口服；或 L-T_4 首次静脉注射 300μg，以后每日 50μg，至患者清醒后改为口服。如无注射剂可予片剂鼻饲，L-T_3 20～30μg，每 4～6 小时一次，以后每 6 小时 5～15μg；或 L-T_4 首次 100～200μg，以后每日 50μg，至患者清醒后改为口服。

(2)保温、给氧、保持呼吸道通畅，必要时行气管切开、机械通气等。

(3)氢化可的松 200～300mg/d 持续静滴，患者清醒后逐渐减量。

(4)根据需要补液，但入水量不宜过多。

(5)控制感染，治疗原发病。

【护理要点】

1.病情观察　监测生命体征变化，观察精神、神志、语言、体重、动作及胃肠道症状等情况。

2.用药护理　甲状腺制剂从小剂量开始，逐渐增加，注意用药的准确性。用药前后分别观察脉搏、体重及水肿情况。

3.饮食护理　给予高蛋白、高维生素、低钠、低脂肪饮食，注意补充富含粗纤维的食物及足够的水分。

4.黏液性水肿昏迷的护理

(1)保持呼吸道通畅，吸氧，备好气管插管或气管切开设备。

(2)建立静脉通道，遵医嘱给予急救药物。

(3)监测生命体征和动脉血气分析的变化，观察神志情况，记录 24h 出入量。

(4)采用升高室温法保暖，避免局部热敷，以免烫伤和加重循环不良。

5.健康教育

(1)防治病因，避免诱因：告知病人发病原因和注意事项，如地方性缺碘者可采用碘化盐，药物引起者应调整剂量或停药；注意个人卫生，冬季注意保暖，减少出入公共场所，以预防感染。慎用镇静、麻醉等药物。

(2)配合治疗：对需终生替代治疗者，向其解释终生坚持服药的重要性和必要性，不可随意停药或变更剂量。指导病人自我监测甲状腺激素服用过量的症状，如出现多食、消瘦、脉搏＞100 次/分、心律失常、发热、大汗、情绪激动等情况时，及时就医。替代治疗效果最佳的指标为血清 TSH 恒定在正常范围内，长期替代治疗者宜每 6～12 个月检测 1 次。对有心脏病、高血压、肾炎的病人，应特别注意剂量的调整，不可随意减量或加量。同时服用利尿剂时，需记录 24h 出入量。

(3)自我监测：给病人讲解黏液性水肿昏迷发生的原因和临床表现，使病人学会自我观察。若出现低血压、心动过缓、体温＜35℃等，应及时就医。

（万晓英）

第六节　甲状腺炎的护理

甲状腺炎包括一组由感染因素、免疫因素或其他原因所致的甲状腺的炎性改变，其共同特征是甲状腺滤泡结构被破坏，但其病因、病理变化、临床特征和预后各不相同。

甲状腺炎按起病的缓急可分为急性、亚急性及慢性甲状腺炎；根据病因分为感染性、自身免疫性、放射性甲状腺炎等；病理学常将之分为化脓性、肉芽肿性、淋巴细胞性和纤维性甲状腺炎等数种。本节重点介绍亚急性甲状腺炎和慢性淋巴细胞性甲状腺炎。

一、亚急性甲状腺炎

亚急性甲状腺炎又称为肉芽肿性甲状腺炎、巨细胞性甲状腺炎和 de Quervains 甲状腺炎。本病约占甲状腺疾病的 5%，以 40～50 岁女性最为多见。

【病因与发病机制】

1.病毒感染　一般认为本病与病毒感染有关，包括柯萨奇病毒、腮腺炎病毒、流感病毒、腺病毒等，也可发生于非病毒感染(如 Q 热或疟疾等)之后。

2.遗传易感性　遗传因素可能参与发病，有与 HLA-B35 相关的报道。

【临床表现】

1.上呼吸道感染前驱症状　起病前 1～3 周常有病毒性咽炎、腮腺炎、麻疹或其他病毒感染的症状，如全身不适、食欲减退、肌肉疼痛、咽痛等，体温不同程度升高，起病 3～4 天达高峰。可伴有颈部淋巴结肿大。

2.甲状腺区特征性疼痛　逐渐或突然发生，程度不等。可放射至耳部，吞咽时疼痛加重。

3.甲状腺肿大　弥漫性或不对称性轻、中度增大，多数伴结节，质地较硬，触痛明显，无震颤及杂音。甲状腺肿痛常先累及一叶后扩展到另一叶。

4.与甲状腺功能变化相关的临床表现　①甲状腺毒症阶段：发病初期约 50%～75%的患者体重减轻、怕热、心动过速等，历时约 3～8 周；②甲状腺功能减退阶段：约 25%的患者在甲状腺激素合成功能尚未恢复之前进入功能减退阶段，出现水肿、怕冷、便秘等症状；③甲状腺功能恢复阶段：多数病人短时间(数周至数月)恢复正常功能，仅少数成为永久性甲状腺功能减退症。整个病程约 6～12 个月。有些病例反复加重，持续数月至 2 年不等。约 2%～4%复发，极少数反复发作。

【辅助检查】

1.一般检查　血白细胞正常或增高；红细胞沉降率(ESR)明显增快(≥40mm/h，可达 100mm/h)；呼吸道病毒抗体滴度增高，一般在 6 个月后逐渐消失。

2.甲状腺功能检查　甲状腺毒症期呈现血清 T_4、T_3 浓度升高，甲状腺 ^{131}I 摄取率降低(常低于 2%)的双向分离现象。随着甲状腺滤泡上皮细胞破坏加重，储存激素殆尽，出现一过性甲减，T_4、T_3 浓度降低，TSH 水平升高。而当炎症消退，甲状腺滤泡上皮细胞恢复，甲状腺激素水平和甲状腺^{131}I 摄取率逐渐恢复正常。

【诊断要点】

根据急性起病、发热等全身症状及甲状腺疼痛、肿大且质硬，结合 ESR 显著增快，血清甲状腺激素浓度升高与甲状腺摄碘率降低的双向分离现象可诊断本病。

【治疗要点】

本病为自限性病程，预后良好。

1.症状较轻者不需特殊处理，可适当休息，并给予非甾体抗炎药，如阿司匹林、吲哚美辛等。

2.中、重型患者可给予泼尼松 40～60mg/d，分 3 次口服，能明显缓解症状，8～10 天后逐渐减量，维持 4 周。少数患者有复发，复发后泼尼松治疗仍然有效。

3.针对甲状腺毒症表现可给予普萘洛尔；针对一过性甲减者，可适当给予左甲状腺激素替代。发生永久性甲减者罕见。

【护理要点】

1.休息与活动　保证充足的睡眠，避免过劳，休息的环境要安静。

2.心理护理　由于甲状腺激素水平的变化，患者往往情绪紧张、恐惧、悲观，护士应予心理疏导，促进患者心身休息。

3.健康教育　向患者讲解本病的病因、分期及临床表现，使患者对自己所患疾病有一个基本了解，更好地配合治疗，同时指导患者用药。

二、慢性淋巴细胞性甲状腺炎

慢性淋巴细胞性甲状腺炎（CLT）包括两种类型：一类为甲状腺肿型，即桥本甲状腺炎（HT）；另一类为甲状腺萎缩型，即萎缩性甲状腺炎（AT），两者有相同的甲状腺自身抗体和变化的甲状腺功能。本病为最常见的自身免疫性甲状腺病之一，美国报告发病率占人群的 3%～4%。女性发病率是男性的 3 倍，高发年龄在 30～50 岁。

【病因与发病机制】

1.遗传因素　具有一定的遗传倾向，HT 与 HLA-B8 相关，AT 与 HLA-DR3 相关。

2.免疫因素　免疫学因素致甲状腺受损的机制不完全清楚。目前认为是由于先天性免疫监视缺陷，器官特异的抑制性 T 淋巴细胞数量或质量的异常所致。

3.细胞凋亡　细胞凋亡与 CLT 有关，甲状腺的促凋亡蛋白-Fas 表达增加。体外实验表明，致炎细胞因子可调节 Fas 的表达；甲状腺细胞抗凋亡基因蛋白 Bcl-2 及 Bcl-X 明显受损。

4.环境因素　感染和膳食中的碘化物是本病发生的两个环境因素。

【临床表现】

HT 起病隐匿，进展缓慢，早期的临床表现常不典型。甲状腺肿大呈弥漫性、分叶状或结节性肿大，质地大多韧硬，与周围组织无黏连。常有咽部不适或轻度咽下困难，有时有颈部压迫感。偶有局部疼痛与触痛。随着病程延长，甲状腺组织破坏出现甲减。患者表现为怕冷、心动过缓、便秘甚至黏液性水肿等典型症状及体征。少数患者可以出现甲状腺相关眼病。AT 则常以甲减为首发症状就诊，患者除甲状腺无肿大以外，其他表现类似 HT。

HT 与 Graves 病可以并存，称为桥本甲状腺毒症。血清中存在甲状腺刺激抗体（TSAb）和甲状腺过氧化物酶抗体（TPOAb），组织学兼有 HT 和 Graves 病两种表现。临床上表现为甲亢和甲减交替出现，可能与刺激性抗体或阻断性抗体占主导作用有关。甲亢症状与 Graves 病类似，自觉症状可较单纯 Graves 病时轻，需正规抗甲状腺治疗，但治疗中易发生甲减；也有部分患者的一过性甲状腺毒症源于甲状腺滤泡破坏，甲状腺激素释放入血所致。

【辅助检查】

1.甲状腺功能检查　根据甲状腺破坏的程度可以分为 3 期。早期仅有甲状腺自身抗体阳性，甲状腺功能正常；以后发展为亚临床甲减（FT_4 正常，TSH 升高），最后表现为临床甲减（FT_4 减低，TSH 升高）。部分患者可出现甲亢与甲减交替的病程。

2.甲状腺自身抗体　TgAb 和 TPOAb 滴度明显升高是本病的特征之一。尤其在出现甲减以前，抗体阳性是诊断本病的唯一依据。

3.甲状腺超声检查　HT 显示甲状腺肿，回声不均，可伴多发性低回声区域或甲状腺结节。AT 则呈现甲状腺萎缩的特征。

4.甲状腺细针穿刺细胞学（FNAC）检查　诊断本病很少采用，但具有确诊价值，主要用于 HT 与结节性甲状腺肿等疾病相鉴别。

【诊断要点】

HT：凡是弥漫性甲状腺肿大，质地较韧，特别是伴峡部锥体叶肿大，不论甲状腺功能有否改变，都应怀疑 HT。如血清 TPOAb 和 TgAb 阳性，诊断即可成立。FNAC 检查有确诊价值。伴临床甲减或亚临床甲减进一步支持诊断。

AT：临床一般以临床甲减首诊。触诊和超声检查甲状腺无肿大或萎缩，血清 TPOAb 和 TgAb 阳性，即可诊断。

【治疗要点】

1.随访　如果甲状腺功能正常，随访则是 HT 与 AT 处理的主要措施。一般主张每半年到 1 年随访 1 次，主要检查甲状腺功能，必要时可行甲状腺超声检查。

2.病因治疗　目前尚无针对病因的治疗方法。提倡低碘饮食。

3.甲减和亚临床甲减的治疗　$L\text{-}T_4$ 替代疗法。

4.甲状腺肿的治疗　对于没有甲减者，$L\text{-}T_4$ 可能具有减小甲状腺肿的作用，对年轻患者效果明显。甲状腺肿大显著，疼痛，有气管压迫，经内科治疗没有效果者，可以考虑手术切除。术后往往发生甲减，需要甲状腺激素长期替代治疗。

【护理要点】

1.心理护理　CLT 病程长，易反复，病人常出现情绪低落、焦虑不安的心理，应加强安全措施，严密观察和了解病人的心理动态，采用宽容、理解和同情的态度，让病人树立积极、乐观的情绪。

2.症状护理　加强保暖，避免寒冷刺激；观察神志、生命体征的变化及全身黏液性水肿情况，每天记录病人体重。

3.健康教育　告知病人发病原因及随访的重要性。对需终生替代治疗者，向其解释终生坚持服药的重要性和必要性，不可随意停药或变更剂量。

（王文梅）

第七节　高尿酸血症与痛风的护理

一、高尿酸血症

【概述】

高尿酸血症是指体内嘌呤代谢紊乱，尿酸生成过多或排出过少，引起血尿酸升高，超过血浆正常浓度，高尿酸血症是痛风的生化基础及特征，其并发症是关节、皮肤、肾脏等组织器官的损害。人体37℃时，血清尿酸的饱和浓度约为7mg/dl，高于此值即为高尿酸血症。

高尿酸血症可分为原发性和继发性两大类。

1.原发性高尿酸血症发病有关因素主要有以下两个方面　①尿酸排泄减少：尿酸排泄障碍是引起高尿酸血症的重要因素，包括肾小球尿酸滤过减少、肾小管重吸收增多、肾小管尿酸分泌减少以及尿酸盐结晶在泌尿系统沉积。②尿酸生成增多：若限制嘌呤饮食5d后，如每日尿酸排出超过3.57mmol/L，可认为是尿酸生成过多。

2.继发性高尿酸血症　由于肾的疾病致尿酸排泄减少；骨髓增生性疾病致尿酸生成增多；某些药物抑制尿酸的排泄等多种原因导致的高尿酸血症所致，在某些原发性高尿酸血症中也存在继发性因素。

【临床表现】

主要分为以下五期。

1.无症状期　仅有血尿酸持续性或波动性增高。

2.急性关节炎期　常午夜起病，突然发作下肢远端单一关节红、肿、热、痛和功能障碍。最常见为蹲趾及第一关节，其余依次为踝、膝、腕、指、肘关节。

3.痛风石及慢性关节炎期　痛风石可以存在于任何关节、肌腱和关节周围软组织，导致骨的破坏及周围组织的纤维化和变性。

4.肾病变　痛风肾病和尿酸性尿路结石。

5.高尿酸血症与代谢综合征　高尿酸血症患者常伴有肥胖、冠心病、血脂异常、高脂血症、糖尿量减低及非胰岛素依赖型糖尿病，统称代谢综合征。

【治疗原则】

1.迅速终止急性关节炎发作，通过控制高尿酸血症通常可有效减少发作，使病情逆转。

2.控制尿酸性肾病与肾石病，保护肾。急性关节炎期应绝对卧床休息，抬高患肢，避免受累关节负重，持续关节疼痛后72h方可逐渐恢复活动。同时尽早予以药物治疗使症状缓解，根据情况使用秋水仙碱、非甾体类抗炎药(NSAID)、抑制尿酸合成药物，以及促进尿酸排泄等药物治疗。

3.无临床症状的高尿酸血症一般无需进行药物治疗，但应适当进行生活方式的调整，以降低尿酸水平，包括保持理想体重、控制血脂、避免过量饮酒等。

4.慢性高尿酸血症者的治疗目标是使血尿酸维持在360μmol/L(6.0mg/dl)以下。

5.伴肥胖或代谢综合征者要同时控制其他指标(包括体重)，减少并发症的发生。

【护理】

1.评估患者的一般情况，包括患者的年龄、身高、体重、腰围、腹围、个人生活习惯、饮食、饮酒嗜好等。

2.评估老年患者有无高血脂、高血压、家族遗传性疾病情况以及是否应用利尿药等。

3.观察患者关节疼痛的部位、性质、间隔时间，有无午夜因剧痛而惊醒的症状发生；观察受累关节有无红、肿、热和功能障碍；观察患者有无过度疲劳、寒冷、潮湿、紧张、饮酒、饱餐、脚扭伤等诱发因素。观察患者有无痛风石的体征，了解结石的部位及有无症状；观察患者的体温变化，有无发热。

4.心理护理：由于疼痛影响进食和睡眠，疾病反复发作导致的关节畸形和肾功能的损害，均可导致老年患者思想负担的加重，常常表现为情绪低落、焦虑、孤独等负性情绪，护士应积极与老年患者进行交流沟通，给予精神上的安慰和鼓励。

5.做好疾病知识的宣教：给老年患者、家属及陪护人员讲解疾病的有关知识，并嘱患者保持心情愉快、避免情绪紧张；选择合适的鞋袜，避免太小、太紧；同时注意保暖，防止受凉、劳累、感染、外伤等。

6.针对肥胖的老年患者讲解如何通过适度的运动减轻体重：运动后疼痛超过1～2h，应暂时停止此项运动；使用大肌群，如能用肩部负重者不用手提，能用手臂者不要用手指；交替完成轻、重不同的工作，不要长时间持续进行重体力活动；经常改变姿势，保持受累关节舒适，若有局部温热和肿胀，尽可能避免其活动。

7.指导患者严格控制饮食，避免进食高蛋白和高嘌呤的食物，忌饮酒，保持每天至少饮水2000ml，特别是在使用排尿酸药物时更应多饮水，有助于尿酸随尿液排泄。

8.教会老年患者及陪护人员平时如何用手触摸耳郭及手足关节处，检查是否产生痛风石，定期复查血、尿酸的变化，及时随诊。

二、痛风

【概述】

痛风是机体长期嘌呤代谢障碍、血尿酸增高引起组织损伤的一组异质性疾病。临床特点是高尿酸血症、特征性的关节炎反复发作，在关节滑液的白细胞内可找到尿酸钠结晶、痛风石形成，严重时关节活动障碍和畸形、肾尿酸结石和(或)痛风性肾病。防治原则有：迅速终止急性发作、止痛、纠正高尿酸血症、防止尿酸结石形成和肾损害。

血液中尿酸长期增高是痛风发生的关键原因。由于各种因素导致酶的活性异常或肾脏排泄尿酸发生障碍，从而导致尿酸生成过多，使尿酸在血液中聚积，产生高尿酸血症。其直接病理机制是肾小管对尿酸盐的清除率下降。也与先天遗传基因有关，痛风任何年龄都可能发生，可能与受寒、劳累、饮酒、食物过敏或吃高嘌呤食物有关。感染、创伤和手术为常见诱因。

【临床表现】

1.多见于中老年男性、绝经后妇女，5%～25%患者有痛风家族史。发病前常伴有高尿酸血症病史，常在午夜突然发病因足痛而惊醒。

2.体征：最初发作为单一关节，以踇趾及第1跖趾关节多见，然后是足弓、踝、跟、膝、指、肘关节受累致疼痛。偶有双侧同时或先后发作。疼痛高峰在24～48h，如刀割或咬噬状。

3.关节周围及软组织出现红肿热痛、功能障碍，大关节腔内的积液，可有发热、白细胞增高、红细胞沉降率增快。一般在三天或几周后可自然缓解；恢复期关节局部皮肤可出现脱屑和瘙痒。

4.辅助检查

(1)血尿酸测定。正常男性为：血尿酸＞420μmol/L(7.0mg/dl)，正常女性为：血尿酸＞350μmol/L，可确诊为高尿酸血症。未经治疗的痛风患者血尿酸多数升高，继发性较原发性痛风升高更为明显。

(2)24h尿酸测定：限制嘌呤饮食5d后，每日尿酸排出量超过3.57mmol/L可认为尿酸生成增多。

(3)关节滑液检查：痛风性关节炎患者的滑液量增多，外观呈白色而不透亮，黏性低，在偏光显微镜下，白细胞内有双折光现象的针形尿酸盐结晶，同时白细胞增多。

(4)组织学检查：对于可疑的痛风石组织可作活检。

(5)X线检查：早期急性关节炎时，仅受累关节周围软组织肿胀。反复发作时，可在软组织内出现不规则团块状致密影，即痛风结节。

【治疗原则】

目前尚无有效办法根治原发性痛风。

1.一般治疗：调节饮食，控制总热量摄入；限制嘌呤食物，严禁饮酒；适当运动，减轻胰岛素抵抗，防止体重超重和肥胖；多饮水，增加尿酸的排泄；避免使用抑制尿酸排泄的药物；避免各种诱发因素和积极治疗相关疾病等。

2.急性痛风性关节炎期的治疗。口服秋水仙碱，对治疗炎症、止痛有特效，越早越好。非甾体抗炎药有吲哚美辛、双氯芬酸、布洛芬、美洛昔康、塞来昔布、罗非昔布等，效果不如前者，但较温和，发作超过48h也可应用，症状消退后即可减量。糖皮质激素在上述两种药无效或禁忌时用，一般尽量不用。

3.发作间歇期和慢性期处理目的是使血尿酸维持正常水平。无症状性高尿酸血症应积极寻找病因和相关因素，如利尿药的应用、体重增加、饮酒、高血压、血脂异常等。

【护理评估】

了解患者关节疼痛的部位、性质和程度以及间隔时间，有无午夜因剧痛而惊醒等症状，观察患者受累关节有无红、肿、热和功能障碍，有无痛风石的体征。

【护理要点及措施】

1.观察患者的体温变化，有无发热等。急性发作时绝对卧床休息至疼痛缓解后72h，抬高患肢，避免负重，局部不宜用冷敷或热疗。指导患者使用减轻负重的方法，如拐杖等。

2.局部症状护理：手、腕或肘关节受累时，为减轻疼痛，可使用小夹板固定制动，也可在受累关节给予冰敷或25%硫酸镁湿敷，消除关节的肿胀和疼痛。痛风石严重时，可能导致局部皮肤溃疡发生，避免发生感染。

3.饮食护理：减少嘌呤摄入量，增加维生素C、纤维素的含量。急性期应严格限制饮食中嘌呤的摄入，食物中的嘌呤量控制在100～150g/d，同时提高蛋白质，脂肪控制在50g/d，同时提高碳水化合物的含量。选嘌呤低的蔬菜水果，如白菜、青椒、洋葱、青菜、可乐、汽水、苏打水、梨、蜂蜜、奶油、核桃等。避免食用动物内脏、沙丁鱼等嘌呤高的食物，饮食控制不可过度，以免导致营养失衡加重痛风。高血压、肥胖、高脂血症者限制钠盐的摄入。选植物油，少选动物油，避免饮酒、限制吸烟。多吃碱性食物，补充钾、钠、氯离子，维持酸碱平衡。多吃蔬菜，多饮水，临睡前饮水可使夜尿增加，有助于小结石排出和控制感染。但肾功能不全时，适量减少水分摄入。

4.心理护理：密切观察患者的情绪变化，患者由于疼痛影响进食和睡眠，疾病反复发作导致关节畸形和肾功能损害，思想负担重，常表现情绪低落、忧虑、孤独，护士应积极与患者交流，并宣教痛风的有关知识，讲解食物与疾病的关系，给予患者精神上的安慰与鼓励，使患者正确对待疾病，积极配合治疗。

5.用药护理：指导患者正确服药，观察药物疗效，及时处理不良反应。口服秋水仙碱常有胃肠道反应，静脉使用时慎防外渗，以免造成组织坏死。丙磺舒、磺吡酮、苯溴马隆可有皮疹、发热、胃肠道反应。使用期间嘱患者多饮水、口服碳酸氢钠等碱性药。应用非甾体类抗炎药(NSAID)时，注意观察有无活动性消化性溃疡或消化道出血发生。使用别嘌醇者除有皮疹、发热、胃肠道反应外，还有肝损害、骨髓抑制等，在肾功能不全者，宜减半量应用。使用糖皮质激素应密切观察疗效，观察有无“反跳”现象，若同时口服秋水仙碱可预防“反跳”现象。

6.避免过度疲劳、寒冷、潮湿、紧张、饮酒、饱餐、关节损伤等诱发因素。适当参加体育活动；卧床患者做好基础护理，有关节活动障碍者，可做理疗和体疗。预防并发症的发生。

【健康教育】

1.向患者及家属介绍疾病的有关知识，说明本病是一种终身性疾病，但经过积极有效治疗，患者可以维持正常生活和工作。嘱其保持心情愉快，避免情绪紧张；生活要有规律性；肥胖者应减轻体重。

2.告知患者防治高血压、冠心病、糖尿病和肥胖，避免受寒、劳累、感染、创伤和进高嘌呤饮食，以免诱发痛风发生。

3.饮食指导：指导病人严格控制饮食，避免进食高蛋白和高嘌呤的食物，忌饮酒，每天至少饮水 2000ml,特别是在用排尿酸药时更应多饮水,有助于尿酸随尿液排出。

4.适度运动与保护关节。①运动后疼痛超过 1～2h,应暂时停止此项运动。②使用大肌群,如能用肩胛部负重者不用手提,能用手臂者不要用手指。③交替完成轻、重不同的工作,不要长时间持续进行重体力劳动。④经常改变姿势,保持受累关节舒适,若局部湿热和肿胀,尽可能避免其活动。

5.让患者了解痛风是一种终身性疾病,轻者经有效治疗可维持正常的工作。若病情反复发作可导致关节僵硬、畸形、肾结石和肾衰竭,导致患者生活质量下降。引起患者的重视,积极配合治疗、护理。

6.教会患者平时用手触摸耳郭及手足关节部位,检查是否产生痛风石。定时监测尿的 pH、血尿酸,门诊随访。

（王文梅）

第九章　普外科疾病的护理

第一节　肠梗阻的护理

一、概述

肠梗阻是常见的一种外科急腹症，由于它变化快，需要早期作出诊断、处理。诊治的延误可使病情发展加重，甚至出现肠坏死，腹膜炎等严重的情况。

【病因】

肠梗阻的病因可分为三大类：①机械性；②动力性；③血运性。

1.机械性　机械性肠梗阻的病因又可归纳为三类。

(1)肠壁内的病变：这些病变通常是先天性的，或是炎症、新生物或创伤引起的。先天性病变包括先天性肠扭转不良、梅克尔憩室炎症。在炎症性疾病中局限性肠炎(克罗恩病)最常见，也还有结核、放线菌病或嗜伊红细胞肉芽肿。另外，原发性或继发性肿瘤，肠道多发息肉，也都可以产生梗阻。创伤后肠壁内血肿可以产生急性肠梗阻，也可能以后因缺血产生瘢痕狭窄、梗阻。各种原因引起的肠套叠、肠管狭窄都可以引起肠管被堵、梗阻。

(2)肠壁外的病变：手术后，先天性或炎症后的肠粘连是常见的产生肠梗阻的肠壁外病变。在我国疝也是产生肠梗阻的一个原因，其中以腹股沟疝为最多见，其他如股疝、脐疝以及一些少见的先天性疝如闭孔疝、坐骨孔疝也可产生肠梗阻。手术后造成的间隙或缺口而导致的疝如胃肠吻合后，结肠造口或回肠造口造成的间隙或系膜缺口，先天性环状胰腺、腹膜包裹、小肠扭转也都可产生梗阻。肠壁外的癌病、肠外肿瘤、局部软组织肿瘤转移、腹腔炎性肿块、脓肿、肠系膜上动脉压迫综合征，均可引起肠梗阻。

(3)肠腔内病变：相比之下，这一类病变较为少见，但在我国临床上仍常见到，特别是在基层医院能遇到这类病人，如寄生虫(蛔虫)、粗糙食物形成的粪石、发团、胆结石等在肠腔内堵塞导致肠梗阻。

2.动力性　又称为麻痹性肠梗阻，它又分为麻痹性与痉挛性两类，是由于神经抑制或毒素刺激以致肠壁肌肉运动紊乱。麻痹性肠梗阻较为常见，发生在腹腔手术后、腹部创伤或急性弥漫腹膜炎病人，由于严重的神经，体液与代谢(如低钾血症)改变所致。痉挛性较为常见，可在急性肠炎、肠道功能紊乱或慢性铅中毒病人发生。

3.血运性　亦可归纳入动力性肠梗阻之中，是肠系膜血管发生血栓形成或栓子栓塞，从而有肠血管堵塞，循环障碍，肠失去蠕动能力，肠内容物停止运行出现肠麻痹现象，但是它可迅速继发肠坏死，在处理上与肠麻痹截然不同。

4.原因不明的肠假性梗阻　假性肠梗阻的治疗主要是非手术方法，仅有些合并有穿孔、坏死等才需要进行手术处理，而重要的是要鉴别这一类型肠梗阻，不误为其他类型肠梗阻，更不宜采取手术治疗，因此将其列出以引起外科医师的注意。假性肠梗阻与麻痹性肠梗阻不同，它无明显病因可查，它是一慢性疾病，表现有反复发生肠梗阻的症状，有肠蠕动障碍、肠胀气，但十二指肠与结肠蠕动可能正常，病人有腹部绞痛、呕吐、腹胀、腹泻甚至脂肪泻，体检时可发现腹胀、肠鸣音减弱或正常，腹部X线平片不显示机械性肠梗阻时出现的肠胀气与气液面。

不明原因的假性肠梗阻可能是一种遗传性疾病，但不明了是肠平滑肌还是肠壁内神经丛有异常。近年来，有报道认为肠外营养是治疗这类病人的一种方法。

上述分类的依据是发病的原因，另外还有其他的分类如下。

(1)单纯性绞窄性：不论发病的原因，而根据肠管内血液循环有无障碍分类。无血液循环障碍者为单纯性肠梗阻，如有血液循环障碍则为绞窄性肠梗阻，绞窄性肠梗阻因有血循环障碍，其病理生理改变明显有别于单纯性肠梗阻，改变快可以导致肠壁坏死、穿孔与继发性腹膜炎，可发生严重的脓毒症，对全身影响甚大，如处理不及时，死亡率甚高。因之，当诊断与观察、治疗肠梗阻时，应及早鉴别单纯性与绞窄性肠梗阻。

(2)完全性与不完全性：根据梗阻的程度而分，无疑完全性肠梗阻的病理生理改变症状均较不完全性梗阻为明显，需要及时、积极的处理，如果一段肠袢的两端均有梗阻，形成闭袢称闭袢型肠梗阻，虽属完全性肠梗阻，但有其特殊性，局部肠袢呈高度膨胀，局部血液循环发生障碍，容易发生肠壁坏死、穿孔，结肠梗阻尤其是升结肠，横结肠肝曲部有梗阻也会出现闭袢型肠梗阻的症状，因回盲瓣为防止逆流而关闭。

(3)根据梗阻的部分为高位、低位和小肠结肠梗阻；也可根据发病的缓急分为急性和慢性，分类是为了便于诊断与治疗，这些分类中有相互交错，且梗阻也可以转化，要重视早期诊断适时给予合理治疗。

【病理生理】

肠梗阻可引起局部和全身性的病理和生理变化，慢性不完全性肠梗阻的局部主要改变是梗阻近端肠壁肥厚和肠腔膨胀，远端肠管变细、肠壁变薄。继发于肠管疾病的病理性肠梗阻，梗阻部还具有原发疾病的改变如结核、克罗恩病等，营养不良以及营养不良而引起的器官与代谢改变是主要的改变，急性肠梗阻随梗阻的类型及梗阻的程度而有不同的改变，概括起来有下列几方面。

1.全身性病理生理改变

(1)水、电解质和酸碱失衡：肠梗阻时，吸收功能发生障碍，胃肠道分泌的液体不能被吸收返回全身循环系统而积存在肠腔内。同时，肠梗阻时，肠壁继续有液体向肠腔内渗出，导致了体液在第三间隙的丢失。如为高位小肠梗阻，出现大量呕吐更易出现脱水，并随丧失液体电解质含量而出现电解质紊乱与酸碱失衡。胆汁及肠液均为碱性，损失的Na^+、K^+、较Cl为多，再加之组织灌注不良，禁食而易有代谢性酸中毒，但在高位小肠梗阻时，胃液的丧失多于小肠液，则有可能出现代谢性碱中毒。K^+的丢失可引起肠壁肌张力减退，引起肠腔膨胀。

(2)休克：肠梗阻如未得到及时适当的治疗，大量失水、失电解质可引起低血容量休克。在手术前由于体内代偿性的调节，血压与脉搏的改变不明显，但在麻醉后，机体失去调节的功能，休克的症状可迅速表现出来。另外，由于肠梗阻引起了肠黏膜屏障功能障碍，肠道内细菌、内毒素易位至肝门静脉和淋巴系统，继有腹腔内感染或全身性感染，也因肠壁坏死、穿孔而有腹膜炎与感染性休克。在绞窄性肠梗阻时，常是静脉回流障碍先于动脉阻断致动脉血仍不断流向肠壁、肠腔，还因有血流障碍而迅速发生肠坏死，出现感染和低血容量休克。

(3)脓毒症：肠梗阻时，肠内容物淤积，细菌繁殖，因而产生大量毒素，可直接透过肠壁进入腹腔，引起腹腔内感染与脓毒血症，在低位肠梗阻或结肠梗阻时而明显，因腔内有较多的细菌，在梗阻未解除时，因静脉回流有障碍，肠内毒素被吸收较少，但一旦梗阻被解除血液循环恢复后毒素大量被吸收而出现脓毒症、中毒性休克。因此，在解决梗阻前应先清除肠内积存的感染性肠液。

(4)呼吸和心脏功能障碍：肠腔膨胀时腹压增高，横膈上升，腹式呼吸减弱，可影响肺内气体交换，同时，有血容量不足、下腔静脉被压而下肢静脉血回流量减少，均可使心排血量减少。

2.局部病理生理改变

(1)肠腔积气、积液：有学者应用同位素标记的水、钠与钾进行研究，在小肠梗阻的早期(<12h)，由于吸收功能降低，水与电解质积存在肠腔内，24h后不但吸收减少而且有分泌增加。

梗阻部以上肠腔积气是来自吞咽的空气、重碳酸根产生的CO_2和细菌发酵后产生的有机气体。吞咽的空气是肠梗阻时很重要的气体来源，它的含氮量高达70%，而氮又是一种不被肠黏膜吸收的气体，CO_2的量虽大，但它易被吸收，不是产生肠胀气的主要成分。

(2)肠蠕动增加：正常时肠管道蠕动受到自主神经系统、肠管本身的肌电活动和多肽类激素的调节来控制。在发生肠梗阻时，各种刺激增强而使肠管活动增加。在高位肠梗阻频率较快，每3～5min即可有1次，低位肠梗阻时间比较长，可10～15min 1次，但如梗阻时间不解除，肠蠕动又可逐渐变弱甚至消失，出现肠麻痹。

(3)肠壁充血水肿、通透性增加：正常小肠腔内压力为0.27～0.53kPa，发生完全性肠梗阻时，梗阻近端压力可增至1.33～1.87kPa，强烈蠕动时可达4kPa以上，在肠内压增加时，肠壁静脉回流受阻，毛细血管及淋巴管淤积，引起肠壁充血水肿，液体外渗。同时由于缺氧，细胞能量代谢障碍，致使肠壁通透性增加，液体可自肠腔渗透至腹腔，在闭袢型肠梗阻中，肠内压可增加至更高点，使小动脉血流受阻，引起点状坏死和穿孔。

概括起来，高位小肠梗阻易有水、电解质与酸碱失衡。低位肠梗阻容易出现肠腔膨胀，感染及中毒。绞窄性肠梗阻易引起休克。结肠梗阻或闭袢型肠梗阻则易出现肠穿孔、腹膜炎。如治疗不及时或处理不当，不论何种类型肠梗阻都可出现上述的各种病理生理改变。

【表现及检查】

各种类型肠梗阻虽有不同病因，但有一共同的特点即是肠管的通畅性受阻，肠内容物不能正常地通过，因此，有程度不同的腹痛、呕吐、腹胀和停止排便排气等症状。

1.症状

(1)腹痛:腹痛是机械性肠梗阻的最先出现的症状,是由于梗阻以上肠管内容物不能向下运行,肠管强烈蠕动所致。呈阵发性剧烈绞痛,且在腹痛发作时,病人自觉有肠蠕动感,且有肠鸣音,有时还可出现移动性包块。腹痛可呈全腹性或仅局限在腹的一侧。在高位肠梗阻时,腹痛发作的同时可伴有呕吐。单纯性肠梗阻时,腹痛有逐渐加重,再由重减轻的过程。减轻可以使梗阻有所缓解,肠内容物可以通向远段肠管,但也有可能是由于梗阻完全,肠管高度膨胀,腹腔内有炎性渗出或腹膜炎,肠管进入麻痹状态。这时,腹痛虽然减轻,但全身症状加重,特别是毒性症状明显。

单纯性结肠梗阻的腹痛可以不明显,但在绞窄性或闭袢性肠梗阻时,也可有阵发性胀痛。

绞窄性肠梗阻由于有肠管缺血和肠系膜嵌闭,腹痛往往是持续性腹痛伴有阵发性加重,疼痛也较剧烈。绞窄性肠梗阻也常伴有休克及腹膜炎症状。

麻痹性肠梗阻的腹胀明显,腹痛不明显,阵发性绞痛尤为少见。

(2)腹胀:腹胀的发生在腹痛之后,低位梗阻的腹胀较高位梗阻为明显。在腹壁较薄的病人,常可显示梗阻部位的上部肠管膨胀出现肠型。高位小肠梗阻常表现为上腹尤其是上腹中部有饱胀,低位小肠梗阻为全腹性胀气,以中腹部为明显,低位结肠梗阻时,呈全腹性广范围的胀气。闭袢式肠梗阻可出现局限性腹胀。

(3)呕吐:呕吐是机械性肠梗阻的主要症状之一,高位梗阻的呕吐出现较早,在梗阻后短期即发生,呕吐较频繁。在早期为反射性,呕吐物为食物或胃液,其后为胃液、十二指肠液和胆汁。低位小肠梗阻的呕吐出现较晚,初为内容物,静止期较长,后期的呕吐物为积蓄在肠内并经发酵、腐败呈粪样带臭味的肠内容物。如肠系膜血管有绞窄,呕吐物为有血液的咖啡色、棕色物,偶有新鲜血液,在结肠梗阻时,少有呕吐的现象。

(4)排便排气停止:在完全性肠梗阻,排便排气停止是肠管梗阻的一个主要症状,在梗阻发生的早期,由于肠蠕动增加,梗阻部位以下肠内积存的气体或粪便可以排出,当早期开始腹痛时即可出现排便排气现象,容易误为肠道仍通畅,故在询问病史时,应了解在腹痛再次发作时是否仍有排便排气。但在肠套叠、肠系膜血管栓塞或血栓形成时,可自肛门排出血性黏液或果酱样粪便。

2.体征　单纯梗阻的早期,病人除在阵发性腹痛发作时出现痛苦表情外,生命体征等无明显变化,待发作时间较长,呕吐频繁,腹胀明显后,可出现脱水现象,病人虚弱甚至休克。当有绞窄性梗阻时可较早地出现休克。

腹部理学检查可观察到腹部有不同程度的腹胀,在腹壁较薄的病人,尚可见到肠型及肠蠕动,肠壁及肠蠕动多随腹痛的发作而出现,肠型是梗阻近端肠袢胀气后形成,有助于判断梗阻的部位。触诊时,单纯性肠梗阻的腹部虽胀气,但腹壁柔软,按之有时如充气的球囊,有时在梗阻的部位有轻度的压痛,特别是腹部切口部粘连引起的梗阻,压痛点较为明显。当梗阻上部肠管内积存的气体与液体较多时,稍加振动可听到振水声。腹部叩诊多呈鼓音。肠鸣音亢进,有时不用听诊器亦可听到。肠鸣音的量和强度均有增加,且可有气过水声及高声调的金属声。腹痛、肠型、肠鸣音亢进都是由于肠蠕动增强引起,常同时出现。因此,在体检时,可稍等待,即可获得这些阳性体征。

当有绞窄性肠梗阻或单纯性肠梗阻的晚期，肠壁已有坏死、穿孔，腹腔内已有感染、炎症时，则体征表现为腹膜炎的休征，腹部膨胀，有时可叩出移动性浊音，腹壁有压痛，肠鸣音微弱或消失。因此，在临床观察治疗中，体征的改变应与临床症状相结合，警惕腹膜炎的发生。

3.化验检查　单纯性肠梗阻早期变化不明显。晚期由于失水和血液浓缩，白细胞计数、血红蛋白、血细胞比容都可增高，血 K^+、Na^+、Cl^- 与酸碱平衡都可发生改变。高位梗阻，呕吐频繁，大量胃液丢失可出现低钾、低氯与代谢性碱中毒。在低位肠梗阻，则可有电解质普遍降低与代谢性酸中毒。腹胀明显，膈肌上升影响呼吸时，亦可出现低氧血症与呼吸性酸或碱中毒，可随病人原有肺部功能障碍而异。因此，动脉血气分析应是一项重要的常规检查。当有绞窄肠梗阻或腹膜炎时，血常规、血液生物化学测定指标等改变明显。尿量在肠梗阻早期可无明显变化，但在晚期，如无适当的治疗，可出现尿量减少，尿比重增加甚至出现急性肾功能障碍。

4.影像学检查　对肠梗阻有帮助的 X 线检查是腹部平片与泛影葡胺灌肠，直立位腹部平片可显示肠袢胀气，空肠黏膜的环状皱襞在肠腔充气时呈“鱼骨刺”样，结肠可显示结肠袋，肠腔充气的肠袢是在梗阻以上的部位。小肠完全性梗阻时，结肠将不显示。左侧结肠梗阻，右侧结肠将充气。典型 X 线表现是出现多个肠袢内含有气液面呈阶梯状，气液是因肠腔内既有胀气又有液体积留而形成，只有在病人直立状或侧卧时才能显示，平卧位时不显示这一现象。如腹腔内已有较多渗液，直立位时尚能显示下腹部和盆腔部的密度增高。

25%泛影葡胺灌肠可用于疑有结肠梗阻的病人，它可显示结肠梗阻的部位与性质。但在小肠梗阻时忌用胃肠造影的方法，以免加重病情。

【诊断】

1.肠梗阻的诊断　典型的单纯性的肠梗阻阵发性腹部绞痛，同时伴有腹胀，呕吐，肠鸣音增加等自觉症状。在粘连性肠梗阻，多数病人都有腹部手术史，或者曾有过腹痛史。但在早期，有时并不具有典型的上述症状仅有腹痛与呕吐，则需与其他的急腹症如急性胃肠炎，急性胰腺炎、输尿管结石等鉴别。除病史与腹部的详细检查外，化验检查与 X 线腹部平片可有助于诊断。

2.肠梗阻类型的鉴别

(1)机械性与动力性肠梗阻：机械性肠梗阻是常见的肠梗阻类型，具有典型的腹痛、呕吐、肠鸣音增强、腹胀等症状，与麻痹性肠梗阻有明显区别，后者是腹部持续腹胀，但无腹痛，肠鸣音微弱或消失，且多是与肠腔感染、外伤，腹膜后感染、血肿、腹部手术、肠道炎症、脊髓损伤等有关。虽然，机械性肠梗阻的晚期因腹腔炎症而出现与动力性肠梗阻相似的症状，但在发作的早期，其症状较为明显。腹部 X 线平片对鉴别这两种肠梗阻甚有价值，动力型肠梗阻出现全腹、小肠与结肠均有明显充气。体征与 X 线片能准确地分辨这两类肠梗阻。

(2)单纯性与绞窄性肠梗阻：绞窄性肠梗阻有血运障碍，可发生肠坏死。绞窄性肠梗阻发病急骤且迅速加重，早期的腹痛剧烈，无静止期，呕吐频繁发作可有血液呕吐物，腹部有腹膜炎体征，可有局部隆起或为可触及的孤立胀大的肠袢等均为其特征。腹腔穿刺可以有血性液体。腹腔 X 线平片可显示有孤立胀大肠袢。全腹 CT 对梗阻部位及性质确定有一定帮助。非手术治疗不能改善其症状。当疑为绞窄性梗阻而不能得到证实时，仍应及早行手术探查。

(3)小肠梗阻与结肠梗阻：临床上常见的是小肠梗阻，但结肠梗阻时因有回盲瓣具有单向阀的作用，气体仅能向结肠灌注而不能反流至小肠致形成闭袢型梗阻，结肠呈极度扩张。加之结肠薄，易发生盲肠部穿孔。结肠梗阻的原因多为肿瘤或乙状结肠扭转，在治疗方法上也有别于小肠梗阻，及早明确是否为结肠梗阻有利于制定治疗计划。结肠梗阻以腹胀为主要症状，腹痛，呕吐，肠鸣音亢进均不及小肠梗阻明显。体检时可发现腹部有不对称的膨隆，借助腹部X线平片上出现充气扩张的一段结肠袢，可考虑为结肠梗阻。全腹CT、泛影葡胺灌肠检查或结肠镜检查可进一步明确诊断。

【病因诊断】

肠梗阻可以有不同的类型，也有不同的病因，在采用治疗前，应先明确梗阻类型、部位与病因，以便确定治疗策略与方法。病因的诊断可根据以下方面进行判断。

1.病史　详细的病史有助于病因的诊断，腹部手术史提示有粘连性肠梗阻的可能。腹股沟疝可引起肠绞窄性梗阻。腹部外伤可致麻痹性梗阻。慢性腹痛伴有低热并突发肠梗阻可能是腹内慢性炎症如结核所致。近期有大便习惯改变，继而出现结肠梗阻症状的老年病人应考虑肿瘤。饱餐后运动或体力劳动出现梗阻应考虑肠扭转。心血管疾病如心房纤颤、瓣膜置换后应考虑肠系膜血管栓塞。下腹疼痛的伴有肠梗阻的女性病人应考虑有无盆腔附件病变等。

2.体征　腹部检查提示有腹膜刺激症状者，应考虑为腹腔内炎症改变或是绞窄性肠梗阻引起。

腹部有手术或外伤瘢痕应考虑腹腔内有粘连性肠梗阻。

直肠指诊触及肠腔内肿块，是否有粪便，直肠膀胱凹有无肿块，指套上是否有血液，腹部触及肿块，在老年人应考虑是否为肿瘤、肠扭转。在幼儿右侧腹部有肿块应考虑是否为肠套叠。具有明显压痛的肿块多提示为炎性病变或绞窄的肠袢。

3.影像学诊断　B超检查虽简便，但因肠袢胀气，影响诊断的效果，全腹CT可诊断出明显的实质性肿块或肠腔外有积液，特别是冠状扫描有助诊断。腹部平片除能诊断是结肠、小肠、完全与不完全梗阻，有时也能提示病因，如乙状结肠扭转时，泛影葡胺灌肠检查，可出现泛影葡胺中止处呈鸟嘴或鹰嘴状。蛔虫性肠梗阻可在充气的肠腔中出现蛔虫体影。

【治疗】

急性肠梗阻的治疗包括手术治疗和非手术治疗，治疗方法的选择根据梗阻的原因、性质、部位以及全身情况和病情严重程度而定。不论采用何种治疗均首先纠正梗阻带来的水、电解质与酸碱紊乱，改善病人的全身情况。

1.非手术治疗

(1)胃肠减压：是治疗肠梗阻的主要措施之一，现多采用鼻胃管(Levin管)减压，导管插入位置调整合适后，先将胃内容物抽空再行持续低负压吸引。抽出的胃肠液应观察其性质，以帮助鉴别有无绞窄与梗阻部位的高低。胃肠减压的目的是减轻胃肠道的积留气体、液体，减轻肠腔膨胀，有利于肠壁血液循环的恢复，减少肠壁水肿，使某些原有部分梗阻的肠袢因肠壁肿胀而致的完全性梗阻得以缓解，也可使某些扭曲不重的肠袢得以复位，症状缓解。胃肠减压可减轻腹内压，改善因膈肌抬高而导致的呼吸与循环障碍。

(2)纠正水、电解质与酸碱失衡：水、电解质与酸碱失衡是急性肠梗阻最突出的生理紊乱，应及早给予纠正。当血液生化检查结果尚未获得前，可先给予平衡盐液(乳酸钠林格液)。待有测定结果后，再添加电解质与纠正酸、碱紊乱，在无心、肺、肾功能障碍的情况下，最初输入液体的速度可稍快一些，但需做尿量监测，必要时做中心静脉压（CVP）监测，以防液体过多或不足。

在单纯性肠梗阻的晚期或绞窄性肠梗阻，常有大量血浆和血液渗出至肠腔或腹腔，需要补充血浆和全血。

（3）抗感染：肠梗阻后，肠壁循环有障碍，肠黏膜屏障功能受损而有肠道细菌异位，或是肠腔内细菌直接穿透肠壁至腹腔内产生感染。肠腔内细菌亦可迅速繁殖。同时，膈肌升高引起肺部感染。因而，肠梗阻病人应给予抗菌药物以预防或治疗腹部或肺部感染，常用的有以杀灭肠道细菌与肺部细菌的广谱头孢菌素或氨基糖苷类抗生素，以及抗厌氧菌的甲硝唑等。

（4）其他治疗：腹胀后影响肺的功能，病人宜吸氧。为减轻胃肠道的膨胀可给予生长抑素以减少胃肠液的分泌量。乙状结肠扭转可试用纤维结肠镜检查、复位。回盲部肠套叠可试用泛影葡胺灌肠与充气灌肠复位。

采用非手术方法治疗肠梗阻时，应严密观察病情的变化，绞窄性肠梗阻或已出现腹膜炎症状的肠梗阻，经过 2～3h 的非手术治疗，实际上是术前准备，纠正病人的生理失衡状况后即进行手术治疗。单纯肠梗阻经过非手术治疗 24～48h，梗阻的症状未能缓解或在观察治疗过程中症状加重或出现腹膜炎症状时，应及时改为手术治疗。但是在手术后发生的术后早期炎性肠梗阻除有绞窄发生，应继续治疗等待炎症消退。

2.手术治疗　手术治疗是肠梗阻的一个重要措施，大多数情况下肠梗阻需手术来解决。手术的目的是解除梗阻去除病因，手术的方式可根据病人的情况与梗阻的部位，病因加以选择。

（1）单纯解除梗阻的手术：这类手术包括为粘连性肠梗阻的粘连分解，去除肠扭曲，切断粘连束带；肠内堵塞切开肠腔，去除毛粪石、蛔虫等；肠扭转、肠套叠的肠袢复位术。

（2）肠切除吻合术：肠梗阻是由于肠肿瘤所致，切除肿瘤是解除梗阻的首选方法。在其他非肿瘤性病变，因肠梗阻时间较长，或有绞窄引起肠坏死，或是分离肠粘连时造成较大范围的肠损伤，则需考虑将有病变的肠段切除吻合。在绞窄性肠梗阻，如腹股沟疝，肠扭转，胃大部切除后绞窄性内疝，绞窄解除后，血运有所恢复，但肠袢的生活力如何，是否应切除，切除多少，常是手术医生感到困难之处。小段肠袢当不能肯定有无血障碍时，以切除吻合为安全。但当有较长段肠袢尤其全小肠扭转，贸然切除将影响病人将来的生存。为此，应认真判断肠管有无生活力。判断方法有：①肠管的颜色转为正常，肠壁保持弹性并且蠕动活跃，肠系膜边缘动脉搏动可见说明肠管有生机。在有经验的医生，经仔细判断后，准确性可在 90％以上。但常出现过多切除现象。②应用超生多普勒沿肠管对肠系膜缘探查是否有动脉波动，而非探查肠系膜的血管弓部，准确性应在 80％以上。③从周围静脉注入荧光素，然后紫外线照射疑有循环障碍的肠管部，如有荧光出现，表示肠管有生机。④肠管已明显坏死，切除缘必须有活跃的动脉出血。

肠管的生机不易判断且是较长的一段，可在纠正血容量不足与供氧的同时，在肠系膜血管根部注射 1％普鲁卡因或是苄胺唑啉以缓解血管痉挛，将肠管标志后放回腹腔，观察 15～30min，如无生机可重复 1 次，当确认无生机后始可考虑切除。经处理后肠管的血运恢复，也显示有生机，则可保留，但在24h后应再次剖腹观察，如发现有局灶性坏死应再行切除。为此，第1次手术关腹时，可采用全层简单缝合的方法。

(3)肠短路吻合：当梗阻的部位切除有困难，如肿瘤向周围组织广泛侵犯，或是粘连广泛难以剥离，但肠管无坏死现象，为解除梗阻，可分离梗阻部远近端肠管做短路吻合，旷置梗阻部，但应注意旷置的肠管尤其是梗阻部的近端肠管不宜过长，以免引起盲袢综合征。

(4)肠造口术或肠外置术：肠梗阻部位的病变复杂或病人的情况差，不允许行复杂的手术，可在膨胀的肠管上，亦即在梗阻部的近端肠管做肠造口术以减压，解除因肠管高度膨胀而带来的生理紊乱。小肠可采用插管造口的方法，可先在膨胀的肠管上切一小口，放入吸引管进行减压，但应注意避免肠内物污染腹腔及腹壁切口。肠插管造口管宜稍粗一些如F16、F18以防堵塞，也应行隧道式包埋造口，以防有水肿的膨胀肠管愈合不良而发生瘘。结肠则且做外置造口，结肠内有粪便，插管造口常不能达到有效的减压，因远端有梗阻，结肠造口应采用双口术式。有时，当有梗阻病变的肠袢已游离或是肠袢已有坏死，但病人的情况差，不能耐受切除吻合术，可将该段肠袢外置，关腹。立即或待病人情况复苏后再在腹腔外切除坏死或病变的肠袢，远、近两切除端固定在腹壁上，近端插管减压、引流，以后再行二期手术，重建肠管的连续性。

急性肠梗阻都是在急诊或半急诊情况下进行，术前的准备不如择期性手术那样完善，且肠袢高度膨胀有血液循环障碍，肠壁有水肿愈合能力差，手术时腹腔已有感染或手术时腹腔被肠内容物严重污染术后易有肠瘘、腹腔感染、切口感染。在绞窄性肠梗阻病人，绞窄解除后循环恢复，肠腔内的毒素大量被吸收入血循环中，出现全身性中毒症状，有些晚期病人还可能发生多器官功能障碍甚至衰竭。绞窄性肠梗阻的手术死亡率为4.5%～31%，而单纯性肠梗阻仅为1%。因此，肠梗阻病人术后的监测治疗仍很重要，胃肠减压，维持水、电解质及酸碱平衡，加强营养支持，抗感染等都必须予以重视。

二、粘连性肠梗阻

【病理】

粘连性肠梗阻是肠梗阻的最常见的一种类型，占肠梗阻的40%～60%，在我国20世纪60年代以后，大组肠梗阻病例统计中，它属第1位。腹腔内粘连产生机械性肠梗阻有三种类型。

1.先天性粘连　不常见，约占肠梗阻的5%，如卵黄管退化不全，在脐与回肠之间形成粘连带。或由于胎粪性腹膜炎引起，在腹腔内形成广泛的粘连。或是肠转位不良引起的腹腔内腹膜侧壁带。

2.炎症后粘连　占粘连性肠梗阻的10%～20%，由于以往腹腔内器官发生过无症状的炎症，或是有炎症经非手术治疗，如阑尾炎、肠憩室炎、盆腔炎症性疾病、胆囊炎、肠道炎性疾病以及腹腔内其他炎症而产生的粘连。

3.手术后粘连　是粘连性肠梗阻中最常见的类型，约80%的病人是属于这一类型，如阑尾切除术、妇科手术等。

【病因】

粘连形成是机体的一种纤维增生的炎性反应，粘连起到血管桥的作用。当腹腔内有任何原因引起的炎症反应，局部将有水肿、充血，释放组胺，多种激肽与其他血管活性物质，大量纤维素渗出并沉积在浆膜面上形成一网络状物，其中含有许多多核白细胞及其他炎性细胞，纤维网络使邻近的浆膜面粘合在一起，其后，成纤维细胞出现在其中。局部的炎性反应是否形成纤维性粘连的决定因素之一是局部纤维分解的速度，如纤维素性网络能迅速吸收，纤维增生将停止而无粘连形成，反之，成纤维细胞将产生胶原束，成为纤维粘连的基础。同时，许多毛细血管伸入其中，纤维母细胞在胶原网中增殖，数周或数月后粘连为之形成。

至于有的纤维素被吸收，而有的则形成粘连的机制并不完全了解。虽有人认为是因为浆膜面缺乏间质细胞覆盖的缘故。但并不为许多临床与实验所证实。Ellis 认为是局部组织缺血延缓了纤维素的吸收。除此，滑石粉、淀粉、纱布、棉花、肠内容物、缝合材料及其他异物均能引起粘连的产生。

粘连的产生是机体创伤、缺血、感染、异物所作出的炎性反应。因此，在许多情况下，腹腔内均可发生粘连，但有粘连不一定有肠梗阻，仅在粘连引起了肠管的不通畅才发生肠梗阻的症状。

粘连性肠梗阻，一般都发生在小肠，引起结肠梗阻者少见，有时盆腔疾病也可引起乙状结肠粘连性肠梗阻，粘连引起的肠梗阻有下列类型。

1.肠管的一部分与腹壁粘连固定，多见于腹部手术切口部或腹壁曾有严重炎症，损伤部分肠管呈锐角扭折。

2.粘连带压迫或缠绕肠管形成梗阻。

3.粘连带的两端固定形成环孔，肠管从环中通过而形成内疝。

4.较长的一段肠管粘着成团，致使部分肠管变窄，或是相互粘着影响肠管的正常蠕动，出现梗阻。

5.肠管以粘着部为支点发生扭转。

6.肠管粘着远处腹壁或其他组织，受肠系膜长度的限制或肠管另一端较固定（如回盲部）肠管呈牵拉性扭转而有梗阻。

粘连性肠梗阻除粘连这一存在的因素外，还有其他因素，故有时并无症状或仅有部分梗阻的现象。当附加有其他因素时则出现症状。如：

(1)肠腔已变窄，在有腹泻炎症时，肠壁、肠黏膜水肿，使变窄的肠腔完全阻塞不通。

(2)肠腔内容物过多过重，致肠膨胀，肠下垂加剧了粘着部的锐角而使肠管不通。

(3)肠蠕动增加，或是肠腔内食物过多，体位的剧烈变动，产生扭转。因此，有些病人粘连性肠梗阻的症状可反复发作，经非手术治疗后又多可以缓解。而另一些病人以往并无症状，初次发作即为绞窄性肠梗阻。

【诊断】

1.症状与体征　粘连性肠梗阻的症状可以表现为完全性或不完全性梗阻，可以是单纯性也可是绞窄性，与粘连的分类，产生梗阻的机制有关。多数病人在手术后肠袢与切口或腹腔内剥离面呈片状粘连。开始时，多先有部分肠梗阻的症状，当肠内容物淤积或肠壁水肿后则出现完全性梗阻，经非手术治疗后多能缓解，但也常有反复发作。粘连带，内疝或扭转引起的梗阻则多是初次发作呈完全性梗阻或绞窄性梗阻。

粘连性肠梗阻的临床表现与其他类型肠梗阻相同，但在有手术史的病人，又系肠袢与切口粘着引起的肠梗阻，常可在切口的某一部分出现膨胀的肠型或肠袢且可有压痛。

2.辅助检查　粘连性肠梗阻除症状、体征与辅助诊断提示为肠梗阻外，手术史，腹腔炎症病史，腹壁有手术或创伤瘢痕可提示为粘连性肠梗阻，但并不能以此作为肯定或否定的依据。

手术后早期（5～7d）即可发生梗阻的症状，但不属于手术后麻痹性肠梗阻，与其手术后期由于粘连带、片状粘连所引起的梗阻有所不同。除有粘连外，且与术后早期炎性反应有关，既有肠腔梗阻又有炎症引起的局部肠动力性障碍。当然，也偶有在手术后早期出现绞窄性肠梗阻者，多因手术时做广范围的操作，导致了肠扭转或内疝。

【预防】

手术后粘连是产生肠梗阻的一个原因，因此，人们试图采用一些方法来防止粘连的产生，概括起来有以下几种。

1.防止纤维素的沉积　应用各种抗凝药如肝素、右旋糖酐、双香豆素以及枸橼酸钠等，但带来了严重渗血等并发症，不适用于临床应用。

2.清除纤维素沉积　应用机械或药物的方法以加速清除纤维素，加速纤维蛋白原的分解。如以等渗盐水灌洗腹腔清除纤维素；腹腔内注入胰蛋白酶，木瓜蛋白酶，胃蛋白酶加速清除细胞外蛋白基质。也有用透明质酸酶、链激酶、尿激酶、溶纤维性蛇毒者，但效果不肯定或有不良反应，学者近年应用几丁糖涂于切口、腹腔内剥离面及肠管表面用于防粘连有一定作用。

3.机械性分隔器官的接触面　应用腹腔内充气，各种物质的薄膜如腹膜、银箔、油绸、硅膜及大网膜等；腹膜腔内注入橄榄油、石蜡油、自体脂肪、羊水、聚维酮（聚乙烯吡咯酮）液等。也有用新斯的明灌肠或泻剂，以促进肠蠕动使肠与肠间不黏着。

4.抑制纤维的增生　肾上腺皮质激素与其他抗炎药物，但带有组织不愈合的不良反应。总之，至今虽有许多学者作了不少的努力，采用了不同的方法，但都不能在临床应用中取得完满的结果。粘连的形成本身是机体对损伤的一种炎症反应，是愈合机制的一部分，组织的愈合修复有赖于这一机制，抑制它的发生也将影响愈合、修复。减少组织的损伤，减轻组织的炎症与修复反应，以及预防粘连引起的肠梗阻是当前临床外科医生应重视的问题。

腹腔内粘连的产生除一些不可能避免的因素外，尚有一些可避免的因素，如①清除手套上的淀粉、滑石粉，不遗留丝线头、纱布、棉花纤维、切除的组织等异物于腹腔内，减少肉芽组织的产生；②减少缺血的组织，不做大块组织的结扎，有缺血可疑的部分，以大网膜覆盖，即使有粘连产生，已有大网膜相隔；③注意无菌操作技术，减少炎性渗出；④保护肠浆膜面，防止损伤与干燥；⑤腹膜缺损部分任其敞开，不做有张力的缝合；⑥清除腹腔内的积液、积血，必要时放置引流；⑦关腹前将大网膜铺置在切口下；⑧及时治疗腹膜内炎性病变，防止炎症的扩散。

为了防止粘连性肠梗阻在手术治疗后再发，或预防腹腔内大面积创伤后虽有粘连产生但不致有肠梗阻发生，可采取肠排列的方法，使肠袢呈有序的排列、粘着，而不致有肠梗阻。1934年Wichmann首先提出将肠袢排列固定的方法，1937年Noble加以改良并推广应用，现多称为Noble法，他将肠管与肠管，系膜与系膜间进行缝合固定，每节长18～24cm，使整个肠管呈永久性的有序排列。这一方法费时(60～90min)且有一些并发症。1960 年 Child 对此加以改进,改肠管间缝合为用不吸收线经系膜无血管区贯穿缝合固定,排列肠管,操作方便,并发症少。1956 年 White 报道用单球双腔管(M-A 管)自胃或上部空肠造口放入肠管内,一直经回盲部送入到升结肠部,然后将肠管作有序的排列,放置 10d 左右,待腹腔肠袢间粘连形成固定后再拔除,起到永久性排列固定的效果。虽也偶有因空肠造口、置管引起的瘘,肠黏膜被压迫形成溃疡等并发症,但方法简便,且肠腔内有支撑管,转折时不致成锐角而发生再梗阻,而这一现象却在 Noble 法仍有发生,产生再梗阻。因此,肠内置管排列的方法已为不少临床外科医师所采用。

【治疗】

肠梗阻概论中的治疗原则适用于粘连性肠梗阻,单纯性肠梗阻可先行非手术疗法,无效时则应进行手术探查。反复发学者可根据病情行即期或择期手术治疗。以往,有一种"粘连性肠梗阻不宜手术"的说法,认为术后仍有粘连,仍可发生肠梗阻,将会严重影响病人的生活、工作。目前,在非手术疗法难以消除造成梗阻粘连的条件下,手术仍是一有效的方法,即使是广泛的肠粘连,肠排列固定术有着明确的预防再发的效果。

手术后早期发生的肠梗阻,多为炎症、纤维素性粘连所引起,在明确无绞窄的情况下,经非手术治疗后可望吸收,症状消除。尤其近代有肠内、外营养支持,可维持病人的营养与水、电解质平衡,生长抑素可减少胃肠液的分泌,减少肠腔内液体的积蓄,有利症状的减轻与消除。

三、肠扭转

肠扭转在我国是常见的一种肠梗阻类型,是一段肠管甚至几乎全部小肠及其系膜沿系膜轴扭转 360°～720°,因此,既有肠管的梗阻,更有肠系膜血管的扭折不通,血循环中断。受其供应的肠管将迅速发生坏死、穿孔和腹膜炎,是肠梗阻中病情凶险,发展迅速的一类。如未能得到及时处理,将有较高的病死率(10%～33%)。

【病因】

肠扭转可分为原发性与继发性两类。

原发性的病因不很清楚,并无解剖上的异常,可能与饱餐后,肠腔内有较多的尚未消化的内容物,当有体位改变明显的运动时,小肠因有重量下垂而不能随之同步旋转而造成。

继发性肠扭转是由于先天性或后天获得的解剖改变,出现一固定点形成肠袢扭转的轴心。但是,扭转的产生常常是下列 3 个因素同时存在。

1.解剖因素　如手术后粘连,梅克尔憩室、乙状结肠冗长,先天性中肠旋转不全,游离盲肠等都是发生肠扭转的解剖因素。

2.物理因素　在上述的解剖因素基础上,肠袢本身需要有一定的重量,如饱餐后,特别有较多不易消化的食物涌入肠腔内;或是肠腔有较多的蛔虫团;肠管有较大的肿瘤;在乙状结肠内存积着大量干涸的粪便等,都是造成肠扭转的潜在因素。

3.动力因素　强烈的蠕动或体位的突然改变,使肠袢产生了不同步的运动,使已有轴心固定位置,且有一定重量的肠袢发生扭转。

【诊断】

1.症状与体征　肠扭转是闭袢型肠梗阻加绞窄性肠梗阻，发病急且发展迅速。起病时腹痛剧烈，腹胀明显，早期即可出现休克，症状继续发展逐渐加重，且无间歇期，肠扭转的好发部位是小肠、乙状结肠和盲肠。临床表现在不同部位的肠扭转亦有不同。小肠扭转的病人常突发持续性腹部剧痛，并有阵发性加重，先有脐周疼痛，可放射至腰背部，这是由于牵拉肠系膜根部的缘故。呕吐频繁，腹部膨胀明显，早期即可有压痛，但无肌紧张，肠鸣音减弱，可闻及气过水声。腹部X线平片可因小肠扭转的部位不同而有不同的显示。全小肠扭转时，可仅有胃十二指肠充气扩张。但也可是小肠普遍充气并有多个液面。部分小肠扭转时，可在腹部的某一部位出现巨大胀气、扩大的肠袢，且有液平面。虽有这些临床表现，但在术前仅能作出绞窄性肠梗阻的诊断，手术中始能确定肠扭转的情况。

乙状结肠扭转常多见于乙状结肠冗长，有便秘的老年人。病人有腹部持续胀痛，逐渐隆起，病人有下腹坠痛感但无排气排便。左腹部明显膨胀，可见肠型，叩之呈鼓音，压痛及肌紧张均不明显。X线平片可见巨大双腔充气的肠袢，且有液平面，这一类乙状结肠较为常见，且可反复发作。另有一些病人呈急性发作，腹部有剧痛、呕吐，腹部有压痛、肌紧张，显示扭转重，肠管充血、缺血明显，如不及时处理可发生肠坏死。

2.影像学检查　盲肠扭转较少见，多发生在盲肠可移动的病人，可分为急性与亚急性两型。盲肠急性扭转不常见，起病急，有剧痛及呕吐，右下腹有肿块可触及，有压痛，可产生盲肠坏死、穿孔。亚急型起病稍缓，病人主诉右下腹部绞痛，腹部很快隆起，不对称，上腹部可触及一弹性包块。X线平片可见巨大的充气肠袢，伴有多个肠充气液面。

当疑有乙状结肠或盲肠扭转，而尚无腹膜炎症状时，可考虑应用泛影葡胺灌肠以明确诊断。结肠出现阻塞，尖端呈“鸟嘴”或锥形，可明确为乙状结肠扭转。盲肠扭转则显示泛影葡胺在横结肠或肝区处受阻。

【治疗】

当肠扭转的诊断明确后，虽尚无腹膜刺激症状时，亦应积极准备进行治疗，如为乙状结肠扭转，在早期可试行纤维结肠镜检查与复位，但必须细心处理以防引起穿孔。早期手术可降低死亡率，更可减少小肠扭转坏死大量切除后的短肠综合征，后者将给病人带来终身的健康障碍。小肠扭转80%为顺钟方向，可扭转180°～720°，甚至1080°，复位后应细致观察血液循环恢复的情况，明确有坏死的肠段应切除，对有疑点的长段肠袢宜设法解除血管痉挛，观察其生活力，希望能保留较长的小肠，对保留的有疑问小肠应在24h后行再次观察手术，切除坏死的肠段。坏死的乙状结肠、盲肠，可行切除，切除端应明确有良好的生活力。可以做一期吻合，也可做外置造口，然后再做二期手术。小肠扭转复位后，少有再扭转者，不需做固定手术。移动性盲肠复位后可固定在侧腹壁上。乙状结肠扭转病人多有乙状结肠冗长、便秘，复位后可择期行冗长部切除以除后患。

四、护理问题

1.舒适的改变与腹胀、呕吐有关。

2.体液不足与禁食、频繁呕吐、梗阻引起的胃肠液大量丢失和吸收障碍有关。

3.有口腔黏膜改变的危险与较长时间禁食、呕吐、留置胃管有关。

4.营养失调低于机体需要量，与高消耗、吸收障碍、负氮平衡有关。

五、护理目标

1.患者腹胀、呕吐症状缓解，痛苦减轻，能积极配合治疗和护理。

2.患者皮肤弹性、黏膜干燥状况改善，水、电解质紊乱纠正，尿比重正常，生命体征平稳。

3.患者口腔清洁，无异味，口腔黏膜组织无异常。

4.患者无呼吸道和肠道并发症发生。

六、护理措施

【基础疗法和术前准备、护理】

1.患者取半卧位，以减轻腹痛、腹胀和对膈肌的压迫有利于呼吸。

2.保持胃肠减压的通畅，观察引流液的性质。如引出胃液、十二指肠液、胆汁说明为高位小肠梗阻。如胃液带有粪臭味，说明有低位梗阻。如为绞窄性肠梗阻则为棕褐色血性胃液。

3.严密观察生命体征的变化。肠梗阻由于毒素的吸收和腹痛的刺激应定时测量体温、脉搏、呼吸、血压，并观察患者有无呼吸急促、脉搏增快、脉压差减小、烦躁不安等休克前期症状。了解患者有无口渴、尿量减少等脱水症状。如发生绞窄性肠梗阻应立即给予术前准备，急诊手术。

4.根据腹痛的程度，必要时可根据医嘱给予解痉药物，禁止使用吗啡类药物，防止应用后掩盖病情而延误治疗。

5.准确记录出入量，保证液体的顺利滴入，以纠正水电酸碱平衡紊乱。

6.胃肠减压的护理。

【术后护理】

1.体位：血压平稳后取半卧位。

2.饮食：术后禁饮食，给予胃肠减压，肠功能恢复后停止减压可给予流食，进食后无不适可给予半流食。肠吻合术后进食时间应适当推迟。

3.根据病情协助患者早期活动，以预防肺部并发症和肠粘连的发生。

4.严密观察病情变化，监测生命体征，观察有无腹痛、腹胀、呕吐、排气和排便等，如有腹腔引流时应注意引流液的色、质、量。

5.遵医嘱给予营养支持，增加机体抵抗力，促进切口愈合。

【健康教育】

1.告诉患者及家属胃肠减压对治疗疾病的重要意义以取得配合。

2.鼓励患者早期下床活动，术后1个月可做适量体力活动，避免剧烈活动，做到劳逸结合。

3.注意饮食卫生,避免不洁食物入口,经常保持大便通畅。

4.饮食规律,做到定时、定量用餐,切忌暴饮暴食。

5.术后肠功能恢复后方可进食,忌食产气的甜食和牛奶等。

6.有腹痛等不适及时就诊。

(刘晶惠)

第二节　结肠癌的护理

结肠肿瘤是常见的恶性肿瘤之一,据世界流行病学调查,发现结肠肿瘤在北美、西欧、澳大利亚、新西兰等地的发病率最高,居内脏肿瘤前两位,但在亚、非、拉美等地发病率则很低。我国的发病率与死亡率低于胃肿瘤、食管肿瘤、肺肿瘤等常见恶性肿瘤。近年各地资料显示随着人民生活水平的提高,饮食结构的改变,其发病率呈逐年上升趋势。中国和日本的大肠肿瘤发病率明显低于美国,但移民到美国的第一代即可见到大肠肿瘤发病率上升,第二代基本接近美国人的发病率。

【病因及发病机制】

与其他肿瘤一样,结肠肿瘤的病因仍未明确,但对其发病的危险因素已有深入的研究。目前认为结肠癌是由环境、饮食以及生活习惯与遗传因素协同作用的结果,由致癌物作用,结合细胞遗传因素导致细胞遗传突变而逐渐发展为癌。

1.环境因素

(1)饮食习惯:一般认为高脂肪食谱和纤维素不足是主要发病原因。研究显示,饱和脂肪酸的饮食可增加结肠中胆汁酸与中性固醇的浓度,并改变大肠菌群的组成。胆汁酸经细菌作用可生成3-甲基胆蒽等致肿瘤物质,固醇环也可经细菌作用被芳香化而形成致肿瘤物质。食物纤维包括纤维素、果胶、半纤维素、木质素等,吸收水分,增加粪便量,稀释肠内残留物浓度,能够缩短粪便通过大肠的时间而减少致肿瘤物质与肠黏膜接触的时间,若膳食纤维不足时,也是结肠肿瘤的发病因素之一。

(2)肠道细菌:肠道细菌特别是厌氧菌对结肠癌的发生具有重要作用。动物实验证明在鼠中以1,2-甲肼(DMH)诱发结肠癌的成功率为93%,但在无菌鼠中DMH诱发结肠癌的成功率为20%,从而显示了肠道内细菌在肠癌发生中占有重要地位,而在肠道细菌中则以厌氧菌尤其是梭状芽胞杆菌极为重要。结肠癌病人不但粪便中厌氧菌明显增加,细菌的β-葡萄糖醛酸苷酶、7α-脱羟酶和胆固醇的脱氢酶活性均增高。体内有毒物质、包括致癌物质,经肝解毒,以β-葡萄糖醛酸苷的形式经胆汁排泄至肠道又被激活使之起毒性作用。

(3)化学致癌物质:肠癌的发生与某些化学物质有密切的关系,亚硝胺是导致肠癌发生最强烈的致癌物质,动物实验显示其是诱发胃肠道癌肿的重要物质,与食管癌、胃癌和结、直肠癌的发生均有密切关系。在化学致癌物质中还有香烟应予以重视,已知肼类化合物在动物实验中可诱发结肠癌,DMH是众所周知的致癌物。每支香烟含烟草1g,每20支香烟含DMH 3mg,长期吸烟经呼吸道黏膜吸收,诱发结、直肠癌的可能性不容忽视。

(4)微量元素和维生素的缺乏:硒、锌、钙、铁及氟化物被认为对结肠癌发生有重要作用。硒可改变致癌原代谢,抑制细胞增殖,保护机体以免受氧化剂损害,影响免疫功能及伤害肿瘤代谢。鼠类补充较多硒可以降低结肠肿瘤发生率和肿瘤数目。美国一项研究表明,在饲料作物较多的地区结、直肠癌的死亡率较低。铁有提高结、直肠癌危险的可能,铁可能有突变原性,可能通过产生自由基而攻击 DNA 及损伤染色体而起作用。一项病例对照研究表明,铁可能和腺瘤形成有关。抗氧化剂维生素(A、C、E、D)等可以抑制自由基反应而防止对 DNA 的氧化剂损伤,同时可以使腺瘤患者的结肠上皮过度增生逆转为正常。

2.内在因素

(1)基因变异:从正常的结肠上皮细胞发展为肿瘤,必然经历细胞异常增生的过程,结肠上皮细胞异常增高的增生是一种常见的现象,但并不认为这是癌前病变,增生性息肉并不是发生结肠癌的诱因,增生性变化不伴有基因的突变,但可伴有基因的甲基化过低。DNA 甲基化过低意味着增加 mR-NA 的转录,结果是 DNA 甲基化过低伴有增生过程。目前认为在结肠癌发生中甲基化过低是早期的基因改变,有证据表明某些发生在增生性息肉中的增生现象与肿瘤发生中的现象是相仿的。

(2)癌前病变的存在:

①腺瘤:结、直肠腺瘤是与结、直肠癌关系密切的一种良性病变。在结、直肠癌高发的国家或地区,腺瘤的发病率明显增高,反之在结、直肠腺瘤低发的国家或地区,结、直肠癌的发生率也是低的。

②血吸虫性结肠炎:血吸虫病是与结、直肠癌肿关系非常密切的另一种良性病变,特别在我国一些血吸虫病流行区中表现突出。由于血吸虫卵长期积存于结直肠黏膜上,慢性炎症、反复的溃疡形成和修复,导致黏膜的肉芽肿形成,继之发生癌变。

③慢性溃疡性结肠炎:溃疡性结肠炎的肠肿瘤发生率高于一般人群,炎症的增生性病变的发展过程中,常可形成息肉,进一步发展为肠肿瘤;克罗恩病时,有结肠、直肠受累者可引起肿瘤变。据资料统计,有结肠息肉的患者,结肠肿瘤发病率是无结肠息肉患者的 5 倍。家族性多发性肠息肉瘤,肿瘤变的发生率更高。近几年来,有报道结肠肿瘤阳性家族者,其发病率是一般人群的 4 倍,说明遗传因素可能参与结肠肿瘤的发病。

【病理】

1.早期结肠癌　癌细胞限于结、直肠黏膜下层者称早期结、直肠癌(pTl)。WHO 消化道肿瘤分类将黏膜层内有浸润的病变亦称之为“高级别上皮内瘤变”。

2.进展期结肠癌　大体分为

(1)隆起型:凡肿瘤的主体向肠腔内突出者,均属本型。

(2)溃疡型:肿瘤形成深达或贯穿肌层之溃疡者均属此型。

(3)浸润型:肿瘤向肠壁各层弥漫浸润,使局部肠壁增厚,但表面常无明显溃疡或隆起。

3.组织学类型

(1)腺癌:包括乳头状腺癌、管状腺癌、黏液腺癌和印戒细胞癌。

(2)未分化癌。

(3)腺鳞癌。

(4)鳞状细胞癌。

(5)小细胞癌。

(6)类癌。

【临床表现】

1.左半结肠管腔窄,血供差,吸收能力差,肿瘤以浸润型多见。

(1)便血、黏液血便:70%以上可出现便血或黏液血便。粪便黏稠成形。

(2)腹痛:约60%出现腹痛,腹痛可为隐痛,当出现梗阻表现时,亦可表现为腹部绞痛。

(3)腹部肿块:40%左右的病人可触及左下腹肿块。

(4)梗阻:出现梗阻较早,可呈急性。

(5)中毒症状:贫血、低热、乏力、消瘦、水肿等症状出现较晚,较轻。

2.右半结肠管腔较宽大,血供淋巴丰富,吸收能力强,肿瘤成隆起型(菜花样)向肠腔内发展多见。

(1)腹痛:70%～80%病人有腹痛,多为隐痛。

(2)贫血:因癌灶的坏死、脱落、慢性失血引起,50%～60%的病人血红蛋白低于100g/L。

(3)腹部肿块:腹块亦是右半结肠癌的常见症状。腹部肿块同时伴有梗阻的病例临床上并不多见。

(4)梗阻:出现较晚。

(5)中毒症状:贫血、低热、乏力、消瘦、水肿等症状出现较早。

【诊断及鉴别诊断】

1.早期诊断　结肠癌是生长较慢的肿瘤,原发癌肿的倍增时间平均620d,表面产生症状前肿瘤已经历很长时间的生长。早期症状缺乏特异性,不易引起重视,从出现症状至明确诊断,平均60%患者需6个月以上,据文献报道早期病例一般占2%～17%。识别并警觉早期症状对具有以下任何一组症状的病人都须予以进一步检查:

(1)原因不明的贫血、乏力、消瘦或发热。

(2)出现便血或黏液血便。

(3)排便习惯改变、便频或排便不尽感。

(4)沿结肠部位腹痛不适。

(5)沿结肠部位有肿块。

2.实验室检查

(1)血常规:了解有无贫血。

(2)尿常规:观察有无血尿,结合泌尿系影像学检查了解肿瘤是否侵犯泌尿系统。

(3)大便常规:检查应当注意有无红细胞、脓细胞。

(4)粪便隐血试验:针对消化道少量出血的诊断有重要价值。

3.内镜检查　所有疑似结肠癌患者均推荐纤维结肠镜或电子结肠镜检查,但以下情况除外。

(1)一般状况不佳,难以耐受。

(2)急性腹膜炎、肠穿孔、腹腔内广泛粘连以及完全性肠梗阻。

(3)肛周或严重肠道感染、放射性肠炎。

(4)妇女妊娠期和月经期。

内镜检查之前,必须做好准备,检查前进流质饮食,服用泻药或行清洁洗肠,使肠腔内粪便排净。内镜检查报告必须包括:进镜深度、肿物大小、距肛缘位置、形态、局部浸润的范围,结肠镜检时对可疑病变必须病理学活组织检查。由于结肠肠管在检查时可能出现皱缩,因此内镜所见肿物距离肛门距离可能存在误差,建议结合 CT 或钡剂灌肠明确病灶部位。

4.影像检查

(1)结肠钡剂灌肠检查:特别是气钡双重造影检查是诊断结肠癌的重要手段。但疑有肠梗阻的患者应当谨慎选择。

(2)B 型超声:超声检查可了解患者有无复发转移,具有方便快捷的优越性。

(3)CT 检查:CT 检查的作用在于明确病变侵犯肠壁的深度,向壁外蔓延的范围和远处转移的部位。目前,结肠病变的 CT 检查推荐用于以下几个方面。①提供结肠恶性肿瘤的分期;②发现复发肿瘤;③评价肿瘤对各种治疗的反应;④阐明钡剂灌肠或内镜发现的肠壁内和外在性压迫性病变的内部结构,明确其性质;⑤对钡剂检查发现的腹内肿块作出评价,明确肿块的来源及其与周围脏器的关系。

(4)MRI 检查:MRI 检查的适应证同 CT 检查。推荐以下情况首选 MRI 检查。①结肠癌肝转移病灶的评价;②怀疑腹膜以及肝被膜下病灶。

(5)PET-CT:不推荐常规使用,但对于常规检查无法明确的转移复发病灶可作为有效的辅助检查。

(6)排泄性尿路造影:不推荐术前常规检查,仅适用于肿瘤较大可能侵及尿路的患者。

5.血清肿瘤标志物　结肠癌患者在诊断、治疗前、评价疗效、随访时必须检测 CEA、CA199;建议检测 CA242、CA724;有肝转移患者建议检测 AFP;有卵巢转移患者建议检测 CA125。

6.病理组织学检查　病理活检明确占位性质是结肠癌治疗的依据。活检诊断为浸润性癌的病例进行规范性结肠癌治疗。如因活检取材的限制,活检病理不能确定浸润深度,诊断为高级别上皮内瘤变的病例,建议临床医师综合其他临床情况,确定治疗方案。确定为复发或转移性结肠癌时,检测肿瘤组织 k-ras 基因状态。

7.开腹探查　如下情况,建议行开腹探查。

(1)经过各种诊断手段尚不能明确诊断且高度怀疑结肠肿瘤。

(2)出现肠梗阻,进行保守治疗无效。

(3)可疑出现肠穿孔。

(4)保守治疗无效的消化道大出血。

8.诊断要点

(1)腹部不适、腹痛或腹胀,大便习惯改变,或腹泻或便秘或腹泻便秘交替出现,大便带血或黏液或黏液血便。消瘦、贫血,中晚期可有慢性或急性肠梗阻。

(2)腹部可触及质硬、表面不光滑、活动度不大的包块。位于横结肠或乙状结肠的包块活动度大。

(3)大便隐血试验阳性,癌胚抗原可升高。

(4)大便黏液中的癌组织 T 抗原免疫荧光测定有一定参考价值。

(5)乙状结肠镜或纤维结肠镜检,可见结肠溃疡、肿块、狭窄等,活体组织病理学检查可确定诊断。

(6)X 线钡剂灌肠造影可见结肠腔充盈缺损、黏膜破坏、肠壁僵硬、肠腔狭窄梗阻征象。

9.鉴别诊断　结肠癌应当主要与以下疾病进行鉴别。

(1)溃疡性结肠炎:本病可以出现腹泻、黏液便、脓血便、大便次数增多、腹胀、腹痛、消瘦、贫血等症状,伴有感染者尚可有发热等中毒症状,与结肠癌的症状相似,纤维结肠镜检查及活检是有效的鉴别方法。

(2)阑尾炎:回盲部癌可因局部疼痛和压痛而误诊为阑尾炎。特别是晚期回盲部癌,局部常发生坏死溃烂和感染,临床表现有体温升高,白细胞计数增高,局部压痛或触及肿块,常诊断为阑尾脓肿,需注意鉴别。

(3)肠结核:在我国较常见,好发部位在回肠末端、盲肠及升结肠。常见症状有腹痛、腹块、腹泻、便秘交替出现,部分患者可有低热、贫血、消瘦、乏力,腹部肿块,与结肠癌症状相似。但肠结核患者全身症状更加明显,如午后低热或不规则发热、盗汗、消瘦乏力,需注意鉴别。

(4)结肠息肉:主要症状是便血,有些患者还可有脓血样便,与结肠癌相似,钡剂灌肠检查可表现为充盈缺损,行纤维结肠镜检查并取活组织送病理检查是有效的鉴别方法。

(5)血吸虫性肉芽肿:多见于流行区,目前已少见。少数病例可癌变。结合血吸虫感染病史,粪便中虫卵检查,以及钡剂灌肠和纤维结肠镜检查及活检,可以与结肠癌进行鉴别。

(6)阿米巴肉芽肿:可有肠梗阻症状或查体扪及腹部肿块与结肠癌相似。本病患者行粪便检查时可找到阿米巴滋养体及包囊,钡剂灌肠检查常可见巨大的单边缺损或圆形切迹。

【治疗】

(一)外科治疗

1.结肠癌的手术治疗原则

(1)全面探查,由远及近。必须探查记录肝、胃肠道、子宫及附件、盆底腹膜及相关肠系膜和主要血管淋巴结和肿瘤邻近脏器的情况。

(2)建议切除足够的肠管,清扫区域淋巴结,整块切除。

(3)推荐锐性分离技术。

(4)推荐由远及近的手术清扫。建议先处理肿瘤滋养血管。

(5)推荐手术遵循无瘤原则。

(6)推荐切除肿瘤后更换手套并冲洗腹腔。

(7)如果患者无出血、梗阻、穿孔症状,且已失去根治性手术机会,则无首先姑息性切除原发灶必要。

2.早期结肠癌的手术治疗

(1)$T_1N_0M_0$ 结肠癌:建议局部切除。术前直肠腔超声波检查属 T_1 或局部切除术后病理提示 T_1,如果切除完整而且具有预后良好的组织学特征(如分化程度良好、无脉管浸润),则无论是广基还是带蒂,不推荐再行手术切除。如果是带蒂但具有预后不良的组织学特征,或者非完整切除，标本破碎切缘无法评价，推荐行结肠切除术加区域淋巴结清扫。

(2)直径超过 2.5cm 的绒毛状腺瘤癌变率高，推荐行结肠切除加区域淋巴结清扫。

(3)所有患者术后均须定期行全结肠镜检查以排除是否存在多发腺瘤或多发肠癌。

注：局部切除标本必须由手术医师展平、固定，标记方位后送病理检查。

3.$T_{2\sim4}$，$N_{0\sim2}$，M_0 结肠癌

(1)首选的手术方式是相应结肠切除加区域淋巴结清扫。区域淋巴结清扫必须包括肠旁、中间和系膜根部淋巴结三站。建议标示系膜根部淋巴结并送病理学检查；如果怀疑清扫范围以外的淋巴结有转移必须完整切除，无法切除者视为姑息切除。

(2)对具有遗传性非息肉病性结、直肠癌(HNPCC)家族史，或有明显的结肠癌家族史，或同时多原发结肠癌的患者建议行更广泛的结肠切除术。

(3)肿瘤侵犯周围组织器官建议联合脏器整块切除。

(4)结肠新生物临床诊断高度怀疑恶性肿瘤，由于某些原因未得到病理学诊断，如患者可耐受手术，建议行剖腹探查。

(5)行腹腔镜辅助的结肠切除术推荐满足如下条件：①由有经验的外科医师实施手术；②原发灶不在横结肠(除非进行临床试验)；③无严重影响手术的腹腔粘连；④无局部进展期或晚期病变的表现；⑤无急性肠梗阻或穿孔的表现；⑥保证能进行全腹腔的探查。

(6)对于已经引起梗阻的可切除结肠癌，推荐行Ⅰ期切除吻合，或Ⅰ期肿瘤切除近端造口远端闭合，或造口术后Ⅱ期切除，或支架置入术后Ⅱ期切除。如果肿瘤局部晚期不能切除或者临床上不能耐受手术，建议给予姑息性治疗。

4.肝转移外科治疗的原则

(1)结肠癌确诊时合并肝转移：在下列情况下，建议结肠癌原发灶和肝转移灶同步切除，肝转移灶小、且多位于周边或局限于半肝，肝切除量低于 50%，肝门部淋巴结、腹腔或其他远处转移均可手术切除时可考虑应用。

在下列情况下，建议结肠癌原发灶和肝转移灶分阶段切除①先手术切除结肠癌原发病灶，分阶段切除肝转移灶，时机选择在结肠癌根治术后 4～6 周；②若在肝转移灶手术前进行治疗，肝转移灶的切除可延至原发灶切除后 3 个月内进行；③急诊手术不推荐原发结肠癌和肝转移病灶同步切除；④可根治的复发性结肠癌伴有可切除肝转移灶倾向于进行分阶段切除肝转移灶。

(2)结肠癌根治术后发生肝转移：既往结肠原发灶为根治性切除且不伴有原发灶复发，肝转移灶能完全切除且肝切除量低于 70%(无肝硬化者)，应当予以手术切除肝转移灶，可先行新辅助治疗。

(3)肝转移灶切除术后复发：在全身状况和肝条件允许的情况下，对于可切除的肝转移灶术后的复发病灶，可进行二次、三次甚至多次的肝转移灶切除。

(4)肝转移灶手术方式的选择

①肝转移灶切除后至少保留 3 根肝静脉中的 1 根且残肝容积≥50%(同步原发灶和肝转移灶切除)或≥30%(分阶段原发灶和肝转移灶切除)。

②转移灶的手术切缘一般应当有 1cm 正常肝组织，若转移灶位置特殊(如紧邻大血管)时

则不必苛求,但仍应当符合 R_0 原则。

③如是局限于左半或右半肝的较大肝转移灶且无肝硬化者,可行规则的半肝切除。

④建议肝转移手术时采用术中超声检查,有助于发现术前影像学检查未能诊断的肝转移病灶。

5.肺转移外科治疗的原则

(1)原发灶必须能根治性切除(R_0)。

(2)有肺外可切除病灶并不妨碍肺转移瘤的切除。

(3)完整切除必须考虑到肿瘤范围和解剖部位,肺切除后必须能维持足够功能。

(4)某些患者可考虑分次切除。

(5)不管肺转移瘤能否切除,均应当考虑联合化疗[术前化疗和(或)术后辅助化疗]。

6.术前准备　患者术前必须进行全面检查,以了解浸润范围和有无远处转移,包括腹部肿块、腹水、肝、梗阻、淋巴结肿大。胸部摄片有无肺部转移,以及检查盆腔有无转移。同时应全面了解重要脏器的功能,包括心、肺、肝、肾功能和凝血机制,有无糖尿病、贫血、营养不良等情况,以便判断有无手术禁忌证和估计手术的风险。根据全面检查结果,术前应尽可能纠正各种存在的失衡和缺陷,以提高手术安全性。此外,在精神上应鼓励病人,使其明确手术与各种治疗措施的必要性,去除恐惧心理,树立战胜疾病的信心和对医师的信任,更好地配合治疗,以期获得较好的疗效

肠道准备是结肠手术前极为重要的一个部分,它是保证手术后吻合口一期愈合的关键,包括机械性肠道清洁与抗生素准备两部分,对于无梗阻的患者术前不必禁食,可于术前 3d 给全流食,同时口服甲硝唑片 400mg 和庆大霉素 8 万 U,每日 2 次。手术前晚及术晨温盐水灌肠净止。

7.结肠癌的手术方式

(1)右半结肠切除术:主要适用予盲肠、升结肠和结肠肝曲肿瘤。切除范围应包括大网膜、15cm 末端回肠、盲肠、升结肠、肝曲和右侧横结肠及其系膜血管和淋巴组织。

手术多取右侧脐上下经腹直肌切口,进腹后先全面探查了解播散情况和有无其他伴发病变,在确定肿瘤可切除后,于肿瘤近、远端肠系膜缘穿过纱带或粗丝线,结扎、阻断肠腔,向肿瘤段肠腔内注入氟尿嘧啶 1000mg。首先分离、结扎、切断回肠和结肠动、静脉,结肠中动脉右侧支和胃网膜血管,清除血管根部淋巴结,切开胰腺下缘与横结肠系膜根部反折处,显露肠系膜上血管,清除其根部淋巴结。切断胃结肠韧带,沿横结肠向右游离肝曲,注意勿损伤位于后上方的十二指肠水平部,切开右侧结肠旁沟处腹膜反折,游离全部右侧结肠,注意勿损伤后内方的右侧输尿管。最后在横结肠中部切断结肠和距回盲瓣 15cm 处切断回肠,整块切除右半结肠及其系膜、淋巴结和大网膜,做回肠横结肠端端吻合术,封闭系膜裂孔。

术中注意事项:分离右侧结肠系膜显露后腹壁时,注意勿损伤十二指肠、右肾、精索内血管和输尿管。行回、横结肠吻合时,严防污染,吻合口应无张力,肠端血供要良好。在吻合方式上可以选择端端或端侧吻合。

(2)横结肠切除术:主要适用于横结肠中部肿瘤。切除范围为全部大网膜、横结肠包括肝曲、脾曲及其系膜和淋巴结。

手术步骤基本同右半结肠切除。探查腹腔后，结扎切断胃网膜血管，切开横结肠系膜与胰腺下缘交界处向下分离至结肠中动脉根部，予以结扎切断，清除周围淋巴结、然后沿横结肠向右分离肝曲，注意保护上后方的十二指肠水平部；沿横结肠向左分离脾曲，注意勿损伤脾。整块切除横结肠及其系膜，淋巴结和大网膜，行升结肠和降结肠端端吻合，闭合系膜裂孔，逐层关腹。

（3）左半结肠切除术：适用于结肠脾曲和降结肠肿瘤。切除范围为横结肠左段、结肠脾曲、降结肠及其系膜和淋巴结。乙状结肠是否切除需根据肿瘤部位而定。

取左侧经腹直肌切口，腹腔探查，阻断肿瘤近远端肠腔，注入氟尿嘧啶 1000mg。分离、结扎、切断胃网膜血管分支，沿横结肠系膜根部与胰体下缘交界处切开后腹膜，自上而下清除腹主动脉周围脂肪淋巴组织，在结肠左动静脉根部结扎切断。根据肿瘤位置的高低决定乙状结肠血管是否结扎切断。然后切开左结肠外侧后腹膜，游离左侧结肠，分别在横结肠中部和乙状结肠或直肠上端离断，整块切除大网膜和左半结肠及其系膜和淋巴结，将横结肠近端与乙状结肠或直肠上端行端端吻合术。在清扫淋巴结和结扎切断结肠左血管时需注意勿损伤其内后方的左侧输尿管、精索静脉或卵巢静脉。脾曲肿瘤和降结肠上段肿瘤无需切除乙状结肠，降结肠下段癌需一并切除乙状结肠。

（4）乙状结肠切除术：适用于乙状结肠癌。切除范围包括乙状结肠及其系膜和淋巴结。左下腹正中切口，进腹探查、阻断肿瘤段肠腔，注入氟尿嘧啶 1000mg，其操作同上述手术。沿乙状结肠系膜根部切开两侧后腹膜，游离乙状结肠及其系膜，向上分离至降结肠下端和直肠上端，移去乙状结肠及其系膜和淋巴结，行降结肠直肠端端吻合术。如吻合有张力，需游离脾曲。

（5）梗阻性结肠癌的手术处理：肿瘤导致梗阻是结肠癌最常见的一种并发症，也是一部分病人最早的临床表现或作出诊断时的状况。由于结肠梗阻形成一个闭锁肠袢，肠腔极度扩张，肠壁血供易发生障碍而致缺血、坏死和穿孔。癌肿部位越近回盲部，闭锁肠袢越短，发生穿孔的危险性越大。因此对结肠梗阻病人宜采取积极态度，在胃肠减压，补充容量、纠正水电解质紊乱和酸碱平衡失调后，宜早期进行手术。在手术处理上可遵循下列原则。①右侧结肠癌并发急性梗阻时应尽量争取做右半结肠切除一期吻合；②对右侧结肠癌局部确已无法切除时，可选做末端回肠与横结肠侧侧吻合术-内转流术（捷径手术）；③盲肠造口术由于减压效果不佳，目前已基本被废弃；④左侧结肠癌引起的急性梗阻在条件许可时应尽量一期切除肿瘤；切除手术有 3 种选择，一是结肠次全切除，回肠乙状结肠或回肠直肠吻合术；二是左半结肠切除，一期吻合、近端结肠失功能性造口术，二期造口关闭；三是左半结肠切除，近远端结肠造口或近端造口，远端关闭，二期吻合；⑤对肿瘤已无法切除的左侧结肠癌可选做捷径手术或横结肠造口术。

8.*腹腔镜技术在结肠癌手术中的应用*　1989 年 Mouret 施行首例腹腔镜下胆囊切除术以来，此技术很快得到了迅猛的发展。腹腔镜技术是在传统外科的基础上，由于其视野的屏幕显示和特制手术器械的操作而形成的一种特定的手术入路和手术方式。DarziA 认为从操作上看腹腔镜手术完全可以达到与开腹手术一样的清扫范围，因此结肠癌的手术适应证基本上与传统手术相同，即传统开腹手术能根治切除的结肠癌行腹腔镜手术同样能达到根治的目的。

术前准备同开腹手术，全身麻醉后，所取体位因肿瘤部位不同而不同，左半结肠癌取右斜仰卧位、右半结肠癌取左斜仰卧位。术者位于病灶的对侧，有时左右换位。观察孔位于脐，操作孔位置常为左右上腹及左右麦氏点,可根据病灶的位置及术中的需要加以选择或改变。腹腔镜结肠肿瘤手术的原则、清除范围及游离过程与开腹手术相似,只是游离顺序有所改变。同开腹手术一样遵循无瘤原则,即不触摸和隔离技术,先处理血管,游离系膜最后处理肿瘤段肠管及吻合。

(二)内科治疗

1.结肠癌辅助治疗　Ⅰ期($T_{1\sim2}N_0M_0$)患者不推荐辅助治疗。

2.结肠癌辅助化疗

(1)Ⅱ期结肠癌的辅助化疗。Ⅱ期结肠癌患者,应当确认有无以下高危因素:组织学分化差(Ⅲ或Ⅳ级)、T_4、血管淋巴管浸润、术前肠梗阻/肠穿孔、标本检出淋巴结不足(少于 12 枚)。

①Ⅱ期结肠癌,无高危因素者,建议随访观察或者单药氟尿嘧啶类药物化疗。

②Ⅱ期结肠癌,有高危因素者,建议辅助化疗。化疗方案推荐选用氟尿嘧啶/LV、卡培他滨、氟尿嘧啶/LV/奥沙利铂或 CapeOx 方案。化疗时限应当不超过 6 个月。有条件者建议检测组织标本 MMR 或 MSI,如为 dMMR 或 MSI-H,不推荐氟尿嘧啶类药物的单药辅助化疗。

(2)Ⅲ期结肠癌的辅助化疗。Ⅲ期结肠癌患者,推荐辅助化疗。化疗方案推荐选用氟尿嘧啶/CF、卡培他滨、FOLFOX 或 FloX(奥沙利铂+氟尿嘧啶+醛氢叶酸)或 CapeOx 方案。化疗不应超过 6 个月。

3.晚期/转移性结肠癌化疗　目前,治疗晚期或转移性结肠癌使用的药物:氟尿嘧啶/LV、伊立替康、奥沙利铂、卡培他滨和靶向药物,包括西妥昔单抗(推荐用于 k-ras 基因野生型患者)和贝伐珠单抗。

(1)在治疗前检测肿瘤 k-ras 基因状态,EGFR 不推荐作为常规检查项目。

(2)联合化疗应当作为能耐受化疗的转移性结肠癌患者的一二线治疗。推荐以下化疗方案:FOLFOX/FOLFIRI/CapeOx±西妥昔单抗(推荐用于 k-ras 基因野生型患者),FOLFOX/FOLFIRI/CapeOx±贝伐珠单抗。

(3)三线以上化疗的患者推荐进入临床研究。对在一二线治疗中没有选用靶向药物的患者也可考虑伊立替康联合靶向药物治疗。

(4)不能耐受联合化疗的患者,推荐方案氟尿嘧啶/LV±靶向药物,或氟尿嘧啶持续灌注,或卡培他滨单药。

(5)晚期患者若一般状况或器官功能状况很差,推荐最佳支持治疗,不建议化疗。

(6)如果转移复发局限于肝,建议考虑针对肝病灶的局部治疗。

(7)结肠癌局部复发者,推荐进行多学科评估,判定能否有机会再次切除,是否适合术前放化疗。如与放疗联合,可以根据患者身体状况选择氟尿嘧啶类单药或联合化疗,如仅适于化疗,则采用上述晚期患者药物治疗原则。

4.靶向治疗　尽管现在有了新的化疗药物和更加合理的化疗方案,晚期结肠癌的疗效得到进一步提高,但随之而来的不良反应增加、患者生活质量变差,是一个目前不得不面对的难题。因此肿瘤临床还需要更加有效、耐受性好的全身治疗药物。分子靶向治疗是专门针对在肿瘤发生中起关键作用的靶分子及其调控的信号传导通路,增强了抗癌治疗的特异性和选择性,避免了一般化疗药物的无选择性毒性作用和耐药性。目前已经用于临床研究的生物学制剂，按照作用靶点和作用机制主要有以下3类。

（1）抑制血管生成，如贝伐单抗。

（2）抑制EGFR通路，如西妥昔单抗、吉非替尼等。

（3）诱导细胞凋亡，如塞来昔布、罗非昔布等。

【护理问题】

1.疼痛　与癌细胞侵犯神经有关。

2.排泄型态的改变　与疾病本身和术后肠麻痹有关。

3.营养失调　低于机体需要量与腹泻、禁食有关。

【护理目标】

1.疼痛　患者主诉疼痛减轻或消失。

2.排泄型态的改变　无相关并发症。

3.营养失调　身体营养状况得到改善。

【护理措施】

（一）术前护理

1.同普外科术前护理常规。

2.观察大便性状及有无脱水症状，发现问题及时与医生联系处理。

3.术前给予高蛋白、高热量、高维生素及少渣饮食。

4.肠道准备：结肠内细菌种类和数量多，充分的肠道准备可减少手术并发症，促进切口愈合。

（1）控制饮食：术前2～3日进流食并酌情补液。有肠梗阻症状的禁食补液。

（2）药物准备：一般术前2～3日口服肠道不易吸收的药物，以清洁肠道细菌如甲硝唑0.2mg每日3次，新霉素1g每日2次。

（3）清洁肠道：术前1日口服甘露醇或术前2日开始每晚口服硫酸镁30ml，术前1日清洁灌肠。

（二）术后护理

1.同普外科术后护理常规。

2.病情观察

（1）排便的性状、次数及量和腹部体征、切口愈合情况。

（2）对便秘、腹泻者遵医嘱服用缓泻剂、止泻剂，术后7～10日不可灌肠，以免影响切口愈合。

3.饮食护理：患者无并发症一般术后3～4日可进流食，1周后可进软食，2周后普通饮食，宜进易消化少渣食物，避免产气刺激食品。

4.鼓励患者多翻身并早期坐起及下地活动以促进肠蠕动恢复。

（刘晶惠）

第三节　大肠癌的护理

一、流行病学特征及病因

（一）流行病学特征

大肠癌（CRC）是我国常见肿瘤之一。随着经济的发展、生活水平的提高和生活方式的改变，大肠癌的发病率也随之上升。据上海市肿瘤研究所对1972～1999年上海市区肿瘤发病趋势分析，在这一期间，男、女性结肠癌发病率分别增加134％和135％。1999年上海市的结肠癌发病率男性为25.1/10万，女性为25.4/10万，均居男、女恶性肿瘤发病率的第4位。直肠癌的发病率男性为18.3/10万，女性为13.9/10万，分别位于肿瘤发病率的第5位和第6位。

在过去20年里，我国结直肠癌流行病学趋势正在发生变化并呈现新的特点：①结直肠癌由低发趋向于高发，由于我国人口基数大，近年来发病和病死的绝对数已超过美国。②结肠癌发病率上升趋势较直肠癌更为明显。③低位直肠癌所占比例高，早期结直肠癌所占比例低。④青年人（＜30岁）比例高，直肠癌平均发病年龄趋同于发达国家水平。

（二）病因

大肠癌的发病主要与环境因素有关，与生活习惯、饮食方式有明显关系。

1.饮食因素　高脂肪、高蛋白质、低纤维素饮食会导致大肠癌发病率上升。我国上海市大肠癌发病率时间趋势与膳食结构的相关分析表明，结直肠癌发病率变化与膳食结构的改变密切相关。饮食纤维抑癌的重要环节是影响肠道酸碱度。通常大肠癌低发地区粪便的pH值要比高发地区高。纤维素还具有改变肠道菌群，影响肠黏膜结构和功能的作用，调节肠道酸碱度及通过黏蛋白加强黏膜屏障作用，减少肠内有毒物质对肠上皮的侵害。而高脂饮食人群粪便的酸度增加，从而增加大肠癌的发病危险。研究表明每周3次以上油煎炸食物摄入发生结肠癌的危险是不足1次者的2.3倍。每周3次以上盐腌食物摄入发生结肠癌的危险是不足1次者的2.2倍。

2.遗传因素　估计20％～30％的结直肠癌患者中，遗传因素可能起着重要的作用。

3.疾病因素　结直肠慢性炎症、息肉或腺瘤、血吸虫病和胆囊切除术后等均是结直肠癌高发的因素。

二、病理分类及临床分期

（一）早期大肠癌

1.概念　癌肿限于大肠黏膜层及黏膜下层者称早期大肠癌。早期大肠癌一般无淋巴结转移，但其中癌肿浸润至黏膜下层者，有5％～10％的病例可出现局部淋巴结转移。

2.大体分型

(1)息肉隆起型(Ⅰ型):此型在组织学上多为黏膜内癌。

(2)扁平隆起型(Ⅱ型):此型多为黏膜下层癌。

(3)扁平隆起伴溃疡型(Ⅲ型):此型均为黏膜下层癌。

3.组织学分型　早期大肠癌的组织学类型与进展型大肠癌相同,但通常多为管状腺癌或乳头状腺癌。早期大肠癌根据癌组织生长及浸润的范围,又可进一步分为原位癌、黏膜内癌及黏膜下层癌。

(二)进展期大肠癌

1.大体类型

(1)隆起型:凡肿瘤的主体向肠腔内突出者,均属本型。肿瘤呈结节状、息肉状或菜花状隆起,有蒂或为广基,境界较清楚,此型肿瘤一般发展较慢,治疗效果较好。

(2)溃疡型:肿瘤形成较深(深达或超出肌层)之溃疡者均属此型。此型肿瘤一般发展较慢,治疗预后较差。

(3)浸润型:肿瘤向肠壁各层弥漫浸润,使局部肠壁增厚,但表面常无明显溃疡或隆起。肿瘤可累及肠管全周,常伴纤维组织异常增生,有时致肠管周径明显缩小,形成环状狭窄,此时局部浆膜面可见到因纤维组织牵引而形成的缩窄环。

(4)胶样型:肿瘤外形不一,或隆起,或伴有溃疡形成,但外观及切面均呈半透明胶冻状。

2.组织学分型

(1)乳头状腺癌:癌组织主要呈粗细不等的绒毛状或乳头分支状结构,乳头中心索为少量纤维血管间质。此型预后较好。

(2)管状腺癌:癌组织主要呈管状结构。根据其分化程度分为3级:高分化腺癌、中分化腺癌、低分化腺癌。

(3)黏液腺癌:此型癌肿以癌组织中含有大量黏液为特征。根据其形态又可分为两种亚型:一种表现为大片"黏液湖"形成,其中漂浮小堆癌细胞;另一种表现为囊腺状结构,囊内充满黏液,囊壁衬覆分化较好的黏液柱状上皮。

(4)印戒细胞癌:肿瘤由弥漫成片的印戒细胞构成,不形成腺管状结构。此型多见于青少年(尤其是女性青少年),恶性程度较高,预后较差。

(5)其他:包括腺鳞癌、鳞状细胞癌、未分化癌、髓样癌、小细胞癌。

(三)临床分期

临床病理分期对指导治疗以及判断预后有重要作用,一般沿用改良Dukes分期和国际TNM分期法。

1.Dukes分期　Dukes分期由著名的大肠癌专家Dukes创立。该分期经改良后,以肿瘤浸润最大深度和有无远处转移为依据,将大肠癌分为A、B、C、D四期。该分期方法简便,易于掌握,一直沿用多年,至今仍被广泛采用。见表9-1所示。

表 9-1　直肠癌 Dukes 分期

分期	肿瘤或淋巴结转移侵犯情况
A 期	肿瘤局限于肠壁内
B 期	肿瘤已侵及肠壁外，无淋巴结转移
C 期	癌肿侵犯肠壁全层或未侵犯全层，有淋巴结转移
C_1 期	转移到区域淋巴结
C_2 期	转移到肠系膜及系膜根部淋巴结
D 期	有远处转移

2.中国分期　1978 年全国大肠癌科协杭州会议提出中国分期的试行方案，1984 年苏州会议做修改。见表 9-2 所示。

表 9-2　结直肠癌中国分期

分期	肿瘤或淋巴结转移情况
A_1 期	肿瘤局限在黏膜内或黏膜下
A_2 期	肿瘤浸润肠壁肌层
A_3 期	肿瘤穿过肠壁肌层
B 期	肿瘤穿过浆膜或邻近器官或结构受侵犯
C 期	局部淋巴结转移
D 期	局部广泛浸润，不能整块切除

三、临床表现

(一)肿瘤出血引起的症状

肿瘤表面与正常黏膜不同，在与粪便摩擦后容易出血。低位大肠中粪便干硬，故便血最常见。直肠癌患者中 90%有便血，左半结肠癌患者中 75%有便血，右半结肠癌患者中有肉眼可见的便血者约占 36%。当长期失血超过机体造血的代偿功能时，患者即可出现贫血。Ⅰ、Ⅱ期结肠癌患者中分别有 35%及 50%血红蛋白低于 100g/L，故贫血并非一定属晚期表现。但如果右半结肠癌患者除贫血以外，还伴有乏力、体重明显下降时，常表明已有转移发生。

(二)大便形状改变

直肠、肛管肿瘤体积大到一定程度时，常使大便的形状发生改变，表现为大便变细、变形等。

(三)大便习惯改变

常为最早出现的症状。常为排便次数增多，排便不畅，里急后重，腹泻、便秘，或腹泻与便秘交替出现。

(四)腹痛和腹部不适

腹痛和腹部不适也是大肠癌的常见症状，结肠癌患者腹痛相对而言更为多见，其发生率可达 60%～81%。腹痛和腹部不适的原因包括：①肿瘤所致的肠道刺激；②肿瘤的局部侵犯；③肿瘤所致的肠梗阻、肠穿孔等。腹痛性质可分为隐痛、钝痛与绞痛。定位不确切的持续性隐痛最为常见。

（五）腹部肿块

不管是良性还是恶性肿瘤，当肿瘤生长到一定体积时都可出现临床上可扪及的腹部肿块，恶性肿瘤较良性肿瘤更易表现为腹部肿块。文献报道 20%～30%的结肠癌患者在确诊时已有腹块可扪及。但结肠癌的生物学恶性行为一般比胃癌、胰腺癌等低，因此往往可长至相当体积而尚未远处转移。

（六）肿瘤外侵、转移引起的临床表现

1.局部浸润引起的症状　直肠癌扩散出肠壁在盆腔内有较广泛浸润时或手术后腔内复发时，可引起腰骶部酸痛、胀坠感。当肿瘤浸润或压迫坐骨神经或闭孔神经根（腰骶丛）时还可出现坐骨神经痛或闭孔神经痛。肿瘤向前侵及阴道及膀胱黏膜时可出现阴道流血或血尿等。结肠癌如侵及与之接触、黏连的小肠形成内瘘时可出现餐后腹泻，排出尚未完全消化食物的症状。肿瘤累及输尿管时可出现肾盂积水，如双侧输尿管受累则可引起尿闭、尿毒症，为直肠癌术后盆腔复发而致死的常见原因。

2.血道播散引起的症状　大肠癌发生血道转移的情况常见，其中以肝转移最常见。有 8%～25%的患者在确诊时已有肝转移。大肠癌手术切除后的患者在随访中有 20%～30%发生肝转移。偶尔有大肠癌患者原发灶症状不明显，却以血道转移如肝转移、骨转移等为首见临床症状。直肠癌患者术后 5 年内约有 15%发生血道转移，最常见的部位为肝、肺、骨，分别占 37%、35%、19%。女性患者中 4%～8%可发生卵巢转移。偶尔结肠癌原发灶症状隐而不显，首先表现为“卵巢肿瘤”而行妇科手术，术后病理报告为“转移性卵巢癌”，而后始查出结肠癌。

3.种植播散引起的临床表现　癌肿侵及浆膜层时癌细胞可脱落进入游离腹膜腔，种植于腹膜面。直肠膀胱陷凹或直肠子宫陷凹为腹膜腔最低的部位，癌细胞易集聚种植于此。直肠指检（或直肠-阴道双合诊）可触及该处有种植结节。当腹膜面广泛种植播散时可出现腹水或种植灶浸润压迫肠管而致的肠梗阻。

4.淋巴道转移的临床症状　左锁骨上淋巴结转移为晚期表现。结直肠癌发生髂血管旁淋巴结转移时，淋巴可逆流至腹股沟而发生腹股沟淋巴结转移，亦属晚期表现。但肛管癌腹股沟淋巴结转移时，如尚局限则仍可行腹股沟淋巴结清除而有根治之可能。当腹膜后淋巴结广泛转移，肿大的淋巴结团块压迫下腔静脉、髂静脉时可出现两侧或一侧下肢水肿、阴囊或阴唇水肿等。

四、诊断

（一）临床检查

应进行常规体格检查，重点检查锁骨上区、腹股沟淋巴结，有无贫血、黄疸，有无腹部肿块、腹水，有无肠梗阻体征。

（二）直肠指检

直肠指检是简单而重要的检查方法，对发现早期肛管癌、直肠癌意义重大。在我国，低位直肠癌的发病率高，约有75%的直肠癌可在直肠指检时触及。直肠指检至少可扪清距肛门8cm以内的直肠壁情况。指检时应注意确定肿瘤大小、肿瘤基底下缘至肛缘的距离、肿瘤向肠外浸润状况、肿瘤的质地等。结肠癌患者也应通过直肠指检或直肠-阴道双合诊检查了解直肠膀胱陷凹或直肠子宫陷凹有无种植灶。

（三）内镜检查

包括直肠镜、乙状结肠镜及纤维结肠镜检查。目前直肠指检与纤维全结肠镜是结直肠癌最基本的检查手段。内镜能明确肿瘤的位置、大小、形态，还可钳取组织，以明确病理诊断。电子结肠镜也可以用来治疗早期结肠癌，对晚期结肠癌进行姑息性治疗以缓解症状，以及解除结肠癌造成的梗阻为进一步手术创造条件。超声内镜对诊断结肠癌的肿瘤侵犯程度和疾病分期有一定的帮助。

（四）钡灌肠检查

为传统检查，但诊断率不高。一般的钡灌肠检查不易发现直径2cm以下的病灶。近年来常用X线气钡双重造影来提高诊断率，但其假阳性与假阴性结果较多。肠梗阻、肠坏死、肠穿孔、进行性出血为其禁忌证。

（五）大便隐血检查

大肠癌患者中50%～60%大便隐血试验阳性。大便隐血试验系非特异性诊断方法，任何情况引起消化道出血时均可导致大便隐血试验阳性。但作为一种简便、快速的方法，大便隐血试验是目前大肠肿瘤普查和筛检最常用的方法。我国多数地区胃癌远比肠癌多见（约为3∶1），因此对大便隐血阳性者应进行胃和肠的检查。

（六）CT、MRI、腔内B超检查

目前此3种检查主要用于了解直肠癌的浸润状况和邻近器官累及情况。而此3种检查对确定直肠癌有无淋巴结转移的意义有限，因为它们仅能发现直径10mm以上的淋巴结，而有癌转移的淋巴结可有78%其直径不超过5mm。目前MRI还更多的应用于直肠癌术前分期，而结肠癌的应用则受一定限制。

（七）CT仿真肠镜技术

早期大肠癌在普通CT检查上缺乏特异征象。近年由于CT硬件设施和计算机技术的发展，放射学家在肠管充气后，以螺旋CT沿大肠轴线在不同层面上远行交叉横断扫描，再由计算机进行三维结构重建，绘出虚拟结肠图像。这种技术称为仿真肠镜检查。仿真肠镜技术的优点是无创、快速，可评价全结肠，包括那些因肠腔狭窄传统肠镜无法通过的近侧段肠管。检查不需要任何镇静剂和对比剂，安全、可靠。该技术可检出小至4～5mm的结肠病变。

（八）癌胚抗原检查

癌胚抗原（CEA）不具有特异性诊断价值，同时对早期癌诊断价值不大，但对估计预后和诊断术后复发方面有一定帮助。远处转移者血清CEA升高远比局部复发时为多。术前后CEA持续增高，常预示肿瘤复发或淋巴结及远处转移。

（九）大肠癌的鉴别诊断

1.误诊为痔疮　便血是两者的共同表现，痔疮是大肠癌的主要误诊病种之一，直肠癌误诊中约占1/3，结肠癌则相对较少，约1/6。对于30岁以上便血患者，应常规做直肠指检。

2.误诊为肠炎　慢性肠炎常表现为腹泻与便秘交替发作，统计表明15%～20%大肠的临床表现为腹泻、便秘或两者交替发作。遇到此类患者应进一步检查。

五、治疗

（一）外科治疗

外科治疗在大肠癌治疗中占据着最显著的地位，现代外科治疗大肠癌的5年生存率已达50%以上，其中结肠癌为70%以上，直肠癌为50%～80%。

1.结肠癌手术　结肠癌因肿瘤生长部位不同手术方式也各不相同，同一部位的结肠癌因分期的不同而切除的范围以及淋巴清扫范围也各不相同。结肠癌根治性术切除肿瘤及距肿瘤10cm以上的肠管、肠系膜及区域淋巴结。按肿瘤部位常分为右半结肠癌根治术（适用于盲肠和升结肠及肝曲的恶性肿瘤）、横结肠癌根治术（适用于横结肠中部癌）、左半结肠癌根治术（适用于结肠脾曲和降结肠癌）、乙状结肠癌根治术（适用于乙状结肠癌）。

2.直肠癌手术

（1）腹会阴联合直肠癌根治术（Miles术、APR术）：适用于直肠下段及肛管癌侵犯齿线近端和某些无条件做保留肛门的直肠中段癌患者。

（2）经腹部直肠癌切除术（直肠低位前切除术、Dixon手术、LAR术）：适用于乙状结肠下段、腹膜返折以上的直肠癌。对低位直肠癌浸润转移的生物学行为研究表明，低位直肠癌的远切缘距离肿瘤2cm即可。这一理念使得LAR手术得到迅速推广。

（3）经腹直肠癌切除、结肠造口术（Hartmann术）：适用于可经腹切除的中段直肠癌，有以下两种情况或之一者，第1种为患者年老体弱、合并有严重的心肺疾病不能耐受手术者；第2种为肿瘤晚期有远处转移或肿瘤系姑息性切除。

（4）经腹会阴、直肠、子宫附件及阴道后壁整块切除术（后盆腔切除术）：适用于女性腹膜返折平面以下直肠前壁癌肿。

（5）全直肠系膜切除术（TME）：是在中下段直肠癌根治术中，在盆筋膜的脏层和壁层之间进行锐性分离，保持盆筋膜脏层完整性，避免肿瘤在系膜残留，降低术后局部复发率。

（6）经腹直肠切除、结肠肛管吻合术（Park术）：适用于可经腹切除但经腹吻合困难的直肠癌。

（7）保留盆腔自主神经（PANP）的直肠癌根治术：性功能障碍是直肠癌术后常见的并发症。随着年轻直肠癌患者的增多以及生存期延长、对生活质量要求的提高，性功能障碍在直肠癌患者中日益受到关注。这种手术在保证肿瘤根治的前提下，辨别和保留盆腔自主神经，在预防直肠癌术后排尿障碍和性功能障碍等方面有显著作用。

（8）局部切除术：直肠癌的局部切除是指将肿瘤及其周围1cm的肠壁全层切除。该手术的理论基础是，当病变局限于黏膜而未超过黏膜肌层时几乎无淋巴结转移风险，但当病变侵及黏膜下层时则有近5%的概率发生淋巴转移,故当病变局限于黏膜或黏膜肌层时可单纯切除病变部位、无需进行区域淋巴结清扫,即可达到根治目的。局部切除患者术后存在局部复发和转移的风险,因此应严格把握适应证。

3.肛管癌手术　肛管癌未侵犯齿线,可行局部广泛切除,亦可行放疗、化疗为主的综合治疗辅以局部切除。肛管癌已侵犯齿线按直肠癌处理,肛周皮肤癌按皮肤癌处理。

4.大肠癌急诊手术治疗　大肠癌急诊手术占全部大肠癌手术的1/3。常见的有:

(1)梗阻:7%～29%的大肠癌以急性肠梗阻为首发症状,是大肠癌预后不良的因素之一。急性结肠梗阻中,癌性梗阻占78%。

(2)穿孔:大肠癌引起穿孔的发生率为6%。穿孔常发生于盲肠和肿瘤两处部位。盲肠穿孔继发于癌性梗阻,肿瘤部位的穿孔是癌性溃疡穿透肠壁的结果。

(3)出血:大肠癌引起大出血较少见,约占下消化道大出血的10%。手术治疗仅适用于内科治疗无效的情况,手术应力争切除出血病灶。

在患者一般情况允许的情况下,均可考虑急诊手术治疗。大肠癌急诊手术治疗首要目的是解除威胁患者生命的大肠癌并发症,其次才兼顾肿瘤的治疗。手术应在适当准备,如补充血容量,纠正水、电解质紊乱等后进行。近来临床上开展了术前经结肠镜放置肠梗阻导管或肠梗阻记忆合金支架进行减压引流和必要的肠道准备以提高根治性手术切除率和Ⅰ期吻合率。

(二)放疗

1.放疗种类　大肠癌的放疗种类按其目的分为根治性放疗,姑息性(对症性)放疗及放疗、手术综合治疗。

(1)根治性放疗:通过放疗彻底杀灭肿瘤细胞。仅适用于少数早期患者及细胞类型特别敏感的患者。

(2)姑息性放疗:以减轻症状为目的。适用于止痛、止血、减少分泌物、缩小肿瘤等姑息性治疗。

(3)放疗、手术综合治疗:有计划地综合应用手术与放疗两种治疗手段。按进行的先后顺序,可分为术前、术中、术后3种。

2.放疗的急性和后期并发症　因为肠的放射耐受性较差,放疗的急性反应主要有:急性肠黏膜炎,临床表现为大便次数增加、腹痛、腹泻,严重者有血便。照射直肠癌时会发生膀胱刺激征,如尿频、尿急。后期的放射并发症有肠的纤维化、肠粘连、肠营养吸收不良,较严重的会出现肠穿孔。

(三)化疗

手术是治疗结直肠癌疗效最好的治疗手段。但当前就诊的患者中约1/3是晚期患者,并且在行根治术的患者中约1/4以后出现转移复发。因此在争取早期诊断,改进手术水平的同时,应加强包括化疗在内的综合治疗。

1.适应证

(1)术前、术中的辅助化疗。

(2)Dukes B、C期患者的术后辅助化疗。

(3)晚期肿瘤不能手术或放疗的患者。

(4)术后、放疗后局部复发或远处转移者。

(5)一般情况能耐受化疗者(卡氏评分>60)。

(6)预期生存时间大于 2 个月者。

2.单药化疗　治疗结直肠癌有效的药物不多。公认有确切疗效的传统药物是氟尿嘧啶(5-FU)。近年来治疗结直肠癌有肯定疗效的药物有铂类、拓扑异构酶Ⅰ抑制剂和口服氟尿嘧啶类。

(1)亚叶酸钙(LV):是 5-FU 的生化调节剂,使 5-FU 的细胞毒作用明显加强。据分析,LV+5-FU 疗效比单用 5-FU 增加 1 倍,目前 LV+5-FU 是晚期结直肠癌的标准治疗方案。

(2)伊立替康(CPT-11):是拓扑异构酶工抑制剂,主要不良反应是骨髓抑制和延迟性腹泻。

(3)奥沙利铂(L-OHP)是第 3 代铂类药物,L-OHP 的主要不良反应是蓄积性的外周感觉神经异常。停药后中位时间 13 周可恢复。

(4)口服氟尿嘧啶类:目前较常用的有卡培他滨(希罗达),是 5-FU 前体,疗效高而不良反应低,主要不良反应是手足综合征。

3.常用化疗方案

(1)Mayo Clinic 方案:LV+5-FU 连用 5 日,每日 1 次,每 3～4 周重复。

(2)DeGramont 方案:第 1 日 LV+5-FU,之后 5-FU 持续 46h,每 2 周重复。

(3)FOLFOX 方案:L-OHP 联合 LV 和 5-FU。

(4)FOLFIRI 方案:CPT-11 与 5-FU 和 LV 联用的 2 周用药方案。CPT-11 第 1 日+LV 第 1～2 日+5-FU 第 1～2 日+5-FU 第 1～2 日维持 22h。每 2 周重复。

(5)卡培他滨服用 14 日,停 7 日重复。加用维生素 B_6 可减少不良反应。

4.化疗注意事项

(1)化疗药物会引起骨髓造血功能低下、器官功能损害,故在化疗期间要定期检查血常规、肝功能、肾功能等,以便及时发现问题,及时处理。

(2)化疗期间出现严重口炎、腹泻,或出现肝、肾功能损害时,要及时停用化疗药物,并对症处理。

(3)治疗 2～3 个周期后病情无改善或有恶化者,应停药或更换化疗药物。

(四)生物治疗

肿瘤的生物治疗是指通过肿瘤宿主防御机制和生物制剂的作用调解自身的生物学反应,从而抑制和消除肿瘤生长的治疗方法。抗肿瘤的生物治疗已成为治疗肿瘤的第四大主要手段。生物治疗已成为综合治疗的重要组成部分。主要包括肿瘤免疫治疗和肿瘤基因治疗。

总体而言,大肠癌的生物治疗尚处于试验和探索阶段。仅为数不多的药物上市,如 2004 年美国 FDA 批准贝伐单抗和西妥昔单抗治疗晚期大肠癌。多数药物处于不同的临床试验期。

(五)中医中药治疗

中医综合治疗是肿瘤综合治疗的重要组成部分。在肿瘤治愈性手术后,长期中医治疗有抗转移复发作用。中医药配合放化疗有增效、减毒作用。在肿瘤晚期,体能状态好者行姑息性放化疗+中药综合治疗可增效、减毒;体能状态差者,中医综合治疗可延长生存期,提高生活质量。大肠癌常用的中药制剂：①静脉点滴抗癌中药制剂，有康特莱注射液、榄香烯乳注射液、华蟾素注射液等。②口服抗癌中成药制剂，有华蟾素片、参莲胶囊等。

（六）大肠癌的多学科综合治疗

大肠癌的治疗主要是外科治疗，但随着肿瘤内科、肿瘤放射、生物靶向治疗的发展，大肠癌治疗的 5 年生存率有了很大的改善，美国报道的结直肠癌 5 年生存率高达 64.1%。

大肠癌多学科治疗协作组的组成一般由专科外科医生、肿瘤内科医生、放射治疗医生、病理诊断医生、内镜医生、放射诊断医生、专科护士和精神心理医生组成，使治疗大肠癌的相关医护人员共同参与患者的诊治，保证治疗的最佳质量和最好效果。

六、护理

（一）围手术期护理

1.术前护理

（1）心理护理：肿瘤患者的心理护理可参照第八章肿瘤患者的心理社会支持及生活质量。

另外，需要行造口手术的患者其心理状态具有特殊性，因此其心理护理要有针对性。担心外形发生的改变以及这种改变带来的一系列问题，家人、朋友和同事的看法及社会的眼光；生活、工作上的不便以及尴尬，这都将会给患者在心理上造成很大的压力。耐心倾听患者的诉说，了解他的心理，排解其恐惧及焦虑，给他建立一个疏解的渠道是非常重要的。有一部分患者的焦虑、紧张是由于对手术的无知所造成的。那么，可以通过看录像、图片、实物等方法向患者介绍肠造口手术的方式、部位、功能及护理等相关知识，使其对整个过程有一个大概的了解，解除其因不了解而带来的焦虑、恐惧等不良心理状态。并可请有相同经历的成功患者进行座谈，通过患者之间的交流，增强他对手术及将来生活的信心，配合手术顺利完成。

同时也要与患者家属进行良好的沟通，取得他们的配合和支持，因为患者今后的康复在很大程度上要依靠家属的帮助。

（2）营养支持：术前给予足够的营养支持。能够进食的患者可给予高蛋白质、高热量、高维生素、易于消化的少渣饮食。如不能进食或因为肠道准备须禁食的患者可给予静脉营养支持，以提高患者的手术耐受性。

（3）肠道准备：大肠癌手术的肠道准备是非常重要的，包括肠道清洁和减少肠道细菌两个方面。其目的是减少术中污染和术后感染的机会，有利于吻合口的愈合。

1）饮食：术前 3 日进少渣半流质，术前 1 日进流质，术前 1 日晚上开始禁食。

2）清洁肠道：术前 1 日给予清洁灌肠或口服灌肠（术前 1 日下午在 2h 内口服 20%甘露醇 500ml＋5%葡萄糖氯化钠注射液 1000ml 或氯化钠注射液 1000ml，利用甘露醇的高渗作用，吸收肠道内水分，促进肠蠕动，达到清洁肠道的作用，但对年老体弱、有梗阻症状、心肾功能不良者禁用）。或术前 3 日予番泻叶 9g 泡服。对于有肠梗阻症状的患者，其肠道准备的时间需延长，予低压灌肠，灌肠时的动作要轻柔，以防癌细胞扩散。

常用的还有聚乙二醇快速肠道准备。聚乙二醇电解质中的高分子长链聚合物不被肠道吸收，增加局部的渗透压，使水分保留于结肠肠腔内，粪便被软化，含水量增加，促进肠蠕动产生导泻的效果。聚乙二醇不被肠道菌群分解,无爆炸的危险。常用的方法:成人用量2包,每包以1000ml纯水稀释,2000ml在1.5h左右口服完。一般在4h后可达到满意的肠道准备效果。

3)药物使用:口服肠道不吸收的抗生素,减少肠道内的细菌。术前3日口服甲硝唑0.4g,每日3次,庆大霉素8万U,每日3次。服用肠道杀菌剂后抑制了肠道大肠杆菌的生长,使维生素K的合成和吸收减少,因此需补充维生素K。可口服维生素K_4 8mg,每日3次或予维生素K_1 10～20mg肌内注射。

(4)造口定位:对于拟行肠造口的患者应进行术前肠造口的定位,以降低术后造口并发症的发生率,减少对患者生活习惯的影响,便于患者的自我护理。术前1日,由造口治疗师(ET)对患者进行术前访视并做造口定位。定位的基本要求:患者在不同体位时都能看到造口,双手能方便处理造口;坐下后,肠造口不会缩人皮肤皱褶中影响造口器具的使用;定位处皮肤应平整,无瘢痕及皮肤疾患,避开切口部位和骨突处;不影响术后工作和穿戴等。

(5)其他术前准备:术晨予留置导尿管,排空膀胱,防止术中损伤膀胱。对于行Miles手术的女患者应在术前1日下午及术晨各进行一次阴道冲洗。

2.术后护理

(1)生命体征的监测:了解患者的术中情况,监测术后的T、P、R、BP直至平稳,观察伤口引流管及各种导管的情况,引流液的色、质、量。

(2)饮食:术后予禁食,静脉补液。术后3日待肠蠕动恢复之后可进流质,1周后可予半流质。选择易消化的少渣饮食。

(3)防止尿潴留的护理:直肠癌根治术易损伤骶神经丛或造成膀胱后倾,导致尿潴留,故术后需放置较长时间的导尿管,一般为2周左右。在此期间应做好导尿管护理,防止尿道感染。并在拔管前,定时夹管,进行膀胱收缩功能的锻炼。

(4)会阴部伤口的护理:Miles手术会阴部的创面较大,术后的渗血、渗液较多,潴留在残腔中易引起感染,所以需做好预防措施。①观察伤口渗血、渗液情况,如有渗出及时更换敷料。②保持会阴部引流管通畅,防止引流管扭曲、受压,观察引流液的色、质、量,并做好记录。

(二)肠造口护理

肠造口是指将近端肠段固定于腹壁外,粪便由此排出体外,又称人工肛门。根据造口存在时间的长短分为临时性肠造口和永久性肠造口。根据造口的形状分为单腔肠造口、双腔肠造口、袢式造口等。

1.肠造口的一般护理

(1)开放肠造口:一般在术后2～3日肠蠕动恢复后开放肠造口,需观察肠段有无出血、缺血坏死等情况。

(2)卧位:造口处有粪便排出时应取患侧卧位,并可用薄膜敷料覆盖腹部切口,防止粪便污染切口,影响愈合。

2.造口袋的使用 肠造口的患者需要暂时或永久性的使用造口袋。根据不同患者的不同需求,可选用不同类型的造口袋。

(1)造口袋类型:可分为一件式、两件式;闭口式、开口式;透明式、不透明式。一件式是指底盘和袋子是一体的,两件式是指底盘和袋子是分开的;闭口式是指袋子上没有排放口,即不需要袋夹，开口式是指可以通过袋子上的排放口将造口袋内的排泄物倒掉，需要用袋夹将开口夹闭。透明和不透明是指是否可以透过袋子看到袋子内部。根据不同患者的不同需求，可选用不同类型的造口袋。

(2)造口护理相关附件产品：在进行造口护理时可根据自身情况选用一些造口附件产品，如为了保护造口周围皮肤可使用造口护肤粉或皮肤保护膜，增加造口底盘粘贴性可使用防漏膏和造口腰带，造口周围皮肤有凹陷可使用防漏条，为防止造口袋胀袋可使用活性炭过滤片，去除造口袋异味可使用造口袋清香剂等。

(3)造口袋的选择标准大致有以下几点：①造口袋的材质与患者的肤质相适应。简单地说，就是不会发生过敏。②底盘的大小要合适。即造口袋底盘要适合患者造口的大小，因为每位患者的造口大小都是不一样的。造口袋的外观、大小、形状必须要满足患者的需要，质地较柔软，并有隔臭功能。③造口袋的黏性好，不易渗漏。要贴得住，贴不住的造口袋不仅起不到应有的作用反而会添乱。④造口袋应容易佩戴及更换。造口袋佩戴时不会妨碍患者的活动。造口袋材质发出的声响要小，有一定的隐蔽性。⑤价格合理。造口袋的价位与患者的经济能力相匹配。在相同质量下应选择价廉的产品，因为造口袋的使用大多是长期的、必须的。

(4)不同的阶段造口袋的选择

1)术后早期造口袋的使用原则：应选择透明的造口袋以方便观察造口及排便情况；一般术后早期排泄物多为不成形的水样便，加上不方便下床活动可选择开口型造口袋；不妨碍其他引流管或支架的放置；能保护造口周围皮肤；使用方便，感觉舒适。

2)康复期造口袋的使用原则：应考虑造口人士的生活方式及习惯；生理状况，包括身体状况及造口情况，如视力、双手活动情况、造口位置、造口形态、周围皮肤情况等；心理状况，尤指患者对造口的接受程度；工作需要以及休闲、娱乐等情况。

(5)更换造口袋的步骤：去除旧袋→清洁造口及周围皮肤→擦干造口周围皮肤→观察造口及周围皮肤有无并发症，如有则给予相应处理→测量造口大小→裁剪造口袋底盘→适当使用造口护肤粉及其他附件用品→粘贴造口袋。具体操作如下。

1)准备用物：先准备一块质地柔软的专用小毛巾，一盆温水，柔软的卫生纸，一把剪刀，合适的造口袋，造口测量尺，如需要可准备其他造口护理用品(如造口护肤粉、防漏膏、皮肤保护膜等)。

2)去除旧袋：用一只手压住造口袋底盘上缘的皮肤，另一只手稍用力自上而下撕除底盘。

3)清洁造口及周围皮肤：先用卫生纸清除造口上及其周围皮肤上的粪便，应用手抓持而不是来回擦拭，防止损伤造口黏膜。再用湿毛巾将造口及皮肤清洁干净，直至皮肤上没有粪便残渣残留。

4)擦干造口周围皮肤：用毛巾或卫生纸吸干皮肤上的水分，并晾干皮肤。

5)观察：观察造口及周围皮肤有无并发症，如有则给予相应处理。

6)测量造口大小：用造口测量尺测量造口的大小并在造口袋底盘上做相应的绘制。

7)裁剪造口袋底盘：根据绘线裁剪造口底盘，底盘内缘距造口 2mm 为宜。过大会降低造口底盘的粘贴性，扩大了粪便与皮肤接触的面积易导致接触性皮炎。过小则有可能损伤到肠黏膜，造成破损出血。剪裁好后用手撸一下剪裁面以去除毛刺。

8)粘贴造口袋：撕除底盘上的粘贴纸，将底盘平顺服帖地粘在造口周围皮肤上，压平即可。

注意点：造口周围皮肤一定要清洗干净并保持干燥，用清水清洗即可，避免使用消毒剂；若造口及周围皮肤存在并发症需处理好之后再使用造口袋；粘贴造口袋时要保持腹部皮肤平整无皱褶，如有体毛应予剃除，以防造口袋粘贴不牢而引起渗漏。根据造口及皮肤情况选用合适的造口附件用品。周围皮肤由于经常擦洗会比较干燥，可使用一些水油平衡型的护肤剂或润肤霜。

(6)造口患者的饮食护理：除了本身患有须注意饮食的疾病外，肠造口患者原则上不需忌口，只要均衡饮食即可。注意饮食卫生，平时可多喝水，多吃水果、蔬菜，避免生冷、辛辣等刺激性食物。但为了提高患者的生活质量可适当少吃或不吃某些食物。如为了避免造口袋胀气，尽量避免食用产气较多或产臭气的食物，进食时应细嚼慢咽以免吞入过多气体；少吃一些会引起腹泻或便秘的食物等。

易产气的食物有：豆类、萝卜、洋葱、番薯、莴笋、鸡蛋、芝士、啤酒等。易致稀便的食物有：绿豆、菠菜、花椒、八角、咖喱、蒜头、啤酒等。易致便秘的食物有：含粗纤维的食物，如笋、芹菜、韭菜等。

2.肠造口并发症的观察和护理

(1)造口坏死：造口缺血坏死是造口术后早期并发症之一。正常的肠黏膜红润，有光泽。当发生缺血坏死时呈黑色或紫色，肠黏膜失去光泽。检查肠管缺血坏死程度的方法：可用玻璃试管放入造口内，在光线照射下观察肠黏膜色泽。

轻度坏死可予保守治疗，用生理盐水纱布湿敷，一般创面可自行愈合。重度坏死需手术治疗。

(2)造口出血：通常发生在术后48h之内，一般不会造成严重后果。可用1∶1000肾上腺素溶液湿敷。严重的应寻找出血点予以结扎止血。

晚期造口出血常见于造口护理不当引起造口黏膜糜烂出血。护理造口时应动作轻柔，用软手纸轻轻抓持粪便，防止损伤黏膜。破损黏膜可以在清洗后涂抹溃疡粉以促进愈合。

(3)造口水肿：术后2～5日可见造口黏膜水肿，一般不必特殊处理。如果造口黏膜水肿加重，呈灰白色，则应检查造口肠管血运是否充足，并用生理盐水溶液持续湿敷，必要时加用生物频谱仪外照射。

(4)造口狭窄：由于腹壁孔太小或未切除部分筋膜，或者是感染后形成瘢痕环而造成的。轻度狭窄者可进行扩肛：患者示指戴指套，涂上润滑油，徐徐插入造口至第2指关节处，停留5～10min，每日1～2次。重度狭窄者则需进行手术治疗。

(5)造口脱垂：与造口脱垂相关的因素有肥胖、腹内压增高及慢性阻塞性肺疾病等。相应的健康指导有：

1)选用底盘较软的一件式造口袋，在造口袋内涂上润滑油，防止肠管因摩擦出血，底盘剪裁恰当，适当减少换袋次数。

2)告知患者肠梗阻的症状和体征，如有腹痛，腹胀，呕吐，停止排气、排便时应立即就诊。

3)安慰患者，耐心倾听患者的倾诉，告诉患者不要紧张。给予饮食指导，吃无渣、柔软的食物，预防肠梗阻。

4)轻度脱垂可用弹性腹带稍加压迫,防止进一步脱垂。重度脱垂及发生肠坏死时则要进行手术,重做造口。

(6)造口旁疝:是指与造口有关的腹壁切口疝,临床上不少见。小而无症状的造口旁疝首先应采取非手术治疗,常用特制腹带或弹性腹带治疗,以减轻症状,提高生活质量。严重时需做手术修补。相应的健康指导有:

1)术后6～8周内避免提举重物,积极治疗慢性咳嗽、前列腺增生等疾病,教育患者咳嗽时用手按压造口部位,减少造口旁疝的发生。

2)选择适合的造口袋,如底盘较软的一件式造口袋,并加用合适的造口腹带。

3)指导患者换袋技巧,学会使用镜子,通过镜子的成像更换造口袋。

4)禁止进行造口灌洗,以免增加腹压,加重造口旁疝。

5)指导患者注意观察肠梗阻的症状,如出现呕吐、腹胀、腹痛、停止排便排气等症状时应立即就诊。

6)适当锻炼,减轻体重。

7)解释形成造口旁疝的原因,不是肿瘤复发,不必紧张,减轻患者焦虑、紧张的情绪。

(7)造口回缩:由于肠管长度不足,肠管外置时有张力;缝线脱落过早;支架拔除过早;术后体重猛增等原因造成的。

1)部分回缩:肠端尚在腹腔外,一般无需手术,但需加强对造口创面的护理,严密观察回缩进展情况。

2)重度回缩:造口处看不到结肠黏膜,或已有腹膜刺激征,应立即手术。

(8)造口周围皮肤炎症

1)过敏性皮炎:由于对造口袋及黏胶底板过敏而引起的。

处理:详细询问患者的过敏史,如过敏严重且原因不明时可做过敏试验,剪一小块底板贴于耳后,观察24h,局部红、痒、痛为阳性。指导患者选择其他类型的造口用品。局部皮肤可外用类固醇药物如地塞米松软膏,涂药10min后用清水洗净,干后贴造口袋。如情况无明显好转,可请皮肤科诊治。

2)粪水性皮炎:由于造口位置差、皮肤有皱褶使造口袋与皮肤粘贴困难,或造口护理不当造成排泄物渗漏,腐蚀了造口周围皮肤。

处理:检查并去除刺激原因,治疗已出现的皮肤问题。更换袋子时先用清水清洗造口周围的皮肤,擦干,涂抹皮肤保护粉、喷上无痛型皮肤保护膜、使用防漏膏后再贴上造口袋。

3.肠造口灌洗

(1)优点:①养成定时排便的习惯。②清洁:灌肠后24～48h内无粪便排出,可不必使用造口袋。③减少臭味,增强自尊和社交信心。④减少对造口周围皮肤的刺激:由于排便的减少。⑤节省开支,提高生活质量。

(2)适应条件:适用于肠道功能正常,体质好的乙状结肠或降结肠永久性单腔造口患者。患者有自理能力,能接受灌洗方法,有学习的精神,家庭支持。有独立卫生间并且时间充足。

(3)禁忌条件

1)年龄:婴儿,肠穿孔的机会大;儿童,不能坐太久;高龄老人,可能难以保持体质或精神状况，肢体灵活度有限。

2)结肠造口情况：临时性结肠造口；升结肠或横结肠造口；术前排便无规律；造口脱垂或造口旁疝；结肠持续性病变。

3)全身系统：关节炎、帕金森病、瘫痪、心脏或肾脏疾病；预后差或临终患者。

4)其他：精神不健全者；缺乏卫生设备；盆腔或腹部放射治疗期间，易引起肠穿孔；没有兴趣。

(4)可以开始灌洗的时间：术后 1 个月左右；放、化疗后 3～6 个月后。

(5)用物准备：需备有造口灌洗用具。

(6)备温水 500～1000ml(39～41℃)，部分灌洗设备配有内置式温度计。调节压力：水液面至肠造口的高度为 45～60cm。去除造口用品、清洁造口及造口周围皮肤。润滑灌洗锥头并轻轻插入造口：用手轻压住灌洗圆锥头防止水逆流。打开管夹让水流入肠道内：匀速 10～15min。将所需水量灌入后，把管夹关紧，圆锥头仍需压在肠造口停 3min。约 15min 后，大部分排泄物已经排出，灌洗者可将袖带尾端扎紧起来活动。待 30～40min 后粪便才能排除干净。当完全结束时，除去袖带，清洁造口并戴上造口用品，收拾好用具，适当保存。

灌洗后须留意下次排便的时间，如灌洗后 48h 有大便排出，这就表明应该每 48h 灌洗 1 次。造口灌洗应定时进行，每日 1 次或 2 日 1 次，最好长期执行。

七、康复支持

造口手术是治疗疾病的一种手段，有了造口并不等于生活的完结。当然造口患者在生活习惯上会有所改变，但只要掌握了正确的护理知识就能回归社会。由国际造口协会(IOA)倡议并得到 WHO 认可，从 1993 年 10 月 2 日开始，每 3 年的 10 月第一个星期六为“世界造口日”。

生活中，造口患者要做到起居规律、劳逸结合、饮食适度。在饮食方面，只要没有其他的疾病限制一般没有特别要注意的。当然，为了身体的健康和生活质量的提高，还是需要一些节制。粗细粮和荤素食物的合理搭配，定时进食，不饮酒，不抽烟，少吃有异味和产气多的食物(如葱、蒜和豆类食品)，注意饮食卫生。要细嚼慢咽，吃东西太快容易吸入过多气体引起腹胀。多喝水，多吃水果蔬菜可防止便秘。

在休养的同时要注意适当的活动及运动，防止由于体重的增加而导致的一些造口并发症，如造口旁疝，造口回缩、凹陷，造口脱垂等。只要不是重体力劳动和增加腹内压的剧烈运动都可以参加。天气变化时要注意防止感冒咳嗽，减少腹内压增加的机会。平时的衣服应柔软、宽松，腰带处不宜过紧以免对造口产生压迫。

应告知患者，有了造口一样可以享受生活，可采用淋浴的方式洗澡，使用中性的皂液。洗澡时水是不会进入造口的，还可以彻底清洁造口及其周围皮肤。游泳时可选用小型造口袋。如果想外出旅游，只要准备充分，随身携带足够的造口护理用品，就可以尽情享受旅途的愉快了。

可以根据朋友的亲密程度决定是否告诉他造口的情况，造口并不是一件可耻的事，一味的保守秘密反而会造成心理的负担，不利于身心健康。多与社会接触，多与他人交流，保持心情开朗，适当参加社会活动，情况允许可重返工作岗位，这些对身体的康复都是非常有利的。

（刘晶惠）

第四节　血栓闭塞性脉管炎的护理

血栓闭塞性脉管炎又称 Buerger 病，是血管的炎性、节段性和反复发作的慢性闭塞性疾病。好发于四肢中小动静脉，下肢比上肢多见，常发生于男性青壮年。

一、病因和病理

确切病因尚未明确，相关因素可归纳为两方面。①外在因素：主要有吸烟，寒冷与潮湿的生活环境，慢性损伤和感染。吸烟是本病发生和发展的重要环节，大多数病人有吸烟史，烟碱能使血管收缩，烟草浸出液可致实验动物的动脉发生炎性病变，戒烟可使病情缓解，再度吸烟病情常复发。②内在因素：自身免疫功能紊乱，性激素和前列腺素失调以及遗传因素。在病人的血清中有抗核抗体存在，罹患动脉中发现免疫球蛋白（IgM、IgG、IgA）及 C_3 复合物，提示免疫功能紊乱与本病的发生发展相关。

病理改变特征：①始发于动脉，后累及静脉，由远端向近端进展，呈节段性分布，两段之间血管比较正常；②活动期为受累动、静脉管壁全层非化脓性炎症，有内皮细胞和成纤维细胞增生，淋巴细胞浸润和中性粒细胞浸润，偶见巨细胞，管腔被血栓堵塞；③后期，炎症消退，血栓机化，新生毛细血管形成；④逐渐建立的侧支血液循环不足以完全代偿，神经、肌肉和骨骼等均可出现缺血性改变。

二、临床表现

本病起病隐匿，进展缓慢，数年后症状逐渐明显和加重。主要临床特征：①患肢湿冷，皮肤温度降低，苍白或发绀；②患肢感觉异常及疼痛，早期缘于血管壁炎症刺激末梢神经，后因动脉阻塞造成缺血性疼痛，即间歇性跛行或静息痛；③长期慢性缺血导致组织营养障碍改变，严重缺血者，患肢末端出现缺血性溃疡或坏疽；④患肢的远侧动脉搏动减弱或消失；⑤发病前或发病过程中出现复发性游走性浅静脉炎。

三、诊断

临床诊断要点：①多为青壮年男性，有吸烟嗜好；②患肢有逐渐加重的缺血性症状；③有游走性浅静脉炎病史；④一般无高血压、高脂血症、糖尿病等易致动脉硬化的因素；⑤患肢足背动脉或胫后动脉搏动减弱或消失。

动脉造影可以明确患肢动脉阻塞的部位、程度、范围及侧支循环建立情况。患肢中小动脉多节段狭窄或闭塞是血栓闭塞性脉管炎的典型 X 线征象。

四、预防和治疗

处理原则应该着重于改善和增进下肢血液循环，防止病变进展。

1.一般疗法　严格戒烟，防止肢体受冷、受潮、受伤，注意保暖，但不应使用热疗以免组织需氧量增加而加重缺血症状。患肢应进行适度锻炼，以利于促使侧支循环建立。疼痛严重者，可慎用止痛剂及镇静剂。

2.非手术治疗　除了选用抗血小板聚集与扩张血管药物、高压氧舱治疗外，可根据中医辨证论治原则予以治疗。①阴寒型：宜温经散寒，活血通络，以阳和汤加减。②血瘀型：宜活血化癖，以活血通脉饮，血府逐瘀汤治疗。③湿热型或热毒型：以清热利湿治之，常用四妙勇安汤加减。④气血两亏型：多属久病不愈，体质已虚者，以补气养血辅以活血化瘀，常用固步汤加减。

3.手术治疗　目的是重建动脉血流通道，增加肢体血供，改善缺血引起的后果。在闭塞动脉的近侧和远侧仍有通畅的动脉时，可施行旁路转流术。例如，仅胫动脉阻塞，可作股-胫动脉旁路转流术。鉴于血栓闭塞性脉管炎主要累及中、小动脉，不能施行上述手术时，尚可试行腰交感神经节切除术或大网膜移植术、动静脉转流术。已有肢体远端缺血性溃疡或坏疽时，应积极处理创面，选用有效抗生素治疗。组织已发生不可逆坏死时，应考虑不同平面的截肢术。

五、护理问题

1.潜在并发症

(1)出血：与血管瘤体破裂大出血有关。

(2)多器官功能障碍综合征：与手术创伤、脏器出血、再灌注损伤等有关。

2.疼痛　与动脉瘤及其突然撕裂有关。

3.自理能力缺陷　与绝对卧床有关。

4.知识缺乏　与缺乏疾病及其防护知识有关。

5.恐惧　与担心动脉瘤破裂出血有关。

六、护理目标

1.患者无出血、多器官功能障碍综合征等并发症发生。

2.患者主诉疼痛感减轻或消失，舒适感增加。

3.患者日常活动能达到最大程度的自理。

4.患者能复述疾病及其防护知识并掌握其方法。

5.患者焦虑、恐惧感缓解或消失。

七、护理措施

1.术前护理

(1)同普外科术前护理常规。

(2)心理护理:消除患者的紧张情绪,防止情绪紧张而引起的血压升高。解除患者和家属的恐惧心理,增强战胜疾病的信心。

(3)严密监测患者的血压,将血压控制在正常范围内,防止瘤体破裂引起死亡。收缩压在100～120mmHg,舒张压在60mmHg左右,可控制病变的迅速发展。

(4)绝对卧床:防止活动引起血压增高导致的动脉瘤破裂。

(5)减少增加腹内压的因素:如咳嗽、喷嚏、便秘等。

(6)镇静、镇痛:给予相应的对症治疗,避免血压升高。

2.术后护理

(1)同普外科术后护理常规。

(2)严密监测生命体征变化:严格控制患者的血压,监测中心静脉压及体温的变化,严格无菌操作,避免人工血管感染。

(3)注意下肢供血情况:检查下肢动脉的搏动情况,观察有无继发性血栓形成,有无疼痛、皮肤苍白、皮温降低、感觉迟钝、运动障碍等缺血症状。

(4)严格观察和记录患者24小时出入量,注意有无血尿,必要时监测每小时的尿量变化。

(5)引流管的护理:保持引流管通畅,并妥善固定,保持胸腔闭式引流的密闭,观察引流液的性质、颜色和量,注意有无出血。

(6)保持呼吸道的通畅,及时有效的排痰,预防肺部感染。

(7)健康指导:①术后卧床1周,不宜早期离床活动,术后3个月内避免体力劳动;②戒烟、酒,保持心情愉快;③保持排便通畅,多食低脂、粗纤维的食物;④按时服药,控制血压;⑤定期复诊,以观察有无夹层动脉瘤的复发及主动脉瘤的形成等。

(王文梅)

新编护理学基础与实践

（下）

张海娇等◎主编

吉林科学技术出版社

第十章　神经外科疾病的护理

第一节　急性脑卒中的护理

急性脑卒中是突然起病的脑血液循环障碍导致猝然发生的暂时或永久的神经功能损害、缺失，居我国三大死因次位。我国城市脑血管病的年发病率、死亡率分别为219人/10万人和116人/10万人，农村地区分别为185人/10万人和142人/10万人，全国每年死于脑血管病约150万人，存活者中度致残的占1/3。急性脑卒中高的发病率、病死率、致残率，严重威胁人类健康，造成社会和家庭沉重的经济和精神负担。

一、急性脑卒中分类

脑卒中可分为出血性卒中和缺血性卒中两大类。

1.出血性卒中　出血性卒中是指非外伤性脑实质内或脑表面的出血，包括脑出血和蛛网膜下隙出血，主要病因有高血压、脑血管畸形、脑淀粉样血管病和溶栓、抗凝、瘤卒中等。急性期病死率为30%～40%，在急性脑卒中最高。

2.缺血性卒中　缺血性卒中又称为脑梗死，占全部脑卒中的60%～80%，指因脑部血液循环障碍，缺血、缺氧所致的局限性脑组织的缺血性坏死或软化。血管壁病变、血液成分和血流动力学改变是引起脑梗死的主要原因，包括短暂性脑缺血发作(TIA)、脑栓塞、脑血栓形成等。

二、急性脑卒中的临床表现和特点

脑卒中常见的症状为：突然发生一侧肢体(伴或不伴面部)无力、笨拙、沉重或麻木，一侧面部麻木或口角歪斜，说话不清或理解语言困难，双眼向一侧凝视，一侧或双眼视力丧失或模糊，视物旋转或平衡障碍；既往少见的严重头痛、呕吐。上述可症状伴意识障碍或抽搐，也可突然出现神志模糊或昏迷。

1.出血性卒中多在动态下急性起病，突发出现局灶性神经功能缺损症状，常伴有头痛、呕吐，可伴有血压增高、意识障碍和脑膜刺激征。

2.缺血性卒中多数在静态下急性起病，部分病例在发病前可有TIA发作。临床表现决定于梗死灶的大小和部位，主要为局灶性神经功能缺损的症状和体征，如偏瘫、偏身感觉障碍、失语、共济失调等，部分可有头痛、呕吐、昏迷等全脑症状。可出现不同程度的脑功能损伤和并发症的表现。

三、急性脑卒中的治疗原则

1.出血性卒中的治疗原则　阻止继续出血及稳定出血导致的急性脑功能障碍。治疗要点有：保持安静，防止引起血压、颅内压波动的因素；控制脑水肿、颅内压增高；处理并发症；对有指征者应及时清除血肿、积极降低颅内压、保护血肿周围脑组织。有脑疝危及生命者紧急行去骨板减压术。

2.缺血性卒中的治疗原则　脑梗死的治疗实施以分型、分期为核心的个体化治疗。在支持治疗的基础上，可选用改善脑循环、脑保护、抗脑水肿、降颅内压等措施。大、中梗死应积极抗脑水肿、降颅内压，防止脑疝形成。在＜6h 的时间窗内有适应证者可行溶栓治疗。

四、护理

1.护理目标

(1)协助院前急救，保存脑功能，挽救生命。

(2)发现早期症状，提供治疗依据，保障治疗顺利实施。

(3)预防并发症，促进功能恢复，减少致残率。

(4)提高病人及家庭的自护能力。

2.护理措施

(1)院外急救时的护理：监测和维持生命体征。保持呼吸道通畅，解开患者衣领，有假牙者应设法取出，必要时吸痰、清除口腔呕吐物或分泌物。昏迷患者应侧卧位，途中保护患者头部免受振动，在旁适当固定。遵医嘱给予甘露醇和降压、止痉药物，抽搐者预防舌咬伤等意外。必要时吸氧及进行心电监护。途中应提前通知急诊室，做好准备及时抢救。

(2)所有急性脑卒中病人，无论病情轻重，都应安置于卒中病房或神经科监护病房。对入院时病情较轻的病人勿麻痹大意，由于再出血、血栓的扩展、复发栓子、病灶周围水肿区的扩展或脑疝等因素，都能使病情恶化、造成危险。

(3)严密观察生命体征的变化，动态观察病人神志、瞳孔、体温、肢体活动情况，及早发现潜在问题，为抢救、治疗赢得宝贵时机，减少病死率和致残率。

1)立即进行心电、血压、呼吸、血氧饱和度监护，观察其变化。出现呼吸、心搏骤停者，立即进行心肺复苏。重症脑卒中死亡原因主要是脑出血和大范围脑梗死引起的颅内压增高，致使脑疝和中枢功能衰竭，若能早期发现，及时处理，可挽救生命。如呼吸次数明显减慢，出现鼾声、叹息、抽泣样呼吸则提示呼吸中枢受到损害，病情危重；病变波及脑干时早期就会出现脉搏、呼吸、血压等异常；血压、脉搏、呼吸也反映了颅内压的改变。颅内压增高时，血压急剧上升，脉搏慢而有力，呼吸深大呈潮式呼吸，意识障碍加重，呕吐频繁，可能为脑疝的前驱症状；血压下降，则可能为延髓功能衰竭。发现异常及时报告医生，并协助抢救、处理。

2)观察意识：部分急性脑卒中病人存在着不同程度的意识障碍，意识的改变提示病情的轻重，也是判断脑水肿和颅内压高低的指征之一，它的改变多较瞳孔变化早。护士可通过简单的问话、呼唤或刺激(如角膜刺激反射、压眶反射、针刺皮肤疼痛觉)、观察病人是否睁眼来判断意识障碍程度。通过对话了解清醒患者的辨识力、记忆力、计算力及抽象思维能力，做出正确估计。

3)观察瞳孔：急性期护士每 15～30min 观察瞳孔和眼球运动情况 1 次。应注意瞳孔的大小、形态、对光反射敏感还是迟钝等，双侧同时进行对比性观察，做好记录，前后对比，对确定损害部位和程度有一定帮助。两侧瞳孔缩小呈针尖样，为桥脑出血的体征；双侧瞳孔不等大提示脑疝的可能；脑缺氧时瞳孔可扩大，如持续扩大，提示预后不良。观察眼球有无向外、内、上凝视。双眼球向外凝视，提示脑干病变。

4)观察体温：在发病早期可骤然升高至 39℃以上，体温分布不均匀，双侧皮肤温度不对称，病人多无寒战。如体温逐渐升高并呈弛张热型，多伴有感染；如持续低热为出血后吸收热的表现；如体温下降或不升，提示病情危重。

5)观察有无抽搐、强直性痉挛、呕吐、呕血、黑粪、躁动等情况。持续导尿，观察尿量情况。

6)保持呼吸道通畅：对于昏迷的急性脑卒中患者，务必注意保持呼吸道通畅，防止窒息危险。施行气管插管或切开术者，术后加强护理。病人应取侧卧位或头偏向一侧，经常翻身叩背，使呼吸道内分泌物引流通畅。如有呕吐物或痰液阻塞，应及时吸痰，并注意防止舌后坠。

(4)休息和体位护理：脑卒中急性期绝对卧床休息，限制活动。尤其是发病后 24～48h 尽量减少搬动。一般每 2h 翻身 1 次，预防局部皮肤受压，翻身动作要轻、稳。因体位改变可导致颅内压一过性升高，高血压脑出血病人、颅内压较高的病人，应相对固定头部，血压平稳后才适当变换体位，取床头抬高 15°～30°体位，降低颅内压。颅内压不高的急性缺血性卒中患者保持平卧或侧卧位，头部平放，将枕头撤下，以保证脑部血液供应。

(5)发热和亚低温治疗的护理：亚低温主要是指轻、中度低温(28℃～35℃)。在急性脑卒中早期采用亚低温治疗，能降低脑细胞代谢和耗氧量，有利于减轻脑水肿，促进神经细胞功能的修复。①方法床上垫冰毯，水温 10℃～20℃；头部置冰帽，水温 4℃～10℃，在 2～3h 内将患者的体温控制在 35℃～36℃，持续降温 5～7d。②护理注意事项严密观察体温变化，患者腋下持续留置体温探头，使腋温保持在 35℃～36℃，以利保护脑细胞；注意降温仪的工作运行情况，根据体温及时调整设置温度。掌握降温幅度，出现寒战时适当提高冰毯温度，盖被保暖；避免患者皮肤直接接触冰帽和冰毯，每 30min 检查 1 次水温，观察皮肤颜色，以免冻伤；亚低温治疗时严密监测心电、血压、呼吸、脉搏、意识、瞳孔等。低温可使患者的心率减慢，血压降低。体温降低过多易引起心血管功能紊乱，出现心律失常，严重者可因室颤而死亡。如有变化及时报告医生处理；在亚低温治疗结束前，先撤除冰毯，使腋温逐渐自然回升到36～37℃，连续 3d，再撤除冰帽。

(6)药物治疗的护理。①静脉滴注甘露醇的护理：甘露醇能降低颅内高压，预防脑疝形成。静脉滴注要根据病情及医嘱按时应用，保证应有的治疗作用。20%的甘露醇 250ml 必须在 30min 内输完，尽量选择较粗的静脉和注射针头或加压静脉滴注、静脉推注。使用甘露醇期间，要经常更换注射部位，避免在同一条静脉多次滴注，以免刺激局部产生疼痛或引起静脉炎，静脉滴注过程中要经常观察有无渗出，避免甘露醇大量渗出导致组织坏死。由于甘露醇的高渗作用，静脉快速滴注时使血容量突然增加，血压上升，心脏负荷增加。在用药过程中要密切观察心率、脉搏、呼吸、血压等，出现呼吸困难、憋气、烦躁等急性心衰的表现时，立即减慢滴速，通知医生及时处理。②降压治疗的护理：护士必须明确急性脑缺血性卒中时调控血压的目标值。除了高血压脑病、蛛网膜下隙出血、主动脉夹层分离、心力衰竭、肾功能衰竭等情况外，大多数情况下，除非收缩压＞220mmHg 或舒张压＞120mmHg 或平均血压＞130mmHg，否则不进行降压治疗。使用降压药物治疗时，护士要密切监护血压和神经功能变化，严格按照医嘱的剂量和速度给药，出现血压波动及时通知医生调整药物和剂量。③静脉溶栓治疗的护理：急性脑梗死应用重组组织型纤溶酶原激活物（rt-PA）溶栓治疗，使血管再通复流，挽救半暗带组织，避免形成坏死。溶栓时间窗为 3～6h。

迅速帮助医生完成静脉溶栓前各项准备工作，保障 3h 的最佳时间窗。检查知情同意书是否签字、完善。

密切观察和管理血压。能够开始溶栓治疗的目标血压为收缩压＜185mmHg 和（或）舒张压＜105mmHg。遵照医嘱在给予 rt-PA 前直至应用后的 24h，严密管理血压，动态监护，根据血压水平及时调整降压药物的量和速度。

准确注入溶栓药物。rt-PA 剂量为 0.9mg/kg（最大剂量 90mg），先在 1min 内静脉推注总量的 10%，其余剂量连续静脉滴注，60min 滴完，使用微量泵，确保均匀无误。

动态评估神经功能，用药物过程中每 15min 1 次，随后 6h 内，30min 1 次，此后每 60min 1 次直至 24h。

观察出血并发症。溶栓中，患者出现严重的头痛、急性血压增高、恶心或呕吐、急性呼吸衰竭应注意颅内出血的可能，应立即停用溶栓药物，紧急进行头颅 CT 检查并协助抢救。发现突发的皮下大片瘀斑，创面出血或注射针孔渗血不止，采用压迫止血无效，咳痰带血、咯血，肉眼血尿，呕血、黑粪以及出血的全身症状等，立即报告医生。

（7）吞咽障碍患者的护理：意识尚清楚能进食的患者给予易消化的半流质饮食和软食，食物温度要适中，以清淡为主，可根据病人的饮食习惯搭配饮食，增加病人食欲，保证热量及营养供给。并发吞咽障碍和昏迷病人 24～48h 内禁食，以静脉补液来维持生命需要。48h 后，仍不能进食者，可给予鼻饲饮食。急性脑梗死患者吞咽障碍的发生率在 29%～45%，容易发生营养不良、脱水、误吸，误吸引起的肺炎占肺炎死亡的 1/3。①轻度吞咽障碍，帮助患者取坐位进食，颈部微前屈以减少食物反流及误吸。不能坐起者取半卧位，偏瘫者患侧肩部垫软枕，进食后保持该体位 30min，以减少食物向鼻腔逆流和误吸。给予软食、冻状、糊状的碎食，进食时食物的量要小，以一汤匙为适宜，待食物完全下咽后再给下一次。舌肌运动麻痹不能将食物推向咽部时，将食团送至患者的舌根部，引起吞咽反射将食物吞下。面瘫者由健侧喂食，检查口内无残留食物后再送入食物。②重度吞咽障碍时，为满足营养需求，同时防止吸入性肺炎的发生，需留置胃管鼻饲流质食物。为防止鼻饲时发生吸入性肺炎，可延长胃管插入长度，鼻饲时抬高床头，限制每次鼻饲量（150～250ml）和速度（8～10ml/min），防止发生胃潴留。鼻饲过程中注意观察，病人出现恶心、呕吐、呛咳、呼吸困难等，可能发生反流或误吸，应立即停止鼻饲，取右侧卧位，头部放低，清除气道内异物，并抽吸胃内容物，防止进一步反流造成严重后果。

(8)排尿及尿路感染并发症的护理：如果无尿潴留，尽量不插尿管，使用自制集尿袋，每次便后清洗会阴部。必须留置导尿时，导尿过程和护理导尿系统严格遵守无菌原则，保持系统密闭，每日更换无菌引流袋，会阴部护理每天1～2次，保持尿道口及周围皮肤清洁。有感染时遵医嘱给予0.2%甲硝唑，每日2次，膀胱冲洗。

(9)预防肺部感染并发症的护理：急性脑卒中并发肺部感染是导致死亡的主要原因之一。由于呼吸中枢受抑制，咳嗽反射减弱，吞咽障碍易发生呛咳、误吸，卧床致呼吸道分泌物积聚。老年患者因体质弱、抵抗力低下等因素，更增加其易感性，导致肺炎而危及生命。具体措施：采取头高侧卧位，头稍后仰，利于口咽部分泌物引流。每1～2h翻身1次，同时配合叩背，刺激咳嗽使痰液排出。意识不清者及时吸出口腔、呼吸道内分泌物防止呛咳、痰液坠积。雾化吸入湿化呼吸道、稀化痰液。气管切开患者加强呼吸道的管理，严格无菌操作，每6h消毒气管内套管1次。必要时根据药敏结果行气管内滴药后及时吸痰。保持口腔清洁，昏迷患者清洁口腔4次。

(10)预防皮肤、黏膜感染并发症的护理：预防压疮最重要的是避免同一部位长时间受压，每2h翻身1次，骨隆起处要加软垫保护，按摩受压部位改善血液循环。定时全身擦浴，每天至少1次，保持皮肤清洁，保证床铺及皮肤干燥，眼闭合不全者覆盖无菌湿纱布，涂金霉素眼膏，防止感染及眼球干燥。防止口腔黏膜过分干燥，可用湿棉球沾湿口唇及颊黏膜。呕吐后要及时清除口腔异物，用水清洗使口腔清洁。

(11)消化道出血并发症的护理：急性脑卒中时的应激，常引起胃肠道黏膜急性糜烂、出血和溃疡，导致上消化道出血。应激性溃疡多发生在急性脑卒中的高峰期，出血量有时较大，不易自止，可迅速导致循环衰竭、脑血管病症状恶化，预后不良。注意观察消化道出血征兆，神志清醒患者出现不同程度的腹胀、恶心、腹部隐痛、肠鸣音活跃、躁动、呃逆、尿量减少等，昏迷或有意识障碍病人突发的血压下降、心率增快、脉搏细数，睑结膜、甲床苍白，即使尚未表现出明显的呕血或黑粪，也应考虑为上消化道出血。注意大便颜色及抽出的胃内容物的颜色。发现消化道出血时，密切观察病人意识及生命体征变化，立即报告医生并配合积极抢救。

(12)心脏并发症的护理：常规持续心电监护，病人有胸闷、胸痛症状或发现ST-T改变、心律失常，及时向医生报告，及时诊断和治疗。

(13)并发癫痫的护理：脑卒中后癫痫，尤其是并发癫痫持续状态，是临床上一种紧急情况，应立即抢救，中止发作。否则导致昏迷加深、高热、脱水、呼吸循环衰竭，甚至死亡。

护士要重视预见性护理。大脑皮质卒中癫痫发生率最高，蛛网膜下隙出血癫痫率高，脑出血次之，脑梗死最低。对高发病人随时注意有无癫痫症状，发现病情变化及时与医生联系，同时准备好抢救物品及药品。

对癫痫大发作者要保护病人，防止外伤。加保护床栏、垫牙垫、取出活动义齿、防止坠床及舌咬伤，确保病人安全。保持呼吸道通畅，应将病人头偏向一侧，痰多者及时吸痰，防止吸入性肺炎。高热病人予物理降温并配合药物治疗。认真执行医嘱，严格掌握给药剂量和途径。抗癫痫药物剂量大时抑制呼吸，一旦出现应立即配合医生抢救。发作时，观察抽搐的部位、次数、持续时间、间隔时间及发作时对光反射是否存在并详细记录。

(14)早期康复护理:对急性脑卒中患者实施早期康复护理干预,目的是防止出现肿胀、肌肉挛缩、关节活动受限等功能恢复的情况,预防并发症、降低致残率,提高患者生活质量。早期床旁康复如患肢保护、被动活动等,简单有效,容易掌握,应充分重视。

1)维持正确的体位摆放和正确的卧姿,保持各关节功能位置,预防关节畸形。

正确的体位即上肢保持肩前伸,伸肘,下肢以保持稍屈髋、屈膝、踝中立位。每次变动体位后,及时将患者肢体置于功能位。

仰卧位时,在患肩后方和膝关节下方各放一软枕,使肩向前、稍外展,伸肘,前壁旋后,手指伸展或握一毛巾卷。腿外侧及足下均放枕相抵,防腿外展、外旋及足下垂、足外翻;健侧卧位时,前屈 80°~90°,稍屈肘,前臂旋前,手同上。健侧下肢稍后伸,屈膝。患侧下肢放在健侧前,在其下方放枕,保持屈髋、屈膝,踝中立位;患侧卧位时患肩前伸、前屈,避免受压,其下放软枕,伸肘、前臂旋后,手同上。健侧上肢处于舒适位置即可,患侧下肢稍后伸、屈膝,踝中立位。健侧下肢放在患侧前面,屈髋、膝,其下放软枕。

2)按摩和被动活动肢体,尤其是瘫痪侧肢体。对瘫痪肌肉揉捏按摩,对拮抗肌予以安抚性的按摩,使其放松。按摩后进行关节各方向的被动活动,先大关节,后小关节。活动范围以正常关节活动度为依据,尽可能活动到位,每次 30min,每天 2 次,幅度由小到大,循序渐进。

3)出现自主运动后,鼓励病人以自主运动为主,辅以被动运动,以健侧带动患侧,床上翻身和进行患侧运动,每次 30min,每天 2 次。教病人自力翻身,双手交叉前平举,双足撑床,头转向翻身侧,向两侧摆动并翻身。练习坐起,锻炼躯干肌肉,能在床上稳坐后,可让其使两下肢下垂并练习两下肢活动,准备下地站立和步行。开始时由于肌力差需要由医务人员助力使动作完成,但必须以患者的主动运动为主、助力为辅。当肌力达 3 级时,每日应多次练习主动运动,逐渐增加抗阻运动练习,进一步发展肌肉力量,促进功能恢复。

4)面、舌、唇肌刺激:张口、鼓腮、叩齿、伸舌、舌顶上腭等,冰冻棉签和(或)冰块含服及味觉刺激,鼓励患者与治疗师交流,在治疗期间进行言语矫治。

5)语言康复训练:运动性失语是脑卒中常见症状,其主要特征为语言的产生困难、说话缓慢、声音失真,有单词遗漏,语言重复、命名异常,朗读困难,并有书写困难。语言康复训练介入越早越好。意识清醒、生命体征基本稳定后即可开始,以达到最大限度的功能恢复。

进行口形及声音训练,教会病人支配控制唇舌发音,先易后难;进行发音肌肉的训练,重点指导病人练习舌及口腔肌肉的协调运动。指导病人尽力将舌向外伸出,然后将舌头从外上到外下、外左,再到外右,由慢到快,每天 5~10 次,每次练习 5~10min。或让病人听命令做口形动作,如鼓腮、吹气、龇牙;口语训练时向其提出简短的问题,说话缓慢清晰,问后给病人一定的时间回答;用直观的方法重新认字、认物,进行理解、识别训练;教会病人用形体语言表达意愿。

6)心理护理:急性脑卒中患者心理问题突出,对功能恢复非常不利,要高度重视心理康复。病人常存在自卑、抑郁、烦躁、悲观失望、淡漠,甚至拒绝交流等情况。护士要重视对患者精神情绪变化的监控,应用语言、体态语言等方法与病人沟通交流,对其进行解释、安慰、鼓励、保证,尽量消除存在的顾虑,增强战胜疾病的信心,使其坚信经过持之以恒的康复训练,身体功能得到较好的恢复。抑郁症与焦虑症,均应同时辅以药物治疗及行为治疗。

五、健康教育

1.指导病人及家属了解脑卒中发病的主要危险因素和诱发因素，有关预防、治疗等基本知识，积极控制可干预的生理学危险因素（如高血压、糖尿病、高脂血症、心脏病、高半胱氨酸血症等）和行为学危险因素（如吸烟、酗酒、肥胖、抑郁等），预防脑卒中再发。

2.强调持续康复的意义，出院不是治疗和康复的结束，而是其继续。指导患者进行各期的康复训练，针对患者存在的功能缺陷及障碍，制定站立、步行等计划，使病人早日回归正常的生活，提高生命质量。

3.让家庭成员充分了解患者的情况，包括功能障碍、心理问题，以便能相互适应，还应使其掌握帮助患者康复的方法，协助患者进行康复训练。

4.定期复查，一旦出现前驱症状，要及早就诊。

（王　靖）

第二节　短暂性脑缺血的护理

短暂性脑缺血发作（TIA）是由于脑动脉狭窄、闭塞或血流动力学异常而导致的短暂性、反复发作性脑局部组织的血液供应不足，使该动脉所支配的脑组织发生缺血性损伤，表现出相应的神经功能障碍。典型的临床表现症状可持续数分钟至数小时，可反复发作，但在 24 小时内完全恢复，不遗留任何后遗症，但有部分可发展为完全性卒中。可分为颈内动脉系统及椎-基底动脉系统 TIA。椎-基底动脉系统 TIA 可发生短暂的意识障碍。

【病因与发病机制】

TIA 的病因及发病机制至今尚不安全清楚，目前认为有以下几种学说。

1.微栓塞学说　发现微栓子的来源部位，即入颅动脉存在粥样硬化斑块及附壁血栓；脑动脉血流具有方向性造成反复出现同一部位 TIA。

2.脑动脉痉挛学说　脑动脉硬化、管腔狭窄，血流经过时产生的漩涡刺激动脉壁使动脉痉挛，造成短时的缺血。

3.颈椎学说　椎动脉硬化及横突孔周围骨质增生直接压迫椎动脉，突然过度活动颈部使椎动脉扭曲和受压出现椎基底动脉系统的 TIA；增生的骨质直接刺激颈交感干造成椎-基底动脉痉挛。

4.脑血流动力学障碍学说　在脑动脉粥样硬化、管腔狭窄的基础上，血压突然下降，脑分水岭区的灌注压下降，出现相应的脑缺血表现。

5.心脏病变学说　心脏产生的栓子不断进入脑动脉导致阻塞或心功能减退导致脑动脉的供血不足。引起 TIA 最常见的心脏病有心瓣膜病、心律失常、心肌梗死等。

6.血液成分异常学说　红细胞增多症、血小板增多症、骨髓增生性疾病、白血病、避孕药、雌激素、产后、手术后等。

7.脑动脉壁异常学说　动脉粥样硬化病变、系统性红斑狼疮、脑动脉纤维肌肉发育不良、烟雾病及动脉炎等。

【临床表现】

本病多发于中、老年人,大多伴有高血压、高血脂、心脏病、糖尿病病史。典型特点:发病突然;症状和体征数秒钟达高峰,可持续数分钟至数小时;而且24小时内完全恢复;可反复发作,每次发作症状和体征符合脑神经功能定位。

1.椎-基底动脉系统TIA临床表现　①复视;②偏盲;③眩晕呕吐;④眼球震颤;⑤声音嘶哑、饮水呛咳、吞咽困难;⑥共济失调,猝倒发作;⑦单侧或双侧口周及舌部麻木,交叉性面部及肢体感觉障碍,单侧或双侧肢体无力及病理反射阳性;⑧一过性遗忘症。

2.颈内动脉系统的TIA临床表现　①大脑中动脉TIA最多见,表现为以上肢和面舌瘫为主的对侧肢体无力,病理反射阳性,可有对侧肢体的感觉障碍、对侧偏盲、记忆理解障碍、情感障碍、失用等。在左侧半球者可有失语、失读、失算、失写等。②大脑前动脉TIA表现为精神障碍、人格障碍、情感障碍等。③颈内动脉主干发生TIA表现除以上症状和体征外,同时还伴同侧眼球失明及对侧上下肢体无力等症状。

【辅助检查】

1.血生化　高血脂、高血糖。

2.脑CT、MRI　检查一般无明显异常,发作期间可发现片状缺血性改变。

3.DSA或MRA　可有脑动脉粥样硬化斑块、溃疡及狭窄。

4.颈动脉超声　可见颈动脉狭窄或动脉粥样斑块。

5.心电图　冠状动脉供血不足。

【治疗原则】

1.进行系统的病因学检查,制订治疗策略。

2.抗血小板聚集治疗　肠溶阿司匹林、氯吡格雷、缓释双嘧达莫与阿司匹林复合制剂。

3.抗凝血治疗　短期内频繁发作,1天发作3次以上或1周发作5次,或者有进展性卒中的可能,尤其是椎-基底动脉系统TIA。药物有肝素钠、双香豆素类药物、低分子肝素等。

4.他汀类药物　用于动脉粥样硬化引起的短暂性脑缺血发作。

5.扩容药物　用于低灌注引起的短暂性脑缺血发作。

6.病因、危险因素、并发症的治疗　针对引起TIA的病因如动脉粥样硬化、高脂血症、高血糖、高血压、颈椎病进行相应的治疗。

7.外科手术治疗　当发现颈动脉粥样硬化狭窄在70%以上时,在患者和家属同意下,可考虑行颈动脉内膜剥离术或颈动脉支架置入术。

8.预后　短暂性脑缺血发作可完全恢复正常,但频繁发作而不积极正规治疗可发生脑梗死。

【护理】

1.评估

(1)健康史:在短暂性脑缺血发作中,男性患病率高于女性,平均发病年龄55岁。在急性脑血管病中,短暂性脑缺血发作占10%。

(2)身心状况:对频繁发作的 TIA 患者应密切观察发作的时间、次数、临床症状等。

2.护理要点及措施

(1)检查患者感觉障碍侧的肢体活动及皮肤情况。

(2)防止烫伤、扭伤、压伤、撞伤等。

(3)对于患者视觉障碍、特别是偏盲者,病房环境应简洁整齐,物品放置规范,生活用品放在病人视觉范围内(训练时除外)。

(4)发作时应做好肢体功能位的护理。

(5)加强饮食护理,选择营养丰富、软食、团状或糊状食物,保证病人的营养摄入,防止误吸。

(6)根据患者 TIA 发作频次、时间等制订保护措施。发作频繁者限制活动,给予卧床。必要时给予陪护,并向陪护人员讲解预防摔伤的相关知识。

(7)发作时的护理:密切观察发作时的临床表现,有无意识障碍等症状,并立即给予吸氧;发作后检查病人有无摔伤、骨折,必要时行 X 线、CT 等检查。

(8)并发症的护理:当出现饮水呛咳、吞咽困难时应给予相应护理。

(9)密切观察药物的作用与不良反应

3.健康教育

(1)积极治疗基础病,如对动脉粥样硬化、高脂血症、高血糖、高血压、颈椎病进行相应的治疗。有针对性地采取措施,尽量减少危险因素的损害。血压控制不可太低,以免影响脑组织供血、供氧。

(2)做好出院指导,特别是预防再次发作的相关知识,最重要的是向患者宣讲 TIA 发作时的各种临床表现,一旦有症状应立即就诊。

(3)药物指导,指导患者正确遵医嘱规律服药,不得擅自增减药物,并注意观察药物的不良反应。当发现皮肤有出血点、牙龈出血等,及时就诊。服用抗凝血药物及抗血小板聚集药物定期复查 PT/INR。

(4)饮食指导:合理饮食,低盐、低脂、高纤维饮食,增加植物蛋白、单纯不饱和脂肪酸的摄入,多食水果和蔬菜,戒除烟酒等不良嗜好。

(5)适当运动:活动中避免劳累,选择适宜运动方式,起坐、转身要慢,防止摔伤。

(6)定期复查:定期到医院复查,复查血压、血脂、血糖情况,根据检查情况医师调整药物剂量。

（王　靖）

第三节　开放性颅脑损伤的护理

【概述】

开放性颅脑损伤是指颅骨和硬脑膜破损,脑组织直接或间接地与外界相通。多因锐器、钝器打击和坠伤与跌伤所造成。开放性颅脑损伤按受伤原因可分为如下几种。

1.钝器伤　致伤物为棍棒、砖、锤、斧背等。该类损伤所造成的头皮挫裂伤创缘不整，颅骨呈粉碎性骨折伴凹陷，硬脑膜常被骨折片刺破，脑组织挫裂伤面积较大，可伴有颅内血肿及一定程度的脑对冲伤，常有异物、毛发、泥沙等污染创面，感染发生率高。

2.锐器伤　致伤物有刀、斧、匕首等。该类损伤所致的头皮损伤创缘整齐，颅骨呈槽形裂开或陷入，硬脑膜及脑组织也有裂伤及出血，对冲性脑损伤少见。通常锐器伤污染较轻，颅内异物亦少见，感染发生率较低。

3.坠伤、跌伤　由于快速运动的头颅撞击在有棱角或突起的固定物上所致。常引起头皮裂伤，伴局限性或广泛性颅骨骨折及脑挫裂伤，对冲性脑损伤较多见，颅内出血及感染的机会也较多。

【临床表现】

1.头部伤口　观察伤口大小、形状、有无活动性出血、有无异物及碎骨片、脑组织或脑脊液流出。

2.意识障碍　广泛性脑损伤，脑干或下丘脑损伤，合并颅内血肿或脑水肿引起颅内高压者，可出现不同程度的意识障碍。

3.局灶性症状　依脑损伤部位不同，可出现偏瘫、失语、癫痫、同向偏盲、感觉障碍等。

4.颅内高压症状　出现头痛、呕吐、进行性意识障碍，甚至发生脑疝。

5.全身症状　早期可出现休克及生命体征改变。此外，开放性颅脑损伤可有低热，而伤口或颅内感染可引起高热、脑膜刺激征阳性。

6.脑损害症状　开放性颅脑损伤患者常有不同程度的意识障碍。脑重要功能区损害时可出现局灶症状；脑干或下丘脑等重要结构受损时临床表现危重，预后不良。开放性颅脑损伤癫痫发生率较闭合性脑损伤高。

7.辅助检查

(1)X 线平片：了解颅骨骨折范围、凹陷深度、颅内异物、骨碎片分布以及气颅等情况。

(2)CT 检查：明确脑损伤的部位和范围，了解有无继发颅内血肿，并能对异物或骨片的位置、分布做出精确的定位。对后期的脑积水、脑脓肿、脑穿通畸形及癫痫病灶均有重要诊断价值。

(3)其他检查：如腰椎穿刺，目的在于了解颅内有无感染；脑血管造影，目的在于了解有无外伤性动脉瘤及动静脉瘘的形成。

【治疗原则】

1.及时清创处理，预防感染　应尽早清除挫碎组织、异物、血肿，修复硬脑膜及头皮创口，变有污染的开放性伤道为清洁的闭合性伤道，为脑损伤的修复创造有利条件。

2.清创手术　尽可能在伤后 6～8h 行清创。目前应用抗生素的条件下，早期清创缝合时间最晚可延长至 48h。清创完毕后应缝好硬脑膜与头皮。伤道与脑室相通时，应清除脑室内积血，留置脑室引流管。如果脑组织膨胀，术后颅内压仍高，可以不缝硬脑膜，并视情况做外减压(颞肌下减压或去骨瓣减压术)。

3.特殊伤的处理　钢钎、钉、锥等刺入颅内形成较窄的伤道，不要贸然将其拔除，以免引起颅内大出血或附加损伤引起不良后果。了解伤道以及致伤物大小、形状、方向、深度、是否带有钩刺，以及伤及的范围。根据检查所获取的资料，分析可能出现的情况，研究取出致伤物方法，做好充分准备后再行手术。

【护理评估】

了解与现患疾病相关的外伤史、受伤时间、致伤物及出血情况；观察意识、瞳孔、生命体征、肢体障碍、语言等神经系统功能，是否有休克表现；观察伤口的形状、深浅、出血量、是否与颅腔相通。

【护理要点及措施】

1.术前护理

(1)观察创面情况，记录出血量对创面和伤口的异物不可贸然取出，以防造成出血和脑损伤。患者有脑膨出时，可用敷料绕其周围，上面用无菌油纱覆盖，或用无菌碗罩于膨出的脑组织，再加包扎，保护脑组织，以免污染和损伤。

(2)饮食视病情而定，神志清醒的患者，应鼓励其食用高蛋白、高热量、多维生素等易消化食物，以满足机体的生理需要，增强抗病能力，促进创伤的修复。病情严重需手术治疗的患者应禁食水。

(3)开放性颅脑损伤要及时注射破伤风抗毒素，为预防二重感染，周围环境要保持清洁，适当限制探视，室内定期空气消毒。

(4)严密观察患者的意识、瞳孔生命体征及神经功能损害程度，特别在伤后24～48h，每小时观察测量1次并记录。对出现休克、颅内血肿、脑疝等前期症状，应立即通知医师，并协助抢救。

(5)合并颅底骨折和颌面创伤时，要及时清除口腔和呼吸道分泌物及血凝块，以防引起窒息和吸入性肺炎。患者伤后昏迷、呼吸不畅，分泌物较多致呼吸困难者，需及时吸痰或及早行气管切开，以保持呼吸道通畅。

(6)做好术前准备工作。

2.术后护理

(1)按神经外科术后护理常规及全身麻醉术后护理。

(2)意识、瞳孔、生命体征的观察。患者术毕15～30min应测量血压、脉搏、呼吸各1次，同时注意观察意识、瞳孔及肢体活动的变化。

(3)保持呼吸道通畅。在麻醉清醒前患者易发生舌后坠、喉痉挛、呼吸道分泌物多，咳嗽、吞咽反射减弱等，因此术后要保持呼吸道通畅，及时清除呼吸道分泌物，注意有无呼吸困难、烦躁不安等呼吸道梗阻症状。

(4)伤口的观察。严密观察伤口渗血、渗液情况，并严密观察伤口周围组织有无肿胀、“波动”感；保持切口敷料的清洁、干燥；注意体温变化，若体温持续升高，应及时做腰穿及脑脊液常规、生化、细菌培养等；同时术前术后严格遵医嘱使用抗生素。

(5)保持头部引流管的固定可靠，防止脱落及扭曲，发现引流管不畅及时报告医师，引流袋每日更换1次，认真观察并记录引流液的色及量，若引流量及色异常及时报告医师。

(6)对躁动患者仔细分析引起躁动的原因，特别要考虑颅内再出血、脑水肿等颅内因素，应及时通知医生，复查 CT 确诊，对躁动患者加强护理，防止坠床，但不宜加强约束，否则患者会因反抗外力消耗能量而衰竭。

(7)并发症护理。

①防治应激性溃疡引起的上消化道出血。要密切观察患者的生命体征，鼻饲患者要及时抽吸胃液，动态观察有无应激性溃疡的发生。如有上消化道出血，要通知医生，遵医嘱给予 H 受体拮抗药，暂禁食，给予持续胃肠减压、冰盐水洗胃或胃内注入去甲肾上腺素 2mg 加生理盐水 50ml，避免生、冷、硬食物。

②预防肺部感染。定时给患者翻身、叩背、吸痰。

③防治肾衰竭及尿路感染。严格记录液体出入量，观察尿液色、量、比重，防止血容量不足导致急性肾衰竭。留置导尿管患者每日膀胱冲洗，3d 更换 1 次性尿袋，防止尿路感染。

④防止压疮的发生。每 2 小时翻身 1 次，在搬动患者时注意身体各部分的位置，避免拉、扯、拽患者。

⑤预防下肢深静脉血栓的形成。每天有计划地为患者做被动肢体活动和肢体按摩。给患者静脉输液时尽量选择上肢静脉。

⑥术后肢体偏瘫或活动障碍者，要保持肢体处于功能位，急性期过后要尽早给患者进行瘫痪肢体的功能训练，促进肢体的功能恢复，防止足下垂，肢体僵硬及失用性萎缩。

3.心理护理　开放性颅脑损伤的患者，由于躯体上突然遭到极大的创伤，不少患者可留有某些神经或精神障碍方面后遗症，如失语、肢体瘫痪、智能降低，或出现头晕、记忆力减退、心悸等功能性表现。为促进患者的康复，要关心患者的痛苦，耐心解释伤情。家庭、社会各方面人员都要注意避免夸大伤情，以防造成患者恐慌心理。及时掌握患者的心理活动，有效地给患者心理上的支持，并向其介绍疾病的治疗效果和治疗方法，使患者能够正确地接受现实，与医护人员合作，树立战胜疾病的信心。嘱家属全力配合，共同协助患者康复。

【健康教育】

1.颅脑损伤者，易出现焦虑不安，对生活失去乐趣的病态心理。针对患者的心理特点，针对性地进行疏导、启发、解释和鼓励。帮他们排除病态心理、稳定情绪、提高信心，主动配合康复治疗。并鼓励他们主动参与社交活动和建立良好的人际关系。

2.帮助肢体瘫痪患者拟定功能锻炼计划，嘱患者及家属定期回院复查，评估康复效果。

3.应告知家属营养支持的重要性，指导摄入高热量、高蛋白、高维生素等富有营养的食物，预防感冒，保持个人卫生。

4.癫痫患者应告知不宜单独外出、登高、游泳、驾驶车辆，严格按时服药。

5.颅骨缺损患者注意保护骨窗，外出戴防护帽，术后 6 个月可行颅骨修补术。

6.告知患者及家属出院后 3～6 个月进行复查，有任何不适症状及时就诊。

（王　靖）

第四节　硬膜下血肿的护理

【概述】

硬脑膜下血肿是指出血积聚在硬脑膜下腔，是最常见的颅内血肿。约占外伤性颅内血肿的40％，多属急性(3d内)或亚急性(4～21d)型。急性或亚急性硬脑膜下血肿的出血来源主要是脑皮质血管，大多由对冲性脑挫裂伤所致，好发于额极、颞极及基底面，可视为脑挫裂伤的一种并发症，称为复合型硬脑膜下血肿。另一种较少见的血肿是由于大脑表面回流到静脉窦的桥静脉或静脉窦本身撕裂所致，范围较广，可不伴有脑挫裂伤，称为单纯性硬脑膜下血肿。慢性硬脑膜下血肿(22d以上)的出血来源及发病机制尚不完全清楚。好发于老年人，大多有轻微头部外伤史，部分病人无外伤，可能与营养不良、维生素C缺乏、血管性或出血性疾病等相关。

【临床表现】

1.典型临床表现　急性或亚急性硬脑膜下血肿的主要表现如下。

(1)意识障碍：伴有脑挫裂伤的急性复合型血肿病人多表现为持续昏迷或昏迷进行性加重，亚急性或单纯性血肿则多有中间清醒期。

(2)颅内压增高：血肿及脑挫裂伤继发的脑水肿均可造成颅内压增高，导致头痛、恶心、呕吐及生命体征改变。

(3)瞳孔改变：复合型血肿的病情进展迅速，容易引起脑疝而出现瞳孔改变，单纯性或亚急性血肿瞳孔变化出现较晚。

(4)神经系统体征：伤后立即出现偏瘫等征象，因脑挫裂伤所致。逐渐出现的体征，则是血肿压迫功能区或脑疝的表现。

慢性硬脑膜下血肿进展缓慢，病程较长，可为数月甚至数年。临床表现差异很大，大致可归纳为三种类型：①以颅压增高症状为主，缺乏定位症状；②以病灶症状为主，如偏瘫、失语、局限性癫痫等；③以智力和精神症状为主，表现为头昏、耳鸣、记忆力减退、精神迟钝或失常。

2.辅助检查　如有较重的头部外伤史，伤后即有意识障碍并逐渐加重，或出现中间清醒期，伴有颅压增高症状，多表明有急性或亚急性硬脑膜下血肿。CT扫描可以确诊，急性或亚急性硬脑膜下血肿表现为脑表面新月形高密度、混杂密度或等密度，多伴有脑挫裂伤和脑受压。慢性硬脑膜下血肿容易误诊漏诊，应引起注意。凡老年人出现慢性颅压增高症状、智力和精神异常，或病灶症状，特别是曾经有过轻度头部受伤史者，应想到慢性硬脑膜下血肿的可能，及时行CT或MRI检查可以确诊。CT显示脑表面新月形或半月形低密度或等密度影，MRI则为短T_1、长T_2信号影。

【治疗】

急性或亚急性硬脑膜下血肿的治疗原则是一经确诊即应手术。慢性硬脑膜下血肿病人凡有明显症状者，即应手术治疗，且首选钻孔置管引流术，引流2～3d，多可治愈。

【护理评估】

详细了解受伤过程，如暴力大小、方向、性质、速度，病人当时有无意识障碍，其程度及持续时间，有无中间清醒期、逆行性健忘，受伤当时有无口鼻、外耳道出血或脑脊液漏发生，是否出现头痛、恶心、呕吐等情况，了解现场急救情况，了解病人既往健康状况。全面检查并结合X线、CT以及MRI检查结果判断损伤的严重程度及类型，评估病人损伤后的症状及体征，确定是开放或闭合性损伤，了解有无神经系统病症及颅内压增高征象；观察病人生命体征、意识状态、瞳孔及神经系统体征的动态变化，区分脑伤是原发性还是继发性。了解病人的营养状态、自理能力等，了解家属对病人的支持能力和程度，了解病人及家属对颅脑损伤及其功能恢复的心理反应。

【护理要点及措施】

1.术前护理

(1)保持呼吸道通畅：硬脑膜下血肿常有不同程度的意识障碍，丧失正常的咳嗽反射和吞咽功能，呼吸道分泌物不能有效排出，血液、脑脊液及呕吐物等可引起误吸；舌根后坠可引起呼吸道梗阻。因此，应尽快清除口腔和眼部血块或呕吐物，将病人侧卧或放置口咽通气道。禁用吗啡止痛，以防呼吸抑制。

(2)妥善处理伤口：单纯头皮出血，可在清创后加压包扎止血；如果有开放性颅脑损伤应剪短伤口周围头发，消毒时注意勿使乙醇流入伤口；伤口局部不冲洗、不用药；外露的脑组织周围可用消毒纱布保护，外加干纱布适当包扎，避免局部受压。

(3)防止休克：一旦出现休克征象，应协助医师查明有无颅外部位损伤，如多发性骨折、内脏破裂等。病人应平卧，注意保暖、补充血容量。

(4)做好护理记录：准确记录受伤经过、初期检查发现、急救处理经过及生命体征、意识、瞳孔、肢体活动等病情演变。

(5)术前准备：①皮肤准备。术前1d剃头，手术日晨再次剃头，用聚维酮碘或1∶1000苯扎溴铵纱布消毒头皮，仔细检查手术野有无感染及破溃处，并戴上手术帽或用无菌治疗巾包裹。②有颅内压增高者切忌灌肠，可用轻泻药，如酚酞、开塞露、番泻叶等。③术前12h禁食、8h禁饮。④备齐带进手术室的药物、病历、CT、MRI、取血单等。⑤术日晨按医嘱给药，监测生命体征，如有异常及时汇报医生。⑥做好接手术病人准备：铺麻醉床，垫尿垫，将床摇高，备好床旁用物，如负压吸引器、多功能监护仪、输液架、大别针2个、量杯、纸巾、漱口水、吸管、特护记录本、笔、输液盘、适量的药物和无菌物品。

2.术后护理

(1)严密观察病情，及时发现颅内压增高：严密观察病人意识状态、生命体征、瞳孔、神经系统病症等变化，判断颅内血肿清除后效果并及时发现术后血肿复发迹象。通常术后3d左右行CT检查，证实血肿消失后拔管。

(2)脑水肿的预防：多数患者于术后12h即出现脑水肿的变化，24～72h为脑水肿反应的高峰期。因此，应严密观察并及时采取控制脑水肿的措施，观察有无颅内压增高的发生。遵医嘱及时、准确地使用脱水药，同时控制水、钠摄入。

(3)指导病人有效活动：术后待病情稳定，应制定活动计划，促进康复。轻者术后24～48h

即可行肢体被动活动、局部按摩，防止肌肉萎缩和关节强直，随着病情的好转可在床上进行肢体的主动活动，根据病情恢复情况，增加活动量，进一步坐起，下床活动，并逐渐增加活动范围和量，以恢复活动能力。

(4)心理护理：对于术后出现后遗症的患者应加强心理护理，鼓励病人正视现实，积极配合治疗，减轻后遗症；主动了解病人的心理状态，有自伤、伤人倾向时，避免让病人独处、接触伤人物品；随时与病人交谈，沟通思想，稳定情绪，使其积极配合治疗。

（王　靖）

第五节　高血压脑出血的护理

【概述】

脑出血性疾病是指引起脑实质内或脑室内自发性出血的疾病，通常又称脑出血或出血性脑卒中。高血压脑出血的发病原因是脑内小动脉在长期高血压刺激下，发生慢性病变的基础上出现破裂所致。这些小动脉一般是颅内大动脉直接发出的直径100～200μm的穿通血管，包括豆纹动脉、丘脑穿通动脉及基底动脉的脑干穿通支等。微小动脉的慢性病变包括脑内小动脉硬化、脑血管透明脂肪样变性及粟粒状微动脉瘤形成等。此外，脑出血可能和脑梗死合并发作，二者可能互为因果。高血压可以引起脑血管痉挛、脑动脉栓塞导致脑梗死，而脑梗死后可继发梗死灶内的脑血管发生管壁坏死发生脑出血。

【临床表现】

1.一般临床特点　突然发作剧烈头痛、呕吐、意识障碍和精神功能缺失。少部分以癫痫发作或大小便失禁为首发症状。常有对侧偏瘫和偏身感觉障碍，优势半球出血者可有失语。如病程进展快，发生脑疝，会出现肌张力增高，病理征阳性等相应表现。眼底可能有视网膜出血或视盘水肿，瞳孔可不等大，双侧瞳孔缩小或散大。呼吸深大，节律不规则，脉搏徐缓有力，血压升高，体温升高。部分患者可发生急性消化道出血，呕吐咖啡色胃内容物。

2.按不同的出血部位，脑出血还可能有不同的临床特点

(1)基底节出血：脑出血最常见的部位。除头痛呕吐、意识障碍等一般症状外，因为内囊受压或被破坏而表现出“三偏”征象，即对侧偏瘫、偏身感觉障碍和同向偏盲。此外，还可能有双眼向病灶侧凝视。

(2)丘脑出血：当血肿较小且局限在丘脑本身时，可出现嗜睡及表情淡漠，对侧偏身感觉障碍；如累及脑干背侧可出现双眼向上凝视、瞳孔大小不等；下丘脑出血会出现高热、昏迷、脉搏加快、血压升高及内环境紊乱等反应。

(3)脑干出血：脑桥是脑干出血的常见部位。表现为起病急骤，突发剧烈头痛呕吐，可立即出现意识障碍，甚至迅速陷于深昏迷；针尖样瞳孔常是脑桥出血的特征性改变，尚有四肢瘫、面瘫及双侧锥体束征阳性；脑桥出血还常有中枢性高热和呼吸节律紊乱，预后较差。

(4)小脑出血：表现为突发剧烈呕吐、枕部头痛、眩晕及因共济失调而摔倒。查体可能有颈项强直、眼球震颤及构音不清。如出血量较大时可致颅内压迅速升高，甚至发生急性枕骨大孔

疝,出现生命体征紊乱,严重者可迅速死亡。

(5)脑叶出血:头痛呕吐、颈项强直。额叶出血,可出现高级活动障碍、精神异常、抽搐发作、对侧偏瘫,优势半球出血有失语;颞叶出血,可出现部分性偏盲、癫痫发作,以及感觉性失语;顶叶出血,出现偏身感觉障碍、失语、失用;枕叶出血,出现对侧视野同向偏盲。

(6)脑室出血:临床表现为脑膜刺激症状和脑积液循环阻塞引发的颅内高压症状,以及出血部位脑组织损伤或受压引起的神经功能障碍。

3.辅助检查

(1)实验室检查:血、尿、脑脊液成分异常。血白细胞计数增高、尿蛋白质增高、血尿素氮增高及电解质紊乱。脑脊液常为血性。

(2)影像学检查:脑CT是快速诊断脑出血最有效的检查手段,除了可以显示血肿本身的大小、形态、出血部位和范围,还可以了解周围脑组织受压的情况、脑水肿的严重程度,以及是否合并脑积水等。

【治疗原则】

对于脑出血患者,视出血程度和患者的全身情况,可分别采取内科治疗和外科手术治疗。

1.内科治疗　主要以控制血压、降颅压、止血及对症处理为主。

2.外科治疗　确定手术应对患者的全身情况、年龄、意识状态、血肿量、出血部位,以及是否合并脑积水等进行综合评估后决定。手术指征明确应尽早手术。

【护理评估】

了解与现患疾病相关的病史和药物使用史,如高血压病史、脑血管病史等;了解患者是否以急性意识丧失、失语、肢体瘫痪为首发症状;了解发病时间及患者的意识、瞳孔、生命体征、神经系统功能。

【护理要点及措施】

1.术前护理

(1)按神经外科疾病术前护理常规。

(2)严密观察患者的意识、瞳孔生命体征及神经功能损害程度,遵医嘱给予脱水药、降压药,限制探视人员,保持病房安静及患者的情绪稳定。

(3)有癫痫病史者按癫痫护理常规,同时床旁备好地西泮等急救药品,并做好安全防护措施,以防止自伤、坠床等意外的发生。

(4)肢体偏瘫的患者应尽量避免患侧卧位,患肢摆放功能位,颅内压增高患者呕吐时给予侧卧位或平卧位头偏向一侧,以免引起误吸或窒息。

(5)做好术前准备,如剃头,配血,采血进行血型,凝血检查,准备好吸痰,气管插管,气管切开及各种抢救药,以备急用,严格控制血压,防止再出血。

2.术后护理

(1)按神经外科术后护理常规及全身麻醉术后护理常规。

(2)严密观察患者意识、瞳孔,生命体征变化及肢体活动情况。

(3)保持呼吸道通畅。及时清除呼吸道分泌物并保持通畅,注意有无呼吸困难、烦躁不安等呼吸道梗阻症状，气管切开或气管插管患者应定时雾化吸入、吸痰，防止管道阻塞及意外脱管。

(4)维持颅内压相对稳定。患者绝对卧床休息，单纯的颅内血肿（血肿腔）引流时，术后患者采取头低脚高位；血肿破入脑室，要将床头抬高 15°～30°，有利于静脉回流，减轻脑水肿。严格遵医嘱使用降压药及脱水药，使血压平稳下降，同时要限制液体的摄入量，避免引起颅内压增高。

(5)防止颅内感染及穿刺点的感染。术后观察切口的渗血、渗液情况，保持切口敷料的清洁、干燥；注意体温变化，若体温持续升高，应及时做腰穿及脑脊液常规、生化、细菌培养等；严格无菌操作。

3.心理护理　评估患者的心理状态，了解有无不良情绪，对于失语、肢体偏瘫等功能障碍的患者，应加强沟通、安慰患者、指导功能锻炼，使其保持情绪稳定，增强战胜疾病的信心。

【健康教育】

1.向患者家属宣教一些本病的常识，使其了解治疗的过程，从而取得家属配合，教会患者及家属识别早期出血征象及应急措施。

2.教会患者及家属血压自我监测方法，减少再出血诱发因素，保持情绪稳定、避免过于激动导致血压增高诱发脑出血。

3.告知家属要合理饮食，少食胆固醇高的食物，多吃蔬菜、水果及富含粗纤维易消化的食物，保持良好的心态，合理安排生活，戒烟戒酒。

4.在医师指导下服用抗高血压药物，不可随便改药或换药。

5.出院后定期门诊随访，监测血压、血脂等，适当体育活动，如散步、太极拳等。

（王　靖）

第六节　颅内压增高的护理

颅内压增高是神经外科常见临床病理综合征，是颅脑损伤、脑肿瘤、脑出血、脑积水和颅内炎症等所共有的征象，由于上述疾病使颅腔内容物体积增加，导致颅内压持续在 2.0kPa (15mmHg)以上，从而引起的相应的综合征，称为颅内压增高。

【临床表现】

1.头痛　是颅内压增高的最常见的症状之一，以早晨或夜间较重，部位多在额部及两颞部，可从颈枕部向前方放射至眼眶。头痛程度随颅内压的增高而进行性加重。用力、咳嗽、弯腰或低头活动时常使头痛加重。头痛性质以胀痛和撕裂痛为多见。

2.呕吐　当头痛剧烈时，可伴有恶心和呕吐。呕吐呈喷射性，易发生于饭后。

3.视神经盘水肿　是颅内压增高的重要客观体征之一。表现为视神经乳头充血，边缘模糊不清，中央凹陷消失，视盘隆起，静脉怒张，动脉曲张扭曲。

以上三者是颅内压增高的典型表现，称之为颅内压增高的“三主征”。

4.意识障碍及生命体征的变化　疾病初期意识障碍可出现嗜睡，反应迟钝。严重病例，可出现昏睡、昏迷,伴有瞳孔散大、对光反射消失,发生脑疝,去脑强直。生命体征变化为血压升高、脉搏徐缓、呼吸不规则、体温升高等病危状态,甚至呼吸停止,终因呼吸循环衰竭而死亡。

5.其他症状和体征　头晕、猝倒、头皮静脉怒张。小儿患者可有头颅增大、颅缝增宽或分裂、前囟饱满隆起,头颅叩诊时呈“破罐声”及头皮和额眶部浅静脉扩张。

【评估要点】

1.一般情况　观察生命体征有无异常,了解有无头部外伤、颅内感染、高血压、便秘、剧烈咳嗽、全身性严重疾病。有无过敏史、家族史。

2.专科情况

(1)头痛:了解疼痛的性质、部位,有无搏动性头痛,是否尤以夜间、清晨为重。头痛部是否常在前额、两颞等部位。

(2)呕吐:了解呕吐性质、时间,是否喷射性呕吐,是否与剧烈头痛相伴发,与进食有无关系。

(3)视神经盘水肿:患者是否常有一过性的视力模糊,严重者失明。

(4)观察有无意识障碍的变化:是否由嗜睡、淡漠逐渐发展成昏迷。

3.辅助检查　头颅 X 线片可显示颅缝增宽、蝶鞍扩大、蛛网膜颗粒压迹增大加深、鞍背及前后床突的吸收或破坏等颅内压增高征象。

【护理诊断】

1.疼痛　与脑内压增高有关。

2.组织灌注量改变　与脑内压增高导致脑血流量下降有关。

3.组织灌注不足　与频繁呕吐、控制摄入量及应用脱水剂有关。

4.潜在并发症　脑疝。

【护理措施】

1.一般护理

(1)体位:床头抬高 15°～30°的斜坡位,有利于颅内静脉回流,减轻脑水肿。

(2)饮食与补液:不能进食者,成人每人每天静脉输液量在 1500～2000ml。神志清醒者给予普通饮食,但要限制钠盐摄入量。

(3)吸氧:通过持续或间断吸氧,有助于降低颅内压。

(4)加强生活护理:避免约束患者,以免患者挣扎而致颅压增高。

2.病情观察　每 30min 至 1h 观察意识、生命体征、瞳孔和肢体活动的变化,急性颅内压增高的患者的生命体征常有“二慢一高”等现象,即脉搏缓慢,呼吸减慢,血压升高。

3.防止颅内压骤然升高的护理

(1)休息:立即让患者卧床休息,稳定患者情绪,保持病室安静。

(2)保持呼吸道通畅:抬高下颌,头向后仰,配合医生及早行气管切开术。

(3)避免剧烈性咳嗽和用力排便。

(4)控制癫痫发作:注意观察有无癫痫症状出现。

4.用药的护理

(1)脱水剂:常用20%甘露醇250ml,应在30min内快速静脉滴注。

(2)糖皮质激素:在治疗中应注意防止并发高血糖感染和应激性溃疡。监测血糖,并注意患者有无便血及胃肠减压引流血性胃液。

5.降低体温　2h测量体温1次,在表浅的大血管处,如腋下及腹股沟,直接使用冰袋可加速降温,或使用低温毯并减少盖被。

【应急措施】

脑疝:表现为剧烈头痛,与进食无关的频繁的喷射性呕吐,瞳孔和意识的改变等。首先保持呼吸道通畅,吸氧,立即使用20%甘露醇200～400ml加地塞米松10mg静脉快速滴入,呋塞米40mg静脉注射,同时做好术前准备。

【健康教育】

1.对疑有颅脑外伤等疾病者,如患者原因不明的头痛症状进行性加重,经一般治疗无效,或头部外伤后有剧烈头痛并伴有呕吐者,应及时到医院做检查以明确诊治。

2。颅内压增高的患者要预防剧烈咳嗽、便秘、提重物等使颅内压骤然升高的因素,以免诱发脑疝。

3.对有神经系统后遗症的患者,要针对不同的心理状态进行心理护理,调动他们的心理和躯体的潜在代偿能力,鼓励其积极参与各项治疗和功能训练,如肌力训练、步态平衡训练、膀胱功能训练等,最大限度地恢复其生活能力。

（王　靖）

第七节　脑脓肿的护理

化脓性细菌侵入脑组织引起化脓性炎症,并形成局限性脓肿称为脑脓肿,属脑实质内的感染性占位病变。

【临床表现】

1.全身感染症状　在细菌侵入颅内阶段大多数患者有全身不适、皮疹、发热、头痛、呕吐等急性脑炎或脑膜炎表现。当脓肿包膜形成以后,患者体温大多正常或低热,而颅内压增高或脑压迫症状逐渐加重。脑脓肿进入局限阶段,临床上可有潜伏期,在潜伏期内患者可有头痛、消瘦、疲倦、记忆力减退,表情淡漠或反应迟钝等症状。

2.颅内压增高症状　随着脑脓肿包膜的形成和增大,出现颅内压增高,患者再度伴有不同程度的头痛,可出现呕吐及不同程度的精神和意识障碍。

3.脑局灶定位症状　常在外伤所致的脑机能障碍的基础上,使已有的症状逐渐加重或出现新的症状和体征。

4.脑疝或脓肿破溃　是脑脓肿患者的两大严重危象。前者与其他颅内占位性病变所致的脑疝相似;后者为脓肿接近脑表面或脑室时,由于脓肿内压力骤然改变而致脓肿突然破溃,脓液流入蛛网膜下腔或脑室内引起急性化脓性脑膜炎，患者突然出现高热、昏迷、抽搐。

【评估要点】

1.一般情况　了解患者有无化脓性中耳炎、脓毒血症病史，头部近期有无外伤史等。

2.专科情况

(1)有无急性全身感染中毒症状。体检时是否可发现颈项强直和脑膜刺激征，化验检查白细胞及中性粒细胞是否升高。

(2)有无颅内压增高症状。

(3)有无脑局灶性症状，根据脑脓肿部位不同，局灶性症状亦不同，多在晚期明显。

3.辅助检查　外周血液中白细胞总数剧增，脑脊液常呈脓性。头颅 CT、MRI 及脑血管造影等检查。

【护理诊断】

1.清理呼吸道无效　与意识障碍有关。

2.体温过高　与脑脓肿导致全身感染中毒有关。

3.疼痛　与颅内压增高有关。

4.语言沟通障碍　与脑脓肿导致的感觉性失语及运动性失语有关。

5.组织灌注不足　与高热、呕吐等有关。

6.营养失调，低于机体需要量　与进食困难、呕吐有关。

7.有外伤的危险。

8.感染　与颅内存在化脓性感染和免疫力低下有关。

9.焦虑　与对疾病知识缺乏、存在适应危机有关。

10.潜在的并发症　脑疝。

【护理措施】

1.术前护理

(1)心理护理：向患者进行疾病有关问题的解释和说明，降低其恐惧程度，给予心理、情绪支持，并给予恰当的护理以解除患者的适应危机。

(2)给予头高脚低位，防止颅内压力增高，特别在癫痫病发作时颅内压增高致呕吐及小脑半球脓肿而出现饮水呛咳时。

(3)协助患者做好各项检查，同时做好必要的术前准备。

(4)癫痫发作：癫痫大发作时突然意识丧失，四肢痉挛抽搐，容易因跌倒或碰撞导致损伤，因此对有癫痫病史者应限制活动范围，发作频繁者需卧床并加用床档，防止癫痫发作时窒息。

2.术后护理

(1)保持呼吸道通畅，密切观察病情变化，1～2h 测量生命体征 1 次。

(2)防止剧烈咳嗽，用力喷嚏和用力大便，避免颅内压进一步增高。

(3)注意营养和维生素的补充，保持水、电解质及酸碱平衡，必要时输血、血浆、蛋白等，以改善全身状况，增强抵抗力。

(4)脓腔引流管的护理：①引流管置于低位，距脓腔至少 30cm，引流管的位置应保留在脓腔的中心。②患者卧位须符合体位引流的要求。③术后24h方可进行脓腔冲洗，冲洗液用庆大霉素生理盐水缓慢注入腔内，再轻轻抽出，不可过分加压。

【应急措施】

1.*脑疝*　表现为剧烈头痛，与进食无关的频繁的喷射性呕吐，瞳孔和意识的改变等。首先保持呼吸道通畅，并吸氧，立即使用20%甘露醇200～400ml加地塞米松10mg快速静脉滴入，呋塞米40mg静脉注射，同时做好术前准备。

2.*癫痫大发作*　突然意识丧失，四肢痉挛抽搐容易因跌倒或碰撞导致损伤，应卧床并加用床档，防止癫痫发作时窒息，及时通知医生进行相应处理。

3.*感染性休克*　表现为高热、头痛、呕吐、颈项强直等，脉搏细速，脉压小于4.0kPa(30mmHg)，应立即吸氧、保持呼吸道通畅，建立静脉通路并及时通知医生。

【健康教育】

1.对于各种严重感染要及时治疗，防止病变的再次发生。

2.出院后进行病情跟踪观察，特别是出现颅内压增高症状时，应引起高度重视。

3.加强营养，增强抵抗力，改善全身状况。

（王　靖）

第八节　脑血管病变的护理

脑血管病是指供应脑部血液的血管疾患所致的一种神经系统疾病，主要指脑卒中。临床主要表现为突然发生的局灶性神经功能缺失，如偏瘫、失语、意识障碍等。

【临床表现】

1.*短暂性脑缺血发作*　临床特点是突然发病，神经功能障碍持续数分钟至数小时，并在24h内恢复，可以反复发作。

2.*可逆性缺血性神经功能障碍*　临床表现似短暂性脑缺血发作，但持续时间超过24h，可达数天，也可完全恢复。

3.*完全性脑卒中*　症状较上述两种类型严重，有不同程度的昏迷，神经功能障碍长期不能恢复。

4.*出血性脑卒中*　是指高血压病引起的脑实质内出血。多见于50岁以上，长期有高血压及动脉粥样硬化的患者，因脑内硬化的细小动脉变性和破裂，导致脑实质内的自发性出血，血肿压迫脑组织，同时可发生颅内压增高，甚至脑疝，是高血压病患者的主要死亡原因。

【评估要点】

1.*一般情况*　了解患者的意识障碍程度、病史等。

2.*专科情况*

(1)询问患者有无眩晕、恶心、呕吐、半身麻木等。

(2)观察患者有无言语不清、一侧肢体无力、失语及排便、排尿失禁。

(3)观察有无呼吸深而有鼾声、脉搏慢而有力、血压升高。

(4)了解患者对疼痛的刺激,瞳孔对光反射、角膜反射等情况。并了解是否有特殊类型的昏迷,如去皮质综合征等。

3.辅助检查

(1)腰椎穿刺:脑动脉瘤和颅内动静脉畸形腰椎穿刺抽出脑脊液呈血性,是诊断蛛网膜下腔出血的最直接证据。

(2)CT 扫描:①颅内动脉瘤可见到中央呈高密度的圆形或椭圆形靶标状影块,但 CT 阴性并不能排除动脉瘤的存在。②颅内动脉畸形可显示急性期的出血,脑局部萎缩,及增强扫描中的高密度畸形血管团,部分供应动脉及引流静脉,可为病变的定位提供明确的信息。③高血压脑出血表现为高密度影区,可确定出血部位。

(3)MRI 检查:颅内动静脉畸形可显示畸形血管团的流空现象。

(4)脑血管造影:①颅内动脉瘤要求做双侧脑血管造影,有时需做全脑血管造影,可显示出动脉瘤的部位、大小、形状及数目。②颅内动静脉畸形显示病变位置、受累范围,还能显示供血动脉及回流静脉,确定其颅内动静脉畸形的级别。

【护理诊断】

1.清理呼吸道无效　与意识障碍有关。

2.意识障碍　与脑血管病变有关。

3.疼痛　与颅内出血及手术切口有关。

4.有受伤的危险。

5.排尿异常、排便失禁　与中枢神经系统自主控制发生障碍或意识不清有关。

6.营养失调　与不能正常进食、呕吐有关。

7.语言沟通障碍　与神经功能障碍有关。

8.焦虑　与生命受到威胁及肢体伤残有关。

9.潜在并发症　脑疝。

【护理措施】

1.心理护理　建立良好的护患关系,护士应耐心介绍脑卒中的病因和治疗方法,有计划地指导患者配合治疗、合理用药、平衡饮食、改进不良生活习惯和训练康复技能,满足患者的心理需要。

2.术前护理　术前要继续进行内科治疗护理,并做好术前常规护理,按规定备皮,严密观察病情,遵医嘱使用脱水剂等药物,预防脑疝发生。

3.术后护理　术后患者置 ICU 病房进行监测,具体护理措施参照脑损伤患者的护理。

4.康复护理　脑卒中康复的目标是心理康复、恢复或重建功能、防治并发症、减少后遗症、学习使用移动工具(如轮椅)和辅助器具,达到独立生活和工作的能力以提高生活质量。恢复功能的护理措施包括:运动功能锻炼、感觉功能康复、口面部功能康复、智能康复训练、高压氧治疗及护理、中医治疗法的护理。

【应急措施】

1.脑出血　表现为突然意识障碍、呼吸急促、脉搏缓慢、血压升高，继而出现偏瘫、大小便失禁等。应立即通知医师，做好手术止血的准备。

2.脑疝　常表现为剧烈头痛，与进食无关的频繁的喷射性呕吐，瞳孔和意识的改变等。发生后应做紧急处理，首先保持呼吸道通畅并吸氧，立即使用20%甘露醇200～400ml加地塞米松10mg静脉快速滴入，呋塞米40mg静脉注射，同时做好术前准备。

【健康教育】

1.积极治疗高血压、心脏病、糖尿病等疾病，纠正酗酒、吸烟等不良生活习惯，可以降低脑卒中的发病和复发。避免情绪激动、便秘、慢性咳嗽等脑卒中的诱发因素。

2.病情稳定后应及早开始康复锻炼，有利于防止肌肉萎缩，防止直立性低血压，有效预防骨质疏松、压疮、肺部感染和泌尿系统感染等并发症。指导患者和家属掌握被动运动方法和注意事项。

3.调整患者心理状态：对情绪抑郁者，开展及时的心理治疗和药物治疗。有的偏瘫患者在恢复期仍会采取自杀行为，在护理中应引起注意，床旁不要放置安眠药及锐利物品。

4.告知患者及家属有再次脑出血、脑栓塞的危险，一旦发现异常应及时就诊。

（王　靖）

第十一章　胸心外科疾病的护理

第一节　胸心外科手术前、后的护理

胸部手术主要包括胸壁、胸膜、肺、食管、纵隔及心包、心脏疾病的手术，其中心脏手术主要包括先天性心脏病、风湿性心脏病及大血管手术。胸心手术创伤大，手术时间长，术中常有循环与呼吸功能紊乱，术后并发症较多，若不及时处理，将危及生命。作为一名胸心外科护士，必须熟练掌握手术前后的护理，因为这是决定手术成败的一个重要环节。

一、术前一般护理

1.心理准备

(1)交谈：与患者交谈，使其真正认识到手术的重要性，并介绍同类疾病的成功例子，以消除患者对手术的各种疑虑，如对麻醉、体外循环及手术的不安和恐惧心理，使其从内心赞同手术方案，配合手术。

(2)指导：指导患者家属，协助稳定患者情绪。

(3)访视：术后患者大多要进入重症监护病房(ICU)。术前重症监护病房护士应对患者进行访视，了解患者生理、心理状况，同时给予必要的术前指导，介绍重症监护病房环境、制度和工作人员，减少护患陌生感，以利于术后配合；稳定情绪对于手术成功的重要性。

2.呼吸道准备　胸心外科大手术后保持呼吸道通畅是促进康复的一个重要环节，术前应制订计划，对患者进行如下的指导和训练。

(1)戒烟：吸烟可使手术后气管分泌物增加，因此入院后务必戒烟，有呼吸道疾病者或需施行气管插管者，更须绝对禁烟。

(2)预防感冒：注意保暖，保持室内空气清新，减少探视。

(3)练习深呼吸：深呼吸可预防呼吸道并发症，尤其对肺炎、肺不张有预防作用。具体方法是：将两手分别置于季肋部及腹上区，肩、臂、腹部放松，使胸廓下陷，用口逐渐深呼气，近呼气末，用手稍加力量，逐渐按压于胸壁上，然后用鼻腔渐渐吸气，使胸廓充分扩张，以加深吸气动作。以上动作连续做 5～6 次，每日 3 次。同时，嘱患者练习腹式呼吸。

(4)鼓励患者有效咳嗽：在深吸气后，利用腹肌用力咳嗽，将痰充分咳出，同时也利于肺的膨胀。对痰液黏稠、咳嗽无力的患者，可加用祛痰药降低痰液黏度，还可采用气溶、超声雾化吸入等稀释痰液，便于咳出。加用抗生素雾化吸入，每日 2 次，可抗感染，也有利痰液排出。有哮喘的患者，手术前 1 日加服地塞米松，以减轻支气管黏膜水肿并抗过敏。

3.饮食指导　术前给予患者高蛋白、高热能、易消化食物，如有吞咽困难者，可根据情况给予软食、半流质或流质。手术前 7～8 小时禁食，5～6 小时禁水。

4.练习床上排尿　为使患者术后早期能在床上自行排尿，术前给予正确的指导。做法：床上铺好橡皮中单，可解除患者污染寝具的顾虑。指导患者用手掌轻轻压迫膀胱部，增加腹压，以利排尿。可在床边拉上屏风，使患者精神放松。

5.正确的宣传教育利于术后护患交流

(1)非语言交流训练：胸部手术后患者大多有口腔气管插管，用呼吸机支持呼吸，不能用语言表达自己的情感和需要，可以制订一些非语言交流的措施和表达方式(非语言交流)，如手势语、图片卡等，并说明在用气管插管做辅助呼吸时要禁食。口渴时，护士用湿纱布湿润其口唇。

(2)讲解各种置管的意义：介绍术后留置气管插管、胸管、尿管及动、静脉导管的重要性及注意点，以避免患者术后面对诸多管道产生恐慌或躁动，导致管道脱出。

(3)对手术的心理准备：用简单的图片、幻灯或心脏模型，向患者简单地解说所要进行的手术操作，拟施行的手术切口，以更好地取得患者的配合。

(4)提高患者对疼痛的耐受性：告知患者术后虽然给予镇痛药，但切口仍会有不同程度的疼痛，护士将尽力采取多种方法帮助缓解疼痛。

二、术后护理

1.病情的观察及处理

(1)意识状态：麻醉苏醒前，应注意观察瞳孔变化、眼睑反射、对呼唤反应程度等，对患者的意识状态做出正确的判断。苏醒时处于兴奋状态，应做好心理护理，同时可运用约束带来约束双上肢，保护患者安全，以防发生坠床或气管插管、引流管等的拔除或脱落。对于苏醒较慢的患者，注意有无低血糖、低钠血症或脑缺氧等。

(2)生命体征的观察：患者进入重症监护病房后，应监护重要脏器及生命体征。

2.保持呼吸道通畅

(1)观察呼吸状况：严密观察呼吸频率、节律、深浅度；两侧胸廓运动是否对称；听诊两肺呼吸音是否对称、清晰，必要时查动脉血气分析。

(2)呼吸机的使用：密切观察使用呼吸机患者的呼吸是否与呼吸机合拍，合理调节呼吸机各参数，吸入气体温度在 33℃～35℃，并保证湿化功能良好。

(3)做好胸部体疗：在病情许可的情况下，定时给患者翻身、拍背，以利于排痰。鼓励患者做深呼吸及有效咳嗽，分泌物黏稠者可给予蛋白溶解酶类祛痰药，如 α-糜蛋白酶加入溶液内行雾化吸入。对于使用呼吸机者应定时湿化吸痰。

3.活动　全麻清醒后均给予半卧位，有利于胸腔闭式引流管的体位引流、肺膨胀和改善呼吸功能。对于循环稳定的患者，可 2～3 小时变换 1 次体位，并鼓励患者做床上肢体功能锻炼并及早期下床活动。

4.胸腔闭式引流管的护理　为了排除胸膜腔的积血、积液、积气，开胸术后均放置胸腔闭式引流管，应做好以下护理。

(1)讲清胸腔闭式引流的意义：使患者充分理解放置胸腔闭式引流管的重要性。

(2)引流瓶的护理：保持胸腔闭式引流瓶的密闭性，连接胸管的玻璃管应在水平面下 3～4 厘米。如为一次性引流瓶，应确保各管道连接正确，更换水封瓶时，确切夹闭引流管。

(3)引流管的护理：保持引流管通畅，定时挤压引流管，防止堵塞、折叠、扭曲，并注意观察水柱是否随呼吸波动，无波动见于以下两种情况：①引流管被血块堵塞。②残肺膨胀良好。前者应加以处理，使之通畅；后者为正常，可拔管。

(4)观察引流液：密切观察引流液的量、颜色、温度和性状，如引流出鲜红色血性液体，成人每小时引流量大于 200ml，连续 3 小时，或每小时大于 100ml，连续 5 小时，提示有活动性出血。应立即向医师汇报，给于止血处理。

(5)防止感染：玻璃引流瓶需每日更换，一次性引流瓶每周更换两次。严格无菌操作，勿使引流瓶倒置或高于胸部，防止逆行感染。

(6)拔管指证：拔管指征为纵隔、心包引流管连续 24 小时引流量小于 60ml；胸腔引流管放置后 24～72 小时，胸腔无积气、积液，胸部 X 线提示肺膨胀良好。

5.饮食指导　除食管、贲门及胃手术外-胸心手术后，拔除气管插管 6 小时后可给流质，次日改半流质，鼓励患者摄入高营养、高蛋白、高维生素、低脂肪的易消化食物。因患者术后卧床，胃肠道蠕动减弱，应多补充蔬菜、水果类富含纤维素的食物，有利于保持大便通畅。

6.预防感染

(1)尽早拔除侵入性导管：术后患者抵抗力减弱，身上带有多根侵入性导管，具有潜在感染的可能性，病情许可时应尽早拔除。

(2)无菌操作：严格遵守无菌操作原则，按时使用抗生素。

(3)预防感冒：嘱患者注意保暖，定时开窗通风，保持室内空气流通，监护室需进行空气消毒，每日 2 次。

(4)做好伤口护理；保持伤口清洁干燥，注意观察伤口局部有无红、肿及炎性渗出等，一旦发生，应加强换药的次数。

(5)监测体温及血象：发现感染征象，早期进行抗感染。

7.心理护理　面对监护室的特殊环境，繁忙的氛围以及对手术效果的担忧，患者会产生各种不同的心理问题，护士应主动与患者交谈，及时发现问题的根源，做好心理护理，促进患者身心整体康复。

三、特殊检查的护理

(一)食管内镜检查的护理

1.检查前准备

(1)饮食：空腹 6 小时以上，预约上午检查者，前 1 日晚餐后禁食，免早餐；预约下午检查者，清晨可吃清淡半流质，中午禁食。重症及体质虚弱者，术前应注射高渗葡萄糖。检查前禁烟 12 小时。

(2)了解病情：如怀疑有食管静脉曲张破裂出血时，咽部麻醉要充分，以防插管时引起恶心、呕吐，加重出血。

(3)向患者做介绍：讲明检查的目的和过程以及注意事项，如解开衣领、放松腰带、取出活动假牙、不咬内镜等；给予心理护理，使之有安全感，告诉患者检查时应放松，不必精神紧张，一般没有明显不良反应，可能会产生恶心、腹胀等轻度不适；教会患者在插管时配合做好吞咽动作，在术中取左侧卧位，颈部略向前倾，两腿屈曲。

(4)检查：对有高血压、冠心病病史以及心律失常的患者，术前测血压，做心电图检查。

(5)用药：术前 30 分钟，阿托品注射液 0.5～1mg，肌注，以减少唾液、胃液分泌，口含或喷雾局部麻醉药。

2.检查后护理

(1)饮食：咽喉部的麻醉 1～2 小时才失效，为避免饮食误入气管，应在检查后 2 小时方可进食。做活检或细胞学检查者，术后当日进软食。

(2)疼痛：术后 1～2 日内患者咽部可有轻微疼痛、不适或出现声嘶，应告诉患者在短时间内会好转，不必紧张，可用复方硼砂溶液或盐水含漱或含服润喉片。

(3)症状观察：注意观察大便颜色，有呕血、腹痛、腹部不适和体温升高，以便及时处理。

(4)并发症的观察与预防：麻醉意外：轻者头晕、头痛、手指麻木，重者呼吸困难、血压下降，都在麻醉后 1～2 分钟即可出现。在术前应询问有无麻醉药过敏史，麻醉时第 1 次喷雾剂量要小，反应后再喷第 2 次。器械损伤：轻者局部疼痛、血肿、唾液中带血丝，重者可引起颈部、锁骨上皮下气肿，甚至脏器穿孔，危及生命。术前详细交代患者应采取的体位和配合方法，同时操作者应注意动作轻柔。出血：常因器械损伤或活检损伤黏膜内血管所致，应密切观察有无出血征象。其他：老年人或其他心血管疾病患者有时会诱发心血管意外。

(二)纤维支气管镜检查的护理

1.检查前准备

(1)术前介绍：向患者充分说明检查的目的、简要操作程序、安全性以及注意事项，使其消除顾虑，主动配合。

(2)饮食：术前禁食 3 小时，嘱患者用含漱液多次漱口。

(3)皮试：术前半小时皮下注射阿托品注射液 0.5mg，精神紧张者可给少量镇静药。

(4)吸氧：对疑有呼吸功能不全者应予以吸氧。

2.检查后护理

(1)咯痰：鼓励患者咯出痰液及血液，但不可用力过度，以防出血。

(2)饮食：术后 2 小时内不宜进食，以防咽入气管，造成吸入性肺炎。术后第一餐以软食为宜。

(3)注意观察有无咯血、气胸等并发症：活检或刷检后痰中带血，不必处理，会自然消失。如有多量咯血或出现气胸等并发症，应做相应处理。

(4)注意观察有无麻醉药物的变态反应：一旦发现，及时处理。

（三）经胸壁针刺肺活检的护理

1.术前准备

(1)术前检查:术前测定出凝血时间。拍摄各种体位的胸片,为检查选择确切的穿刺点,并用甲紫在皮肤上做一标记。

(2)术前介绍:对患者讲明操作的目的和意义,教会患者熟练掌握深吸气、屏气及浅呼气,以便操作时取得患者的合作。

(3)皮试:做普鲁卡因过敏试验。

(4)准备用物:肺穿刺针,固定液(10%福尔马林或95%酒精及乙醚各半),玻片3～5张,1%～2%普鲁卡因注射液2支,穿刺包1个。

2.术后护理　密切观察生命体征和有无出血征象,尤其应注意有无呼吸困难及咯血现象;如患者突然出现头晕、神志不清,应考虑到空气栓塞的可能,迅速取头低位或左侧卧位,并立即吸氧。

（四）胸腔镜的术前、术后护理

利用现代胸腔镜视野大、创伤小、屏幕显示清晰等优点,可以进行较复杂的手术,适用于多种胸腔疾病的诊断和治疗,临床较普遍开展此项技术。

1.术前护理

(1)术前介绍:同各种操作检查,讲明目的、意义和做好心理准备。

(2)术前检查:肺功能估计,术前督促患者戒烟,预防感冒,完成各项肺功能检查。

2.术后护理

(1)麻醉术后护理:按全麻术后护理。

(2)卧位:取半卧位(待患者清醒后)。

(3)监护:行心电监护,定时测量体温、脉搏、呼吸、血压。

(4)观察神志:尤其是年老体弱者。

(5)做好引流管的护理:胸腔镜一般手术出血少,引流液通常较少。一般术后48小时内可拔管。

(6)止痛:胸腔镜手术的主要优点就是痛苦小,患者多可于术后24小时内停用麻醉类止痛药物。

(7)防治肺水肿:麻醉过程中长时间单肺通气易产生复张性肺水肿,术后严密观察患者有无咯粉红色泡沫痰,有无胸闷、气促、面色苍白、冷汗、末梢皮肤湿冷等肺水肿的临床表现,并适当控制输液速度。

(8)注意感染的可能:术后应注意观察有无发热、胸痛、呼吸困难等症状,并定时查血常规。

（五）右心导管检查术护理

右心导管检查内容包括右心血流动力学、压力测定、右心及肺动脉造影、血氧含量、分流量和心排量测定等。

1.检查前准备

(1)术前介绍:做好检查前各项宣传教育及指导工作,向患者及家属说明检查的目的、过程和注意事项,以消除顾虑,取得患者合作。

(2)完成各项化验及检查:包括血、尿、便三大常规,肝、肾功能,凝血机制的检查,X线和心电图检查。

(3)备皮及其他准备:术前完成检查侧肢体备皮和清洁准备,做青霉素和碘过敏试验。晚上给予镇静、安眠药,消除紧张情绪。

(4)术日晨准备:术日晨禁水,术前2小时测体温、脉搏、呼吸、血压,如有异常,暂停检查。术前30分钟嘱患者排便后,遵医嘱肌注地西泮注射液10mg,协助患者上推车,连同病历、X线片、沙袋推进检查室。

2.检查后护理

(1)伤口护理:患者回病室后,平行移至病床,用沙袋压迫切口包扎处4～6小时,观察伤口有无渗血,保持伤口干燥。

(2)观察生命体征:患者回室后立即测血脉、脉搏、呼吸,每30分钟1次,连测6次,平稳后停测;测体温每日4次,连续3日,正常后改为每日1次。

(3)用药:遵医嘱,合理安排抗生素输注,一般为3日。

(4)卧床与活动:术后绝对卧床8～12小时,无异常12小时后可下床活动。

(5)严重并发症的观察:右心导管检查严重并发症为肺栓塞、肺水肿、心包填塞等,故应注意患者有无突然胸痛、剧烈咳嗽、大汗、面色苍白、呼吸困难、血压下降等。若有发生,应立即报告医师并配合抢救。

(六)左心导管检查术

左心导管检查内容包括冠状动脉造影、主动脉及左室造影、左心系统血流动力学检查和压力测定。

1.检查前准备　同右心导管术。

2.检查后护理

(1)伤口护理:在患者移至病床后,心导管将拔除,专人徒手压迫伤口30分钟并置沙袋压迫8～12小时,以防出血。伤口须加压包扎。

(2)观察肢体动脉搏动:仔细观察肢体远端动脉搏动、皮肤温度和色泽变化,以利及时发现有无动脉痉挛或血栓形成的可能。

(3)卧床与活动:术后绝对卧床24小时,无异常方可下床。

(4)其他护理:同右心导管检查后护理。

(蔡秋霞)

第二节　常见胸部创伤的护理

一、肋骨骨折

肋骨骨折在胸部创伤中最常见，占60%～90%。第4～7肋骨由于前后固定，最易发生骨折。第1～3肋骨有锁骨及肩胛骨保护，第8～10肋骨前端为肋软骨板，有弹性缓冲，第11～12肋骨前端游离，均不易骨折。儿童和青年时期肋骨有弹性，不易骨折；成年及老年人，肋骨逐渐失去弹性，肋软骨也常有骨化，容易骨折。骨折部位发生在暴力打击处，称为直接暴力骨折。骨折端向内移位，刺破胸膜或肺组织，产生气胸和(或)血胸口子弹或炸弹常引起粉碎性肋骨骨折。骨折也可以发生在暴力作用点以外的部位，称为间接暴力骨折。如有骨营养不良或存在原发性或继发性肿瘤时，较轻的外力作用就会发生骨折，称为病理性骨折。一根或多根单处肋骨骨折，其上下均有完整的肋骨支持胸壁，对呼吸功能影响不大。但多根或多处骨折，折断的肋骨前后端均失去支持，该部胸壁软化，可导致反常呼吸。

(一)临床表现

1.症状　肋骨骨折最显著的症状是局部疼痛，深呼吸、咳嗽时加重。骨折端刺破肺组织，可引起咯血。除多根肋骨骨折外，一般无呼吸困难和发绀。如出现上述症状，多因支气管阻塞引起肺不张，或伴有肺撕裂伤、支气管断裂等其他损伤。在创伤后1～2日，若呼吸困难和发绀逐渐加重，要警惕创伤后急性呼吸衰竭的发生。

2.体征　骨折部位有明显压痛。触诊可有骨擦感，肋骨断端刺破胸膜和肺，胸膜腔内气体经胸膜裂口进入胸壁和皮下组织，可造成皮下气肿，触诊有捻发感。若有气胸、血胸，则有相应体征出现。

3.辅助检查　胸部X线摄片不但可以了解肋骨骨折的部位和数目，还可以查看有无气胸、血胸和其他脏器损伤。但若无移位的骨折，一般在X线胸片上常不易看出。

(二)治疗原则

1.闭合性单处肋骨骨折　一是解除患者疼痛，可用胶布固定胸壁，局部制动，适当使用镇痛药。二是防止和处理胸部并发症。

2.开放性单处肋骨骨折　应进行彻底清创、止血，如有胸膜损伤，行胸腔闭式引流。

3.多根多处肋骨骨折　如有休克、张力性气胸、血胸者，应尽快做好相应的急救处理；矫正胸壁的凹陷，减轻反常呼吸运动，排除呼吸道分泌物，以防呼吸道梗阻和窒息，防治感染。

二、创伤性血气胸

正常胸膜腔是不含气体的密闭间隙，其间压力低于大气压力呈负压。胸部创伤破坏了脏层或壁层胸膜，使空气进入胸膜腔，称为气胸。胸部创伤约60%可发生气胸，而且常伴有血胸。血胸的血液来源主要有：①心脏及胸内大血管破裂。②胸壁血管破裂。⑨肺组织破裂出血。气胸可分为三类：①闭合性气胸，即胸膜腔与外界大气不相通，空气由胸内脏器裂口进入胸膜腔后通道已闭塞。②开放性气胸，即胸膜腔与外界直接相通。③张力性气胸，即损伤后的通道组织有活瓣作用，空气能进入胸膜腔，但不能完全排出，致使胸膜腔压力不断增高。

（一）临床表现

1.症状　小量闭合性气胸（肺压缩在30％以下）可有轻度的胸闷、气促，中量（肺压缩多不超过50％）或大量（肺压缩50％以上）的闭合性气胸常呈现胸痛及气急。开放性气胸有烦躁不安、严重呼吸困难、脉搏细速、血压下降。张力性气胸有进行性呼吸困难、发绀和休克。鹿胸的表现取决于出血量的多少。少量血胸胸腔积血500ml以下，无明显症状；中量血胸指积为500～1500ml，伤员可出现内出血症状，面色苍白，呼吸困难，脉细弱，血压下降；大量血胸指积血1500ml以上，可有较重的呼吸与循环紊乱症状，休克症状严重，躁动不安，面色苍白，口渴，出冷汗，呼吸困难，脉搏细弱而快速，血压下降。

2.体征　检查时气管向健侧偏移，伤侧胸部叩诊呈鼓音，伴中量以上血胸时，下胸部叩诊呈浊音，呼吸音明显减弱或消失。小部分伤员出现皮下气肿，有捻发音。开放性气胸伤员可见胸壁有明显创口通向胸腔，可听到随呼吸进出伤口引起的“嘶嘶”声。张力性气胸及大量血胸伤员可出现胸廓膨隆，肋间隙饱满。

3.辅助检查　胸部X线平片是诊断闭合性气胸的重要手段，可见肺萎缩现象。少量血胸在X线胸片上可见肋膈角有液平面，中量时可见积血达肩胛角平面，大量可达到肺尖。

（二）治疗原则

闭合性气胸如为小量者，一般不需特殊处理，气体可逐渐吸收；中量或大量气胸，则伤员采取半卧位，在伤侧锁骨中线第2肋间放置胸腔闭式引流。开放性气胸的急救原则是将开放性气胸立即转变为闭合性气胸，然后进行清创、缝合，放置胸腔闭式引流。创口过大者可利用附近的肌瓣覆盖缝合，术后防止感染。张力性气胸首先进行胸腔穿刺排气，一般情况有所改善后，改做胸腔闭式引流。怀疑有肺裂伤或支气管断裂时，应行开胸探查术。血胸的治疗原则主要是防治休克，对活动性出血进行止血，清除胸腔内积血，解除对肺组织的压迫，防止继发感染。

三、胸部创伤的急救护理

胸部创伤仅10％～15％需外科手术治疗处理，而80％以上的伤员行较简单的处理，即可得到缓解，以挽救伤员生命。其处理原则无论在现场还是在医院都是相似的。因此，要求每个外科护士必须熟悉这些急救原则和救治措施，在医师到来之前做好相应的处理，而等待则意味着患者死亡。胸部伤的救治原则是及早纠正呼吸和循环功能紊乱。

（一）纠正呼吸功能障碍

1.解除呼吸道梗阻　胸部伤患者因气管内积血、积痰可引起上呼吸道梗阻，也可因下呼吸道直接损伤引起出血，水肿、反射性气管痉挛、分泌物阻塞等，应及时采取有效措施，避免长时间的缺氧。具体方法：

(1)协助咳嗽、咯痰:若患者神志清楚,可协助患者咳嗽、咳痰,排除呼吸道分泌物,采用肋间神经封闭减轻疼痛。

(2)气管内吸引:大量分泌物不易咯出的患者,可采用鼻导管行气管内吸引,需注意每次吸引不超过15秒,反复吸引3~4次,总的时间不超过3~4分钟,要避免患者过度劳累和严重缺氧。

(3)气管切开:若吸引后很快又有分泌物聚集或患者处于昏迷或不合作时,可行环甲膜切开、气管切开或纤维支气管镜吸引。

2.控制反常呼吸　多根多处肋骨骨折引起的连枷胸,反常呼吸运动可导致患者纵隔摆动、呼吸困难。应根据反常呼吸运动范围大小,呼吸困难严重程度及具体条件采取以下方法。

(1)加压包扎及沙袋压迫:常用于浮动胸壁范围较小、反常呼吸运动较轻者,为防止限制患者呼吸运动,应注意加压包扎的松紧度,沙袋的重量应适中,密切观察呼吸频率、幅度。

(2)钳重力牵引:牵引时间2周左右,牵引重量2~3千克。这种方法能促进骨折复位和肺膨胀,但患者需卧床,应防止坠积性肺炎、静脉栓塞及褥疮的发生,保持患者皮肤清洁、干燥及床单的平整,加强下肢的肢体功能锻炼。

(3)胸壁外固定架牵引:这种方法不仅能纠正凹陷的胸壁和反常呼吸,还可带着牵引架搬运患者。

(4)呼吸机正压通气:对于有呼吸窘迫及低氧血症而排除气胸的患者,可采用呼吸机正压通气。在机械通气过程中,应密切注意有无气胸的发生,并定时监测血气分析。

3.解除气胸对肺组织的压迫

(1)立即封闭伤口,使开放性气胸变为闭合性气胸:迅速清洁消毒创口周围皮肤,在患者深呼气末用5~6层油纱布封闭创口,范围超过创缘5厘米以上,再用无菌棉垫覆盖,并以胶布固定,绷带加以包扎。如现场无消毒敷料,也可用多层清洁纱布覆盖。在患者转运过程中,密切注意包扎是否严密,敷料有无松动及滑脱,并时刻警惕张力性气胸的发生,然后再行清创及放置胸腔闭式引流。

(2)穿刺排气:对于张力性气胸,患者呼吸困难症状较为严重,如不能及时做胸腔闭式引流术,可用一带指套的粗针头于锁骨中线第2肋间穿刺抽气,以缓解患者症状,而后积极行胸腔闭式引流术的准备。

(3)胸腔闭式引流:闭合性气胸,在无菌操作下放置胸腔闭式引流,向患者做好必要的解释和宣传教育,如放置此引流管的重要性,不能牵拉引流管,以免引流管脱出引起致命的气胸等;用力咳嗽、咳痰有利于肺的膨胀和胸腔内气液的排出。同时做好引流管的护理,并观察有无漏气及其程度。轻度漏气患者于咳嗽或屏气时有气泡自水封瓶内排出,而在深呼吸或平静呼吸时则无,说明仅有小的肺泡破裂,能很快自行愈合;中度漏气患者咳嗽、屏气及深呼吸时均有气体逸出,但于平静呼吸时则无,仍有可能自行愈合;重度漏气者平静呼吸时也有气体逸出,一般需手术处理。

(二)恢复与支持循环功能

1.补充有效血容量　胸部伤发生胸腔内出血或血液丢失体外,导致有效血容量减少,引起休克,应立即建立两条以上静脉通道,补充血容量,并抽血做血型交叉,做好输血准备。测中心静脉压，以鉴别低血压是由失血引起或系心脏压塞、心力衰竭所致。

2.制止活动性出血　密切观察血压、脉搏、患者的面色、末梢皮肤温度、尿量以及胸液量，一旦证实有进行性血胸或怀疑心脏大血管损伤时，应做好开胸止血的准备。

3.解除心包压塞　静脉压增高、动脉压下降和心音遥远是心包填塞的典型表现，但张力性气胸、大量胸腔积血、纵隔气肿、心力衰竭及输液过量亦可使中心静脉压增高。因此，心包穿刺可作为心包填塞的诊断手段。

总之，在胸外伤的治疗过程中，要密切观察病情变化，提供切实可靠的临床资料；让患者了解病情变化及康复过程，配合治疗；加强心理护理，稳定患者情绪，以促进伤情的好转。

（蔡秋霞）

第三节　常见普通胸科疾病的护理

一、脓胸

胸膜腔因致病菌感染而积脓称为脓胸。根据病原菌的不同，可分为化脓性脓胸、结核性脓胸及其他特殊病原菌所致的脓胸。良性脓胸的病程超过 3 个月，脓腔壁硬化，脓腔容量不变者，称为慢性脓胸。大多数急性脓胸是由胸部创伤、胸部手术后并发化脓性感染、肺部炎症扩散到胸膜腔、邻近组织感染的播散及血源性感染等引起。早期炎症范围波及全部胸膜腔，成为全脓胸，当纤维蛋白渗出物机化形成粘连后，部分胸膜腔闭合而形成局限性脓胸，如脓液被分隔为几个脓腔，成为多房性脓胸。

（一）临床表现

1.症状　急性炎症和呼吸困难为急性脓胸的两个主要症状，患者常有胸痛、高热、呼吸急促、食欲不振等。白细胞及中性粒细胞增高。慢性脓胸患者则出现全身中毒症状，如营养不良、贫血、消瘦、低热、乏力，伴有支气管胸膜瘘者有咳嗽和脓臭痰。

2.体征

(1)急性脓胸：患侧呼吸运动减弱，纵隔移位时气管偏向健侧，叩诊呈浊音或实音。如为脓气胸，上部呈鼓音，下部呈浊音，听诊呼吸音减弱或消失。

(2)慢性脓胸：患侧胸廓塌陷，呼吸运动减弱，肋间变窄，叩诊呈浊音或实音，严重者气管向患侧移位，脊柱呈侧弯，凸向健侧。

3.辅助检查

(1)急性脓胸：胸部 X 线检查显示胸腔积液致密阴影，脓胸伴支气管胸膜瘘者表现为脓气胸，可见液平面。确诊脓胸，必须行胸腔穿刺，送脓液做细菌培养及药物敏感试验。

(2)慢性脓胸：X 线可见患侧胸膜增厚，肋间隙变窄，气管及纵隔向患侧移位。为了解脓腔容量，可做碘油或泛影葡胺造影。

（二）治疗原则

脓胸是继发性疾病，重在预防，应及时治疗肺炎和肺脓肿，及时有效处理血气胸。胸部手术做好术前备皮，术中严格无菌操作，术前术后合理使用抗生素。一旦发生，应尽快引流，使肺及早复张，促进脓腔闭合，应用抗生素控制感染及消除病因。正确处理急性脓胸是预防慢性脓胸的根本。对于慢性脓胸的患者，应加强全身支持治疗，排除导致慢性脓胸的因素，消灭脓腔及恢复肺功能。无效者应行手术治疗，如胸膜纤维层剥离术，胸廓成形术，胸膜、肺切除术等。

（三）临床护理

1.行胸腔闭式引流者的护理

（1）防止继发感染：注意选择适当的引流管管径，以便有效地排脓。根据脓液细菌培养及药敏试验结果，按照医嘱定时冲洗引流管并注入有效抗生素。定期做痰及脓液的细菌培养。

（2）保持患者水、电解质平衡：记录 24 小时出入量，定时查血电解质。

（3）防止低蛋白血症：患者蛋白丢失较多，且消耗增加，应鼓励患者进食富含蛋白质的食物，并定时查肝功能，注意有无低蛋白血症，测量体重每日 1 次。

（4）保持皮肤、口腔清洁：每日 3 次漱口，保持口腔卫生，如有真菌感染，可用制霉菌素漱口液漱口；每日擦拭全身皮肤，保持皮肤清洁、干燥，但防止污水进入胸腔；引流管切口应及时更换敷料。

2.胸廓成形术后护理　重点在于保持患者肺萎缩，防止反常呼吸、脊柱侧弯及术侧上肢活动障碍。

（1）一般护理：按照胸心外科手术后一般护理常规。

（2）保持患者肺萎缩。

1）胸带包扎：按肋骨切除范围，在胸部用胸带包扎或加沙袋压迫 4～6 小时，过早停止，会使软化壁隆起，导致手术失败。松紧以能够伸入手指为度，过松达不到效果，过紧限制呼吸运动。

2）卧位：术后 7 日内，患者取仰卧位，一般情况平稳后可离床适当活动。

3）呼吸：采用腹式呼吸，以减少胸廓活动，尽量避免使肺膨胀的动作。

4）排痰：协助患者排痰时，用手掌平放于胸壁上，随其咳嗽予以相应压迫。

（3）预防反常呼吸。

1）观察呼吸情况：密切观察患者呼吸情况，包括呼吸频率、节律，两侧胸廓起伏是否对称以及起伏的幅度，如有异常及时汇报。

2）胸带固定：如确定反常呼吸，可用宽胶布或胸带固定术侧胸壁，也可加大沙袋重量或让患者采取术侧向下卧位（其下垫枕），并按医嘱给予镇静、止痛、给氧。

（4）预防脊柱弯曲及术侧上肢功能障碍：患者由于切断某些肌群，特别是肋间肌受损，胸廓失去左右平衡，容易引起脊柱侧弯导致术侧肩关节运动障碍。需指导患者做到以下内容。

1）矫正身体姿势：患者取仰卧位，观察体位固定情况，如发现有脊柱侧弯，及时给予矫正。

2）加强上肢运动的锻炼：患者应从术后第 1 日开始，就做上肢侧屈、抬高、上举、肘部弯曲及回转等运动，加强上肢功能锻炼。

（四）家庭护理

1.预防感染　患者都有不同程度的蛋白消耗，机体抵抗力差，应注意保持皮肤、口腔等的清洁。

2.心理护理　脓胸患者引流出的脓液会有异味，家属绝不能因此嫌弃患者，而应充分体现亲情的温暖，做好心理护理，鼓励患者增强战胜疾病的信心。

3.饮食指导　给予高蛋白、高热能饮食。富含蛋白质的食物有动物内脏、瘦肉、鸡蛋、鱼类、豆制品。糖类也需适当补充，以保证蛋白质的充分利用和储备，如土豆、山药、藕等。术后贫血患者可选用绿叶蔬菜、西红柿、桃、胡萝卜等。

4.卧位　侧卧位时注意避免患侧在上，以免健侧吸入大量的脓液而引起窒息。

5.胸廓成形术后护理　预防脊柱侧弯及术侧上肢活动障碍。患者步行时，严格要求其采取正确姿势，坚持前后左右回转运动 10 分钟，每日练习 4 次；同时也坚持练习上半身的前屈运动及左右弯曲活动。上肢运动的锻炼根据运动前后一般情况的变化来决定运动量的增减，使之逐渐恢复到健康时运动水平。

二、常见支气管肺疾病

原发性支气管肺癌（简称肺癌）起源于支气管黏膜及其上皮细胞，是最常见的恶性肿瘤。病因不清楚，可能与吸烟，职业性致癌因子如无机砷、焦油、石棉等，电离辐射，大气污染有关。病理分类有：鳞状细胞癌、腺癌及未分化癌。

肺结核是由结核杆菌引起的慢性传染性疾病。近 30 年来，由于抗结核杆菌药物的问世，结核病已得到明显控制。呼吸道感染是其主要传染途径，结核菌侵入人体后引起的基本病理变化有渗出性病变、增生性病变、干酪坏死性病变三种。

肺大疱是肺实质内异常性含气囊腔，常继发于末梢支气管炎、肺气肿、肺炎、矽肺或肺结核等疾病口炎症使小支气管黏膜水肿、管腔狭窄，分泌物滞留而形成活瓣性阻塞；同时，肺实质瘢痕组织增多，弹力纤维离断，肺泡间隔破裂而融合，肺泡间的侧支呼吸消失，使肺泡内压增高，形成肺大疱。

支气管、肺良性肿瘤占孤立性肺病变的 8%～15%。按肿瘤的来源分为上皮细胞肿瘤、中胚层肿瘤、炎性假瘤、神经源肿瘤发育性或未知起源的肿瘤。

（一）临床表现

1.症状和体征　肺癌的常见症状为阵发性刺激性咳嗽、胸痛、咯血、发热，但无特异性。癌肿直接侵犯或有转移性淋巴结压迫时，可以产生恶性胸水，喉返神经、膈神经、臂丛神经麻痹以及上腔静脉综合征。

肺结核患者除了呼吸系统的咳嗽、咳痰、咯血、胸痛、呼吸困难等症状以外，还有全身中毒症状，主要表现为疲乏、午后低热伴颊部潮红、食欲减退、体重减轻、盗汗等，重者可有高热。因肺结核好发于肺尖,故在肩胛间区或锁骨上下部位,于咳嗽后可闻及湿啰音,对诊断具有重要意义。

肺大疱单发或体积较小者可无任何症状,体积较大或多发者有胸闷、气短或不同程度的呼吸困难等症状。肺大疱忽然增大而破裂时可形成自发性气胸,并发粘连带断裂时,可引起大量血胸,甚至导致出血性休克。

支气管、肺良性肿瘤的共同特点是患者年龄较轻,大多无症状,少数有血痰、咳嗽、发热或轻度胸痛,如肿瘤阻塞支气管腔,则产生肺不张的症状及体征。

2.辅助检查　影像学检查如X线、磁共振成像(MRI)是诊断支气管、肺疾病的主要方法。此外,对于肺癌反复多次的痰细胞学检查,阳性率可达70%～80%,纤维支气管镜可做活检。而对于肺结核的痰结核杆菌检查,是确诊的重要依据。结核菌素试验阳性反应仅表示曾有结核杆菌感染,对3岁以下的婴幼儿诊断价值较大。

(二)治疗原则

1.肺癌　主张积极手术治疗,并辅以放疗、化疗和其他治疗,如中医中药等。

2.肺结核　以内科抗结核治疗为主,对内科治疗失败或出现其他并发症时需外科手术治疗。

3.肺大疱,支气管、肺良性肿瘤　均以手术治疗为首选。

(三)临床护理

1.术前准备

(1)常规护理:按照胸心外科手术前一般护理要点护理。

(2)应特别注意的护理。

1)呼吸道准备:入院后停止吸烟,对于痰液黏稠的患者行雾化吸入,以促进排痰;痰多者每日记录痰量,观察痰液的颜色、性状;咳痰后协助患者保持口腔清洁。

2)控制感染:有感染病灶者,按医嘱使用抗生素,并注意观察热型。

3)加强营养:指导患者摄入高热能、高蛋白饮食。

4)心理护理:与患者建立相互信任的良好关系,消除其不良情绪。对于恶性肿瘤患者,尽量采取保护性医疗制度。

2.术后护理

(1)常规护理:按胸心外科手术后一般护理要点护理。

(2)鼓励排痰,促进肺膨胀。

1)呼吸机支持呼吸时,定时给予湿化吸痰。

2)拔除气管插管,患者一般情况稳定后,每2～3小时扶起叩背,鼓励其深呼吸及做有效咳嗽。术后第1日起,可每日3次取坐位30分钟,练习深呼吸运动。

3)痰液黏稠者可予雾化吸入,每日2次,并口服祛痰灵、沐舒坦等。

4)伤口疼痛者可适当使用镇痛药,以缓解疼痛,有利于咳嗽排痰。正在用持续小剂量硬膜外或静脉镇痛药,疼痛时可加大剂量。

5)对痰多且无力咳出者可用负压吸引,必要时采用纤维支气管镜吸引。

6)定时听诊两肺呼吸音是否清晰,有无痰鸣音及肺不张等。

(3)控制输液速度,防止肺水肿:肺叶切除术后,肺循环量相应减少,要严格控制输液速度,以防循环负荷过重,一般30～40滴/分,如无并发症,提倡早期经口进食。

(4)并发症的观察与护理。

1)肺不张:多因气道分泌物阻塞所致,患者出现氧饱和度下降或氧分压偏低,听诊一侧呼吸音减弱或消失,叩诊实音,胸部X线可证实。应积极做好呼吸道护理,并采取患侧抬高卧位。

2)支气管胸膜瘘:多发生于术后1周,常为支气管断端缝合不完整或术后放疗所致。患者会有发热、咳嗽、痰中带血、呼吸困难或呼吸音减弱,应及时报告医师,并采取患侧卧位,防止血性痰液流向健侧。

3)脓胸:常见于支气管胸膜瘘或胸内残腔感染。患者有发热、胸痛、咳脓血痰等,应选用有效的抗生素,施行胸腔闭式引流,采取平卧位或健侧向上卧位。

4)喉返神经损伤:注意观察有无声嘶及其程度如何。

(5)肺癌术后放疗、化疗的护理。放疗患者护理:向患者做好解释工作,并给予适当的精神安慰;注意观察有无局部或全身不良反应;检查白细胞,防止感染;如发现患者有吞咽困难、灼热感等食管狭窄症状,应立即向医师报告,及早使用镇痛药物。化疗患者护理:静脉用药时,注意保护静脉,防止外漏;注意观察有无恶心、呕吐、脱发及其他药物副作用;监测白细胞计数,防止感染,同时做好皮肤、口腔的清洁卫生。

(四)家庭护理

1.*心理护理*　家属是患者的精神支柱,应尽一切努力解除患者的思想顾虑,使其以良好的心理状态接受治疗,面对手术。尤其是恶性肿瘤患者,尽量不让患者知道病情;如患者能够坦然面对病情,则可告知真相,以取得患者的积极配合。

2.*饮食指导*　术前、术后均应给予高蛋白、高营养饮食。一般术后给予半流质,如鸡蛋羹、豆浆等,5日后可改为普食。术后化疗、放疗的患者,同时需补给富含糖类及维生素的食物,如富含维生素C的新鲜蔬菜、水果,含维生素A的蛋黄、鱼肝油、动物肝脏,含维生素E的卷心菜等。多采用增强免疫功能的食物,如芋头、蘑菇等。放疗、化疗患者往往有恶心、呕吐、食欲下降,因此需注意食物的色泽搭配。

3.*功能锻炼*　术后帮助患者活动上肢,练习肌肉松弛,包括头部做前后左右活动及旋转运动;下半身前倾并做左右侧弯运动;举起上肢并做旋转运动。拔除胸管后,可帮助患者自由散步活动,以后逐渐增加活动量。

4.*随访*　术后按时到门诊复查X线等,尤其恶性肿瘤患者,应及时观察肿瘤的发展趋势。化疗、放疗者应及时复查血常规。

5.*化疗、放疗患者的护理*　保持居室空气流通;减少去公众场所的机会;如有发热、口腔溃疡等感染征象时,应及时到医院就诊。

三、纵隔肿瘤

国内以畸胎瘤居首位，其次是神经源性肿瘤，胸腺瘤占第三位。其中前上纵隔肿瘤最为常见，约占全部纵隔肿瘤的54%，后纵隔占26%，中纵隔占20%。

（一）临床表现

1.症状和体征　最常见的症状为胸痛、咳嗽、发热、呼吸困难、体重下降。当肿瘤压迫、侵犯邻近器官时，可出现上腔静脉梗阻、霍纳综合征、声嘶、疼痛。胸腺瘤患者有10%～30%合并重症肌无力。

2.辅助检查　X线可明确肿瘤的位置、大小及密度；磁共振成像能够提供更明确的血管受侵情况。

（二）治疗原则

原发性纵隔肿瘤及囊肿，除了已经证实有远处转移或肿瘤严重侵犯周围血管、组织器官的病例之外，首选治疗方法是手术切除。

（三）临床护理

1.术前护理

(1)心理护理：向患者解释大部分原发纵隔肿瘤为良性，只有极少数属恶性，帮助患者能以较好的心理状态接受手术，配合治疗。

(2)密切观察病情：不同的肿瘤因其性质、部位及病程不同，临床症状有差别，尤其是胸腺瘤伴重症肌无力的患者，往往伴有咀嚼肌、吞咽肌、呼吸肌的无力，应注意观察患者的吞咽、呼吸情况。

(3)正确指导患者服药：伴重症肌无力的胸腺瘤患者，术前需使用能控制症状的抗胆碱酯酶药，为维持其在血液中一定的浓度，督促患者按时服药，剂量准确，术日晨剂量加倍，保证患者安全度过麻醉诱导关。

(4)其他：按照普通胸外科术前的一般护理要点护理。

2.术后护理

(1)一般护理：密切观察患者的体温、脉搏、呼吸、血压。

(2)纵隔引流管的护理：患者通常取半卧位；保持引流管通畅，术后初期30～60分钟向水封瓶方向挤压胸管1次，避免引流管受压、折曲、滑脱及阻塞；注意观察引流液的量、性状、颜色；严格无菌操作，防止感染。

(3)重症肌无力患者行胸腺切除术的护理。

1)为预防肌无力危象，保留气管插管返回病室，使用呼吸机辅助呼吸。

2)预防肺部感染，加强呼吸道护理。

3)提醒医师及早恢复术前用药，如肌注新斯的明或鼻饲、口服溴吡斯的明，注意剂量、时间的准确性。

4)严密观察有无肌无力危象，尤其是试停呼吸机时及拔除气管插管后，更应注意患者的呼吸频率、幅度、有无呼吸困难等。

5)大多数患者对抗胆碱酯酶药的治疗量和中毒量十分接近,在严密观察危象发生的同时,要及时正确地鉴别用药的过量和不足。用药过量会导致胆碱能危象,主要表现为:流泪、流涎、发汗、恶心、腹泻、呼吸困难、血压下降、瞳孔缩小等,可用阿托品解毒。

(4)切除有感染的畸胎瘤及囊肿的护理:术后要观察胸腔有无感染及切口愈合情况。如术中未用双腔插管,瘤体内容物可渗入患侧肺或健侧支气管及肺泡内,引起肺不张或继发肺炎。应积极协助患者咳嗽及体位排痰,按医嘱采用有效抗生素,并控制输液量,以减轻肺的负担。

(5)神经纤维瘤术后护理:神经纤维瘤常延伸入椎管或肋间深部,血运丰富,切除肿瘤后,止血困难,术后密切观察胸腔内渗血情况。

(四)家庭护理

1.给予高蛋白、高营养、易消化食物。

2.帮助患者早期功能锻炼,注意劳逸结合。

3.胸腺瘤伴重症肌无力者术后肌无力症状可以减轻,但肾上腺糖皮质激素和抗胆碱酯酶药仍应服用2年左右,逐步减少剂量,且要严密随诊。如服药过程中出现出汗、流涎、流泪、呼吸困难及消化系统症状,应及时就诊。

四、食管、贲门癌

食管癌的发病率占恶性肿瘤的5%～10%,呈比较明显的地区性高发病率。在我国,男女比例为2∶1,贲门癌约占胃癌发病率的50%,食管、贲门癌病因尚不明确。食管癌绝大多数是鳞状上皮癌,一小部分是腺癌及癌肉瘤,而贲门癌主要是腺癌。

(一)临床表现

1.症状和体征　食管癌患者早期,进食时有阻噎感及进食后异物感,吞咽时食管内疼痛及胸骨后闷胀不适感。晚期可有进行性吞咽困难、呕吐、胸背疼痛及体重下降。当肿瘤压迫或转移到周围组织器官时会有相应症状,最后表现为恶病质。贲门癌的临床症状出现较晚,早期仅腹上区闷胀不适,轻微疼痛或烧灼感、嗳气、食欲下降,晚期可出现吞咽困难、呕血、黑便等。

2.辅助检查　X线钡餐造影和食管内镜检查是食管贲门疾病的常用检查手段。

(二)治疗原则

食管癌和贲门癌早期均以手术治疗为最佳,结合放疗和化疗。

(三)临床护理

1.术前准备

(1)改善营养状态:为改善营养不良,应具体指导患者饮食,列出容易咽下的食物,避免大而硬的食物及过冷、过热及刺激性强的食物。吞咽困难者,禁止进食肉冻、水果、酸乳酪、香蕉等,并观察患者进食情况,对长期不能进食者,要做胃肠外营养支持,保证各种营养液均匀输入。

(2)口腔护理:有呕吐或者禁食的患者,需注意口腔卫生。漱口时可选择合适的漱口液,以免因味道不适，反而引起呕吐。

(3)防止肺部并发症：协助患者认真做好术前呼吸运动练习，严禁吸烟，注意保暖，防止感冒。

(4)消化道准备：术前日禁食。术后胃肠减压，以免胃肠蠕动减弱后胃肠胀气影响吻合口愈合。观察伤口渗血渗液情况，向患者解释留置此管的重要性，以取得患者配合。对术前有梗阻的病例，洗胃有利于减轻组织水肿，并降低术后感染及吻合瘘的发生率。上段食管与胃之间移植吻合结肠时，要做好结肠手术的术前准备，术前晚给予清洁灌肠。

2.术后护理

(1)呼吸道护理：颈、胸或腹上区切口疼痛，或胃已拉入胸内，使肺受挤压，患者在术后常有不同程度的呼吸困难，呼吸浅促，术后每隔 4 小时或更短的时间，应给予镇痛药物或使用持续镇痛泵。防止肺部并发症，协助患者有效咳嗽。对于弓上吻合者，不可用手刺激咽喉部，以免造成吻合口瘘。

(2)持续胃肠减压：胃管切实固定，并在近鼻尖处做好记号，防止脱出，一旦脱出，切不可盲目插入，以免损伤吻合口。保持引流管通畅，如引流不畅时，应设法以少量生理盐水冲洗减压管。注意观察引流液的量、性状、颜色，术后 6～12 小时可从胃管内吸出少量血性液，术后第 1 个 24 小时、时引流量为 100～200ml，第 2 个 24 小时引流量约 300ml，如引流出大量鲜血或血性液，提示有活动性出血，应降低吸引力，并报告医师。胃肠减压持续 3～4 日，待肠鸣音或肛门排气恢复后可拔去。

(3)饮水和进食：胃肠减压期间禁食水，要做好口腔护理。经静脉补充机体所需的葡萄糖、脂肪、蛋白质、维生素、氨基酸及微量元素，在患者未进足够饮食之前，不停止静脉补液。胃肠减压管拔除 12～24 小时后可少量饮水，护士应注意观察食物通过状态，防止因喉返神经麻痹所致的误咽，并注意有无吻合口狭窄引起的吞咽困难以及胃液反流引起的恶心、呕吐等症状。次日起进半量流质 3 日，再改为全量流质 3 日。然后给予半流质饮食，两周后可进软食。

(4)上段食管癌切除结肠代食管术的护理：严密观察结肠血运情况，保持置入结肠袢内的减压管通畅，如从减压管内吸出大量血性液或呕吐出大量咖啡样液，都应怀疑吻合结肠袢坏死。用结肠代食管的患者，尤其是降结肠代食管的患者，常会嗅到粪便气味，这是因为结肠液逆蠕动人口腔所致。应向患者解释，一般经半年后，症状会逐步缓解。

(5)并发吻合口瘘的观察与护理：吻合口瘘是食管术后最严重的并发症，死亡率高。体弱、低蛋白血症及有肝炎等患者较易并发吻合口瘘。主要表现为：呼吸困难、胸内剧痛、积脓、术侧呼吸音减弱，叩诊浊音及全身中毒症状，如黄疸、高热、休克、白细胞计数升高，甚至菌血症。对此类患者应立即禁食，同时给予充分引流，抗感染治疗，静脉补充足够的营养。

(四)家庭护理

1.予以饮食指导，鼓励少量多餐，食量逐渐增加，避免辛辣等刺激性强的及煎、炸、含骨刺等硬的食物及碳酸饮料，可进食高营养、高蛋白、易消化的软食，如肝泥、蒸蛋、豆腐、乳酸酪、有营养的汤等。放疗、化疗患者可增加抗肿瘤食物如慈姑、菱角及增加机体免疫力的食物，如香菇、蘑菇等，食后 20～30 分钟内取半卧位。

2.注意日常生活指导，避免疲劳，充分睡眠，但需注意早期下床活动；避免做上半身剧烈运动，也不要将头过度弯屈及回转；避免叩打及按摩胸壁；手术 1～2 个月后如有术侧上肢麻木或重压感，应按摩上肢及伤口周围肌肉，可使肌肉放松以防运动范围缩小。

3.化疗、放疗患者需注意治疗后的不良反应。

4.定期复查。

（蔡秋霞）

第四节　常见先天性心脏病的护理

先天性心脏病是由于胚胎时期心脏血管发育异常而产生的一类心血管畸形，为小儿外科常见病。我国每年出生的婴儿中先天性心脏病多达10余万人，发病率占出生婴儿的0.7%～1.17%。其发病原因主要与遗传、母孕期病毒感染、母亲疾病、母亲孕期医源性感染、用药、居住环境不良等因素有关。先天性心脏病可分非发绀型和发绀型二大类。主要病理、生理改变前者为血流“左向右”或无分流，常见的有动脉导管未闭（PDA）、房间隔缺损（ASD）、室间隔缺损（VSD）、肺动脉瓣狭窄（PS）等；后者为血流“右向左”或“双向”分流，常见的有法洛四联症（TOF）、法洛三联症等。

一、常见先天性心脏病

（一）动脉导管未闭

动脉导管未闭占先天性心脏病（先心病）的15%～20%。动脉导管未闭通常位于降主动脉起始部与肺动脉分叉处、偏左肺动脉根部。导管长度及直径常在0.5～2.0厘米。按其形态可分为管型、漏斗型、窗型和动脉瘤型4型。

1.症状　小的动脉导管未闭可无症状，较大动脉导管未闭（直径大于1.0厘米）可有活动后心悸、气急、易疲劳、易患感冒等。并发心内膜炎或动脉导管内膜炎时，可有发热、出汗和心力衰竭的表现。当出现Eisenmenger综合征（即血流右向左分流）时，可有差异性发绀（下肢较上肢明显、左上肢较右上肢明显）。

2.体征　典型者在胸骨左缘第二肋间有连续性机器隆隆样杂音，伴肺动脉瓣第二音亢进。伴有肺动脉高压时，只有收缩期杂音，有时心尖部可闻柔和的舒张期杂音。脉压差增大，周围血管征阳性。大的动脉导管未闭者可有消瘦、发育不良等表现。

3.辅助检查

（1）胸部X线检查：胸片示左、右心室增大。肺充血、肺动脉圆锥突出。胸透可示肺门“舞蹈”征。

（2）心电图检查：2/3患者有左、右心室肥大。

（3）超声心动图检查：二维超声或彩色多普勒可见主动脉分叉处与降主动脉间有一异常通道或血流，左、右心室扩大。

（4）心导管检查：逆行主动脉造影可同时显示降主动脉和肺动脉的阴影和异常通道。右心导管检查时，心导管可由肺动脉经异常通道进入主动脉，血氧含量分析肺动脉较右心室高出

0.5%容积。

4.治疗原则　一般年龄在1岁以上者一旦明确诊断，尽早手术，理想的手术年龄为3～7岁(学龄前)。手术方式主要有导管介入治疗、结扎、钳闭、切断缝合法、体外循环下结扎或切开缝合法等，其中以结扎法最常用。

(二)房间隔缺损

根据胚胎发育解剖特点，房间隔缺损可分为继发孔型(Ⅱ型)和原发孔型(Ⅰ型)二大类。前者占先心病的10%～20%，后者占0.29%～0.6%。根据缺损的部位，继发孔型临床上常分为4型:中央型最常见，约占75%;下腔型占12%;上腔型和混合型，均较少见(少于10%)。

1.症状　主要取决于缺损的大小和分流量的多少。少数缺损大者，在婴幼儿期就产生症状，多数到青春期后才逐渐产生症状，但大多在婴幼儿和儿童期有易患感冒或呼吸道感染史。主要有劳力性心悸、胸闷气急，严重者可有心力衰竭症状。

2.体征　典型者在胸骨左缘第二、肋间有2～3级收缩期杂音，伴肺动脉瓣第二音亢进和固定性分裂。

3.辅助检查

(1)胸部X线检查:胸片示右心房和(或)右心室增大。双肺充血、肺动脉段突出，肺门增大、主动脉结正常或缩小。胸透可示肺门“舞蹈”征。

(2)心电图检查:电轴多右偏，可有不完全性右束支传导阻滞和(或)右心室肥大。

(3)超声心动图检查:可见房间隔连续中断，右心房、室扩大。

(4)心导管检查:心导管可由右房进入左房，右心房血氧较上腔静脉或下腔静脉高出2%容积。

4.治疗原则　诊断明确，即可手术治疗，年龄以4～12岁为宜。手术方式有介入疗法，主要适用于中央型，缺损直径不超过2.0厘米者。体外循环下直视修补，适用于任何类型，最常用。但房间隔缺损伴严重肺动脉高压，产生右向左分流，临床上出现发绀(即Eisenmenger综合征)者则为手术禁忌证。

(三)室间隔缺损

室间隔缺损占先心病15%～25%。缺损的大小可为0.2～3.5厘米，一般多在1.0厘米左右。根据胚胎发育和缺损发生部位，临床上通常将室间隔缺损分为膜部(单纯膜部型、膜周部型和隔瓣后型)、漏斗部(干下型和嵴内型)及肌部缺损三大类型。

1.症状　主要取决于缺损的大小和分流量的多少。小室间隔缺损可无特殊症状，较大室间隔缺损主要有劳力性心悸、胸闷气急，在婴幼儿和儿童期易患感冒或呼吸道感染，严重者可有心力衰竭、发绀现象。

2.体征　典型者在胸骨左缘第三、四肋间有3级以上的粗糙全收缩期杂音，伴心前区收缩期细震颤和肺动脉瓣第二音亢进、分裂。当严重肺动脉高压时，收缩期杂音可有所减弱。出现Eisenmenger综合征时，可有发绀、杵状指等。

3.辅助检查

(1)胸部X线检查:胸片示左、右心室增大，心影扩大。肺血多、肺动脉圆锥突出。肺动脉高压时，肺门血管高度扩张，而周围血管明显变细。胸透可示肺门“舞蹈”征。

(2)心电图检查:左、右心室肥大,以左心室为主。

(3)超声心动图检查:可见室间隔连续中断,左、右心室扩大,彩色多普勒可见穿隔血流。

(4)心导管检查:血氧含量分析右心室较右心房高出1.0%。压力测定可判定肺动脉高压的严重程度。

4.治疗原则　诊断明确即有手术指征,通常以学龄前手术为宜。小的室间隔缺损可单纯缝合,较大室间隔缺损用补片修补。当临床上有发绀、杵状时,心前区杂音明显变轻或消失;超声心动图检查心室水平以右向左分流为主。

(四)肺动脉瓣狭窄

肺动脉瓣狭窄指肺动脉的瓣环正常,瓣叶发育不良、交界融合,造成瓣口狭窄,也是临床上较常见的先心病。肺动脉瓣狭窄可单独存在,但常为复杂心血管畸形(如法洛四联症)中的一个组成部分。

1.症状　轻度肺动脉瓣狭窄症状可不明显,中度以上可有劳累后心悸、胸闷气急、乏力等,重度者可有晕厥、右心衰竭表现。

2.体征　典型者在胸骨左缘第二、三肋间有3级以上的喷射性收缩期杂音,多数伴心前区收缩期细震颤和P2减弱或消失。

3.辅助检查

(1)胸部X线检查:胸片示右心室增大,心影呈葫芦状;肺动脉段突出,但肺血少。胸透示肺动脉搏动减弱。

(2)心电图检查:典型者有右心室肥厚、右束支不完全传导阻滞、心前区T波倒置等。

(3)超声心动图检查:M型超声见瓣膜回声曲线α波加深,B型超声可见瓣膜增厚、瓣口狭窄,连续多普勒测定跨瓣压差增大。右心室增大、肥厚。

(4)右心导管检查:右心室压明显增高,肺动脉压明显下降,跨瓣压差增大。

4.治疗原则　诊断明确,手术治疗。单纯肺动脉瓣狭窄可选用肺动脉瓣球囊扩张术或狭窄切开术;当需同时处理其他合并畸形时,选用肺动脉瓣狭窄切开术。

(五)法洛四联症

法洛四联症为最常见的发绀性先心病,占发绀性先心病的40%~90%。主要病变包括室间隔缺损、主动脉骑跨、肺动脉口(包括瓣口、主干和右室流出道的单处或多处)狭窄及右心室肥厚。

1.症状　典型和常见的有发绀、劳累后气急和活动后蹲踞。

2.体征　大多发育欠佳,口唇发绀,严重者面部及指端发绀,在胸骨左缘第2~4肋间有粗糙收缩期杂音,其杂音位置取决于室间隔缺损和肺动脉口狭窄的位置,伴心前区收缩期细震颤和P2减弱或消失。有明显杵状指(趾)。

3.辅助检查

(1)实验室检查:血红蛋白含量和红细胞压积明显增高。

(2)胸部X线检查:典型者胸片示心影呈“木靴”型,右心室增大,有时右心房亦增大,肺动脉段内凹、肺血少。胸透示肺动脉搏动减弱。

(3)心电图检查:主要有心电轴右偏、右心室肥大和劳损,可伴ST段压低与T波倒置。

(4)超声心动图检查:可见右心室增大和肥厚、右室流出道或肺动脉狭窄、主动脉骑跨和室间隔缺损。

(5)心导管检查:右心导管可由右室直接或通过室间隔缺损进入主动脉,右室与肺动脉间存在明显跨瓣压差,右室压力近于左室和主动脉压;血氧分析示右室氧含量高于右房,但动脉血氧低。右心室造影可见右心室与主动脉同时显影,存在室间隔缺损、右室流出道或肺动脉狭窄。

4.治疗原则　诊断明确后,应手术治疗。主要手术方式有根治性手术和姑息性手术,前者即在体外循环下闭合室间隔缺损,解除右室流出道或肺动脉狭窄,矫正合并畸形;后者包括锁骨下动脉与肺动脉吻合术、升主动脉与左/右肺动脉吻合术、升主动脉与肺动脉人工血管分流术等,主要适用于左、右肺动脉或左心室发育较差者。若患儿肺动脉闭锁或左、右肺动脉严重发育不良;左心室严重发育不良,舒张末容积指数小于正常的60%;合并心、肝、肾等重要脏器功能严重不全,内科治疗疗效不佳,不能耐受手术者为手术禁忌证。

(六)法洛三联症

法洛三联症也是较常见的发绀性先心病,主要病变包括肺动脉瓣狭窄、继发孔房间隔缺损和右心室肥厚。轻者类似单纯性肺动脉瓣狭窄,较重者与法洛四联症相似。

1.症状　轻者类似单纯性肺动脉瓣狭窄,症状不明显,较重者可有口唇发绀、劳累后心悸、胸闷气急、多汗、乏力等,严重者有右心衰竭表现。

2.体征　一般较消瘦,口唇发绀,在胸骨左缘第二肋间有粗糙收缩期杂音及收缩期细震颤,P2减弱或消失。可有杵状指(趾)。

3.辅助检查

(1)实验室检查:血色素含量和红细胞压积明显增高。

(2)胸部X线检查:胸片示右心室和右心房增大、肺动脉段突出、肺血少。胸透示肺动脉搏动减弱。

(3)心电图检查:主要有心电轴右偏、右心室肥大和劳损,可伴ST段压低,P波常高尖、右心房肥大。

(4)超声心动图检查:可见右心室增大和肥厚、右心房增大、肺动脉瓣狭窄、肺动脉主干狭窄后扩张,房间隔连续性中断。

(5)右心导管检查:右心室与肺动脉间压差大于4kPa(30mmHg)。心导管可由右心房通过房间隔缺损进入左心房。

4.治疗原则　诊断明确后,应手术治疗。伴有严重左、右肺动脉发育不良或合并心、肝、肾等重要脏器功能严重不全,内科治疗疗效不佳或不能耐受手术者为手术禁忌证。

二、先天性心脏病的临床护理

(一)术前准备

1.化验检查

(1)常规化验检查:血、尿、便三大常规,肝、肾功能。

(2)凝血机制的检查:出血时间、凝血时间、血小板计数、凝血酶原时间的测定。

(3)水、电解质及血气分析:电解质主要检查血清钾、钠、氯,血气分析主要了解缺氧和酸中毒程度以及判断心内分流情况,对发绀型心脏病及合并肺动脉高压者尤为重要。

2.辅助检查

(1)胸部X线检查。

(2)心电图检查。

(3)心脏超声检查。

(4)体重、身长测定。

(5)心导管检查和心血管造影,对复杂先心病和肺动脉高压者,做右心导管检查和(或)造影。

3.护理

(1)一般护理:按胸心外科手术前一般护理要点,做好心理护理、预防感染、重视休息、加强营养、提高机体抵抗力等。

(2)吸氧:对发绀型心脏病及合并肺动脉高压者给低流量(2～3升/分)吸氧1小时,每日3次。

(二)术后监护

1.循环系统

(1)心电监护:24小时连续监测心律、心率的变化(心率的正常值:0～6个月:100～160次/分;6个月～1岁:100～140次/分;1～3岁:90～130次/分;3～5岁:90～120次/分)。当心动过速时,应排除血容量不足、缺氧、高热、烦躁、药物作用、电解质紊乱等原因,然后分次静注毛花苷C,使心率控制在正常值左右,防止发生心衰,但低钾时用药需谨慎;心动过缓时,静注阿托品注射液或异丙肾上腺素注射液或使用起搏器。阵发性室性心动过速、多发或多源性室早,静推利多卡因注射液(1次为1mg/千克体重)。

(2)有创血压监测:连续有创动脉压是反映患儿循环功能的主要依据。无创血压计不能连续测压和难以测出动脉搏动微弱的血压,对复杂的手术和重症患儿选用动脉置管连续测压,测压期间间断用小剂量0.02%肝素稀释液冲洗导管,以防血栓形成。测压前调整零点。收缩压代表心脏收缩能力,舒张压代表周围血管的阻力。脉压标志周围组织灌注状态。满意的血压既能保证重要器官的灌注,又不增加心肌耗氧量,出现压力上升或下降,应分析原因并加以纠正,及时向医师反映。

(3)中心静脉压(CVP):反映右心充盈及血容量,有助于决定补液、输血的量及速度。一般中心静脉压正常值0.59～1.17kPa(6～12厘米水柱)。根据手术种类的不同,有不同的要求。并根据中心静脉压决定补充晶体注射液、胶体注射液的量。

(4)尿量:尿量是判断心、肾功能及体内水分的重要标志,每小时测量记录1次,一般要求每小时1ml/千克体重。若尿量少,应立即寻找原因,可能的原因为心功能不全。及时查看患儿是否水肿,肝肋下是否扪及,摄入量是否足够。若测尿比重高,尿量少,则可能为摄入不足。同时,要计算无形消耗,包括皮肤蒸发、气道蒸发、胶体渗出(心包、胸腔积液等)。必要时可给呋塞米1mg/千克体重。

(5)末梢循环的观察:末梢血液循环满意时,末梢动脉(足背动脉)搏动有力,皮肤干燥、温暖，指压皮肤变白，但松指后立即转红润。

(6)肺动脉压(PAP)：术中留置测压管者应注意检查压力波形，并定时用肝素稀释液冲洗。

2.呼吸系统

(1)各参数的设定：①呼吸模式：同步间歇指令性通气(SIMV)。②呼吸频率：一般 20 次/分，1 岁以下 30 次/分。③呼气终末压(PEEP)：0.29～0.49kPa(3～5 厘米水柱)，Fontan 和 Senning 手术不用。④吸氧浓度分数(FiO_2)：一般为 0.60。⑤潮气量：10～15ml/千克体重。⑥吸气时间：0.5～1.0 秒。

(2)辅助呼吸时护理：经常听诊嚼肺呼吸音是否清晰对称，有无湿啰音及肺不张、有痰鸣音时，经常湿化吸痰。吸痰时两人操作，湿化后给予纯氧吸入-吸痰，再湿化，吸入纯氧，吸痰，直至痰鸣音明显减少。吸痰时应注意频率及潮气量，观察胸廓起伏，动脉血氧饱和度(SaO_2)及肺动脉压压力变化。定时查动脉血气分析：一般 1 次/4 小时，血气分析较满意的值为 pH 值为 7.35～7.55、二氧化碳分压 4.65～5.98kPa，动静脉短路者除外；SBE －4～＋8。代谢性酸中毒时，可静脉给 5%碳酸氢钠注射液 1 毫当量/千克体重分 2 次缓慢静注；代谢性碱中毒时，可鼻饲乙酰唑胺；处理后 30 分钟复查，呼吸性酸碱失衡可调整呼吸机各参数，调整呼吸机参数后 20～30 分钟复查。术后及时行 X 线检查，了解患儿各置管位置及两肺扩张情况，有无胸腔积液等。以后每日晨 X 线检查 1 次。

(3)逐步撤除呼吸机的指征：神志清楚、循环功能好、自主呼吸、吸痰时有足够的咳嗽反射能力、无支气管哮鸣音、X 线检查示肺扩张良好。当具备上述指征时，可逐步撤除呼吸机，一般辅助呼吸的频率每 30 分钟减少不超过 4 次，吸氧浓度分数也可逐步下调至 0.40，动脉血氧饱和度维持在 95%以上，当呼气终末压大于 0.29kPa(3 厘米水柱)时，一般每小时减少不超过 0.196kPa(2 厘米水柱)，压力支持一般在 0.49～1.47kPa(5～15 厘米水柱)。保持患者自主呼吸的潮气量在 5～7ml/千克体重。

(4)当出现下列情况时应汇报医师是否停止撤呼吸机：缸气分析异常、心率增加不低于 20 次/分、平均动脉压增高不低于 1.33kPa(10mmHg)、明显的心电图异常如心律失常和心肌缺血等、呼吸频率不低于 50 次/分、患者出现其他不宜拔管的征象。

(5)拔出气管插管指征：当呼吸机撤至辅助呼吸低于 5 次/分，吸氧浓度分数为 0.4，呼气终末压为 3，血气分析结果满意，并符合下列要求：自主呼吸的潮气量高于 5ml/千克体重、10 次/分＜呼吸频率＜40 次/分、血流动力学结果满意、吸气时负压不低于 1.96kPa(20 厘米水柱)、患儿清醒、合作。

(6)拔管后护理：拔管后给予面罩或鼻导管吸氧，氧流量 9.5～2 升/分。当动脉血氧饱和度不低于 95%时可逐渐降低氧流量，拔管后仍需经常听诊两肺呼吸音，给患儿翻身拍背，鼓励咳嗽。

3.体温　术后当日测体温 1～2 小时 1 次，及时发现有无体温异常。婴幼儿体外循环复温慢，可给予电热毯保暖，并加用灯照。发热时，可用冷毛巾湿敷，暴露，并口服泰诺每次 1～5mg/千克体重，1 次/4 小时重复给药。

4.保持水、电解质平衡

(1)补液原则：按 24 小时 60ml/千克体重计，一般给总量的 2/3，包括晶体注射液、胶体注射液、口服等。

(2)定时查血电解质:钙离子低于 1.3 毫摩/升时,补氯化钙 2mg/千克体重,30 分钟后复查。低钾:补氯化钾 1 毫摩/千克体重,稀释后缓慢静滴(注意观察心电图)。

(3)红细胞压积(HCT):一般在 40%左右,低则输血,10～15ml/千克体重,缓慢静脉推注。如胸液多、血容量低时可 20～30ml/千克体重。

(4)记出入量:每小时记录 1 次出入量(包括胸液)。

5.各种药物的使用

(1)抗生素的使用:高浓度,低容量,定时足量使用。

(2)适当使用镇静药:患儿年龄小,交流有障碍。对环境、工作人员感到陌生、恐惧时,会出现哭闹、烦躁,增加了耗氧量,不利于术后恢复。在排除明显诱因后仍有缺氧、高热、心动过速时,可适当使用镇静药(吗啡注射液:0.05～0.1mg/千克体重,稀释后缓慢静脉推注;地西泮注射液:0.1mg/千克体重,稀释后缓慢静脉推注)。

三、先天性心脏病的家庭护理

1.一般护理　保持居室合适的温度和湿度,定时开窗通风口注意保暖,防止感冒。出院后若无特殊病情变化,3 个月后可以上学,活动量由少到多,使患儿逐渐适应学习生活。

2.心理护理　患儿父母应尽快纠正过分保护和溺爱亲子的行为,鼓励患儿多与同龄儿童接触,通过玩耍建立正常的人际关系,增强患儿自信心,消除自卑、孤独心理,促进其智力、个性及适应性不断完善。

3.用药护理　心功能良好者一般不需用强心利尿药,术前重度肺高压及心功能较差的患儿,则根据医嘱使用强心利尿药或血管扩张药,家长要注意观察用药后的反应,如尿量、心率、脉搏、体温出现异常,应及时复诊,切不可自行随意调整用药,以免发生危险。

4.营养护理　食用营养价值高、易于消化的食物,宜少量多餐,不可一次进食过饱,以免加重心脏负担。

5.功能锻炼　活动量应逐渐增加,左侧切口者多练习左上肢的上举及外展运动,正中切口者,多练习扩胸运动。

(蔡秋霞)

第五节　常见后天性心脏病的护理

后天性心脏病是指出生后所患的心脏病,占心脏病的大多数。在我国已施行的心脏手术病例中,风湿性心脏瓣膜病居首位,冠心病较少。目前,随着人民生活水平的不断提高,冠心病的发病率逐年上升。另外,后天性心脏病还有心包疾病及心脏肿瘤等。

一、风湿性心脏瓣膜病

风湿性心脏瓣膜病是我国最常见的心脏病之一。临床上常见的有风湿性二尖瓣病变(狭窄和(或)关闭不全)、主动脉瓣病变(狭窄和(或)关闭不全)等,亦可为二尖瓣和主动脉瓣联合瓣膜病变。二尖瓣和联合瓣膜病变常常合并三尖瓣病变(以关闭不全常见)。

(一)临床表现

1.症状　主要有活动后心悸、气急、乏力易疲劳、尿少等。以二尖瓣狭窄病变为主者,可有明显咳嗽、咯血,严重者有夜间阵发性呼吸困难等;严重主动脉瓣狭窄或/和关闭不全病变者,易出现晕厥、心绞痛等。大多在儿童和青少年时期有游走性关节酸痛、风湿热病史。

2.体征

(1)典型杂音:二尖瓣狭窄为心尖部舒张期隆隆样杂音,较局限;二尖瓣关闭不全为心尖部收缩期吹风样杂音,向腋下传导;主动脉瓣狭窄为胸骨右缘第二肋间喷射样杂音,向颈部传导;主动脉瓣关闭不全为胸骨左缘第二肋间泼水样杂音,向心尖部传导;合并三尖瓣关闭不全时有胸骨下缘或剑突下收缩期杂音。

(2)心率和心音改变:合并房颤时,有心律绝对不齐、心音强弱不等。

(3)心界扩大:主动脉瓣和二尖瓣关闭不全明显者以左心室扩大为主,二尖瓣狭窄明显者以左心房扩大为主,三尖瓣关闭不全明显者以右心房扩大为主。

(4)下肢水肿:为凹陷性水肿。

(5)周围血管征:股动脉枪击音、水冲脉,主要见于主动脉瓣关闭不全者。

3.辅助检查

(1)胸部X线检查:可见各心腔不同程度的扩大,单纯二尖瓣狭窄者左心室不大或缩小。两肺瘀血,以二尖瓣狭窄者为重。

(2)心电图检查:主要为心房、心室扩大或肥厚表现,常见房颤心律。

(3)超声心动图检查:可明确瓣膜病变的性质及其严重程度,了解各心腔的扩大程度,以及左心功能等。

(二)治疗原则

诊断明确,应采用手术治疗。对于单纯二尖瓣或主动脉瓣狭窄,瓣膜质量较好者,可选用经皮球囊扩张术;瓣膜病变较轻者,行瓣膜成形术;瓣膜病变较重、不能修复者,则行瓣膜替换术。

1.术前准备

(1)实验室检查:血、尿、便除三大常规,肝、肾功能外,还包括以下内容。

1)凝血机制的检查:出血时间、凝血时间、血小板计数、凝血酶原时间的测定。

2)溶血检查:珠蛋白结合力、乳酸脱氢酶、网织红细胞等,为术后是否有血液破坏做随访对照,目前一般已不列为常规检查内容。

3)水、电解质及血气分析:电解质主要为血清钾、钠、氯,必要时查钙、镁,特别是血清钾、镁,术前应保持正常水平,有利于预防洋地黄中毒和心律失常。血气分析主要了解缺氧和酸中毒程度。

(2)辅助检查。

1)胸部X线检查:一般拍后前位及左前斜位片,以了解各心腔的大小及肺部情况。

2)心电图检查:主要观察有无心律失常、心肌劳损和肥厚表现。

3)心脏超声检查:可对心脏大小、心内畸形情况、大血管粗细、瓣膜病变类型和程度以及心功能提供较可靠和有用的数据。

4)肺功能测定:重点了解肺通气功能。

5)体重、身长测定:是为计算体表面积和体外循环灌注流量以及测定血流动力学参数提供数据。

6)周围静脉压的测定:了解右心室功能及有无三尖瓣反流。

7)心导管检查和心血管造影:对复杂先心病、疑有三尖瓣器质性病变和肺动脉高压者,做右心导管检查和(或)造影;对主动脉或其瓣膜有病变者,做逆行主动脉造影。

8)其他检查:磁共振成像(MRI)检查、心脏电生理检查。

(3)术前护理。

1)一般护理:同胸心外科手术前一般护理。

2)特别做好心理护理:风湿性心脏瓣膜病大多病程较长,患者长期受疾病折磨及家庭、社会、经济等因素的困扰,会产生不同的心理反应,如焦虑、恐惧、紧张等。特别是面临重大的手术,存在着希望手术成功,又担心手术失败的双重矛盾心理。因此,术前必须详细了解患者的心理状态与需求,并做好术前指导,重点是使患者树立手术必定会成功的自信心和理解、配合医护人员治疗的必要性和重要性。为术后做好患者气管插管不能说话时的意思表达和交流工作,教会患者理解和使用规范手势语。

2.*术后护理*　心脏手术创伤大,影响心、肺、肾、肝、脑等主要器官的生理功能,特别是那些病变复杂和心功能减退明显的患者,由于创伤、麻醉和体外循环的影响,具有更大的危险性,术后病情严重、变化迅速、并发症多,必须在重症监护病房严密监护和治疗,从而最大限度地预防和减少并发症,降低死亡率,挺高手术效果。

(1)心电监护:心血管术后早期,心率死亡,心律异常甚为常见,因此患者进入重症监护病房即予24小时连续心电监测。通常连续监测48～72小时,直到病情稳定后改为间歇性监测与记录。理想的心率应保持在80～100次/分,心率高于160次/分或低于560次/分则可能影响心排量,应予纠正。心率增快的常见原因有:术后发热、血容量不足或出血、低血钾、心功能不全、心包填塞、缺氧、切口疼痛等。心率减慢的常见原因有:结性心律、高钾症、房室传导阻滞、洋地黄和抗心律失常等药物作用。除密切观察心率变化外,还须密切观察心律的变化,常见的心律失常有室早和室速等,要严密监护,及时发现和处理,可通过使用药物或起搏器等维持合适的心率、心律。

(2)循环压力监护。

1)血压监护:血压的波动主要受血容量、心搏出量、外周阻力三个因素的影响。术后6～8小时,血压波动较大,8小时后,排除明显的出血,低血压一般主要与心、肺功能不全有关。术后一般要求血压达到术前90%,或收缩压高于12kPa(90mmHg)。术后早期测血压1次/5～15分钟,以后视病情逐渐延长测量时间至1次/2～4小时。选用无创自动测压仪自动定时测定,或采用桡动脉直接监测法连续测定。监测过程中,根据血压值,及时调整血管活性药物的使用浓度。

2)中心静脉压:主要反映右房压力、心脏前负荷、血容量和静脉张力,其正常值为0.59～1.17kPa(6～12厘米水柱)。

3)左房压或肺毛细血管楔压:左房测压主要了解左室充盈压,反映左室顺应性与左心室舒张容量,从而有助于对血容量及左心功能评估。正常左房压为0.53～1.59kPa(4～12mmHg)。肺毛组血管楔压常采用颈内静脉穿刺技术放置漂浮(Swan-ganz)导管进行测定,同时可测定右房压、右室压、肺动脉压。正常肺毛细血管楔压为0.66～1.99kPa(5～15mmHg)。在监测过程中,测压管各接头处应严格无菌,测压间隙以肝素稀释液缓慢冲洗,防止阻塞。拔管前后严密观察生命体征变化。特别是左房测压管必须在心包引流管拔除前拔出,拔出后要严密观察有无心脏活动性出血。

(3)呼吸监护:带气囊气管插管是术后患者通气、排痰与连接呼吸机辅助呼吸的唯一呼吸通气道,心脏术后一般经口或鼻插管接呼吸机支持呼吸4～24小时。呼吸机使用过程中主要监测内容:呼吸频率、潮气量、氧浓度、气道压力、吸呼比、动脉血氧饱和度、呼气末二氧化碳分压等,每30～60分钟记录1次。在呼吸机使用过程中保持呼吸机与患者呼吸合拍,患者安静,根据病情定时做动脉血气分析,及时纠正酸碱失衡。待患者神志清醒,循环稳定,自主呼吸有力、平稳,血气分析正常,无严重并发症时可停用呼吸机,拔除气管插管后给予鼻导管持续供氧。在患者自主呼吸期间也应密切监测患者的呼吸频率、幅度、呼吸状态,听肺部呼吸显著等。加强呼吸道护理,雾化吸入1次/6～8小时,并协助拍背咳痰,配合口服祛痰药物。主要护理内容如下。

1)气管插管护理。预防插管位置移动:患者进入重症监护病房后,必须检查气管插管固定是否适当,必要时重新调整固定。患者因疼痛或对插管不适出现躁动时,应给予适量的镇静药。对需较长时间用呼吸机支持呼吸者,可选择经鼻插管或行气管切开,有利于提高患者对插管不适的耐受性。对于术后因神志或精神等因素不能配合者,应妥善固定好上肢,以免自行拔管。做好插管气囊的护理:根据插管气囊容量的大小予以适度充气而以维持患者的辅助呼吸和使气道不漏气。对于长期使用呼吸机的患者,最好使用带低压气囊的气管插管或套管。在呼吸机支持呼吸期间,应经常检查有无气囊漏气,并及时吸除口腔、咽部与气管内分泌物,防止分泌物进入气管内引起呼吸道阻塞、缺氧,甚至引起心搏骤停。清除呼吸道分泌物:及时吸除呼吸道分泌物,保持呼吸道通畅是术后呼吸道护理的重要内容。吸痰时,应注意严格无菌操作,吸痰的同时嘱患者咳嗽,使深部的分泌物排至气管、支气管内,便于吸净。调整吸引负压,避免负压过大损伤气道黏膜。每次吸痰时间不宜过长,通常低于15秒/次,以免加重缺氧。吸痰时,严密观察心电示波图像,防止发生心律失常。

2)拔除气管插管的护理。根据拔管指征,按以下步骤进行:先吸尽痰液,然后做肺部听诊,咨询患者的自我感觉,证实无分泌物存在,即吸除口咽部分泌物,再更换吸痰管,将其插入气管内,放松气囊,边吸引,边缓慢拔出,同时嘱患者咳嗽,咳出残留于小支气管内的分泌物。随后,用鼻导管供氧,流量2～3升/分。调整合适体位,进行口腔护理、洗脸。

(4)体温监护:心脏手术后早期大多体温偏低,6～8小时后逐渐恢复至正常,此后体温稍有升高,手术当日夜间可高达39℃左右,大多在术后2～3日内降至正常或低于38.5℃。若术后体温持续升高不降,提示有内在致热源持续存在。若48～72小时后体温仍高于38.5℃,则要警惕有无感染或其他不良反应存在。因此,术后常规监测体温每日4次,当腋表温度高于38.5℃时,即给予物理或药物降温,并改测体温1次/4小时。末梢温度也是反映心功能状况的一个良好指标,当低心排、血容量不足和心包填塞时常可致末梢皮肤发凉、色苍白。另外,有缺氧、呼吸功能不全时,也可产生上述现象。

(5)水、电解质平衡监护:正确记录出入量对了解患者的水、电解质平衡和指导输液等均很重要。术后辅助呼吸时每小时总结1次,以后每日做12小时小结和24小时总结。电解质的平衡对维持心脏的正常生理功能至关重要。术后常规抽血查电解质、红细胞比积(HCT)每日2次,根据化验结果及时补充钾、钠、氯、钙、镁离子,防止因电解质紊乱引起心律失常和心功能不全,甚至心脏停搏。

(6)尿的监护:尿液是综合反映心、肾功能,组织灌注,体液平衡等情况的重要指标,心血管手术后常规留置导尿管,观察记录尿量、比重、pH值及尿色,1次/小时。

1)尿量:体外循环术后尿量的变化大致可分为三个阶段:术后6～8小时内,为高排尿期,平均尿量每小时达3～5ml/千克体重;循环稳定后至术后1～2日,体液基本稳定,早期呈轻度脱水,尿量逐渐减少至每小时1ml/千克体重左右,开始饮食后,尿量维持在1500～2000ml/24小时;术后2～3日开始,体液回收,尿量增多。尿量的多少与血液稀释、术后应用利尿剂与心功能改善等因素有关。正常尿量为每小时1ml/千克体重。尿量过多,一般临床意义不大。但需注意电解质紊乱,及早补充钾、钠及镁离子,防止引起心律失常。尿量过少,低于30ml/小时,须查明原因,常见的肾前性原因为血容量不足、血液浓缩、心功能不全、早期心包填塞、脱水、高热、多汗等;肾性原因多为急性肾功能不全。

2)尿比重:反映尿渗透压的高低,可溶性物质与水的比率。比重的高低主要决定于肾脏的浓缩功能,是测定肾功能的重要方法之一。正常尿比重为1.015～1.025,尿少、比重高,提示肾功能正常,可能由于液体量摄入不足引起;尿少而比重固定在1.010～0.003,呈等渗尿状态,则提示肾实质严重损害,丧失浓缩与稀释的功能。心血管手术后尿比重常随尿量的改变而增减。高排尿期或多尿时,比重低。尿量持续性减少或无尿且呈等渗状态,可基本确立有急性肾衰。

3)尿pH值:一般采用广泛试纸测定。尿pH值决定于肾小管分泌氢离子量的多少,受用药与某些疾病的影响,一般能反映体内酸碱平衡的水平。正常尿pH值呈弱酸性,平均为6.5左右。

4)留置尿管的护理:留置导尿管一般在手术麻醉后放置,多采用带气囊尿管,便于固定。送入膀胱后气囊内注入灭菌盐水8～10ml。导尿管与引流瓶连接后,不可受牵拉产生张力以免压迫膀胱壁造成糜烂出血。如循环功能良好,突然发生无尿,应首先考虑导尿管或连接的管道有无阻塞,必要时更换导尿管。留置导尿管一般与胸管一起拔除,留有胸管的患者,保留尿管不仅可及时观察尿量,还可避免患者自行排尿时因胸管移动所引起的疼痛。留置导尿时,用氯己定溶液清洁尿道口每日2次,并保持局部干燥,防止逆行感染。拔尿管前,先自尿管注入1%红汞溶液10～20ml,保留10～20分钟后拔出,可预防泌尿道感染,刺激自行排尿。因并发症需要长期留置导尿管的患者，应定时用0.02%呋喃西林溶液冲洗膀胱，定期做细菌、真菌培养，指导临床用药。

(7)神志观察和心理护理。

1)神志观察：心脏手术患者通常在术后2～4小时神志恢复清醒。对全麻未清醒者，应每30分钟观察、记录1次，并注意瞳孔的变化；对于清醒者，要注意四肢活动情况，观察有无偏瘫征象，以便及早发现影响神志变化的原因，及时做出处理。

2)心理护理：同胸心外科手术后一般护理。

(8)胸管护理：心脏手术后，常规放置心包及纵隔引流管。心包引流管在膈肌上对向心包切口，纵隔引流管置于胸骨后。主要作用如下。

1)排出前纵隔与心腔内的渗血，预防纵隔感染、心包填塞或心包积血及减轻发热反应。

2)通过引流管观察与记录纵隔引流量与速度，有利于诊断术后活动性出血与决定二次开胸止血的时机。若术中损伤胸膜，则放置胸腔闭式引流管，以引出积血、积液，维持胸膜腔的正常生理功能，促进术后康复。术后早期，应定时挤压胸管，观察胸液量及性状，当胸液量不低于200ml/小时，及时汇报医师，警惕有无活动性出血的可能，若经积极处理仍无转机，则需再次开胸手术止血。若胸管引流量先多后突然减少，除胸管通畅性差外，还应排除引流管打折等因素，结合患者有血压下降、脉压缩小、心率快、尿量少、末梢皮肤发凉或伴中心静脉压高等临床表现，应考虑急性心包填塞的可能，一旦明确，应及时手术解除。

(9)输液护理。

1)保留必需的静脉输液通路，相对固定每条通道输入的液体与药物的种类，保证用药安全，减少并发症。

2)标明加入药物的含量，尤其标明氯化钾及血管活性药的含量，便于核对，预防差错事故的发生。

3)在输液操作的各个环节，严格无菌操作，避免输液污染。静脉置管部位，每日做常规消毒，更换无菌贴膜，留置时间一般应少于2周。

4)预防发生输液外渗性损伤，高渗性药物、肾上腺素、去甲肾上腺素、钾、钙等制剂应自深静脉置管处输入。

5)采用微电脑注射泵，控制血管活性药物的输入。输液过程中应经常巡视，并记录输液卡。

(10)皮肤护理：留置胸管时，为便于引流，患者术后常取半卧位；拔除胸管后；根据患者需要，保持卧位舒适，床单清洁；注意皮肤受压部位的护理，避免褥疮的发生。

(11)饮食护理：气管插管拔除4～6小时后可少许饮水，若无呛咳且肠蠕动恢复好，则可进食半流质，以后根据患者食欲，给予高热能、高维生素、低脂肪饮食，少量多餐，满足患者术后恢复的营养需要。卧床期间，预防便秘发生，3日不排便即应给予润肠药物或开塞露通便。对拔除胸管和尿管者，应鼓励早日下床活动，以利胃肠功能的恢复。

(12)抗凝护理：血栓栓塞为人造心脏瓣膜置换术后的严重并发症。当血液与非正常的心血管内膜或非生理性的人工瓣膜材料表面接触，始动凝血反应，导致纤维蛋白网与血小板凝块的形成。因此，不论置换机械瓣膜或生物瓣膜，术后均需抗凝治疗。机械瓣膜应终生抗凝，生物瓣膜一般抗凝 6 个月。目前临床上常用的口服抗凝药物有香豆素衍生物、醋硝香豆素和华法林等，临床上华法林最常用，而对华法林过敏者可用醋硝香豆素。

口服抗凝药剂量的调整，主要在术后早期开始抗凝后 1～2 周内，一般 3～5 日左右抽血查凝血酶原时间，维持在正常对照的 1.5～2 倍，低于或超过该范围，可酌情增加或减少维持量的 1/4～1/8，注意分药要均匀准确，在调整后 3 日复查凝血酶原时间。近年来倾向采用国际标准比率(INR)来表示抗凝强度。由于新型人造瓣膜的抗凝性能优于早期人造瓣膜。因此，现在抗凝也趋向低强度，一般维持凝血酶原时间在正常对照的 1.5 倍或国际标准比率(INR)在 1.5 即可。

3.健康教育　心脏术后患者良好的自我保健，是保证手术效果，延长术后生存期和提高生活质量的重要环节。为此，应指导患者掌握抗凝等自我保健常识，维持健康水平。

(三)家庭护理

1.一般护理　保持居室合适的温度和湿度，定时开窗通风。注意保暖，防止感冒。避免劳累，防止受伤和传染病。逐渐恢复正常生活，一般术后 6～8 个月恢复半日工作，再逐步过渡到全日工作。Ⅰ级以上心功能者，可作轻至中度体力工作；Ⅱ级心功能者，可做一般家务劳动或轻工作；Ⅲ级以上心功能者，待心功能改善后再参加工作。术后半年复查心音听诊、胸片、心电图、超声心动及血钾、钠、氯等检查项目。已婚育龄妇女应服避孕药 3 年，3 年后欲怀孕或已怀孕者，应和医院联系，制订孕期保健安全措施，以保母婴平安。

2.心理护理　生活规律、心境平稳，建立正常的人际关系，增强患者自信心，消除自卑、孤独心理。

3.用药护理

(1)抗凝剂：遵医嘱每日按时服同种抗凝剂，并记录在随身携带的《保健手册》上。若漏服，次日及时补上。抗凝药的剂量视凝血酶原时间(PT)调整。改变剂量 3 日后，需复查凝血酶原时间，直至接近理想指标。

(2)复查凝血酶原时间：固定医院复查凝血酶原时间，前半年每 1～2 周复查 1 次；连续 2 次稳定，可延长为每月 1 次，半年后改为 2～3 月 1 次；1 年后可 3 个月 1 次。每次化验必须有正常人的血标本做对照。

(3)强心利尿药：遵医嘱使用强心利尿药或血管扩张药，并注意观察用药后的反应，如尿量、心率、脉搏、体温，如出现异常，应及时复诊。

(4)减少或避免对抗凝作用的干扰和可能出现的并发症如下。

1)药物干扰：增加抗凝作用的有苯巴比妥类，阿司匹林、双嘧迷莫、吲哚美辛、氯霉素和新霉素等；削弱抗凝作用的有维生素 K 及止血药等。如需用上述药物，必须在医师的指导下使用，并注意及时复查凝血酶原时间，调整抗凝药物的用量。

2)疾病影响：肝炎、充血性心衰、发热和甲亢等可使口服抗凝药敏感性增强。腹泻时肠道吸收较差，可减弱口服抗凝药的效果，应及时治疗以上疾患。

3)并发症：可能出现的并发症有黑便、尿血、咯血、头昏、晕厥或突发性胸闷、偏瘫或失语等，应携带抗凝治疗手册，立即诊治。

4)出血情况的处理：外伤小出血，可局部压迫或缝合加压包扎，不轻易停用抗凝药。大出血或急症手术，须立即终止抗凝。术后24～72小时，若无继发性出血，则重新开始抗凝治疗，直至稳定。

5)服地高辛：心功能Ⅱ级以上者，遵医嘱口服地高辛半年至1年，注意预防过量中毒，若心跳低于60次/分，应自行停药，并立即就医，复查心电图。

6)服氯化钾：服用排钾利尿药(如呋塞米、氢氯噻嗪等)者每日饭后服氯化钾片，并进富含钾的食物，如豆类、玉兰片、菌菇类、海产类(紫菜、干贝、海带等)、莲子及萝卜干等。

7)经期抗凝药的应用：服抗凝药后，妇女月经量一般不致增多，放环妇女可能稍多些。如有异常增多，可减药量1/8～1/4片，但不可停药，待月经一过，立即恢复原剂量。

4.饮食护理　食用营养价值高、易于消化的食物，宜少量多餐，不可一次进食过饱，以免加重心脏负担。

5.体能锻炼　活动量应逐渐增加，做到量力而行，以利心脏功能逐渐恢复。

二、冠心病

冠心病是中、老年人的一种常见心脏病，是由冠状动脉固定性(动脉粥样硬化)或动力性(血管痉挛)狭窄或阻塞引起的心肌缺血、缺氧或坏死。临床上常分为无症状型、心绞痛型、心肌梗死型、心肌硬化型等多种类型。

(一)临床表现

1.症状

(1)心绞痛：为胸骨后或前胸：部疼痛，呈“窒息”或“压榨”感，持续2～3分钟，少见持续超过5分钟以上者。疼痛可放射至颈部或前臂。常因体力劳动、情绪激动或紧张等诱发。

(2)心肌梗死：持续剧烈心前区疼痛，呈“压榨”“紧缩”感，伴出汗、烦躁不安，甚至出现休克、心衰、心律失常、晕厥和猝死等。

2.体征　心绞痛可无特殊先兆体征，当发生心肌梗死时，有脸色苍白、血压下降、脉搏细弱等；并发乳头肌功能不全或室间隔缺损时，有心前区收缩期杂音。

3.辅助检查

(1)实验室检查：血清肌酸磷酸激酶(CPK)、异构酶(CPK-MB)、乳酸脱氢酶(I-DH)等明显升高，尤以异构酶升高价值大。

(2)心电图检查：心绞痛时可有ST段下降、病理性Q波等；心肌梗死时可有ST段弓背上抬、病理性Q波、T波倒置。

(3)冠状动脉造影术：明确冠状动脉狭窄的部位、严重程度。

(4)超声心动图检查：排除其他心脏病，了解心功能。

(5)放射性核素检查：可了解心肌坏死范围和心功能等。

(二)治疗原则

单支冠脉狭窄高于75%，狭窄远端通畅、管径大于1.5毫米；左主干狭窄或两支血管狭窄50%，狭窄远端通畅、管径高于1.5毫米；心肌梗死后6小时内；经皮穿刺冠状动脉腔内扩张成形术失败或复发者应行外科手术，手术方式主要有冠状动脉旁路移植术(CABG包括升主动脉-大隐静脉-冠状动脉旁路术、内乳动脉-冠状动脉旁路术、桡动脉-冠状动脉旁路术、胃网膜右动脉-冠状动脉旁路术）。冠脉弥漫性病变，病变远端血管口径太细或不通；严重心肺功能下降者为手术禁忌证。

（三）临床护理

1.术前护理

（1）常规护理：同胸心外科术前一般护理。

（2）心理护理：冠心病患者大多有多次心绞痛和心肌梗死史，并经过住院正规内科治疗而未能根治，害怕心绞痛和心肌梗死再发作，要求手术治疗的愿望很强烈，但对冠心病的手术治疗缺乏了解，存在希望与忧虑的双重矛盾心理。因此，术前必须详细了解患者的心理状态与需求，重点是使患者树立手术必定会成功的自信心，尽力配合医护人员接受治疗。

2.术后护理

（1）常规护理：同胸心外科手术后一般护理。

（2）主要并发症的监护。

1）低心排：冠状动脉旁路移植术术后发生低心排，主要与术前心功能有关。须密切观察其临床表现，针对不同的病情和阶段制订监护措施，主要以强心为主，应用血管活性药，多巴胺或多巴酚丁胺等，尽可能维持动脉收缩压不低于 13.3kPa（100mmHg），用微泵控制各药物的输入速度，主要选用颈内静脉或股静脉穿刺通道，定时检查各输液通道，确保通畅无外渗等现象。加强利尿，可用呋塞米，保持每小时尿量不低于 1ml/千克体重，每日尿量不低于晶体入量，适当补充胶体注射液，以白蛋白为主，维持较高的血浆胶体渗透压。注意经常观察四肢末梢的温度，并定时监测血流动力学指标。

2）心肌缺血和梗死：以术后早期多见，发生率可达 3%～5%。术后除常规 3 导联动态心电监护外，于术后 2 小时、4 小时、8 小时、12 小时、24 小时定时定位描记 12 导联心电图，以了解有无心肌缺血或栓塞的表现及其动态变化。若在监护过程中发现可疑的心电波形变化，随时做全套心电图，重点观察对比有无 ST-T 段和 T 波的改变，有无新的病理性 Q 波出现或原有 Q 波加深等，以便及早发现和及时防治。在呼吸机辅助呼吸期间，常规应用吗啡、地西泮等药物止痛、镇静以减少氧耗；常规应用硝酸甘油静滴，以扩张冠状动脉。

3）心律失常：术后早期以室性早搏多见，加强监护。同时注意补钾、镁，监测血气，纠正水、电解质紊乱及酸碱失衡。对于频发室早，常规应用抗心律失常药，主要应用利多卡因、普罗帕酮，采用静推和静滴相结合的方法。心律失常须及时消除，以防演变为严重心律失常，甚至猝死。备齐急救用物，配合抢救，遵医嘱及时、准确地用药。在术后早期须常规准备好床旁除颤器以备急用。

4）高血压：冠状动脉旁路移植术术后高血压发生率可高达 35%，一方面增加心脏负荷，增加心肌耗氧量，不利于心功能恢复；另一方面，易引起吻合口出血。因此，在术后早期要给予重视。当血压不低于 16kPa（120mmHg）时，常规应用硝普钠，用微泵控制输入速度，从小剂量开始，逐渐加大。

（四）家庭护理

1.指导合理饮食　食用营养价值高、维生素丰富、低动物脂肪、低胆固醇、清淡易于消化、富含纤维素的食物,防止发生便秘。宜少量多餐,不可一次进食过饱,坚决戒烟、酒,以免加重心脏负担。

2.指导功能锻炼　活动量应逐渐增加,防止加重心脏负担。注意下肢功能锻炼,防止下肢静脉血栓形成及足下垂。

3.用药护理　冠状动脉旁路移植术(CABG)术后一般要进行一段时间的抗凝治疗,遵医嘱术后每日按时服双嘧达莫或华法林。

4.门诊随访　按医嘱定期门诊随访。

(蔡秋霞)

第六节　心脏瓣膜病手术的护理

心脏瓣膜病是由于炎症、黏液样变性、退行性改变、先天性畸形、缺血性坏死、创伤等原因引起的单个或多个瓣膜结构(包括瓣叶、瓣环、腱索或乳头肌)的功能或结构异常,导致瓣口狭窄及(或)关闭不全。心室和主动脉、肺动脉根部严重扩张也可产生相应房室瓣和半月瓣的相对性关闭不全。二尖瓣最常受累,其次为主动脉瓣。

【临床表现】

1.胸痛或胸部紧迫感、心悸、心绞痛。

2.失眠、疲劳、晕厥、头晕眼花,不能进行日常活动。

3.右心衰竭:肝大伴压痛、腹水和下肢水肿。

4.呼吸改变:气促、端坐呼吸、阵发性夜间呼吸困难。

5.咯血。

6.二尖瓣面容:面颊部呈紫红色,有色素沉着。

7.颈静脉怒张,偶见随心跳搏动。

【评估要点】

1.一般情况　观察生命体征有无异常,询问患者过敏史、家族史、风湿热病史,了解对疾病的认识。

2.专科情况

(1)密切观察患者的心率、心律、血压、脉搏、呼吸变化。

(2)观察患者的神志及末梢循环情况:意识状态、面色、唇色、指甲床颜色等。

(3)监测尿量、体重变化及水肿的消退。

(4)了解心衰体征变化,如水肿、颈静脉怒张程度。

(5)应用洋地黄药物时,严密观察洋地黄的中毒表现。

【护理诊断】

1.心输出量减少　与心脏前后负荷增加,心肌收缩乏力有关。

2.清理呼吸道无效　与手术、麻醉及使用呼吸机有关。

3.体液不足　与外周血管内液体不足、应用利尿药、血液丢失或凝血因子异常有关。

4.体液过多　水肿，与心衰导致肾功能不全、低蛋白血症、肾灌注减少、排尿量减少、摄取过多的钠过少的蛋白质有关。

5.气体交换受损　与心衰引起的肺淤血、肺水肿及肺部感染有关。

6.活动无耐力　与心排出量减少导致组织缺氧、活动后心律失常、呼吸困难、心肌缺血有关。

7.恐惧　与惧怕手术有关。

8.潜在并发症　出血。

【护理措施】

1.术前准备

(1)长期吸烟者易并发阻塞性呼吸道疾患，术前宜戒烟3周以上，给予呼吸道准备。

(2)因心力衰竭而长期服用利尿药者，需注意纠正电解质紊乱。低血钾者术前补给氯化钾。

(3)准确记录液体出入量，维持体液平衡。

(4)如果患者的心脏前负荷增加，限制食盐和水的摄入量。必要时每日测量体重。

(5)遵医嘱给予利尿剂、强心剂，扩血管药物，抗心律失常药物，同时观察药物的疗效及不良反应，监测有无电解质紊乱。

(6)术前常规输入极化液，即10%葡萄糖加入10%氯化钾、辅酶A、三磷腺苷和胰岛素，目的是补充K^+，增加心肌能量，减少心律失常与洋地黄中毒的发生。输入时应缓慢滴入，嘱患者不要私自调滴数，如胸闷、气促、心率加快应报告医生，遵医嘱停用或调慢滴速。

2.术后护理

(1)血流动力学监测及容量补充：观察神志，脉搏，皮肤、四肢的色泽及温度，静脉充盈度及尿量。四肢厥冷、发绀，常表示组织灌注不足；皮肤、黏膜颜色苍白，静脉萎陷，中心静脉压低，提示血容量不足；尿量充沛反映肾脏灌注良好，通常提示循环系统稳定。

(2)呼吸道护理：一般情况下，呼吸机需辅助呼吸至患者清醒。拔除气管插管后，定时翻身、叩背、雾化吸入。鼓励患者咳嗽，深呼吸，可用手轻轻按压伤口以减轻咳嗽时引起的不适。

(3)严密监测心律的变化，必要时备好利多卡因。

(4)及时纠正酸中毒和电解质紊乱：术后早期，每4h做1次动脉血气分析和血电解质测定。根据血电解质测定和尿量及时补钾。

(5)早期活动：术后长期卧床，易并发下肢深静脉栓塞。一般在术后第3d，若循环系统已稳定、胸部引流管已经拔除，应起床活动，或坐在靠背椅上。

(6)抗凝：换瓣术后需终身服用抗凝药物，严格遵医嘱定时、定量服用，严密监测凝血酶原时间，密切观察有无出血倾向。

【应急措施】

1.心律失常　如出现室性异位心律等则反映心肌受损伤，是恶性心律失常，要特别引起重视。恶性心律失常还包括心动过缓(<60次/min)及房室传导阻滞等，心动过速(>100次/min)，包括房性颤动、房室交界心律、室性期前、室性过速和室性颤动。出现室性心律失常时，首选利多卡因1～2mg/kg静脉注射，然后以1～4mg/min维持。

2.心包填塞 患者出现血压低、心动过速、奇脉、心音遥远、窦性心动过速、颈静脉怒张，考虑发生心包填塞，应立即遵医嘱大量补液、吸氧、给予血管活性药物，提高重要器官的灌注压，为患者做术前准备，准备急诊手术。

【健康教育】

1.定时复查凝血酶原时间，出院后半年内每1～2周复查1次，连续2次稳定，延长为1个月1次，半年后每2～3个月复查1次，1年后3个月复查1次。注意保存化验单，按时服用抗凝药。

2.出现下列现象应及时复诊

(1)牙周出血、皮下出血点、柏油样便等出血现象。

(2)头痛、肢体痛、腹痛、发冷及剧痛等栓塞现象。

(3)高热或持续低热、乏力等感染症状。

(4)尿色异常。

(5)水肿明显等心衰表现加重。

3.换瓣术后可结婚，但应避孕，若坚持生育，应在专科医生的指导下做好整个妊娠期的监护。

4.如有不适就医时，应让医生了解目前正使用的抗凝药物和剂量，凝血酶原时间，以利医生选择不影响抗凝药作用的药物。

5.应遵医嘱服用药物，避免自行服用，因为许多药物如止痛剂、解热镇痛剂、抗关节炎药物、感冒药等可能加强抗凝药作用。

6.上呼吸道不适时不可轻视，以防止引起心内膜炎。

7.如果需要到牙科等科室就医时，应告诉医生自己做过换瓣手术，因为在牙科治疗中，细菌也可进入血液并停留于人工瓣膜上引起感染。

8.瓣膜置换患者应进低盐饮食以尽量减少体内水分滞留。如有明显的体重增加、体温升高，疼痛及其他症状，及时到医院复诊。

9.一般术后6～8个月可考虑恢复工作，但需检查心功能。

(1)Ⅰ级：可恢复工作，包括轻度至中度体力劳动。

(2)Ⅰ～Ⅱ级：一般轻工作，避免体力劳动。

(3)Ⅱ级：做一般家务劳动或恢复轻工作。

(4)Ⅱ级以上：不参加工作。

(蔡秋霞)

第七节 冠状动脉旁路移植术后的护理

冠心病是一种常见疾病，在老年人中发病率较高。1966年Kolessov用乳内动脉，其后Favaloro等用大隐静脉，跨过严重狭窄的冠状动脉病变部位，将其吻合在管腔尚好的远端冠状动脉上，即冠状动脉旁路移植术或称冠状动脉搭桥术。

【适应证】

1.药物治疗不能缓解或频发的心绞痛者。

2.冠状动脉造影证实左主干病变或有严重3支病变的患者。这些患者如不及时手术可能猝死，每年病死率在10%～15%。左主干狭窄50%以上的患者，4年生存率为60%，手术治疗可使其生存率提高到90%，心功能得到明显改善。前降支或回旋支近端狭窄＞70%者应予手术。冠状动脉旁路移植术对伴有严重右冠状动脉病变狭窄在75%以上，心功能不全的患者更有好处。对有1～2支病变，狭窄严重或在重要位置不能进行介入治疗的患者，即使心绞痛症状不重或合并左心功能不全，射血分数(EF)＜50%也应手术治疗。

3.介入性治疗(PTCA和支架)失败或CABG术后发生再狭窄的患者。

4.心肌梗死后心肌破裂、心包填塞、室间隔穿孔、乳头肌断裂，引起二尖瓣严重闭合不全的患者，应急诊手术或在全身情况稳定后再手术。

5.室壁瘤形成或陈旧性心肌梗死的瘢痕引起室性心律失常的患者，在电生理检查后可手术切除室壁瘤或瘢痕，同时行心内膜切除术。

6.陈旧性较大面积心肌梗死又无心绞痛症状或左心功能不全，EF低于正常的患者，应行心肌核素和超声心动图检查，进行心肌存活试验，以判定是否需要手术。

7.不稳定性或变异性心绞痛，冠状动脉3支病变明确，经积极内科治疗症状不能缓解，伴心电图缺血改变或心肌酶学变化，提示心肌缺血不能改善或心内膜下心肌梗死的患者，应行急诊手术。心肌梗死发生6h内亦应争取手术。

【禁忌证】

冠状动脉弥漫性病变，且以远端冠状动脉为主；陈旧性心肌梗死范围较大；核素及超声心动图检查无存活心肌；手术对改善心功能帮助不大；心脏扩大显著，心胸比＞0.75%；射血分数＜20%，重度肺动脉高压；右侧心力衰竭或肝肾功能不全的患者，应为手术禁忌。

【手术方式简介】

冠状动脉旁路移植术通常采用以下四种手术技术，即体外循环下冠状动脉旁路移植术、非体外循环下冠状动脉旁路移植术(OP-CABG)、冠状动脉开口补片成形术及微创冠状动脉旁路移植术。微创冠状动脉旁路移植术类型有：正中切口非体外循环下冠状动脉旁路移植术、小切口冠状动脉旁路移植术、胸腔镜辅助下冠状动脉旁路移植术、闭式体外循环下冠状动脉旁路移植术等。

【护理评估】

了解患者一般情况、既往健康状况，尤其注意与现患疾病相关的病史和药物应用情况及过敏史、手术史、家族史、遗传病史等。通过仔细询问患者主诉和全面体格检查，评估生命体征和主要体征；了解各主要内脏器官功能情况，有无心、肺、肝及肾等器官功能不全，有无营养不良、肥胖，有无水、电解质失衡等高危因素，评估手术的安全性。

【护理要点及措施】

1.术前护理

(1)做好心理护理，多与患者沟通，由于老年人听力差，理解能力也差，要耐心、细致地反复讲解、强调，避免给患者造成紧张、恐惧心理。避免其精神紧张诱发心绞痛或心肌梗死，告知患者要多注意休息，避免劳累。

(2)术前应停用阿司匹林等抗凝药物1周，如急诊手术停用阿司匹林时间短，应配备血小板和相关凝血因子以避免术后出血和渗血。

(3)术前嘱患者戒烟，预防呼吸道感染，让患者练习深呼吸和咳嗽动作，有利于预防术后肺部并发症。

(4)保持大便通畅。

(5)术前遵医嘱行血、尿、便、肺功能、心功能、X线、CT等检查。

(6)给予低流量吸氧每分钟1～2L，术前适当应用镇静药和冠状动脉扩张药，术前如静脉用硝酸甘油等，要密切观察患者心率和血压变化，预防突然发生的心肌梗死或心肌缺血加重并致猝死。

(7)术前节制饮食、控制体重，有效地控制血压、血糖和血脂。

(8)术前要注意双下肢皮肤清洁，由于老年人皮肤缺乏弹性、干燥，嘱患者不要抓破下肢皮肤，洗澡时搓洗动作轻柔，浴后适当涂润肤油，避免皮肤干裂、破溃引起感染，影响手术。

(9)术前准备：遵医嘱备皮、抗生素皮试及术前肠道准备，备一套干净病号服，术前1d晚洗澡。

(10)术晨禁食水，更换干净病号服，入手术室前摘下义齿及贵重物品交由家属保管。

2.术后护理

(1)术后严密观察生命体征，尤其是血压、脉搏(动脉波形)，有异常立即报告医生。

(2)术后冠脉再通畅早期，由于血管吻合口水肿，要观察心肌有无缺血及心绞痛、心肌梗死的发生。

(3)出血的观察：术前停用阿司匹林时间短，凝血机制紊乱，吻合口缝合不严密、术后使用肝素或肝素中和不够、反跳或口服阿司匹林、硫酸氢氯吡格雷等，均可造成术后出血，表现为胸腔引流液增加，每小时可达200ml以上。应严密观察异常情况，并及时发现报告医生。

(4)心包填塞的观察：如患者术后出血、引流不畅、引流液由100ml以上突然减少，同时患者有低心排征象，表现为心率快、烦躁、血压低、尿少、四肢湿冷、CVP高等，应高度怀疑心包填塞的可能。应报告医生立即配合处理。

(5)胸腔引流或胸腔心纵引流的观察：保持各引流管通畅，翻身时防止打折、滑脱，观察胸腔引流量，如突然增加，每小时达200ml以上，说明有术后出血，应报告医生。

(6)低心排综合征的观察：表现为低血压、心率快、尿少或无尿、四肢潮冷、代谢性酸中毒等，应报告医生立即配合处理。

(7)肺部并发症的预防：遵医嘱使用抗生素及雾化吸入，协助患者翻身、叩背、排痰，每2小时一次，嘱患者做深呼吸及咳嗽动作，预防术后肺不张、呼吸功能不全或合并感染。

(8)下肢静脉血栓的预防：入手术室前穿抗血栓压力袜，回病房后使用抗血栓泵，每日3次，每次1小时。协助患者做主动或被动双下肢伸屈及足背屈活动，每日4次。注意取静脉肢体的护理：术后穿抗血栓压力袜，抬高患肢，并协助其肢体主动、被动活动。

(9)脑血管意外的观察:手术时肝素化和体外循环对动脉压力和血流量的影响,可使脑组织损害加重,术中循环系统进气可造成气栓及各种原因所致的栓塞、脑出血或血栓,引起术后患者昏迷。要严密观察患者神志、瞳孔、有无烦躁、谵妄等,发现异常及时报告医生。

(10)准确记录出入量。

(11)心理护理:术后要加强巡视,对患者的主诉要耐心、细致地给予解答,避免患者紧张、焦虑,诱发心绞痛等。

【健康教育】

1.嘱患者保持良好的生活习惯,戒烟、酒,肥胖者控制体重,注意饮食调节,应摄入低热量、低脂、低胆固醇、低盐、高纤维素饮食,保持大便通畅,适当参加体力劳动和身体锻炼。

2.指导病人避免诱发心绞痛的因素及发作时应采取的方法,如避免劳累、精神紧张、过饱、便秘,发作后平卧休息,口服硝酸甘油,吸氧,及时就诊等。

3.坚持按医嘱服药,自我监测药物不良反应。术后口服阿司匹林及其他抗凝药物,有各种侵入性操作及采血时,延长压迫时间,避免造成皮下淤血。

4.定期进行心电图、血糖、血脂监测,积极治疗高血压、糖尿病、高脂血症。

5.告知患者洗澡前应告知家属,且不宜在饱餐或饥饿时进行,水温勿过冷过热,时间不宜过长,门不要上锁,以防发生意外。

6.嘱患者如心前区疼痛频繁、程度加重、服用硝酸甘油不易缓解伴出冷汗时,应即刻由家属护送到医院就诊,警惕心肌梗死的发生。

(蔡秋霞)

第八节　心脏移植围术期的护理

心脏移植是治疗终末期心脏病的有效方法。1967 年南非的 Christiaan Barnard 医生成功施行了人类第一例同种异体原位心脏移植术。环孢素 A 应用于临床器官移植,有效地控制了急性排异反应,使术后存活率明显提高,标志着心脏移植新时代的开始。近 30 年全世界 301 个心脏中心进行的心脏移植总数达 45993 例。

(一)心脏移植的适应证

终末期心力衰竭,经系统的内科治疗或常规外科手术均无法缓解,如果不进行心脏移植,预测寿命达到 1 年的可能性小于 50%,同时患者其他重要脏器(肝、肾、肺等)无不可逆的疾病或损伤,患者及其家属能理解和接受移植手术的治疗者。

适合心脏移植的常见病症包括:①原发性心肌病晚期,包括扩张型、肥厚型及限制型心肌病。②手术和其他措施无法治疗的冠心病。③无法用换瓣手术治疗的终末期多瓣膜病。④无法用纠治手术根治的复杂先天性心脏病,如左心室发育不良等。⑤其他难以手术治疗的心脏外伤、心脏肿瘤等。⑥心脏移植后移植心脏广泛性冠状动脉硬化、心肌纤维化等。⑦药物、起搏、手术均不能纠治的症状性室性心律失常等。

（二）心脏移植的禁忌证

1.绝对禁忌证　年龄＞70岁；不可逆性肺动脉高压；限制寿命的全身性疾病。

2.相对禁忌证　慢性阻塞性肺疾病、周围血管或脑血管疾病、消化道溃疡、胰岛素依赖型糖尿病伴有脏器损害、过去有恶性肿瘤、不能解除的肺动脉栓塞、滥用毒品及酒精中毒者、缺乏心理支持者。

（三）手术方法

心脏移植在全身麻醉体外循环下进行，最早手术方法有并列异位心脏移植和原位心脏移植两大类。前者已被弃用。原位心脏移植手术常用标准原位心脏移植和双腔静脉原位心脏移植2种方法。两者的不同在于前者保留受体心脏的部分右心房，手术时分别吻合左心房、右心房、肺动脉及主动脉吻合。而后者将受体心脏右心房全部切除，吻合上、下腔静脉，其余同前者。

（四）护理

心脏器官移植涉及社会、伦理、经济、文化、心理、医疗等诸多问题。护士在病人的围手术期管理中起着举足轻重的作用。

1.护理目标

(1)协助医生做好全方位的术前准备。

(2)维持血流动力学参数稳定，维持呼吸道通畅，保持生命体征稳定。

(3)减轻不适，如疼痛、呼吸困难、水肿等。

(4)保证准确实施特殊药物治疗。

(5)监测新器官功能。

(6)减少并发症。

(7)健康指导，促进回归社会。

2.护理措施

(1)术后病人安置：心脏移植术后病人转隔离监护室专人特护，术后患者的管理，从体外循环结束时即开始。此时，血流动力学尚不稳定，由手术室转送到监护室的途中会出现血压下降、心律失常等意外情况。因此，接到手术室患者返回通知后，必须做好准备，使各种监护仪器、呼吸机及抢救仪器处于备用状态，连接好吸引器、输液泵、微量泵等电源。床单位病人纳入侧预留足够空间，患者入室后，平移至床上，取平卧位。迅速连接心电监护、呼吸机，有创动脉血压、血流动力学监护漂浮导管等各种管道，妥善固定，调整微量泵及输液速度。

(2)监护生命体征、血流动力学参数，记录尿量、心包引流量。呼唤患者，观察神志是否清醒，双侧瞳孔是否等大、等圆及对光反射情况，有无病理反射，四肢活动度；观察皮肤干湿度、四肢末梢温度和颜色；听诊双肺呼吸音是否对称，注意呼吸动度，气管插管有无漏气，记录气管插管深度；检查输液通道和刀口敷料。详细记录上述基准参数和情况。留血、尿标本送检。

(3)护士应详细阅读麻醉和手术记录，了解手术经过、体外循环时间、术中出血及输血情况、液体出入量、术中用药、术中有无意外、处理方法及效果，术中血流动力学参数、血气、血钾情况。

病情监护和护理：

(1)循环系统监护：包括心电监护、血氧饱和度监测、动脉持续测压，经胸左心房、右心房、肺动脉测压(手术关胸前放置)。

血流动力学监护：目的在于全方位监测血流动力学的变化。包括血压、心排血量、心排指数、左房压、右房压、肺动脉压、中心静脉压等。左房压能准确反映左室前负荷，是最直接的血容量指标；右房压部分反映了有效血容量，重要的是反映右心室、三尖瓣功能和右室流出道、肺动脉阻力。术后应严密监护各参数的变化，结合观察患者神态、皮肤色泽、四肢温度、脉搏质量及尿量，分析有无循环灌注不足。发现异常，报告医生及时纠正，避免导致移植失败。通常在术后24h撤除心内测压管，如果血流动力学不稳定可延长至48～72h，撤管时患者必须保持安静、引流管通畅、无凝血功能紊乱，拔管后观察30min。

心电监护：包括心率、心律、QRS振幅、心电图ST-T改变。移植的供心无自主神经支配，缺少神经调节作用，故术后心率变化及对药物反应与普通心脏手术后不同。移植心脏的心率变化主要依赖体液因素调节。血压下降时，无心率增快的反应，应用阿托品类药物不能增快心率。

心脏移植术后心律失常多见。其中房性、室性早搏占60%，但不影响血流动力学和预后；而窦房节功能异常、结性心律、室性心动过速等会增加病人的死亡率。与排斥反应有关的心律失常有持续心房护动(房扑)、心房颤动(房颤)，提示临床应进行心肌活检或实验性的激素冲击治疗；复杂的室性心律失常或房室分离，与急性排斥反应或冠状血管增殖性病变有关。

供心在移植前经历了完全性缺血损害，加上术中麻醉、低温、再灌注损伤，受者术前有不同程度肺血管阻力增高等因素，术后极易出现急性心力衰竭，表现为中心静脉压持续升高、肺动脉高压、肝大、水肿等右心衰竭的表现。护士要针对性地观察，及时发现移植术后早期心力衰竭的征象，报告医生处理。严格控制液体入量和出量的平衡，中心静脉压应维持在正常低限，平均动脉压维持在60mmHg以上。

(2)呼吸系统的监护和护理：由于麻醉、气管插管及体外循环的影响，易导致呼吸道分泌物增多，如不及时清除呼吸道，分泌物潴留可导致肺不张、肺炎等并发症。①严密监测呼吸频率、节律、气道压、潮气量、动脉血氧饱和度、血气分析等呼吸功能指标，注意胸廓动度、双肺呼吸音，观察末梢循环状况。②保持气管插管通畅，根据血气结果及时调整呼吸机参数。做好机械通气的气道管理，定时湿化气道，按需要有效吸痰，严格无菌操作。拔除气管插管后，应特别注意观察患者自主呼吸情况，保持呼吸道通畅，协助病人深呼吸、咳嗽排痰，同时辅以翻身、叩背、雾化吸入和抗感染等治疗措施，预防肺炎、肺不张。术后有效止痛，减轻咳痰障碍也是防止肺部并发症的重要措施之一。拔管后动脉血氧分压低时，可通过密闭面罩做持续气道正压通气，此时应注意防止胃胀气、呕吐等，可插胃管减压，

(3)心脏排斥反应的监护和护理：心脏排斥反应分为超急性、急性、慢性排斥反应3种类型。超急性排斥反应表现为术后立即出现供心复跳困难，各种药物、辅助循环均不能奏效，最终造成心肌急性广泛性缺血和坏死；急性排斥反应多发生在术后1～20周，其临床表现主要为体温升高、血压下降、恶心、呕吐、食欲不振、关节酸痛、全身乏力、胸腔积液、心律失常、心肌内心电图R波下降等，特别在术后1个月内，应高度怀疑急性排斥反应。护士必须熟悉排斥反

应的特点，密切观察排斥反应的早期征象，保证病人准确服用免疫抑制剂，发现异常情况及时通知医生，以便早期干预。

(4)出入量监测：尿量不仅反映肾脏功能，也反映心脏泵血功能。准确记录24h和每小时尿量、液体入量，定期查尿比重，及时发现肾功能衰竭和心排血量下降的早期征象。若术后持续尿少，并出现酸中毒、高钾血症，则应进行血液透析，促使肾功能恢复。

(5)感染的预防与护理：术后护理工作的重点之一是预防感染。心脏移植病人由于应用抗排异药物，机体的免疫力、抵抗力下降，术后易发生感染。感染是术后早期仅次于排斥反应的致死原因，是晚期死亡最常见的原因。①严格执行消毒隔离措施。在患者进入监护室前，室内空气经密封消毒，培养结果达到标准后才能入住。入监护室后，室内每8h进行紫外线照射1次，每次30min，每天空气培养，监测空气情况。每班用消毒液擦拭室内物体表面和地面1次。患者用物必须经过消毒后方可送入使用，保持监护室的保护性隔离环境。医护人员在进入隔离室前，必须穿隔离衣，戴口罩、帽子并更换拖鞋。进入隔离室后，洗手并浸泡消毒后方可接触患者，这是防止交叉感染的重要措施。②每晨做血、尿、痰的培养及药敏1次，连续5d，进行感染监测。③做好各种引流管的护理，保持通畅，严格执行无菌操作，防止接头污染；严格管理动脉及深静脉导管，加强无菌操作，各穿刺处每日用0.5%的碘伏消毒并换敷料1次，三通、延长管每日更换1次。应尽早拔除各种有创管道和气管插管。④撤离呼吸机后，鼓励病人做深呼吸，每2h翻身、叩背、协助咳嗽、排痰1次，预防肺部感染。⑤手术切口护理。心脏移植患者采用胸部正中切口，胸骨切口需要钢丝内固定和骨蜡封闭。术后每日换药，观察有无渗出、红肿、骨蜡液化等情况。如有异常及时处理并增加换药次数，防止切口感染。⑥密切观察患者的皮肤、口腔有无疱疹、皮疹等。做好鼻腔、外耳道、尿道口、肛周护理，每天用0.5%碘伏溶液涂搽，防止细菌、真菌感染。⑦术后隔离30d，期间限制访客，避免鲜花植物。指导病人加强自我保护意识，饭前便后要洗手或用消毒液擦拭，餐后用漱口液漱口。

(6)应用免疫抑制剂的护理：服用免疫抑制剂是心脏移植术后预防和治疗排斥反应的必要措施，需终身应用。护士要熟悉药物的性质、作用、不良反应和使用方法，遵医嘱使用，做到剂量、时间准确，加强对其相关副作用的针对性观察及护理。术后早期免疫抑制剂多静脉给药，注意给药时间、剂量、速度准确无误，避免因操作影响药效。免疫抑制剂口服时注意与抗病毒药分开。遵医嘱定时抽血查血药浓度、血常规、肝肾功能，抽血时间安排在下次服药前1～2h，以保证检测的准确性。应用大剂量激素时，应严密隔离，防止感染。

(7)应用血管活性药物的护理：最好采用中心静脉给药途径，微量泵注入，确保均速，用量无误。管道要单独应用，避免因静脉推药或测量静脉压而加快或中断药物，引起血压波动，诱发心律失常。扩血管药物应在补充血容量的基础上应用。

(8)应用抗凝药物的护理：观察药物不良反应，每天检测凝血功能，根据其结果调整抗凝药的剂量，警惕出血并发症。抗凝治疗期间各项护理操作要轻柔，血管穿刺后要延长按压时间。严密观察切口渗血情况，观察各引流瓶/袋内引流物的量、色、性质。注意观察皮肤黏膜、胃肠道、泌尿道、颅内出血的征象。

(9)维护患者舒适的护理：手术创伤大，病人常伴有严重的疼痛。帮助病人取舒适的半坐卧位，在翻身和咳嗽时应用手按压保护伤口并妥善固定各种引流管。使用镇痛剂时注意观察镇痛的效果和不良反应；每日更换经高压消毒的床单、被套、毛巾等，保持身体、床铺清洁干燥、无异味。每周 2 次床上擦浴，特别注意皮肤皱褶处的清洗；患者病情稳定、血流动力学参数稳定后，鼓励早日下床活动，进行功能锻炼，有助于呼吸功能锻炼、胃肠功能蠕动、增强机体免疫力及避免下肢静脉血栓形成等。逐步增加活动量，使患者能尽早恢复自理。

(10)帮助患者及家庭掌握自护知识，促进回归正常生活。①定时无误地服用抗排异药物是防止排异的关键。指导病人了解自己所用药物的目的、名称、作用、不良反应、用药时间以及药物的保质期、储存方法。不可擅自停药、调剂量。凡是要抽血复查药物浓度的病人，抽血后立即服药。②指导监测排异征象。教会病人识别发生排异反应时的表现，逐渐康复的病人又重新出现乏力、周身不适、食欲不振，活动后心悸、气短，特别是术后 1 个月内，病情趋于平稳时突然出现上述症状，应高度怀疑急性排异反应。有任何不适或疑问，尽快与医生联系。③预防感染，避免到人多拥挤之处，移植后半年内外出戴口罩，避免感冒。避免养宠物，维持居家环境清洁。养成良好的卫生、饮食习惯，饭前便后洗手或用消毒液擦拭、饭后漱口。监测身体皮肤变化，识别皮肤切口炎症反应(红、肿、热、痛)。有任何不适应立即回诊。指导病人自我测量体温、脉搏、呼吸、血压及血糖。病人需要洗牙、拔牙时要说明做过心脏移植，需预防性地注射抗生素。不能接受减毒活疫苗，但除外流行感冒疫苗，不要接触刚口服脊髓灰质炎疫苗的幼儿。④按时复诊。大多数排斥反应发生在移植术后的前半年内，嘱患者术后到门诊复查，第一个月每周 2 次、第二个月每周 1 次、第三个月每 2 周 1 次、第四个月以后每月 1 次。复查胸片、超声心动图、心电图、血常规和血环孢素浓度测定，以便及时调整免疫抑制剂剂量。⑤供心冠状动脉硬化和狭窄是心脏移植晚期死亡的原因。强调低脂饮食，长期服用抗栓药物。⑥书写康复日志，随身携带移植身份卡和医师联络电话。鼓励参与器官移植病友会。

(蔡秋霞)

第九节　胸部疾病手术后并发症的护理

由于医学技术的不断发展，胸部疾病手术种类日渐增多，手术范围愈来愈大，这对解除患者的疾苦无疑是有益的。然而，随着手术范围的扩大，手术对机体造成的损害也越来越大，对呼吸、循环系统功能，胃肠道及肝、肾功能等带来的扰乱会更大，因此，必须在安全渡过手术关的基础上，密切观察病情变化，监测主要器官功能，及时给予处理，积极防治可能发生的并发症，把隐患消灭在萌芽状态，使患者顺利康复。

一、大出血

【原因】

1.肺部大血管的结扎线或吻合线部分或完全滑脱。发生后可立即出现严重休克或心搏骤停。

2.肋间血管破裂。多见于进胸切断肋骨后端时损伤肋间血管、关胸时未仔细检查和处理。

3.粘连剥离范围广泛。

4.术中、术后凝血功能失调。

【临床表现】

小量出血(指成人)每日 300～500ml,中量为每日 500～1000ml,大量＞1000ml。小量出血表现为引流量稍多,引流通畅,胸内无积血;中量出血可出现脉快、口干等;大量出血可表现为失血性休克。

胸部疾病手术后常有一些血性渗液,24 小时内平均失血量少于 500ml 属正常现象,但对于大量出血者,要根据出血量、出血速度和患者生命体征做出正确诊断,对于瞬间出现严重休克甚至心搏骤停者,应考虑大血管破裂,必须迅速做出诊断并给予急救。其次,若在一定时间内出血量较多,要积极排除患者是否有进行性出血。

进行性出血的诊断可依据:①失血性休克逐渐加重,可表现为脸色苍白、冷汗、四肢皮肤湿冷、血压下降、脉搏细速、呼吸困难、尿少等。体格检查可有患侧肋间隙饱满,纵隔移位,气管移向健侧,患侧胸部叩诊实音,呼吸音消失,或减弱等。②积极输血、补液后血压不升或上升后又迅速下降。③术后 4 小时内胸腔闭式引流量超过 1000ml,或每小时超过 200ml,持续 3 小时以上,且有休克倾向,提示胸内有活动性或进行性出血。④血红蛋白、红细胞计数和血细胞比容等,呈动态变化并有逐渐降低的趋势,提示活动性出血。⑤肺和纵隔受压症状加重,严重影响呼吸循环功能,X 线检查胸内阴影继续增大。

【护理】

1.严重观察出血量及出血速度。定时挤压胸腔引流管,观察胸瓶水柱波动,保持胸腔引流管通畅,观察并记录引流液量。若水柱无波动,说明引流不畅,应尽快排除。

2.迅速补充血容量。建立静脉通路,快速补充晶体和胶体,静脉使用止血药及葡萄糖酸钙等。

3.给予氧气吸入,解除缺氧症状。采取休克卧位,以增加回心血量,防止脑水肿,利于呼吸。实施保温措施,改善微循环,增加组织灌注量。

4.患者意识和表情是反映脑组织血流灌注的指标,尿量是反映肾血流和全身一般情况,应密切观察。

5.经过积极治疗后,血压仍不能维持在正常水平,单位时间内胸腔引流量不减少,并有休克倾向,应报告医生行剖胸止血术。

6.做好心理护理。患者与家属对术后出血较为恐惧,护士应注意稳定患者情绪,并以娴熟技能配合医生工作,使患者尽早转危为安。

二、心律失常

【原因】

1.高龄:50 岁以上的患者有冠状动脉供血不足,因而多见。

2.合并代谢性疾病,如甲状腺功能亢进等。

3.扩大手术范围，手术创伤严重。

4.麻醉及手术中缺氧可提高血液循环中儿茶酚胺浓度，增加心脏应激性，容易诱发心律失常。

5.低氧血症、严重水电解质与酸碱平衡失调。

6.长期吸烟导致慢性支气管炎，呼吸道分泌物增多，影响肺通气换气功能，也易诱发心律失常。

7.术后切口疼痛。

【护理】

常见的心律失常有：窦性心动过速、心房纤颤、房性期前收缩、室性期前收缩、室上性心动过速和室性心动过速。一般心律失常，多能自行纠正。顽固心律失常可影响循环功能，造成严重后果，应及时防治。针对心律失常的常见原因，做好相应的护理措施。

1.*术前要充分准备*　对原有严重慢性支气管炎或慢性阻塞性肺疾病患者，要做全面肺功能检查。术前戒烟1～2周，以减少支气管分泌物。定时雾化吸入，指导患者有效咳嗽、深呼吸和扩胸运动，避免因支气管痉挛引起缺氧导致心律失常。

2.*术后预防性*　应用抗心律失常药。对原有心脏病的患者，要做全面的心脏功能检查，对潜在性心脏疾病应注意密切观察，及时处理。

3.*对术前术后*　应用抗心律失常和强心利尿药物治疗的患者，密切观察药物的疗效和不良反应。及时发现异常情况报告医生给予相应处理，必要时紧急电复律。

4.*加强心电监护*　注意观察心电图各波形变化、心率、心律、血压、神志，及时发现心律失常。准确记录出入量，监测血清钾浓度，防治低钾及高钾血症，监测血气分析，及时纠正酸碱失衡。

5.*术后适时*　给予有效的镇静镇痛治疗。术后定时评估患者切口疼痛情况，对于中度以上的疼痛，及时采取镇痛措施，将疼痛控制在4分(依据长海痛尺)以下。

三、呼吸衰竭

呼吸衰竭是指在静息呼吸下不能维持正常的动脉血氧和二氧化碳分压，PaO_2 低于60mmHg，失去代偿能力，有显著缺氧和呼吸性酸中毒的危重症状。

呼吸衰竭分以通气功能不全为主的呼吸衰竭和以换气功能不全为主的呼吸衰竭。以通气功能不全为主的呼吸衰竭指外呼吸衰竭，是空气进入肺部和气体从肺部排出受到影响。此时肺泡有效通气量不足，肺泡氧分压降低，二氧化碳分压增高，导致肺泡与肺毛细血管之间氧和二氧化碳压力阶差缩小，由于通气不足引起的缺氧和二氧化碳潴留同时存在。以换气功能不全为主的呼吸衰竭指内呼吸衰竭，使肺泡和组织之间的气体交换受到影响。主要是由于通气与血流比率异常，导致静-动脉分流及弥散功能障碍，引起以缺氧为主、二氧化碳潴留不明显的临床表现。

【原因】

1.手术后胸痛、胸廓成形、胸膜粘连、术后血胸、气胸等影响胸廓活动和肺的扩张，引起有效通气不足，吸入气体分布不匀，严重影响气体交换。

2.呼吸道分泌物或异物阻塞导致肺不张，麻醉和手术导致支气管痉挛，引起气道阻力增加，通气不足以及气体分布不均匀。

3.心力衰竭、左心功能不全、肺水肿。

【临床表现】

1.发绀　是缺氧的典型表现。主要表现为口唇、指甲发绀。

2.精神及神经症状　是二氧化碳潴留的典型表现。$PaCO_2$＞50mmHg 可出现头胀、头痛、睡眠日夜颠倒等。如 $PaCO_2$＞80mmHg，患者处于危重状态，表现神志淡漠、昏迷。

3.血气分析　PaO_2 和 $PaCO_2$ 是衡量通气功能和换气功能的可靠指标。

【护理】

1.纠正缺氧　给氧，同时去除病因。由于呼吸道梗阻而引起的缺氧，首先保持呼吸道通畅，清除呼吸道分泌物，加强呼吸道管理，给予超声雾化吸入，有效咳嗽，改善通气功能，保证氧气吸入。

2.增加通气量　通气功能不足伴有神志不清者，在保证呼吸道通畅的情况下，给予呼吸中枢兴奋药物，药物使用无效时，应及时气管插管或气管切开机械通气，同时加强呼吸道管理。

3.预防感染　呼吸道感染可以引起细支气管黏膜充血水肿，加重呼吸功能不全。因此，要在遵医嘱使用抗生素的同时，鼓励患者执行有效的胸部体疗。

4.其他　在保证患者血容量的同时，避免因快速大量输液可能发生的超负荷输液，防止急性肺水肿发生。

四、肺不张

【原因】

1.肺不张是由多种原因引起的肺组织萎缩，包括呼吸道阻塞、肺外因素压迫肺、意外损伤肺、神经系统病变累及肺等。

2.术中对肺组织的挤压导致肺组织挫伤。

3.气管插入过深，入单侧支气管。

4.胸部手术术后由于肋间肌和膈肌运动受限加上体位和活动受限。

5.术后滥用大剂量镇痛药抑制了呼吸道的纤毛运动，或术后胸部剧烈疼痛限制了呼吸运动和排痰动作，不能有效地咳嗽排痰。

【临床表现】

术后肺不张是肺叶切除术后最常见的并发症。初期体温升高，有胸闷、气急、心悸等症状，以后呼吸困难逐渐加重，有不同程度的发绀和烦躁不安。肺不张时，听诊可有啰音或管样呼吸音，叩诊呈浊音，呼吸音明显减弱甚至消失。小范围的肺不张可无症状，体征不明显。胸部 X

线片可以确诊。

【护理】

肺不张护理的关键在于预防，一旦发生，早期处理，处理原则是排除堵塞在不张部位支气管口的分泌物，使余肺复张。

1.大量吸烟增加术后肺不张的危险性，应鼓励患者术前戒烟，积极治疗牙病和咽部炎症，进行咳嗽和深呼吸训练，控制体内感染。

2.麻醉期间加强对患者气道的保护和管理，保持适当的肺膨胀，监测血气分析，维持水、电解质及酸碱平衡。

3.气管插管患者带管期间，要及时有效吸痰，必要时借纤维支气管镜清除黏液栓或稠厚分泌物，使不张的肺得以重新充气。妥善固定气管插管，定时听诊两肺呼吸音和床边胸部X线片观察气管插管深度，如误入一侧支气管及时给予调整。

4.及时有效镇痛，镇痛药量要适当，避免大剂量药物使用抑制咳嗽反射。

5.术后鼓励并帮助患者早期活动和咳嗽、深呼吸，定时雾化吸入稀释痰液，有助痰液咳出。

6.保持胸腔引流管通畅，及时引流出胸内积液，使余肺扩张。

7.给予鼻导管吸痰，借助机械刺激作用，帮助患者咳嗽排痰。

8.以上措施效果欠佳时，行气管内插管或气管切开，在机械通气辅助呼吸的同时，吸尽痰液解除肺不张。

五、肺炎

术后肺炎是指手术后发生的下呼吸道感染，在医院获得性感染中占有重要位置，其病死率较高。

【原因】

术后肺炎的病原菌最常见的是革兰阴性杆菌，其次是革兰阳性球菌，真菌、厌氧菌或病毒感染较为少见。感染途径有：口咽部吸入致病菌株、呼吸器械污染和血行播散。

【临床表现】

手术后出现发热，出现不同程度的呼吸困难，胸部听到啰音，胸X线片可见炎性浸润阴影。

【护理】

1.术后并发肺炎关键是由于呼吸道阻塞后引起细菌感染所致，护理的重点在于保持呼吸道通畅，做好呼吸道的管理，具体参见术后肺不张。

2.遵医嘱合理使用抗生素，根据细菌药物敏感试验选择有效抗生素。

3.应用抗生素时注意观察药物疗效，有无过敏反应及药物的毒性反应。

六、吻合口瘘

【原因】

术中吻合不当，缝合时黏膜间对合不好，缝合不严密，食管断端血供障碍，或局部感染，还有患者营养不良、贫血、低蛋白血症等全身因素，均可导致吻合口瘘。

【临床表现】

吻合口瘘一般发生在食管术后4～6日，表现为患者进食后出现咳嗽、胸闷、胸痛、呼吸困难、持续性高热、脉搏增快等，严重者出现中毒性休克，或突然死亡。血检验白细胞增高。如胸腔内吻合口瘘，食物直接可从胸管内引流出来，如口服亚甲蓝，胸腔引流可见亚甲蓝引出。

【治疗和护理】

1.术前改善营养状况，增强机体抵抗力，鼓励患者进食高热量、高蛋白质、富含维生素的易消化食物。

2.术后合理应用抗生素，保持创面清洁，防止污染。术后禁食期间做好口腔护理，防止口腔内细菌带人食管，造成局部感染，影响吻合口愈合。

3.术后加强胃肠减压的护理，妥善固定胃管，防止胃管脱落，保持胃肠减压的通畅，嘱患者绝对禁食，另外保持胸腔引流管的通畅，观察和记录引流液的性状、颜色和量。

4.术后严密观察体温、脉搏、呼吸和血压变化，发现有突然发热、发热不退或退后复升、白细胞升高、脉搏加快、多汗、烦躁不安等情况，应考虑是否有吻合口瘘。

5.当患者开始进流质饮食时，注意观察患者进食后反应，有无咳嗽、胸闷、胸痛等。

6.一旦确诊吻合口瘘，处理方法与急性脓胸相同，必要时行空肠造口给予肠内营养，护理上还应加强基础护理，预防口腔炎、肺部感染、压疮等发生。

七、乳糜胸

乳糜液积存在胸膜腔内即称乳糜胸。

【原因】

胸部手术、外伤和恶性肿瘤对胸导管的直接损伤、破坏、压迫和侵蚀。

【临床表现】

大量乳糜液蓄积在胸膜腔可以造成呼吸困难，心排血量减少和循环血量不足，临床上出现气短、呼吸困难。胸部X线片见单侧或双侧胸腔积液，胸腔穿刺可抽出大量乳白色液，如合并出血，乳糜液也可呈血性。

【治疗和护理】

乳糜液中含有大量的脂肪、蛋白质和淋巴细胞，电解质成分和血浆中的电解质成分一样。所以，一旦确诊乳糜胸，立即禁食、输血、静脉滴注入血清蛋白、补液，深静脉高营养维持营养和水、电解质平衡；使用生长抑素，抑制乳糜产生；胸腔内注射胸膜粘连药，促进胸膜粘连，以封闭胸导管瘘口。少量乳糜液行胸腔穿刺和胸腔闭式引流促使肺完全膨胀；大量乳糜液则行手术治疗，行胸导管结扎术。

（蔡秋霞）

第十节　电视胸腔镜外科临床应用的护理

【基本构成和操作】

1.电视胸腔镜的基本构成　电视胸腔镜手术(video-assisted thoracoscopic surgery，VATS)是微创外科手术的突出代表。常用的胸腔镜有以下几种：硬质光学胸腔镜、软质光学胸腔镜、电子硬质胸腔镜、电子软质胸腔镜。手术野的显露需要充足的照明，照明设备的好坏，直接影响图像清晰度以及手术的安全性。因此，光源系统是胸腔镜的重要组成部分。目前我国临床上使用的冷光源主要有三大系列，即卤素灯冷光源、氙灯冷光源和弧光灯冷光源。摄像系统也是电视胸腔镜的重要组成部分，传统的摄像系统由图像处理中心、摄像头和适配器组成。手术野的图像先经过胸腔镜的柱状透镜系统将光学信号传到适配器，由适配器将光学信号转换成电信号传给图像处理中心。经过A/D(模拟/数字)转换及图像处理、放大，再将信号传给监视器、录像机和彩色热升华打印机等。普通的医用监视器只能得到400线分辨率的图像，而高清晰度的监视器所呈现出的图像分率达700线，分辨率越高，图像越清晰，可以使术者更准确地进行手术操作，不易造成视力疲劳。图像记录设备包括录像机、普通录像机或医用高清晰录像机，彩色热升华打印机，专业摄影系统或者数字记录系统。

2.电视胸腔镜的基本技术操作　电视胸腔镜手术仅需做1～3个1.5cm的胸壁小孔。微小的医用摄像头将胸腔内的情况投射到大显示屏上，等于将医生的眼睛放进了患者的胸腔内，视觉效果好。手术视野根据需要可以放大，显示细微结构，比肉眼直视下更清晰更灵活。所以，手术视野的暴露、病变细微结构的显现、手术切除范围的判断及安全性好于普通开胸手术。

【手术适应证】

由于胸腔镜手术对循环及呼吸功能影响较小，使得许多肺功能差不适合常规开胸手术的患者获得了治疗机会，扩大了胸部手术范围。当然，与常规胸部手术一样，并非所有患者都适合做胸腔镜手术。以下就目前较为多见的手术适应证做一简单介绍。

1.胸膜疾病

(1)不明原因的胸腔积液：胸腔积液是一种常见疾病，病因众多，部分病因诊断困难，不能采取相应的治疗。胸腔镜可以在直视下清楚地观察到胸膜腔内的病理改变，取出病变部位的标本做病理检查，确诊率可达90%以上。在胸腔镜上还可根据不同病因做胸膜固定术或胸膜剥脱术等治疗。胸腔积液为胸腔镜的绝对适应证。

(2)脓胸：近年来许多学者倡导及早对急性脓胸进行手术治疗，控制其向慢性脓胸发展。应用胸腔镜做急性脓胸脓液及纤维素清除和冲洗，达到了剥脱肺表面纤维膜、肺充分膨胀、迅速消除残腔、加速脓胸治愈的目的。

2.自发性气胸或血气胸　自发性气胸绝大多数由肺大疱破裂导致，复发率15%～95%，第2次发作的复发率在50%以上，反复发作的气胸需手术切除肺大疱。胸腔镜下治疗自发性气胸可达到确定病因、去除病变、固定胸膜的目的。必须指出的是，胸腔镜手术治疗自发性气胸术后仍有复发的可能。只是与常规开胸手术相比，手术创伤小，可获得同样的效果，患者易接受。

目前认为:①反复发作的自发性气胸;②虽为首次发作,但经确切的胸腔闭式引流3日后仍持续漏气或肺不能复张者;③合并血胸;④CT或其他检查证实仍有肺大疱并有再次破裂的可能,为胸腔镜的手术适应证。

3.肺内疾病

(1)肺良性肿块:周围型肺良性肿块是电视胸腔镜的适应证。一般采用肺楔形切除术,术中需做冰冻病理检查,如为原发性肺癌则需扩大手术范围,改为肺叶切除和淋巴结清扫,对于靠近肺门的良性肿块如肿裂发育完全可在电视胸腔镜下行肺叶切除术。

(2)原发性肺癌:原发性肺癌外科治疗方式主要为局部切除、肺段切除、肺叶切除、袖状肺叶切除及一侧全肺切除。目前,大多学者认为,没有严重胸腔粘连、没有明确肿大淋巴结的单纯楔形切除、解剖性肺叶切除或全肺切除比较适合胸腔镜手术,而肺叶切除以两下叶最为适合,容易完成。其他类型术式和解剖血管困难的肺切除术还是常规小切口或标准后外侧切口开胸比较方便和安全。当然,电视胸腔镜也适合那些高龄、心肺功能较差、不能耐受开胸或仅计划做姑息性肺肿瘤切除术患者。

(3)肺转移癌:单发或少发转移瘤,可用胸腔镜做病灶剜除、楔形切除或肺叶切除术。

4.纵隔肿瘤　直径<6cm的纵隔良性肿瘤为电视胸腔镜较好的手术适应证,主要适用于后纵隔神经源性肿瘤、心包囊肿、畸胎瘤以及重症肌无力合并胸腺瘤等。

5.食管疾病　食管平滑肌瘤等食管良性疾病可以采用电视胸腔镜手术,但术中特别需注意食管黏膜是否完整,以免术后食管瘘发生。

6.胸内其他疾病　包括交感神经切断术、胸导管结扎术、膈疝修补术、椎旁脓肿切开引流术等。

【并发症及禁忌证】

电视胸腔镜手术具有肺不张、肺部感染、出血、脓胸、心律失常、呼吸功能衰竭等常规开胸手术一样存在的并发症。但由于其损伤小、疼痛轻,术后患者咳嗽咳痰有力,以上并发症发生率远远低于常规开胸手术。对于肺手术患者,在胸腔镜下难以逐个缝合小的肺破裂漏气,术后引流管持续漏气的发生率较高,少部分患者需再次手术。

几乎所有适合开胸手术或能耐受开胸手术者均适合电视胸腔镜手术,但有以下情况者除外:①胸膜腔广泛粘连、胸腔镜不能进入者;②气管双腔管插管失败,不能单肺通气者;③心肺功能极差,不能耐受单肺通气者;④术中遇到无法克服的困难,如异常出血,血压及血氧饱和度波动较大不易调整稳定,严重胸外伤合并大出血或复杂胸内器官损伤者,或不开胸不能彻底切除病变或做其他处理者。

【护理】

1.术前准备　同常规开胸手术相同,术前全面检查,了解心、肺、肝、肾等重要器官的功能,排除手术禁忌证。着重了解患者既往有无胸膜炎、胸腔积液等可以引起胸膜腔广泛粘连的病史,观察胸X线片有无胸膜增厚或粘连征象。术前常规呼吸道准备,吸烟者应于术前2周前戒烟,每日用漱口水清洁口腔,给予化痰等药物气道内雾化吸入。

2.术后护理　胸腔镜手术创伤小,痛苦小,恢复快,术后鼓励患者早期活动,争取早日康复。

(1)病情观察。术后24小时密切观察生命体征，每30分钟测血压、脉搏、呼吸1次。保持呼吸道通畅，持续鼻导管给氧，氧流量每分钟2～3L，维持氧饱和度(SaO_2)90%以上，相当于动脉血氧分压60mmHg。PaO_2能在临床出现发绀之前准确反映肺组织的氧合状况，如有缺氧表现应及时查找原因并处理，如患者术后PaO_2<60mmHg，末梢循环差、口唇指(趾)发绀，咳大量粉红色泡沫样痰，加大氧流量至每分钟5L缺氧症状仍不能改善，应考虑是否有复张性肺水肿的可能。复张性肺水肿是因气胸、胸腔积液、胸腔内巨大肿瘤造成病侧肺萎陷，经胸腔闭式引流或肿瘤切除术，解除对肺的压迫，使萎陷肺得以复张，患侧肺或双肺在数分钟至数小时内发生的急性肺水肿，是一种急性间质性肺水肿。如确诊复张性肺水肿，应经面罩给氧静脉使用激素和输入胶体，采用脱水疗法后，患者的缺氧症状明显改善，SaO_2上升至90%以上，6小时后一般情况好转，术后24小时改间断吸氧，48小时后停止吸氧。当发生复张性肺水肿，患者心功能差，PaO_2<60mmHg，$PaCO_2$>50mmHg的情况下，考虑应用呼吸机辅助呼吸。

(2)胸腔闭式引流管的观察及护理。胸腔镜术后按常规放置胸腔闭式引流管，以排出积气积液，重建负压，促使肺复张。

(3)并发症的观察及预防。①肺不张：由于原发病灶导致气管黏膜纤毛运动减弱，影响分泌物清除，因术后胸管放置后牵拉疼痛，限制呼吸运动和排痰动作，痰液堵塞细小支气管，使肺有效通气量减少，易导致肺不张，故患者麻醉清醒后6小时即取半卧位，鼓励咳痰，为患者叩背、翻身每4～6小时1次，行超声雾化吸入及肺功能锻炼。②胸腔漏气：胸腔镜手术后肺残面漏气是最常见的并发症之一，应密切观察胸腔引流管内有无气体的逸出，对于漏气较多者，可加大胸腔内负压吸引力，适当调整体位，直至肺完全复张，无漏气后停止引流。

(4)加强基础护理：术后护理与一般开胸手术相同。由于胸腔镜手术创伤小，鼓励患者早期活动，即麻醉清醒后即可带管下床活动；并做好口腔护理，保持口腔清洁，增进食欲，如肺手术患者当日即可进食，次日进半流食或普食，加强营养，使患者早日康复。

(蔡秋霞)

第十二章　肝胆外科疾病的护理

第一节　肝脓肿的护理

肝脏受到感染后，未及时正确处理而形成脓肿。常见的肝脓肿有细菌性和阿米巴性两种。细菌性肝脓肿指化脓性细菌引起的肝内化脓性感染。阿米巴性肝脓肿是肠道阿米巴病最常见的并发症，大多为单发，右叶常见。

【临床表现】

1.细菌性肝脓肿

(1)寒战、高热：是最常见的早期症状，体温可高达39～40℃，多表现为弛张热，伴恶心、呕吐、大量出汗、乏力等全身表现。

(2)肝区疼痛：多呈持续性钝痛或胀痛，可伴有右肩牵涉性痛。

(3)体征：最常见为肝区压痛和肝大，肝区有叩击痛。

2.阿米巴性肝脓肿

(1)发热：体温持续高达38～39℃，呈弛张热或间歇热。

(2)腹痛：多呈右上腹持续性隐痛，可伴有右肩牵涉性痛。

(3)全身表现：伴恶心、呕吐、食欲不振、腹胀，甚至腹泻、痢疾等症状。

(4)体征：肝大，局部有压痛和肝区叩击痛。

【评估要点】

1.细菌性肝脓肿

(1)一般情况：了解有无肝区疼痛、肝大及寒战、高热，并伴有明显的全身表现。

(2)专科情况：检查有无肝区压痛和肝大，肝区有无叩击痛等。

(3)辅助检查：①血常规检查示白细胞计数和中性粒细胞比例升高，有核左移现象和中毒颗粒。②B超检查可明确其部位和大小，是肝脓肿首选的检查方法。③X线检查可见右侧膈肌升高；肝阴影增大或局限性隆起。

2.阿米巴性肝脓肿

(1)一般情况：了解有无肝区疼痛、肝大伴高热，病情是否发展缓慢。

(2)专科情况：检查有无肝区压痛和肝大，肝区有无叩击痛等。

(3)辅助检查:①血常规检查示白细胞计数和嗜酸性粒细胞计数升高明显。②血清阿米巴抗体检查阳性。③粪便中可找到阿米巴滋养体。④乙状结肠镜检查溃疡面黏液或刮取涂片可找到阿米巴滋养体或包囊。

【护理诊断】

1.体温过高:与感染有关。

2.疼痛:与肝被膜张力增加有关。

3.潜在并发症:继发二重感染。

【护理措施】

1.病情观察　肝脓肿若继发脓毒血症、急性化脓性胆管炎或者出现中毒性休克征象时,应立即抢救,加强对生命体征和腹部体征的观察。

2.营养支持　鼓励患者多食高蛋白、高热量、富含维生素和膳食纤维的食物,保证足够的液体摄入量。

3.引流管护理

(1)妥善固定引流管,防止脱落。

(2)术后患者血压平稳给予半卧位,卧床休息。

(3)每天用生理盐水多次或持续冲洗脓腔,遵守无菌操作原则,观察和记录脓腔引流液的颜色、性质和量。

(4)每天更换引流瓶。

(5)当脓腔引流液少于10ml时,可拔除引流管,改为凡士林纱条引流,适时换药,直到脓腔闭合。

(6)为防止继发感染,阿米巴性肝脓肿宜采用闭式引流。

4.高热护理

(1)测体温1次/4h并记录。

(2)除需控制摄入量者,保证高热患者每天至少摄入2000ml液体,以防脱水。

(3)物理降温:头枕冰袋、酒精擦浴、用4℃生理盐水灌肠等。

(4)必要时用解热镇痛药,如安乃近、安痛定等。

(5)遵医嘱正确合理使用抗生素,并注意观察药物不良反应。

【健康教育】

1.阿米巴性肝脓肿的预防主要是防止阿米巴痢疾的感染,严格粪便管理。

2.教育大家养成良好的卫生习惯。

(薛俊芳)

第二节　肝血管瘤的护理

【概述】

肝脏起源于内皮细胞性肿瘤有海绵状血管瘤，婴儿血管内皮瘤，上皮血管内皮瘤和血管肉瘤，前两者属良性病。上皮血管内皮瘤和血管肉瘤是极为罕见的恶性肿瘤。

肝脏良性肿瘤最常见的是肝脏海绵状血管瘤。肝脏海绵状血管瘤生长缓慢，病程长，出现症状往往在中年以后。可单发和多发，小至针尖，大至可占据大部分腹腔。本症可发生于任何年龄，但常见于30～60岁，女性多于男性。

肝脏海绵状血管瘤发病原因尚不清楚，可能与先天性发育异常有关。

【临床表现】

肝血管瘤病程进展较慢，瘤体较小时无明显症状体征。大血管瘤时可有以下临床表现及体征。

1.上腹部不适、腹胀、嗳气等。

2.体征：腹部检查可扪及与肝相连的肿块，表面光滑，质地柔软。

3.辅助检查

(1)B型超声检查：可显示肿瘤的大小、部位、数目，是最为常用的方法，。

(2)CT检查：分辨率高，CT能明确显示肿瘤的位置、数目、大小及与周围脏器和重要血管的关系，并可测定无肿瘤侧的体积，对判断肿瘤能否切除以及手术的安全性很有价值。

(3)MRI：对良恶性肿瘤，尤其是血管瘤的鉴别优于CT，能检出＜1cm的肿瘤。

【治疗原则】

1.手术治疗

(1)手术切除：肝血管瘤大且有症状者，可根据其大小、部位，行肝部分切除或肝叶切除术。

(2)肝动脉结扎或栓塞术：凡病变广泛不能切除者，可行肝动脉结扎术或肝动脉栓塞术。

2.非手术治疗　对于小的肝血管瘤而无症状的患者，不需治疗，可定期查体继续观察。

【护理评估】

1.健康史及相关因素　包括家族中有无系列肝癌发病者，初步判断肝癌的发生时间，有无对生活质量的影响，发病特点。

(1)一般情况：患者的年龄、性别、职业、婚姻状况、营养状况等，尤其注意与现患疾病相关的病史和药物应用情况及过敏史、手术史、家族史、遗传病史和女性患者生育史等。

(2)发病特点：患者有无腹痛、腹胀、食欲减退、恶心、嗳气等症状。

2.身体状况

(1)局部：肿块位置、大小，肿块有无触痛、活动度情况。

(2)全身：重要脏器功能状况。

【护理要点及措施】

1.术前护理要点及措施

(1)按肝胆外科疾病术前护理常规。

(2)全面评估患者:包括健康史及其相关因素、身体状况、生命体征以及神志、精神状态、行动能力等。

(3)心理护理:通过交流和沟通,了解患者及其家属情绪和心理变化,采取诱导方法逐渐使其接受并正视现实;医护人员应热情、耐心、服务周到,对患者给予同情、理解、关心、帮助,告诉患者不良的心理状态会降低机体的抵抗力,不利于疾病的康复。解除患者的紧张情绪,更好地配合治疗和护理。

2.术后护理要点及措施

(1)按肝胆外科术后一般护理常规。

(2)患者术后清醒返回病房后,给予去枕平卧位,头偏向一侧;麻醉完全清醒后若病情允许,可取半卧位,以降低切口张力,以利呼吸和引流。为防止术后肝断面出血,一般不鼓励患者早期活动。术后24h内应平卧休息,避免剧烈咳嗽。

(3)术后24h内持续低流量吸氧。

(4)病情观察:术后密切观察患者血压、脉搏等变化,注意观察腹部体征,及时发现可能发生的内出血。

(5)密切观察伤口有无渗血,一旦发现,应观察出血量、速度、血压、脉搏;如有休克征象,应及时报告医师,及时进行处理。除药物止血外,必要时准备手术止血。

(6)引流管的护理:术后患者留置腹腔引流管、胃管、尿管,活动、翻身时要避免引流管打折、受压、扭曲、脱出等。保持引流通畅,定时挤压引流管,避免因引流不畅而造成感染,腹腔引流管引流的血性液每日更换引流袋以防感染。

(7)引流液的观察:术后引流液的观察是重点,每日记录和观察引流液的颜色、性质和量,如在短时间内引流出大量血性液体,应警惕发生继发性大出血的可能,同时密切观察血压和脉搏的变化,发现异常及时报告医师给予处理。若引流液含有胆汁,应考虑胆漏。

(8)体液平衡的护理:准确记录24h出入量。检测电解质,保持内环境稳定。

【健康教育】

1.出院前向患者及家属详细介绍出院后有关事项,并将有关资料交给患者或家属,告知患者出院后1个月复诊,以后建议3～6个月定期复查。

2.告述患者术后注意劳逸结合,避免过度劳累,适当进行户外活动及轻度体育锻炼,如散步、下棋、打太极拳等户外活动,以增强体质,防止感冒及其他并发症的发生,戒烟酒。

3.保持心情舒畅和充足的睡眠,每晚持续睡眠应达到6～8h。

4.告诫患者如有异常情况应及时来院就诊。

5.饮食指导:高热量、高蛋白、高维生素、低脂肪、易消化的食品,少吃动物脂肪,动物内脏,油炸、辛辣食品。进食方式:饮食规律,注意食物搭配,合理营养。

6.亲属指导:患者亲属要关心患者,经常陪伴患者参加户外活动。多交流了解患者的思想状况,让患者及时了解外面发生的事情。应让患者保持良好的心境,忌生气。

(薛俊芳)

第三节　肝豆状核变性的护理

【概述】

肝豆状核变性是由基因突变导致铜代谢障碍的常染色体隐性遗传病，目前已经成为少数可以治疗的神经遗传病之一。许多患者由于没有得到及时的诊断而丧失有效的治疗机会，留下严重的功能障碍影响患者生活质量。其中重要的原因是缺少清晰的来自基于循证医学的临床资料，导致临床医师对本病的临床特征认识模糊，误诊漏诊率较高。

本病铜代谢障碍的具体表现有：血清总铜量和铜蓝蛋白减少而疏松结合部分的铜量增多，肝脏排泄铜到胆汁的量减少，尿铜排泄量增加，许多器官和组织中有过量的铜沉积，尤以肝、脑、角膜、肾等处为明显。过度沉积的铜可损害这些器官的组织结构和功能而致病。

【临床表现】

本病大多在10～25岁间出现症状，男性稍多于女性，同胞中常有同病患者。一般病起缓渐，临床表现多种多样，主要症状如下。

1.神经异常　包括肢体震颤及步态不稳，构音障碍，智力下降，有的可出现癫痫样发作等。

2.肝脏症状　肝大，质较硬而有触痛，肝脏损害逐渐加重可出现肝硬化症状，脾大，脾功能亢进，腹水，食管静脉曲张破裂及肝性脑病等。

3.角膜色素环　角膜边缘可见宽2～3mm的棕黄或绿褐色色素环，用裂隙灯检查可见细微的色素颗粒沉积，为本病的重要体征，一般于7岁之后可见。

4.肾脏损害　可出现蛋白尿、糖尿、氨基酸尿、尿酸尿及肾性佝偻病等。

5.溶血　可与其他症状同时存在或单独发生。

6.辅助检查

(1)实验室检查：铜蓝蛋白＜0.2g/L，血铜低于0.7μg/ml，尿铜＞40μg/24h，肝功能异常，贫血，白细胞及血小板减少。

(2)B超：示肝硬化、肝脏弥漫性改变，脾大，腹水。病理诊断：肝穿刺活组织病理检查提示肝组织纤维化、肝细胞铜染阳性。

(3)颅脑CT检查：双侧豆状核区可见异常低密度影，尾状核头部、小脑齿状核部位及脑干内也可有密度减低区，大脑皮质和小脑可示萎缩性改变。

【治疗原则】

肝移植是治疗肝豆状核变性，急性肝衰竭和所有药物治疗无效的终末期肝病患者最有效的手段。肝移植可纠正肝豆状核变性所致肝铜代谢缺陷并逐步逆转肝外铜代谢异常。

【护理评估】

1.健康史及相关因素　了解患者的肝病病史及诊疗过程；有无肝性脑病、消化道出血病史；有无药物过敏、药物中毒史。

2.身体状况　肝区有无疼痛或压痛；皮肤、巩膜有无黄疸及其程度；皮肤有无出血点或感染灶;了解肝功能的代偿情况,如血清胆红素、凝血指标、血糖、血浆白蛋白水平及水、电解质、酸碱平衡情况等;评估患者的营养状况,有无腹水及其程度,是否存在出血、感染、脑水肿、肾衰竭和呼吸功能衰竭等。

【护理要点及措施】

1.术前护理要点及措施

(1)按肝胆外科术前一般护理措施护理。

(2)避免食用动物肝脏、贝壳类、蟹、虾、蘑菇、巧克力、豆类、坚果类及玉米等含铜高的食物。

(3)进行充分的沟通,做好心理护理和解释工作,让患者及其家属既意识到手术的风险,又对手术抱有希望。

(4)使用药剂驱铜:D-青霉胺、三乙基四胺、硫酸锌等,指导患者掌握正确的服药方法,观察药物疗效及不良反应。

(5)做好对症治疗及保肝治疗。

2.术后护理要点及措施

(1)按肝胆外科术后护理常规护理。

(2)进行监护,严密观察病情:①详细阅读麻醉和手术记录,了解手术经过、麻醉方式、术中出血情况、液体的出入量、血流动力学参数及术中发生的其他情况。②体温:严密观察体温变化,若体温过低(体表或体内温度低于35℃,甚至33℃),应给予复温护理:室温保持在28℃,床单位使用复温毯,待体温上升后停止使用,输入的液体加热并保持恒温37℃。术后体温如超过37.5℃,应考虑是否有排异反应或病原微生物感染。在排除急性排异反应的前提下,加大或加用抗生素或抗病毒药物。③呼吸:术后严密观察呼吸的频率、节律、深浅度、气道内压、潮气量等,监测氧饱和度、血气分析。如有异常应考虑有无肺不张、胸腔积液等并发症,并予以充足的氧气吸入,如吸氧每分钟氧流量为2～3L,而血氧饱和度不能维持在95%以上者,应注意上述各种情况的发生。使用免疫抑制剂还应注意有无并发呼吸道感染。指导患者定时进行深呼吸运动,有效咳嗽、咳痰,定时翻身、叩背、雾化吸入,清除呼吸道分泌物以促进肺泡充盈扩张,维护呼吸功能。④循环功能:监测血流动力学及水、电解质及酸碱平衡。持续、动态监测患者心率、血压、脉搏、血氧饱和度、中心静脉压、肺毛细血管楔压等,儿童易发生高血压,更应注意监控。准确记录出入液量,包括每小时尿量、引流量、补液量等,保持出入液量的平衡。定期监测动脉血气分析及血清电解质,如血钾、钠、氯、钙、镁等以了解电解质及酸碱平衡情况。合理静脉补液。遵医嘱及时补充晶体液和胶体液,并根据患者的心率、血压、CVP、出入液量、电解质及血气分析等情况,合理安排各类液体的输注顺序和速度,以维持体液平衡。移植后早期需行抗凝治疗,很易发生血管穿刺部位渗血,应注意保护血管穿刺点,必要时加压包扎,防止皮下出血。同时注意调整输液速度,以避免心血管系统负担加重或血浆黏度的改变。

(3)预防感染:①安排单人或移植两人病房,病室地面、物品表面每日用有效氯消毒液擦拭。②空气消毒,每日以紫外线消毒房间,每次40min。定时开窗通风每次30～40min。③限制探视,单人陪伴。④注意饮食卫生,观察大便颜色、量,若腹泻及时送大便真菌、细菌培养以排除饮食感染,鼻饲患者应减量或停止鼻饲,注意抗生素的合理使用。⑤严格无菌操作,伤口、管道周围要定时换药，医务人员及患者家属加强手消毒。

(4)早期肠内营养：患者病情平稳，应尽早拔除胃管，经口进食，尽量早期开始肠内营养；密切观察腹部体征、胃液性状，观察有无消化道应激性溃疡、出血、穿孔等并发症，遵医嘱使用奥美拉唑。

(5)肝移植术后皮肤、黏膜及手术切口的观察护理：①观察伤口的渗液、渗血和皮肤微循环状况。及时换药，保持敷料干净。减少胶布使用，防止胶布粘贴导致的皮肤破损。②保证皮肤完整无破损，要保持床单位平整、清洁、干燥，保持皮肤尽可能干燥，勤帮患者翻身，使用气垫床，以免压疮发生。③保持口腔清洁，观察黏膜情况，尽早开始刷牙，保持口腔清洁。④注意加强肛周皮肤的护理，保持局部清洁、干燥。

(6)肝移植术后留置导尿管的观察护理：①腹腔引流管：肝移植后分别于右膈下、右肝下、左膈下置2～3根引流管，每根引流管分别注名标记。②T形管：用无菌引流袋接T管，固定于患者床边缘，严防脱落、扭曲、折叠，术后最有意义的供肝功能良好指标是24～48hT管引流出金黄色胆汁，若无胆汁流出，警惕机械梗阻或肝内栓塞，肝无功能，及时告知医师。注意胆汁的颜色、性质、量的变化。定时更换引流袋，记录引流量，遵医嘱留取培养，观察切口敷料渗血情况。注意保持T管周围皮肤清洁，术后3个月左右拔除T管。③尿管：每日做好尿道口护理，防止尿道感染。应尽早拔除，原则上不做膀胱冲洗。④中心静脉导管：每日更换中心静脉导管、股动脉置管处敷料，保持局部清洁固定好。

(7)免疫抑制药的使用和注意事项：①加强服药指导及药物不良反应观察，免疫抑制治疗是肝移植后预防和治疗排异反应的必要方法，常需终身应用。使用时做到剂量正确，时间准确，严格核对药名、剂量。②及时测定血液中环孢素或FK506的浓度，调整用药剂量，抽血时间安排在最后1次用药后的12h，进食前抽血，以保证测定结果的准确。③观察使用免疫抑制药后的不良反应，如皮肤瘙痒、神经系统等症状，给予对症处理或调整用药剂量。④注意事项：免疫抑制药按每千克体重计算逐渐减量，但须终身服药；在使用药物期间，可并发白细胞减少，增加感染机会；也易至骨质疏松以及应激性溃疡、肝功能损伤等并发症；定期监测环孢素或他克莫司的血药浓度。

(8)并发症的观察与处理。①掌握术后早期并发症：移植术毕最初48～72h，称为手术应激期。此期主要并发症有：腹腔内渗血与大出血，呼吸道并发症如肺不张、肺水肿等，少尿和植入肝无活力。②预防出血：多数发生在早期，最常见的是腹腔内出血和胃肠道出血。术后应严密监测，并定期行腹部超声波检查，观察腹腔内有无出血，伤口有无渗血。观察腹腔引流管的引流量、颜色。观察胃管内有无咖啡色胃液引出，及时准确地应用抗酸药，预防消化道出血。③血管并发症：血管并发症是肝移植术后最严重的并发症，其中肝动脉血栓形成是最严重的并发症，可出现暴发性肝坏死和肝衰竭。肝动脉血栓形成一般在肝移植术后5～7d，如患者有肝区的突发性疼痛、精神萎靡、发热、血清转氨酶升高、胆漏等症状，应警惕肝动脉栓塞的可能，超声波检查肝动脉血流消失；移植后期出现的肝动脉血栓表现为肝脓肿、败血症、胆管坏死、狭窄或胆漏。④胆道并发症：胆道并发症有胆漏、胆管狭窄、胆道感染和胆泥形成，是肝移植术后常见的并发症之一。因此，术后应注意观察有无发热、梗阻性黄疸、腹痛以及大便的颜色，腹腔引流管、伤口或者T管周围有无胆汁流出。注意保持T管引流通畅。

(9)排异反应的观察处理：包括超急性排异、急性排异和慢性排异。急性排异是最常见的，第1次急性排异反应一般于术后第6～7天至第6周出现。表现为精神委靡、乏力、肝区胀痛、发热、黄疸加深；最直接、反应最快的指标是胆汁量的明显减少，颜色变淡，黏度下降；胆红素、转氨酶、碱性磷酸酶、白细胞总数、中性和嗜酸粒细胞均升高。最后需肝穿刺活检诊断。

【健康教育】

1.活动　病情平稳可取半卧位，在病床上适当活动，如病情稳定即可下床活动，并逐步增加运动量。恢复期要注意锻炼，适当进行活动，循序渐进，避免劳累。

2.营养　肝移植术后营养需要量很高，一旦胃肠功能恢复宜尽早进食，可促进胆汁分泌，有利于肝功能恢复。开始为流质、半流质、普通饮食。采用高蛋白、高糖类和低脂饮食，根据患者的饮食习惯制定食谱，避免生冷、刺激性食物及饮酒，进食过程中注意饮食及餐具的消毒。观察进食情况，如有消化不良等情况，应积极寻找病因，每周测量体重1次。

3.正确服药　详细介绍注意事项及药物不良反应，以免因滥用药物而造成对移植肝的损害。注意观察有无肝肾毒性、血压升高、神经毒性等不良反应，定时测定肝肾功能、血常规、血糖、尿糖。

4.出院指导　让患者和家属了解肝移植的基本知识和出院后可能出现的问题，指导患者进行自我保护，详细介绍出院后的注意事项，帮助患者建立良好的生活习惯。

(1)护理用品的准备，如体温表、血压计、体重计等，并教会患者使用和详细记录。

(2)正确服用免疫抑制药，按医嘱服药，切勿擅自更改药物剂量或停药，不随便服用其他药物。

(3)定期来院复查，了解肝功能状况及免疫抑制药在血液中的浓度，调整用药剂量。

(4)尽量避免到公共场所，减少日光的过度照射，防止因服用免疫抑制药所诱发的皮肤癌。禁止饲养宠物。

(5)注意T管保护和清洁，定时换药，防止感染。

(6)如有不适，如发热、疲乏、头痛、腹痛、高血压等症状应及时来院就诊，以免延误病情。小儿患者要注意勿接种疫苗。学生在校期间发生传染病流行时应停止上学。(7)适当锻炼，增强体质。

(薛俊芳)

第四节　胆囊结石的护理

【概述】

胆囊结石主要为胆固醇性结石或以胆固醇为主的混合性结石。本病主要见于成年人，女性常见，尤以经产妇女和服用避孕药者常见，男女之比约为1∶3。目前认为其基本因素是胆汁的成分和理化性质发生了改变，导致胆汁中的胆固醇呈过饱和状态，易于沉淀析出和结晶而形成结石。其他如成核因子、雌激素及其水平亦能与胆囊结石的形成有关。饱餐及进食油腻食物后引起胆囊收缩，或睡觉时体位改变致结石移位并嵌顿于胆囊颈部而导致胆汁排出受阻，胆囊强烈收缩而发生胆绞痛。

【临床表现】

1.20%～40%的胆囊结石患者可终生无症状，而在其他检查、手术或尸体解剖时被偶然发现。也可以表现为胆绞痛或急、慢性胆囊炎。

2.有症状胆囊结石的主要临床表现为。

(1)胆绞痛是典型表现：表现为突发的右上腹阵发性剧烈绞痛，可向右肩部、肩胛部或背部放射，常发生于饱餐、进食油腻食物后或睡眠时，其主要是由于进食油腻食物后胆囊收缩，或睡眠时结石移位并嵌顿于胆囊壶腹部或颈部，胆囊排空胆汁受阻，胆囊内压力升高，胆囊强力收缩而发生绞痛。

(2)消化道症状：常伴恶心、呕吐、厌食、腹胀不适等非特异性的消化道症状。

(3)Mirizzi 综合征：持续嵌顿和压迫胆囊壶腹部和颈部的较大结石，可引起肝总管狭窄或胆囊胆管瘘，以及反复发作的胆囊炎、胆管炎及梗阻性黄疸，称 Mirizzi 综合征。

(4)胆囊积液：胆囊结石长期嵌顿但未合并感染时，胆汁中的胆色素被胆囊黏膜吸收，并分泌黏液性物质，而致胆囊积液。积液呈透明无色，称为“白胆汁”。

3.辅助检查：B 超检查发现胆囊结石即可确诊，正确诊断率在 96%以上，是首选方法。口服胆囊造影显示为胆囊内充满缺损，对诊断有一定帮助，且可了解胆囊功能。CT/MRI 虽也可显示胆囊结石，但价格昂贵，不宜常规采用。

【治疗原则】

1.非手术治疗　通过口服、注射等方式给予消炎利胆、解痉或镇痛药。

2.手术治疗

(1)适应证：口服胆囊造影胆囊不显影；结石直径超过 2～3cm；合并瓷化胆囊；合并糖尿病者在糖尿病已控制时。

(2)手术类型：胆囊切除是治疗胆囊结石的首选方法，但对无症状的胆囊结石，一般无需立即手术切除胆囊，只需观察和随诊。根据病情选择经腹或腹腔镜做胆囊切除。

【护理评估】

1.健康史及相关因素　了解疾病诱因，了解初次发病的时间及有无合并其他疾病，如高血压、糖尿病、肝炎、冠心病等。

2.身体状况

(1)局部：了解疼痛的部位、性质、持续时间、诱因和缓解因素，疼痛的伴随症状，有无恶心、呕吐等，根据疼痛评估指数判断疼痛的程度；有无反跳痛和腹肌紧张，是否出现墨菲征阳性体征。

(2)全身：是否出现发热、黄疸，有无神志、尿量及生命体征变化；了解营养状况；患者的抗病能力和手术承受能力；患者的饮食习惯和生活习惯。

(3)辅助检查：影像学检查，如肝、胆、胰腺 B 超，静脉胆管造影；B 超检查疑有胆总管结石或其他病变者，应行 ERCP 或 MRCP 检查；一些重要脏器检查。

3.相关因素　家族中有无类似疾病史。

4.心理反应和认知程度　了解患者的情绪反应，有无焦虑、恐惧，判断其心理适应能力，促进患者的适应性；患者对疾病的转归及手术方式的了解程度；了解患者的手术经历。

【护理要点及措施】

1.术前护理要点及措施

(1)全面评估患者全身情况。

(2)做好心理护理、饮食营养护理。

(3)减轻或控制疼痛：根据疼痛的程度，采取非药物或药物方法镇痛。

①密切观察：观察患者疼痛的性质、程度；引起疼痛发作的相关因素；与饮食、体位、睡眠的关系；腹膜刺激征及 Murphy 征是否阳性等，为进一步治疗提供依据。

②卧床休息：协作患者取舒适的体位，达到放松和减轻疼痛的效果。

③合理饮食：根据患者情况进食清淡易消化的食物，忌油腻食物；病情严重者可禁食，使胃肠减压，以减轻腹胀和腹痛。

④药物止痛：对诊断明确的剧烈疼痛者，可遵医嘱通过口服、注射等方式给予消炎利胆、解痉或镇痛药，以缓解疼痛。

(4)提供相关知识：介绍胆石症和腹腔镜手术的相关知识，让患者了解相关的知识，更好地配合治疗和护理。

2.术后护理要点及措施

(1)按肝胆外科一般护理常规及全麻手术后护理常规护理。

(2)体位：术后应去枕平卧，头偏向一侧，防止呕吐物吸入气管，如清醒后血压平稳，病情允许可采取半卧位，以利于腹腔引流。患者术后 6h 床上活动，术后 24h 下床活动，密切观察患者病情变化。

(3)严密观察各项生命体征的变化，如体温、脉搏、呼吸、血压及心率，及时准确掌握患者病情变化。

(4)维持水、电解质及酸碱平衡。合理静脉补液，根据患者的心率、血压、CVP 及时补液，以维持体液平衡。准确记录出入液量，包括每小时尿量、引流量、补液量等，保持出入液量的平衡。

(5)并发症的预防和护理：

①加强观察：术后密切观察患者的生命体征、腹部体征及引流液情况，若患者术后出现发热、腹胀或引流液异常时，应及时通知医生，防止胆瘘发生的可能。

②及时处理胆瘘：一旦发生，应立即通知医师进行处理。

【健康教育】

1.吸氧 6h，提高氧分压，促使 CO_2 排出。术后全麻醒后一般取半卧位。CO_2 气体积聚在膈下可产生碳酸而引起反射性肩背部酸痛，多在术后 1～2d 发生，一般在短期内自行缓解。

2.呕吐是术后常见症状之一，主要由于 CO_2 对胃肠道刺激及腹腔 CO_2 聚积所致。观察呕吐发生、持续的时间、呕吐物的量和颜色，同时注意是否伴有腹痛、腹胀等症状。

3.LC 术后人体消化能力需经过一段时间的调整和适应，肠道功能未恢复前应禁食、禁饮，术后 6h 以无脂流质为主，以后逐渐过渡为低脂、适量蛋白质、高维生素及富含纤维饮食。忌油腻食物,宜少量多餐,避免过饱。

4.术后 6h 后可如厕,但要注意起来时要慢,尤其是老年人、有心脏疾病或其他严重疾病者,要在床上坐半分钟、两腿悬挂在床沿下半分钟、站立半分钟后再开始行走。这样能使您缓慢地改变体位,年老体弱者可相对迟一点起床活动。

5.术后 7～10d 保持伤口干燥,淋浴时可用塑料薄膜覆盖。术后 1 个月内不宜做重体力劳动。一般无特殊情况,将于术后第 2 天或第 3 天出院。

(薛俊芳)

第五节　急性化脓性胆管炎的护理

【概述】

急性胆管炎是细菌感染引起的胆道系统的急性炎症,大多在胆道梗阻的基础上发生。如胆道梗阻未能解除,感染未得到控制,病情进一步发展,则可发生急性梗阻性化脓性胆管炎,在我国最常见原因是胆管结石。

本病的基本病理改变是胆管完全梗阻和胆管内化脓性感染。梗阻的部位可在肝外和(或)肝内胆管,当胆管梗阻时,胆汁中的细菌会繁殖而导致胆管炎。

【临床表现】

患者以往多有胆道疾病发作和胆道手术史。本病发病急骤,病情进展快。本病除具有一般胆道感染的腹痛、寒战高热、黄疸,即 Charcot 三联症,还可出现休克、神经中枢系统受到抑制表现,即 Reynolds 五联症。

【治疗原则】

1.*手术治疗*　一旦发生急性梗阻性化脓性胆管炎,在进行抗休克的同时,果断地进行手术,迅速胆道减压、引流,患者才有转危为安的可能。

2.*非手术治疗*　积极有效的非手术治疗既是争取缓解本次急性发作的措施,又是对手术治疗的良好周到的必要术前准备。

3.*内镜处理与穿刺引流*　经十二指肠、经鼻胆管引流(ERBD)及乏特氏乳头括约肌切开取石术(EST)并内支撑引流对于低位的胆管梗阻引起的急性胆道感染,有时可以达到减压引流的目的。

【护理评估】

1.*健康史及相关因素*

(1)一般情况:年龄、性别、出生地、居住地、饮食习惯、营养状况、妊娠史等。

(2)发病特点:有无胆道手术史,有无胆道结石、蛔虫、肿瘤、狭窄手术,有无用(服)药史,过敏史及其他腹部手术,有无腹痛、腹泻、畏寒、发热、上腹部疼痛及放射痛等。

(3)相关因素:家族中有无类似疾病史。

2.身体状况

(1)局部:肿块位置、大小、数量,肿块有无触痛、活动度情况。

(2)全身:重要脏器功能状况,有无转移灶的表现及恶病质。

(3)辅助检查:包括特殊检查及有关手术耐受性检查的结果。

【护理要点及措施】

1.术前护理要点及措施

(1)全面评估患者:包括健康史及其相关因素、身体状况、生命体征以及神志、精神状态、行动能力等。

(2)做好心理护理:通过交流和沟通,了解患者及其家属情绪和心理变化,采取诱导方法逐渐使其接受并正视现实;医护人员应热情、耐心、服务周到,对患者给予同情、理解、关心、帮助,告诉患者不良的心理状态会降低机体的抵抗力,不利于疾病的康复。解除患者的紧张情绪,更好地配合治疗和护理。

(3)饮食营养护理:不能进食或禁食及胃肠减压的患者,可从静脉补充能量,氨基酸,维生素,水、电解质,以维持和改善营养状况。对凝血机制障碍的患者,遵医嘱以维生素 K1 肌内注射。

(4)做好术前指导

①皮肤清洁:范围一般为上至乳头连线、下至耻骨联合,左至腋中线,右至腋后线。手术切口紧靠脐部,该处易积垢,术前应彻底清洁。可用松节油棉签清洁该处,动作要轻柔,避免损伤皮肤而影响手术。

②胃肠道准备:术前 1d 中午嘱患者口服泻药,2h 内饮温开水 1500～2000ml。如果在晚 7:00 前大便尚未排干净,应于 20:00 进行清洁灌肠。22:00 开始禁食、水。

③指导患者床上翻身、排便、有效咳痰的方法。患者保持情绪稳定,避免过度紧张焦虑,备皮后洗澡、更衣,准备好术后需要的各种物品,如一次性尿垫、浴巾等,术晨取下义齿,贵重物品交由家属保管等。

2.术后护理要点及措施　术后常规护理:患者术后清醒返回病房后,给予去枕平卧位,头偏向一侧;麻醉完全清醒后若病情允许,可取半卧位,以降低切口张力,利于呼吸和引流。为防止术后伤口出血,一般不鼓励患者早期活动。术后 24h 内应平卧休息,避免剧烈咳嗽。

(1)生命体征观察:术后密切观察患者血压、脉搏等变化,注意观察腹部体征,患者的主诉,及时发现可能发生的内出血。

(2)做好引流管的护理:术后患者留置腹腔引流管、胃管、尿管,活动、翻身时要避免引流管打折、受压、扭曲、脱出等。保持引流通畅,定时挤压引流管,避免因引流不畅而造成感染,腹腔引流管引流的血性液每日更换引流袋以防感染。引流液的观察是重点,每日记录和观察引流液的颜色、性质和量,如在短时间内引流出大量血性液体,应警惕发生继发性大出血的可能,同时密切观察血压和脉搏的变化,发现异常及时报告医师给予处理。若引流液含有胆汁,应考虑胆漏。

(3)并发症预防护理

①加强观察:包括神志,生命体征,每小时尿量,腹部体征及引流液的量、颜色和性质,同时

应注意观察血常规、电解质、血气分析和心电图等检测结果的变化。若T管引流液呈血性，伴有腹痛，发热等症状，应考虑胆道出血；若腹腔引流液呈黄绿色胆汁样，应警惕胆瘘的可能；若患者出现神志淡漠，黄疸加深，每小时尿量减少或无尿及肝、肾功能异常，血氧分压降低或代谢性酸中毒，凝血酶原时间延长等，提示多器官功能衰竭，应及时报告医师，并协助处理。

②加强腹壁切口，引流管和T管护理。

③加强支持治疗：患者发生胆瘘时，在观察并准确记录引流液的量、颜色的基础上，遵医嘱补充水、电解质及维生素，以维持水、电解质平衡，鼓励患者进食高蛋白、高维生素、低脂、易消化饮食，防止因胆汁丢失影响消化吸收而造成营养障碍。

(4)维持器官功能：一旦出现多器官功能衰竭或衰竭的征象，应立即与医生联系，并配合医师采取相应的急救措施。

(5)降低体温：保持并使空气新鲜，定时通风，维持室内温度为18～22℃，湿度为50%～60%。

物理降温，可采用头枕冰袋、乙醇擦浴、灌肠等降温方法。必要时，用解热镇痛药，如吲哚美辛，新癀片等。

控制感染：遵医嘱联合应用足量有效的广谱抗菌药，使体温恢复正常。

(6)营养支持：在患者恢复进食前或进食食量不足时，仍需要从胃肠外途径补充营养素；当患者恢复进食后，应鼓励患者从清流质饮食逐步转为进食高蛋白、高糖、高维生素和低脂饮食。

(7)心理护理：鼓励患者保持乐观情绪，正确对待疾病和预后，尤其对晚期胆囊癌的患者，心理上给予开导，生活上给予关心照顾，尽量满足其要求，鼓励其主动配合治疗，提高生活质量。

【健康教育】

1.饮食　指导患者选择低脂、高糖类、高蛋白、高维生素、易消化的饮食，忌油腻食物，忌饱餐。定时进食可减少胆汁在胆囊中储存的时间并促使胆汁酸循环，预防结石的形成。

2.注意休息，劳逸结合　可进行散步等轻体力活动，以逐渐恢复体力。术后6周不宜负重。

3.就诊和随访　出现腹胀，腹痛，发热，肛门停止排气排便，伤口引流物有异味，伤口红肿等不适，及时就诊。

（薛俊芳）

第六节　胆道闭锁的护理

【概述】

胆道闭锁是新生儿持续性黄疸的最常见病因，病变可累及整个胆道，亦可仅累及肝内或肝外的部分胆管。发病率女性高于男性。胆道闭锁是一种进展性的胆道闭锁和硬化性病变，很多患儿出生时常能排泄胆汁，以后进展成为完全性胆道闭锁。

大体类型主要分为3型：1型，完全性胆道闭锁；2型，近端胆道闭锁，远端胆道通畅；3型，近端胆道畅通,远端胆管纤维化。以1、2型常见。

【临床表现】

1.*黄疸* 患儿出生1～2周后,本该逐步消退的新生儿生理性黄疸反而更加明显,呈进行性加深。

2.*营养及发育不良* 至3～4个月时出现营养不良、贫血、发育迟缓、反应迟钝等。

3.*肝、脾大* 是本病特点,出生时肝正常,随病情发展而呈进行性肿大。

4.*辅助检查* 血清胆红素动态观测呈持续上升,且以直接胆红素升高为主;B型超声检查提示肝外胆管和胆囊发育不良或缺如;ERCP和MRCP能显示胆管闭锁的长度。

【治疗原则】

手术治疗是惟一有效的办法。胆道闭锁导致的进行性胆汁性肝硬化是儿童肝移植适应证中最常见的病种。

【护理评估】

1.*健康史及相关因素* 患者是否有明显的皮肤巩膜黄疸,有无腹痛、腹胀及出血倾向,是否伴有发热,食欲情况如何。是否有胆道先天发育畸形。

2.*身体状况* 局部是否有肝、脾大,全身是否有出血倾向及凝血功能障碍。

【护理要点及措施】

1.*术前护理要点及措施*

(1)了解患儿的生活习惯:加强与家长的沟通,认真采集患儿的相关信息,了解患儿的饮食、睡眠、大小便等情况。

(2)做好各项检查的预约、标本采集、标本留取。妥善保管各种检查结果,保证术前评估的顺利进行。

(3)观察有无腹胀、腹泻等消化不良的症状,有无牙龈、皮下淤血等凝血障碍的表现。有无呕血、便血等消化道出血的表现。掌握实验室检查的相关指标,根据医嘱给予输注新鲜血浆、高营养液治疗等支持治疗。

(4)保持皮肤的清洁、完整,及时为患儿剪短指甲,避免抓伤皮肤,给予涂抹皮肤止痒药。合理安排病房,进行生活指导,预防呼吸道、消化道、皮肤感染。

(5)掌握儿科操作常规,完成术前准备。

2.*术后护理要点及措施*

(1)加强管道护理,保证固定、通畅:给予妥善固定、保持通畅,避免阻塞、扭曲、折叠、脱落。为防止患儿自行拔除引流管,必要时可适当约束患儿肢体。观察各管引流液的颜色、量、性质,并准确记录。

(2)严密观察病情变化,尤其是生命体征的监测。根据心率、血压、中心静脉压变化及时调整输液量,保持输液管道的通畅。观察并记录每小时尿量及24h出入量。

(3)协助有效地咳嗽及排痰,预防肺部感染及并发症的发生。

(4)排斥反应的观察与护理:急性排斥反应一般发生在1～2d,主要表现为畏寒、发热、乏力、肝区胀痛、黄疸等。按医嘱及时准确采取血标本送检,以监测肝功能各项指标及免疫抑制药的血浓度。

(5)出血的观察护理：密切观察有无出血现象，注意有无出血点、瘀斑、牙龈出血等出血征象并及时复查凝血机制；注意观察胃管、尿管及腹腔引流管内引流液的量、色和性质是否正常。保证有效的胃肠减压和胃管通畅，遵医嘱给予抑制胃酸分泌和保护胃黏膜的药物。

(6)血栓的观察与护理：术后每日行彩超检查，观察肝动脉及门静脉血流情况。遵医嘱使用抗凝药，定期复查凝血酶原时间，根据凝血酶原时间及时调整剂量，使凝血系统保持在稍低凝的状态。

(7)严格消毒隔离，避免感染。消毒鼻黏膜 1/8h，每日用含氯消毒液(浓度为每 1000ml 水含有效氯 500mg)拖地、擦拭室内物品；紫外线灯照射消毒 2 次，每次 1h，照射时注意遮挡患儿；照射后开窗通风(避免直吹患儿)30min。医护人员进入病房均需更换无菌隔离衣及拖鞋，戴口罩，严格执行手消毒、无菌技术操作与消毒隔离制度。定期进行血培养、痰培养、咽拭子培养及各引流管液的培养。

(8)给予合理营养，保证机体需要量。①患者肠蠕动恢复前，给予静脉补充足量的葡萄糖、支链氨基酸、脂肪乳剂、电解质以保持水、电解质、酸碱平衡和正氮平衡。②定时检测血糖。③每日给予白蛋白静脉滴注。④肠蠕动恢复后早期肠内营养，术后拔出气管插管后，经口少量饮水，观察无不适后给予少量易消化的流质饮食，循序渐进，少量多餐，逐步过渡至普通饮食。

【健康教育】

1.活动：术后可取半卧位，在病床上适当活动，根据病情早期下床活动，并逐步增加运动量。恢复期要注意体力锻炼，适当进行户外活动。

2.营养：指进高蛋白、高糖类和低脂饮食，进食过程中注意饮食及餐具的消毒。观察进食情况，如有消化不良等情况，应积极寻找病因，每周测量体重 1 次。

3.指导患者正确服药，向患者及家属详细介绍用药注意事项及药物不良反应，以免因滥用药物而造成对移植肝的损害。

4.出院指导：让患者和家属了解肝移植的基本知识和出院后可能出现的问题，指导患者进行自我保护，详细介绍出院后的注意事项。如有不适，如发热、疲乏、头痛、腹痛、高血压等症状应及时来院就诊，以免延误病情。小儿患者要注意勿接种疫苗。学生在校期间发生传染病流行时应停止上学。

（薛俊芳）

第十三章　骨科疾病的护理

第一节　常见上肢骨科的护理

一、肱骨外科颈骨折

【概述】

肱骨外科颈骨折发生于肱骨大、小结节的远端肱骨干与肱骨头交界处，是松质骨与密质骨的交接处，较多见。肱骨外科颈骨折可发生于任何年龄，但多见于老年人，尤其是有骨质疏松者。在 45 岁以上，特别是女性患者，年龄增长与骨折发生率几乎成正相关。年轻患者多与严重创伤有关。

（一）病因

肱骨外科颈骨折多为间接暴力或直接暴力所致。前者是因患者跌倒时以手、前臂或肘部着地，传达暴力至肱骨颈与肩盂关节处产生杠杆作用而造成骨折，而中老年人由于骨质有不同程度疏松，肱骨近端骨质原有的强韧性几乎完全消失，即使较轻的外力，也可引发骨折，骨折多呈粉碎状。

直接暴力冲击肩部也可造成肱骨外科颈骨折，多见与交通伤或高速运动如滑雪、肩部受到撞击，暴力方向多由前外向内后，造成骨折移位大，往往伴有血管神经的损伤。

（二）骨折分型

按损伤机制可分为 4 类。

1.无移位骨折。

2.外展型骨折：骨折远端呈外展、近端相应内收，两骨折端向内成角移位，且常有互相嵌插，多见于老年人。

3.内收型骨折：骨折远端段内收，近端段相应外展。两骨折端向外成角移位，且常有互相嵌插，多见于青少年。

4.肱骨外科颈骨折合并肩关节脱位。

（三）临床表现

患者有明确的外伤史。体格检查可发现肩部肿胀，疼痛，活动受限。并可见伤肢短缩，在肩及腋部可触及骨折断端和闻及骨擦音。受伤几天内会出现局部发绀并沿上肢及胸臂向下扩散。外展型骨折时，远端肢体取外展位，颇似肩关节脱位，但肩峰下不空虚。而单纯肩关节脱位时，肩峰下空虚并呈方肩畸形，Dugas 征阳性。腋动静脉、臂丛神经紧贴与肩关节内侧，骨折时可直接损伤这些组织。神经损伤更常见，但如有血管损伤，神经多同时受损。老年人动脉硬化，更容易损伤。

（四）诊断

1.拍摄肩关节正位及侧胸位 X 线片，可以明确诊断，并了解骨折移位情况。

2.在普通 X 线片上难以明确显示的骨折，CT 能清晰呈现。

3.检查时还应注意血管神经情况。

（五）治疗

1.*非手术治疗*　因手术易发生肩关节粘连等并发症，肱骨外科颈骨折在治疗中首选闭合复位外固定方法，而理想的外固定方法应能有效地保持复位后骨折位置，又能允许患肩早期开始功能锻炼。

（1）青枝骨折：三角巾胸前悬吊，儿童 2～3 周，成人 4～5 周。

（2）嵌插骨折：外展型不必复位；内收型成角移位轻者，亦不必复位。内、外侧夹板固定 3～4 周。内、外侧夹板超肩关节固定 3～4 周。内收型骨折或骨骺滑脱可用外展支架固定。

（3）移位骨折：先矫正向外或向内的成角、侧方移位，再矫正向前的成角或侧方移动。儿童采用坐位或仰卧位复位法，中老年患者采用仰卧位复位法。青壮年患者采用俯卧位复法。复位后不稳定型患者可采用经皮穿针外固定法。

（4）对于肩周局部条件差（局部有创面或过度肿胀）或全身情况等条件不允许或暂不允许复位的患者，可采用肘部尺骨鹰嘴牵引，重量 5～6kg，持续 3～4 周，小夹板固定下锻炼关节功能。

2.*手术治疗*　因软组织阻挡或其他原因，闭合复位不能达到对位要求时可采用切开复位内固定。内固定的方法包括：钢丝固定、张力带固定、联合或不联合张力带的髓内固定、钢板螺丝钉固定。

【护理】

（一）非手术治疗及术前护理

1.心理护理：患者遭受意外，剧烈疼痛，活动障碍，常使患者产生焦虑、紧张、恐惧心理，及时观察患者心理状况，关心安慰患者，教会患者松弛疗法，减轻不舒适感，了解患者及家属对疾病治疗及预后的认识程度，介绍疾病相关知识及成功病例，消除不良情绪，积极配合治疗护理。

2.体位：无论三角巾悬吊或手法复位后外展支架固定，只要患者全身情况允许，日间均应下床活动，卧床时床头抬高 30°～45°位较为舒适，平卧位时，应在患侧胸壁垫一软枕。

3.手术一般在伤后 3～7 天进行，指导患者正确应用颈腕吊带制动。吊带使用方法：前臂屈曲 90°，悬吊患肢固定于胸壁前，起到托扶作用，减少移位引起的疼痛。

4.完善术前的各种化验、检查，评估患者的全身情况，如意识、体温、呼吸、血压等及局部情况，如患肢有无疼痛、肿胀、畸形、活动障碍等，观察患肢远端血液循环，评估运动、感觉情况。

5.指导手、腕及肘部锻炼，以促进血液循环，消除肿胀，减轻疼痛。①手部锻炼：用力握拳，持续几秒，然后用力伸手指，再持续几秒，连续锻炼 5～6 天，每天练 3～4 次。②腕关节锻炼：

双手对掌练习背伸活动。③肘关节锻炼：在颈腕吊带制动肩关节的情况下，做轻微伸屈肘关节活动。

（二）术后护理

1.体位　术后遵医嘱正确卧位，患肢屈肘置于胸前，平卧位时在患肢下垫一软枕使之与躯干平行放置，避免前屈或后伸，术后第二日可抬高床头30°～45°卧位，患肢用软枕抬高，无明显身体不适，可下床活动，下床活动时用三角巾或上肢吊带将患肢悬吊颈部，内收型骨折，用外展架固定维持患肢于外展位，注意外展架的正确位置。

2.术后观察

(1)与麻醉医生交接班，全麻患者观察麻醉是否清醒，观察患者生命体征变化，老年患者或体质虚弱者，予以心电监护、吸氧，监测BP、P、R、SpO_2变化，每小时记录一次。

(2)查看伤口敷料包扎情况，观察有无渗血、渗液。

(3)注意伤口负压引流管是否通畅，防止扭曲、折叠、脱落，记录引流液的量、性质。

(4)密切观察肢体远端动脉搏动及手指的血供感觉、活动、肤色、皮温，注意有无压迫神经和血管的现象，如出现皮肤发冷、发绀、静脉回流差，感觉麻木等症状，立即报告医生查找原因及时对症处理。

3.疼痛护理

(1)向患者解释手术后疼痛的规律，指导缓解疼痛的方法，如听音乐、看报纸、与家属聊天等分散对疼痛注意力。

(2)给予伤口周围及肘、腕关节的按摩，缓解肌紧张。

(3)正确评估患者疼痛的程度，对疼痛明显者可适当予以止痛剂。

(4)采用止痛泵止痛法，利用止痛泵缓慢从静脉内给药，减轻疼痛。

4.肿胀护理

(1)伤口局部肿胀：术后一日可用冷敷，以降低毛细血管的通透性，减少渗出，术后24小时后可用热敷，或周林频谱仪、红外线灯照射，以促进血肿、水肿的吸收。

(2)患肢肢体的肿胀：查找原因，对症处理。如伴有血液循环障碍时，应检查外固定物是否过紧，必要时拆开外固定物，解除压迫，抬高患肢，予以肢体按摩，早期进行活动等均可有效缓解肢体的肿胀。根据医嘱使用活血化瘀、脱水药物，如麦通纳、七叶皂甘纳、甘露醇等，促进消肿治疗。

5.饮食护理　术后患者因疼痛体位不适等原因，食欲下降，讲解饮食对促进机体恢复的重要性，鼓励患者进食，给予高蛋白、高维生素、含钙丰富的食物，如瘦肉、鱼、蛋、牛奶，采用蒸、煮等烹调方法，宜清淡易消化，多吃水果、蔬菜。

6.功能锻炼　因肱骨外科颈骨折邻近肩关节在术后易发生粘连，使肩关节活动受限。因此，特别强调需早期功能锻炼。根据骨折类型、是否脱位以及手术固定方法、牢固程度决定功能锻炼方法。

(1)术后1日：可在医务人员指导下行患肢手指的握拳、伸指、腕关节的屈曲、背伸活动。

(2)术后2～7日：行患肢肘关节的屈伸练习，从被动到主动，继续加强手指及腕关节活动，2～3次/天。

(3)术后1～2周:患肢疼痛肿胀减轻后,练习患肢肩关节的前屈、后伸活动,范围以患肢疼痛为限,不可操之过急,逐步加大范围,如:患侧上臂靠近胸壁,屈时90°行前屈、上举动作,持续10秒钟,2次/天。还可用健肢托住患肢前臂做耸肩、肩关节外旋和内旋练习,如做钟摆样运动,2～3次/天。但外展型肱骨外科颈骨折禁忌患肩外展,内收型骨折禁忌患肩内收。

(4)术后4～6周:外固定解除后,可全面练习肩关节的活动。徒手练习以下动作:①肩关节的环转运动;②肩内旋运动;③肩内收、外旋运动;④肩外展、外旋运动;⑤肩外展、内旋、后伸运动;⑥肩外展上举运动。

【健康教育】

1.饮食:多食高蛋白、高维生素、含钙丰富的饮食,多喝牛奶。虾皮是补钙最好的食物。牛奶富含钙、磷、钾,所含蛋白质和钙易于吸收,是骨折患者的最好饮食。

2.休息:不强调卧床,尽可能离床活动。

3.注意维护外展架固定的位置,观察患肢手指的血运。

4.功能锻炼:需向患者讲清术后功能锻炼的重要性,强调术后功能锻炼是取得良好效果的重要环节。指导督促患者在日常生活中使用患肢,发挥患肢功能,早中期可要求用患肢端碗、夹菜、刷牙、系裤带、系胸罩等,逐步达到生活自理。注意外展性骨折禁忌患肩外展,内收型骨折禁忌患肩内收。

5.定期复查:查看外固定架及骨折愈合情况,定期复查X线,了解骨折愈合情况,以确定下一步治疗方案及锻炼计划。

二、肱骨干骨折

【概述】

肱骨干骨折系指肱骨外科颈以下2cm到肱骨髁上2cm之间的骨折,好发于骨干中部,上部最少。肱骨中下1/3骨折易合并桡神经损伤,下1/3骨折易发生骨不连。

(一)病因

大多数发生于30岁以下的青年。直接暴力是造成肱骨干骨折的常见原因,如打击伤、机械挤压伤等,骨折多在肱骨中上段,呈横断骨折或粉碎骨折或开放性骨折。

间接暴力如摔倒时手或肘部着地,骨折多发生在肱骨的中下部,多为斜形或螺旋骨折,骨折断端易刺插入肌肉而影响复位。

旋转暴力如投手榴弹、掰手腕等引起者多可引起螺旋骨折,典型损伤多发生在中下1/3交界处。

(二)骨折分型

肱骨干骨折的分型没有被广泛地认同,1987年Muller提出AO/ASIF骨折分类,这种分类既能够了解骨折的严重程度,也为治疗方法的选择、疗效评定提供了一个共同标准。

1.A简单骨折　A1螺旋形骨折,A2斜形≥30°骨折,A3横形≤30°骨折。

2.B楔形骨折　B1螺旋楔形骨折,B2斜楔形骨折,B3粉碎楔形骨折。

3.C复杂骨折　C1螺旋粉碎骨折,C2多段骨折,C3不规则粉碎骨折。

（三）临床表现

肱骨干骨折的患者外伤后见局部肿胀、疼痛、成角畸形、异常活动和骨擦音。无移位的肱骨干骨折局部往往无异常活动和明显的疼痛，骨折合并桡神经损伤可出现垂腕，手掌指关节不能伸直，拇指不能伸展和手背、虎口区感觉减退或消失。

（四）诊断

X线下侧位片可显示骨折的部位和类型。X线片内应包括肩关节及肘关节，以排除关节内的骨折及脱位。由于肱骨干骨折系高能撞击所致，有时会伴其他部位损伤，因此须检查全身情况，警惕软组织损伤的可能，还应常规检查上肢神经功能及肱动脉有无损伤。病理性骨折的患者，应行CT或MRI检查，以便进一步了解病变的性质和范围。

（五）治疗

1.*非手术治疗*　绝大部分肱骨干骨折经过非手术治疗可获得满意的结果，应根据患者的情况、骨折类型、移位的程度选择合适的治疗方法。

(1)手法复位、小夹板固定：适用于肱骨干各种类型的骨折。一般在局麻下或臂丛麻醉下进行，因夹板只固定局部，上下关节均可活动，不但保证了肩肘关节的功能，而且使骨折对位稳定、骨折愈合快。

(2)功能位支具：其主要原理是通过对软组织的压力使骨折复位。这种方法能使肩肘关节有最大限度的活动度。功能位支具主要由提前预制好前壳和后壳组成，并用带缠绕，支具近段接近肩峰外侧，束带缠绕上臂至腋下内侧，远端应避开内外髁，以利于肘关节活动。支架至少维持8周。对于严重软组织损伤或有骨缺损的患者不宜使用。

2.*手术治疗*　适用于开放性肱骨干骨折、肱骨干骨折合并血管损伤、肱骨干多段骨折、断端嵌入软组织难以达到功能复位者、双侧肱骨干骨折、肱骨干骨折合并桡神经损伤、病理性骨折、多发性创伤的肱骨干骨折。方法有切开复位钢板及螺钉内固定、外固定支架固定、髓内针固定等。术后以长臂石膏托固定，麻醉消退后练习手腕关节活动。伤口拆线后改用上臂夹板外固定，逐渐加大肩、肘、腕及手关节活动至骨折愈合。

【护理】

（一）术前护理及非手术治疗的护理

1.心理护理：肱骨干骨折，特别是伴有桡神经损伤时，患肢伸腕伸指功能障碍，皮肤感觉减退，患者心理压力大，易产生悲观情绪。应向患者介绍神经损伤修复的特殊性，告知神经将按1mm/d的速度由近端向远端生长，治疗周期长。短期内症状改善不明显，使患者有充分思想准备，以预防不良情绪的产生。关注患者感觉和运动恢复的微小变化，并以此激励患者，使其看到希望。

2.饮食：给予高蛋白、高热量、高维生素、含钙丰富的饮食，以利于骨折愈合。

3.闭合复位后行石膏或夹板外固定6～8周，对门诊患者应发给患者石膏治疗注意事项卡及复查时间，并向患者说明固定的目的是为了维持复位，避免畸形愈合，影响患肢功能，引起患者的重视并自觉保护。

4.“U”形石膏托固定时可平卧，患侧肢体用软枕垫起，保持复位后骨折端不移动，悬垂石膏固定时只能取坐位或半卧位，以维持其下垂牵引作用。但下垂位或过度牵引，易引起骨折端分离，特别是中下 1/3 处横行骨折，其骨折远端血供差，可导致骨折延迟愈合或不愈合，需引起注意。

5.皮肤护理：桡神经损伤后，引起支配区域皮肤营养改变，使皮肤萎缩干燥，弹性下降，容易受伤，而且损伤后伤口易形成溃疡。预防：①每日用温水擦洗患肢，保持清洁，促进血液循环；②定时变换体位，避免皮肤受压引起压疮；③禁用热水袋，防止烫伤。

6.评估石膏固定或夹板固定是否有效，指导患者抬高患肢高于心脏水平，减轻肿胀，保持石膏托外观清洁，干燥，防止受潮石膏变形或断裂。

7.观察夹板或石膏固定松紧度是否适宜，患肢远端皮肤颜色温度、感觉、运动、肿胀情况，如出现患肢发绀，肿胀，疼痛，麻木应及时报告医生处理。

8.伴有桡神经损伤者，观察神经功能恢复情况，恢复的初始时间越早，其恢复越快，效果越好。

9.肱骨干骨折的复位要求较其他部位骨折低，遗留 20°以内的向前成角和 30°以内的向外成角畸形并不能影响功能。斜形骨折愈合即使有缩短 2.5m，也不会发现明显的异常，应向患者及家属讲解这些知识，减轻心理负担。

10.需手术治疗时，完善术前各项化验，检查及准备工作，应用颈腕吊带制动，减轻疼痛和骨折移位。

（二）术后护理

1.术后卧位　内固定术后，以半卧位为宜，平卧位时可于患肢下垫一软枕，使之与躯体平行，以促进血液回流，减轻肿胀。局部麻醉患者可下地活动，患肢用颈腕吊带制动。

2.病情观察

(1)夹板或石膏固定者，观察伤口及患肢的血运、渗血情况，及时更换敷料，观察引流量，颜色，保持引流管通畅。如出现患肢发绀、肿胀、剧痛等应立即报告医生处理。

(2)伴有桡神经损伤者，应观察其感觉和运动功能恢复情况。通过检查汗腺功能，可了解自主神经恢复情况。

(3)如骨折后远端皮肤苍白、皮温低，且摸不到动脉搏动，在排除夹板或石膏固定过紧的因素外，应考虑有肱动脉损伤的可能。如前臂肿胀严重，皮肤发绀、湿冷，则可能有肱静脉损伤。出现上述情况应及时报告医生处理。

3.疼痛的护理

(1)找出引起疼痛的原因，手术切口疼痛在术后 3 日内较剧烈，以后逐日递减。组织缺血引起的疼痛，表现为剧烈疼痛且呈进行性，肢体远端有缺血体征。手术 3 日后，如疼痛呈进行性加重或搏动性疼痛，伴皮肤红、肿、热，伤口有脓腋渗出或有臭味，则多为继发感染引起。

(2)手术切口疼痛可用镇痛药；缺血性疼痛须及时解除压迫，松解外固定物。如发生骨筋膜室综合征须及时切开减压；发现感染时报告医生处理伤口，并应用有效抗生素。

(3)移动患者时，对损伤部位要重点托扶保护，缓慢移至舒适体位，以免引起或加重疼痛。

4.生活护理　因一侧肢体固定，给患者带来了极大的不便，故需合理安排患者的生活，教会患者生活自理的方法，确保患者固定期间的生活需求。固定期间如感觉固定物松动，要通知医生给予及时处理，以免影响固定的效果。

5.功能锻炼

(1)早期:1 周内做患肢上臂肌肉主动舒缩活动,以加强两骨折端在纵轴上的挤压力,做握拳、伸指、屈腕、伸腕及主动耸肩动作 10～20 次,练习强度和频率以不感到疼痛和疲劳为主。禁止做上臂旋转运动,防止再移位。伴有桡神经损伤者,安装伸指及伸腕弹性牵引装置,使屈肌群能经常被动伸展。

(2)中期:第 2～3 周开始练习肩、肘关节活动。

1)悬吊患肢:站立位上体向健侧侧屈,前倾 30°。患肢在三角巾胸前悬吊带支持下,自由下垂 10～20 秒,做 5～10 次。

2)伸屈肩、肘关节:健侧手握住患侧腕部,使患肢向前伸展,再屈肘,后伸上臂。

3)旋转肩肘关节:身体向前倾斜,屈肘 90°,使上臂与地面垂直,以健手握患侧腕部,做画圆圈动作。

4)双臂上举:两手置于胸前,十指相扣,屈时 45°,用健肢带动患肢,先使肘屈曲 120°,逐渐双上臂同时上举,再慢慢放回原处。

(3)后期:4 周后全面练习肩关节活动。

1)外展、外旋运动(举臂摸头):用患侧手触摸头顶后逐渐向对侧移动,去触摸对侧耳朵及枕部。

2)外展、内旋、后伸运动(反臂摸腰):将患侧手置于背后,然后用健侧手托扶患侧手去触摸健侧肩胛骨(肩内旋),用患侧手指背侧触摸腰部(后伸运动)。

3)肩关节环转:如画圆圈,向前弯腰,使上臂自然下垂,顺时针在水平面圆圈活动上肢。

4)双臂轮转(划船动作):此法练习可使肩、肘、腰、腿、颈部均得到锻炼。

5)手爬墙练习。

6)外固定解除后,逐步达到生活自理,帮助患者不断提高生理自理能力。

6.并发症的观察和护理

(1)桡神经损伤:肱骨中段骨折容易合并桡神经损伤。手法整复可能伤及桡神经。应观察上肢指端血供和皮肤温度及感觉情况,如有麻木、感觉异常及时对症处理。

(2)血管痉挛的可能:行神经修复和血管重建术后,可能出现血管痉挛。护理措施如下。

1)避免一切不良刺激,严格卧床休息,石膏固定患肢 2 周。患肢保暖,保持室温 25℃左右,不在患肢侧量血压。镇痛,禁止吸烟。

2)1 周内应用扩血管、抗凝药,保持血管的扩张状态。

3)密切观察患肢血腋循环的变化,检查皮肤颜色、温度、毛细血管回流反应、肿胀或干瘪、伤口渗血等。

(3)肱动脉、肱静脉的损伤:上臂的主要动静脉是肱动脉、肱静脉,外伤后易引起肱动脉、肱静脉的损伤。观察患侧上肢远端有无缺血、肿胀、无脉、扩张性血肿、血胸以及压迫性臂丛神经等症状。如有损伤,积极做好术前准备。

(4)延迟愈合或不愈合:Foster 等认为骨折 4 个月未愈合为延迟愈合,8 个月未愈合为不愈合。

【健康教育】

1.饮食　多食高蛋白、高维生素、含钙丰富的饮食。

2.体位　对桡神经损伤后行外固定者,应确保应外固定的稳定,以保持神经断端于松弛状态,有利于恢复。悬吊石膏固定的患者2周内不能平卧,只能取坐位,睡眠时取半卧位,应向患者讲解这种体位的治疗意义,取得合作。

3.心理　肱骨干骨折伴有桡神经损伤时,患肢伸腕,伸指动作障碍,短期内症状改善不明显,治疗周期长,患者心理压力大,易产生急躁悲观的情绪。可介绍治疗措施,如口服营养神经药物并配合理疗1～2个月;介绍成功病例,鼓励患者树立战胜疾病的信心,主动配合治疗。

4.继续功能锻炼　骨折4周内,严禁做上臂旋转活动,外固定解除后逐步达到生活自理。

5.复查指征及时间　"U"形石膏固定的患者,在肿胀消退后,石膏固定会松动,应及时来医院复诊。悬吊石膏固定2周后来医院更换长臂石膏托,维持固定6周左右再拆除石膏。术后定期复查X线片,了解骨折移位或愈合情况。伴有桡神经损伤者,定期复查肌电图,了解神经功能恢复情况。

三、肱骨髁上骨折

【概述】

肱骨髁上骨折系指肱骨远端内外髁上方的骨折,为肘关节外骨折。肱骨髁上骨折为儿童常见肘部损伤,多发生于10岁以下的儿童。此损伤并发症较多,可原发或继发血管神经损伤、前臂肌肉缺血挛缩。无论保守治疗或手术治疗肘内外翻发生率颇高。

(一)病因

1.直接暴力　少见。

2.间接暴力　是引起髁上骨折的常见原因。跌倒时,患儿手掌或肘部触地,暴力传递至髁上处引起骨折。手掌着地时暴力向后上方传递,骨折远端向后上方移位;肘部着地时暴力向前上方传递,骨折远端向前上方移位。

(二)骨折分型

根据患者受伤时的体位,暴力作用的方向以及肌肉的牵拉作用可分为3型。

1.无移位型　如裂纹或线形骨折,往往不易被发现。

2.伸直型　此型占肱骨髁上骨折的95%,多见于儿童,很少发生在成人。骨折远端向后上方移位,近端向前下方移位。远端尚可向尺侧或桡侧移位。向前、下方移位的骨折近端有损伤正中神经、桡神经及肱动脉的可能。

3.屈曲型　此型较少见。主要表现是肱骨内外髁与尺骨鹰嘴的关系保持正常,但肘后三角之平面向前推移而位于肱骨干纵轴之前方。骨折远端向前上方移位,近端向后下方移位,患者肘关节呈屈曲位,当试图伸直时出现抵抗。很少出现血管损伤神经。

(三)临床表现

外伤后肘部明显肿胀变形,有时出现皮下淤血和皮肤水泡,伸直型骨折时,鹰嘴与远侧骨折骨折片向后方突出,出现靴状畸形,骨折近端向前移,外形上似肘关节脱位,但骨折时其肱骨内外上髁与尺骨鹰嘴仍保持肘后三角的关系。向前移位的骨折近端可合并正中神经、桡神经及肱动脉的挫伤和压迫。

(四)诊断

肘部正侧位X线可确定骨折部位和类型。

(五)治疗

1.*非手术治疗*　无移位或移位很小的骨折，可单纯中立位石膏固定3～4周，然后开始练习肘关节伸屈活动。

(1)闭合复位：闭合复位最适用儿童肱骨髁上骨折。某些成人也可试行闭合复位。复位应在臂丛神经阻滞麻醉下进行。儿童也可采用全麻。骨折对位满意后，用石膏托肘关节屈曲90°进行固定。石膏托可用三角巾悬吊于胸前。4周后去除石膏托，练习肘关节屈曲活动，但禁止被动强力的活动。

(2)尺骨鹰嘴牵引：下列情况应考虑尺骨鹰嘴牵引治疗：①手法闭合复位不成功者；②骨折复位成功，但外固定难以维持对位；③肘关节周围肿胀，末梢血运欠佳，有发生骨筋膜室综合征的危险；④开放骨折创面污染严重，不能应用外固定者。牵引时间一般掌握在4～6周。

2.*手术治疗*　对骨折移位严重或旋转移位；局部明显肿胀，影响手法复位或手法复位失败者；某些陈旧性移位骨折可手术治疗。有两种方法；一是闭合复位，经皮穿针内固定；二是切开复位内固定。在成人骨折后者更为常用。

【护理】

(一)术前护理

1.做好心理护理：患者因意外加上患肢的疼痛，易产生恐惧和紧张的心情，护士应以敏捷的动作和温和的言语安慰患者，取得患者信任，解除顾虑，取得配合。对需手术的患者，应向患者讲清手术的必要性、术前及术后的相关注意事项，让患者以良好的心态进入手术。

2.饮食：给予高蛋白、高维生素、含钙丰富饮食，注意食物的色、香、味，增加患者的食欲。

3.保持有效固定：如伸直尺偏型骨折，应维持屈肘90°，前臂旋前位固定，动态观察，若发现有尺偏时，立即纠正。行长臂石膏固定后，平卧时，患肘垫软枕与躯干平行，离床活动时用三角巾悬吊于胸前。

4.行尺骨鹰嘴持续骨牵引治疗时，应取平卧位适当支撑患肢，以减少疲劳感。

5.外伤后骨折片可伤及肱动脉、正中神经及尺、桡神经，故应严密观察患肢远端的血液循环、感觉、活动情况、桡动脉搏动的强弱、手指的自主运动有无异常等。

6.移动患者或进行各项护理技术操作时，应动作轻柔准确，防止粗暴剧烈，加重患者疼痛。

(二)术后护理

1.*术后观察*　术后应观察患肢有无血管痉挛，肌肉供血不足的症状。缺血的症状是：患肢疼痛剧烈，桡动脉搏动减弱或消失，末梢血运充盈不良，手部皮肤发白，皮温发凉，被动伸屈手指会引起剧烈疼痛，肌肉缺血4～6小时可造成缺血挛缩，这是一种严重的并发症，应密切观察，一旦发现及时通知医生，采取减压措施，挽救患肢。

2.*术后检查*　术后更要维持有效固定，经常检查固定位置，查看有无松动，局部有无压迫症状，保持患肢于功能位置，如果肘关节屈曲角度过大，会影响桡动脉正常搏动。

3.术后牵引　牵引时注意要保持一个反牵引力并维持有效的牵引，抬高患侧上身可产生反牵引力，注意给患肢抬高，减少疲劳。同时注意，冬天要保暖，防止感冒。

4.指导功能锻炼

(1)复位及固定当日可以做握拳、屈伸手指练习，第2天增加腕关节屈伸练习，胸前悬挂三角巾悬挂患肢，做肩前后左右摆动练习，1周后增加肩部主动练习，包括肩屈、伸、内收、外展与耸肩，并逐渐增加其运动幅度。

(2)3周后去除固定，主动行肘关节屈、伸练习或前臂旋前和旋后练习。伸展型骨折着重恢复屈曲活动度，屈曲型骨折则增加伸展活动度，禁忌做反复粗暴屈、伸肘关节，以免骨化性肌炎发生。

5.并发症的观察和护理

(1)骨筋膜室综合征：由于外固定过紧或肢体高度肿胀，而致骨筋膜室内压力增高，前臂组织血液灌流不足引起。应密切观察患肢血供、感觉、肿胀、活动、皮肤色泽情况及有无"5P"征象。

1)剧烈疼痛：一般止痛剂不能缓解，如至晚期，缺血严重，神经麻痹即转为无痛(Painless)。

2)患肢肤色苍白(Pallor)或发绀。

3)肌肉麻痹(Paralysis)：患肢进行性肿胀，肌腹处发硬，压痛明显，手指处于屈曲位，主动或被动牵伸手指时疼痛加剧。

4)感觉异常(Paresthesia)：患肢出现套袜感觉减退或消失。

5)无脉(Pulselessness)：桡动脉搏动减弱或消失。如出现上述症状，应及时松开石膏绷带和敷料，报告医生，紧急手术切开减压。

(2)肘内翻畸形：是由于骨折复位固定不佳、骨折远端内旋、两断端形成交叉、远端受重力影响向内倾斜而成。应保持有效固定。

(3)肘关节僵直：是由于过度的被动牵拉和反复被动活动引起的。在行尺骨鹰嘴牵引时不要随意增加牵引重量，严格把握牵引时限。肘关节功能锻炼时，以主动活动为主，被动活动以患者不感疼痛为宜。

【健康教育】

(一)术前教育

1.肱骨髁上骨折是儿童常见的骨折，骨折易于愈合，只要骨折复位达到解剖复位或接近解剖复位，一般功能良好。向患者及家属说明这一点，可减轻其焦虑和恐惧的心理。

2.向患者及家属讲明功能锻炼的重要性，指示进行功能锻炼，以主动锻炼为主，被动锻炼应轻柔，以不引起疼痛为宜，以免再度损伤或发生骨化性肌炎，加重肘关节僵硬。

(二)术后教育

1.向患者及家属强调关节固定的重要性和不固定的危害，使其自觉维护、有效固定。

2.向家属讲解观察血运的几个指标：患肢的颜色、温度、肿胀程度，毛细血管充盈时间，如固定期间患肘剧烈疼痛，颜色发红或发绀、发凉、肿胀、皮纹变浅等血液循环障碍，应立即告诉医护人员以便及时处理。

（三）出院指导

1.给予高蛋白、高热量、含钙丰富且易消化的饮食，多食蔬菜和水果。

2.保持活动时与休息时的体位要求。

3.继续功能锻炼按锻炼计划进行功能锻炼，最大限度地恢复患肢功能。

4.复查的指征及复查的时间石膏固定后，如果患肢皮肤发冷、发绀、疼痛或感觉异常，麻木应及时就诊。自石膏固定之日算起，定期复查X线片，了解骨折愈合情况，以便及时调整固定，防止畸形愈合。

四、尺骨鹰嘴骨折

【概述】

尺骨鹰嘴位于尺骨远端后方的皮下，是构成肘关节结构的主要组成部分，极其容易出现直接的损伤，尺骨鹰嘴骨折多为波及半月切迹的关节内骨折，为临床常见的肘关节损伤，治疗的好坏直接影响着肘关节的功能活动。

（一）病因

鹰嘴骨折为临床常见的肘关节损伤，原因有肘后侧直接暴力如打击伤等而致骨折，多为粉碎骨折。亦可为间接暴力，如摔倒时肘后触地，主要为肱三头肌腱猛烈收缩造成撕脱骨折。骨折线为横形或斜型，有时撕脱骨片甚小极易漏诊。

（二）骨折分型

尺骨鹰嘴骨折分型方法很多，各有其优缺点。改良的Colton分类法对治疗有较好的指导意义。

1.Ⅰ型　无移位及稳定骨折从X线片判断，骨折端分离应在2mm以内。肘关节仍有对抗重力的伸直活动，即伸肘功能尚完好。一般可考虑非手术治疗。

2.Ⅱ型　移位骨折X线片上骨折端分离在3mm以上，且肘关节不能抗重力活动。一般均需手术治疗。常可见以下几种骨折。

(1)小片撕脱骨折：一般在三头肌止点处撕脱，骨折片甚小，极易漏诊。常见于老年患者，多为骨折块较小的横形骨折。

(2)横形或斜形骨折：也可称为大块分离骨折，骨折线可为单小斜线式，或伴有由于块状面骨折造成的粉碎块，有时可伴有关节面的压缩。此类骨折移位较多，多数闭合复位较困难，且难维持位置。

(3)粉碎骨折：多为直接暴力所致，有的骨折同时造成多个粉碎骨折块。次型骨折多合并其他部位骨折及软组织的开放损伤。

(4)骨折脱位型：此型骨折多由于严重创伤所致，骨折线较低，常位于冠状突水平，造成骨折后肱桡关节不稳，骨折原端的尺桡骨一起向前脱位。

（三）临床表现

尺骨鹰嘴骨折为肘关节内骨折，伤后肘关节内出血。患者肘后发生疼痛和肿胀。肘后皮肤及皮下淤血。鹰嘴部压痛明显。扪摸鹰嘴部或被动活动肘关节时，可有骨擦音或骨擦感。

肘后三角关系破坏。患者不能主动完成伸直肘关节的活动。若伴有尺神经的损伤,可见前臂尺侧和手部尺神经支配区的麻痹症状。

（四）诊断

肘关节正侧位 X 线片可以明确诊断、骨折类型和移位程度,另外此类骨折要注意是否合并有尺神经损伤。

（五）治疗

尺骨鹰嘴骨折为肘关节内骨折,由于骨折的类型不同,治疗方法也不一样。但无论采用什么方法治疗,其结果应是伸肘有力而稳定,肘关节有良好的伸屈活动。骨折的关节面对合良好。做到坚强的内固定,可早期活动。

1.非手术治疗　适用于无移位骨折,在伸肘功能完好,屈肘至功能位不会导致骨折端分离的情况下,青壮年及儿童用长臂石膏托屈肘 45°～90°位固定,3～4 周后去除石膏托,循序渐进地练习肘关节伸屈活动,老年人可适当缩短制动时间。此时忌用被动屈肘的方法来加速肘关节伸屈功能的恢复,否则有引起骨折块分离移位的危险。有移位的骨折,闭合复位并不困难,但复位后的位置较难维持,只有高龄人及局部或全身条件较差,不适宜手术者才考虑应用。

2.手术治疗

适用于移位骨折,开放复位内固定在伤后 2 周内进行为好,可使关节面对合良好,有利功能恢复。且以张力带固定最常用。术后屈肘 90。三角巾悬吊,有坚强内固定可以不用外固定,以利早期功能锻炼,有利肘关节功能恢复。

【护理】

（一）术前护理

1.心理护理　患者入院后,应尽快帮助他们提高对疾病的认识,向患者讲述麻醉注意事项、手术方法、目的及手术过程、术后康复程序,使患者打消顾虑,坚定信心,积极配合手术的全过程。

2.一般护理

(1)完善术前各种检查,包括血、尿、粪常规,凝血谱、肝功能、胸片、心电图等。

(2)术前监测生命体征的变化,及时了解患者的疾病史,发现问题及时处理,以保证术前良好的身体状态。

(3)皮肤的准备:

1)术前一天,遵医嘱做麻药及抗生素皮试。

2)手术区域备皮:备皮范围是患肢肩关节至手指尖的以上皮肤、注意腋窝皮肤清洁,协助剪短手指甲等。

3.术前睡眠　保证患者充足的睡眠与休息,创造良好的睡眠环境,及时了解患者的思想顾虑,对症予解决,尽快消除患者的紧张情绪。必要时遵医嘱给予镇静剂,保证睡眠质量。

4.术前指导　指导患者进行患肢肌肉的收缩练习,患肢握拳练习及肩关节的旋转练习,为防止术后患肘肿胀及促进患肢的血液循环做好充分的准备。

（二）术后护理

1.一般护理　遵医嘱给予血压、脉搏及血氧饱和度的监测和记录。

2.引流管的护理

(1)术后要特别保护好引流管,妥善固定,防止折叠、扭曲、滑出。

(2)保持引流管通畅,持续负压状态,并观察引流液的颜色、性质、量,并准确记录,如每小时大于200ml应及时通知医生。

(3)嘱患者在床上活动时要保护好引流管,防止脱落、逆流,并向其讲明引流管的目的及注意事项,取得配合。

(4)每日定时挤捏引流管,使陈旧血和血块充分引出。

3.心理护理　术后由于疼痛,患者不敢活动,担心切口裂开、出血等,护士应及时解释、安慰,向患者讲解早期活动的重要性,解除患者的思想顾虑。

4.基础护理　患者因一侧上肢制动,影响正常生活,护士应给予关心、体贴,做好生活护理。

5.患肘的护理　术后患者应抬高患肘,以减少伤口的局部充血,减轻伤口的张力,减少关节内出血的可能,密切观察患肢末梢的感觉情况,如有异常应及时通知医生处理,观察伤口敷料是否干燥,有渗出渗血及时更换敷料。

6.功能锻炼

(1)张手握拳练习:促进前臂血液循环,加速消除前臂及手部肿胀,在无或微痛范围内尽量用力握拳和张手,缓慢的全范围反复活动,麻醉消退后即开始进行,至少每小时练习5分钟。

(2)肩关节活动度的练习:防止由于肘部制动所造成的肩关节活动障碍,尤其是45岁以上患者,更应该注重此练习。因为,此年龄以上患者肩关节制动两周即开始有肩关节周围炎症状出现。在健侧肢体辅助下进行肩关节前屈、后伸、外展、水平内收、水平外展等各方向运动。由于不影响手术部位,故术后2天即可开始练习。

(3)肩部周围肌肉力量练习:防止由于肘部制动所造成的肩关节周围肌肉萎缩,以尽快恢复整个上肢的功能。主动肩关节前屈、后伸、外展、水平内收、水平外展等各方向运动。

7.并发症的观察和护理

(1)肘关节周围神经损伤的护理:密切观察患肢手部感觉,如有肢端麻木、针刺样感觉、手部握拳无力等情况,应及时通知医生给予处理,否则会延误康复的时间,给患者带来时间的浪费、经济的损失及精神上的痛苦,这一点要引起我们的重视。

(2)切口及关节内感染:术后密切观察患者的体温变化,监测血常规、血沉的变化,有无白细胞升高和血沉加快,间接疼痛加重,局部红肿情况,注意保持伤口敷料的干燥,如有渗出,一定要通知医生,及时更换敷料,严格执行无菌技术,预防抗生素的使用要得当。

【健康教育】

1.保持良好心态,生活起居要有规律。

2.被动关节活动练习,强化肌力练习,全面恢复关节活动度及肌肉力量,开始对抗及专项练习,注意循序渐进,避免暴力动作。

3.定期门诊复查X线片,了解骨折端愈合情况,根据骨折愈合情况增加功能锻炼的幅度,尽早恢复工作。

五、尺桡骨干双骨折

【概述】

前臂由桡、尺两骨组成，两者借助环状韧带、骨间膜、下尺桡韧带及三角纤维软骨相连，构成上尺桡关节、前臂骨间膜及下尺桡关节，对前臂的旋转及稳定起重要作用。尺桡骨干双骨折为前臂骨折中多见的一种，患者多为幼儿和青少年。

(一)病因

1.直接暴力　如打击、重物砸伤和压轧伤，这些暴力直接作用在前臂上，两骨骨折线多在同一平面发生，可呈横断、粉碎或多节段骨折。枪击伤通常合并严重的神经和软组织损伤。

2.间接暴力　大部分骨折起因于跌落伤，作用力由腕沿桡骨上传，在桡骨中或上 1/3 处发生横骨折或短斜骨折，可有重叠移位。同时暴力通过骨间膜斜行向远侧传导至尺骨，造成较近位的尺骨骨折。

3.机器绞伤　骨折多为多段粉碎，常合并肘、腕及肱骨骨折，并有严重的软组织损伤包括皮肤、肌肉、肌腱及神经血管损伤。

(二)骨折分型

前臂双骨折通常依照骨折水平、方式、移位程度、是否有多段骨缺损，以及是否开放或闭合而被分型。

(三)临床表现

成人无移位的前臂双骨干骨折较少见，患者伤后前臂肿胀、疼痛、畸形，前臂和手的活动受限，可出现短缩和成角畸形。前臂局部有显著压痛，骨折有移位时可触及骨折端并感知骨擦音和异常活动。骨擦音和异常活动不必特意检查，因这种检查会给患者造成痛苦，有可能造成额外的软组织损伤。

(四)诊断

尺桡骨骨折的诊断多可依靠以上的临床检查而确定，但骨折的详细特点应依靠 X 线检查。X 线片应拍摄正、侧两个位置，并包括肘关节和腕关节，既能避免遗漏上下尺桡关节的合并损伤，又能借此判断桡骨骨折近端的旋转位置，以利之后的手法整复。另外应详细检查桡神经、正中神经及尺神经运动感觉功能，在检查肿胀情况之外也应该检查前臂的血管状态，如前臂肿胀且张力较大时，应警惕骨筋膜室综合征可能发生或正在发生。

明确是否有上或下尺桡关节损伤对治疗和预后有重要意义，因为有效的治疗要求骨折和关节损伤是作为一个整体被治疗的。判断下尺桡关节脱位或半脱位的程度最好由 CT 评估。进行下尺桡关节 CT 检查时，应包括上腕对比并指定前臂位置。

(五)治疗

尺桡骨骨折的治疗较为复杂，除治疗骨折外，还应注意骨筋膜室综合征的发生和治疗。

1.非手术治疗　即手法闭合复位，石膏或夹板外固定。

主要适用于间接暴力如跌伤时手掌支撑传达暴力所致的尺桡骨骨折。骨折移位通常有一定的规律：即桡骨骨折线偏高，多处于桡骨结节下方，骨折线为横断或小斜面。尺骨骨折线偏低，通常位于尺骨中段，骨折线多呈斜形。骨折对位满意后，用中立位夹板或屈肘 90°长臂石膏固定。对于夹板或石膏固定患者应抬高患肢。注意手的温度、颜色和感觉。密切观察，警惕骨筋膜室综合征的发生。在固定的最初 4 周内每周应用 X 线检查。如果骨折移位，应行手术治疗。

2.手术治疗　对软组织损伤较重的开放骨折、桡尺骨骨干多处骨折，以及难以手法复位或难以外固定的骨折，应行切开复位内固定术。手术最好在损伤开始的 24～48 小时内进行。

【护理】

（一）术前护理

1.心理护理　由于前臂具有旋转功能，骨折后患肢手的协调性及灵活性丧失，给生活带来极大不便，患者易产生焦虑和烦躁情绪。应向患者作好安抚工作，并协助生活料理。

2.饮食　给予高蛋白、高维生素、高钙饮食，促进生长发育及骨质愈合。

2.固定体位　无论是石膏固定还是夹板固定，患肢必须保持在肘关节屈曲 90°，前臂中立位，此时骨间隙最大，骨周围肌肉及上下骨间膜及斜索均处于等张位，有利于骨折的稳定，是理想的固定体位。

4.运动指导　患肢抬高位，以促进静脉回流，减轻肿胀，严密观察末端血供、运动及感觉功能，同时指导患者做手掌的伸手、握拳运动。

5.保持有效固定　注意石膏或夹板有无松动和移位等情况。

6.术前检查　完善术前的各项化验和检查。

（二）术后护理

1.疼痛护理　抬高患肢，有利于静脉血液回流，减轻肿胀。

2.石膏护理　对有石膏固定者，患肢摆放应舒适，并注意石膏护理，保持石膏外观清洁、干燥，密切观察指端皮温、色泽、感觉及运动功能。

3.引流液护理　有伤口引流者，应保持引流通畅，观察引流液的量、颜色、性状，并记录引流量。

4.锻炼指导　待麻醉恢复后，固定牢固者可指导患者功能锻炼。

(1)早、中期：在复位固定后即开始，2 周内可练习上臂、前臂肌肉的收缩活动。

1)第 1 天，用力握拳，充分屈伸手指，对指、对掌等动作。站立位前臂用三角巾悬吊于胸前，做肩前、后、左、右摆动及水平方向的转圈运动。

2)第 4 天，用健肢帮助患肢做肩上举、侧上举及后伸动作。

3)第 7 天，增加患肢肩部主动屈、伸、内收、外展运动，手指的抗阻力练习，可以捏橡皮泥、拉橡皮筋或弹簧等。

4)第 15 天，增加肱二头肌等长收缩练习，用橡皮筋带做抗阻及肩前屈、后伸、外展、内收运动。3 周内，禁忌做前臂旋转活动，以免干扰骨折的固定，影响骨折的愈合。

5)第 30 天，增加肱三头肌等长收缩练习，做用手推墙的动作，使用两骨折端之间产生纵轴向挤压力。

(2)后期：从骨折基本愈合，外固定除去后开始。

1)第 1 天，做肩、肘、腕与指关节的主动活动，用橡皮筋做阻力的肩屈、伸、外展、内收运动，阻力置于肘以上部位。手指的抗阻练习有提握力器、拉橡皮筋等。

2)第 4 天,增加肱二头肌抗阻肌力练习,做等长、等张、等速收缩练习。

3)第 8 天,增加前臂旋前和旋后的主动练习、助力练习,肱三头肌与腕屈、伸肌群的抗阻肌力练习。有肩关节功能障碍时,做肩关节外旋与内旋的牵引、腕关节屈与伸的牵引。

4)第 12 天,增加前臂旋前、旋后的肌力练习,可用等长、等张、等速收缩练习等方法。

5)还可以增加作业练习,如捏橡皮泥、玩积木、洗漱、进餐、穿脱衣服、上厕所、洗浴等练习,以训练手的灵活性和协调性。

5.并发症的观察和护理

(1)骨筋膜室综合征:由于前臂高度肿胀或外固定包扎过紧,或组织肿胀加剧以后造成相对过紧导致骨筋膜室综合征。应密切观察患肢情况,如出现患肢持续性剧烈疼痛,皮肤苍白,皮温升高,肿胀明显,感觉麻痹,不能活动,被动伸指时疼痛加剧,动脉搏动减弱或消失,应立即拆除一切外固定,行切开减压,并给予消肿治疗。

(2)前臂缺血性肌挛缩:由于肢体高度肿胀或外固定包扎过紧,未及时处理导致。应仔细观察分级。

1)轻度:仅手指轻度屈曲,腕掌屈时,手指可近于伸直,屈指肌力 4 级,无正中神经损伤症状,手内在肌无麻痹。

2)中度:腕、指均有屈曲挛缩,但尚有屈曲活动,肌力 3 级,正中神经功能部分丧失。

3)重度:严重垂腕屈指畸形,肌力 2 级,正中神经功能丧失。

依分级不同,对症治疗亦有所区别。

1)轻度:松解屈指肌的挛缩,腕、指固定于伸直位。

2)中度:残存健康肌肉较多可清除坏死组织,并行神经松解,近端腕骨切除或短缩尺桡骨。

3)重度:残存健康肌肉较少,切除坏死肌肉以较健康的屈腕或伸腕肌代替,正中神经纤维化行神经移植,如无可替代肌肉可用背阔肌移位或带神经血管的游离肌肉移植修复屈指功能。

(3)交叉愈合(尺桡骨间骨性连接):多发生于尺桡骨同一平面的双骨折骨间膜破裂,骨折端血肿相沟通,机化成骨。观察骨折端有无血肿,应及时通知医生抽除血肿并加压包扎。治疗:如已交叉愈合切除新生骨,立即功能锻炼或尺桡骨间植入筋膜条防止再骨化。

(4)骨不连(假关节形成):多种因素引起(骨折固定不稳定、局部骨萎缩、骨折术后感染)治疗一般采用钢板内固定,松质骨植骨。

【健康教育】

1.休息与体位　行长臂石膏托固定后,卧床时头肩部抬高,患肢垫枕与躯干平行,离床活动时,患肘用三角巾悬吊于胸前。

2.饮食　宜高蛋白、高热量、含钙丰富且易消化的饮食,多饮水、多食蔬菜及水果。

3.强调功能锻炼的意义　前臂具有旋转功能,骨折后会造成患肢手的灵活性和协调性丧失,给生活带来极大的不便,应耐心向患者做好解释工作,强调功能锻炼对恢复的重要影响,克服焦虑和烦躁情绪,调动主观能动性,积极配合治疗和护理。

4.功能锻炼　进行功能锻炼,要有充分思想准备,持之以恒,最大限度恢复患肘功能。固定后 2 周内可进行前臂和上臂肌肉的收缩活动,如握拳、屈伸手指,2 周后局部肿胀消退,可进行肩、肘、腕诸关节活动,频率和范围逐渐增加。3 周内避免前臂的旋前旋后动作,4 周后可进行前臂旋转活动，6～10 周拆除外固定，可做各关节全面的功能锻炼。

5.复查指征及复查的时间　石膏固定期间患肢如出现肢端麻木、疼痛、感觉异常，应及时回院复查。在骨折后 1 个月、3 个月、6 个月复查 X 线片，了解骨折愈合情况，及时调整固定，防止畸形愈合。

六、桡骨远端骨折

【概述】

桡骨远端骨折在上肢骨折中最常见，发病率随年龄增大而增加。根据骨折部位和移位方向不同常见有克雷（CoUes）骨折、史密斯（Smith）骨折、巴通（Barton）骨折。

（一）克雷（Colles）骨折

Colles 骨折系指发生于桡骨远端 2～3cm 范围的松质骨骨折，且向背侧移位者，可累及桡腕关节或下尺桡关节。此类骨折为人体最常见骨折之一，多发生于中老年女性。青少年因骨骺未闭合易发生骨骺分离骨折。

1.病因　Colles 骨折多为间接暴力引起，跌倒时肘关节伸展，前臂旋前，腕关节背伸，手掌着地所致。应力作用到桡骨远端，使骨折远端向背侧及桡侧移位。

2.骨折分型　Frykman 等根据骨折的位置及性质将其分为八型（见表 13-1）。

表 13-1　Colles 骨折的 Frykman 的分型

骨折	尺骨茎突骨折	
	有	无
关节外骨折	Ⅰ	Ⅱ
累及桡腕关节的关节内骨折	Ⅲ	Ⅳ
累及桡腕关节和下尺桡关节的关节内骨折	Ⅴ	Ⅵ
累及桡腕关节和下尺桡关节的关节内骨折	Ⅶ	Ⅷ

3.临床表现　伤后腕关节明显肿胀、疼痛、常可波及前臂之下 1/3，腕部可出现餐叉状畸形或枪刺样畸形。桡骨远端有压痛，腕关节及前臂旋转运动和手指活动因疼痛而受限。如系粉碎骨折，可有骨擦音。

4.诊断　X 线片可以确诊及明确移位方向和程度。典型的 X 线片为：桡骨远端骨折块向背侧和桡侧移位，骨折块向掌侧成角，桡骨短缩，桡骨远端骨折块旋后。

5.治疗　无移位的 Colles 骨折不需整复，直接夹板或石膏固定。对移位骨折先整复再石膏或夹板固定。对于骨折累及关节面、骨折粉碎者，肘关节屈曲 90°，前臂中立位石膏托固定 4～6 周。对于闭合复位失败及不稳定骨折绝大多数均采用闭合复位内固定及外固定治疗。

（二）史密斯（Smith）骨折

Smith 骨折好发部位与 Colles 骨折一样，但所致畸形与其骨折相反，是骨折远端向掌侧移位合并下尺桡关节脱位的桡骨远端骨折，故也称之为反 Colles 骨折。

1.病因　Smith 骨折多为跌倒时腕背侧着地，腕关节突然掌屈所致。Thomas、Flandream

和 Sweeney 等认为前臂旋后，手掌伸展跌倒更易引起此类骨折。

2.分型　按骨折线形态 Smith 骨折分为三型。

(1)Ⅰ型：关节外骨折，骨折线为横形，自背侧到掌侧，未波及关节面。骨折远端连同腕骨向掌侧移位，向背侧成角。

(2)Ⅱ型：骨折线斜形，自背侧关节面的边缘斜向近侧和掌侧，不累及关节面。骨折远端连同腕骨一并向掌侧及近侧移位。

(3)Ⅲ型：关节内骨折，桡骨远端掌侧边缘骨折，骨折线斜行达关节面，骨折远端连同腕骨向掌侧及近侧移位，腕关节脱位。

3.临床表现　伤后腕关节明显肿胀、疼痛、腕部活动受限，症状与 Colles 骨折相似。腕部畸形与 Colles 骨折相反，骨折远端向掌侧移位腕呈屈曲状。桡骨远端关节面向掌侧倾斜，骨折近端向背侧突出。

4.诊断　拍腕关节正侧位 X 线片，可明确诊断。典型的 X 线片为：桡骨远端骨折连同腕骨向掌侧和近侧移位。

5.治疗　可在臂丛神经阻滞下行闭合复位。此种骨折整复较易，但维持整复位置较困难。整复后用短臂前后石膏托固定腕于轻度背伸位，前臂于旋转中立位 2 周，再改为腕关节中立位固定 2 周。对骨折位置极不稳定，或整复后再次移位的骨折，可考虑行切开复位，用小型“T”字钢板螺丝钉作内固定，或用托状钢板作内固定。

(三)巴通(Barton)骨折

按 Barton 观点将桡骨远端背侧骨折、掌侧缘骨折，合并关节半脱位或脱位者通称为 Barton 骨折。

1.病因　多为间接暴力引起，常见于跌倒时腕背伸而前臂旋前，腕骨冲击桡骨远端关节面掌侧造成骨折。

2.临床表现　腕部肿胀，以桡骨远端背侧为主，畸形似 Colles 骨折，压痛明显，腕关节活动受限，可有骨擦感。

3.诊断　X 线片多可明确诊断。侧位 X 线片上可见骨折位于桡骨远端背侧，包括关节面的 1/3，多向背侧及远侧移位，腕关节呈背侧半脱位状态。

4.治疗　手法复位不易保持对位，常需手术复位固定。

【护理】

(一)术前护理及非手术治疗的护理

1.心理护理：因骨折固定而限制了手的活动，给生活带来不便，患者易产生焦虑和烦躁心理。应主动关心、体贴他们，帮助其完成部分自理活动。

2.饮食：宜高蛋白、高热量、含钙丰富的、易消化饮食，多饮水、多食蔬菜和水果，防止便秘。

3.骨折经整复固定后，不可随意移动位置，维持有效的固定。注意维持远端骨折段掌屈尺偏位。夹板和石膏固定松紧适宜。特别是肿胀高峰期和肿胀消退后，应随时加以调整，过紧影响患肢的血液循环，过松起不到固定的作用。

4.石膏或夹板固定的患者，卧位时将患肢垫高，以利淋巴回流和静脉回流，减轻肿胀。离床活动时用三角巾将患肢悬挂于胸前，勿下垂或随步行而甩动，以免造成复位的骨折再移位。

5.密切观察患肢血液循环情况，如出现手腕部肿胀和疼痛明显，手指感觉麻木，皮肤颜色发绀发青，皮温降低，末梢循环充盈不足等情况应立刻处理。

6.固定后即可练习伸屈掌指关节活动，对老年患者应嘱其尽早活动肩肘关节，以免发生关节僵硬等并发症。

7.对无移位的骨折或有移位的骨折经整复后，预约患者定期门诊复查。

8.对复位困难或复位后不能维持其位置者，积极完善术前的准备工作。

（二）术后护理

1.体位与固定　患肢前臂石膏托固定，平卧时以软枕抬高于心脏水平 10cm，以促进静脉血回流，减轻肿胀。离床活动时用三角巾或前臂吊带悬挂于胸前。

2.密切观察　密切观察伤口和患肢指端血液供应情况、皮肤颜色、运动、感觉、肿胀情况，如有异常及时通知医生对症处理。

3.功能锻炼

(1)术后病情允许，即应进行手指屈伸和握拳活动，肩部悬挂位摆动练习及肘关节活动。

(2)术后 2～3 天，进行肩关节、肘关节主动运动，手指屈伸，对指对掌主动练习，逐步增加动作幅度与用力程度，尽可能多进行健侧肢体的抗阻练习，以促进血液循环。

(3)术后 2 周起，患者手握拳做屈腕肌静力性收缩练习，幅度由小到大，用力强度由小到大。

(4)第 3 周起，增加屈指、对指、对掌的抗阻练习，可捏橡皮泥或拉橡皮筋，开始做腕关节主动练习，如腕关节的医疗体操练习。

(5)拆除固定后开始腕部的屈、伸主动练习，腕屈曲抗阻练习。

(6)3～4 天后，增加前臂旋前、旋后练习，两手相对进行腕关节屈、伸练习和手掌平放于桌面向下用力做腕关节背伸抗阻练习。

(7)1 周后增加前臂旋转抗阻练习和腕背伸活动。

(8)10 天后增加前臂旋前活动。

(9)2 周后增加前臂旋后活动。

4.并发症的观察和护理

(1)腕管综合征：早期多为骨折未复位所致，较厚钢板内固定也可发生。应尽早复位并严密观察，如有异常及时切开减张。

(2)急性骨萎缩：萎缩的典型症状是疼痛和血管舒缩混乱所致的皮肤改变，晚期可致手指肿胀，关节僵硬。一旦发生，治疗十分困难，应以预防为主。骨折后，早期应抬高患肢，加强功能锻炼。当出现疼痛、皮温升高或降低，多汗或脱毛等症状时，可进行对症处理，同时加强皮肤护理，防止溃疡形成。还可做理疗，必要时进行交感神经封闭。

(3)手指血运障碍：常因石膏包扎过紧所致。观察指端血运、感觉情况，如有指端肤色变深、麻木，应及时松开过紧的石膏。

(4)骨折畸形愈合：长尺短桡、前倾角变负为常见畸形。解剖复位和牢固内固定可避免发生。石膏固定于功能位，防止松动和移位。

(5)关节功能障碍：未及时进行功能锻炼。无论采取何种固定方式，均应进行功能锻炼，预防关节功能障碍。

(6)拇长伸肌腱断裂:多由骨折导致腱鞘不光滑所致。

【健康教育】

1.饮食:多食高蛋白、高热量、含钙丰富、易消化的饮食,多食蔬菜水果。

2.保持正确体位,维持有效的固定。

3.向患者介绍疾病相关知识,桡骨下端为松质骨,血液供应丰富,但 Colles 骨折靠近腕关节,愈合不好易影响腕关节的功能,应给予重视。

4.做好心理护理,因骨折后固定限制了手的活动,生活不能自理,应体谅患者心情并给予鼓励和安慰,主动耐心、细心、关心体贴患者,以帮助患者完成部分和全部自理活动。

5.向患者介绍功能锻炼的方法及注意点,由于远侧骨折段常向背侧和桡侧移位,因此,2 周内不能做腕背伸和桡偏活动,以防复位后的再移位,2 周后进行腕关节活动,逐渐做前臂旋转活动。

6.复查指征和时间:当患者皮肤发绀或苍白、感觉异常、肿胀麻木,应及时来院就诊,如患者的石膏固定是维持在掌屈尺偏位,则自固定之日算起,2～3 周来复诊,更换石膏托固定于功能位,再过 2～3 周拆除石膏。骨折后 1 个月、3 个月、6 个月来医院复查 X 线片,了解骨折愈合情况,以便早期发现异常,及时调整石膏固定,避免畸形愈合。

(张海娇)

第二节　常见下肢骨折的护理

一、股骨颈骨折

【概述】

股骨颈骨折是老年人常见的骨折,随着人均寿命的逐年增长,其发病率逐年增加,约占全身所有骨折的 5%。女性发生率高于男性。

(一)病因

骨质疏松是引起股骨颈骨折的重要因素,由于老年人多有不同程度的骨质疏松,而女性由于生理代谢的原因骨质疏松发生较早,活动相对较男性少,故即使创伤较轻微受伤不重,也会发生骨折。骨质疏松的程度对于骨折的粉碎情况(特别是股骨颈后外侧粉碎)及内固定的牢固与否有直接影响。

年轻人股骨颈骨折多为严重创伤所致,造成股骨颈骨折的暴力多较大,暴力延股骨干直接向上传导,常伴软组织损伤,骨折也常发生粉碎。

(二)骨折分型

1.根据骨折发生机制分型

(1)外展型骨折:股骨颈外展型骨折是在股骨干急骤外展及内收肌的牵引下发生的。股骨头多在外展位。骨折线自内下斜向外上。骨折多比较稳定,是无移位的线状骨折或移位很少的嵌插骨折。关节囊血运破坏较少，愈合率较高，预后较好。

(2)内收型骨折：股骨颈内收型骨折是在股骨干急骤内收及外展肌群（臀中肌、臀小肌）牵引下发生的。股骨头呈内收，或先内收以后因远骨折端向上移位时牵拉而外展。骨折线自内上斜向外下。骨折断端极少嵌插。骨折远段因外展肌群收缩牵引多向上移位，又因下肢重量而外旋，故关节囊血运破坏较大。因而愈合率比外展型骨折低，股骨头坏死率较高。

2.按骨折移位程度分型

(1)不完全骨折：股骨颈有部分骨质连续，骨折线没有穿过整个股骨颈，骨折无移位，骨折近端血供好，骨折容易愈合。

(2)无移位完全骨折：股骨颈虽完全断裂，但对位良好，骨折近端血供较好，骨折仍易愈合。

(3)部分移位骨折：骨折近端血供破坏较严重，骨折愈合较困难。

(4)完全移位骨折：骨折近端血供严重破坏，容易发生迟延愈合、不愈合或股骨头缺血性坏死。

(三)临床表现

患者有跌倒病史。伤后患侧髋部疼痛。外展骨折伤后尚可行走，但伴有因疼痛而造成的跛行。内收骨折者的髋痛明显，不能站立，患肢呈典型的短缩、外展、外旋畸形，大转子上移超过 Nelaton 线，Bryant 三角底边缩短。局部有压痛，并有轴向叩痛。

(四)诊断

常规拍患侧髋关节正侧位 X 线片，可了解骨折类型。而磁共振对早期确诊骨折的类型、骨折粉碎的程度及是否存在骨质疏松非常有意义。

(五)治疗

应根据患者年龄、活动情况、骨骼密度、其他疾病、预期寿命和依从性来决定治疗的方案。目前对股骨颈骨折的治疗主要包括三大类：保守治疗、复位加内固定、髋关节置换术。

1.非手术治疗　适用于身体一般情况很差，难以接受手术治疗者。可采用中轴和侧方牵引治疗 3 周后下床活动，接着患肢避免负重数月，或闭合复位石膏制动以改善治疗效果。但是不管是牵引还是闭合复位后期都有不可接受的畸形和不愈合表现。

2.手术治疗　股骨颈骨折患者多为老年人，体质较差，且伴有其他器官慢性疾病，如有手术可能，应尽量早期手术治疗，使患者可以早期起床活动，减少长期卧床并发症的发生。

(1)闭合复位穿针外固定。

(2)切开复位加内固定：如果骨折闭合复位两次后仍不能达到满意的对位，则必须考虑切开复位。

(3)人工髋关节置换术：随着假体技术的日益发展，股骨头置换术和髋关节置换术在股骨颈骨折中的应用日趋广泛。假体置换克服了骨折不愈合、股骨头坏死等问题，允许患者早期下床活动，降低了并发症的发生，缩短了治疗时间，提高了患者的生活质量。

【护理】

(一)非手术治疗及术前护理

1.心理护理　老年人意外致伤，常常自责，顾虑手术效果，担忧骨折预后，易产生焦虑、恐惧心理。应给予耐心的开导，介绍骨折的特殊性及治疗方法，并给予悉心的照顾，以减轻或消除心理问题。

2.饮食　宜高蛋白、高维生素、高钙、粗纤维及果胶成分丰富的食物。品种多样，色、香、味俱全，且易消化，以适合于老年骨折患者。

3.体位

(1)必须向患者及其家属说明保持正确体位是治疗骨折的重要措施之一，以取得配合。

(2)平卧硬板床，指导与协助患者维持患肢于外展 30°中立位：患肢置于软枕或布朗架上，行牵引维持之，并穿丁字鞋防外旋；忌外旋、内收，以免重复受伤机制而加重骨折移位；不侧卧；尽量避免搬动髋部，如若搬动，需平托髋部与肢体。

(3)在调整牵引、松开皮套检查足跟及内外踝等部位有无压疮时，或去手术室的途中，均应妥善牵拉以固定肢体；复查 X 线片尽量在床旁，以防骨折移位加重。

4.维持有效牵引　患肢做皮牵引或骨钉牵引时，应使患肢与牵引力在同一轴线上，勿将被子压在绳索或患脚上，牵引重量为体重的 1/10～1/7；不能随意增减重量，若牵引量过小，不能达到复位与固定的目的；若牵引量过大，可发生移位。牵引时间 8～12 周。有时牵引 5～7 天，使局部肌肉放松，为行内固定手术做准备。

5.密切观察病情变化

(1)老年人生理功能退化，常合并有内脏器官的损害。由于创伤的刺激，可诱发应激性溃疡或加重心脏病、高血压、糖尿病，发生脑血管意外，所以应多巡视，尤其是夜间。若患者出现头痛、头晕、四肢麻木、表情异常、健肢活动障碍、心前区疼痛、脉搏细速、血压下降，腹部不适、呕血、便血等症状，及时报告医生紧急处理。

(2)观察患肢血液循环的变化，包括患肢的颜色、温度、肿胀程度、感觉等，如发现患肢苍白、厥冷、发绀、疼痛、感觉减退及麻木，应通知医生及时处理。

6.预防长期卧床的并发症　股骨颈骨折非手术治疗卧床时间长，因患肢疼痛又不敢活动，易发生肺炎、泌尿系统感染、压疮及下肢静脉血栓形成等。因此，要鼓励患者深呼吸、咳嗽，预防呼吸系统的感染；督促患者多饮水，保持会阴部清洁，预防泌尿系统感染；骨骼突出易受压部位垫以棉垫、海绵垫、气圈等，勤翻身、定时按摩，防止压疮。骨折复位后，即可进行股四头肌收缩和足趾及踝关节屈伸等功能锻炼。也可给予肌肉按摩，促进静脉血液回流，预防患肢肿胀，防止下肢静脉血栓形成。

7.功能锻炼　非手术治疗的患者，骨折复位后，早期即可在床上做扩胸运动，患肢股四头肌等长收缩活动，踝关节的背屈、跖屈运动和足趾的屈、伸运动。肌肉收缩推动髌骨时，如固定不动，说明锻炼方法正确。牵引 4～6 周后，可以去掉牵引做直腿抬高运动，练习 7～10 天后，如果下肢肌力良好，3 个月后可扶拐杖下地行走，6 个月后，弃拐下床活动直至骨折愈合。

(二)术后护理

1.体位　术后患肢仍为外展中立位，不盘腿，不侧卧，仰卧时在两大腿之间置软枕或三角形厚垫。不同的治疗方法，有不同的护理要求。各类手术的特殊要求如下。

(1)加压镙钉内固定术：术后 2 日可坐起，2 周后坐轮椅下床活动。3～4 周可扶双拐下地，患肢不负重，防跌倒(开始下床活动时，须有人在旁扶持)。6 个月后去拐，患肢负重。

(2)移植骨瓣和血管束术：术后 4 周内保持平卧位，禁止坐起，以防髋关节活动度过大，造成移植的骨瓣和血管束脱落。4～6 周后，帮助患者坐起并扶拐下床做不负重活动。3 个月后复查 X 线片，酌情由轻到重负重行走。

(3)人工股骨头、髋关节置换术：向患者说明正确的卧姿与搬动是减少潜在并发症——脱位的重要措施，帮助其提高认识，并予以详细的指导，以避免置换的关节外旋和内收而致脱位。①置患者于智能按摩床垫上，以减少翻身。②使用简易接尿器以免移动髋关节。③放置便盆时从健侧置盆，以保护患侧。④侧卧时，仰向健侧，并在两腿之间置三角形厚垫或大枕头，也可使用辅助侧卧位的抱枕，使髋关节术后的患者能够在自己随意变换体位时而不发生脱位(若患肢髋关节内旋内收、屈曲＞90°就有发生脱位的危险)。⑤坐姿：双下肢不交叉，坐凳时让术肢自然下垂；不坐低椅。⑥不屈身向前拾起物件。一旦发生脱位，立即制动，以减轻疼痛和防止发生血管、神经损伤；然后进行牵引、手法复位乃至再次手术。

2.并发症的观察与护理

(1)出血：行植骨、人工假体置换术后，由于手术创面大，且需切除部分骨质，老年人血管脆性增加、凝血功能低下，易致切口渗血，应严密观察局部和全身情况。①了解术中情况，尤其是出血量。②术后 24 小时内患肢局部制动，以免加重出血；严密观察切口出血量(尤其是术后 6 小时内)，注意切口敷料有无渗血迹象及引流液的颜色、量，确保引流管不受压、不扭曲，以防积血残留在关节内。③测神志、瞳孔、脉搏、呼吸、血压、尿量每小时 1 次，有条件者使用床旁监护仪，警惕失血性休克。

(2)切口感染：多发生于术后近期，少数于术后数年发生深部感染，后果严重，甚至需取出置换的假体，因此要高度重视。①术前：严格备皮，切口局部皮肤有炎症、破损需治愈后再手术；加强营养；配合医生对患者进行全身检查并积极治疗糖尿病及牙龈炎、气管炎等感染灶；遵医嘱预防性地应用抗生素。②术中严格遵守无菌技术操作。③术后充分引流，常用负压吸引，其目的在于引流关节内残留的渗血、渗液，以免局部血液淤滞，引起感染。④识别感染迹象：关节置换术后患者体温变化的曲线可呈“双峰”特征，即在术后 1～3 日为第 1 高峰，平均 38.0℃；此后体温逐渐下降，术后 5 日达最低，平均 37.0℃；此后体温又逐渐升高，术后 8～10 日为第 2 高峰，平均 37,5℃。初步认为造成此现象的原因是吸收热(手术伤口的组织分解产物，如血液、组织液、渗出液等被吸收而引起的发热)和异物热(金属假体、骨水泥、聚乙烯等磨损碎屑等异物引起的发热)。当体温出现“双峰”特征时，给予解释，避免病人焦虑和滥用抗生素。

(3)血栓形成有肺栓塞、静脉栓塞、动脉栓塞。肺栓塞可能发生于人工髋关节术中或术后 24 小时内，虽然少见，但来势凶猛，是由于手术中髓内压骤升，导致脂肪滴进入静脉所致；静脉栓塞，尤其是深静脉栓塞，人工关节置换术后的发生率较高；动脉栓塞的可能性较小。血栓重在预防：①穿高弹力袜(长度从足部到大腿根部)；②妥善固定、制动术肢；③遵医嘱预防性使用低分子肝素钙、右旋糖酐；④严密观察生命体征、意识状态和皮肤黏膜情况，警惕肺栓塞形成；⑤经常观察术肢血液循环状况。当肢体疼痛，进行性加重，被动牵拉指(趾)可引起疼痛，严重时肢体坏死，为动脉栓塞；肢体明显肿胀，严重时肢端坏死则为静脉栓塞。

3.功能锻炼　一般手术病人的功能锻炼在前面内容已提到，在此着重介绍髋关节置换术后的功能锻炼。

(1)术后 1 日：可做深呼吸，进行健肢和上肢练习，做患肢肌肉收缩，进行股四头肌等长收缩和踝关节屈伸，收缩与放松的时间均为5秒钟，每组20～30次，每日2～3组。

(2)术后2～3日：继续进行以上练习。拔除伤口引流管后，拍片复查显示髋关节位置良好，可协助病人在床上坐起，摇起床头30°～45°，2次/天。

(3)术后3日：继续做患肢肌力训练，在医生的允许下增加髋部屈曲练习。病人仰卧伸腿位，收缩股四头肌，缓缓将患肢足跟向臀部滑动，使髋屈曲，足尖保持向前，注意防止髋内收、内旋，屈曲角度不宜过大(<90°)，以免引起髋部疼痛和脱位。保持髋部屈曲5秒钟后回到原位，放松5秒钟，每组20次，每日2～3组。

(4)术后4日：继续患肢肌力训练。病人用双手支撑床坐起，屈曲健肢，伸直患肢，移动躯体至床边。护士在患侧协助，一手托住患肢的足跟部，另一手托起患侧的腋窝部，随着病人移动而移动，使患肢保持轻度外展中立位。协助病人站立时，嘱病人患肢向前伸直，用健肢着地，双手用力撑住助行器挺髋站起。病人坐下前，腿部应接触床边。注意安全，防止意外发生。

(5)术后5日：继续患肢肌力训练和器械练习。护士要督促病人在助行器协助下做站立位练习，包括外展和屈曲髋关节。病人健肢直立，缓慢将患肢向身体侧方抬起，然后放松，使患肢回到身体中线。做此动作时要保持下肢完全伸直，膝关节及足趾向外。屈曲髋关节时，从身体前方慢慢抬起膝关节，注意勿使膝关节高过髋关节，小腿垂直于地面，胸部勿向前弯曲。指导病人在助行器的协助下练习行走：病人双手撑住助行器，先迈健肢，身体稍向前倾，将助行器推向前方，用手撑住助行器，将患肢移至健肢旁；重复该动作，使病人向前行走，逐步增加步行距离。在进行步行锻炼时，根据病人关节假体的固定方式决定患肢负重程度(骨水泥固定的假体可以完全负重；生物型固定方式则根据手术情况而定，可部分负重；而行翻修手术的病人则完全不能负重)。在练习过程中，病人双手扶好助行器，以防摔倒。

(6)术后6日到出院：继续患肢肌力、器械和步行训练。在病人可以耐受的情况下，加强髋部活动度的练习，如在做髋关节外展的同时做屈曲和伸展活动、增加练习强度和活动时间，逐步恢复髋关节功能。

【建康教育】

1.讲解疾病有关知识，对老年人外伤后诉髋部疼痛且活动受限者，均应想到股骨颈骨折的可能性，应拍X线片证实。如当时未能显示骨折，而临床仍有怀疑者，应嘱患者卧床休息，2周后再行X线片检查，如确有骨折，此时由于骨折局部的吸收，则骨折线清晰可见。

2.告诉病人皮牵引、骨牵引的目的是使髋关节周围组织松弛，为手术创造条件。牵引时，应注意使躯干、骨盆、患肢处于同一轴线，重量不可随意加减，不要触碰牵引针，冬季牵引肢体应注意保暖，防止湿冷。

3.告诉病人在床上自行躯体移动的方法：两臂屈曲、双肘关节支撑，健侧下肢屈曲，支撑、抬高臀背部，以便于卧床排尿、排便。

4.向病人及家属强调患肢保持外展中立位是治疗骨折的重要措施之一，以取得配合。内固定术后或全髋关节置换术后要特别注意防止患肢内收、外旋，否则，可使钉子脱出或髋关节脱位。穿丁字鞋是为了防止外旋，两腿之间放枕头是防止内收，术后2周内禁止侧卧向患侧翻身。

5.卧床治疗时间较长，应保持愉快心境，积极配合治疗护理，促进康复。

6.出院指导：由于髋关节置换术后需防止脱位、感染、假体松动、下陷等并发症，为确保疗效，延长人工关节使用年限，特作如下指导。

(1)保持患肢外展中立位，防止外旋，以免脱位。

(2)饮食宜清淡易消化，多食含钙丰富的食物，防止骨质疏松，促进骨折愈合。

(3)继续功能锻炼，避免增加关节负荷的运动，如体重增加、长时间的行走和跑步等。

(4)日常生活中洗澡用淋浴而不用浴缸，如厕用坐式而不用蹲式。不要做盘腿的动作，不坐矮椅或沙发，不要弯腰拾物，禁止爬坡。

(5)预防关节感染，局部出现红、肿、痛及不适，应及时复诊；在做其他手术前(包括牙科治疗)均应告诉医生曾接受了关节置换术，以便预防用抗生素。平时注意增强体质，防止感冒。积极治疗咽喉炎、扁桃体炎。

(6)基于人工关节经长时间磨损会松动，必须遵医嘱定期复诊，完全康复后，每年复诊1次。

二、股骨转子间骨折

【概述】

股骨转子间骨折为关节外骨折，是骨折线通过大小转子之间的髋部骨折，主要见于老年患者。随着社会的发展，以及人类平均寿命的增长，股骨转子间骨折的发病率逐渐增高。文献报道，与股骨颈骨折相比，它的发病率是股骨颈骨折的4倍，而且发病年龄比股骨颈骨折高10～14岁。转子间骨折的骨折部位为松质骨，愈合能力强。治疗中的关键问题是防止发生髋内翻。

(一)病因

股骨转子间骨折主要见于老年患者，由于低能量创伤所致，如患者高龄、视力差、反应慢、血压不稳、肌肉骨骼系统退变等原因不慎跌倒，产生股骨转子间骨折。青壮年股骨转子间骨折主要由于高能量创伤所致，如高处坠落伤，车祸意外等。

就致伤暴力而言，可分直接暴力和间接暴力。

1.直接暴力　少见，可由滑跌时大转子部着地引起或直接撞击大转子导致股骨转子间骨折。

2.间接暴力　多见，下肢突然扭转，用力过猛；或滑跌时臀部着地引起股骨转子间骨折。

(二)骨折分型

1.顺转子间型　常见于老年人，骨折线沿大小转子间连线走行，多有小转子碎裂，容易出现髋内翻畸形。

2.反转子间型　骨折线由大转子下方斜向小转子上方，与大小转子间连接成角。远端可向内上方移位。

3.转子下型　见于青壮年患者，骨折线位于小转子下方，骨折移位严重，多有重叠。

(三)临床表现

患者多为老年人，伤后髋部疼痛，不能站立或行走。下肢短缩及外旋畸形明显，这种外旋畸形常常超过囊内股骨颈骨折的外旋畸形角度，接近90°。无移位的嵌插骨折或移位较少的稳定骨折，上述症状比较轻微。检查时可见患肢大转子升高，局部可见肿胀及瘀斑，局部压痛明显。叩击足跟部常引起患处剧烈疼痛。

由高能量创伤所致的青壮年股骨转子间骨折。大多合并有其他部位的损伤，应及时补充血容量防止休克。

（四）诊断

髋关节标准的正侧位X线片可以明确诊断骨折情况，识别无移位或嵌插的骨折，并确定骨的质量。对于高能量创伤所致的青壮年股骨转子间骨折还应拍摄骨盆、脊柱X线片，防止遗漏其他部位的骨折。必要时，应进行CT和磁共振检查，排除隐匿损伤。

（五）治疗

1.*非手术治疗*　股骨转子间骨折非手术治疗适应证没有明确的统一结论。确定股骨转子间骨折手术与非手术的关键是患者骨折前的活动状态与内科情况。

(1)非手术治疗适应证

1)高龄患者，内科情况不稳定，不能耐受外科手术。

2)合并严重的骨质疏松。

3)存在晚期疾病，预期的存活时间在1年以下。

4)粉碎性骨折，无法通过手术内固定获得骨折稳定者。

(2)非手术治疗的方法

1)骨折后患肢单纯垫枕，丁字鞋固定，保持患肢在中立位，以便减轻患肢疼痛。1～2周后鼓励患者坐起，开始无痛活动。

2)牵引治疗：如果骨折稳定，可用皮牵引6～8周；如果骨折不稳定，需要通过股骨髁上骨牵引10～12周恢复骨折的解剖力线以及颈干角。牵引期间每周行床旁X线摄片，以明确是否移位。并警惕长期卧床引起的坠积性肺炎、压疮、DVT、关节强直、髋内翻等并发症。

2.*手术治疗*　由于主要发生于老年患者，围手术期病死率相当高，多采取手术治疗。

(1)闭合复位：多数股骨转子间骨折都能采用闭合方法获得复位，然后行内固定术。

(2)开放复位内固定：只要有手术可能，应尽量手术治疗，可以使患者早期离床活动，避免卧床所致并发症，降低髋内翻发生率，获得髋关节功能满意恢复。

【护理】

（一）非手术治疗及术前护理

1.*心理护理*　建立良好的护患关系，关心和尊重患者。由于病人多为老年人，必须掌握老年患者的特点，老年患者的心理特点是一方面患者经历了几十年的生活和社会实践积累了丰富的实践经验；另一方面是患者随着年龄的增长，生理功能逐渐衰老，各系统的器官功能退化以及伴随着心理方面的变化，感觉及反应比较迟钝，生活能力较低下，因此对老年患者必须关心和尊重。注意礼貌和态度，在治疗中，老年患者的反应一般比较缓慢，思维和语言表达能力也不像年轻时那样连贯和流畅，因此应注意观察老年患者的全身情况，在生活上多给予关心和照顾。对不能很好地配合治疗者，要做耐心、仔细的劝说工作，帮助和指导患者进行活动锻炼，对体位和卧位姿势不正确者，要认真耐心给予纠正。

2.认真树立“以患者为中心”的整体护理观　护士对患者的生理、心理及社会等方面的需求要全面认识，掌握其共性的同时，应注意每个患者不同的需求特点，给予个体化护理，可收到“事半功倍”的效果。向患者讲清手术目的，介绍同种病例术后患肢功能情况，并讲明患者配合及术后主动功能锻炼的重要性。护理人员生活上处处给予无微不至的关怀和照顾。耐心向患者介绍病情及其治疗护理方法，以取得配合。

3.饮食护理　指导患者进食高蛋白、高维生素、高钙、粗纤维及果胶成分丰富且易消化的食物。保持心情舒畅，增进食欲。在床上进行适当的活动，促进胃肠蠕动，必要时口服助消化药。

4.体位　向患者及其家属解释保持正确体位是防止发生髋内翻畸形的最根本措施。指导与协助患者维持患肢于外展中立位，患侧用外展夹板固定，患足穿防旋鞋。卧床期间可坐起，但不能盘腿、侧卧及负重。6 周后，在夹板和双拐的保护下，可下地练习行走。骨折愈合后，患肢才能负重。

5.牵引护理

(1)维持有效牵引：要随时保证牵引合力的方向与大腿在同一轴线上，经常观察枕垫是否移动位置，大腿抬高、屈膝的角度有无改变，影响牵引合力的改变应随时调整。

(2)将骨盆放正，做双侧牵引，两大腿间放一枕，把健腿和患腿分开，防止患肢内收。

(3)腰后垫小枕或棉垫，维持生理性前凸，防止腰疼。

(4)腿下的枕垫不可太软，以免塌陷后而改变屈髋、屈膝角度。

(5)髋关节屈曲 45°、双下肢外展 30°中立位，大腿抬高与床面成 20°角，屈膝时使足跟离开床面而悬空。

(6)牵引重量视患者体重和大腿肌肉的丰厚程度而定，一般为体重的 1/10～1/7，时间8～12。

(7)如只能做单侧牵引，应将床头桌放在患侧，以促使躯干向患侧倾斜，增加患肢外展。

(8)防止腓总神经受压，经常检查局部皮肤有无受压、有无足下垂的症状，可在足部穿一防外旋的鞋，以保持踝关节的功能位置，防止足下垂。

6.日常生活护理　为了方便患者在床上大小便及避免暴露隐私，可给患者穿方便短裤。指导患者用健足及双手撑床，悬空臀部，便于放置便盆。女患者可用女式便壶或自制的可乐瓶小便壶。

7.预防并发症的护理

(1)预防压疮的护理：牵引患者由于长期仰卧，骶尾部、足跟等部位受压过久，最易产生压疮。间歇解除局部皮肤受压是预防压疮的重要措施，而定时翻身则是最简单而有效的手段。采用腰背部间断牵引加身下置海棉垫以减轻骶尾部压迫的新方法，是有效地预防老年股骨颈骨折患者压疮的措施。建立翻身卡，每 2 小时翻身 1 次，骨突部用 50％乙醇或红花乙醇按摩。保持皮肤清洁干燥，早晚各用温水擦浴。会阴部有大小便污染时随时清洗。给患者翻身或使用便器时，动作轻柔，勿拖拽患者，以防擦伤患者皮肤。

(2)预防泌尿系统感染：牵引患者卧床时间长，容易引起尿路感染，必须加强泌尿道的护理。对留置尿管者，每天更换尿袋 1 次，女患者用 0.5％碘伏擦洗尿道口 2 次/天。老年人怕麻烦不愿饮水，应注意鼓励患者多饮水，每日 2000～3000ml。每日尿量应保持在 1500ml 以上，达到生理性冲洗，促进细菌的排出，预防泌尿系感染和结石。必要时用 1/5000 呋喃西林溶液 300～500ml 冲洗膀胱，2 次/天。

(3)预防坠积性肺炎：鼓励患者利用牵引床上的拉手抬起上身和臀部或坐起，以增加活动量，促进深呼吸，增加肺活量，必要时给予行超声雾化吸入，以利稀释痰液，预防呼吸道感染。

(4)预防血栓形成：60 岁以上的老年人脑血栓形成的患病率最高，尤其是牵引卧床时间长的患者，因此适当应用血管扩张剂，如低分子右旋糖酐和抑制血小板凝集药物肠溶阿司匹林 50mg 口服，1 次/天。同时借助骨科床的拉手鼓励患者练习床上坐起、翻身，促进全身血液循环，预防血栓形成。同时，牵引中一律禁止提高床脚进行头低足高的对抗牵引。

8.伴发疾病的护理　既往股骨转子间骨折特别是患者大多数死于并发症的恶化。因此护理应特别注意以下几方面。

(1)高血压：为临床多见并发症，应注意观察患者的血压，每天早晚测血压各 1 次，并选用基础降压药物噻嗪类。老年人用降压药剂量应适宜，一般为常用量的 1/2 或 1/3 达到控制血压维持稳定水平，又注意防止诱发血压升高的因素，如患者疼痛睡眠不佳适当给予止痛和镇静剂，避免血压升高。

(2)糖尿病：也是常见的并发症之一，因为饮食治疗是治疗糖尿病的基础。所以对合并有糖尿病的患者，要控制饮食。由于外伤的应激反应，非糖尿病的患者，血糖也常常偏高，因此伤后 2 周内每日至少测血糖 1 次。大多数糖尿病患者的抵抗力低，容易感染，故应注意其口腔及皮肤卫生，尤其对长期卧床的患者，更应注意防止压疮形成。如有皮肤破损应及时处理。应用胰岛素治疗时，做到剂量准确。

(3)肺部感染：适当应用抗生素，鼓励患者用力咳嗽、咳痰，多变动体位，每天给予扶起、叩背以促进排痰。行超声雾化吸入，液化黏稠液或口服祛痰合剂，以利痰液排出。

9.功能锻炼

(1)在牵引期间，指导患者有计划地进行踝关节背屈、跖屈运动，足趾的屈、伸活动，股四头肌的静力收缩运动。

(2)臀肌及腰背肌锻炼：用双肘或双手、健腿 3 点支撑抬高臀部 10～20 秒，缓慢放下，坚持做 20 次，每天三餐后 30 分钟进行。

(3)指导患者做深呼吸或咳嗽锻炼。

(4)去掉牵引及解除外固定后，教会患者用双拐，患肢不负重下地行走，保护患者谨防跌倒。

(二)术后护理

1.体位、饮食同术前。

2.注意伤口出血及引流情况，敷料如有渗湿，报告医生及时更换。

3.观察生命体征、神志变化，以便及时发现心、脑血管等意外情况发生，并采取相应措施。

4.功能锻炼参见“股骨颈骨折”相关内容。

【健康教育】

1.向患者及家属强调维持正确体位是预防髋内翻畸形的根本措施，使其在思想上充分重视，积极主动配合。

2.去除外固定后，仍要防止髋内翻畸形的发生，不要侧卧于健侧，平卧时两腿间仍要夹一枕头。

3.骨折愈合未牢固时，患肢应始终保持外展中立位，忌内收，以免发生再骨折；患足不论有无负重，均应全脚掌着地，顺序是足跟—跖外侧—第一趾骨头，不宜足尖着地，预防骨折成角畸形。指导患者继续进行功能锻炼，同时告诉患者股骨颈骨折愈合时间一般是4～6个月，为预防骨不连和股骨头缺血坏死，一定要嘱咐患者不能让患肢过早负重。伤后4个月经X光线复查确定骨折愈合后，才能开始逐步负重。

4.嘱咐患者钙是构成骨质的重要物质，维生素D可促进钙吸收与骨形成。鼓励患者补充钙质，多食用牛奶及奶制品、豆类等含钙较多的食品。多晒太阳以增加骨密度。

5.吸烟和饮酒可使骨量减少，成骨细胞功能下降，是造成骨折的重要危险因素，帮助患者主动戒烟，少饮酒。继续加强功能锻炼，介绍加强体育锻炼方法，增强体质，防止再跌倒发生骨折。

(6)2～3个月后复查X线，术后1年根据骨折愈合情况到医院取内固定。

三、股骨干骨折

【概述】

股骨干骨折是指股骨转子下2cm，至股骨髁上2cm之间的范围。好发于青少年，10岁以下发病儿童约占总数的一半。股骨干是全身最粗管状骨，强度最高，周围有丰厚的肌肉，以内收肌群力量最大，所以容易形成向外成角畸形。股动、静脉走行于内收肌管，股骨干下1/3骨折时容易遭受损伤。

(一)病因

1.直接暴力　交通事故是主要致伤原因，工农业外伤、生活外伤和运动外伤次之。以粉碎型及横型骨折常见。打击或火器伤所致骨折周围软组织损伤重，出血多，闭合骨折的内出血量即可达到500～1000ml，可并发休克。

2.间接暴力　多为坠落伤所致，斜骨折或螺旋骨折常见，少年儿童可发生嵌插骨折或不全骨折。

(二)骨折分型

按骨折的部位可分3型。

1.股骨干上1/3骨折　因髂腰肌、臀中肌及外旋肌牵拉，近位骨折片屈曲、外展、外旋。因内收肌群、股四头肌群后侧肌群作用，远位骨折内收并向后上方移位。

2.股骨干中1/3骨折　由于同时受部分内收肌群作用，远位骨折片除前屈外旋外无其他方向特殊移位，远位骨折片由于内外及后侧面肌群牵拉而往往有较明显重叠移位，并易向外成角。

3.股骨干中下1/3骨折　远位骨折片受腓肠肌牵拉向后倾斜移位，可损伤腘窝部血管和神经。

(三)临床表现

股骨干骨折多由严重的暴力引起,骨折后出现大腿剧烈疼痛、肿胀、畸形,及肢体活动受限,不能站立。由于股骨干周围有丰富的肌肉,在其后侧有股深动脉支通过,骨折后会大量出血,容易出现休克。在股骨下 1/3 骨折,骨折远端由于腓肠肌的牵拉及肢体的作用而向后方移位,可能损伤腘动、静脉和胫神经、腓总神经,所以应常规检查肢体远端的感觉、运动功能和末梢血液循环状况。

(四)诊断

1.X 线片:包括髋、膝关节的股骨全长正、侧位 X 片可明确诊断并排除股骨颈骨折。

2.骨折常由高能暴力引起,应注意身体其他部位是否合并有损伤。

3.股骨干骨折后,局部形成血肿,髓腔开放,周围静脉破裂。在搬运时髓内脂肪很容易进入破裂的静脉。因此,在骨折的早期,要进行血气监测,高度警惕脂肪栓塞综合征的发生。

(五)治疗

为了减轻疼痛,防止软组织进一步损伤。在急诊处理患肢可暂时用夹板固定。治疗应尽可能达到较好的对位和对线,防止旋转和成角。

1.非手术治疗

(1)悬吊皮牵引:一般 3 岁以内的儿童,可采用垂直悬吊牵引。将双下肢用皮牵引向上悬吊,通过滑轮,使臀部悬离床面约 10cm,依靠体重作对抗牵引。牵引持续 4～5 周。

(2)骨牵引:对于 4 岁以上儿童及成人均可采用骨牵引。在牵引时定时进行 X 检查,了解骨折的复位情况,并对牵引的重量及方向进行相应的调整。儿童可牵引 4～6 周,成人则需要 8～12 周。

2.手术治疗　对于不稳定性骨折、非手术治疗失败、伴有多发损伤、伴有股动脉损伤需要修补者、不能耐受长期卧床者、病理性骨折,目前多主张手术治疗。其中股骨干上、中 1/3 横骨折,可用交锁髓内钉固定,优点是可防止短缩或成角畸形;中、下段骨折为防止发生内翻畸形或钢板断裂,可选择加压钢板固定;陈旧性骨折应行骨折端植骨;于严重的开放损伤骨折,感染后骨折不连的患者可采用外固定器治疗。

【护理】

(一)非手术治疗及术前护理

1.急救的护理

(1)因股骨干骨折多由强大的暴力所致,如高处坠落、车祸、枪击、重物打击等,骨折的同时常伴有严重的软组织损伤、大量出血、内脏损伤等,常可危及生命。应详细了解病史,进行必要的检查,全面了解病情,有的放矢地护理。创伤早期应注意有无颅脑、内脏损伤及休克的发生并详细记录;密切观察患者的神志、瞳孔、脉搏、呼吸、血压、腹部症状和体征以及失血征象,发现异常情况立即通知医生,并做出相应处理。

(2)肢体情况:观察患肢末梢血液循环、感觉和运动情况,尤其对于股骨下 1/3 骨折的患者,应注意有无刺伤或压迫腘动脉、静脉和神经征象。开放性损伤者,观察伤口包扎止血的效果。

2.心理护理　由于股骨干骨折多由强大的暴力所致,骨折时常伴有严重软组织损伤,大量出血、内脏损伤、颅脑损伤等可危及生命安全，患者多恐惧不安，应稳定患者的情绪，配合医生采取有效的抢救措施。

3.饮食护理　指导患者进食高蛋白、高钙、高维生素、高纤维素饮食，补充营养，增加机体抵抗力。需急诊手术者则禁食。

4.体位　向患者及其家属解释保持正确体位的重要性，以取得配合。用低软枕抬高患肢，指导与协助患者维持患肢于外展中立位，可用外展夹板固定，患足穿防旋鞋。卧床期间可坐起，但不能盘腿、患侧卧位及负重。6周后，在夹板和双拐的保护下，可下地练习行走。骨折愈合后，患肢才能负重。

5.儿童股骨干骨折的护理

(1)患儿的心理护理：在心理护理上，儿童和成人有明显的不同，护士要根据患儿的年龄特点，增加护理的计划性，同时尽量减少侵袭性操作。4～6岁的儿童害怕和家长分离，应要求家长全天陪护。6岁以上的患儿往往担心影响学习，担心自己会变成残疾。因此，应鼓励患儿与同学及老师联系，允许患儿的同学来探视。用形象、简单、易懂的语言，让患儿(指6～14岁)明白此手术的优点，如手术操作简单，固定可靠，创伤小，骨膜剥离少，可早期进行功能锻炼，具有骨折愈合快、并发症少等优点，可尽早回到学校。术后患儿有不同程度的焦虑、情绪不稳定、胆怯、哭闹、躁动。所以，责任护士要随时与患儿交谈，观察患儿的情绪和活动，评估患儿的心理情况，配合4～5岁患儿的父母，用温和的语言激发孩子的好胜心理，同时用非语言的沟通方式(如抚摸、搂抱等)安慰患儿的情绪。6～8岁的患儿，个性与自我意识已基本形成，希望引起别人的注意，喜欢得到别人的关怀。根据这一特点，护士应多给他们一些关注，采取一定的说话技巧，利用适当的批评、较多表扬的方式，使他们以愉快的心情配合功能锻炼。对9～14岁的患儿，护士应因势利导，鼓励患儿建立信心，早日康复。

(2)家长的心理护理：患儿家长均有不同程度的紧张，表现为过多的关注和焦虑。他们担心孩子疼痛，害怕孩子术后不愈合，以后留有残疾等，所以对患儿百般呵护、事事代劳。所以，要告知家长：他们的态度、行为对孩子的心理、行为有着十分重要的影响；尤其是对恐惧和紧张的患儿，家长的态度往往起着决定性的作用。故护士不仅要评估患儿的心理，更要评估家长的心理情况，了解家长的心理反应，理解同情家长，通过解释、安慰等方法消除家长的心理障碍；减少家长的负面心理对患儿的影响，使患儿在家长的呵护下早日康复。

(3)功能锻炼

1)炎性期(1～7天)：术后第2天开始，患儿以卧床为主不负重，指导患儿练习股四头肌的等长收缩。练习方法：患肢伸直绷紧足尖，收缩每次3～5分钟后放松，反复练习数十次，3～4次/天，同时，练习踝关节的背伸，避免足下垂。开始功能锻炼时，强度以让患儿感到疼痛但又可以忍受为宜。蹬床尾2次/天，5～10分钟/次。

2)骨痂形成期(7～28天)：在骨痂形成期，患儿要从不负重行走，逐渐过渡到部分负重行走。让患儿用患肢轻踩一下人体秤，使人体秤的指针指在5kg左右，让患儿反复感受此时患肢所承受的力量。然后让患儿扶拐在床边站立5～10分钟，患肢所承受的力量约5kg左右，以后逐渐延长时间。患儿开始行走时，指导患儿掌握正确的行走方法：患肢前伸，重心前移，单拐行走时，拐的支撑与患肢应是一致的。

3)骨痂成熟期(4～6 周):继续部分负重训练。由部分负重过渡到完全负重,直至患肢负重的重量相当于自身的体重,在此阶段,一般患儿都回家继续功能锻炼。因此,让家长掌握以后的注意事项,做好出院指导,与家长共同制订锻炼计划就显得尤为重要。告知患儿家长具体锻炼方法是:单腿逐渐负重,直至患肢单腿站立能够负担全身重量后,即可逐渐弃拐,并向家长强调术后 2、4、6 周要准时来院复查,经 X 线片证实已有连续骨痂形成时,在医生的指导下方可释放轴向应力。

6.小儿悬吊牵引的护理　儿童垂直悬吊牵引时应经常检查两足的血液循环和感觉有无异常,以防止并发症,因为牵引带容易向上移动而压迫腘窝处血管,严重时可产生小腿的缺血性挛缩;压迫足踝部,可出现皮肤破损、溃疡。因此,要密切观察被牵引肢体的血运,随时触摸患儿足部的温度及足背动脉的搏动,观察足趾的颜色,注意倾听小儿主诉,遇到小儿无故哭闹时要仔细查找原因,调整牵引带,预防血液循环障碍及皮肤破损。悬吊牵引时臀部必须离开床面,以产生反牵引力。两腿的牵引重量要相等,一般用 3～4kg 的重量牵引。不能随意增、减牵引重量,以免导致过度牵引或达不到牵引效果。在牵引过程中,要定时测量肢体长度和进行床旁 X 线检查,了解牵引重量是否合适。

7.成人骨钉牵引的护理

(1)保持有效的牵引:抬高床尾,以产生反牵引力;注意牵引力的方向应和股骨干纵轴成一直线,牵引绳上不能有任何外力作用,牵引锤悬空,不能触地,也不能靠在床架上,患足勿蹬在床栏上。牵引的重量不可随意增减。重量过小,不利于骨折复位或畸形矫正,重量过大,可导致过度牵引,造成骨折不愈合。

(2)定期测量下肢的长度和力线,以免造成过度牵引和骨端旋转。

(3)注意骨牵引针是否有移位,若有移动,应消毒后调整,针眼处应每日用乙醇消毒。

(4)随时注意肢端血液循环:包括皮肤颜色、皮肤温度、足背动脉搏动、毛细血管充盈情况、足趾活动情况以及患者的主诉,如有疼痛、麻木的感觉等,及时报告医生并做相应处理。

(5)预防腓总神经损伤:在膝外侧腓骨头处垫以纱布或棉垫,防止腓总神经受压;经常检查足背伸肌的功能,询问患者有无异常感觉,以便及时处理。

(6)因长期卧床,骶尾部易受压而发生压疮。应在受压部位垫以气圈、水波垫,定时按摩受压部位皮肤。保持床铺干燥、清洁,排尿、排便后会阴都要擦洗干净。鼓励患者利用牵引架拉手抬起身体,使局部减轻压力。足跟要悬空,不可使托马斯带压迫足跟或跟腱,避免压疮。

8.功能锻炼

(1)伤后疼痛减轻后,即可开始练习股四头肌的等长收缩,以促进局部血液循环,防止肌肉粘连。同时,应随时被动活动髌骨,防止关节面粘连,还应练习踝关节和足部其他小关节活动。

(2)尽量伸直膝关节。

(3)去除牵引或外固定后,全面锻炼关节和肌肉,再下地行走。开始时患肢不能负重,需扶拐杖并注意保护以防跌伤,待适应下地行走后,再逐渐负重。

(二)术后护理

1.饮食　鼓励进食促进骨折愈合的饮食,如排骨汤、牛奶、鸡蛋等。

2.体位　抬高患肢(同术前)。

3.病情观察　监测生命体征、患肢及伤口局部情况。

4.功能锻炼　方法参见术前护理。

【健康教育】

1.向患者介绍疾病有关知识，股骨干骨折常采用保守疗法，因为大腿周围的肌肉丰富，不适于石膏固定，因此多采用牵引疗法。对于成年人需要做骨牵引，老人及小儿一般做皮牵引。

2.向家长解释，3岁以内的小儿股骨干骨折必须行双腿悬吊牵引，一条腿骨折，健腿也要上牵引。

3.强调维持正确牵引体位的重要性及保持有效牵引的方法。牵引时小儿的臀部必须离开床面，才能起到牵引的作用。

4.小儿的活动量很大，在卧床牵引期间仍不断活动身体，有时扭转吊着的双腿，从仰卧位翻转成俯卧位，家长应在旁守护，防止意外。特别是骨折后期，随着疼痛减轻，活动也越来越大，有时要加以约束。

5.因为小儿是仰卧位，吃喝很不方便。家长喂食时，勿将饼干、馒头渣落到小儿身体背后。应保持床铺清洁、干燥，尿、粪浸湿的床单要告之医务人员，以便及时更换。

6.告知维持牵引的时间小儿骨折愈合较快，一般4～6周可解除牵引，在床上活动，患肢不能负重。

7.告诫患者畸形愈合的危害，取得患者的合作。成人骨钉牵引时，要保持患肢外展中立位。自己不可随意减轻牵引重量。

8.由于股骨干骨折后的愈合及重塑时间延长，因此需较长时间扶拐锻炼。扶拐方法的正确与否与发生继发性畸形、再损伤，甚至臂丛神经损伤等有密切关系。因此，应教会患者正确使用双拐。

9.出院指导 1个月后可以拆掉石膏后下地，但患肢不负重，3个月后参阅X线片骨折愈合后患肢可负重。其他事项同“股骨颈骨折”出院指导，2～3个月后行X线片复查。若骨折已骨性愈合，可酌情使用单拐而后弃拐行走。

四、髌骨骨折

【概述】

髌骨是全身最大的籽骨，髌骨骨折较常见，多发生于30～50岁男性。髌骨后面的软骨面与股骨髁前的关节面构成髌股关节，在膝关节伸直与下蹲时，髌股关节可以减少股四头肌与股骨间的摩擦，从而保护了膝关节。髌骨连接股四头肌肌腱与髌韧带，它们共同完成股四头肌伸直力的60%，髌骨两侧为股四头肌肌腱扩张部，完成股四头肌伸直力40%。股四头肌肌腱扩张部或髌支持带由股内侧肌、股外侧肌和股直肌的部分肌腱纤维所构成。此扩张部除有辅助伸膝功能外，还有稳定髌骨，限制髌骨侧向运动的作用。

(一)病因

1.直接暴力　系外力直接作用于髌骨，如跌倒时膝部着地，膝前的打击伤、踢伤、撞伤等，直接暴力造成的髌骨骨折常属粉碎性，其股四头肌肌腱和关节囊一般保持完整，或仅有局部撕裂,故骨折移位多不明显,伸膝功能影响较少。

2.间接暴力　系膝关节处于半屈位,跌倒使股四头肌骤然猛力收缩,引起髌骨骨折。其原理与折断木棒的机理完全一致。骨折多系横形骨折,且多伴有股四头肌肌腱和关节囊的严重损伤。近断骨折片受股四头肌收缩的牵拉,明显向上移位,股四头肌肌腱撕裂越严重,近端骨折块移位越多。

(二)骨折分型

根据骨折的形态分类:①横断骨折;②星状或粉碎骨折;③垂直或边缘骨折;④上下极骨折;⑤软骨骨折。

(三)临床表现

髌骨骨折可表现为患膝肿胀、疼痛,伸膝受限(无移位或纵形骨折表现可能不明显)。髌前可以扪及骨折分离后的空虚间隙。关节血肿常见于大多数髌骨骨折,血可以渗入到邻近的皮下组织,膝关节内的张力性血肿可加重膝关节的疼痛。

(四)诊断

应常规拍摄正位、侧位及轴位X线片。正位片有助于诊断星状骨折、横断骨折和下极骨折。侧位X线片能够提供髌骨的全貌,以及骨折块移位的关节面出现"台阶"的程度。行轴位X线检查有利于排除边缘纵形骨折。关节造影、CT扫描或MRI检查有助于诊断边缘骨折或游离的骨软骨骨折。

(五)治疗

髌骨骨折治疗的目的是尽量保证伸膝装置的连续性,保存髌骨的功能,恢复髌骨整齐的关节面,减少髌骨骨折并发症。

1.非手术治疗　适用闭合的、伸膝装置完整的、无移位骨折。早期肿胀严重时应在无菌条件下抽吸血肿,用上下长腿石膏托或石膏管型固定。从腹股沟下方2cm至踝关节,将膝关节固定在伸直位但不要过伸。固定1～2周后开始练习股四头肌收缩,两周后练习直腿抬高。4～6周后去除外固定,开始逐步进行膝关节的屈曲活动并持双拐练习负重。

2.手术治疗　横断骨折移位超过2mm或移位的粉碎骨折应考虑手术治疗。

(1)切开复位内固定:髌骨骨折的内固定方法较多,环行钢丝固定、Magnuson钢丝固定这两种方法相对不牢靠,术后需加石膏外固定4～6周;而张力带钢丝固定、AO张力带钢丝固定、改良AO张力带钢丝固定、环行加"8"字钢丝固定等方法其负荷超过2倍体重,故术后不需外固定。

(2)髌骨部分切除:适用于髌骨上下极粉碎性骨折未波及软骨面,骨折近端大而完整者。术后石膏固定4周左右,逐步练习关节活动。

(3)髌骨全切除:适用于不能复位、不能部分切除的严重髌骨粉碎性骨折,术后石膏固定4周左右,开始练习活动。应预防股四头肌萎缩。

【护理】

(一)非手术治疗及术前护理

1.术前常规准备　我们观察发现,髌骨粉碎性骨折最佳手术时间为伤后6～8小时,此时组织反应性肿胀不明显,复位固定后早期活动,功能恢复好。因此,要在有效的时间内进行皮肤准备,备皮时除将患肢特别是腋窝处的毛发剃除、清洗、擦干外,还应用碘伏涂擦,无菌巾包扎,注意勿损伤皮肤。

2.心理护理　由于髌骨粉碎性骨折起病急,突如其来的疼痛及肢体活动受限,易使患者出现紧张、焦虑、烦躁、怨恨等心理问题。护士应热情接待,妥善安置患者,向患者介绍手术的目的、方法及安全性,让患者消除思想顾虑.积极配合治疗和护理。

3.饮食护理　饮食宜高蛋白、高维生素、高钙、粗纤维及果胶成分丰富的食物。品种多样,色、香、味俱全,且易消化。

4.体位护理　石膏固定后将患肢放于枕上,抬高患肢,使患肢高于心脏水平面 20cm,以利静脉血液和淋巴液的回流,减轻肿胀。保护石膏,防止折断。

5.疼痛护理　由于骨折后局部肿胀、关节内积液积血、外固定物过紧等致疼痛厉害,表现为受压组织处或肢体远端剧烈疼痛,并伴有皮肤苍白、麻木、温度降低,严重时出现被动伸趾时疼痛加剧。处理:早期冷敷,加压包扎,以减少局部出血,减轻肿胀;若为外围定包扎过紧,则松解外固定物,必要时,遵医嘱予以止痛剂。

(二)术后护理

1.一般护理　患者回病房后,患肢膝下垫软枕,抬高 48 小时,以促进血液回流,还可以每 1～2小时冷敷 10～15 分钟,以减轻局部充血,同时应注意观察弹力绷带的松紧度。

2.病情观察

(1)生命体征观察:患者返回病房后,及时向麻醉医生了解患者术中情况,24 小时内床边心电监护仪监护,每 1 小时监测 1 次血压、血氧饱和度、心率并记录。

(2)严密观察患肢的血液循环和肿胀情况:如发现肢体远端苍白、厥冷、发绀、疼痛、感觉减退及麻木等异常情况,应及时通知医生并妥善处理。如足趾血运障碍,应立即将石膏剪开减压,如足趾血运尚好,但皮肤感觉减退,足趾不能主动活动,考虑是神经受压,应在受压部位开窗减压或更换石膏。

(3)严密观察患肢伤口渗血及引流情况。

(4)患肢因术后常用弹力绷带包扎肢体,以减轻关节内积液。但可因包扎过紧,使肿胀加重而引起血液循环障碍,应予以重视并定时巡视,以及时发现和处理。

3.并发症护理

(1)关节血肿:关节内积血是髌骨骨折术后较为常见的早期并发症之一,主要是手术止血不够彻底、引流不够通畅造成。血肿常因引起疼痛而影响关节功能的恢复。措施:手术缝合伤口前应止血彻底,必要时伤口放置引流可以有效防止血肿的发生,观察引流液的量、性质,观察关节有无肿胀、瘀血,注意伤口出血情况。

(2)感染:髌骨骨折术后感染较为少见,多见于开放性骨折。感染一旦发生,后果严重,容易导致骨折迁延不愈,甚至发生骨髓炎。预防应用抗生素、术中严格无菌操作、开放性骨折仔细清创等可以有效预防感染。临床怀疑术后感染应及时穿刺抽液检查。一旦感染,应大剂量应用有效抗生素,必要时切开清洗、放置引流,同时注意保持骨折的内固定。

(3)内固定钢丝断裂:通常由被动锻炼过剧或日常活动不当引起。髌骨骨折内固定术后应以主动功能锻炼为主,被动为辅,注意动作协调、循序渐进,活动量由少到多,活动范围由小到大,切忌采取任何粗暴的被动活动。治疗时手术取出断裂的钢丝，将骨折复位后仍以钢丝内固定。

(4)膝关节功能障碍：髌骨骨折的功能锻炼对膝关节功能恢复影响很大，长腿石膏夹板固定膝关节于伸直位，限制了肢体的功能练习，肢体长时间的静止固定，是髌骨骨折术后膝关节僵硬导致功能障碍的主要原因。股四头肌锻炼是骨折治疗术后功能康复过程中的重要措施，石膏夹板固定膝关节以 2～3 周为宜，指导患者伤后早期疼痛稍减后即开始练习股四头肌主动收缩，以防关节纤维性粘连和周围肌肉挛缩影响膝关节功能。

(5)创伤性关节炎：创伤性关节炎是髌骨骨折最为常见的并发症。创伤导致关节面软骨的损伤、残留的"台阶"样错位畸形使髌股关节关系紊乱，关节软骨退变，最终导致创伤性关节炎。术前正确掌握手术指征、复位以前仔细检查股骨远端和髌骨关节面以明确关节软骨是否受损、术中尽量使骨折达到良好复位和坚强内固定，注意合并伤的处理及术后积极功能锻炼，可减少创伤性关节炎发生。

4.功能锻炼　向患者介绍髌骨骨折可能出现的不良后果，如髌股关节创伤性关节炎、伸膝功能障碍，使患者明白功能锻炼的重要性，主动并积极配合功能锻炼。

(1)股四头肌等长收缩运动：伤后疼痛稍减轻后，即应开始练习股四头肌等长收缩，每小时不少于 100 次，每天餐后半小时练习。以防股四头肌粘连、萎缩、伸膝无力，为下地行走打好基础。髌骨全切除术后，股四头肌伸膝力臂缩短，致伸膝无力，易疲劳，应在术后 4 周进行；抱膝圈固定后应在 2 周以后进行，以免骨折分离移位。

(2)髌骨被动活动：每天向左右两侧推动髌骨，防止髌骨与关节面粘连，患者坐起时，自己也要随时推动。

(3)抱膝圈固定后即可开始练习踝关节的背屈、跖屈运动和足趾关节活动。

(4)直腿抬高运动：膝部软组织修复愈合后开始练习抬腿运动。

(5)伤口拆线后，如局部不肿胀、无积液，可带着石膏托扶双拐下地，患肢不负重。

(6)4～6 周后去除外固定后，开始练习膝关节屈、伸活动。刚开始如屈伸有困难时应辅以外力锻炼，主要的方法有弓步压腿；扶床下蹲；负重伸膝等。一般来说，由于较长时间固定，膝关节存在不同程度的功能障碍，应采取多种形式方法进行锻炼，如主动和被动、床上和床下、器械和非器械等锻炼方法相结合。先由他人帮助屈膝，有一定活动度后改为主动活动。患者可在卧床时主动伸屈膝关节，也可下地扶床边或门框下蹲，锻炼膝关节伸、屈功能。压沙袋法锻炼膝关节的屈曲功能：患者坐于床边，将患肢伸出床沿，在踝部吊一个 3kg 的沙袋，每次练习 15 分钟，2～3 次/天。

【健康教育】

1.髌骨参与构成伸膝的装置，在伸膝时起杠杆作用，加强伸膝力量，因此，髌骨骨折的功能锻炼对膝关节功能的恢复影响很大。向患者强调这点，使其重视并积极配合功能锻炼。

2.告诉患者，在固定期间以股四头肌锻炼为主，固定解除后以膝关节屈伸活动为主。

3.可选用多种形式和方法进行锻炼如主动锻炼和被动锻炼结合，床上锻炼和床下锻炼结合，用器械锻炼和不用器械锻炼结合。

4.出院指导：带石膏出院者如发现石膏松动或变软、远端出现肢体感觉麻木、肢体发凉等应及时复诊。向患者讲解运动内容、方法及注意事项，要争取家属及亲属的支持与配合，以便督促患者继续加强各种功能锻炼，如练习膝关节屈伸活动，活动幅度由小到大，不能停止运动或过激运动，指导患者按期进行复查，避免提前弃拐。1个月后复查。根据骨折愈合情况确定取出内固定时间，一般为8个月。

五、胫骨平台骨折

【概述】

胫骨平台是与股骨下端相邻的胫骨的上端，有两个凹面，分别为内、外侧平台，与股骨内、外髁相对应。胫骨平台关节面为内、外侧关月板覆盖，可增加膝关节稳定性，吸收震荡。胫骨平台内外侧分别有内外侧副韧带，平台中央有胫骨粗隆，其上有交叉韧带附着。当胫骨平台骨折时，常合并韧带、半月板损伤。

（一）病因

胫骨平台骨折是强大的内翻或外翻应力合并轴向载荷的结果。受伤过程中，股骨髁对下面的股骨平台施加了剪切和压缩应力，可导致劈裂骨折、塌陷骨折，或两者并存。而单纯骨折只发生于骨松质致密的年轻人，只有此关节面才能够只承受压缩力。随着年龄的增加，近端致密的骨松质变得稀疏，不再只承受压缩应力，当存在轴向压缩载荷时发生塌陷或劈裂塌陷骨折。暴力大小不仅决定骨折粉碎程度，亦决定骨折移位的程度。另外，常常合并韧带、软组织的损伤。

（二）骨折分型

1.根据骨折的病理改变

（1）劈裂骨折：骨折线呈纵向，自平台向外或内下，到干骺端皮质骨。骨折块含部分或全部平台关节面，常向外、向下或旋转移位。

（2）塌陷骨折：骨折块含有部分或全部平台关节面，常向下或旋转移位，并与远折端嵌插，部分塌陷骨折发生于平台关节面中部，呈向下移位与骨折远端嵌插，骨折块与平台周转部分完全分离。

（3）粉碎骨折

（4）混合性骨折

2.根据骨折发生的部位

（1）外侧平台骨折：较多见。

（2）内侧平台骨折：较少见。

（3）内外两侧平台骨折。

（4）胫骨平台前缘骨折。

（5）胫骨平台后缘骨折。

（6）胫骨平台外缘骨折。

（7）胫骨平台内缘骨折。

（三）临床表现

伤后患者膝关节肿胀疼痛，皮肤紧张发亮或出现水泡，伤肢不能负重可有异常活动和畸形。开放骨折可见骨折片外露，小儿青枝骨折表现为不敢负重和局部疼痛。如伤后小腿疼痛严重，肌肉有压力痛，足背动脉搏动消失，足发凉苍白或发绀，足趾不能活动，感觉障碍，可能为骨筋膜室综合征。

(四)诊断

通常膝关节前后位和侧位X线片可以清楚地显示平台骨折。若怀疑有骨折，但上述X线片未能显示，可以拍摄内旋40°和(或)外旋40°X线片。内旋斜位相可显示外侧平台，而外旋位相可以显示内髁。必须仔细地判定骨折的塌陷和移位，以便正确地理解损伤特点和选择理想的治疗方法。当无法确定关节面粉碎程度或塌陷的范围或考虑采用手术治疗时，可行CT或MRI检查。

(五)治疗

1.*非手术治疗*　对于无移位或不全骨折者，首先抽出关节积血，加压包扎后长腿石膏管形外固定，4周后解除石膏，不负重锻炼膝关节，待骨折愈合后才能负重行走。关节面塌陷2mm以内劈裂骨折移位5mm以内者，可试行手法复位后石膏外固定。6周后解除外固定，不负重锻炼膝关节，待骨性愈合后才能负重行走。

2.*手术治疗*　对于骨折移位，关节面不平整，塌陷超过2mm者；开放性胫骨平台骨折；胫骨平台骨折合并筋膜室综合征或胫骨平台骨折合并血管损伤应切开复位内固定。术中应探查韧带和半月板的损伤情况。

【护理】

(一)非手术治疗及术前护理

1.*心理护理*　骨折患者除尽可能恢复其患肢功能外，心理康复也很重要。患者常因伤势突发、疼痛和功能障碍，存在各种心理问题，如震惊、否认、悲观、焦虑。护士应善于观察疏导，细致、耐心护理，以增进患者的安全感和信任感，从而减轻或消除心理障碍。对老年患者和儿童，除尽量了解他们的心理状态和特殊需求外，还应征得家属支持，医护、患者、家属三方面配合，创造一个良好的康复环境。

2.*饮食护理*　宜高蛋白、高维生素、高钙、粗纤维及果胶成分丰富的食物。品种多样，色、香、味俱全，且易消化，以适合于老年骨折患者。保持心情舒畅，增进食欲。在床上进行适当的活动，促进胃肠蠕动，必要时口服助消化药。

3.*体位*　抬高患肢，预防肢体外旋，以免损伤腓总神经。

4.*病情观察*　密切观察患肢末梢血液循环情况，警惕并发腘动脉损伤。一旦出现肢体苍白、皮温降低、足背动脉触不到时，应立即报告医生，必要时紧急探查。

(二)术后护理

1.*保持肢体功能位*　指导其保持肢体正确的功能位，保持膝关节屈曲5°或伸直。最大限度地避免发生畸形，以免影响以后的功能恢复。抬高患肢，严禁肢体外旋。如为内侧平台骨折，尽量使膝关节轻度外翻；外侧平台骨折，尽量使膝关节轻度内翻。腘动脉损伤血管吻合术后给予屈膝位，以防血管再破裂。

2.*病情观察*　患者返回病房后，及时向麻醉医生了解患者术中情况，24小时内床边心电监护仪监护，每1小时监测1次血压、血氧饱和度、心率并记录；保持引流通畅，妥善固定引流管,防止引流管扭曲、受压及脱出,密切观察记录引流液的量、性质。

3.预防感染　防止感染是手术成功的关键之一,因此要保持敷料清洁、干燥,若有污染及时更换,严密观察体温及伤口疼痛情况,常规使用抗生素,使用时现配现用。

4.预防并发症　术后患者因短期内不能下床,生活不能自理,我们除了做好一般生活护理预防压疮外,还需注意观察患肢末梢血运,足背动脉搏动,皮肤温度、感觉、运动、疼痛等情况,注意有无神经损伤、深静脉栓塞等并发症,及时采取相应的护理措施。

5.功能锻炼

(1)正确指导患者进行功能锻炼是功能恢复的关键。康复锻炼争取在骨折复位、固定后尽早进行,并贯穿整个骨折愈合过程。我们针对患者具体情况制订锻炼计划,指导、鼓励患者正确完成,定期评价康复成果,更换新目标。术后 2 日开始做股四头肌收缩和踝关节屈伸的锻炼,4～6 周后逐步做膝关节屈伸锻炼,骨折愈合后才开始负重行走。

(2)早期膝关节 CPM 功能锻炼:术后早期使用关节功能 CPM 行膝关节被动活动,可以维持和增加关节活动度,改善关节功能,防止粘连和僵硬。对于关节部软骨骨折,特别是粉碎性骨折,能利用关节活动时,关节面之间的互相适应力量对骨折块进行二次复位,从而缩短术后康复时间,提高治疗效果。术后第 1 天即可行膝关节 CPM 功能锻炼,膝关节被动活动度为:一般第 1～3 天 0°～30°,第 4～8 天 0°～50°,第 9～13 天 0°～80°,2 周后屈膝达 90°,但锻炼应循序渐进,其速度及范围视患者的疼痛及切口等情况进行调整,同时注意加强股四头肌主动功能锻炼。早期非负重性功能锻炼非常重要,禁止过早负重,以免造成关节面的再度塌陷,而影响关节功能。

(3)指导正确使用拐杖:准备合适的双杖,使拐杖的高度及中部把手与患者的身高臂长相适宜,拐杖底端配橡胶装置(防滑),拐杖的顶端用软垫包裹(减少对腋窝的直接压力),对术前能行走者训练其掌握使用方法,练习利用双杖和健腿的支撑站立,以及在患肢不负重状态下的行走。

【健康教育】

1.活动　6 个月内进行扶拐下床不负重活动。随着骨折愈合的程度,肢体逐步增加负重,并加做小腿带重物的伸膝抬举操练,以加强股四头肌肌力,增加膝关节的稳定度。

2.复查　非手术治疗者若出现患肢血液循环障碍时,应及时就医。手术治疗者,根据骨折愈合情况,确定取内固定时间,一般为 6 个月～1 年。

六、胫腓骨骨折

【概述】

胫腓骨骨折是长骨骨折中最常见的骨折,发病率高,各种年龄均可发病,以 10 岁以下儿童及青壮年多见。胫骨干 1/3 横断面呈三角形,下 1/3 呈四方形,中下 1/3 交界处最细,易发生骨折。胫骨内侧面无肌肉附着,开放性骨折时易形成骨裸露。胫骨上端后面,有胫前、胫后动脉贴骨表面下行,胫骨上端骨折移位,易发生动脉损伤。腓骨近端有腓总神经走行,腓骨近端骨折移位,或外固定物压迫,可造成腓总神经损伤。

(一)病因

导致胫骨骨折的损伤形式有3种。

1.应力损伤　是由于应力长期持续的加在某一正常骨骼上,长期应力积累,造成受力处的骨骼发生疲劳骨折。

2.低能创伤　常见于扭转暴力,当暴力以旋转形式作用于胫骨时,常形成螺旋型骨折,并由于外力的大小不同,而造成不同的粉碎型骨折,但软组织损伤较轻。

3.高能量损伤　多见于直接暴力和挤压伤,当外力大并且集中作用于较小范围时,例如重物直接砸于小腿上而形成的损伤。这种高能量暴力常导致肢体软组织破坏严重、神经血管损伤、粉碎骨折、骨缺损,功能丧失,严重者可导致截肢。

(二)骨折分型

胫骨骨折的分类很多,其中Gustilo等提出了开放骨折分类法。

Ⅰ型:伤口不到1cm长,一般为比较干净的穿刺伤,骨尖自皮肤内穿出,软组织损伤轻微,骨折较简单,常为横断骨折或斜形骨折。

Ⅱ型:伤口超过1cm长,软组织有轻度或中度的挫伤,伤口有中度污染,中等程度粉碎骨折。

Ⅲ:软组织挫伤较广泛,包括肌肉、皮肤及血管、神经,有严重的污染。

ⅢA型:多为高能量损伤,有广泛的撕裂伤及组织瓣形成,但骨折处仍有适当的软组织覆盖。

ⅢB型:有广泛的软组织损伤或缺失,伴有骨膜剥脱和骨暴露,常伴有严重污染。

ⅢC:伴有需要修复的动脉损伤。

(三)临床表现

疼痛、肿胀、畸形和功能障碍是胫腓骨骨折的主要症状。骨折后患者均主诉患肢有剧烈疼痛,尤以活动时加剧。对于儿童的青枝骨折、成人的单纯腓骨骨折,局部的肿胀、压痛程度相对较轻,活动受限不明显,甚至可以行走。如骨折有明显的移位,可表现为小腿的畸形、反常活动,有骨擦音、骨擦感。

(四)诊断

拍摄包括膝、踝关节的胫腓骨全长X线片可了解骨折的部位和严重程度,常规检查足背动脉和胫后动脉搏动及足背、足趾的感觉和运动状况,警惕血管、神经损伤,对于软组织损伤严重者,要认真判断其存活的可能性;对于潜行性剥离的皮肤要判断其剥离范围;对于小腿肿胀严重者,应警惕有无骨筋膜室综合征。

(五)治疗

1.非手术治疗

(1)手法复位、夹板或石膏固定:对于低能、移位小,单纯胫骨干骨折稳定性骨折,皮肤条件允许可通过闭合复位以石膏、支具等外固定能有效地治愈骨折。

(2)跟骨牵引:对于累及关节的严重粉碎骨折或合并皮肤挫伤不宜手术时,可行跟骨牵引,辅以手法复法,然后以4～6kg维持牵引4周,待有纤维骨痂形成而成稳定性骨折后解除牵引,用长腿管形石膏固定。待骨性愈合后才能去拐行走。

2.手术治疗

(1)开放复位内固定:适用于不稳定型和开放的胫骨骨折,最常用的内固定是带锁髓内钉和钢板螺钉。其中开放伤口应彻底反复清创,合理应用抗生素,早期关闭伤口(包括使用肌瓣及游离皮瓣),必要时植骨治疗。

(2)外固定支架固定:适用于开放性骨折,尤其是皮肤、软组织损伤严重,伤口污染,骨缺损、粉碎性骨折的固定。有利于观察伤口,维持肢体正常的长度,不影响膝、踝关节活动等优点,临床应用较广。

【护理】

(一)非手术治疗及术前护理

1.心理护理　由于对疾病愈后的不确定,担心残疾而成为社会和家庭的负担。针对患者的心态采取相应的措施,同情理解患者,讲解有关疾病的知识、治疗的大致过程及可能出现的情况,介绍相同的成功病例经验,稳定患者情绪;做好家属思想工作,允许亲人陪伴,给患者以亲情的支持,使患者增强信心,处于最佳心理状态,愉快接受手术。

2.饮食护理　向患者宣教加强营养的重要性,注意食物的色、香、味,增加食欲。术前给予高热量、高蛋白、高维生素饮食,如适当食鱼类、肉类、海产品及新鲜蔬菜水果,早晚各饮鲜牛奶250ml。有消瘦、贫血、低血症等全身情况较差者,静脉输入营养物质,如20%脂肪乳剂、5%复方氨基酸。

3.体位　抬高患肢,促进静脉血液回流。保持外固定松紧适度,防止因伤后肢体肿胀使外固定过紧,造成压迫而引起血液循环障碍。

4.石膏固定的护理　密切观察患肢的疼痛程度,有无麻木感;石膏固定24小时内要经常检查足趾的背伸和跖屈情况,以判断腓总神经是否受压。只要怀疑神经受压,就应立即剖开石膏减压。

5.小夹板固定的护理　随时查看小夹板的松紧度及肢体有否麻木、疼痛等,严防局部压疮、肢体坏死等严重的并发症。

6.牵引的护理

(1)始终保持有效的牵引。

(2)做好患肢皮肤的护理:每日用温水擦洗2次,按摩受压部位,防止压疮。

(3)有皮肤和软组织损伤者,保持创面的无菌和敷料的清洁干燥,对肿胀严重者,用25%的硫酸镁湿敷。

7.并发症的观察和护理

(1)警惕小腿骨筋膜室综合征:重点要观察"SP"征。一旦确诊或怀疑有骨筋膜室综合征发生,立即松开所有的外固定物,将肢体放平;禁止抬高患肢,严禁按摩和热敷,以免加重组织缺血;做好手术前准备。行手术切开减压术后,保持创面的无菌,防止继发感染。观察创面的渗液情况,保证足够的输液量,注意电解质的变化,加强营养。

(2)神经损伤:胫骨上段骨折患者若出现下述情况,则提示有腓总神经损伤。①垂足畸形。②踝不能背伸,不能伸趾。③足背感觉消失。因此要经常检查局部皮肤有无受压、有无足下垂的症状,可在足部穿一防外旋的丁字鞋,以保持踝关节的功能位置,防止足下垂。同时,辅以神经营养药物以促进神经恢复。及早鼓励并指导患者做肌肉锻炼，定时按摩、理疗，促进局部血液循环，防止失用性肌萎缩。

(3)关节僵硬：功能锻炼是恢复患肢功能的重要措施。能加速患肢水肿消退，促进骨折愈合，减少和避免肌肉萎缩、关节僵硬等多种并发症，使患肢恢复正常功能。指导患者做患肢足趾、足背伸屈活动及股四头肌的等长收缩训练，并根据肢体肿胀情况作髋、膝、踝关节的主动功能活动。护士对每位患者均制订活动量指标，遵循由小到大、由轻到重、循序渐进的原则。并给予正确指导及督促，活动次数、时间以患者感觉能耐受为度。

(二)术后护理

1.心理护理　由于胫腓骨骨折术后并发症较多，尤其是开放骨折延迟愈合，给患者带来较重的思想负担，表现为悲观、焦虑情绪，应多关心体贴患者，促进康复。

2.饮食　多食促进伤口与骨折愈合的饮食。

3.一般护理

(1)抬高患肢，促进静脉血液回流，以减轻水肿和疼痛，促进伤口愈合。

(2)观察伤口渗血情况以及引流液的性质和量，保证伤口敷料的清洁干燥和创面无特殊异味。

(3)伤口疼痛时可适当用止痛剂。

(4)取髂骨植骨的患者，术后第2天半卧位，放松髂肌减轻压痛。

(5)采用单纯螺钉内固定和用普通钢板内固定术后，仍需用长腿石膏外固定8～10周，老年患者为了避免关节僵硬，术后4周左右改短腿石膏或石膏夹板。

4.外固定器的护理

(1)术后将小腿抬高并置于中立位，患肢下面垫消毒棉垫，必要时用护架保护。

(2)固定针可能造成神经、血管损伤，应密切观察患肢神经症状，有无麻木及疼痛。注意血液循环及足趾端的活动和色泽变化。

(3)局部按摩促进血液循环。

(4)伤口肿胀者，密切观察渗血量，防止活动性出血，及时更换敷料。

(5)预防针眼感染，用75%乙醇或0.5%碘伏消毒针眼，2次/天，预防针眼感染，如针眼红肿、疼痛，分泌物有异味者，应及时报告医生拔除外固定器，更换石膏固定。

5.骨筋膜室综合征　切开术后须密切观察生命体征和出入水量变化，维持水电解质平衡，注意有无肾功能损害。如果伤口渗出多，应经常更换敷料及床单，以防皮肤受损。

6.用药护理　配合医生为腓总神经损伤的患者使用神经营养药，同时也适当应用促进骨折愈合之药物。

7.功能锻炼

(1)无论采取哪种方法固定，早期都应进行股四头肌的等长收缩、足趾的主动屈伸和髌骨被动活动。

(2)行跟骨牵引者，还应做髌骨被动活动及抬臀运动，防止跟腱挛缩。

(3)内固定术后第3天可做膝关节的屈曲活动；外固定术后5～7天可扶拐患肢不负重下床活动，外固定除去后充分练习各关节活动，逐渐负重活动。

(4)禁止做患肢旋转活动,因其影响骨折端的稳定,导致骨不连接。

【健康教育】

1.小腿部肌肉丰富,骨折时常合并软组织挫伤、血管损伤,加上骨折后的固定,很容易造成骨筋膜室综合征的发生。向患者及家属介绍本征的发生机制、主要临床表现,特别强调其危害性,使他们提高警惕,以便能够早期发现征象,及时报告医护人员紧急处理,避免严重后果的发生。

2.嘱患者将患肢平放,不能抬高,以免加重组织缺血;不能热敷或按摩,以免温度升高加快组织代谢。

3.提醒患者在石膏固定后要经常活动足趾,检查其背伸和跖屈情况,以判断腓总神经是否受压。让患者了解神经受压只需 1 小时即可造成麻痹,但及时解除压迫即可恢复,压迫 6～12 小时就可造成永久性的神经损害。

4.宜高蛋白、高钙及高维生素饮食,以促进骨折愈合。

5.功能锻炼扶拐下床活动患侧肢体全足底着地,防止摔倒。加强患肢膝、踝关节屈伸锻炼,如有踝关节功能障碍可行踝部旋转、斜坡练步等;踝关节僵硬者,可行踝关节的下蹲背伸和站立屈膝背伸等。

6.复诊出院后 3 个月、6 个月、1 年复查 X 线片,以了解骨折愈合情况。

七、踝关节骨折

【概述】

踝关节由胫骨远端、腓骨远端和距骨体构成。踝关节的稳定性由骨结构、韧带、关节囊所决定。踝关节骨折是最常见的关节内骨折,多见于青壮年。胫骨远端内侧突出部分为内踝,后缘呈唇状突起为后踝,腓骨远端突出部分为外踝。内踝、外踝和胫骨下端关节面构成踝穴,包容距骨体。距骨体前宽后窄,踝关节背伸时,距骨体和踝穴适应性较好,踝关节稳定,反之,则踝关节不稳定而容易扭伤引起踝关节骨折。

(一)病因

此种骨折多由间接暴力造成,如足于内翻或外翻位时负重,由高处坠落足在内翻、外翻或跖屈位着地。直接暴力引起的少见。

(二)分型

根据受伤时足的姿态和致伤方向及骨折部位可分为五型。

1.内翻内收型　受伤时踝部极度内翻(即旋后)。首先外侧副韧带牵拉外踝,使腓骨下端撕脱。若暴力持续下去,距骨向内踝撞击,致使内踝发生骨折。

2.外翻外展型　受伤时,踝关节极度外翻(即旋前),或被重物压于外踝,先是内侧副韧带牵拉内踝致撕脱骨折,暴力持续会使腓骨下端骨折,同时出现胫骨后唇(即后踝)骨折,造成三踝骨折。

3.内翻外旋型　伤力先造成外踝斜骨折,在韧带联合水平位,向上延伸,使胫骨后唇骨折,最后撕脱内踝,形成三踝骨折。

4.外翻外旋型　受伤使内踝撕脱骨折，接着造成下胫腓关节分离，腓骨发生斜骨折或粉碎骨折。

5.垂直压缩型　常由垂直暴力引起，足的位置使负重力的分配不一，包括单纯的前后唇骨折和胫骨远端关节面骨折。

（三）临床表现

踝部疼痛，有肿胀、皮下出血斑和功能障碍。

（四）诊断

详细询问患者受伤病史，仔细检查，以确定损伤的程度和骨折发生机理，踝部正侧位X线摄片能显示骨折的有无，及判断造成损伤的原因，为其复位和固定制订合理的方案。CT主要用于平片不能确定的骨折及部位，如骨软骨下骨折。磁共振主要用于检查肌腱和韧带的损伤、细微的骨折及骨软骨下骨折和压缩骨折。

（五）治疗

踝关节既支持全身重量，又有较为灵活的运动。因此，踝部骨折的治疗既要保证踝关节的稳定性，又要保证踝关节活动的灵活性。

1.非手术治疗　适用于稳定的无移位的骨折、有移位的骨折手法复位能达到解剖复位并能维持，及全身或皮肤条件不允许手术者。可采用闭合复位后保持踝关节在内翻位，夹板固定、"U"形石膏托或小腿管形石膏固定4～6周。内翻骨折复位方法与外翻骨折方法相反。

2.手术治疗　适用手法复位不成功、不稳定骨折、下胫腓完全分离时，尽早行切开复位，采用钢板、螺丝钉或克氏针内固定。陈旧性踝部骨折应切开复位内固定加植骨术；踝部骨折已有创伤性关节炎，影响行走，应考虑关节融合术或关节置换术。

【护理】

（一）非手术治疗及术前护理

1.评估　踝穴的解剖复位、早期恢复踝关节的活动范围是治疗踝关节骨折的基本原则。踝关节骨折也包括一系列的骨和软组织损伤。评估其骨折方式、移位和粉碎情况、软组织损伤程度以及相关的全身因素如年龄、身体状况以及骨质疏松等情况。对局部皮肤情况、软组织肿胀、骨折畸形及神经血管等情况作初步评估以后，受伤的踝关节应暂时固定以减少不适，防止软组织或关节的进一步损伤。如果骨折明显不稳定，应复位固定以获得较满意的位置。骨折临时对位以后，就可灵活掌握切开复位内固定的时机，可以在软组织明显肿胀以前进行，如果肿胀已经非常明显，则应在肿胀消退以后进行，一般在1周以内。粉碎性骨折，骨质丢失及严重的软组织损伤，需要延期内固定时，应先制动及外固定架固定直到能安全的手术。

2.心理护理　因为疼痛，活动功能障碍，患者心情变得烦躁不安，鼓励患者积极配合治疗，学会自我调节。

3.合理营养　长期卧床，要合理安排饮食，保证营养，以促进骨折早期愈合，平时要多喝水，多吃新鲜水果，增加营养，提高自身免疫力。

4.体位　因踝部骨折肿胀较甚，应将患肢置于高于心脏的支架或枕头上，促进回流，以利肿胀消退。

5.预防踝部压疮　踝部软组织少，在夹板或石膏固定前，应在骨突处衬棉垫，防止踝部发生压迫性溃疡。行外固定后，应仔细倾听患者主诉，是否有骨折处以外的疼痛，以便及时发现异常。

6.功能锻炼　早期功能锻炼，有促进功能恢复的作用，且对进入关节面的骨折端有"模造塑形"作用。骨折复位固定后即可作小腿肌肉收缩活动及足趾屈伸活动；3～4 周后可做踝关节屈伸活动；去除外固定后，加强踝关节功能锻炼并逐渐负重行走。

（二）术后护理

1.妥善安置患者，遵医嘱正确卧位。

2.抬高患肢，高于心脏水平 15～20cm，促进血液循环以利消肿。踝关节的局部肿胀将持续数月，适当使用消肿药物。

3.病情观察

（1）观察渗血情况：因踝部手术中止血困难，术后渗血较多，应及时更换敷料，保持其清洁干燥，防止伤口感染。若有活动性出血者及时通知医生进行处理。

（2）密切观察肢体远端搏动及感觉、活动，有无血管神经损伤。

4.疼痛护理：踝关节损伤患者疼痛一般都较明显，要教会患者放松疗法，适当使用药物。

5.并发症的观察和护理：踝关节手术的并发症在营养不良，骨质疏松、糖尿病、周围血管性疾病的患者中有所增加，且与局部因素如软组织创伤及肿胀有关。正确认识和估计软组织损伤以避免伤口不愈、感染及固定失败。有临床意义的创伤性关节炎并不常见，除非是高能量损伤引起的严重粉碎、严重移位的骨折、脱位以及所有软骨损伤。畸形愈合也常在类似的情况下发生，或者发生在闭合或开放复位不良的情况下。踝关节术后最常见的两种并发症是关节僵硬及金属物突出。踝关节僵硬，特别是背伸功能障碍，可以通过适当的早期关节活动及功能锻炼而减少。当金属物突出影响患者或危及皮肤时，应在骨折愈合后取出螺丝钉或钢板。

（1）关节僵直：背伸功能障碍是一个问题。如果不能迅速进行积极主动的屈伸活动，应辅以正规的物理治疗，因为一些患者的屈伸是无效的。关节镜松解和麻醉下松解操作的效果是有限的和不成功的。多数患者能适应这种障碍，尤其当患者穿厚跟鞋时。很少需要松解踝后方软组织，包括跟腱延长或偶尔使用的其他屈肌腱的延长。有医师建议用 Ilizarov 外固定器进行渐进的关节屈伸活动。少数情况下可以考虑踝上的背伸截骨。

（2）感染：通常认为伤口的崩裂和分泌物是感染所致。持续的或比预期严重的疼痛或肿胀应怀疑有感染的可能，这在开放性骨折及应用经皮克氏针固定时较为常见。无论什么时候应考虑有感染发生的可能，均应进行踝关节的诊断性穿刺。和任何其他术后伤口感染一样，应进行伤口开放清创术。培养特异性抗生素、软组织稳定和创面清洁后的延期创口闭合是治疗感染踝关节的重要方面。

（3）创伤性关节炎：创伤性关节炎可能跟原发软骨损伤、感染后病理变化或复位不良导致的病灶关节压力过高引起的关节软骨损害有关。有时出现一前方骨赘，引起疼痛，并限制背伸，切除骨赘症状明显好转。更多情况下损害相当广泛，关节面已无可挽救，这时，穿合适的鞋、减少活动、间断的支具保护及镇痛或抗炎治疗均难以改善症状，应考虑行踝关节融合固定术。融合时，去除软骨，保留并修整大部分软骨下骨，以 3 枚大的套管螺丝钉固定于踝中立位。

（4）畸形愈合：畸形愈合常见于踝关节骨折后石膏固定治疗。只要患者的全身及局部状况能耐受手术,骨质能允许稳定固定,关节软骨没有明显破坏,畸形愈合应予以纠正。负重摄片对畸形愈合的评估非常有用。撬开骨折端,先复位距骨,再复位踝关节。尽管骨质缺损需要骨移植,通常仍可应用标准的固定方法,有时需要支持钢板把持。

骨不连比较罕见,通常是由坚强固定引起的,有时需要骨移植,特别是当有骨缺损时。吸烟者骨折愈合更加困难,应尽可能戒烟。

6.功能锻炼:麻醉消退后,即对肿胀足背进行按摩,并鼓励患者主动活动足趾、踝背伸和膝关节伸屈等活动。以促进血液循环,减轻水肿,促进功能恢复,但是应限制踝关节跖屈,以免影响骨折处稳定。双踝骨折从第2周开始,加大踝关节自主活动范围,并辅以被动活动。被动活动时,只能做背伸及跖屈活动,不能旋转及翻转,以免导致骨折不愈合;2周后可扶拐下地轻负重步行;三踝骨折对上述活动步骤可稍晚1周,以预防踝关节僵硬。对于有骨质疏松、粉碎性骨折或有明显关节面骨折者,应进行不负重练习,通常3个月以后进行负重练习。

【健康教育】

1.告诉患者踝关节骨折后肿胀出现早且广泛,应及时到医院整复,不能拖延时间,否则,关节肿胀后会影响复位效果。当出现张力性水疱时,则会延误手术时机。

2.伤后早期限制踝关节跖屈,以免影响骨折处稳定。

3.患者能行走时,可将鞋底外侧垫高0.5cm,以便患足处于轻度外翻位,维持踝关节的稳定。

4.宜高热量、高钙、高维生素饮食,以利骨折修复。

5.预防骨质疏松对因踝部存在骨质疏松的骨折患者,每日到户外晒太阳1小时,或补充鱼肝油滴剂或维生素D奶、酸奶等,以促进钙的吸收。

6.继续功能锻炼骨折愈合去固定后,可行踝关节旋转、斜坡练步、站立屈膝背伸和蹲等自主操练,再逐步练习行走。

八、跟骨骨折

【概述】

跟骨骨折是常见的多发骨折,占足部骨折的第三位。跟骨是足部最大骨骼,呈不规则长方形,分前、中、后三部分。前部窄小,后部宽大,向下移行于跟骨结节,内侧突较大。跟骨有4个关节面,3个距下关节面和跟骰关节面。3个距下关节面彼此互成一定角度自后向前排列。

(一)病因

跟骨所受暴力不同,引起的骨折类型亦不同。跟骨的受伤暴力可分为以下几种。

1.撕脱应力　足踝部在跖屈位时受暴力的作用,引起腓肠肌强烈收缩,使跟腱牵拉附着的跟骨结节,可产生撕脱骨折。骨折线常呈横形,骨折片可向上翻转,又称"鸟嘴形骨折"。

2.剪切力　患者由高处坠落时,足跟常呈不同程度的内翻或外翻位,使跟骨受到剪切暴力。足外翻位着地较多见。

3.垂直压缩力　当患者由高处坠落,足跟着地时,身体向下的重力与足跟向上的反冲力对足跟形成压缩力,可引起跟骨结节纵形骨折、体部的关节外骨折或关节面的塌陷骨折。

（二）骨折分型

跟骨骨折有多种分类方法，由于未波及距下关节面的骨折其结果常常好于累及到关节者，故 Esses－Loprestijian 将跟骨骨折分为关节外和关节内骨折。关节外骨折按解剖部位分为前结节骨折、内侧结节骨折、载距突骨折及体部骨折。关节内骨折包括舌形骨折和关节压缩骨折。

（三）临床表现

伤后的足跟部剧烈疼痛、肿胀，不能负重，随后淤血，可有水泡形成，明显的移位会产生足的外观畸形，足内、外翻运动受限。严重者表现为足弓塌陷，足跟横径增宽，高度减低。

（四）诊断

1.X 线检查　可确定骨折类型，需拍跟骨正位、侧位、轴位片。正常跟骨后上部与距骨关节面构成 20°～40°角（跟骨结节关节角）。跟骨骨折时此角可减少或消失。

2.CT 扫描　可以清楚地显示骨折块的多少、移位的大小、翻转的方向以及跟骨外侧壁增宽及外踝撞击的程度。

（五）治疗

根据骨折的类型及分类的不同，骨折的治疗方法也不同。

1.非手术治疗　适用于无移位或轻度移位骨折。无移位骨折经彻底 X 线检查后，弹力绷带加压、石膏托固定，抬高患肢，10～14 天拄拐下地活动，4～6 周后足跟着地，开始负重。轻度移位骨折可试行手法复位或跟骨结节牵引复位，以石膏固定 4～6 周。

2.手术治疗　适用于移位明显、手法复位不满意的骨折，可行切开复位内固定术，骨折缺损处植以松质骨或人工骨。术后再加用石膏外固定 8 周。对于距下关节严重粉碎性骨折，因为内固定物不能对骨块产生明显的抓持作用，也不能增加骨折连接的可能，治疗的方法可有两种：①加压包扎，抬高患肢，早期功能锻炼，8 周后承重；②行一期距下关节或三关节融合术。

【护理】

（一）非手术治疗及术前护理

1.心理护理　由于对疾病愈后的不确定，担心患肢残疾。针对患者的心态采取相应的措施，同情理解患者，讲解有关疾病的知识、治疗的大致过程及可能出现的情况，介绍相同的成功病例经验，稳定患者情绪；做好家属思想工作，允许亲人陪伴，给患者以亲情的支持，使患者增强信心，处于最佳心理状态，愉快接受手术。

2.饮食护理　向患者宣教加强营养的重要性，注意食物的色、香、味，增加食欲。术前给予高热量、高蛋白、高维生素饮食，如适当食鱼类、肉类、海产品及新鲜蔬菜水果，早晚各饮鲜牛奶 250ml。有消瘦、贫血、低血症等全身情况较差者，静脉输入营养物质，如 20％脂肪乳剂、5％复方氨基酸。

3.体位　抬高患肢，促进血液回流，减轻肢体肿胀。减少患肢的不适和疼痛。

4.观察　观察足趾的末梢血液循环及感觉、温度、活动情况。

5.并发症的观察与处理　(1)颅底骨折：注意患者神志、瞳孔有无异常，有无头痛及其严重程度，有无喷射性呕吐，有无耳、鼻流液，“熊猫眼”迹象。出现脑脊液耳漏和鼻漏时处理：①避免用力咳嗽；②不可局部冲洗、阻塞外耳道和鼻腔；随时以无菌棉球吸干流出的脑脊液，保持口、鼻、耳清洁；③抬高头部。

(2)脊柱骨折：有无双下肢感觉、活动异常，大小便有无障碍。处理：参见“脊柱骨折”相关内容。

6.骨科常规术前准备　如备皮、皮试等。

（二）术后护理

1.体位　抬高患肢，促进血液回流，减轻肢体肿胀。

2.石膏护理　凡是采用石膏外固定者，应严格按石膏护理常规护理。手术后应注意石膏表面的渗血情况，发现问题及时报告医生进行处理。注意患肢末端皮肤色泽、温度及足背动脉搏动和足趾活动情况，警惕骨筋膜室综合征的发生。

3.并发症的护理

(1)感染：跟骨骨折术后感染比较常见，感染一旦发生，切口则难以愈合，严重者会导致跟骨骨髓炎。其主要原因是：术前皮肤等软组织水肿明显，该处软组织少，皮肤血运差，抵御感染能力下降。护理措施：术前一天、术中、术后使用抗生素，严格遵守无菌操作，进行支持疗法增强患者体质，增强患者抗感染能力。观察伤口渗液情况，术后充分引流，保持切口清洁干燥。一旦发生感染应加强局部换药，选择敏感抗生素，若久治不愈的深部感染可取出内固定的钢板和螺钉。

(2)切口裂开：由于跟骨骨折后，其高度塌陷，该部位皮肤挛缩，伤后2周左右手术，骨折复位后，造成皮肤相对缺损，加上钢板内固定后，缝合切口皮肤张力高，且该处软组织少，此种情况下切口易裂开，钢板外露，一旦出现此并发症，往往需要皮瓣转移闭合创面，方可治愈。护理措施：若条件许可，伤后尽早手术，最好在严重肿胀或张力性水疱出现前手术。抬高患肢，促进血液回流，预防肢体肿胀，减轻皮肤张力。指导患者功能锻炼时应循序渐进，不可运动过度，防止切口裂开。

(3)足部疼痛及距下关节功能障碍：手术时损伤腓肠神经，形成神经瘤，会引起疼痛；外伤或手术时损伤跟下脂肪垫也可因跟骨结节跖侧骨突出所致；粉碎性骨折关节面未达到解剖复位或关节软骨的损伤；严重的异位骨化等，均会引起足部疼痛及距下关节功能障碍。预防及护理：腓肠神经位于切口处的皮瓣中，手术时要防止损伤，尽可能解剖复位移位骨折；骨折固定牢固，可不用石膏固定，早期不负重进行功能锻炼。密切观察肢端感觉活动情况。发现异常及时处理。

4.功能锻炼　早期练习足部活动。术后24小时指导患者做患肢足趾的伸屈活动，48小时后作踝关节伸屈锻炼。每次锻炼前先用热毛巾湿敷患肢5～10分钟，然后按摩10～20分钟。术后24小时内予手术切口加压包扎，24小时后换药，出血少可拔除皮片引流，出血多需延长皮片的放置时间。石膏固定期间，进行股四头肌的等长收缩运动，膝关节屈、伸运动。去除石膏后应主动活动足趾的各关节，以保持足部各个关节的活力。以预防关节僵硬及创伤性关节炎的发生。

【健康教育】

1.告诉患者足的主要功能是负重、行走、维持身体平衡和吸收震荡。足部骨骼小，骨关节多，每个关节的活动度小，可产生各个方向的形变，从而适应各种不同地面情况和吸收来自地面的震动。足有三个主要足弓：内侧纵弓、外侧纵弓和前跖骨弓。

2.鼓励患者坚持功能锻炼，骨折愈合后，可负重锻炼。

3.保持心情愉快，增加营养，以促使骨折愈合。

4.定期摄片复查。

（张海娇）

第三节　骨盆骨折的护理

一、骨盆骨折

【概述】

骨盆为一完整的闭合骨环，它由两侧髋骨及骶骨组成，前方由耻骨联合相连接，后方由髂骨与骶骨的关节面形成骶髂关节。骨盆结构坚固，损伤多因高能量外力所致。挤压、撞辗或高处坠落等损伤是骨盆骨折的主要原因，亦可因肌肉强烈收缩引起撕脱骨折；枪伤可引起开放性损伤。骨盆骨折常因出血量大而引起休克。以往对骨盆骨折多采取保守治疗，如牵引、骨盆悬吊或石膏固定等方法，致残率较高，为50%～60%。20世纪80年代以来，对垂直不稳定骨盆骨折国内外广泛开展切开复位内固定治疗，取得了满意的疗效。

(一)病因

1.直接暴力是引起骨盆骨折的主要原因，如交通事故、砸伤及高处坠落等。也可以肌肉强力收缩引起髂前上棘、髂前下棘、坐骨结节等处骨折。

2.应力暴力作用于骨盆侧方，先使其前环薄弱处耻骨上下肢发生骨折，应力的继续，使髂骨翼向内(或内翻)，在后环骶髂关节或其邻近发生骨折或脱位。侧方的应力使骨盆向对侧挤压并变形。

3.当暴力作用于骨盆后方，使髂骨翼向外翻，先使前环耻、坐骨支骨折或耻骨联合分离，应力继续，髂骨更向外翻，使骶髂关节或其邻近发生损伤，骨盆环的变形是伤侧髂骨翼向处翻或扭转，使与对侧半骨盆分开。

(二)骨折分型

Tile根据骨盆骨折后骨盆是否稳定提出以下分类方法。

1.A型　为稳定骨折，即骨盆后环完整的骨盆前环、骨盆边缘或骶、尾骨骨折。

A1型：不影响骨盆环完整的撕脱性骨折及耻骨支或坐骨支骨折。

A2型：稳定的髂骨翼骨折或轻度移位的骨盆环骨折。

A3型：未累及骨盆环的骶骨或尾骨横断骨折。

2.B型　为部分稳定性骨折，即骨盆的前后环均损伤，骨盆旋转不稳定、垂直稳定。

B1型：分离型骨折，外旋不稳。

B2型：侧方挤压型损伤，半侧骨盆内旋不稳定。

B3型：双侧B型损伤。

3.C型　为旋转及垂直均不稳定型骨折。

C1：单侧损伤失稳。

C2：双侧损伤失稳。

C3：双侧C型损伤。

（三）临床表现

1.局部症状

(1)患者有骨盆部位遭受高能量外伤史。

(2)骨盆部位的皮肤和软组织有挫伤、挤压、开放伤口等受力痕迹。

(3)损伤部位疼痛，肿胀、活动受限及骨擦音。

(4)骨盆分离、挤压试验阳性，骨盆两侧不对称，伤侧髂嵴升高，下肢缩短，"4"字试验阳性，骶髂关节完全脱位时脐棘距不等。

除稳定性骨折外，骨盆骨折除了骨折本身的局部表现的同时，还有由于并发损伤而出现的全身症状，可能较骨折本身更为严重。患者可出现：①失血休克；②腹膜后血肿；③腹腔内脏损伤；④膀胱或后尿道损伤；⑤直肠损伤；⑥腰骶神经丛或坐骨神经损伤。

（四）诊断

一般认为根据病史、体格检查和骨盆前后位 X 线所见即可确诊骨盆骨折。对于伴有骨盆骨折的多发伤，应全面体格检查，及时发现合并伤。

1.X 线检查　是诊断骨盆骨折的主要手段，可显示骨折类型及移位情况。

2.CT 扫描　具有以下优点：①能发现 X 线平片不能显示的骨折；②能清楚地立体显示半侧骨盆移位情况；③对髋臼骨折特别适用；④对需行内固定的骨盆骨折，CT 能准确显示复位情况，内固定位置是否恰当及骨折愈合进展情况。

3.B 超检查　以了解腹腔及盆腔内脏器及大血管的情况。

4.核磁共振　可发现骨盆部位的肌肉、肌腱、韧带、神经等软组织损伤和隐匿的骨折。

（五）治疗

应根据全身情况，首先处理休克及各种危及生命的并发症。患者常因腹膜后大量出血合并休克。应严密观察进行输血、输液，骨盆骨折的输血可达数千毫升，若经积极抢救大量输血后，血压仍继续下降，未能纠正休克，可考虑结扎一侧或两侧髂内动脉，或经导管行髂内动脉栓塞术。膀胱破裂可进行修补，同时作耻骨上膀胱造瘘术。对尿道断裂，宜先放置导管，防止尿外渗及感染，并留置导尿管直至尿道愈合。若导尿管插入有困难时，可进行耻骨上膀胱造瘘及尿道会师术。直肠损伤，应进行剖腹探查，做结肠造口术，使粪便暂改道，缝合直肠裂口，直肠内放置肛管排气。

骨盆骨折是否手术，其主要依据是骨盆环是否稳定和不稳定的程度。

1.非手术治疗

(1)适应证

1)骨盆环稳定的骨折，如撕脱骨折和无明显移位的骨盆环一处骨折。

2)骨盆环两处损伤而失稳，但影像学上无或轻微移位者。

3)因早期救治需要经卧床、牵引治疗后，影像学证明复位满意者。

4)有手术禁忌或不宜手术治疗的多发伤。

(2)方法

1)对症治疗，卧硬板床休息 3～4 周。肌肉撕脱骨折者应取放松肌肉的体位，髂前上棘骨折患者置于屈髋位；坐骨结节骨折置于伸膝位。

(2)骨盆兜带吊牵引固定,悬吊重量以将臀部抬离床面为宜,5～6周后换用石膏短裤固定。

2.手术治疗

(1)外固定器固定适用于:①有明显移位的不稳定骨折,特别是并发循环不稳定者,以求收到固定骨盆和控制出血的效果,并有减轻疼痛和便于搬动伤员的作用;②旋转不稳定型骨折;③开放性不稳定型骨折。

(2)开放复位内固定适用于经非手术治疗后,骨折移位＞1cm,耻骨联合分离＞3cm,累及髋臼的移位骨折以及多发伤者。

【护理】

(一)非手术治疗及术前护理

1.急救护理

(1)急救:患者入院后迅速建立两条静脉通路,且输液通道应建立在上肢或颈部,而不宜在下肢,以免液体不能有效进入血液循环。及时输血、输液,必要时应行静脉切开,快速、有效地补充液体。

(2)迅速有效的止血、止痛是抢救的关键。由于骨盆多为骨松质,其邻近有动脉和静脉丛,而静脉丛多无静脉瓣阻挡回流,所以骨盆骨折后,患者常出现失血性休克。应及时对骨折部位进行复位固定,防止血管进一步损伤,减轻疼痛。

2.心理护理　骨盆骨折多由较强大的暴力所致,常常引起严重的并发症,如休克,尿道、膀胱及直肠等损伤。患者伤势较重,易产生恐惧心理。应给予心理支持,并以娴熟的抢救技术控制病情发展,减少患者的恐惧。

3.饮食　术前加强饮食营养,宜高蛋白、高维生素、高钙、高铁、粗纤维及果胶成分丰富的食物,以补充失血过多导致的营养失调。食物应易消化,且根据受伤程度决定膳食种类,若合并有直肠损伤或有腹胀腹痛,则应酌情禁食。必要时静脉高营养治疗。

4.卧位　不影响骨盆环完整的骨折,可取仰卧与侧卧交替,侧卧时健侧在下,严禁坐立,伤后1周可取半卧位;影响骨盆环完整的骨折,伤后应平卧硬板床,且应减少搬动。必须搬动时则由多人平托,以免引起疼痛、增加出血。尽量使用气垫床,既可减少翻身次数,又能预防压疮,但床垫充气要足,以不影响骨折稳定为原则。

5.症状护理

(1)压疮:维持骨盆兜带悬吊有效牵引,牵引量以臀部抬高床面5cm为宜。在骨盆两侧的兜带内置衬垫,以预防压疮。

(2)便秘:鼓励患者多饮水,2000～3000mL/d,多食含粗纤维丰富的蔬菜、水果;经常按摩腹部,促进肠蠕动,必要时服用缓泻剂,利于排便。术前日必须排除肠道内淤积的大便,以利手术操作,减轻术后腹胀。

6.几种不同治疗方法的护理

(1)骨盆悬吊牵引:吊带要保持平坦完整无皱,并要保持吊带宽度适宜,且不要向上、下移动位置;大小便时注意不要使之污染。

(2)下肢牵引:牵引时一般都是双下肢同时牵引,因为如果只牵患侧一方,易使骨盆出现倾斜,容易造成肢体内收畸形,影响以后的走路功能,并可发生腰疼和髋部疼痛。

7.做好危及生命的处理及并发症的预防　患者病情稳定后，根据骨盆损伤的部位，制订合适的手术方案，并做好手术准备工作，术前准备足够的血，会阴区备皮、导尿、清洁灌肠等。

(二)术后护理

1.生命体征观察　术后严密观察生命体征及神志，与麻醉科医生交班，了解患者术中情况，予以特别护理，应使用心电监护仪器，每15分钟监测体温、脉搏、呼吸、血压一次；留置导尿，准确记录尿量；注意患者神志及皮肤黏膜出血征象，并做详细记录，为抢救提供有利依据；监测中心静脉压或肺动脉楔压，如有严重休克发生，应转入ICU病房实行全面监控治疗。

2.心理护理　因术后卧床时间长，易产生厌烦情绪，应多开导，并取得家属的支持，共同为患者制订比较周密的康复计划并督促实施，适时鼓励，提高患者治疗的积极性。

3.饮食　术后继续高蛋白、高维生素、高钙、粗纤维及果胶成分丰富的食物，多吃含粗纤维果胶成分较多的蔬菜、水果。

4.体位　尽量减少大幅度搬动患者，防止内固定断裂、脱落。术后置于气垫上，或给予骶尾部垫水垫，每2～3小时更换1次，平卧和健侧卧交替换位，以预防压疮。

5.伤口观察　观察伤口敷料情况，若有渗血、渗液情况，应及时更换，保持敷料清洁干燥，以防感染。观察患肢的血液循环情况。妥善固定引流管，防止扭曲、折叠、脱落，保持负压引流瓶适当负压，以便及时引流出伤口积血，密切观察引流液的颜色、量、性质，并做好记录。

6.并发症的观察与处理

(1)出血性休克护理

1)尽量减少搬动，如需搬动时，应由3～4个人将患者置于平板担架上，动作应协调一致、平缓，以免增加出血和加重休克。

2)两条静脉通道补液。骨盆骨折患者并发休克时，均会出现不同程度的低氧血症，因此，应及时给予面罩吸氧，改善缺氧。

3)加强生命体征、中心静脉压及尿量的监测。全身情况包括生命体征、意识状态、尿量、皮肤黏膜、甲床毛细血管回流时间、皮肤弹性等，必要时检测中心静脉压、血红蛋白、红细胞计数及血细胞比容等各项指标，以确定是否有休克及程度。导致血容量不足乃至休克的相关因素有：骨盆各骨主要为松质骨，骨折后本身出血较多；其邻近有较丰富的动脉及静脉丛，加之静脉丛多无静脉瓣阻挡回流，骨折后可引起广泛出血。出血量若达1000ml以上，则可能合并有腹腔脏器损伤出血；如合并髂内、外动脉或股动脉损伤，可引起盆腔内更严重出血，甚至因失血过多而死亡。处理：迅速高流量给氧；快速补液输血；保暖(提高室温或用棉被和毛毯保暖，忌用热水袋，以免增加微循环耗氧)。

4)正确及时地采集标本，保证化验标本的准确性。

(2)腹膜后血肿护理：观察有无腹痛、腹胀、呕吐、肠鸣音和腹膜刺激征，并定时测量腹围，以判断是否合并有腹膜后血肿、腹腔脏器损伤及膀胱损伤。由于骨折出血沿腹膜后疏松结缔间隙蔓延到肾区或膈下，形成腹膜后血肿，不仅可造成失血性休克，还可引起麻痹性肠梗阻；严重创伤时可合并腹腔脏器损伤，出现腹腔内出血，表现为腹痛、腹肌紧张，腹腔穿刺抽出不凝血；膀胱充盈时易受直接打击或被骨折刺伤而致膀胱破裂，表现为腹痛明显，并有明显的腹肌紧张、压痛、反跳痛，腹腔可抽出血性尿液。处理：按损伤部位做相应专科处理。在病情稳定后，患者又出现腹胀、腹痛等症状，多为腹腔内血肿刺激而引起肠麻痹或神经紊乱所致，应给予禁食、肛管排气、胃肠减压等处理来缓解症状，同时还应密切观察病情变化。

(3)膀胱、尿道损伤护理

1)观察患者有无血尿、排尿困难或少尿、无尿，以判断其膀胱、尿道损伤情况。如膀胱颈部或后壁破裂，尿液流入腹膜腔，会有明显的腹膜刺激征，导尿时无尿液流出；如发生尿道断裂情况，患者常表现有尿道出血、排尿障碍、疼痛等。

2)尿道损伤的护理：①应妥善固定导尿管，以防脱落。导尿管及尿袋应低于身体，每日更换尿袋，每周更换尿管，防止感染。②保持尿管引流通畅，每日用生理盐水250～500ml进行膀胱冲洗1～2次，预防血块及分泌物堵塞尿管。③鼓励患者多饮水，以利于尿液的排出。④尿道不完全撕裂时，留置导尿管2周并妥善固定；对于行膀胱造口的患者，需保持引流管通畅，防止扭曲或折叠。造口管一般留置1～2周，拔管前先夹管，观察能否自行排尿，如排尿困难或切口处有漏尿则延期拔管。

3)会阴部护理：①保持会阴部的清洁卫生，每日用温水擦洗会阴部，并用活力碘棉球消毒尿道外口，2次/天。②对于会阴部软组织开放性损伤的患者，在分泌物多时，可用过氧化氢溶液(双氧水)冲洗擦干，及时更换敷料。

(4)直肠肛门损伤：检查肛门有无疼痛、触痛、出血，必要时做肛门指诊，以确定直肠损伤的部位。护理：严格禁食，并遵医嘱应用抗生素预防感染。若行结肠造口术，保持造口周围皮肤清洁干燥，观察有无局部感染征象。

(5)神经损伤：注意有无会阴区、下肢麻木及运动障碍，以判断有无腰骶和坐骨神经损伤。护理：及早鼓励并指导患者做肌肉锻炼，定时按摩、理疗，促进局部血液循环，防止失用性肌萎缩；对有足下垂者穿丁字鞋或应用衬垫支撑，保持踝关节功能位，防止跟腱挛缩畸形。同时，辅以神经营养药物以促进神经恢复。

(6)压疮的护理：为防止骨折移位，切勿随意搬动或更换体位，但应避免局部皮肤长时间受压而导致压疮的发生，可每2小时用50%红花乙醇按摩受压皮肤；合理使用防压器具，以预防压疮的发生。由于患者长期卧床，活动受限，所以要防止并发症发生。患者床铺要保持平整、干燥、无碎屑，保护骨隆突处，可每2小时用50%红花乙醇按摩受压皮肤，合理使用防压器具，以防压疮的发生。

7.功能锻炼　手术后6小时，若患者疼痛不明显，可指导其行患肢的踝关节运动，并鼓励其即行腱肢的主动活动；术后5天内，可指导患者行股四头肌的静力收缩运动。

【健康教育】

1.加强交通事故预防的宣传，参加户外活动应注意安全。

2.加强对高空作业及井下作业人员的宣教，注意施工的安全性和规范性操作，减少危险的发生。

3.在现场抢救及搬运患者时，应注意对局部的保护，给予妥善固定，以免加重创伤。

4.向患者宣教医疗常识，解释自我护理的意义，消除过分依赖的心理，极大程度的调动患者的主观能动性，恢复自理能力。给予患者详细而具体的自理指导，如吃饭、洗脸、刷牙等。

5.出院指导

(1)遵医嘱继续合理用药;定期复诊,不适随诊。

(2)合理安排饮食,补足营养,提高体质,促进骨折愈合。

(3)按康复计划进行功能锻炼,预防肌肉萎缩和关节僵硬:未影响骨盆环完整的骨折早期可在床上做上肢伸展运动及下肢肌肉收缩活动;1 周后可进行半卧位及坐立练习,同时做髋关节、膝关节的伸屈运动;4～6 周后下床站立并缓慢行走,逐日加大活动量,然后再练习正常行走及下蹲。影响骨盆环完整的骨折伤后无并发症者卧硬板床,同时进行上肢锻炼;2 周后开始练习半卧位,并进行下肢肌肉收缩的锻炼,以保持肌力,预防关节僵硬;3 周后在床上进行髋关节、膝关节的锻炼,由被动锻炼逐渐过渡到主动锻炼;6～8 周后拆除牵引固定,扶拐行走;12 周后逐渐弃拐行走。

(4)出院后 1 个月、3 个月复查,检查内固定有无移位及骨折愈合等情况。

二、髋臼骨折

【概述】

髋臼虽为骨盆的一部分,但髋臼的致伤机制、诊断和治疗等方面又有其特点,故又将髋臼与骨盆损伤分别论述。

髋臼有髂骨、坐骨和耻骨组成,Letournel 和 Judet 提出二柱概念。髋臼分为前柱、后柱和臼顶,前柱(髂耻柱)包括髂嵴前部、髋臼前下 1/3(髋臼前壁)及耻骨;后柱(髂坐柱)包括坐骨大切迹前下与髋臼后下 1/3(髋臼后壁)和坐骨。臼顶偏前,口向外下,与股骨头构成髋关节。髋臼内侧壁称为四边形区。坐骨神经和臀上血管神经位于髂骨后下部和坐骨大切迹。

(一)病因

髋臼骨折大多是高能量暴力通过股骨颈传导所致,常有明确的外伤史。髋臼骨折是骨盆创伤的重要组成部分。其损伤类型通常取决于股骨头与髋臼接触的位置。大腿屈曲内旋位致伤易产生后柱损伤,外旋伸展位致伤易产生前柱损伤。

(二)骨折分类

1.Letournel 和 Judet 分类　是目前应用最广泛的髋臼骨折分类。

(1)简单骨折:简单骨折为一个壁、柱的孤立骨折或横断骨折。包括后壁骨折、后柱骨折、前壁骨折、前柱骨折、横断骨折。

(2)复杂骨折:复杂骨折为几种简单骨折的结合。包括后柱伴后壁骨折、横断伴后壁骨折、T 型骨折、前柱伴后半横形骨折、双柱骨折。

2.AO 分型

(1)A 型:骨折仅波及髋臼一个柱,另一柱保持完整。

A1:各种类型的后壁骨折。

A2:各种类型的后柱骨折。

A3:前壁和前柱骨折。

(2)B 型:其特点是髋臼横断骨折,髋臼顶仍保持与完整的髂骨成一体。

B1:横断骨折和横断骨折加后壁骨折。

B2:各种类型的 T 型骨折。

B3:前壁或前柱骨折加上后半侧横形骨折。

(3)C 型:骨折波及前、后两柱。特点是所有关节内骨折块均与完整髂骨块不再相连。

C1:前柱骨折线累及髂骨嵴。

C2:前柱骨折线累及髂骨前缘。

C3:骨折线波及骶髂关节。

(三)临床表现

高能暴力所导致的髋臼骨折多见于青壮年,对于老年患者,相对低能量损伤也可导致髋臼骨折。临床上髋臼骨折早期可表现为患侧髋部肿胀疼痛,活动障碍,下肢强迫体位,不能站立或行走。

(四)诊断

1.体格检查　根据受伤情况的患者进行全身系统检查,检查的重点除了髋臼骨折之外,还应注意有无同侧肢体骨折或血管神经损伤。

2.X 线诊断　应包括骨盆前后位骨盆平片、髂骨斜位和闭孔斜位像,以便于显示髋臼的骨折特征,还有助于对骨盆环的完整性做出判断。

3.CT 扫描　能够显示更多的骨折细节,避免遗漏某些细微骨折。

4.CT 三维重建　能提供一个立体、直观的三维骨盆图像,有助于髋臼骨折的分类及手术方案的确定,可清晰显示一些特殊部位的骨折,如臼顶、髋臼内壁等骨折。

(五)治疗

1.非手术治疗　目前认为,对无移位或轻度移位的髋臼骨折,行卧床,患侧股骨髁上牵引,6～8 周后去除牵引,扶双拐下地活动并逐渐负重,直至完全承重去拐行走。

非手术治疗指征:

(1)无移位或轻微移位(移位≤3mm 的骨折)。

(2)骨折移位明显,但移位在负重顶区以外如低位横形骨折或低位前柱骨折。

(3)移位双柱骨折继发匹配,通常粉碎的双柱骨折块围绕股骨头形成一个移位的继发匹配的髋臼。

(4)单纯后壁骨折＜髋臼 40%,应力试验稳定。

2.手术治疗　如果患者的全身情况可以耐受手术,应尽快采取切开复位内固定。手术治疗的目的是恢复关节面的平整,头臼的匹配,恢复关节的稳定性。

手术适应证:

(1)髋臼负重顶骨折,骨折移位＞3mm。

(2)髋臼内有小碎骨块,头臼不匹配。

(3)股骨头后脱位伴后壁骨折,髋关节不稳定。

(4)横断骨折伴髋关节后脱位。

(5)后壁骨折伴坐骨神经损伤。

(6)伴同侧股骨颈骨折或股骨干骨折。

【护理】

(一)非手术治疗及术前护理

1.牵引护理　为了减轻疼痛和股骨头对髋臼挤压,急诊闭合复位后予患肢皮牵引制动,重量6～8kg,牵引时保持患肢外展15°～30°中立位,维持有效牵引,不随意增减牵引的重量,定时检查牵引带的松紧、位置,受压皮肤有无红肿、水泡,骨突出处垫以棉垫,定时按摩受压部位,观察肢端皮温、颜色和足背伸活动,防止牵引带下滑卡压膝部、踝部,影响患肢血液循环。

2.常见并发伤的观察及护理

(1)脑外伤的观察及护理:髋臼骨折多数由高能量创伤引起,患者入院时常合并有脑外伤,如头皮外伤、轻度颅底骨折、颅内血肿等,须经CT检查,排除手术指征。严密监测患者生命体征、神志、意识、瞳孔变化,及有无头痛、呕吐症状,观察鼻腔、耳道有无出流血、流液,保持局部清洁,禁忌填塞,防止颅内感染。

(2)尿道损伤的护理:髋臼骨折时软组织的严重牵拉容易使尿道撕裂或骨折片挫伤尿道。主要表现为尿道口流血,排尿困难,会阴部肿胀。当确诊尿道损伤时,迅速给予留置导尿,解决排尿困难,减轻局部肿胀,以利尿道修复,操作时避免动作粗暴,以免加重尿道损伤。观察尿液的颜色、性质、量,保持引流通畅,每日用0.5%PVP－Ⅰ棉球擦洗尿道口2次,更换尿袋1次。嘱患者多饮水,每日尿量维持在2000ml以上,保持会阴部清洁,预防尿道感染。

(3)胸部损伤的观察和护理:多数由高能量创伤引起的髋臼骨折,入院时患者常合并有胸部损伤。①由于胸部受挤压,可发生创伤性窒息,应紧急排除呼吸道血块、分泌物或异物,建立人工气道,保证供氧。②出血性休克的抢救,应迅速建立二条静脉通路或深静脉穿刺行CVP监测、血流动力学、生命体征、血氧饱和度监测,指导输液,纠正休克。③对有张力性气胸、血气胸情况及时做腔闭式引流,解除心肺受压,并观察引流液性状、颜色、量,如置管后一次引出1000～1500ml以上的血量或每小时血性引流液超过200ml。连续3小时有剖胸探查指征,紧急做好术前准备。④有连枷胸、反常呼吸严重时伴有低氧血症者,对活动的胸壁进行肋骨牵引固定术,或加压固定包扎,以减少反常呼吸,并及早采用气管插管,使用机械通气,纠正低氧血症,并行血气监测与血氧饱和度监测。⑤如遇胸部开放性损伤,伤口与外界交通,应立即封闭伤口,使开放性伤变为闭合性伤,置胸腔闭式引流,再清创(较大缺损者须先行气管插管),修复缺损,遇有心脏挫伤及心功能不全者及严重肺挫伤者,最好用Swan－Ganz导管进行床旁血流动力学监测。

3.心理护理　髋臼骨折多因意外事故所致,严重的创伤使患者遭受巨大的身心痛苦,并为手术的成败及愈后担心,表现焦虑,恐惧的心理。予以主动安慰患者,耐心解释有关的疾病知识,说明手术治疗的重要性和一般过程,介绍手术成功的病例,增强患者对手术治疗的信心。协助床上进食、大小便、及时更换体位,促进患者舒适,解除后顾之忧,使患者在整个治疗过程中保持最佳的心理状态,积极主动配合治疗护理。

4.体位护理　髋臼骨折患者由于害怕疼痛或担心骨折移位,大多不肯配合翻身。为了预防长时间卧床可能带来的各种并发症,患者入院后给予平卧于气垫床,以适当减少翻身次数,翻身前向患者做好充分解释,指导深呼吸放松肌肉,采用健侧卧位与平卧位交替卧位,避免患侧卧位,防止骨折处受压,每2～3小时更换1次,翻身时动作轻、柔、稳。怀疑有骨盆环不稳定患者，采用抬臀法，即在患者的髋部垫上 90cm×45cm 浴巾，由两人各站病床两侧抓住浴巾四角，一致用力托起臀部，使身体略离床面后垫上 38cm×48cm 凉液垫，每 2～3 小时更换 1 次，乘机按摩尾骶部皮肤，既可缓解局部皮肤受压，又避免了受压皮肤受温热潮湿的刺激。

5.患者指导　正确指导床上大小便，嘱患者使用便盆时不可随意抬高床头或取坐位，采用两人抬臀后在患者腰骶部垫以 5cm 厚软枕，再放置便盆，操作方便，患者乐于接受。

6.手术患者指导　需手术者，向患者言明手术重要性、基本原理、术后注意事项及功能锻炼的目的，并向患者介绍此类疾病术后顺利康复的病例，使患者消除各种不良心理因素，树立信心，积极配合治疗与护理。

7.术前指导　术前指导患者床上训练大小便，避免术后不适应而留置尿管，增加感染的机会。并告知患者术后需较长时间平卧位，以防术后体位不适而增加痛苦。

8.术前准备　手术日准备一张有牵引架的病床，以利于患者术后功能锻炼。床边备齐抢救物品，如监护仪、吸引器、氧气等。

（二）术后护理

1.体位　患者返回病房后，取平卧位，患肢置 30°外展中立位，皮牵引制动，防止患肢外旋内收，小腿处垫一软枕，防止足跟处压疮，也有利于患肢肿胀消退。

2.生命体征监测　术后 48 小时内伤口用腹带加压包扎，严密观察生命体症变化，及时记录，床边多功能监护仪监护，每 30 分钟监测 1 次血压、脉搏、氧饱和度，正确记录引流量，及时观察伤口敷料有无渗血、渗液，如患者早期出现烦躁、打哈欠、出汗、脉搏快速、尿量减少等血容量不足症状，或伤口大量渗血、每小时引流液大于 100ml 等情况及时汇报医生，警惕低血容量性休克发生。

3.腹部症状观察　由于术中腹膜牵拉、腹股沟皮神经损伤、骨折后长时间卧床等原因，几乎所有患者术后均有一定程度腹胀。除了术前常规禁食禁饮以外，术前晚给予 0.1%～0.2%肥皂水 500ml 不保留灌肠，能起到清洁肠道，促进肠蠕动，有效预防术后便秘、肠梗阻的发生。术后当天给予禁食，第 2 天开始进半流质饮食，少量多餐，避免胀气和不消化食物，注意观察肛门排气及有无腹胀加重情况，协助左、右侧卧位，每 2 小时更换 1 次，并予腹部顺时针按摩，每次 10 分钟，2 次/天。肠鸣音减弱，出现腹胀，予留置胃管，胃肠减压，肛管排气后症状可缓解。

4.并发症观察及护理

(1)切口感染：术后切口加压包扎，1 周内密切监测体温、血常规变化，观察切口敷料有无渗血、渗液，局部有无肿胀、压痛及皮下波动感，保持切口敷料清洁干燥，负压引流管通畅，每 2 小时挤压 1 次，特别是后路髂窝处引流管，更要防止折叠、受压，避免引流不畅造成皮下积液，最终导致切口感染。协助定时更换卧位，防止局部切口受压过久影响血供。术后 3 天指导患者进食高蛋白、高能量、富含维生素饮食，增强机体的抵抗力，促进切口愈合。

(2)坐骨神经损伤：术前损伤的原因多为脱位的骨折块挫伤，术后主要指医源性损伤。主要表现为不同程度足下垂，伸趾肌力下降，足背伸力减弱等。术后注意观察患肢有无麻木及足背伸活动情况，给予穿丁字鞋固定，患肢摆放中立位，防止外旋造成腓总神经受压迫。膝部给以垫软枕，使膝关节屈曲大于 60°，避免对损伤神经的过度牵拉。早期指导患者做足背伸，跖屈功能锻炼，口服或肌内注射弥可保营养神经。

(3)深静脉血栓形成:髋臼骨折后长时间卧床导致下肢静脉血流淤滞,创伤损伤血管壁,术中失血使血液呈高凝状态,易发生下肢深静脉血栓,首发症状多为患肢肿胀、疼痛。术后予抬高患肢30°,以利静脉血液回流,每日测量比较腿周长,观察患肢肿胀、疼痛程度、皮肤颜色、温度、感觉及肢端动脉搏动情况,6小时后指导患者做踝关节背伸和屈曲运动及股四头肌的静止性收缩锻炼,2次/天,每次10分钟,定时按摩小腿肌肉及足部,以清除静脉血的淤滞。有下肢静脉血栓形成危险者,术前3天及术后7天内常规予速避凝针0.4ml皮下注射,1次/天,加强出凝血时间、凝血酶原时间监测,术后使用充气式下肢静脉泵治疗,2次/天,每次30分钟,并注意有无突然呼吸困难、胸痛、咳嗽等症状,警惕肺栓塞的发生。腓静脉血栓形成早期,予以改善微循环、溶栓、活血治疗,症状可好转。

5.功能锻炼

(1)术后早期(术后第1周):术后24小时开始指导患者进行股四头肌等长收缩锻炼、踝关节跖屈背伸锻炼,以促进患肢血循环,减轻肌肉萎缩,预防深静脉血栓形成。

(2)关节活动适应期:第2周开始利用牵引架进行床上髋、膝关节屈伸活动锻炼,也可采用下肢功能锻炼器(CPM)进行持续被动关节活动,以利髋臼骨折的修复。护士要根据术中情况及个体差异指导患者适量进行锻炼,及时认真听取患者主诉,掌握患者的心理动态变化,说明此期功能锻炼的重要性,保证按期进行。同时配合股四头肌的等长收缩锻炼及抬臀练习。

(3)部分主动锻炼期:术后2周伤口拆线,言明出院后继续逐步加强功能锻炼。术后6周X线复查,若骨折线模糊,嘱继续加大功能锻炼的强度,进行屈髋、外展肌群的锻炼,并逐渐加大外展活动度。协助患者坐卧,进行双髋、关节屈曲、膝关节屈伸锻炼。

(4)准备下床期:术后8～10周,X线复查示骨折线进一步模糊,可指导患者扶双拐行走,就遵循免负重一部分负重一全部负重循序渐进的原则。避免或减少发生骨关节炎和股骨头坏死等并发症。

【健康教育】

1.正确体位健康教育　牵引、手术后患者均应平卧,患肢外展30°中立位(外展位可使患侧臀肌处于松弛状态,有利于切口愈合),两腿之间垫一软枕,禁忌髋关节内收、内旋,以防髋关节后脱位。腘窝下垫软枕使膝关节屈曲20°～30°,避免膝关节疼痛、僵硬发生。

2.牵引健康教育　髋臼骨折内固定手术后也需下肢持续牵引2周,在牵引时告知患者维持正确的牵引位置的重要性,嘱患者及家属不可随意减少或增加牵引重量,如牵引绷带松散、脱落或牵引肢体出现疼痛、麻木等情况,及时告知医护人员处理。

3.引流管注意事项教育　告知患者保持引流管通畅的重要性,嘱其在翻身、功能锻炼时避免引流管折叠、扭曲、脱落,引流袋放置应低于切口30～50cm,如为负压引流器,指导家属保持引流器负压状态,确保引流效能。有异常应及时向医护人员反映,以便及时处理,避免手术部位感染及异位性骨化的发生。

4.功能锻炼

(1)肌力锻炼:与患者讲解肌力锻炼能促进患肢血循环,减轻肌肉萎缩,预防深静脉血栓形成等。

(2)关节功能锻炼:髋、膝关节的伸屈、踝关节的背伸对行走和负重有重要作用,在髋臼骨折中特别是伸髋、伸膝对行走最为重要，因此，就应教会患者伸髋、伸膝、屈髋、屈膝运动方式。

(3)坐、站、行走健康教育：教会患者用双手支撑缓慢坐起使髋关节屈曲<90°，下床前，先移至健侧床边，利用双手力量将患腿自然垂于床边，健腿先离床并使足跟着地，利用助行器或双手支撑力挺患髋站立，站立5～10分钟后扶拐杖平地行走，此时医护人员应首先示范、讲解动作要领：双手撑住拐杖，先迈健肢，重心放在健肢上，身体稍向前倾，将患肢移至健肢旁，重复该动作。

(4)复诊：1个月、3个月后X线片复查，检查骨折愈合情况。

（张海娇）

第四节　手部外伤患者的护理

一、手部开放性损伤的原因与处理原则

【手部开放性损伤的原因】

造成手部开放性损伤的原因很多，许多原因又相互关联。不同时期造成手部外伤的比例亦有所不同，例如20年前交通事故造成手外伤仅1.8%。但近几年统计，此项原因明显增加，占手外伤的8.6%。致伤原因主要有以下几种。

1.设备条件　主要是安全防护设备差造成。机器的功效不断提高，但防护设备没有跟上，例如压面机、注塑机、印刷机、电锯、电刨、铡草机、切纸机等，这些机器的安全防护设备一般都不够理想，有的机器甚至无防护设备。操作者的手与机器转动部位相距很近，稍不小心即造成手外伤。

2.机器事故　例如冲床发生连发，转动的砂轮破裂碎块击伤，钻头折断击伤等。

3.违反操作规程　近年来发生率有所增加。主要原因是近些年来青年工人明显增加，安全意识不强只顾加快操作不顾安全生产，违反操作要求，因而发生事故。

4.注意力不集中　现代机器多是高速运转，稍有疏忽就会发生外伤。多因休息不好，或快下班前，上夜班时，或操作机器时与人谈话，工作时注意力不集中等情况下发生。

5.技术不熟练　此类损伤近年有明显增加。受伤者多为学徒工。因操作技术不熟练或不懂工艺过程，不了解机器性能所造成。

6.互相配合不好　因为双人或多人共同操作机器，彼此不协调，如停车检查时另一人合闸开动，手即被损伤。

7.交通事故　近些年来由于人们生活水平的不断提高，汽车大量增加、人员流动增大、交通拥挤。造成交通事故较前有明显增加。

8.生活损伤　是损伤原因中发生率最高的。损伤多为玻璃割伤或刀割伤。在刀割伤中有自伤和他伤。

【手部开放性损伤的类型及特点】

由于手部损伤有众多原因，所以其损伤的类型也多种多样。

1.切割伤　常见于冲床、切纸机、电锯等，及日常生活中切菜、玻璃割伤。特点是创口整齐，污染较轻，但创口出血较多，亦有深部组织如肌腱、神经、血管的损伤。

2.刺伤　常见被玻璃片、尖刀或竹尖刺伤，其特点是创口小而深，可刺伤深部组织，还可将污物带入深部组织内，造成异物遗留或感染。但创口的创缘比较整齐，组织缺损少。

3.撕脱伤　此类损伤也较多见，如高速离心机、印刷机、压胶机、脱粒机及交通事故等，因肢体卷入机器，而造成大面积皮肤撕脱，手的皮肤脱套伤，肌腱及骨骼结构受到破坏。此类损伤早期处理多需植皮术才能消灭创面、关闭伤口。

4.挤压伤　常见机器、车轮或滚筒挤压，严重的手部挤压伤常引起多发性开放性骨折、脱位或大块软组织压伤。

5.炸伤　常由爆竹、火枪、雷管等造成，导致肢体或多个手指缺损。组织损伤严重，创面常遗留异物，伤情重，术后多遗留功能障碍。

【手部开放性损伤的处理原则】

在手部开放性损伤的治疗中，最重要的是伤口一期愈合。使一个污染的开放性伤口经过外科处理，变为清洁的关闭伤口，使其达到一期愈合。只有做到这点，才能防止感染，缩短疗程，最大限度地保存手部功能。

手部开放性损伤的处理原则有：早期正确的急救、早期彻底清创、早期闭合伤口、矫正畸形、修复损伤的组织、制动与活动。

1.早期正确的急救处理　现场急救的目的是止血，减少创口污染，防止加重损伤和迅速转运至医院抢救。

2.早期彻底清创　处理手部开放性创口的原则是，清创越早，感染机会就越少，疗效越好。一般应争取在伤后6～8小时内进行，超过12小时，即使比较清洁的伤口，也可能发生感染。最好能在气囊止血带控制下清创，可使手术野清晰无血，便于解剖组织，缩短手术时间，减少出血。绝大多数开放性创口，最初处理正确，都能达到一期愈合。

3.早期闭合伤口　闭合伤口是预防感染的有效措施，只有闭合了伤口，才有可能防止感染的发生，这是手部开放性损伤处理的重要原则。但必须在彻底清创的基础上才能有效。开放性损伤，常常伴有皮肤缺损，应根据创面的具体情况，采取游离植皮或皮瓣植皮，达到一次及时闭合创口。

4.矫正畸形　矫正畸形是指骨折移位矫正、关节脱位复位矫正。骨关节是手部的支架，只有做到矫正畸形，才能恢复解剖关系，改善血液循环，才有可能进行深部组织的修复。否则，不但组织难以修复，还将带来严重的功能障碍。

5.修复损伤的组织　在技术条件和设备条件允许的情况下，只要损伤的情况有可能，就应积极争取急诊实行骨折复位和内固定、关节脱位修复、断裂肌腱和神经的吻合，较重要的血管吻合修复，甚至可作一期肌腱移位或移植手术。但以上的修复必须建立在彻底清创的基础上。

6.制动与活动　为了防止修复的组织吻合处断裂或骨折、关节脱位再移位，需要有一定的制动时间。但长时间制动也会造成神经、肌腱的粘连和关节的僵硬，给晚期功能恢复带来一定的障碍。因此,要根据创伤和修复的具体情况来掌握制动的时间和制动的范围。一般来说,肌腱吻合术后应制动3~4周,神经吻合术后张力不大,应制动3周,关节脱位复位应制动3周,骨折的制动要根据创伤程度、部位、内固定的情况等进行分析,以确定所需的最短制动时间和最小的制动范围。

在遇到几种组织的制动时间发生矛盾时,不应只顾及一种组织制动,而是要全面考虑,根据需要逐步改变制动的范围。例如前臂下段骨折并神经肌腱损伤,进行了手术修复,术后石膏托制动,范围由肘下至指端。3~4周后神经、肌腱基本愈合,应该开始练习活动,但骨折仍需制动,在这种情况下,可以把制动范围改成由肘下至掌指关节,使手指可以早期进行主动和被动练习活动,骨折部位仍继续制动。骨折制动所需的制动时间结束后,再去除全部制动。另外,为了照顾某部位或某种组织的早期活动,过小范围或过短时间的制动,或迁就某种愈合较慢组织,过大范围、过长时间制动都是错误的。

二、手部外伤

【术前护理】

(一)急诊患者的护理

1.充分暴露患者伤侧肢体,脱去或剪开伤侧衣袖,彻底清洗去除污垢,保证清洁。

2.观察伤肢有无活动性出血,根据出血部位不同可在手指根、上臂缚止血带,要做好衬垫,记录时间。对已经应用止血带的患者应详细了解使用时间和使用后肢体情况。止血带应每隔1小时放松5~10分钟,以免引起肢体缺血性肌痉挛或坏死。

3.观察手部损伤情况,如皮肤的完整性、出血、肿胀、伤口的污染程度以及有无畸形、缺损等,观察手指感觉及主动运动功能。

4.观察上肢各关节的活动情况,了解有无骨折或关节脱位。

5.监测血压、脉搏、呼吸和体温,注重患者的全身情况及生命体征变化。

(二)手部手术患者的护理

1.*心理护理* 意外伤残,剧烈疼痛,易导致患者情绪危机,使其产生紧张、焦虑、烦躁等心理变化。护理人员要经常巡视病房,多与患者交谈,帮助患者正确面对事实,尽快进入患者角色。耐心细致地讲解手术过程及术前、术中、术后注意事项。讲解功能锻炼是康复的关键,增强其战胜疾病的信心,建立患者安全感和信任感,从而以最佳心态接受治疗。

2.*术前准备* 由于手外伤患者多为体力劳动者,手部表皮较厚,且常有污垢存在,必须彻底清洗,保证清洁。手术前2天开始用温水浸泡刷手,2次/天,30分钟/次。术前1天剪除指甲,将手术范围内的汗毛剃净,清洁备皮区的皮肤,可用无菌纱布包扎。瘢痕组织备皮时,可用蘸上汽油的棉签轻轻挖除缝隙污垢,用小剪刀剪去汗毛,以免刮破皮肤。带蒂皮瓣移植患者,断蒂前用温水清洁皮瓣周围皮肤,用盐水棉球擦拭创面,乙醇棉球消毒创面周围的皮肤,然后盖上无菌敷料。

【术后护理】

(一)一般护理

病室保持安静、整洁,温度、湿度适宜。协助患者洗漱、更衣、床上擦浴、洗头等,鼓励其进行力所能及的自理活动。

(二)饮食护理

早期以清淡饮食为主,待胃肠功能恢复以后,可进食高热量、高蛋白、高维生素的饮食,以维持正氮平衡,蛋白质在热量的总量中应占20%～30%,才能达到营养效果。蛋白质摄入增加,有利于胶原蛋白、白细胞和抗体的增加,加速创面愈合,减少瘢痕形成。另外,由于糖类能参与蛋白质内源性代谢,能防止蛋白质转化变为糖类。因此,在补充蛋白质的同时必须供给足够的糖类。同时鼓励患者多吃新鲜蔬菜水果,多饮水,保持大便通畅。

(三)体位护理

患者取舒适卧位,备柔软美观易于清洗的功能垫,根据不同术式安置不同体位,患者卧位时患肢抬高30°,略高于心脏水平,以促进静脉血和淋巴回流,减轻肿胀。患者坐位或站位时应将患肢用三角巾或颈腕悬吊带悬吊于胸前,并经常上举患肢,200～300次/天。

(四)病情观察

手外伤术后主要观察手指末端血液循环及手指末端皮肤的颜色、温度、弹性等情况,如发现皮肤苍白或发绀、皮温降低、显著肿胀或指腹萎陷等,说明血液循环障碍,需立即处理。观察体温动态及伤口周围敷料有无渗出或异味。如用石膏固定或外固定支架的患者,按石膏固定或外固定支架护理。

(五)术后包扎与制动

1.包扎的目的,不单纯是为了保护伤口,防止污染和吸收由伤口中渗出的液体,更重要的是利用其起压迫作用;适当的压力可以防止或减少深部组织渗血和肢体肿胀;还可以预防或矫正皮瓣移植后的静脉充血,改进血运。术后包扎时相邻的皮肤面,如手指间,或臂交叉皮瓣术时两臂皮肤相接触处,应以纱布隔开,然后再包扎,否则,因出汗或渗出物的浸泡,相接触的皮肤容易糜烂。

手为一扁平状结构,希望压迫敷料的作用力在掌背侧,一般环绕状包扎,则手的桡尺侧首先承受压力,因而骨间肌受压较大,掌背侧反而得不到应有的压力。所以,在加压包扎前,常需在手掌或手背侧放一宽窄适度的石膏托,待石膏托干后,再用绑带环绕包扎。

2.术后制动的目的,是为了给组织愈合创造条件;减少组织反应,减轻组织粘连及瘢痕形成;还有助于减轻术后疼痛。术后制动,首先应该考虑将患者制动在功能位,既保持腕关节背伸30°,掌指关节屈曲45°,指关节稍屈曲和拇指对掌位。为防止修复的组织断裂或再移位,促进早日愈合,术后制动需要有一定的时间。肌腱吻合术后应制动3～4周;神经吻合术后若张力大,应制动3周;关节脱位复位应制动3周;骨折的制动要根据创伤程度、部位、内外固定的情况等来确定所需要的最短制动时间和最少的制动范围。

(六)疼痛护理

观察伤口疼痛性质及诱发因素,及时对症处理;伤口外固定过紧时,应即刻调整;伤口有炎症时,配合医生及时换药;保持病室环境安静,减少刺激,术后3天内可用止痛泵持续止痛;在治疗及护理操作过程中避免过大的动作,注意患肢保护,以减少患者疼痛。同时要稳定患者情绪,加强心理护理,提高其痛阈。

（七）带蒂皮瓣移植患者的术后护理

行带蒂皮瓣移植术者，术后患肢用胶布固定于躯干适当部位，用笔标上标识，防止患肢移位；患者绝对卧床，患肢用软枕垫起，防止皮瓣蒂部牵拉、扭转影响皮瓣的血液供应。并协助做好生活护理。

（八）功能锻炼

手部各组织的损伤以及术后长期的制动治疗，容易造成关节僵硬、肌肉萎缩、肌腱粘连，影响手的功能恢复。而手术治疗仅为手部功能恢复创造了必要的条件，手部功能的完全恢复很大程度上取决于术后的功能锻炼，应于术后立即开始主动运动、附加运动、被动生理运动、被动牵拉运动。

1.向患者及其家属说明功能锻炼对外伤治疗及康复的重要性，使患者真正了解并重视，能主动配合医护人员，防止急于求成的急躁情绪，自觉完成锻炼计划。

2.根据病情病程不同，有针对性地安排锻炼，并将功能锻炼的计划步骤、练习方法、注意事项等告知患者、使其了解并掌握，做到心中有数。

3.功能锻炼的方法可按手术方式不同选择不同锻炼方法

（1）清创缝合术后：术后疼痛、肿胀减轻后，练习握拳、屈伸手指、腕部屈伸和旋转活动。伤口拆线后，练习用力握掌和手的伸屈、内收、外展等活动。

（2）石膏固定期，应积极进行未固定手部各关节的功能锻炼，固定部位可做肌肉静力收缩练习，去除固定后，应早期进行主动和被动功能锻炼。

（3）皮肤缺损带蒂皮瓣移植术后：患侧肢体需强迫体位（即非功能位）固定 3～4 周，应在不影响皮瓣愈合的情况下，进行患肢的主动和被动功能锻炼。①皮瓣断蒂前，以活动健指为主；术后 2 天用健手帮助患手健指做被动运动，1 周后做健指最大限度的主动屈伸活动。锻炼时避免皮瓣牵拉。②水肿消退后，进行患指屈伸活动。③皮瓣断蒂后，健指可做最大幅度的屈伸运动，患指做被动和主动屈伸活动。④拆除皮瓣逢线后，可进一步加大活动幅度，如：握拳、伸指、用手握橡皮圈等活动。⑤进行手指功能与协调动作锻炼，如揉捏石球、核桃。

（4）手部肌腱损伤：①肌腱粘连松解术后 24 小时，患指进行主动伸指、屈掌指关节活动；3～5 次/天，每次屈伸 25 次，慢慢过渡到抗阻力运动。其强度可根据患者情况适当增减。②肌腱修复术后，在石膏托固定的 3～4 周内，可活动未固定的关节，术后 3 周内不能活动患指，因为过早的肌腱活动可以破坏腱鞘与肌腱之间刚刚建立起来的血液供应，导致移植肌腱变性坏死。3～4 周后拆除外固定，患指进行主动和被动活动，直至患指伸屈活动正常。

（5）手部骨折和关节脱位：①用石膏、铝板功能位固定期间，健指积极屈伸活动，患指可在健手的协助下被动屈伸活动，疼痛消失后转为主动活动，同时进行患手腕部的屈曲和背伸练习。②3～4 周去除外固定，手部各关节可行缓慢的主动屈伸活动，特别是掌指关节和近侧指间关节，每次屈伸都要达到最大范围，但要用力均匀，不能用力过猛，以免产生新的损伤。

（6）职业技巧训练：包括木工、金工、缝纫、编织、装配器件、打字、操作电脑，以及雕刻、泥塑、制陶、工艺编织等。

（7）家务劳动：清洗、烹饪、熨烫衣物、清扫、家用电器使用、管养幼儿等。

【健康教育】

1.向患者及家属讲解手外伤的特点、治疗原则及预后。强调维持体位的重要性，特别是皮瓣移植者。要保持皮瓣良好的血液供应，使其尽可能舒适，以便耐受较长时间的被动体位。并教会患者及家属观察患指血运的方法，以便及时发现异常，随时和医护人员联系。

2.向患者及家属讲解功能锻炼对手外伤治疗及康复的重要性。功能锻炼的力度应先弱后强、活动幅度由小到大至全范围（从 10°～15°，直至最大限度），活动时间逐渐增加，2～3 次/天，10～15 分钟/次，1 周后恢复一定自主活动能力。在日常生活活动中达到训练目的。

3.出院指导：告知患者出院后继续功能锻炼，在锻炼中随时纠正错误的锻炼方法，不能因惧怕疼痛和再伤而缩小活动幅度、减少活动时间或次数。也不能急于求成，而活动幅度过大、用力过猛、过早进行抗大阻力训练，以免导致肌腱断裂。应循序渐进、持之以恒。在日常生活中，手的屈指功能比伸指功能重要。因此，要告知患者注重手的屈指练习，特别是加强掌指关节的屈曲练习。石膏固定出院者应定期来医院拆除石膏。对外固定支架者，2～3 周定期随访，并注意保持针孔清洁和干燥。术后拆线时间为 10～14 天。

（牟艳平）

第五节　显微骨科的护理

一、概述

显微外科是在手术放大镜或手术显微镜下，应用精细的手术器械和材料进行的各项手术操作，包括组织的分离、切割、切除与缝合。在手术野放大的情况下进行外科手术操作，可以超越人的视力的自然限制，从宏观进入微观，使手术者大大提高对人体细微解剖结构的辨认能力，以及对各种正常组织与病理组织（如创伤组织等）的鉴别能力，从而使手术进行得更加精确细致，减少了组织创伤，有利于组织愈合及提高疗效，使过去难治的病例或根本无法治疗的病例得到了治愈。

显微外科是一种专门的外科技术，现已广泛地应用于手术学科的各个专业，如骨科、手外科、整形科、神经外科、妇科、泌尿外科、耳鼻喉科和眼科，成为多学科的交叉和边缘学科。在手外科和骨科主要是用于皮肤、肌肉、神经、肌腱、骨等重要组织的修复和重建。

1963 年 1 月，上海第六人民医院陈中伟等在肉眼下应用小血管吻合技术使一位工人完全离断的右前臂再植成功，1966 年 1 月上海第六人民医院和第九人民医院合作，第一次在 6 倍手术放大镜下进行断肢再植获得成功。随后杨东岳又在 1966 年应用显微外科技术成功地进行了世界首例第二足趾移植再造拇指。1973 年游离皮瓣移植成功，使显微外科进入重组外科的阶段。目前，显微外科技术已广泛运用于外科许多领域，发挥着日趋重要的作用。我国显微外科技术已达到了国际领先水平。

【显微外科技术的应用范围】

显微外科的发展使其应用范围日前广泛，除眼科、耳鼻喉科和神经外科外，显微外科在再植、移植和修复重建外科方面主要应用如下。

1.断肢(指)再植。

2.吻合血管的组织移植。

3.吻合血管的足趾移植再造拇指或手指。

4.周围神经显微修复。

5.显微淋巴管外科。

6.小管道显微外科。

7.吻合血管的小器官移植。

【显微外科护理学特点】

显微外科工作的特点决定了护理工作的精细性和高难度。如断指再植术后，患者要绝对卧床7～10天，其再植血管直径只有0.2～0.5mm，这就要求护士不仅要做好细致周到的基础护理，还必须具有高超的专科护理技术水平、敏锐的病情观察能力和独立正确处理血管危象的能力，稍有疏忽，就可能导致再植手术的失败。

显微外科是一门年轻的学科，新的研究课题的不断涌现，高新技术的广泛应用，对显微外科护士提出了更高的要求。护理工作要跟上学科前进的步伐，就必须培养一支思想过硬、技术精湛、具有创新意识、创新能力的专科护理队伍。

二、断趾(指)再植

【概述】

(一)定义

断趾(指)再植是把完全或不完全断离的趾(指)，在手术显微镜的帮助下，将断离的血管重新吻合，彻底清创，并作骨、神经、肌腱及皮肤的整复，以恢复其一定功能的精细手术。

(二)分类

1.完全性离断　断趾(指)远端部分完全断离，无任何组织相连，或断趾(指)只有少量组织相连，但在清创时必须将这部分切断再移植者。

2.不完全性离断

(1)伤趾(指)的创面有骨折或脱位，残留面相连的软组织少于该断面总量的1/4，主要血管断裂或栓塞。

(2)伤趾(指)断面只有损伤肌腱相连，残留的皮肤＜1/8周径。组织及血管均断裂。

(3)伤趾(指)的远端严重缺血或无血供。

(三)断趾(指)再植的适应证

手指离断后，经过再植手术，最大限度地为患者恢复伤手功能。这是进行再植手术的目的。断趾(指)再植的适应证应当与再植目的相统一。断趾(指)再植的适应证是相对的，随着时代与医学技术的发展而不断变化。断指是否适于再植，是受许多因素制约的，包括断指损伤情况、医生的技术能力、医院的条件、患者的经济情况、职业、生活要求、主观意愿及是否合并重要器官的严重损伤等。

1.患者的全身情况　必须能够耐受较长时间的手术，如合并有颅脑、内脏损伤或严重休克者，应以抢救生命为主，断趾(指)再植手术应暂缓或放弃。

2.断趾(指)的条件　离断的手指两端较整齐，指体无明显挤压伤及多发骨折，此类断指基本上可以进行再植；虽有轻度挫伤，若未伤及两侧血管神经束及指背静脉，也可试行再植。一手多指离断，有再植条件者应力求全部再植。末节断指，只要在显微镜下能找到适于吻合的动脉、静脉，且软组织无明显挫伤，应予再植。

3.致伤原因　断离的手指是否具备再植条件与致伤原因有密切关系。

(1)切割伤：一般是由刃器、玻璃等切割造成的手指离断。断面干净整齐，非常适合再植。

(2)电锯伤：由于电锯锯片的厚度、锯齿“开路”及锯片的左右轻度振摆，所以，电锯伤断指断面常造成0.5～1.0cm缺损，创面参差不齐，骨质可有局部劈裂。但这类损伤对于手指两端的血管神经束及指体本身挫伤不明显。再植成功率仍很高。

(3)冲压伤：经冲压离断的手指多数断面较整齐，但软组织损伤的范围较大。如为空心型冲压模具，冲压速度快，多具备再植条件。冲压模具若为实心，则手指损伤程度重，再植条件较差。

(4)压砸伤：压砸造成的手指离断，对手指的骨骼及软组织的损伤严重，再植的可能较少。

(5)撕脱伤：这类断指伤情较复杂，血管、神经、肌腱多从近端抽出，无法与原位的血管、神经、肌腱作直接缝合。如指体尚完整，可利用相邻手指的血管、神经、肌腱用移位吻合法进行再植。

4.断趾(指)再植的时限　指常温下趾(指)断离至重建血液循环的时间，一般要求不超过6小时，肌肉较少的手指缺血时间可延长至10小时。再植时限与断离趾(指)体的程度、环境温度及断趾(指)保存方法等因素有关。如指体冷藏等措施妥善，可延长再植时限，已有伤后长达96小时再植成活的报道。虽然伤后断指经妥善保存可延长再植时限，但临床上仍应尽快再植。

5.损伤程度　断指分为完全性和不完全性离断两类。虽然不完全性离断较完全性离断的手指伤情轻，但也不尽然，有时不完全离断者，再植手术反比完全离断者复杂、困难。

6.指别　拇指占整个手功能的40%～50%。缺损后使手的捏握功能明显受累。因此，当拇指外伤离断时，应努力试行再植。当拇指离断伴有其他手指离断时，若拇指已丧失再植条件，可将其他有再植条件的断指移位再植为拇指。

7.年龄因素　手指离断伤绝大多数发生于青壮年，这与他们较多地参加生产活动有关。患者因出于美观及生活和工作的需要，多迫切要求再植。所以，青壮年的断指，应努力再植。老年断指的患者，因多有不同程度的慢性疾病，不能耐受长时间的手术，且长时间的术后固定会影响关节功能，所以，适应证应从严。一般60岁以上的患者，多不考虑再植。

(四)现场急救

1.断趾(指)处理：如断趾(指)仍在机器中，车轮下切勿强行将指体拉出或将机器倒转，以免增加损伤。应立即关机或停车，如为机器应拆除机器零件，小心取出。

2.止血方法：①患者伤指断端加压包扎，一般完全离断的血管回缩后可自行闭塞；②断端有活动性出血者：如有条件，可用止血钳夹住少许血管断端；③止血带止血。

3.断离趾（指）的保存：断离趾（指）应冷藏保存，方法可因地制宜。将断离的趾（指）用无菌或清洁敷料包扎，放入塑料袋，置于加盖双套盒中，隔层内放入冰块，切忌将断离趾（指）直接浸泡在冰块或冰水中，以防冻伤，也不要用任何液体浸泡。

4.抗休克治疗：趾（指）体离断失血量多，患者应取平卧位、保暖和建立静脉通路，给予低分子右旋糖酐、葡萄糖盐水等，必要时可输血。

5.迅速转送到有条件的医院。

（五）治疗原则

1.预防感染：术后应给予抗生素预防感染。

2.抗凝血治疗：术后10～14天应静脉输入低分子右旋糖酐，500～1000ml/d；或肝素5000U溶于5%葡萄糖溶液，静滴维持；口服阿司匹林等。

3.严密观察可能存在、潜在的血管危象，积极处理并发症，如肿胀、静脉淤血、动脉受阻、感染、皮肤坏死等。

【护理】

（一）术前护理

1.*心理护理*　意外伤残给患者带来严重的心理创伤，大多数接受断趾（指）再植患者都有恐惧、焦虑、自卑等心理反应。担心离断指体能否接活，功能能否恢复，是否造成残疾；担心今后日常生活、择业和社会交往方面产生不利影响。护士除给予关心、安慰和心理支持外，一定要向患者说明，通过治疗和长期的功能锻炼，术后手指部分功能将得到恢复，鼓励患者一定战胜自我，认识到良好的心理状态和社会适应力，可以调动全身的免疫功能，从而保持稳定的情绪，乐观地对待意外和人生，积极配合治疗，达到断趾（指）再植术后较理想的康复目标。同时，还应做好家属的思想工作，并根据患者的心理承受能力决定是否暂时对患者保密，以免其过度的心理应激反应而影响手术的进行。对工伤、交通事故伤或被他人致伤者，尤应注意做好患者和家属思想工作，教育他们正确面对受伤的现实，稳定情绪，配合医护人员做好手术。

2.*病室准备*

(1)病室要求宽敞、明亮、通风。室温在20～25℃，湿度50%～60%，备有烤灯。

(2)室内空气定期消毒，可用紫外线照射，过氧乙酸或含氯消毒剂熏蒸。有条件时可采用层流通风技术。

(3)室内地面、墙面、可用湿式清扫或含氯消毒剂喷雾消毒，床、桌、柜子等湿抹，2次/天。

(4)室内备有室温计、皮肤测温计、红外线烤灯、监护设备和必要的药品。

3.*病床的准备*

(1)患者术后卧床时间长，病床上应准备柔软的海绵垫、软枕、中单或尿不湿等，以满足不同患者的需求。

(2)为保证再植趾（指）体的有效制动，应备有楔形治疗垫或下肢垫，以有效抬高上肢或下肢。

(二)术后护理

1.体位护理

(1)断趾(指)再植术后要求绝对卧床1～2周,因此,必须为患者安置一个舒适的体位。手术后绝对卧床期间,患者不得大幅度地翻身、坐起、下地。

(2)术后患肢安放的位置十分重要,患肢过度抬高,会影响再植趾(指)的血液循环;患肢放置过低,则影响静脉回流,增加组织肿胀。一般应放在略高于心脏的位置,有条件者可使用各种肢体固定架,以防止再植血管受压、牵拉或扭曲。严禁侧卧位,以防止肢体受压,影响血供和回流。经常巡视病房,特别是夜间,要防止患者入睡后不自觉地移动或活动肢体。包扎不能过紧,趾(指)末节应予外露,以便观察血循环。

2.复温与保温　术后立即用毛毯或被子盖于患者全身,使其体温迅速回升,将室内温度调至25℃以上;术后1周内用60W烤灯照射再植趾(指)体,照射距离一般为30～40cm,随室温的高低可调节照射距离,使局部环境保持在恒定的温度。在患指血循环较差的情况下,则不宜用烤灯,以免增加局部组织代谢。局部照射一般持续7～10天。观察血运时应避免用冰冷的手或物品直接接触再植趾(指)。以防止发生血管痉挛。

3.饮食护理　全麻后6小时进流质,然后过渡到半流或普食。饮食宜进高蛋白、高糖,富含胶原、微量元素(铜、锌、铁、钙)及维生素A、维生素C的食物,如瘦肉、猪皮、肝、蛋黄、豆制品、胡萝卜、新鲜蔬菜及水果,以补充足够的营养,促进伤口愈合及机体恢复。并要求患者多食营养丰富的粗纤维食物,保持大便通畅。

4.疼痛护理　一般术后24小时内疼痛最为剧烈,以后慢慢缓解。术后的镇痛不仅可以止痛,还可以防止血管痉挛。止痛泵可控性持续小剂量给药法止痛,方法简便有效,可通过外周静脉留置针给药,并根据疼痛程度调节给药速度。同时,可转移和分散患者集中在疼痛上的注意力。教会患者用简单的注视呼吸锻炼、逐步放松肌肉、沉思、音乐疗法等,起到缓解疼痛的作用。把有关疼痛、疼痛的评估、使用药物及其缓解疼痛的方法告诉患者及家属,纠正患者的错误观念,还应解除患者对阿片类药物成瘾或药物耐受性的恐惧,使患者积极参与自我护理。

5.尿潴留　术后6～8小时不能排尿,多与麻醉和术后体位有关,术后应用血管扩张药,亦可引起排尿困难。可给予诱导排尿,必要时行留置导尿;术前床上训练排尿,可减少术后尿潴留。

6.生命体征观察　患者由于严重创伤,术前失血过多而又未能及时有效补充。长时间复杂手术及术中过多出血等均可导致血容量不足。低血压容易使吻合的血管栓塞,贫血容易使再植趾(指)缺氧,两者直接影响再植趾(指)的成活。所以,术后严密监测生命体征变化,及时补充血容量,30分钟测血压1次,保持收缩压在15.96kPa(120mmHg)以上;定时采血化验血常规;及时输血、补液。并密切注意有无毒血症及急性肾衰竭症状。

7.药物治疗的护理

(1)断趾(指)再植后局部若发生感染,可以使吻合的血管栓塞,吻合口破裂或发生败血症等。因此,术中及术后应及时应用抗生素以预防感染;抗生素有不典型的过敏反应,应用时要注意观察用药的不良反应。

(2)为防止血栓形成,术后常规应用抗凝药物,常用的抗凝药物有低分子右旋糖酐,它可降低红细胞之间的凝集作用和对血管壁的附着作用，并可增加血容量，减低血液的黏稠度，利于血液的流通。每日静脉输入500～1000ml，应用4～6天。低分子右旋糖酐可出现皮肤瘙痒、皮疹、发热等，并有蓄积作用，连续使用有出血的危险。因此，要严密监测血常规、血小板；禁食硬性、粗糙食物；各种穿刺或注射后，针眼按压时间要大于5分钟。

(3)常用的抗血管痉挛药物有罂粟碱和托拉苏林，它们对血管平滑肌有显著的松弛作用，可使全身血管床呈扩张状态。罂粟碱成人剂量为60mg，每6小时肌内注射1次，一般应用5～7天后逐渐减量至术后12～14天，不宜突然停药。托拉苏林成人剂量为25mg，每6小时肌内注射1次。托拉苏林常与罂粟碱联合应用，以增加血管扩张的效果。罂粟碱用量过大可引起恶性、呕吐、嗜睡等症状，使用时注意用量不可过大、静脉滴注速度不可过快、使用时间不可过长。

8.严禁主动和被动吸烟　显微血管术后患者应绝对禁止吸烟，同时亦防止被动吸烟，即同室病友、陪护人员、探视人员等所有和患者直接接触的人员均应禁止吸烟。香烟中的尼古丁所致血管痉挛常非常顽固，即使迅速采取相应措施，使用解痉药物亦极难缓解。护理人员应积极创造条件使病区成为无烟病室或无烟病房。

(三)再植趾(指)血液循环观察与护理

再植趾(指)的血液血循环观察比较复杂，术后临床表现变化莫测。掌握其观察方法和一般变化规律是显微骨科护士的基本功。血循环观察指标有以下几方面。

1.皮肤颜色

(1)再植趾(指)的皮肤颜色应红润，与健侧的皮肤颜色一致或略红于健侧皮肤。指体肤色变灰白是动脉痉挛的早期表现，皮肤变为苍白，说明动脉栓塞，苍白皮肤上出现散在性紫色瘀点，为动脉栓塞已完全形成；指体肤色变暗是静脉早期栓塞的表现，暗紫皮肤上出现散在的黑紫斑点说明栓塞程度加重，黑紫斑点融合成片时，提示栓塞已近完全。

(2)观察指体肤色应在自然光线下，烤灯下皮肤颜色稍红、偏暗，日光灯下皮肤显得苍白，应注意区别，观察时还要注意个体差异及手术消毒剂对皮肤颜色的影响。血管危象一般发生于术后24～72小时，以夜间发生为多，如未能及时发现，将危及再植趾(指)的成活。因此，术后72小时内应持续静脉输液，最好在夜间给予低分子右旋糖酐500ml缓慢维持静脉点滴。每1～2小时观察1次，与健侧手指相比较，并做好记录和交班。

(3)要准确判断血管危象是由血管痉挛引起还是血管栓塞所致。一旦发生，应立即解开伤口敷料，解除压迫因素；静脉推注或指根部注射罂粟碱30ml；检查并加强保暖措施，保持室温至25℃左右，有助于血管危象的解除。若用药后30分钟无缓解，应立即做好手术探查的准备。

2.皮肤温度

(1)皮肤温度测定是对再植趾(指)术后血液循环状况观察最为敏感的指标之一；连续、准确地测定再植趾(指)温度，分析其动态变化，是临床判定再植趾(指)血运状态的有效方法。再植趾(指)的温度变化主要与再植指血运和代谢有关。1天内温度波动可在0.5～1℃内，血液循环重建后血运状况恢复良好的病例，再植趾(指)温度始终维持在32℃以上。如温度骤降至29～31℃，指色苍白，甲床毛细血管充盈反应差，多表示有动脉痉挛；经用血管解痉剂无效，温度继续降至28℃或以下，多表示已有动脉血栓形成，应及时探查。若温度降低2～3℃，指色加深或暗红，指腹饱满，表明有静脉回流障碍，应立即解除外在压迫因素；如无好转则表明有静脉栓塞存在，需及时手术，以恢复有效的血液循环。

(2)各种外在因素可影响再植趾(指)温度，如室温降低至20℃以下时，冷刺激可使外周血管收缩，再植指温度可降低1～2℃，尤已冬季最为明显。应维持室温在25℃以上，在室温降低时可将再植手内置于胸前。避免术肢输液，注意输液速度应缓慢或液体加温后输注。加强术后严密观察，避免和消除造成再植趾(指)温度降低的外在因素，保持恒定的室温，有助于再植趾(指)顺利成活。

(3)术后使用皮温计定时测试，皮温的观测要与健指相比较，当室温为20～25℃时，再植趾(指)的皮肤温度通常在33～35℃，与健指温差在2℃以内。测量皮温要定位、定时、定压力，最好全身置于同一温度环境中。当局部有烤灯照射时，皮温高低常出现假象，应予以注意。

3.组织张力　组织张力是再植组织恢复血液循环后的饱满程度和弹性。正常情况下，再植趾(指)术后均有轻微肿胀，弹性好，皮纹正常，张力大致同健侧或略高于健侧。再植趾(指)发生动脉危象时，张力降低，指腹瘪塌，组织干瘪，皮纹加深；发生静脉危象时，则张力升高，指腹饱满，皮纹变浅或消失，组织极度肿胀，有张力性水疱出现。组织张力是一种比较直接、简单、可靠的血液循环观察指标，要求护士具有高度的责任性和丰富的临床观察技能。

4.毛细血管充盈时间

(1)毛细血管充盈时间是反映组织成活状况的最实际的指标之一。正常供血的再植趾(指)甲床色着红润，轻压甲床呈苍白色，去除压迫后，受压区域肤色恢复红润，其间所需的时间称为毛细血管充盈时间，正常为1～2秒。

(2)动脉痉挛时组织供血不足，甲床血色差，毛细血管充盈时间延迟；动脉栓塞时组织无血供，甲床压迫后无褪色现象，毛细血管充盈时间消失；静脉回流不畅时毛细血管充盈时间变快，静脉完全栓塞后毛细血管充盈现象消失。毛细血管充盈存在与否是临床鉴别栓塞与痉挛最重要的指标。毛细血管充盈时间很少受外界因素的干扰，对临床判断再植趾(指)有无血液循环存在具有最直接的价值。

5.指端侧方小切口放血

(1)小切口放血观察切口出血情况是一项既简单又明确的反映再植趾(指)血液供应的最可靠的指标，也是鉴别动、静脉循环障碍的一种直接有效的方法。术后前2天尤其24小时内每0.5～1小时放血1次，必要时使小切口呈持续出血状态，以后酌情逐渐延长间隔放血时间。一般放血5天，最多不超过7天。

(2)再植趾(指)血液循环正常时，小切口内有鲜红血液涌出，数分钟后自行停止，用生理盐水棉球边擦拭边流；动脉血供不足时小切口渗血缓慢或不渗血；切口处渗血缓慢且呈暗紫色量逐渐减少，系指体组织内反流的静脉血，提示动脉已栓塞；小切口快速流出紫红色血液以后逐渐变为鲜红，提示动脉血供良好，静脉回流障碍或动、静脉比例失衡。如小切口内开始流出暗红色血液，量少，以后又流出一些血浆样液，说明先发生了静脉危象后又发生了动脉危象。

(3)本项观察为侵入性操作，一般不宜使用。应用时必须严格无菌操作，避免感染；小切口间隔放血时，速度应控制在3～5滴/分钟，每次5～10分钟，需持续放血时应控制在0.1ml/min，若放血过于活跃，可用无菌棉签轻压小切口；小切口处轻轻盖1块无菌纱布并及时更换，避免形成血痂影响血循环。

(4)对于小儿、体质弱、多指断指者需持续放血时,应密切观察,注意贫血,必要时可输血;并准确记录出入量,保持水电解质平衡。再植趾(指)血液循环情况主要从皮肤色泽、皮肤温度、趾(指)腹张力、毛细血管充盈时间、侧方小切口放血等五项指标来观察,每项指标都要进行动态观察、综合判断。

(四)功能锻炼　断趾(指)再植后,趾(指)体的成活只不过是再植成功的第一步,重要的是恢复再植趾(指)的功能。术后功能锻炼是保证手术成功及功能恢复的关键,一般分为 3 个阶段进行。

1.早期(术后 4 周内)　术后 0～1 周临床给予抗痉挛、抗血凝、抗炎症治疗,保证再植趾(指)体成活。术后 2～4 周应预防感染,促进血液循环、维持修复血管畅通和加速修复组织的伤口愈合。功能锻炼以被动活动为主,自指尖向手掌进行向心性按摩,以温和揉法为主,每次 5～ 10 回,3 次/天;在不影响骨折愈合的情况下,对未加制动的关节在护士帮助下做轻微的伸屈运动,同时嘱咐病人对肩关节和肘关节作主动活动,以免因长期制动而影响其他关节的活动范围。

2.中期(5 周～3 个月)　此期锻炼的目的是消肿、预防和减轻粘连、防止和减少肌萎缩、促进神经再生和功能恢复。此期应尽量进行主动活动和适度的被动活动,练习掌指及指间关节的伸屈、对掌、分指和握拳等动作,用力应逐步加大,每次每个动作做 6～ 10 回,3 次/天,以后逐渐增加。

3.晚期(再植 3 个月后)　此期骨折已愈合,肌肉、神经和血管愈合已牢固。锻炼的目的是恢复关节活动度、肌力、各种实用功能以及重建感觉功能。

主动运动:主动作关节各方向运动。动作须平稳缓和,达到最大幅度时再适度用力,使关节区域产生紧张或减轻疼痛感,以增加肌力并伸拉粘连组织。

被动活动:病人用健手对再植趾(指)关节,进行被动牵伸活动,手法应轻柔,以引起关节有紧张感或酸痛感觉为度。

关节牵伸:是指以适当的牵引力持续作用较长时间,使肌纤维组织产生更大的延伸,以矫治较牢固的关节挛缩强直。用适当的支架将关节近端固定,使肌肉充分放松。在关节远端直接或通过滑轮悬吊一定重量,按需要的方向作重力牵引。手指为 1～ 2kg,牵引时间每次 10～20 分钟,2 次/天。

作业疗法:在关节活动度和肌力有一定恢复时,可及时开始作业疗法,进行各种实用功能练习。如练习对指功能,采用拾豆子、翻转木插子、旋螺丝钉、握泥子或健身球,使手腕和掌指关节得到锻炼。通过用筷子夹豆、书写和图画等,以练习动作的稳定性。缝纫、刺绣、插图案可训练手指的灵活性。并鼓励病人积极进行生活练习,如穿脱衣服鞋袜、梳洗、进餐、打字、书写,以及使用各种工具。

(五)健康教育

教育病人再植趾(指)体应保暖,以免受凉引起血管痉挛;不能食用含咖啡因液体,以免血管收缩;不能吸烟,亦禁止他人在病房吸烟,因为烟中的尼古丁会降低血液中的含氧量,危及再植趾(指)体的血液供应;并向病人强调绝对卧床休的重要性,卧床时间为 10～14 天。

告诉病人再植趾(指)感觉的恢复需要一定时间,在感觉功能未恢复前,应注意保护患指,以免发生烫伤或冻伤,一旦发生,则难以愈合。在感觉恢复的过程中,痛觉比触觉先恢复,从轻微的痛觉,到逐渐明显并变为痛觉过敏,最后又逐渐变为正常,需要较长的时间,病人应有充分的思想准备并积极予以配合。

再植趾(指)功能恢复的好坏与术后功能锻炼有着直接关系,要多与病人讲述功能锻炼的重要性,使其树立信心,消除因疼痛或惧怕疼痛而产生的锻炼恐惧感,指导和帮助病人进行正确的功能锻炼,以促进再植趾(指)功能的早日恢复。

(六)出院指导

出院后继续进行再植趾(指)的功能锻炼,进行日常生活的各项活动,防止肌肉萎缩和关节僵硬;3 个月内避免用力过度,以免影响功能恢复;教会病人对再植趾(指)的观察和护理,患指注意保暖及保护,避免再受损伤;观察再植趾(指)颜色、温度、感觉、活动度等,如有异常情况应及时就诊,定期门诊复查。

三、足趾移植再造手指

【概述】

应用显微外科技术,通过血管、神经、肌腱和骨骼的接合,将足趾一次直接移植到缺损部位来再造拇指或其他手指是一个新的整复途径。再造的拇指及手指,不但血供良好,感觉良好,并有良好的关节活动。由于其具有指(趾)甲,故外形更趋满意。

1966 年,杨东岳教授应用显微外科技术成功地进行了世界首例第 2 足趾移植再造拇指手术后,足趾移植再造手指技术已经在临床上广泛应用。

足趾移植再造手指,不仅采用第 2 足趾,亦有采用拇趾或拇趾皮甲瓣加植骨再造拇指,或用第 2 足趾或部分第 2 足趾再造手指或部分手指;还可同时移植第 2、第 3 足趾再造两个手指;更有应用双足同时切取多个足趾及拇趾皮甲瓣,一期同时再造多个手指者。近年来手术方法不断更新,应用范围越来越广,成功率越来越高。

足趾移植再造手指的优点:足趾移植再造手指手术能一次完成,疗程短,减轻了病人的多次手术痛苦和经济负担;再造的手指长度适中,具有指甲,外形较佳;再造手指具有正常血液循环,血供好,术后 4~6 周即可恢复功能练习,且再造指不畏寒;再造手指可伸、屈、捏、握,恢复了再造指应有的功能;并能恢复原来手指的感觉功能,触觉灵敏,且能出汗;用拇甲皮瓣再造拇指,其外形近似原拇指;再造手指同时可一期完成虎口、指蹼的修复与重建,而切取有限的足趾后对供足功能无明显影响。

【护理】

(一)术前准备

1.了解供区血管状况,检查足背动脉是否存在,检查第 1 跖背动脉的类型。可将足放入温热水中浸泡 10~15 分钟,检查供足足背静脉及大隐静脉的充盈度和弹性,用二指法检查血流方向,以排除血栓性静脉炎。

用"三点一线"法检查动脉状况,即于足背动脉起始部、第 1 跖间隙基底部及移植足趾趾底部，扪诊检查血管搏动情况及血管弹性，再检查第1跖间隙是否有动脉搏动存在。也可用多普勒超声血流探测仪检查估计血管外径。

2.术前3天对供、受区皮肤用温水进行彻底清洗，2次/天。尤其要注意手部残端瘢痕沟凹的清洗。指导患者局部皮肤按摩，促使皮肤松弛、柔软，提高抗感染能力。尽量不用剃刀准备皮肤，有条件的可用脱毛剂。

3.保护供、受区血管，避免在供、受区进行静脉穿刺、抽血等破坏性操作。足部如有足癣或局部感染时应积极治疗。

4.术前3天进行血管充盈训练，方法是：将血压计套袖系在受区或供区的肢体上，测出血压的脉压，然后把压力增加到收缩压与舒张压之间，此时能触到动脉搏动，只是阻碍了静脉回流，使静脉充盈、扩张，3～4次/天，20分钟/次，以促使静脉柔软，为手术创造良好的血管条件。

5.禁止吸烟，吸烟者需戒烟1周以上。并作好相关血液凝固因子的测定，便于术后必要时应用抗凝药物。

（二）术后护理

1.*一般护理*　术后尽可能为患者创造良好的环境，尽量安排患者住小房间，以减少干扰，室内严禁吸烟。室温保持在25℃左右。患者术后保持绝对卧位10～14天，患肢（再造拇指和供足）给予楔形治疗垫抬高15°，并制动以减少肿胀。双患肢用60W旁照灯持续局部照射，照距40～60cm，保持局部温度为25℃。由于长时间卧床，背骨隆突部位容易受压，使患者难易坚持。因此，要协助患者经常变换卧姿，按摩受压部位，防止压疮形成。

2.*疼痛护理*　疼痛对于患者是一种不良的刺激，可引起血管痉挛，影响再造指体的血液循环。术后常规应用止痛剂治疗，认真听取患者对疼痛的主诉，结合部位、性质、原因、持续时间进行评估。一般应用镇痛剂后多可缓解。如果疼痛严重，一般镇痛措施不能缓解，则要认真检查，是否有血肿形成。

3.*再造指的血液循环观察*　术后3天内每30分钟观察并记录再造指的肤色、肿胀情况、皮温和毛细血管充盈时间，3天后每1小时观察记录一次。观察拇甲瓣要在自然光线下进行，可通过下列方法来确定皮瓣的血运。①看：再造指颜色红润，与其他正常手指颜色相一致。②摸：直接触摸，感觉皮瓣的饱满度，血供正常时指腹饱满，弹性好。③压：检查者用指腹轻压甲床数秒后抬起，受压区域由白迅速变红，为血液循环正常。④测：采用皮温仪测量再造指温度变化，再造指温度低于健指相对部位皮肤温度1℃以内为正常。

4.*解痉药和抗凝药的应用*　常规应用低分子右旋糖酐每日1000ml加丹参8g或山莨菪碱20mg静脉滴注，罂粟碱30mg肌内注射，每4小时1次，1周后改为2次/天。应注意观察出血情况，如鼻出血、切口出血等。

5.*预防感染*　严格无菌操作，遵医嘱应用有效抗生素，抗生素做到现配现用，根据细菌培养和药敏试验及时调整抗生素；保持伤口清洁干燥，及时更换伤口敷料；术后48～72小时拔除伤口内引流条；2～3周后拆除缝线，4周后拆除外固定。如有克氏针内固定时，需等4～6周骨愈合后再拔除克氏针。

6.*并发症护理*　血管痉挛和血管栓塞引起的血液循环障碍，是术后最严重的并发症。如处理不当或不及时，都将导致移植趾坏死。

(1)静脉回流受阻:发生静脉回流受阻的原因多数是血管受压,受压部位多数在手背皮下隧道内一段。临床表现:肿胀严重,指腹张力增加,皮肤颜色微紫,皮温低于健指 2～3℃。可让患者抬高患肢,在新建拇指或其他指一侧或两侧切开皮肤,引流淤血。

(2)动脉供血受阻:术后 24 小时内发生者多因动脉受压血栓形成,48 小时后发生则应考虑动脉痉挛,常因拔引流条引起疼痛,寒冷、吸烟等因素所致。临床表现:再造指颜色苍白,张力低,温度急剧下降 3～4℃,毛细血管充盈缓慢或消失。护士要仔细观察,正确区别动脉栓塞与动脉痉挛,及时报告医生,按医嘱应用抗凝血、抗痉挛药物。严重者行手术探查。

(3)移植趾萎缩变细:由于术后组织缺氧,导致移植趾出现不同程度的纤维化。临床表现:皮肤变薄,光滑细腻;皮下组织减少,质地硬;关节活动受限,但血液循环尚好。术后应严密观察,防止发生血管危象。功能锻炼期加强训练,局部加大受力,加速局部的血液循环,3 个月后会有较大的改观。

7.功能锻炼　功能锻炼的目的是恢复再造手指的肌力、关节活动度,以及训练对指等动作,以恢复手的捏、握、抓、捻等功能。

(1)术后 3 周起开始再造指进行屈伸锻炼,主动屈、伸掌指关节和指间关节。

(2)手指再造骨固定者 4～6 周拆除石膏固定后,进行被动对掌、对指、指端屈曲训练,拇指外展、内收训练。

(3)抗阻力练习:可用捏皮球的锻炼方法来增强拇指或其他指的屈曲、内收及对掌肌力,用挑橡皮筋网的锻炼方法来增强拇指及其他手指的伸、屈及外展肌力。

(4)虎口打开训练:手术后伤手常有不同程度的虎口挛缩,轻者可用在自己大腿上撑压的方法逐步撑大虎口;严重者可用虎口牵引器进行牵引。

(5)技能训练:练习持筷、执笔、扣纽扣、扭动开关等生活动作及各种生产工具的使用,用再造指敲击电脑键盘。有意识地在日常生活中使用再造手指。

【健康教育】

1.意外的严重创伤,使患者内心充满恐惧、焦虑,担心截趾影响生活,再造指不能成活反而加重创伤。应耐心向患者解释手术方法及成功率,手术的可行性及术后功能恢复的重要性。介绍同类康复期患者功能锻炼情况和手术效果。使患者稳定情绪,树立信心。针对性地做好健康教育,使患者对自己的伤情、治疗方法及治疗过程中应注意配合的事项,如戒烟酒、卧位、睡姿、肢体放置等有充分了解,并自觉配合。

2.向患者及家属解释功能锻炼的重要性,功能锻炼应循序渐进,不能操之过急,每个动作都要做到位,达到应有的目的。功能训练宜在理疗或热水浸浴后进行,并先做数十次用力的握、伸拳运动作为准备活动。

3.教育患者在再造指感觉功能未恢复之前,应注意保护患指,不能用患指试水温,以防止烫伤;冬天应戴上棉手套,外出时可将患指置于胸前棉衣内,防止冻伤。

四、皮瓣移植技术

【概述】

随着显微外科技术的不断发展,在创伤显微外科领域中皮瓣移植技术已得到广泛的应用,它是修复创伤组织缺损的一个重要治疗方法。

(一)皮瓣移植术的定义

传统的定义为:在身体的一部分切取创面所需要的皮肤和皮下组织,并在切取过程中保留部分组织与身体相连,用于覆盖另一部位创面的方法。被切取用来覆盖创面部分称为皮瓣,保留与身体相连的部分称为皮瓣蒂,接受移植物的创面称为受区,提供皮肤或皮下组织来源的部位称为供区。较新的概念为:为了覆盖创面并替代组织缺损,用于恢复外观与功能的组织移植方法。

(二)皮瓣移植的特点

皮瓣移植早期的存活完全依赖于蒂部的血液供给,皮瓣蒂是皮瓣早期存活的生命线。不同的皮瓣,其蒂部的构成不同。传统皮瓣蒂由皮肤和皮下组织构成。轴型皮瓣蒂可以由带有轴心血管在内的皮肤和皮下组织构成,也可以仅由一组血管－血管蒂构成。既可以保留血管蒂作局部的转移,也可以切断血管蒂移至远位受区,并与受区的动、静脉行血管吻合使皮瓣得以存活。后者称为皮瓣的游离移植。

(三)皮瓣移植的适应证

1.有骨、关节、肌腱、大血管、神经干等组织裸露的创面,且无法利用周围皮肤直接缝合覆盖时,应选用皮瓣修复。

2.拇指、手指再造均需以皮瓣为基础,再配合支撑组织的移植。

3.手及手指的先天性或外伤后缺损需功能重建。

4.手部瘢痕挛缩畸形,瘢痕切除矫正畸形后有骨骼、肌腱外露者,或瘢痕切除后进行肌腱、神经、骨骼修复后的创面。

5.手部慢性溃疡伴有骨骼、肌腱外露经病灶清除后的创面。

(四)皮瓣的血液供应

皮瓣动脉的来源可直接起源与深部的动脉干,也可以由深部动脉干的分支发出,按起源的不同,可将皮瓣动脉分为 3 种。

1.直接皮动脉　起源于深部的动脉干,动脉发出后,没有肌支至肌肉,而直接供应皮瓣。

2.肌皮动脉　起源于肌皮动脉,进入肌肉后,除发出一些肌支到肌肉外,另有分支穿出肌肉而至皮瓣。这种供应皮瓣的分支称为肌皮动脉皮支。

3.混合动脉　是指由深部动脉干发出的动脉分为两种分支,分别供应肌肉和皮瓣,互不交错。其中到皮瓣的分支,称为混合动脉皮支。

皮瓣动脉的走行随部位不同而有差异。穿过深筋膜进入皮下组织后,主干在皮下组织中按原方向继续前行,并逐渐发出分支,供皮瓣的各层组织。动脉在各层组织中的分支,在口径上有粗细之分,在分布上有疏密之别。皮瓣中除真皮网状层的血管较稀少外,其余各层的动脉较丰富,且动脉间的吻合也很明显,有的是较粗大的动脉干之间的弓状吻合,有的是小分支之间的网状吻合,这为保证皮瓣的血液供应起到了重要的作用。

(五)皮瓣的分类

按皮瓣血液循环的类型分类。

1.随意型皮瓣　随意型皮瓣也称任意皮瓣,是由血供特点决定的,即在皮瓣中不含轴型血管，仅有真皮层血管网、真皮下层血管网，有时也带有皮下层血管网，但没有携带动脉轴心血管。

(1)局部皮瓣(又称邻接皮瓣)：是利用缺损区周围皮肤及软组织的弹性、松动性和可移动性，在一定条件下重新安排局部皮肤的位置，以达到修复组织缺损的目的。可分为：滑行推进皮瓣、旋转皮瓣、交错或易位皮瓣。

(2)邻位皮瓣：与缺损区不相连，供皮瓣区与缺损需修复区之间有正常的皮肤或组织器官。另一种类型是皮下蒂皮瓣通过隧道至邻近的缺损区。

(3)远位皮瓣：当缺损局部与邻位均无合适的正常皮肤组织可利用，或局部组织利用后外形破坏较明显，而修复后功能与外形改善并不明显时，可考虑用身体较远处、较隐蔽的部位作为皮瓣供区，即远位皮瓣。它包含直接皮瓣、直接携带皮瓣。

2.轴型皮瓣

(1)一般轴型皮瓣：轴型皮瓣又称动脉性皮瓣，即皮瓣内含有知名动脉及伴行的静脉系统，并以此血管作为皮瓣的轴心，使之与皮瓣的长轴平行。

(2)岛状皮瓣：仅有轴心血管为蒂，除该血管蒂外，其余的皮肤、皮下组织都被切断，其血供仅靠轴心血管来维持。

(3)肌皮瓣：是一种复合组织瓣，即利用身体某块肌肉(或一部分肌肉)连同其浅层的皮下组织皮肤一并切下，用于较大创面缺损的修复及肌肉功能的重建。

(4)游离皮瓣(吻合血管的游离皮瓣)：为通过小血管吻合技术，将皮瓣内的轴心血管与受区血管吻合，一期原位移植成活的轴心皮瓣。皮瓣的长度和面积的设计，不仅根据轴心血管的灌注压，更重要的是受区小动脉灌注压的影响。由于轴心血管的解剖特点，轴心血管皮瓣又可分为直接皮动脉皮瓣、肌间隙血管皮瓣、肌间隔血管皮瓣以及主干带小分支血管皮瓣。

(5)含血管蒂的皮肤复合组织游离移植：即采取皮瓣时由于受区的需要，同时将供区的肌肉、骨骼等组织和皮瓣一起作为移植组织，其血供靠供给皮瓣的血管来供给。

(六)皮瓣的选择原则

皮瓣移植修复创面是显微骨科临床应用的重要技术，其发展快、种类多、应用广泛。修复创面除了传统应用的各种皮片移植、局部转移皮瓣、皮管修复外，仅带蒂皮瓣、游离皮瓣、肌皮瓣全身就有 70 余种，皮瓣的选择首先要考虑恢复功能，使患者术后能恢复工作和进行正常生活，因此，皮瓣的选择应遵循以下原则。

1.皮瓣的血液循环要好，外观正常，无炎症，无瘢痕，质地优良，有韧性，弹性好，切取范围够大，并能恢复感觉。

2.能够用邻近皮瓣修复并能收到与远位皮瓣移植修复相同效果时采用邻近皮瓣。

3.能够用不吻合血管的皮瓣并能收到与吻合血管的游离皮瓣相同的效果时，应选用不吻合血管的皮瓣。

4.只能用次要部位的皮瓣移植修复重要部位，不可用重要部位修复次要部位。

5.既要考虑受区形态(包括皮色、质地、厚度、毛发等情况)与功能(感觉等)，又要考虑尽可能地减少供区形态和功能的损害。

6.皮瓣血管的解剖位置恒定，变异少，血管蒂要有足够长度，血管口径较粗以便与受区血管吻合。皮瓣所能切取的范围应足够大，皮瓣的长宽均应比创面大 2cm 左右，以免缝合张力过大影响皮瓣的血液循环。

7.供区部位隐蔽，切取方便，最好切取后供区能直接闭合。

8.修复足部、手部的皮肤缺损时，供区的皮瓣内最好包含可供吻合的感觉神经，以利于术后皮瓣感觉的恢复。

总之，皮瓣移植必须根据患者的年龄、性别、职业、全身情况、受区条件以及患者愿望等，做到成活率高、形态与功能好、操作简便、患者痛苦少、病程短、花钱少等。

（七）移植组织供区准备

1.供区移植的组织内必须包含有一条知名血管及其伴行的静脉或其邻近的一条知名静脉。

2.供区移植组织内的血管应无病变，血管床良好。如切取足部组织时，必须在术前检查足背动脉搏动是否有力，可用多普勒血流仪及 B 超进行检查，左右侧对比，以提供更为详细的客观资料。

3.供区选择为四肢时，为保护移植组织的血管，避免在供区进行静脉注射。

（八）移植组织受区准备

1.受区创面的准备　外伤后新鲜创面，必须彻底清创。有骨折者，可做好内固定，以避免骨折端刺伤已缝好的血管；有肌肉、神经、血管断裂、缺损者应先做修复；有慢性溃疡的受区，术前应做创面分泌物的细菌培养及药物敏感试验；全身和局部应用有效抗生素，术中应首先切除溃疡病灶及其周围的瘢痕组织，直达正常组织为止。

2.受区血管的选择　吻合后的受区动脉将是组织的供血动脉，受区的静脉将是移植组织回流静脉。受区的动脉和静脉应平行或相邻近，一条动脉应有两条或两条以上的静脉相搭配；受区血管的口径应与移植组织血管口径相一致，便于端端吻合，使移植组织获得最大的流速、流量及灌注压；选择血管吻合的部位，以方便术中操作，避免吻合后受压和扭曲；移植皮瓣的动脉与肢体较主要的动脉行端端吻合后，应不影响受肢远端的血液循环；

（九）皮瓣移植的方法

将新鲜创面彻底清创，慢性溃疡创面或瘢痕组织切除后，估计创面的大小，选择适当的供区设计皮瓣，皮瓣的长、宽均应比创面大 2cm。按照每个皮瓣的不同解剖特点，切取带血管蒂的皮瓣并移至创面区，皮瓣边缘与创面边缘固定数针，将皮瓣血管蒂的动、静脉分别与受区的动、静脉端端吻合。观察皮瓣的血液循环良好后，再将皮瓣边缘与创面边缘完全缝合，皮瓣下放置引流。术后用松软敷料包扎，石膏托固定。皮瓣处开小窗，以便观察皮瓣血液循环状况。

（十）皮瓣断蒂

皮瓣在转移到受区，经过 3 周左右就与受区重新建立血液循环，这时将皮瓣蒂部切断，并切除剩余组织或缝回原供区，这一手术操作过程称为皮瓣断蒂术。

除局部皮瓣、部分轴型皮瓣或岛状皮瓣，以及吻合血管的游离皮瓣不必断蒂外，较多的皮瓣在带蒂转移后需行断蒂术。皮瓣转移后，在无继发出血、血肿形成，无感染，无血液循环障碍等并发症情况下，3～4 周可断蒂；专家建议：皮瓣转移后 5～6 天起即可开始进行皮瓣蒂部血循环阻断训练。可从 5 分钟或 10 分钟开始，训练 2～3 次/天，时间逐渐延长，直到血循环阻断

1小时以上无血循环障碍表现时，即可安全断蒂。

【护理】

创伤显微外科的发展，给护理带来了许多新的问题，提出了新的要求，皮瓣移植术是一项创伤大、难度高的手术，患者的全身情况、手术操作的熟练程度和术前术后的良好护理，都是手术成败的重要环节。

（一）皮瓣移植术前护理

1.一般准备　择期手术患者，术前应完成心血管、肺、肝肾功能及免疫系统、血液系统检查。全面细致地收集病史，综合地分析判断，评估患者对手术的耐受力。

2.皮肤准备　术前一天清洁皮肤，除去毛发、修剪指甲，瘢痕部位先用棉签蘸汽油挖除瘢痕缝隙的污垢，再用肥皂水清洗。皮肤准备包括供区和受区两部分，范围应跨越两个关节。如手部手术皮肤准备范围从肘上至手指末梢；前臂手术的皮肤准备应上起肩关节，下至手指末梢；小腿部手术应上起髋关节，下至足趾末端。有创面者应消毒创口周围皮肤。

3.体位准备　皮瓣移植术对体位有严格的要求，术后需绝对卧床，局部制动。术前患者有意识地进行卧床练习，并训练床上使用大小便器。某些带蒂皮瓣如：锁骨下皮瓣、髂腹部皮瓣手术的患者应练习将受区放人供区处，行交腿皮瓣移植的患者，应练习双腿交叉卧位。

4.心理护理　意外发生的伤残，使患者心理上遭受到严重打击，易造成心理危机，此时患者对病情极度恐惧，怀疑自己的适应能力。护士要有针对性地做好解释工作，告诉患者手术的方法和目的，使患者充分认识到手术对解除自己病痛的意义。护理人员应了解患者的感受，给予同情、安慰与疏导。详细解答患者的提问，消除其对手术的恐惧。

（二）皮瓣移植术中护理

术中应严密观察移植皮瓣的血液循环，当皮瓣已游离，血管尚未切断前皮瓣突然变苍白，毛细血管回流不佳，皮缘出血点消失，皮下组织的微血管网由鲜红色变为暗红色或消失，这种现象表示血供出现障碍。常见原因有：血管畸形；各种物理或化学因素导致血管发生痉挛；小血管损伤或结扎小分支的线结过于靠近血管壁，阻碍了血流；患者血压降低，血容量不足。出现血管痉挛积极配合处理。可移动皮瓣，使血管处于松弛状态；局部可用40℃生理盐水、2%普鲁卡因、2%利多卡因进行热敷，使移植皮瓣松弛；提高室温到30℃左右；血管畸形时应采取适当方式矫正或放弃手术；保证麻醉充分，根据血压情况补足血容量。

（三）皮瓣移植术后护理

1.一般护理

(1)观察生命体征：密切观察患者生命体征，监测血压、脉搏、呼吸的变化，收缩压应保持在13.33kPa(100mmHg)以上，如有下降应及时报告医生，并给予静脉补血，加快补液速度。切忌使用升压药。对血容量的观察指标包括：脉搏、皮肤温度、尿量、颈静脉充盈程度、中心静脉压及末梢循环等。

(2)出血情况观察：比较大的皮瓣应观察创面边缘的渗血情况，随时估计出血量。

(3)疼痛护理：疼痛可使机体释放5羟色胺，其有强烈的收缩血管作用，如不及时处理，可导致血管闭塞或血栓形成。因此，术后应根据患者情况选择使用止痛剂与止痛方法，尽量避免一切引起疼痛的诱因，如伤口包扎过紧；患肢牵拉、扭曲和活动；体位不舒服等。术后治疗及护理动作应轻柔，患肢给予有效固定，必要时用石膏托外固定。

(4)防止感染：按医嘱早期足量应用敏感抗生素，抗生素做到现配现用。病室定时消毒，注意无菌技术，限制陪护及探视人员，防止交叉感染。

(5)加强皮肤护理：术后制动时间长，做好生活护理的同时要加强皮肤护理，定期按摩身体受压部位，如上肢尺侧肘部、下肢屈侧、臀部、尾底部。腋下、手指之间皮肤相互接触之处用棉垫或纱布隔开，定期更换，防止皮肤接触面因出汗潮湿，发生皮肤溃烂。

2.体位护理　不同的皮瓣移植手术，术后体位安置也不同，但总的原则应是：保证移植再植物的血供，防止受压；防止移植再植物血管蒂部发生扭曲和张力，有利于局部引流；遵守各种麻醉后体位。一般取平卧位，抬高患肢 10°～20°，与心脏在同一水平。肢体部位的手术，一般先置患处略高于心脏水平，如发现患处逐渐发绀、水肿，则表示静脉回流不畅，应适当抬高体位。如患处苍白，毛细血管充盈反应迟钝，常表示动脉供应不足，可将体位放平。

3.局部保温　移植或再植物的血液循环仅靠吻合后的血管相通，对寒冷的刺激非常敏感。一旦发生痉挛，势必造成移植或再植物的缺血，严重或较长时间的痉挛是术后血管栓塞和移植组织坏死的常见原因。保温的方法：室温保持在 25～28℃，全身用电热毯覆盖，肢体裸露部位穿着棉袖套保暖，患处可用 60W 普通电灯照射烘烤，照射距离 30～40cm。夏季避免过热、出汗、潮湿引起伤口感染。

4.皮瓣的血液循环观察

(1)皮瓣的颜色：术后皮瓣复温以后，皮肤颜色应红润，色泽较健侧稍红或与健侧相同。观察时应注意三个因素的影响，即光线、供皮区皮肤、消毒剂的影响。如色泽发绀，常提示静脉回流受阻，苍白则表示动脉供血不足。观察色泽变化时，应避免在强烈光照下进行，以免识别不清。

(2)皮瓣的温度：皮温的变化已被证明是判断皮瓣血循环情况最为敏感和有效的方法。复温后的皮瓣温度，应等于或略高于健处 1～2℃，应在 33～35℃以上。如果低于健处 3℃以上并伴有色泽的改变，常提示有血液循环障碍，需立即处理。如皮温降低到 27℃以下，常提示动脉性血循环障碍；如皮温降低到 27～31℃，常提示静脉性血循环障碍。术后 7 天内，应每小时测量皮温 1 次，并与健侧作对照，测量皮温的部位要固定，压力要恒定。

(3)毛细血管充盈反应：是指用手指或玻璃棒压迫移植皮瓣使之苍白，放松压迫时，皮瓣应在 1～2 秒内转为红润；如超过 5 秒，或反应不明显，则都应考虑有血液循环障碍。对于皮下脂肪肥厚的皮瓣，毛细血管充盈反应常不明显。皮瓣的毛细血管充盈现象通常没有足趾移植或断指再植明显，应仔细观察。

(4)皮瓣的肿胀程度：皮瓣移植术后组织均有轻微肿胀，这是手术创伤所致的正常组织反应，一般于术后 3～7 天肿胀逐渐消退。如皮瓣肿胀明显且持续加重，皮纹消失，出现水泡，表明静脉回流受阻，应立即报告医生进行处理。皮瓣水肿较轻时，可严密观察，抬高患肢，促进静脉回流。也可用 50%硫酸镁溶液局部湿敷，以促进水肿吸收。必要时可适当拆除部分缝线，达到减压的目的。

(5)局部出血情况：发现局部性出血，应首先查明原因。出血量较多，移植物发生血液循环障碍者，应立即通知医生进行手术探查；出血不多，应严密观察，保持引流通畅，切不可压迫皮瓣止血。

(6)血管的充盈和搏动：在移植物的浅层存在较大血管行走时，如足背皮瓣的游离移植，常可见到静脉的充盈和动脉的搏动，可作为一种可靠的观察指标。较小的或深层血管，可借助多普勒超声血流仪来测定。

5.并发症的观察与护理

(1)皮瓣血管痉挛：血管痉挛是皮瓣移植术常见的并发症之一，如不及时处理，可造成血管栓塞，导致皮瓣移植手术失败。为避免血管痉挛应保证患者术后体位舒适，患肢有效制动；护理操作动作轻柔，避免造成疼痛刺激；维持电解质酸碱平衡，纠正血容量不足；加强保暖，室温保持在25℃以上，切忌忽高忽低；有吸烟嗜好的患者，入院后即应戒烟，禁止他人在室内吸烟，做好健康教育，使患者和家属了解香烟中的尼古丁等物质容易损害血管内皮细胞，又是血小板吸附剂，易造成吻合血管栓塞与痉挛。术后可选择1～2种解痉药，如：山莨菪碱、罂粟碱、复方丹参等作为预防性用药。

(2)皮瓣血管栓塞：动脉栓塞常在术后30分钟～6小时内出现，皮瓣颜色变为淡红或苍白，肿胀明显，皮纹增多，按压无弹性，皮温偏低，毛细血管回流不明显；静脉栓塞表现为皮瓣肿胀或颜色改变。随着栓塞程度的加重，皮瓣颜色加深，由红变紫、紫红或紫黑，皮肤的变化限于局部或波及整个皮瓣，同时出现水泡或创缘出血增多。防止血管栓塞的护理措施有：局部升温和保温；受术者血容量充足；手术操作者高度微创操作；疑为血管痉挛，可先应用解痉药物对抗并观察疗效；一旦确诊为血管栓塞，可立即进行手术探查，切除栓塞的吻合口，重接或做血管移植，力争6小时内重建血供。

(3)皮瓣水肿：皮瓣水肿常因静脉回流障碍所致。术后适当抬高患肢或皮瓣移植部位，促进静脉回流；用棉签自移植物的远端向近心端滚动，对微循环瘀血有明显效果。可用50%硫酸镁局部湿敷或局部理疗，以促使水肿吸收。必要时可拆除部分缝线，或采取滴血疗法，经上述处理无明显效果者，可行手术探查。

【健康教育】

1.告知患者及家属保持情绪稳定，防止患者激动、愤怒、忧虑，以免血管痉挛。进高蛋白、高营养、易消化食物，多吃新鲜蔬菜、水果。保持大便通畅，不憋尿，教会患者预防便秘的方法，必要时给予开塞露通便。

2.患者不饮用含有咖啡因的液体，如咖啡、茶水、可乐等；同室病友及家属禁止在室内吸烟，吸烟的患者，在术前1周就要戒烟，术后避免直接或间接吸烟，以免引起血管收缩。

3.强调术后正确体位的重要性，绝对卧床2周，保证皮瓣的血液循环。教会患者及家属观察皮瓣血运的方法，如皮瓣颜色变浅或呈紫红色，都应及时告之医护人员，以便及时处理。特别是夜间和凌晨，是血管危象高发时段。

4.把有关疼痛、疼痛的评估、使用的药物、缓解疼痛的方法及缓解疼痛的重要性告知患者及家属，纠正患者的错误观念。

5.出院指导告知患者出院后皮瓣的感觉尚未恢复正常，仍需注意保护皮瓣，防止烫伤或冻伤。冬天避免用热水袋等物给皮瓣区取暖，外出时用棉罩或其他保暖物品保护皮瓣。为防止局部瘢痕增生，出院后6个月内皮瓣移植处需用弹性绷带加压包扎。对于皮瓣尚未断蒂出院的患者，嘱其注意保持皮瓣附近皮肤的清洁、干燥，每日用乙醇棉球擦拭早晚一次，防止溃烂和感染。定期复查，皮瓣断蒂在术后 3～4 周进行。

（牟艳平）

第六节　脊柱损伤的护理

一、颈椎骨折

【概述】

在颈椎骨折中，约 80％好发于第 4～6 颈椎节。急性外伤性椎间盘突出，则好发与第 3～4。第 2 颈椎以上的颈椎部分属上颈椎，不仅解剖关系特殊，临床症状复杂，且损伤后的现场及入院前死亡率高，其中寰枕关节及齿状突骨折各占 40％，而下颈椎仅占 10％左右。第 3 颈椎至第 7 颈椎称为下颈椎，发生骨折脱位较上颈椎多见。

（一）病因

颈椎由于强力过度屈曲、伸展、压缩引起骨折或脱位，常累及颈脊髓而造成高位截瘫。

1.寰枢椎骨折与脱位　在颈椎屈曲型损伤时，寰椎横韧带断裂，寰椎向前脱位，也可枢椎齿突基底部发生骨折、寰椎向前脱位。两种情况均可引起脊髓损伤。枢椎齿突基底部骨折时，也可能因当时寰椎移位不明显，而被忽视，骨折未能及时固定而不愈合或延迟愈合，患者开始活动时，可发生寰椎迟发性脱位或截瘫。寰枢椎亦可发生伸展型骨折-脱位，暴力垂直向下击于头部，挤压侧块，寰椎前、后弓较薄弱，可发生骨折。

2.Hangman 骨折　暴力方向多来自下颌部，以致引起颈椎后仰、并于第 2 颈椎椎弓根部形成强大的剪应力，超过局部承载负荷时则发生该部位骨折。目前主要见于高速公路上的交通事故(急刹车时颈部过伸)及跳水意外。

3.颈椎半脱位　比较多见。可因汽车急刹车，乘客头部受惯性作用，猛向前倾引起。这种损伤易被忽视，可引起截瘫。

4.颈椎椎体骨折　多发生于第 5～7 颈椎体，由于强力过度屈曲引起。常合并脱位及椎间盘急性突出，引起脊髓损伤。

5.颈椎脱位　多由屈曲性损伤引起。下一椎体的前缘被压缩后，脱位之椎体向前移位，一侧或两侧椎间小关节可发生交锁，脊髓常被挫伤或压迫。

（二）分类

上颈椎骨折与脱位大体分为枕颈关节损伤，寰椎骨折，寰枢脱位，齿状突骨折，Hangman 骨折。下颈椎骨折脱位包括多种损伤：颈椎椎体楔形压缩性骨折、椎体爆裂性骨折、颈椎半脱位、颈椎单侧或双侧小关节脱位、颈椎后脱位及颈椎骨折脱位等。

（三）临床表现

1.死亡率高　如暴力较强，作用迅猛，易因颈髓高位损伤而死于现场或运送途中。

2.颈部不稳感 患者自觉头颈如折断似的不稳,不敢坐起或站立,喜用双手托住头部。

3.颈痛及肌肉痉挛

4.颈部活动受限

5.被迫体位 如双侧关节均有脱位时,头颈呈前倾斜体位;如一侧关节脱位,头向健侧旋转并向患侧倾斜。这种体位加重了活动受限的程度,包括张口困难。

6.其他 如局部压痛、吞咽困难、发音失常等,脊髓神经受累时,则出现相应的症状及体征。

(四)诊断

1.有严重外伤史,如从高空落下,重物打击头、颈、肩或背部,跳水受伤,塌方事故时被泥土、矿石掩埋等。

2.临床表现和体征:如前所述。

3.影像学检查:X线平片检查包括正侧位片,寰枢椎脱位者应加拍张口位片。CT和MRI检查有助于对骨折脱位类型的诊断,以及对脊髓损伤的判断。

(五)治疗

及早解除对脊髓的压迫是保证脊髓功能恢复的首要问题。治疗目的是复位并获得脊柱的稳定性;预防未受损神经的功能丧失并促进神经功能的恢复;获得早期的功能恢复。

1.急救搬运 要有专人托扶头部,沿纵轴向上略加牵引,使头、颈随躯干一同滚动。或由伤员自己双手托住头部,缓慢搬移。严禁随便强行搬动头部。睡到木板上后,用沙袋或折好的衣物放在颈的两侧加以固定。

2.非手术治疗 若有其他严重复合伤,应积极治疗,抢救伤员生命。颈椎骨折脱位压缩或移位较轻者,无神经压迫的稳定型颈椎损伤,用颌枕吊带在卧位牵引复位。复位后随即用坚固的头颈胸支具固定,固定时间3个月。

3.手术治疗 无论有无神经损伤,对不稳定的颈椎损伤一般都需手术治疗。手术的目的在于早期获得颈椎的稳定性,并恢复或扩大损伤节段的椎管,防止以后慢性压迫的出现。可通过前路、后路或前后路结合。对陈旧性寰枢椎后脱位且引起脊髓腹侧压迫者,可采用前方经口腔入路手术。

【护理】

(一)术前护理

1.心理护理 由于骨折部位特殊,病情复杂,手术风险大,患者对治疗效果期望较高。部分上颈椎骨折患者术前行颅骨牵引或Halo-Vest头-胸环牵引架固定,术后又丧失了寰枢关节的部分运动功能,导致患者头颈活动特别是旋转明显受限。患者及家属对手术安全性、治疗效果有不同程度的担忧。因此术前进行积极、有效的心理护理,帮助建立乐观向上的心态,对于治疗的顺利进行和术后的康复都非常重要。护士首先要注意与患者的沟通取得信任;然后说明牵引和手术治疗的目的、注意事项,取得配合。介绍同种病例的手术效果,给予信心;再请术后恢复期患者介绍对手术过程的体验,以及术后疗效的自我评估,并让患者家属观看牵引治疗和术后护理的实景,打消顾虑。同时要帮助及时解决生活上的各种需求。

2.牵引护理 颈椎骨折脱位一般须进行颈椎牵引复位和制动,维持颈椎保持正常生理前凸，使颈部肌肉松弛减轻疼痛。

（1）牵引前宣教：根据患者对疾病与治疗的认知程度，进行有的放矢的教育，消除顾虑取得配合，宣教内容包括：牵引的必要性和重要性，操作方法及有关配合、注意事项。

（2）保持有效牵引：颅骨牵引重量为体重的 1/10～1/7，枕颌带牵引重量一般为 2～3kg。在患者颈后横放 1 条条形卷巾，使颈椎保持正常的前凸位。头两侧用 2 只沙袋固定，防止头部左右晃动。护士每班检查牵引的体位、重量是否正确，牵引绳的松紧，是否在轴线上。了解患者四肢感觉、运动功能和反射情况；有无胸闷、吞咽困难、食欲、大小便等情况，如有异常及时通知医生处理。

（3）预防感染：颅骨牵引穿针处用乙醇滴入，2 次/天，观察有无渗液、红肿，如有痂皮形成不可自行去除以免造成感染。

（4）皮肤护理：尾骶部和后枕部是主要着力点，也是牵引后易出现皮肤问题的部位。护理中要注意保持床单平整清洁；指导并协助患者作抬臀，枕后可垫波浪形水枕，定时放松枕颌带牵引，对尾骶部、枕后及下颌皮肤进行按摩。并鼓励患者在床上主动活动四肢。

3.术前相关功能训练　不管是颈前路手术还是颈后路手术，在术中和术后对体位都有特殊要求，因此重视术前相关功能训练可保证手术的正常进行与术后顺利康复。

（1）气管食管推移训练：主要用于颈前路手术。术前 3～5 天嘱患者本人或家属用右手的第 2～4 指在皮外插入切口侧的内脏鞘与血管神经鞘间隙处，持续向非手术侧推移，必须将气管推过中线。开始时每次持续 5～10 分钟，3～4 次/天，逐渐增加至每次 30°～40°分钟，体胖颈短者则延长时间。由于此动作可引起反射性干咳、恶心等不适，患者常不能自觉完成，护士必须交代清楚，同时强调推移训练重要性，予以指导和监督。

（2）呼吸功能训练：对于这些患者术前进行呼吸功能锻炼非常重要，特别对有慢性肺功能不全的患者，可增加肺活量，促进痰液排出，减少术后并发症。方法：用力吸气后缓慢吐出；练习正确的咳嗽，先深吸气然后声门紧闭，在腹肌、膈肌同时收缩后放开声门，一声将气咳出。

（3）俯卧位训练：主要用于颈后路手术。由于手术时间较长，且易引起呼吸道梗阻，术前必须加以锻炼以使其适应术中体位。方法：在病床上取颈后路手术位，开始每次为 20～30 分钟，以后逐渐增加至每次 2～4 小时。

4.术前准备　按术前常规进行准备外，须特别注意以下 4 点。

（1）颈后路手术者术前皮肤准备范围从前额发际到肩胛骨下缘，剃光头发，需植骨者应准备取骨区皮肤。

（2）经口咽行寰枢椎脱位手术者应重视口腔准备，及早治疗口咽感染灶，抗生素超声雾化。

（3）对于上颈椎骨折涉及高位脊髓手术者，由于术中单靠头架支撑不够稳定，为防止因体位不稳而出现脊髓损伤造成呼吸骤停。术前应准备头颈胸石膏背心，以保持术中颈椎中立位。术前 1 日，患者在仰卧位、张口状态下定做腹侧头颈胸石膏背心，开窗显露头面部五官，烘干后在石膏内及边缘垫上棉纸以免擦伤皮肤，试用合适后于次日带至术中用。

（4）物品准备颈椎手术危险性大，随时可能需要抢救，床边常规备沙袋、氧气、吸引器、气管切开包、心电监护仪（含血氧饱和度监测探头）、呼吸皮囊等。

（二）术后护理

1.生命体征监测　术后入复苏室待完全清醒后回病室，持续心电监护72小时，每15～30分钟监测血压、心率、心律、呼吸和血氧饱和度，每小时观察呼吸频率、深浅度及呼吸的音调有无异常，有无憋气、呼吸困难、血氧饱和度下降等症状。重视患者的主诉，夜间加强巡视，警惕呼吸睡眠暂停综合征，当呼吸≤10次/分钟，及时唤醒患者。并要注意创面有无渗血、出血及引流量，记录尿量评估出入量是否平衡，观察患者有无血容量不足早期征象，如面色改变、烦躁、哈欠、头晕等。

2.脊髓神经功能观察　术后要重视观察患者截瘫平面、四肢感觉、运动及肌力情况，评估手术减压效果。多数患者术后脊髓压迫症状有不同程度改善，也有患者术后四肢肌力、感觉、运动有所减退，多与术后脊髓水肿有关。可于术后三天内预防性静脉使用20％甘露醇250ml，2次/天，或用甲基泼尼松龙40mg微泵静推2次/天。如发现有麻木加重、活动障碍及时通知医生，以免脊髓受压过久造成不可逆的损伤。

3.切口引流管的护理　颈椎术后为避免创面渗血对脊髓、气管造成压迫，常规放置引流管行负压引流。引流管一般放置24～48小时。应严密观察切口有无红肿、渗液、渗血等情况，检查切口周围皮肤张力有无增高，当发现张力增高时应通知医生，给予脱水消肿治疗。保持负压引流有效，防止堵管及逆行感染。记录引流物量、颜色和性状，如血性引流液每小时＞100ml、连续3小时提示有出血可能，需立即报告医生并去负压引流；如引流物颜色为淡血性或洗肉水样，24小时引流量超过500ml，应考虑有脑脊液漏。

4.体位护理　由于颈椎手术的解剖特殊性，尤其上颈椎减压术后，以及内固定不确切者，术后尤其要重视体位护理。

（1）正确搬运：协助患者佩带颈围，搬运时至少有3人以保证头颈中立位。由一名医生专门负责患者头部，其他人员将患者身体水平抬起，同时用力移至病床，取平卧位，两侧头颈沙袋制动。

（2）术后6小时内去枕平卧颈部沙袋制动，6小时后协助仰卧和45°半侧卧，每1～2小时交替轴向翻身，保持头、颈、胸一直线。术后第1天，可摇高床头15°，或垫薄枕保持颈椎生理前凸。第2天拔除颈部伤口引流管，拍片复查内固定位置良好，可予颈围固定，鼓励患者半坐位活动。按照先90°坐位→床旁坐位→床旁站立→床周行走→病室内行走的顺序进行。起床活动时必须佩带颈托，确保颈部不扭曲、避免剧烈旋转，以防内固定松动。护士在旁边指导和保护。

（3）支具穿带护理：上颈椎骨折行后路寰枢融合术，虽然固定疗效确切，能明显提高寰枢段前后方向的稳定性，但抗侧弯和抗旋转能力较差。为提高植骨融合率并保证内固定的可靠性，仅依靠颈围保护不能达到固定效果，术后5天为患者量身定做头颈胸支具，以确保头颈中立位不前屈不旋转，鼓励患者在支具保护下早期离床活动。穿带支具时必须松紧合宜，并在枕后、下颌、肩胛等骨隆突处加海绵衬垫以免皮肤破损。护士教会患者家属正确的穿带方法。

5.饮食护理　颈椎前路手术由于术中牵拉气管食管，或麻醉鼻插管引起鼻咽部黏膜损伤水肿，患者可出现一过性咽喉痛及吞咽困难。因此，术后24～48小时内指导患者多食冷饮，以减轻咽喉部的充血水肿；进清淡易消化半流质饮食，避免辛辣刺激食物及甜食，以减少患者呛咳和痰液，同时注意食物温度不宜过烫，以免加重咽喉部水肿，待疼痛减轻后进普食。对于进食少和病情危重的患者应给予静脉营养支持。

6.并发症的护理

(1)颈部血肿：是颈前路手术较危急的并发症，处理不及时可造成患者窒息死亡。主要由于血管结扎不牢固、止血不彻底、术后引流不畅，或患者凝血功能不良所致的创口出血而引起的血肿。因此在手术后48小时，尤其是在12小时内，除严密观察生命体征外，应密切注意颈部外形是否肿胀，引流管是否通畅和引流量是多少，有无呼吸异常，另外要认真听取患者主诉，严密观察，及时巡视。对有高血压病史者，因为本身血管弹性低下，应注意控制血压，预防和减少创口出血。

(2)喉上、喉返神经损伤：喉返神经位于下颈椎气管、食管沟内，在手术暴露过程中，颈部粗短暴露颈椎间盘较困难，或有些患者本身解剖变异、特殊体质等，因为手术暴露过程误夹、误切、牵拉过久所致。喉上神经损伤表现为术后出现一过性呛咳，不能进水等流质。喉返神经损伤表现为声音嘶哑、憋气。发现患者进流食出现呛咳，应告知患者暂禁食流质，并报告医生给予增加输液量，根据情况给予固体食物，嘱咐慢嚼细吞，一般都能自行恢复。对声音嘶哑者做好解释安慰解除顾虑。

(3)脊髓损伤加重和神经根损伤：多见于手术止血不彻底，血肿压迫引起或减压时操作的震动对脊髓的冲击、基础疾病影响；神经根的损害多源于器械的刺激、直接挫伤或对神经的牵引过度引起。该类手术患者妥善安置后，应及时观察四肢的感觉活动及大小便情况，以便及时发现异常，报告医生处理。

(4)脑脊液漏：为后纵韧带与硬膜囊粘连严重，手术分离或切除后纵韧带时损伤硬膜囊所致。发现上述情况后，立即将切口负压引流改普通引流袋引流，去枕平卧，术后采取严格的颈部制动、切口局部用1kg沙袋加压。对头晕、呕吐患者，抬高床尾30°～45°，予头低脚高位。同时报告医生，遵医嘱静脉滴注平衡液，必要时予拔管切口加密缝合。

(5)植骨块部分滑脱：与术后颈椎前屈后伸幅度较大，挤压植骨块向前移位；植骨块过大、重击后嵌入椎间隙；骨块碎裂后易移位；搬运不当、颈部制动控制不严有关。术后回病房在搬运、翻身时要保持脊柱一条直线，避免颈椎前屈、后伸幅度过大。另外选择合适的颈托或颈部外固定支架固定颈部，固定时间为3个月。严格限制颈部活动，平卧时颈部两侧用沙袋制动。严密观察，如影响吞咽及时告知医生，必要时行手术治疗。

(6)供骨处感染及血肿：主要与供骨处为松质骨，容易渗血；患者早期剧烈活动；换药无菌观念不强等有关。对于感染患者应加强换药，保持创口敷料的清洁干燥，延长起床活动时间，从5天延长至10天，以减少活动，指导合理营养。发热者做好发热患者的护理，进行对症处理，遵医嘱全身应用抗生素。血糖偏高者监测血糖，积极进行糖尿病治疗以控制血糖。对于血肿患者，拆除缝线，清除积血并切开引流，积极抗炎治疗。供骨处有引流者要保持引流通畅及遵守无菌操作。

(7)肺部感染：是颈椎前路手术患者死亡的主要原因，特别是截瘫患者该并发症的发生率更高。护理中注意保持呼吸道通畅，及时清除分泌物，予吸氧、雾化吸入、沐舒坦口服或静脉滴注化痰治疗。指导、鼓励患者做深呼吸，有效咳嗽。对于呼吸肌麻痹患者，在患者吸气末用双手从胸廓两侧向内挤压向上推，指导患者此时做咳嗽动作，以协助排痰。同时使用抗生素控制感染。预防肺部感染的最好方法是让患者尽早从床上坐起，如戴好颈围或定制的颈部外固定支架支托坐起，有利于患者呼吸畅通，便于排痰。

(8)睡眠型窒息：是一种罕见并发症，常于术后48小时内发生。主要表现为睡眠时出现呼吸障碍，甚至窒息，伴有紧急从睡眠中清醒。其原因为：术中牵拉气管或刺激咽喉部出现水肿，上呼吸道阻力增加所致；另外与悬雍垂、扁桃体肥大引起上呼吸道阻塞或气道壁塌陷有关。术后48小时，尤其是24小时内要加强巡视，注意观察呼吸变化，确保睡眠安全。加强呼吸道管理，保持呼吸道通畅是十分必要的。

【健康教育】

主要针对有颈髓神经功能受损导致的截瘫患者及家属。

(一)压疮的预防

向患者及家属介绍压疮发生的机制、好发部位及预防知识，了解预防压疮的重要性，主动配合翻身。指导家属掌握翻身的要求、方法、间隔时间。翻身时保持脊柱平直，头、脊柱、下肢成直线，以防翻身不当造成不应有的损伤。保持床单干净、平整、无渣屑。使用便器时，注意不要擦伤皮肤。无感觉部位禁用冷、热敷，防止冻伤和烫伤。

(二)泌尿系感染的预防

指导患者及家属参与制订导尿管的开放时间。受伤2周内保持导尿管持续开放，以使膀胱内不积存尿液，减少膀胱壁受损。2周后改为间歇性开放。鼓励患者每日饮水2000ml以上。指导家属掌握预防尿路感染的措施，学习用按压法训练反射性排尿功能。

(三)肺部感染的预防

患者因咳嗽无力、排痰困难、呼吸道分泌物潴留而引起肺内感染。要鼓励患者深呼吸，有效咳嗽、咳痰。翻身时，叩击背部，有助痰液排出。教会家属叩击背部的方法和要求。

(四)肌肉萎缩的预防

向患者及家属讲解功能锻炼的重要性，指导患者进行关节主动或被动活动、肌肉按摩，鼓励做力所能及的生活自理工作，以预防关节僵硬和肌肉萎缩。

(五)出院指导

告知患者出院后3个月内起床活动时需佩带颈托或穿带支具，避免颈部前屈、左右旋转。平卧睡眠时头颈两侧仍需用2kg沙袋或米袋制动，以防内固定松动。于术后3、6、12个月拍片复查随访，了解内固定效果和植骨融合程度。

二、胸椎骨折

【概述】

胸椎骨折与脱位占脊髓损伤首位。由于胸椎椎管矢状径小，一旦发生骨折与脱位，其脊髓受损率达50%以上，尤以椎体爆裂性骨折为甚。胸椎的骨折脱位多为严重的高能损伤所致，可产生完全性神经损伤，同时易并发颅脑或胸部损伤，在病情观察时应注意。

（一）病因

1.椎体单纯压缩骨折　为临床最常见类型，由高处坠落屈曲纵向暴力所致，前柱压缩，中、后柱不变。

2.椎体爆裂骨折　主要是与脊柱平行暴力所致，可同时伴有旋转移位，椎体后部常向后凸，脊髓损伤伴发率最高。

3.剪力型脱位　来自于脊柱纵轴垂直的暴力，使脊柱强烈屈曲，同时使上段椎骨向前移位。椎体前部压缩或崩裂，后方韧带断裂，关节突骨折或脱位。

（二）分类

由于暴力不同引起的损伤类型较多，且对脊柱三柱的影响不同，脊髓和脊神经根受累程度的差异，使分类意见不一。目前大多数学者倾向于以脊柱三柱理论为依据进行分类。

1.稳定性损伤　指三柱中有前中或中后两柱完整者。包括胸椎椎体单纯性、楔形压缩性骨折，横突骨折，棘突骨折。

2.不稳定损伤　即三柱中有二柱破坏者。包括椎体爆裂性骨折，椎体严重楔形变伴小关节半脱位，伸展型骨折，Chance 骨折，剪力型脱位，椎弓根峡部骨折。

（三）临床表现

1.局部疼痛，压痛、叩击痛。

2.椎旁肌紧张，腰背活动受限，不能翻身起立。

3.受损部位棘突后凸或出现成角畸形。

4.腹胀、腹痛：主要因胸腰椎骨折所致的后腹膜血肿刺激腹腔神经丛引起腹肌反射性紧张或痉挛。

5.急性尿潴留：因脊髓损伤或后腹膜血肿刺激引起膀胱括约肌反射性痉挛所致。

6.脊髓损伤表现：包括完全性和不完全性脊髓损伤。表现为损伤平面以下的感觉、运动、反射、内脏功能部分丧失。其 Frankel 功能分级根据运动和感觉的情况可分为五级：①无运动和感觉；②有感觉但无运动；③保存无功能的运动；④保存有功能的运动；⑤完全正常。

（四）诊断

1.外伤史及临床表现。

2.神经系统检查：除脊柱本身损伤外，须全面检查脊髓神经功能，确定脊髓损伤平面。包括感觉与运动检查、反射检查、肛门检查。

3.影像学检查：X 线检查可确定骨折部位及类型。CT 检查判定移位骨折块侵犯椎管程度和发现突入椎管的骨块或椎间盘。磁共振检查对判定脊髓损伤状况极有价值。

4.体感诱发电位：是测定躯体感觉系统（以脊髓后索为主）的传导功能的检测法。

（五）治疗

若有其他严重复合伤，应积极治疗，抢救伤员生命。然后根据脊柱的稳定程度可采用保守治疗和手术治疗。

1.保守治疗　适用于单纯压缩骨折，高度＞50％，单纯棘突或横突骨折，稳定性骨折无神经损伤者。

2.手术治疗　目的是解除脊髓神经压迫，纠正畸形并恢复脊柱稳定性。适用于对不稳定型脊柱骨折,椎体压缩超过1/2以上、畸形角大于20°。方法有后路椎弓根内固定技术、前路经胸手术、脊髓神经减压手术、胸腔镜下微创手术等。

3.合并脊髓损伤的药物治疗

(1)皮质激素:损伤8小时内应用可明显改善完全性和不完全性脊髓神经损伤的功能。临床上常大剂量应用甲基泼尼松龙,首次剂量可达30mg/kg,15分钟内静脉滴入,隔45分钟后采用5.4mg/kg静脉点滴,维持24小时。

(2)渗透性利尿:可排除脊髓损伤后细胞外水肿。常用20%甘露醇或50%葡萄糖。

(3)神经节甘脂:在脊髓损伤48~72小时给予100mg/d,持续3~4周。

【护理】

(一)术前护理

1.急救和搬运　先使伤员两下肢伸直,两上肢也伸直放身旁。三人扶患者躯干,使成一整体滚动,移至木板上。或3人用手同时将患者平直托至木板上。禁用搂抱或一人抬头、一人抬足的方法,以免增加脊柱的弯曲,加重椎骨和脊髓的损伤。

2.心理护理　护士应及时全面了解患者伤情,加强与患者的沟通,针对性地进行心理疏导。可用通俗易懂的语言将骨折愈合过程与功能锻炼的意义、手术治疗的目的向患者讲解清楚,消除紧张,增强康复信心,调动患者的主观能动性,争取积极配合。

3.呼吸功能训练　胸椎骨折术后卧床时间较长,前路手术后需安置胸腔引流管,使患者因疼痛、体位不适应而不敢咳嗽和深呼吸,易并发肺炎、肺不张、胸腔积液等肺部并发症。术前常规指导深呼吸训练,可使患者掌握正确的方法,术后尽早进行锻炼,促使肺复张,减少相关并发症。对合并脊髓损伤截瘫患者更有重要意义。可让患者平卧床上,护士用手平放在患者胸壁,然后逐渐离开胸壁,患者用鼻深吸气努力用胸壁去靠近护士的手,然后用口缓慢呼气。术前1周开始练习,2次/天,每次深呼吸30次。

(二)术后护理

1.生命体征监测　由于手术剥离创伤大,且有内固定植入物,出血量大,易发生血容量不足,而低血容量往往会影响脊髓功能的恢复,因此监测生命体征是护理工作的重点。术后床边心电监护48~72小时,每15~30分钟监测血压、心率、心律、呼吸和血氧饱和度,特别注意血氧饱和度变化,应使血氧饱和度维持在94%以上,直至拔除胸腔引流管。严密注意患者面色改变、有无恶心、哈欠、头晕等血容量不足早期征象。注意创面有无渗血、出血及引流的量,记录尿量,评估输入量与出量是否平衡。

2.脊髓神经功能观察　术后要重视观察患者截瘫平面、四肢感觉、运动及肌力情况,用手触摸患者脚趾检查下肢活动、感觉,并与术前进行比较。多数患者术后脊髓压迫症状有不同程度改善,也有患者术后四肢肌力、感觉、运动有所减退,多与术后脊髓水肿有关。如发现有麻木加重、活动障碍及时通知医生。

3.切口、胸腔闭式引流的护理　后路胸椎手术患者切口均放置1~2根负压引流管,应严密观察切口有无红肿、渗液、渗血等情况。保持负压引流有效,防止堵管及逆行感染。记录引流量、颜色和性状。凡经胸进行的脊柱前路手术均有胸腔闭式引流。目的是排除胸腔内积血、渗液、残余气体,促使肺复张,避免胸膜腔感染。胸腔闭式引流采用持续低压吸引,压力维持在

0.01kPa左右，如引流量>100ml/h，且有鲜红或暗红色血性液引出连续3小时，应考虑有活动性出血，立即停止低压吸引并报告医生。更换引流瓶时，务必双重夹管，以防空气进入胸膜腔。搬运患者时用双夹管，水封瓶置于患者两腿之间，防止滑脱。定时记录引流液性状、颜色及量，注意呼吸、呼吸音及有无皮下气肿情况。术后第1日引流量400～500ml，第2日约100ml，一般引流时间为48～72小时。当胸片提示无气胸，且引流量少于50ml/d时，可夹闭胸腔引流管。夹管24小时内观察患者有无胸闷、呼吸困难、切口漏气、渗血、皮下气肿等，如无上述症状可拔管。嘱患者先深吸一口气，在吸气末屏气迅速拔管，并立即用凡士林纱布和厚敷料封闭胸壁伤口，胸带包扎固定。

4.体位护理　术后6小时内去枕平卧，6小时后协助仰卧和45°半侧卧，每1～2小时交替轴向翻身，避免开胸侧卧位，以免折叠引流管、加重疼痛及影响肺部通气。术后2周切口拆线后可穿带躯干前后托支具，按照先90°坐位→床旁坐位→床旁站立→床周行走→病室内行走的顺序进行活动。

5.并发症的护理

(1)脊髓和神经根损伤：是脊柱手术中最严重的并发症。多见于手术止血不彻底，血肿压迫引起或减压时操作的震动对脊髓的冲击、基础疾病影响；神经根的损害多源于器械的刺激、直接挫伤或对神经的牵引过度引起。术后应注意观察四肢的感觉活动及大小便情况，以便及时发现异常，报告医生处理。为减轻神经水肿，改善症状，可预防性静脉应用激素、甘露醇和速尿等神经消肿药物。

(2)脑脊液漏：多因陈旧性骨折或原有椎管严重狭窄，后纵韧带与硬膜囊粘连严重，手术分离或切除后纵韧带时损伤硬膜囊所致。一旦出现引流物淡血性或洗肉水样，24小时引流超过500ml，立即将切口负压引流改普通引流袋引流，去枕平卧，术后采取严格的颈部制动、切口局部用1kg沙袋加压。对头晕、呕吐患者，抬高床尾30°～45°，予头低脚高位。同时报告医生，遵医嘱静脉滴注等渗液，必要时予拔管切口加密缝合。

(3)乳糜漏：上胸椎手术易损伤胸导管，术中应仔细检查，如发生有损伤要及时缝扎。一旦发现引流物为浑浊白色，每日引流量>200ml，应视为乳糜漏，需立即禁食，静脉维持水电解质平衡，一般能自愈。经1～2周治疗仍不愈者，可考虑开胸手术结扎胸导管。

(4)纵隔和肺部感染：减少手术创伤，充分引流，做好呼吸道护理可减少此类并发症的发生。术后3天2次/天雾化吸入，促进排痰；每小时指导有效咳嗽1～2次，咳嗽前为患者拍背做深呼吸5～6次，咳嗽时护士用手随患者呼吸按压其两侧胸廓，尽量减轻胸壁震动和伤口疼痛，咳嗽时不要过于剧烈、频繁，以免增大伤口张力引起疼痛和影响伤口愈合。每2小时指导患者按术前呼吸训练方法做深呼吸10～15次，以促进肺复张，预防肺部感染。

(5)呃逆：多因胸椎前路手术使膈神经或膈肌受到牵拉刺激所致。呃逆为暂时性，但有时甚为顽固，长时间持续不断可影响休息，引起胸部、腹部疼痛不适，需进行处理。如出现呃逆，要解释发生原因，减轻顾虑，同时可压迫眶上神经，给予镇静药物，顽固性呃逆可肌内注射利他林，必要时行膈神经封闭。

【健康教育】

1.向患者与家属宣教早期功能锻炼的重要性　术后24小时开始进行四肢各关节的主动

运动，截瘫患者行双下肢被动运动。并进行肌肉按摩，由远端到近端，促进血液循环，预防关节僵硬、肌肉萎缩、深静脉血栓形成，并能通过消耗体能来促进食欲。3～4 次/天，每次 20～30 分钟/次，循序渐进，以能耐受为度。

2.预防呼吸道感染　每天做深呼吸有效咳嗽、勤翻身、叩背、有痰要咳出，防止着凉，戒烟、清洁口腔、注意空气流通、减少探视。如痰液黏稠时可予雾化收入。

3.排便训练　截瘫患者长期卧床可出现腹胀、顽固性便秘。指导患者进食高纤维素食物，多饮水，适当使用缓泻剂，促进肠蠕动预防便秘。因腹胀可影响呼吸，避免患者超过 3 天无大便导致腹胀，应及时予肛管排气或灌肠。当患者有便意时指导患者用腹压引发排便动作，每天固定时间训练。

4.腰背肌锻炼　可增强腰背肌肉力量和脊柱稳定性，对提高手术效果和改善术后生活质量有积极意义。术后 3 天指导进行腰背功能锻炼，方法有挺胸、仰卧五点支撑法和俯卧飞燕式锻炼。

5.出院指导　嘱患者出院后功能锻炼应持之以恒，但应注意循序渐进，避免劳累。加强饮食营养增强体质。为保证内固定的稳定性，3 个月内起床下地活动时必须穿带支具，站立行走时间不宜过长。定期门诊复查，如有腰背部不适及时就诊。

三、腰椎骨折

【概述】

由于胸腰段位于相对固定的胸椎与活动度更大的腰椎之间，从功能上作为运动应力支点而更易于损伤。临床上占所有脊柱骨折、脱位的 90％以上，其中 70％以上发生于胸、腰段（以第 12 胸椎、第 1 腰椎为最多）。除了骨结构损伤外，胸腰椎骨折经常伴有脊髓，圆锥，马尾的损伤，引起截瘫甚至死亡，并可严重影响内脏的解剖和生理变化。

（一）病因

压缩性骨折，主要是来自头、足方向的传达暴力使脊柱骤然过度屈曲所形成，由于脊柱的屈曲位受伤，外力集中到一个椎体前部，同时又受到上、下椎体的挤压，故该椎体被压缩而呈楔形，并向后移位，损伤脊髓或马尾神经。若影响到皮质脊髓侧束或前束时，则出现痉挛性截瘫；影响到脊髓前角细胞或马尾神经时，则产生弛缓性截瘫。下肢感觉均消失。

（二）分类

1.Denis 的脊柱三柱分类系统　特别强调中柱的重要性，将骨折分为四个类型，适用于脊柱骨与软组织结构的损伤。

(1)压缩骨折：造成前柱的损伤而中柱保持完整，对于严重的压缩骨折，认为可造成后柱的张力性损害。

(2)爆裂骨折：可伴有神经损伤。是由于轴向负载力造成的前柱、中柱的损伤。又分为 A、B、C、D、E 共 5 种亚型。

(3)安全带型骨折：因旋转轴位于脊柱前方的屈曲外力所造成后柱与中柱的张力性损害，偶伴有前柱的部分压缩。

(4)骨折脱位:是在压力、张力,旋转或剪力的作用下产生的三柱损害。

2.McAfee 等分类　将骨折分为 6 种类型。

(1)楔形压缩骨折:仅前柱受损。

(2)稳定性爆裂骨折:仅有前柱和中柱受损。

(3)不稳定爆裂骨折:除上述外还有后柱损伤。

(4)Chance 骨折:以前纵韧带前方为轴的屈曲力作用的结果,造成了水平方向的撕脱伤。

(5)屈曲牵张型骨折:屈曲轴位于前纵韧带后方且伴有前柱、中柱的压缩,而后柱则在张力作用下发生损伤。

(6)平移骨折:脊柱三柱在剪力作用下损伤。

(三)临床表现

1.局部疼痛,压痛、叩击痛。

2.椎旁肌紧张,腰椎活动受限,不能翻身起立。

3.受损部位棘突后凸或出现成角畸形。

4.腹胀、腹痛主要因骨折所致的后腹膜血肿刺激腹腔神经丛引起腹肌反射性紧张或痉挛。

5.急性尿潴留:因脊髓损伤或后腹膜血肿刺激引起膀胱括约肌反射性痉挛所致。

6.腰髓损伤表现:受累平面以下出现感觉、运动及肛门、膀胱括约肌功能障碍。腰骶椎的损伤可造成马尾神经的受压、挫伤或断裂,表现为下肢的弛缓性瘫痪、感觉丧失及会阴区括约肌功能障碍。

(四)诊断

1.依据外伤史和临床表现。

2.神经系统检查:除脊柱本身损伤外,须全面检查脊髓神经功能,确定脊髓损伤平面。包括感觉与运动检查、反射检查、肛门检查。

3.影像学检查:X 线检查可确定骨折部位及类型。CT 检查判定移位骨折块侵犯椎管程度和发现突入椎管的骨块或椎间盘。磁共振检查对判定脊髓损伤状况极有价值。

(五)治疗

若有其他严重复合伤,应积极治疗,抢救伤员生命。然后根据脊柱的稳定程度可采用保守治疗和手术治疗。

1.保守治疗　适用于单纯压缩骨折,高度>50%,单纯棘突或横突骨折,稳定性骨折无神经损伤者。

2.手术治疗　目的是解除脊髓神经压迫,纠正畸形并恢复脊柱稳定性。适用于对不稳定型脊柱骨折,椎体压缩超过 1/2 以上、畸形角大于 20°。方法有后路椎弓根内固定技术、前路经腹手术、脊髓神经减压手术。近年也有学者采用经皮微创手术。

【护理】

(一)术前护理

1.急救和搬运　先使伤员两下肢伸直,两上肢也伸直放身旁。三人扶患者躯干,使成一整体滚动,移至木板上。或三人用手同时将患者平直托至木板上。禁用搂抱或一人抬头、一人抬足的方法,以免增加脊柱的弯曲,加重椎骨和脊髓的损伤。

2.心理护理　腰椎骨折导致人体躯干负重功能部分或全部丧失，且病程较长。合并神经损伤者，可致下肢不全甚至完全瘫痪，给患者带来巨大的心理压力。护士应及时全面了解患者伤情，加强与患者的沟通，针对性地进行心理疏导。可用通俗易懂的语言将骨折愈合过程与功能锻炼的意义、手术治疗的目的向患者讲解清楚，消除紧张，增强康复信心，调动患者的主观能动性，争取积极配合。

3.练习深呼吸　腰椎骨折后因后腹膜血肿、骨折疼痛等，影响患者的呼吸功能。故术前要鼓励患者多做深呼吸运动，尤其年龄较大者，要预防术后肺部的并发症。

(二)术后护理

1.生命体征监测　详见第十七章第八节相关内容。

2.脊髓神经功能观察　详见第十七章第八节相关内容。

3.切口引流管护理　患者切口均放置1～2根负压引流管，应严密观察切口有无红肿、渗液、渗血等情况，检查切口周围皮肤张力有无增高，当发现张力增高时应通知医生，给予脱水消肿治疗。保持负压引流有效，防止堵管及逆行感染。记录引流量、颜色和性状，如血性引流液每小时＞100ml、连续3小时提示有出血可能，需立即报告医生；如引流物颜色为淡血性或洗肉水样，24小时引流超过500ml，应考虑有脑脊液漏。

4.饮食护理　后路手术后6小时从饮水开始进流质，如无不适12小时后半流质，2天后普食。前路手术需要禁食，提供静脉营养支持，待肛门排气后可逐步进流质→半流质→普食。鼓励患者多食清淡易消化、含纤维丰富的食物和水果，少量多餐。避免引起肠胀气食物，如牛奶、豆浆等。

5.体位护理　术后6小时内去枕平卧，6小时后协助翻身侧卧时，要掌握保持躯体上下一致的原则，用手扶着患者的肩部和髋部同时翻动，要保持腰背部固定，不弯曲，不扭转，防止腰部扭伤。术后2周切口拆线后可穿带胸腰骶躯干前后托支具，按照先90°坐位→床旁坐位→床旁站立→床周行走→病室内行走的顺序进行活动。

6.并发症的护理

(1)脊髓和神经根损伤：是脊柱手术中最严重的并发症。多见于手术止血不彻底，血肿压迫引起或减压时操作的震动对脊髓的冲击、基础疾病影响；神经根的损害多源于器械的刺激、直接挫伤或对神经的过度牵引引起。术后应注意观察四肢的感觉活动及大小便情况，以便及时发现异常，报告医生处理。为减轻神经水肿，改善症状，可预防性静脉应用激素、甘露醇和速尿等神经消肿药物。

(2)脑脊液漏：多因陈旧性骨折或原有椎管严重狭窄，后纵韧带与硬膜囊粘连严重，手术分离或切除后纵韧带时损伤硬膜囊所致。一旦出现引流物淡血性或洗肉水样，24小时引流超过500ml，立即将切口负压引流改普通引流袋引流，去枕平卧，术后采取严格的颈部制动、切口局部用1kg沙袋加压。对头晕、呕吐患者，抬高床尾30°～45°，予头低脚高位。同时报告医生，遵医嘱静脉滴注等渗液，必要时予拔管切口加密缝合。

(3)胃肠道并发症：腰椎前路手术早期，脊柱固定于伸展位时；自主神经功能紊乱；电解质失衡；或由于腹膜后血肿对自主神经的刺激，卧床使肠蠕动减慢，常出现腹胀、腹痛、便秘等症状。对腹胀严重者应禁食，在排除急腹症后，可热敷腹部，肌内注射新斯的明针，或口服番泻叶、大黄水，必要时给予持续胃肠减压、灌肠。指导患者进行腹肌的收缩锻炼，告知患者养成床上排便及定时排便习惯。

(4)切口感染：多发生于术后3～5天。主要原因有患者全身情况差，术前准备不充分，术中无菌操作不严格，术后未及时拔除引流管导致逆行感染等原因。表现为体温升高、白细胞增多、切口局部疼痛伴红肿渗液，甚至脓性分泌物流出。控制感染的关键在于预防，包括正确使用围手术期抗生素，术中注意无菌操作，术后密切观察切口情况，换药和更换引流管严格执行无菌操作，加强营养支持。

(5)内固定松动、断裂：腰椎骨折内固定多属于短节段固定，承受的压力大，易造成螺钉疲劳折弯、松动、断钉现象，从而影响神经功能及骨折椎体的恢复，以及后期出现腰背疼痛、无力、活动受限等表现。主要原因有生物学因素、解剖学因素、患椎因素等。因此除手术者仔细操作外，要告知患者术后不宜过早下床活动，但可早期行腰背肌功能锻炼。4周后在支具保护下下床活动或6周后带腰围活动，防止内固定失败。

【健康教育】

1.功能锻炼　对保守治疗患者要详细讲解卧硬板床和早期腰背肌锻炼的必要性和重要性，以取得合作。可在骨折部垫厚枕，使脊柱过伸，并通过腰背肌锻炼达到治疗目的。手术治疗患者在拔除切口引流管后可进行下肢双侧股四头肌的舒缩锻炼，逐渐开始腰背肌力量锻炼。应按患者年龄、伤势、体质及精神状态而行。争取在伤后3～6周内，完全达到功能锻炼要求。

2.自我心理调节　病程在2～3个月后，截瘫患者某些功能改善的速度缓慢，此时容易产生不能康复，就此致残的绝望心理。此时患者的自我心理调节能力及家属的关心与鼓励尤为重要。护士应告知患者此类疾病的功能恢复需要一个漫长的过程，在取得患者与家属配合的情况下，给患者制订一个行之有效的康复计划、训练方法、讲解预期目标，增强患者的信心，建议有条件者转入社区康复治疗。

3.预防肺部感染　截瘫患者因长期卧床体位改变少、呼吸不深，可发生坠积性肺炎。要经常变换体位，使肺得以自体运动；鼓励患者做全身的锻炼，如扩胸运动、深呼吸、做有效的咳嗽动作，定期翻身拍背，促进肺内分泌物和积痰排出。

4.预防关节僵硬和肌肉挛缩　适时正确的功能锻炼对保持关节灵活性、促进全身神经肌肉系统的功能恢复有重要作用。故术后第2天就要进行双上肢的伸屈、内收、外展锻炼，5～6次/天，即使对完全瘫痪的肢体也要树立信心，3～4次/天给患者做双下肢按摩、做被动运动，防止术后畸形，减轻肌肉萎缩。

5.预防压疮　胸腰椎压缩性骨折后，由于骨折疼痛，患者不敢翻身，腰骶部、足跟、双侧肩胛部长期受压，局部缺血而产生压疮。为防止压疮的形成，护理上要做好宣教工作，教会患者及家属掌握翻身技巧，定时按摩肩部、背部、骶尾部等骨突部位，促进血液循环，增强皮肤的抵抗力。使用便盆时，不要硬塞，应将患者臀部抬起，指导患者腰腾空，再将便盆放入。

6.预防泌尿系感染　患者卧床后，膀胱长期处于固定位置不动，尿内碱性残渣沉积膀胱底部，不易随尿液排出，久之可引起泌尿系感染。要鼓励患者多饮水，每日2000ml以上保持排尿通畅。保持尿道口和会阴部的清洁卫生，女性患者会阴清洁2次/天。

7.出院指导　嘱患者出院后功能锻炼持之以恒，但应避免劳累，防止外伤；加强营养增强体质，详细讲解下地活动时间的重要性。为保证内固定的稳定性，3 个月内起床下地活动时必须穿带支具，站立行走时间不宜过长。3 个月后开始练习弯腰前屈，坚持卧硬板床。定期门诊复查，如有腰背部不适或下肢麻木感及时就诊。

四、创伤性高位截瘫

【概述】

由于脊髓是支配人体感觉、运动等的低级中枢，脊髓损伤后患者大多合并有不同程度的四肢或双下肢、马尾的功能障碍，临床上称为“截瘫”。颈椎骨折、脱位合并颈髓第 1～4 节段损伤，脊髓断裂造成损伤平面以下一切感觉、运动及自主神经功能消失，称高位截瘫。

（一）病因

脊髓损伤是脊柱骨折或者脱位直接导致的后果，脊髓损伤的程度取决于椎体受伤移位压迫的情况。当椎体骨折脱位或附件骨折时，移位的椎体、碎骨片、椎间盘等组织突入椎管，可直接压迫脊髓引起局部水肿和缺血变性等改变。根据不同程度的损伤，可造成不完全性瘫痪和完全性瘫痪。重度损伤，可发生硬脊膜外血肿，随着血肿的被吸收，大部分功能可恢复，仅留有少部分后遗症。极严重的损伤，可发生脊髓完全横断，神经细胞被损坏，神经纤维断裂，造成不可恢复的终身瘫痪。

（二）分类

脊髓断裂分为不全性损伤和完全性损伤。

1.不全性断裂　根据损伤程度的不同，在脊髓休克期过后，患者可出现脊髓半切损伤综合征、前脊髓综合征、后脊髓综合征、中央脊髓综合征。

2.完全性断裂　破坏了脊髓的传导和低级中枢的功能，表现为损伤平面以下的感觉、运动功能完全丧失，而且脊髓再生能力差，预后差。

（三）临床表现

严重外伤后，脊髓损伤平面以下的感觉、运动、反射、括约肌和自主神经功能均出现障碍。而脊髓损伤的部位与所造成的残障程度有着密切的关系。如第 3 颈椎和第 4 颈椎损伤后表现为四肢瘫痪，会影响到呼吸功能而导致死亡；第 5 颈椎平面以下损伤，由于膈神经未受累，所以仍可维持呼吸，而上肢活动功能丧失；第 6 颈椎平面损伤，肩部能活动，能屈肘，但不能伸肘、伸腕，手指不能活动。第 7 颈椎平面损伤，则第 8 颈椎和第 1 胸椎处神经受累，该神经支配的小鱼际肌肉瘫痪，能伸肘、伸腕，不能屈无名指、小指和对掌。

（四）诊断

脊髓损伤严重程度的诊断是确定治疗方案和判断预后的重要依据，对评价各种治疗方法的实际价值也有重要意义。

1.神经学检查　包括截瘫指数法，Frankel 分级法，国际脊髓损伤神经分类标准等。

2.影像学检查　在所有影像学检查中，MRI 能准确评价损伤范围，对脊髓损伤提供最直接的有价值的资料。脊髓损伤后 MRI 信号变化可分为出血型、水肿型、混合型。

3.诱发电位检查　包括体感诱发电位，运动诱发电位，皮层体感诱发电位等检查。

（五）治疗

1.全身治疗　对减少早期病死率非常重要。在全身治疗中保持呼吸道通畅、保证供氧、预防并发症、维持血液循环和水电解质平衡是早期应重视和处理。

2.药物治疗

(1)皮质激素：损伤8小时内应用可明显改善完全性和不完全性脊髓神经损伤的功能。临床上常大剂量应用甲基泼尼松龙，首次剂量可达30mg/kg，15分钟内静脉滴入，隔45分钟后采用5.4mg/kg静脉点滴，维持24小时。

(2)渗透性利尿：可排除脊髓损伤后细胞外水肿。常用20％甘露醇或50％葡萄糖。

(3)神经节甘脂：在颈脊髓损伤48～72小时给予100mg/d，持续3～4周。

(4)其他：如神经营养因子、氧化剂和自由基清除剂、钙离子阻滞剂等。

3.高压氧治疗　在损伤早期4～6小时为治疗黄金期。可提高组织含氧量，促进脊髓中胶原形成。

4.手术治疗　有颈椎前路减压植骨融合术、脊椎后路手术、胸腰段骨折前路手术、胸腰段骨折后路手术等。

【护理】

（一）术前护理

1.现场急救　要注意防止脊髓损伤加重。搬动前首先检查肢体活动及感觉有否异常，如无异常，可在头颈部固定位置下搬运患者，平卧于硬板上，头颈部两侧加垫避免摆动，如检查有神经症状，则纵轴方向轻轻牵引头颈，固定好移至硬板上，迅速转送。

2.病情观察　损伤早期生命体征变化很大，需密切观察体温、脉搏、呼吸、血压，对第4颈椎平面以上尤其注意呼吸和血氧饱和度的变化。观察患者的神志、情绪，注意有无烦躁不安和淡漠等异常状态。评估瘫痪肢体活动及感觉变化、运动及反射等功能的恢复情况，并详细记录对照。观察瘫痪肢体的位置，注意保持在功能位。注意易发生压疮部位皮肤的颜色、温度。

3.心理护理　颈椎外伤合并高位脊髓损伤伴截瘫是一种严重的创伤性损伤，伤情常较严重而复杂，导致患者恐惧、悲哀、绝望的心理。因此，护士应多巡视病房，用鼓励性的语言，多与之交谈，给予安慰和必要的病情解释，稳定其情绪，使他们树立战胜疾病的信心，坚强地生活下去。

4.并发症的护理　多数患者并非死于颈椎骨折本身，而是由于各类并发症导致，因此，并发症的护理很重要，很大程度上决定了颈椎外伤的治疗结局。

(1)中枢性高热的护理：颈椎骨折脱位造成高位截瘫时，可引起体温调节中枢障碍，且自主神经功能障碍影响出汗散热，故可发生中枢性高热，常在伤后一周内出现。保持病室通风，调节室温20～23℃，鼓励多饮水，补充足够的水、电解质。温水擦浴或乙醇擦浴，头部置冰帽，腋窝、腹股沟等大血管经过部位放置冰袋。综合物理降温时注意密切观察病情变化及降温效果，注意观察是否有面色苍白，口唇发绀，四肢冰冷，皮肤发花，寒战等寒冷反应症状，如有应暂停物理降温。使用冰袋不得置于前胸、腹部及后颈等部位，因这些部位对冷刺激敏感，以防发生冻疮及反射性心率减慢，腹泻等并发症。

(2)呼吸道梗阻和感染：是截瘫患者早期死亡的主要原因。高位截瘫患者因呼吸肌麻痹，长期卧床，呼吸道分泌物不易排出而易发生肺部感染。因此需要保持室内空气新鲜、对流、温湿度适宜，定期进行室内空气消毒，采用湿式打扫。鼓励患者进行有效的深呼吸、咳嗽、咳痰，每 2 小时协助患者翻身拍背，以助排痰。对于气管切开患者应正确吸痰、湿化气道、清洁口腔等护理，用双层湿纱布覆盖气管口，雾化吸入 2 次/天。护士要有高度的责任心，严格按无菌技术操作。

(3)应激性溃疡：脊髓损伤后，胃肠道的交感和副交感神经支配失调，患者紧张及抑郁情绪的影响，以及医源性因素如大剂量激素的应用，易发生应激性溃疡。因此，护理上应重视患者主诉，密切观察有无腹痛、恶心、呕吐物及大便的颜色、量、性状的变化，及早发现出血症状，及时处理。

(4)深静脉血栓：脊髓损伤后，患者长期卧床静脉血液瘀滞，血液处于高凝状态，以及外伤同时使静脉血管内膜损伤，血小板黏附发生聚集并释放生物活性物质，促进血栓形成。药物预防有：①间接凝血酶阻滞剂如普通肝素或未分级肝素；②直接凝血酶阻滞剂如水蛭素、华法令及阿司匹林等；③其他如低分子右旋糖酐。机械性预防措施有早期运动，等级弹力袜，间歇气体加压装置，足底静脉泵等。护理上要注意早期观察双下肢有无色泽皮温改变、水肿、浅静脉怒张，必要时测量比较两下肢周径，若相差 0.5cm 以上及时通知医生。一旦血栓形成，患肢应制动，禁止热敷、按摩、膝下不垫枕，下肢垫不要太硬。饮食上宜进低脂，富纤维素食物，保持大便通畅。进行溶栓治疗的同时应监测生命体征，尤其注意呼吸以防发生肺栓塞，定时检查身体其他部位出血情况，患肢情况，定期复查凝血功能。

(5)低钠血症：颈髓损伤后出现低钠血症多尿原因：颈髓损伤后使视丘脑下部受到刺激或轻微损伤，自主神经调节发生障碍，迷走神经支配占优势，截瘫平面以下血管张力低下，有效循环血量减少，使抗利尿激素分泌增加；住院期间使用速尿、甘露醇脱水治疗发挥利尿作用；受伤后进食量减少导致钠的摄入量减少。低钠血症多于伤后 2～15 天发生，尿钠在低钠血症前 6～12小时就明显上升。因此，颈髓损伤后患者入院后立即予血钠和尿钠的检测。尿的检查包括 24 小时尿钠、尿密度的测定，记 24 小时尿量。发现患者有倦怠、淡漠、恶心呕吐，就应疑为低钠。出现低钠血症颈髓损伤后时患者多表现为头晕、烦躁、易激惹，夜间重，白天轻，有时镇静剂也难控制。血钠在 130mmol/L 以下时，还会出现脉搏细速、血压不稳定或下降、脉压变小等症状。低钠血症程度与脊髓损伤程度及发热明显相关，血钠在 125～135mmol/L 时，可口服补钠，喝含盐汤类，少喝白开水，每日入水量少于 1000ml.；血钠＜125mmol/L，应限制饮水，采用静脉输液补钠。一般预防剂量，静脉补钠 4～8g/d。如发生低钠血症者，根据血钠降低的严重程度，静脉补钠 12.5～21.08g/d。补钠速度不宜过多过快，一般用 3％氯化钠注射液速度为 5ml/min。

(6)泌尿系感染与结石：高位截瘫患者因神经系统受损，膀胱失去收缩功能，逼尿肌麻痹，内括约肌收缩，外括约肌松弛而发生尿潴留，需长期留置导尿管而易造成泌尿系感染与结石。鼓励患者多饮水，不输液的患者每日饮水达 3000～4000ml，清洗会阴部 2 次/天，保持局部清洁、干燥，并用 5％PVP－Ⅰ消毒尿道口 2 次，男性患者清洗后可用 1 块纱布缠绕龟头以避免被褥污染。集尿袋每周更换 1～2 次，每月更换导尿管并妥善固定，严格按无菌技术操作，选择粗细适宜的导尿管。定时开放导尿管，训练膀胱括约肌舒缩功能，开始间歇时间可为 2～3 小时，逐渐延长至 4～6 小时开放 1 次。观察记录尿液的性质、量、颜色，定期做尿常规检查，发现问题及时处理。

(7)压疮：截瘫患者由于全身抵抗力下降，皮肤弹性降低，局部组织长期受压缺血缺氧而易发生压疮。翻身是预防压疮的根本措施。保持床单位干燥、平整无皱折。每 2 小时翻身一次，避免拖、拉、拽而损伤皮肤，患者可卧特制翻身床、气垫床、明胶床等。慎用热水袋，勿取热水浸泡手脚以防烫伤。同时给予高蛋白、高热量、高维生素饮食，增加机体免疫力。已发生压疮应分析原因，高度重视，避免继续受压，定时用周林频谱仪照射，改善局部血供，使创面干燥早日愈合。

5.功能锻炼　截瘫患者由于损伤平面以下的躯体运动功能丧失，易发生肌肉萎缩、关节强直或屈曲挛缩等。功能锻炼应与治疗同时进行，可行推拿、按摩、被动活动四肢各个关节，向心性按摩大小腿肌肉，3～5 次/天，30 分钟/次，不做锻炼时，应将四肢各个关节置于功能位，保持踝关节 90°位，预防足下垂畸形。根据患者的肌力水平、截瘫平面，与患者家属共同制订锻炼计划，逐渐增加锻炼强度，增加肌肉力量和神经系统的协调锻炼。

(二)术后护理

参照本章第六节颈椎骨折术后护理。

【康复教育】

1.功能锻炼和重建　近年来人们也用功能重组来解释脊髓损伤后肢体运动功能的恢复问题。即认为在正常情况下脊髓内已经存在的神经网络，在脊髓损伤后通过一定的功能锻炼可以发生功能重组，但应强调，这种功能重组具有“功能依赖性”也就是依赖于功能锻炼，否则就不能出现肢体运动功能的恢复。要做好患者及家属的思想工作，充分调动患者积极性持之以恒，使患者的功能损害减少到最低限度，早日回归社会。

2.泌尿系统的康复　脊髓损伤后膀胱括约肌失去神经支配后发生尿潴留、尿路感染，严重者可导致患者死亡。脊髓损伤患者神经性膀胱治疗的最终目的是尽早建立自主排尿节律，不施行或少施行导尿，尽可能提高患者生活质量。目前常采用手法训练，在拔除导尿管后，要定时按摩下腹部膀胱区，由轻到重从下腹部慢慢向下推按，直到膀胱内尿液全部排出为止。在发达国家普遍采用间歇性导尿，已成为急慢性脊髓损伤患者最常见的方法。间歇性导尿可使患者相对处于不带导尿管状态，以便膀胱周期性扩张刺激膀胱功能的恢复。

3.呼吸系统的康复　脊髓损伤患者长期卧床或呼吸肌运动障碍，呼吸道分泌物排出不畅，可引起肺部感染。应每天勤做深呼吸和有效咳嗽。

4.胃肠功能的康复　可提供足够的热量、蛋白质以恢复细胞免疫功能，增强肌体免疫力，减少伤后感染的发生。如患者无明显腹胀，应尽可能在伤后 1～2 天开始进食，并辅以静脉营养，以维持肠黏膜的完整性和免疫功能。患者因脊髓神经损伤和长期卧床，肠蠕动减慢而易发生便秘，鼓励患者保持每日饮水量在 1500ml 以上、多食富含粗纤维的蔬菜、水果，教会家属以脐为中心顺时针方向环形按摩腹部 3～4 次/天，15～30 分钟/次，也可给予热敷，养成定时排便的习惯，保证每 2～3 天解大便 1 次，必要时可应用润滑剂或缓泻剂。

5.心理康复　几乎所有的脊髓损伤患者在伤后均有严重的心理障碍，包括极度抑郁、烦躁、甚至发生精神分裂症。因此必须与家属协同向患者进行细致耐心的沟通，多给予鼓励性语言，帮助患者建立信心。同时加强安全防护，应特别对家属强调，截瘫患者因皮肤感觉丧失，加上行动不便，在家中不仅要防止烫伤、冻伤、跌伤、碰伤等意外伤害，而且要预防自伤、自杀等情况。不可长时间无人陪伴，若暂无人陪伴，各种用具应方便患者拿取，物品放置应牢靠。对脊髓损伤导致瘫痪的患者，社会上应给予关心和帮助，使其能够接受残障，有独立生存下去的勇气。

（刘　辉）

第七节　脊柱炎症性疾病的护理

一、脊柱结核

【概述】

结核菌侵入骨或关节内并在其中繁殖，出现一系列的病理改变，临床上称之为骨或关节结核。脊柱结核于1779年为英国外科医师Percivall Pott首次记述，故又称为Pott病，其发生率较高，约占整个骨、关节结核的50%，多见于青少年。脊柱结核中的绝大多数为椎体结核，占99%以上，附件结核仅占1%以下。在整个脊柱中以腰段的患病率最高，胸段其次，胸腰段占第三位，颈椎和骶尾椎最少。性别方面无显著差异。

（一）病因

1.*全身因素*　结核杆菌绝大多数来源于肺部病灶，随血行到骨与关节组织后长期潜伏，伺机发作。身体强壮、营养良好和精神愉快则抵抗力强。反之，过于劳累、营养不良、患有其他慢性疾病时，抵抗力弱。已感染过结核病或已接种过卡介苗的人，抵抗结核的能力较强。遗传、某些激素可降低免疫力而易患结核。

2.*局部因素*　慢性劳损和轻微外伤，可降低局部抵抗力而诱发结核。如椎体结核高发的原因可能与椎体解剖生理有关。

（1）椎体负重大易损伤。

（2）椎体内以松质骨为主。

（3）椎体上很少有肌肉附着。

（4）椎体滋养动脉多为终末动脉。

（二）分类

脊柱椎体结核分两型：中心型和边缘型。儿童以中心型多见，椎体常呈楔行而椎间隙正常。边缘型以成人多见，常累及邻近椎体，使椎间隙变窄或消失。椎旁脓肿多见于胸椎，骶椎次之，颈椎及腰椎少见，截瘫是脊柱结核的严重并发症。

（三）临床表现

起病缓慢，不易被人发现，病程长，故发现较晚。少数患者在查体时偶然被发现。只有少数患者起病急剧，全身和局部症状明显。

1.全身症状 一般结核症状其病不易被发现,早期可有全身不适、脉快、食欲下降、消瘦、贫血、午后低热、盗汗乏力等全身中毒症状。

2.局部症状

(1)疼痛:背部钝痛,休息时则轻,劳累后加重。咳嗽、打喷嚏或持物时加重。

(2)压痛及叩击痛:因椎体离棘突较远,局部压痛不明显,叩击痛较明显。

(3)强迫姿势:如腰椎结核患者从地上拾物时出现拾物试验阳性,即拾物时尽量屈膝屈髋,避免弯腰。颈椎结核患者头前倾、颈缩短,呈斜颈畸形等。

(4)脊柱活动:受限胸椎因活动幅度小,受限影响较小。颈椎和腰椎如有病变,活动受限明显。

(5)脊柱后凸畸形:胸椎及胸腰椎患者后凸畸形明显,颈椎和腰椎后凸畸形不明显。

(6)寒性脓肿和窦道:腰椎患者可有椎旁脓肿、腰大肌脓肿。颈椎患者可出现咽后壁脓肿等。

(7)截瘫:脊髓受压患者出现肢体感觉活动减弱或消失。

3.X 线表现

(1)生理弧度改变:颈、腰椎生理前凸减少、消失。胸椎后凸在病灶部位增加,少数侧弯。

(2)椎体形状改变:椎体变窄,边缘不齐,密度不匀,可见死骨形成。

(3)椎间隙改变:椎间隙变窄或消失。

(4)椎体周围软组织改变:颈椎可见椎前软组织阴影增大,气管被推向前方或一侧。胸椎可见不同类型的椎旁脓肿阴影。腰大肌影隆起说明有腰大肌脓肿。

(四)诊断

1.必须做到早诊断、早治疗

2.根据病史 是必不可少的第一步。应询问个人和家庭有无结核病史及接触史。

3.根据症状和体征 病变多为轻微钝痛;姿势改变;脊柱后凸畸形;脊柱活动受限;局部压痛和棘突叩击痛;寒性脓肿及脊柱受压表现等。

4.实验室检查

(1)ESR:结核活动期对诊断有帮助,但不具特异性。

(2)结核菌素试验:5 岁以上大部分为阳性,对诊断帮助不大,出现强阳性应重视。5 岁以下有帮助,因为阴性转为阳性表明感染时间不长。

(3)结核菌培养:阳性率 50%~60%,确诊率不高。

5.病理检查可确诊 方法:①粗针头吸取;②小切口活检;③手术取标本。

6.影像检查 X 线能确定病变部位和程度;CT 更具优越性,能确切定位、定性;MRI 对于椎旁脓肿的显示比前二者为好。

(五)治疗

1.非手术疗法

(1)一般治疗:休息、加强营养。

(2)抗结核药物:早期、联用、适量、规律、全程原则。临床上常用且疗效较好的药物是:异烟肼、利福平、乙胺丁醇、链霉素、卡那霉素等。一般联合应用 3~4 种药物,可减少耐药菌株。

现在临床上将吡嗪酰胺与其他抗结核药物联合使用，因为吡嗪酰胺对细胞内结核杆菌有效，而且每天不超过0.6～1.0g，对肝脏不良反应小。

2.手术疗法　非手术治疗不能控制病情发展，死骨明显形成，脓肿较大，经久不愈的窦道，或合并截瘫等，应在积极的术前准备下行手术治疗。手术的目的是清除病灶内不可逆病变，改善血运，提高局部药物浓度和组织修复力；解除脊髓压力；重建脊柱稳定性，预防畸形进展；缩短疗效。常见的手术方式有：单纯病灶清除术；病灶消除并植骨融合术；病灶清除、植骨融合并内固定术。

3.并发症的治疗

(1)寒性脓肿的治疗：如脓肿过大，宜先用穿刺法吸出脓汁，注入链霉素，以免脓肿破溃和发生继发性感染以及窦道形成。在适当时机应尽早进行病灶清除术和脓肿切除或刮除。

(2)截瘫的治疗：脊椎结椎合并截瘫的约有10%，应预防为主，主要措施是结核活动期不要负重，加强卧床休息和抗结核药物治疗等。如已发生截瘫，应早期积极治疗，大多可以取得良好的恢复。如失去时机，后果是严重的。

【护理】

(一)术前护理

1.心理护理　结核病的病程较漫长，尤其是青少年患者，是正在学习和工作的年龄，因病情所致，表现乏力，活动受限，或肢体畸形甚至残废，患者有不同程度的焦虑、悲观，对生活或前途失去信心。因此，向其介绍疾病相关知识，治疗手段、目的和效果，使患者摆脱消极情绪，积极配合治疗。同时保持病房整洁、安静、舒适、空气流通、阳光充足，多与患者沟通交流，减轻患者的心理负担。

2.必要的检查　术前应仔细体检并进行进行肺部X线、痰涂片抗酸菌染色、结核抗体等多项检查以鉴别是否存在活动性肺结核或其他部位的结核病灶。对病期长，窦道分泌物多的患者，应检查肝、肾功能。需严密监测血常规，了解贫血程度。定时复查血沉(ESR)，只有待ESR＜25mm/h或呈持续明显下降即可接受手术。脊柱结核并发截瘫者应作CT及MRI检查，了解病变情况，以便进行手术设计。

3.改善全身营养状况　结核是一种消耗性疾病，贫血是结核患者最常见的并发症，贫血得不到及时纠正，给手术带来安全隐患。所以术前给予高蛋白、高热量、富含维生素、易消化的饮食，以增强抵抗力。若某些患者出现顽固性贫血，或者贫血较重，短时间内无法恢复到满意水平，可采用输注白蛋白和红细胞悬液的方法进行纠正，必要时少量多次输新鲜血。

4.预防病理性骨折　入院后强调卧床休息的必要性，脊柱结核患者不能下地活动，以免发生病理性骨折导致瘫痪或瘫痪加重。应立即卧床休息，并进行床上排便训练，以免术后由于不习惯而造成排便困难。肠道准备。预防术后肠胀气，术前肠道准备极为重要，术前1天禁食易产气的食物，如豆类、乳类，术前一天肥皂水500ml低压灌肠。

5.服药护理　术前应用抗结核药物至少2周，有窦道合并感染者应用广谱抗生素至少1周。主要是防止病变的扩散，抑制结核杆菌使处于稳定期。结核药物具有一定的副作用，如异烟肼：可出现多发性神经炎和精神症状；利福平：有肝损害、胃肠道反应(晨空腹服用)、皮肤反应(瘙痒、皮疹)、流感样反应(发热、头痛、肌肉无力)，如与异烟肼合用可加重肝损；乙胺丁醇：

可引起1%患者可逆的视觉减退或丧失，初期表现是色觉障碍；链霉素：不良反应为耳蜗器官受累，造成听神经损害，一旦发生很难恢复，还可损害肾功能。所以服药期间要严密观察不良反应，做到及时发现，及时处理。

6.呼吸功能训练　患者因手术后安置胸腔引流管、疼痛、体位不适应而不敢咳嗽、深呼吸，加上患者免疫力较差，易并发肺炎、肺不张、胸腔积液等。术前教会患者掌握正确的训练方法，便于术后尽早进行锻炼，促使肺复张，减少并发症。主要方法是：患者平卧床上，护士用手平放在患者胸壁，然后逐渐离开胸壁，患者用鼻深吸气努力用胸壁靠近护士的手，然后用口呼吸。

（二）术后护理

1.生命体征监测　妥善安置好患者，固定好各种引流管，术后床边心电监护，监测血压、心率、心律、呼吸和血氧饱和度，特别注意血氧饱和度变化。术后予吸氧，氧流量2～4L/min，浓度35%，以使氧饱和度达到95%～99%，直至拔除引流管。术后24小时内加强巡视，并做好护理记录。由于手术出血量多，易发生血容量不足，而低血容量往往会影响脊髓功能的恢复。因此监测生命体征是护理重点：严密注意患者面色改变、有无恶心、哈欠、头晕等血容量不足早期征象。注意创面有无渗血、出血及引流的量，记录尿量，评估输入量与出量是否平衡。

2.脊髓神经功能观察　因为术中器械、内固定及植骨块等均有可能使脊髓功能损伤。术后应严密观察双下肢活动感觉及肌力情况。用手触摸患者脚趾检查下肢活动、感觉，并与术前进行比较。术后24小时每2小时详细记录1次，如出现局部、单侧或双下肢麻木，疼痛加重，活动感觉减弱甚至消失，应及时报告医生。以便早期查找原因，早期处理。必要时，再次手术探查。

3.切口引流管的观察　各引流管固定的位置要正确、牢固，不可扭曲，避免切口受压引起疼痛加重。严密观察切口渗血及引流液的量、颜色。定时从切口引流端向下挤压，促进切口渗出的尽快排出，确保有效引流。准确记录引流液的量、颜色、性质。保持切口敷料的清洁干燥，如有血液外渗应及时更换，避免感染。如引流液较清澈或为淡红色液体，需高度怀疑脑脊液漏。此时要立即夹管或改负压引流为普通引流，去枕平卧，通知当班医师处理。术后48小时引流量＜50ml，且颜色为淡血性，局部无肿胀，可考虑拔管。

放置胸腔闭式引流管的患者，给予持续低压吸引，压力维持在50mmHg左右，如引流量＞100ml/h，且颜色为鲜红色血性液引出，连续3小时，应考虑有活动性出血，立即停止低压吸引并报告医生。在更换胸腔闭式引流瓶和搬运患者时，务必双重夹管，以防空气进入胸膜腔。定时记录引流液性状、颜色及量，注意呼吸、呼吸音及有无皮下气肿情况。一般引流时间为48～72小时。当胸片提示无气胸，且引流量少于50ml/d时，可夹闭胸腔引流管。夹管24小时内观察患者有无胸闷、呼吸困难、切口漏气、渗血、皮下气肿等，如无上述症状可拔管。

4.呼吸道护理　术后常规雾化吸入，促进排痰；每小时指导有效咳嗽1～2次，咳嗽前为患者拍背做深呼吸5～6次，咳嗽时护士用手随患者呼吸按压其两侧胸廓，尽量减轻胸壁震动和伤口疼痛，咳嗽时不要过于剧烈、频繁，以免增大伤口张力引起疼痛和影响伤口愈合。患者由于切口疼痛不敢咳嗽、咳痰时可用止痛剂。另外，每2小时指导患者按术前呼吸训练方法做深呼吸10～15次，以促进肺复张。

5.体位护理　患者术后翻身问题不可忽略，因结核患者大多消瘦，抵抗力差，不及时翻身易引起压疮。一般术后平卧6小时，同时还可有压迫止血的作用。6小时后开始轴式翻身，防止脊柱上下部分反向扭曲，翻身时身下垫软枕，保持45°倾斜角。手术当天一般给予健侧卧位与仰卧位交替。避免开胸侧卧位，以免折叠引流管、加重疼痛及影响肺部通气。要求每2小时翻身1次。术后第二天给予45°半侧卧，每2小时交替轴向翻身。颈椎手术后翻身时应保持头与躯干一直线。如内固定坚强，术后第3天可摇高床头鼓励患者早期活动。病灶清除和椎间融合患者术后制动时间为颈椎3个月，胸、腰椎5～6个月，当植骨均已融合，可起床活动不需用任何支具。

6.胃肠道的护理　患者需经侧前方腹膜外途径手术，此术式对胃肠道干扰大，明显影响了肠蠕动。术后患者常有腹胀，因此，术后要求患者禁食，直到肠功能恢复正常，肛门排气后可逐渐进流质→半流→普食，需要3～5天恢复正常普食，早期进食要少量多餐。且不要过早进含糖高的食物和豆类食品，以免加重腹胀。食物温度不可过热，避免辛辣、刺激以免引起呛咳。鼓励多食高蛋白、高热量、高维生素、富含纤维素的食物。如鱼、蛋、禽、奶、肉、新鲜蔬菜、水果等充足的能量供给，以补充机体消耗，改善患者全身营养状况、促进康复。对一些食欲不振的患者，必要时可提供静脉营养支持。

7.神经损伤　喉返神经、膈神经和迷走神经损伤多为术中过度牵拉所致，一般在3个月内均能恢复，以对症治疗为主。

8.乳糜漏　上胸椎手术易损伤胸导管，如发生有损伤要及时缝扎。一旦发现引流物为浑浊白色，每日引流量＞200ml，应视为乳糜漏，需立即禁食，静脉维持水电解质平衡，一般能自愈。经1～2周治疗仍不愈者，可考虑开胸手术结扎胸导管。

9.纵隔和肺部感染　减少手术创伤，充分引流，做好呼吸道护理可减少此类并发症的发生。

【健康教育】

（一）功能锻炼方法

术后当天切口疼痛、麻醉作用，患者感疲乏无力，鼓励其静养休息。术后第二天指导患者做主动做膝关节伸屈运动，股四头肌等长收缩运动及踝关节趾屈背伸动作，预防肌肉萎缩和关节僵直。术后第三天，切口引流管拔除后做直腿抬高练习，角度由能离开床面开始，逐渐增加，注意抬腿后维持高度数秒再放下，两腿交替进行，逐渐增加次数。1周后做对抗性直腿抬高运动，外加阻抗力，增加运动强度及难度，以不疲劳和疼痛为度。1个月后加强腰背肌煅练，做双下肢直腿抬高或五点支撑法。每天上、下午各一次。

（二）术后复查时间

在出院时告知患者分别于3个月，6个月，12个月到治疗医院或本地医院复查，以了解疾病的转归。

（三）休息与饮食

出院后适当休息，防止过度劳累，好转期患者可从事轻体力工作，做到劳逸结合。注意饮食营养，进食高蛋白、高热量、高维生素、粗纤维、丰富果胶成分的饮食，以增强抵抗力。预防感冒或各种感染，因感冒或感染时机体抵抗力下降，疾病容易复发。

（四）坚持药物治疗

因为脊柱结核病灶进展较慢、血液供应较差，影响药物的渗入，因而用药时间较长，一般抗结核治疗 12～18 个月。观察药物毒不良反应，定期到医院检查血常规、血沉、肝功能、听力等，并向医师汇报主观症状。

（五）了解痊愈标准

避免过早中断治疗，治愈标准为：①全身情况良好，体温正常，食欲好，血沉正常；②局部无明显症状，无脓肿或窦道；③X 线片示脓肿消失或钙化，无死骨或已被吸收、替代，骨质疏松好转，病灶边缘骨轮廓清晰或关节已融合。符合上述 3 项者表示病变已停止。起床活动 1 年或工作半年后仍能保持上述 3 项指标者，表示已基本治愈。若术后经过一段时间的活动后，一般情况变差，症状复发，血沉增快，表示疾病未治愈，或静止后又趋于活动，仍应继续全身治疗。

二、化脓性脊柱炎

【概述】

化脓性脊柱炎虽然较少见，占骨感染的 2%～4%。但是一旦发生，容易出现败血症、脓毒血症而危及生命。本病发生于青壮年，男多于女，儿童与老人也可发病但甚少。发病部位以腰椎为最多占 48%，其次为胸椎占 35%，颈椎 6.5%，胸腰段和腰骶段各占 5%。病原菌以金黄色葡萄球菌为主，其他如链球菌、白色葡萄球菌、绿脓杆菌等也可致病。

（一）病因

1.血源性途径　主要为血源性感染，因为位于硬膜及脊椎周围的脊椎静脉系统是无瓣膜的静脉丛，它又与上、下腔静脉有许多交通枝直接联系。脊椎静脉系统内血流缓慢，可以停滞，甚至逆流。中耳炎、疖肿、毛囊炎也是脊柱感染的最常见的原因。

2.局部扩散　泌尿生殖系统感染可合并脊椎感染，盆腔炎、椎体旁的化脓性感染均可造成脊柱化脓性感染。

3.外伤　如子弹贯通伤所造成的继发感染。

4.医源性所致　如腰穿、脊椎手术等继发的感染。

（二）临床表现

化脓性脊柱炎的临床表现视年龄、全身状况、感染途径、细菌种类及毒力等因素不同而不同。

1.全身症状　急性期多见于儿童，起病急，有全身中毒症状。主要表现为寒战高热、谵妄、昏迷、恶心、呕吐、颈项强直，有酸中毒、失水、电解质平衡失调。有全身炎症表现灶，血培养阳性，白细胞数增高，继之贫血，血沉快。

2.局部症状　有腰背痛、肾区叩击痛、骶棘肌痉挛、脊椎僵硬、活动受限、不能起床。神经根受压时有放射性疼痛至两侧腹腹股沟和下肢等。

3.影像学检查　X 线片在急性期 1 个月内无明显变化，同位素扫描可见局部浓聚现象，有助于早期诊断。CT 能够显示骨质破坏的情况，MRI 能清楚显示软组织及脓肿范围。

(三)诊断

1.全身症状　全身中毒症状严重,伴有不明原因的高热、腰背部剧烈疼痛、局部压痛、肌紧张、脊柱僵硬呈板状、活动受限。

2.X线片显示　2～3周方有阳性发现。CT、MRI检查能够清楚地显示病灶情况。

3.实验室检查　白细胞数增高,血沉快,血培养阳性。局部穿刺有脓液或分泌物。

(四)治疗

1.保守治疗

(1)全身支持疗法。

(2)制动、绝对卧床休息。

(3)大剂量广谱抗生素。

(4)局部热敷、理疗,颈椎可四头带牵引。

2.手术治疗适应证

(1)保守治疗不佳的顽固性感染。

(2)形成窦道者应手术切除。

(3)脓肿形成者应行脓肿切开引流。

(4)合并截瘫或其他神经刺激症状者,在全身中毒症状控制的情况下作减压手术或病灶清除术。

【护理】

(一)术前护理

1.心理支持　因为该病早期诊断困难,病程长,腰部疼痛,活动受限使患者十分痛苦等。患者均有不同程度的精神紧张,情绪烦躁,对疾病的恐惧、担忧、失去信心等心理反应。针对这些心理特点,护士应主动热情,用通俗易懂的语言把疾病有关的知识及诊疗措施向患者讲清楚,并纠正他们对疾病的错误估计,以消除顾虑和恐惧,提高患者同疾病做斗争的心理能力。并做好家属的工作,使患者能安心住院治疗。对于手术患者我们还采用系统化规范的术前干预,指导患者提前练习各种手术、麻醉体位,可以减轻患者由于环境陌生及知识缺乏造成的焦虑,这些对缓解患者心理压力,主动配合治疗起着重要的作用。

2.营养评估与指导　患者发热,炎症浸润,机体消耗大,营养差,不利于治疗与恢复,因此合理的营养供给很重要。应每天观察患者的进食情况,鼓励其多进食,以高热量,高蛋白,高维生素的食物为主,以补充机体的消耗。必要时少量多次输新鲜血以纠正贫血或输入白蛋白、氨基酸等营养物质增强机体抵抗力。

3.各项血标本检验　按医嘱化验血沉、血常规等各项血标本,正确抽取,及时查看结果;同时做好体温的监测,38℃以上每天测量四次,39℃以上每4小时测量一次,观察其动态变化,以保证提供正确的治疗依据。

4.预防病理性骨折　制动,绝对卧床休息能保持脊柱的稳定性,可以使炎症局限,同时预防骨折的发生。

(二)术后护理

1.病情观察　术后密切观察生命体征、伤口、引流液,重视患者的主诉。每班观察双下肢的感觉活动情况，发现异常及时通知医生。

2.切口引流管的护理　术后病灶内放置一直径约5mm，质地较硬的硅胶管，末端接一负压引流瓶。及时观察引流液的量、颜色、性质，甚至气味，并做好记录。更换时严格无菌操作，注意观察伤口有无红肿，又无渗出液，若伤口渗出较多，及时通知医生换药。保持引流通畅至关重要，每1小时挤捏引流管，翻身时防止滑脱、受压，在硅胶管前端5cm处用2cm的宽胶布固定于身体侧以防止滑脱。

3.疼痛护理　患者出现剧烈腰痛，腰肌痉挛，不敢活动，如何给予处理是控制疼痛的关键。护士应正确判断疼痛的存在和程度。可以采用直观模拟标尺法，根据患者的主观感觉从0～10疼痛记分，具体分级标准为：无疼痛0～1，轻度疼痛1～3，中度疼痛3～7，重度疼痛7～10。对疼痛程度在3分以上的患者，指导采用松弛疗法、分散注意力，并用暗示等心理治疗的方法帮助减轻疼痛。同时使用药物止痛，一般先用作用缓和的止痛药口服，再予作用较强的止痛药口服，最后予注射用止痛药，使疼痛程度降到最低。

4.抗生素应用与观察　该类患者使用抗生素的时间较长，因此在护理中首先严格按药物的半衰期给药，这是保证药物达到最佳疗效的关键。青霉素和头孢类抗生素间隔6～8小时给药，最好给患者留置静脉针，以减少重复穿刺带来的痛苦，粉剂抗生素用50ml的针筒，生理盐水作为溶媒，配至30ml，用静脉微量泵20分钟左右推完，若溶媒太少会增加静脉的刺激，引起局部疼痛，增加发生静脉炎的可能性；其次，注意观察药物的不良反应，对老年人及肝肾功能不全的患者在长期使用抗生素的过程中尤其要注意。患者较常见的是胃肠道反应，如静推抗生素时出现恶心、呕吐。要告知患者使用抗生素前避免空腹，可减轻或减少胃肠道反应的发生。

5.体位护理　制动、绝对卧床休息对保持脊柱的稳定性非常重要，同时也可以使炎症局限。首先告知患者制动的重要性，使其深刻了解，取得配合。术后平卧6小时后，每2小时协助翻身一次，翻身时扶着肩胛部及髋部轴向翻身，保持脊柱一直线。侧卧位时将下腿伸直上腿屈曲，两腿之间垫一软枕，以增加舒适感。待切口疼痛好转后，患者可在床上自由翻身。一般要求卧床休息3个月。

6.并发症的护理

(1)感染扩散：好局部制动是首要的。可以使炎症局限，防止炎症向脊柱前方破坏。如果局部不稳定，可导致炎症迁延不愈。要反复强调制动的重要性，并协助其调整舒适的体位。同时，有效的使用抗生素也是重要一项措施。

(2)压疮：引起压疮的主要原因是压力，并与持续的时间长短有关。患者由于腰部疼痛往往强迫卧于某一姿势，时间一长很容易发生压疮。我们加强对局部受压部位皮肤的观察，协助其每2小时侧卧与仰卧交替翻身，在骨突处，尤其是大转子及尾骶部垫一波浪形水垫，以保护受压的皮肤，必要时给予周林频谱仪照射，以促进局部血液循环。

(3)神经根受压：密切观察双下肢感觉活动情况，询问患者有无下肢麻木、酸痛，必要时按医嘱予甘露醇、甲基泼尼松龙静脉用药及口服弥可保片等营养神经治疗。

【健康教育】

(一)功能锻炼

保守治疗的患者早期应卧床休息，在床上每2小时协助轴向翻身。在控制疼痛的前提下，指导做各关节的活动和肌肉的静力收缩锻炼。一般情况较好的患者指导做直腿抬高锻炼。告知锻炼强度根据个人的体力量力而行。血沉指标恢复正常后可佩带支具下床活动,支具固定一般需3～4个月。手术治疗的患者早期做直腿抬高锻炼,术后1个月可行五点法、四点法腰背肌锻炼。在支具的保护下术后2周可下床活动,以不疲劳为度。

(二)出院指导

1.服药　出院后继续口服抗生素至6～8周,一般要待血沉恢复正常后才可以停药。

2.营养　化脓性疾病消耗较大,绝大多数患者都伴有贫血,加上手术患者手术的创伤,营养的供给往往不足,充分的营养有利于炎症的控制,机体的康复。所以,饮食以高热量,高蛋白,高维生素的食物为主,以满足机体的需要。

3.复查时间　出院后1个月复查,复查血常规,尤其是血沉的指标;拍脊柱X线片,必要时做CT或MRI。以后2个月、3个月、6个月、12个月各复查一次,观察疗效,预防复发。

(刘　辉)

第八节　骨与关节化脓性感染的护理

一、急性化脓性骨髓炎

【概述】

化脓性骨髓炎是骨质、骨膜和骨髓遭受化脓性细菌感染所引起的炎症。好发年龄为3～15岁的儿童、青少年,男女比例为4∶1。好发部位为股骨、胫腓骨、肱骨及桡骨多见,约占80%。致病菌多数是金黄色葡萄球菌,溶血性链球菌次之,大肠杆菌、肺炎链球菌等也可引起。如果治疗不及时、不彻底,则会转变为慢性疾病,影响肢体功能,将严重影响健康甚至危及生命。

骨髓炎感染途径有三种。①血源性感染:身体其他部位化脓病灶中的细菌,经血液循环播散至骨内,即血源性骨髓炎。②创伤性感染:细菌从伤口直接侵入骨组织,如开放性骨折感染发生的骨髓炎,即创伤性骨髓炎。③蔓延性感染:由邻近软组织感染直接蔓延所致的外来性骨髓炎。其中,以血源性骨髓炎最常见、最严重,临床上分为急性和慢性两种。

(一)病因

1.由于过度疲劳、营养不良等组织抵抗力下降所致,常见于发热、感冒初愈的儿童,发病男孩多于女孩。

2.常有如扁桃腺炎、疖、痈等病灶。

3.骨髓炎常起于长骨干骺端,下肢发病率高,以胫骨两端、股骨下端常见;桡骨、肱骨、脊柱、髂骨也可能发生。

(二)病理

病理特点是骨质破坏、坏死和反应性骨质增生同时存在。早期以骨质吸收、破坏为主,晚期以新生骨形成为主。细菌进入血流后容易在长管骨的干骺端沉积，形成感染灶，如身体抵抗力弱，细菌毒力强，治疗不及时，此时病灶内的脓液首先在骨髓腔内蔓延，再经骨小管达骨膜下，形成骨膜下脓肿，致骨皮质表层失去血液供给而坏死。脓液进入骨髓腔和骨小管后，使其内经过的滋养血管发生炎症，形成血栓，阻断骨内的供血，从而整个骨干或其一部分因缺血而坏死。与此同时，病灶周围的骨膜因炎性刺激而产生新生骨，包围于原骨干之外，形成"包壳"。骨膜下脓肿继续增大可穿破骨膜，进入软组织，形成蜂窝织炎或软组织脓肿，然后穿破皮肤，流出体外，形成窦道。

（三）临床表现

1.全身症状　起病急骤，有明显中毒症状，寒战、高热、体温持续达 39～40℃、脉搏细速、食欲减退、出汗、烦躁不安或嗜睡，重者可发生感染性休克。

2.局部症状　患肢持续剧痛，肌肉有保护性痉挛，肢体不敢活动。局部皮温增高，肢体搏动性疼痛加剧，活动受限，呈环状红肿。

（四）诊断

诊断依据上述典型症状、体征、实验室检查（血沉增快，血清 C 反应蛋白增高，白细胞升高）、局部分层穿刺和 CT、X 线等辅助检查结合，可基本明确诊断，但早期应与蜂窝组织炎等软组织炎症鉴别。

（五）治疗

治疗原则是早期诊断、及时治疗，积极控制并防止炎症扩散，局部制动、全身辅助支持治疗包括足量而有效的使用抗生素、补液、纠正酸中毒等非手术治疗；以及局部钻孔引流或开窗减压等手术治疗。

【护理】

（一）术前护理

1.心理护理　急性化脓性骨髓炎起病急骤，因寒战，持续高热，烦躁不安或嗜睡，肢体红肿、剧痛，患者非常痛苦，又因该疾病最常见于儿童和青少年，对疾病知识的缺乏，此时的患者与家属都对疾病有一种恐惧、紧张、烦躁等心理。护士要理解患儿家属的心情，尽量满足家属及患儿的要求。护士要对患儿多加鼓励，不要训斥，保护儿童的自尊心，利用其好学心理进行诱导，来现身说法，以增加对疾病及手术的认识和信心，取得在治疗上的配合；护士要善于观察儿童的身心变化，及时发现问题及时处理，采取有效措施，防止事故发生。

2.特殊准备

(1)全身应用抗生素：应采用及时、足量、有效、联合用药的原则。一般选用广谱抗生素、静脉给药，根据血液培养和细菌对抗生素的敏感程度，以及临床疗效调整抗生素。

(2)疼痛的护理

1)根据医嘱合理使用镇痛剂，缓解疼痛，解除其痛苦。

2)局部制动，常用皮肤牵引或石膏托固定患肢，减轻疼痛，防止病理性骨折。搬动时动作轻、稳，减少刺激。

(3)高热的护理

1)严密监测体温变化，每日测体温 6 次。若体温高于 39℃时，应给予物理降温或药物降温;同时观察患者有无大汗、血压下降、脉搏细速、虚脱等现象,并在30分钟后,再次测量体温,并做好记录。

2)皮肤护理:保持皮肤的清洁、干燥,为避免降温后汗液对皮肤的刺激,还应及时更换和床单等;对持续高热者,应协助患者改变体位,以防止压疮、肺炎、便秘等并发症;冰敷降温时,冰袋不宜直接接触患者的皮肤,可用干净的毛巾或软布包裹,避免发生冻伤。

3)饮食:给予高蛋白质和高热量饮食,增加抵抗力和应激力。注意食物的色、香、味,鼓励少食多餐,鼓励患者多饮水,每日水的摄入量达2500～3000ml为宜,以补充高热消耗的大量水分,也可促进毒物和代谢产物的排出。

4)口腔护理:应警惕双重感染的发生,如真菌性口腔炎等。每日2次,预防口腔感染,促进食欲。

5)输新鲜血或白蛋白,增加抵抗力。

3.一般准备

(1)常规检查:根据患者的年龄、全身伴随症状情况,评估患者对手术的耐受情况,术前做好各项常规检查,包括血、大便、小便,肝、肾功能,血电解质,空腹血糖,出凝血时间,血沉、C反应蛋白、心电图、胸片,X线摄片定位检查,以及根据内科病史所需要的特殊检查。

(2)药敏试验,遵医嘱使用抗生素;备皮、备血、做好青霉素和普鲁卡因皮试。

(3)练习床上大、小便;教会患者肌肉等长收缩锻炼方法。

(二)术后护理

1.生命体征的观察　术后按硬膜外麻醉后护理,予去枕平卧6小时,持续低流量吸氧。术后应严密观察生命体征的变化,给予床边心电监护,密切观察血压、脉搏、呼吸、血氧饱和度、体温的变化,每半小时监测一次,并注意患者的意识状态,做好记录。

2.患肢体位　术后用软枕抬高患肢20cm,以利于静脉血和淋巴回流,减轻肿胀。

3.患肢观察　密切观察患肢有无苍白、发绀、肿胀的现象,局部有无疼痛、感觉减退或麻木等,若发现异常及时通知医生。同时注意局部邻近关节是否出现红、肿、热、痛等炎症现象,或全身其他部位有无病灶的情况。

4.伤口引流及冲洗管护理

(1)术后伤口内留置2根管子,分别为冲洗管、引流管,遵医嘱对伤口进行药物灌注冲洗。常用生理盐水1500～2000ml加庆大霉素24～32万单位持续冲洗。效果不佳时,可根据药物敏感试验结果选用敏感抗生素。术后1～2天冲洗速度应较快,每分钟维持100滴左右,定时挤压,并每隔1～2小时快速滴注30秒,防止血凝块堵塞。

(2)观察冲洗量与引流量在单位时间内是否平衡,如出现入量大于出量时,应怀疑引流管不畅,及时报告医师给予处理。同时每班观察引流液的颜色、性状并做好记录。

(3)观察伤口敷料渗液情况,敷料是否清洁、干燥,注意患肢肿胀情况,以防止冲洗液体外漏软组织间隙;若有渗液或潮湿,患者主诉伤口胀痛等,应立即通知医生进行处理,并做好记录。

(4)保持冲洗管和引流管的通畅。妥善固定,搬动患者、抬患肢、翻身时,应注意保护引流管和冲洗管,防止管道受压、弯曲、打折或脱出。

(5)应严格执行无菌操作规程，及时更换冲洗液，及时倾倒引流液，防止引流液逆流。

(6)拔管指征：冲洗时间视病情而定，一般为1～2周。若患者全身症状消失，血常规及体温稳定于正常范围，局部肿胀明显消退，疼痛缓解，连续3次细菌培养阴性，引流液清澈透明，即可考虑拔管。拔管前1天停止注入冲洗液，接负压引流瓶吸引。次日患者无明显发热、疼痛、肿胀现象，先拔除冲洗管，保留引流管继续负压吸引1～2天，伤口内无渗出物时再拔出引流管。

5.石膏固定护理

(1)石膏未干前应用手掌平托石膏固定肢体，不可用手抓、捏、压，可将患肢置于通风处待干，或用烤灯促使石膏干燥。

(2)保持石膏的清洁干燥，对严重污染的石膏及时更换，保持固定效果，防止关节畸形和病理性骨折。

(3)密切观察固定肢体远端的血液循环，防止肢体缺血性坏死。

6.并发症的护理

(1)休克的观察：观察生命体征的变化，高热体温骤升至39℃或者骤降至36℃以下，寒战、面色苍白、轻度烦躁不安、脉搏细速，或皮温湿冷、末梢循环差，尿量减少明显或少尿。出现以上情况应立即通知医生做好抗休克准备。建立静脉通路，低流量吸氧，床边心电监护，给特别护理；准确及时执行有效医嘱，恢复有效循环血量，纠正酸碱平衡失调，合理应用血管活性药物，改善组织灌溉。测中心静脉压，血气分析，留置导尿，观察并记录尿量，纠正酸中毒，抗感染治疗。

(2)压疮：在石膏固定期间，患者出现局部持续性疼痛，不要轻易用止痛剂，必要时应开窗检查，否则会导致皮肤溃疡坏死。术后用镇痛泵的患者因痛觉不灵敏，易导致压疮，故术后应加强观察石膏边缘及骨隆突处皮肤，注意观察有无局部皮肤红肿、摩擦伤等。若石膏内有异味，提示石膏内有压疮，并已形成溃疡，皮肤坏死，应立即报告医生进行处理。

(3)病理性骨折：在骨髓炎急性期由于骨质吸收，以及手术钻孔开窗引流，若未行2～3个月的支架外固定，易发生病理性骨折。因此，肢体要给予妥善固定，搬动要轻柔，避免暴力，早期限制活动和负重。儿童生性好动，又缺乏自我保护能力，也是造成骨折的因素。

【健康教育】

(一)功能锻炼

1.踝关节跖屈运动训练　逐渐屈伸足踝部，术后患者在麻醉清醒后即可练习，5～6次/天，10～20分钟/次。拔管后即可指导踝关节主动屈伸活动及股四头肌等长收缩锻炼，3次/天，15～20分钟/次。

2.踝旋转运动训练　活动踝部先向顺时针旋转，5～6次/天，10～20分钟/次。拔管7天后，做膝关节屈伸活动，3次/天，10～15分钟/次，根据情况逐渐增加活动次数及时间。

3.下肢肌肉运动训练

(1)收缩臀部：双下肢伸直分开，用力收紧臀部肌肉，开始维持1秒，以后增加到5秒，然后放松，可反复进行。

(2)外展动作：把下肢滑向外侧，越远越好，再收回。

(3)收缩大腿前方肌肉：双下肢伸直，收缩大腿肌肉，每次5～10秒，3～5次/天，10～15分钟/次。

4.直腿抬高运动训练　绷紧大腿肌肉,直到下肢在床上完全伸直,然后从床上将下肢抬高5～10cm,维持5～10秒,3～6次/天,10～20分钟/次。

(二)出院指导

1.注意休息,适量劳动,注意劳逸结合。加强营养,增强机体抵抗力。向患者及家属讲解多饮水和饮食营养的重要性,给予高蛋白质和高热量饮食,增加抵抗力和应激力。注意食物的色、香、味,鼓励少食多餐,鼓励患者多饮水,每日水的摄入量达2500～3000ml为宜,以补充高热消耗的大量水分,也可促进毒物和代谢产物的排出。

2.保持皮肤清洁,勤擦洗、勤换衣,保持床铺的清洁干燥。向患者及家属强调卧床休息和皮肤护理的重要性,有窦道者,保持窦道口周围皮肤清洁。

3.遵照医嘱,继续按时服药。化脓性骨髓炎早期治疗需要应用大量抗生素,向患者及家属讲解其重要意义,以免因担心费用而拒绝使用有效药物。

4.出院后继续功能锻炼,直至关节恢复正常功能。带石膏托固定者,维持功能位置、观察末端血运,做到动静结合,保持石膏清洁干燥。有伤口者,应开窗换药,保持固定部位皮肤清洁,防止化脓性皮炎。

5.定期来医院门诊复查,如有局部红、肿等感染现象应立即就诊。

二、慢性骨髓炎

【概述】

慢性骨髓炎大多数是由于急性骨髓炎治疗不当或不及时、不彻底的而使病情反复发作,最终遗留下死骨、无效腔及窦道的结果;如急性骨髓炎的致病菌毒力较低,或患者抵抗力较强,也可起病开始即为亚急性或慢性,并无明显急性期症状。在20世纪60～70年代由急性血源性骨髓炎演变成慢性者,约占慢性骨髓炎的1/3。近年来急性血源性骨髓炎在早期多能得到及时有效的治疗,使慢性骨髓炎的发病率明显降低。另一方面,骨的贯通性火器伤和开放性骨折后发生的骨髓炎,金属物植入骨内如人工关节置换术等引起的骨内感染,则较多见。其他诱因有糖尿病、长期服用激素、免疫缺陷及营养不良等。

(一)病因

急性骨髓炎若病情持续发展,即转为慢性期。由于死骨形成,而且不能吸收,成为异物及带菌的病灶,引起周围炎性反应及新骨的增生,形成包壳,使骨质增厚粗糙,形成窦道,经久不愈。如果引流不畅,将会引起全身症状。慢性骨髓炎的致病菌常为多种细菌的混合感染,但金黄色葡萄球菌仍是主要的病原体。此外,革兰氏阴性杆菌也占很大比例。

(二)分类

特殊类型的慢性骨髓炎有3型。

1.慢性硬化性骨髓炎　是慢性骨髓炎一种表现形式,表现为骨质增生增厚,骨质硬化。导致硬化性骨髓炎的致病菌仍不清楚,普通细菌培养一般为阴性,但一般认为与低毒性感染有关,现认为病原体为厌氧的丙酸杆菌属。本病多见于儿童和青少年,平均发病年龄为16岁,多发生在长骨干,以胫骨、腓骨和尺骨为好发部位,也有报道下颌骨发病者,是一种缓慢进行性病变，病程可达数年。症状较为隐匿，病变部位有酸胀痛及触痛，是由于骨质增生，骨内张力增加所致。X线显示骨质硬化，骨皮质增厚，髓腔变窄或消失，骨密度增加，可伴有小的破坏区。

2.慢性局限性骨脓肿　多见于儿童和青少年，胫骨上端和下端、股骨、肱骨和桡骨下端为好发部位，偶见于椎体等扁平骨。病变可能由低毒力的病原菌所致，或因身体对病菌抵抗力强而使化脓性骨髓炎局限于骨髓的一部分。脓液病菌常为阴性。脓腔内脓液逐渐被肉芽组织代替，肉芽组织周围因胶原化而形成纤维囊壁。X线示长骨干骺端或骨干皮质呈圆形或椭圆形低密度骨质破坏区，边缘较整齐，周围密度增高为骨质硬化反应，硬化带与正常骨质间无明确分界。

3.创伤后骨髓炎　是一种开放性骨折术后或骨折切复内固定或其他骨关节术后出现的骨组织感染。病变在骨折端附近，急性期感染以骨髓腔内感染最严重，表现为高热、寒战等毒血症症状，与急性血源性骨髓炎相似。另一种是骨折附近的皮肤肌肉坏死感染，使失去血供的骨折端暴露，病程转为慢性，常伴有感染性骨不连或骨缺损，病程迁延不愈，治疗较为棘手。

（三）临床表现

慢性骨髓炎者通常在静止期症状较轻，有反复发作病史；患肢增粗、变形，儿童发病者，是由于骨骺破坏而影响骨骼生长发育，使患肢出现缩短或内、外翻畸形，并有不同程度的肌肉萎缩和功能障碍；患部皮肤薄且色泽暗，易破损引起经久不愈的溃疡或窦道，窦道口流出臭味脓液；如果急性发作时，局部出现红、肿、热、痛现象，同时全身出现消瘦、贫血等慢性中毒症状。

（四）诊断

根据既往有急性骨髓炎或开放性骨折病史，局部病灶检查及X线片检查提示有脓腔或小型死骨等，可以诊断。需与结核性骨髓炎、骨样骨瘤、成骨细胞瘤和Paget病相鉴别。

（五）治疗

治疗原则是彻底清除病灶，摘除死骨，刮除增生的瘢痕和肉芽组织，达到消灭无效腔的目的，改善局部血液循环，为愈合创造条件。以手术治疗为主，辅以药物及全身支持疗法。

1.病灶清除术　彻底去除窦道、瘢痕组织、死骨、异物。刮除无效腔中的肉芽组织，切除不健康的骨质及空腔边缘，使之呈蝶形，即Orr手术。目前已较少使用。

2.清除病灶、滴注引流　彻底清除病灶，无效腔蝶形化后，置入冲洗引流管。由于伤口的充分冲洗引流，感染容易控制，创面多能一期愈合，随着骨腔凝血机化、骨化而修复骨缺损。

3.消灭无效腔的手术　股骨、胫骨慢性化脓性骨髓炎，在病灶清除术后如无效腔很大，可用自体骨、带蒂大网膜或肌瓣充填无效腔。肌瓣不宜太大，避免蒂部扭转及受压。

4.病骨切除　对功能影响不大的如肋骨、腓骨中上段、髂骨和股骨大粗隆，可手术切除病骨。

5.截肢　对肢体因慢性窦道口炎症刺激癌变者可行截肢术。

6.庆大霉素链珠填充　病灶清除后以其填充于骨缺损的局部，通过局部高浓度抗生素的逐步释放治疗骨髓炎，疗效满意，5～7天后逐步抽出，对缺损较大者可于感染控制后二期植骨时取出。

【护理】

（一）术前护理

1.心理护理　患者因慢性骨髓炎长期不愈，使其对手术效果抱有顾虑，对生活学习和工作的能力担忧。护士要充分理解患者及家属的心情，尽量满足他们的要求。向患者讲述手术的必要性和过程，以增强对疾病及手术的认识和信心。

2.特殊准备

(1)手术前应先取窦道溢液作细菌培养和药敏试验，通常在手术前2周即开始应用抗生素，使手术部位有足够的抗生素浓度。

(2)手术前皮肤准备，做好切口周围的皮肤清洁、消毒，加强对伤口换药，控制创面炎症。如果要进行自体髂骨植骨、皮瓣移植，要求供区无瘢痕、无皮肤病。

(3)加强饮食营养：慢性骨髓炎为长期消耗性疾病，体质虚弱，应多吃高蛋白、高维生素、高热量、易消化食物。必要时给予静脉高营养输入，输新鲜血、白蛋白、氨基酸等营养物质，增强机体抵抗力。

3.一般准备

(1)常规检查：根据患者的年龄、全身伴随症状情况，评估患者对手术的耐受情况，术前做好各项常规检查，包括血、大便、小便，肝、肾功能，血电解质，空腹血糖，出凝血时间，血沉、C反应蛋白、心电图、胸片，X线摄片定位检查，以及根据内科病史所需要的特殊检查。

(2)药敏试验，遵医嘱使用抗生素；备皮、备血、做好青霉素和普鲁卡因皮试。

(3)练习床上大、小便；教会患者肌肉等长收缩锻炼方法。

(二)术后护理

1.生命体征的观察　术后按硬膜外麻醉后护理，予去枕平卧6小时，持续低流量吸氧。术后应严密观察生命体征的变化，给予床边心电监护，密切观察血压、脉搏、呼吸、血氧饱和度、体温的变化，每半小时监测一次，并注意患者的意识状态，做好记录。根据医嘱合理使用镇痛剂，缓解疼痛解除其痛苦。

2.体位护理　患肢下垫一软枕，抬高患肢30°～45°略高于心脏水平，预防和减轻水肿。每隔2小时翻身一次，避免患肢受压。皮瓣修复后需抬高患肢制动；桥式交叉皮瓣术后，双下肢严格制动6周，密切注意皮瓣蒂部，避免牵拉受压及扭曲。搬动时动作易轻、稳，减少刺激。

3.植皮区皮瓣的观察与护理　观察皮瓣色泽、温度、肿胀、毛细血管充盈度的反应。皮瓣苍白、局部温度下降、毛细血管充盈度时间延长。应考虑动脉供血不足；发绀、水泡、肿胀，考虑静脉回流障碍，应报告医生及时处理。

4.肢端血运的观察　观察肢端末梢的颜色、温度、肿胀等情况了解游离骨块血管再通情况，发现皮肤肿胀、发凉、发绀等情况，提示发生血管危象，应立即报告医生，妥善处理。

5.全身辅助观察　高热时给予物理降温，如冰敷、乙醇温水擦浴等。若体温仍不降，可根据医嘱给予消炎痛栓1/3～1/2肛塞，但用药后严密观察病情，以防患者大量出汗后而导致虚脱，同时做好皮肤护理。及时复查血常规、电解质，根据病情给予补液、补充热量；血色素、白蛋白低时，根据医嘱输血、血浆及白蛋白，增强患者的抵抗力。

6.抗生素的应用　根据血培养及伤口分泌物的细菌培养结果，遵医嘱联合、足量合理使用抗生素，现配现用，按时给药，保证抗生素的效用。观察患者用药效果、体温变化及局部疼痛、红肿等情况。

7.并发症的护理

(1)出血、皮瓣坏死:观察皮瓣下有无出血,皮瓣肿胀明显,伤口周围活动性出血,负压引流过多,轻者引起血肿,压迫皮瓣造成皮瓣血液循环危象。重者因失血过多而导致休克,故应密切观察病情,一旦发现问题立即通知医生及时处理,并作好手术探查准备。

(2)预防肌肉萎缩、关节僵硬:当肢体石膏固定而不能进行活动时,应抬高患肢,加强练习肌肉等长收缩运动,次数由少到多,强度由弱到强,每次以患者感觉肌肉轻微酸痛为度,循序渐进,不可用力过猛,防止病理性骨折。按摩患肢,未固定的关节应进行主动活动,做引体向上、抬臂、深呼吸活动,促进血液循环,减少并发症的发生。

【健康教育】

(一)功能锻炼

1.术后1～2天,为了防止骨髓腔出血,以向心性肌肉按摩为主。

2.术后3～7天,可练习肌肉等长收缩,向心性肌肉按摩。

3.每日抬高患肢,继续加强肌肉舒缩训练,训练次数由少到多,强度由小到大,每次训练以感到轻度疲劳为宜,循序渐进,不可用力过猛,防止移植骨的骨折,直至功能完全恢复。

(二)出院指导

1.向患者宣传疾病相关知识,勇于面对现实,保持心情舒畅。慢性骨髓炎较顽固,可反复急性发作,迁延不愈,治疗时间较长。患者及家属对此应有充分的思想准备,以便坚持系统而完整的治疗,消除悲观、绝望的情绪,树立战胜疾病信心,积极配合治疗。

2.出院带药者,应患者交代服药方法,按时服药。观察药物反应,避免双重感染。应注意过敏及毒性反应,内服中药汤剂宜早晚空腹温服。

3.休息和活动:嘱患者不能过早进行剧烈运动,避免意外损伤,防止病理性骨折。卧床时做引体向上、深呼吸等运动,改善血液循环,改善心、肺功能,减少并发症。继续功能锻炼,指导好各时期不同锻炼方法,遵守循序渐进的锻炼原则。

4.加强营养的补充,进食优质蛋白,如鸡蛋、牛奶、瘦肉及动物血、肝、肾等,增加机体抵抗力。同时要求患者每日多饮水,多食新鲜蔬菜、水果,防止便秘。

5.保持患肢皮肤清洁,防止感染。定期复查,如有不适及时随诊。

三、化脓性关节炎

【概述】

化脓性关节炎是指人体受到细菌侵入后,由于血源性传播、直接蔓延等原因引起的关节化脓性感染。多见于5岁以下儿童,好发于髋、膝关节,其次为肘、肩、踝关节,以单侧多见,临床上以血源性化脓性关节炎多见。

(一)病因

常见的致病菌为金黄色葡萄球菌,约占85%以上,溶血性链球菌、肺炎双球菌、大肠杆菌和铜绿假单胞菌(绿脓杆菌)等次之。血行感染多见,也可为开放性损伤、关节手术或关节穿刺继发感染或从周围软组织感染蔓延而来。

化脓性关节炎的病理变化因细菌毒性、患者年龄和抵抗力、感染部位以及治疗是否及时而改变。大致分三个阶段：即浆液性渗出期、浆液纤维蛋白性渗出期、脓性渗出期。这三个阶段是逐步演变的过程，并无明显的界限，有时可独立存在。当细菌侵入关节后，关节滑膜充血、水肿，致关节腔内有浆液性渗液，若及时治疗，渗出液可完全吸收。如病情得不到控制，积液有浆液性转为浆液纤维蛋白性，最后为脓性，导致病变逐渐侵入受累关节的软骨和骨质，发生关节僵硬和畸形。

（二）临床表现

1.全身症状　起病急骤，有全身不适、乏力、食欲不振、寒战、高热，体温高达39℃以上等全身菌血症表现，甚至出现谵妄与昏迷。

2.局部症状　病变关节剧烈疼痛，局部红、肿、热、压痛明显。由于肌肉痉挛，患肢轻微活动会有剧痛感，关节多处于屈曲畸形，可引起关节畸形和功能丧失，病理性半脱位、脱位。

3.实验室检查　白细胞计数及中性粒细胞增多，血沉增快。关节穿刺，关节液可为浆液性、血性、混浊或脓性，内含白细胞、脓细胞和革兰氏阳性球菌。

（三）诊断

早期根据病史和体征进行诊断，X线检查对早期病变诊断意义不大，见关节肿胀、积液，关节间隙增宽，以后出现间隙狭窄。晚期由于病变愈合，X线检查可见关节有骨性融合，间隙消失及关节畸形等，并有新骨增生。关节穿刺和关节液检查是确诊和选择治疗方法的重要依据。对疑有血源性化脓性关节炎者，应做血液及关节液细菌培养及药物敏感试验。应与急性化脓性骨髓炎、风湿性关节炎、类风湿关节炎、结核性关节炎相鉴别。

（四）治疗

治疗原则是早期诊断，及时正确处理，控制感染，积极保全生命和肢体，尽最大限度保留关节的功能。全身治疗包括全身营养支持治疗和选用对致病菌敏感的抗生素。局部治疗包括患肢固定制动、关节穿刺冲洗及关节切开引流术。现在也有很多人主张关节镜治疗膝、肘、肩或踝关节的感染，关节镜引流是手术引流的一个良好的替代选择。关节镜引流术有明显的优点：创伤小，术中可镜下直视膝关节内病灶的情况；术后关节粘连少关节功能恢复快；镜下行膝关节滑膜切除广泛彻底，不留盲区和病灶，而传统切开手术难完全切除关节各腔室的滑膜；关节镜下手术失败可行多次手术。

【护理】

（一）术前护理

1.心理护理　患者起病急、病情重，对疾病及治疗不了解，易产生恐惧和紧张心理，在治疗护理上不合作。护士应主动关心、照顾他们，讲解治疗的目的和过程，以取得患者的信任和配合。

2.特殊准备

(1)高热护理

1)密切观察生命体征及神志变化，尤其应加强体温的监测，每隔3～4小时测量体温一次，通过体温曲线观察发热情况，避免因持续高热而导致惊厥的发生。

2)降温处理：对于高热患者应采用冰敷头额部或乙醇擦浴等物理降温方法，若效果不佳，可按医嘱给予药物降温。在使用退热药后，应密切观察体温、血压、脉搏及呼吸情况，用药剂量不宜过大，防止体温不升。患者高热给予降温药后，在观察患者体温的同时，还应注意患者是否出现虚脱，发现后及时给予补液，以预防和纠正水、电解质紊乱。

(2)配合进行各种化验检查：血常规、血沉、血培养、关节液培养及药敏试验。

(3)局部制动：卧床休息，患肢采用石膏托、支架或牵引给予固定制动，以达到减轻疼痛和肌肉痉挛，预防感染扩散的目的。

1)牵引护理：保持牵引有效性，经常检查牵引力与反牵引力是否平衡，牵引的角度是否符合要求，牵引绳上是否搭盖衣服。观察肢体有无血管神经受压症状，患肢末梢血液循环情况。天气寒冷时，应加强保暖，避免受凉，积极预防足垂下发生。

2)石膏护理：石膏托固定，使患部得到休息，防止感染扩散，固定以后切忌乱动，询问患者局部有无压痛，经常巡视，观察患肢末梢血运、颜色、肿胀情况，以判断是否出现血管神经受压的情况。

(4)用药护理：全身合理使用足量有效的抗生素是化脓性关节炎患者的重要治疗措施之一。遵医嘱联合、足量合理使用抗生素，现配现用，按时给药，保证抗生素的效用。护士应关注药物敏感试验和关节液细菌培养的结果，及时通知医生调整抗生素；注意用药后的反应及不良反应，警惕双重感染的发生。

3.观察关节肿胀情况　如热痛明显，配合医生进行关节腔穿刺，抽出关节液，做细菌培养，同时注入抗生素。观察关节液的颜色、量变化，抽出液性质转混浊、甚至成为脓性，则准备手术治疗。

4.一般护理

(1)皮肤护理：高热患者降温后，出汗多，应勤擦洗、勤更换衣裤及被单，更换时要避免着凉，使患者舒适，保持皮肤清洁及床单干燥。对受压部位皮肤，应2～3小时按摩一次，以防压疮。排便后，及时温水擦拭会阴部，必要时可涂爽身粉，保持局部干燥。拆除石膏后，应帮助患者用温水洗净患肢，保持清洁。

(2)饮食护理：应进食高蛋白、高维生素、高热量易消化的半流质或软食，如牛奶、豆浆、鱼汤、新鲜蔬菜和水果等，且应加强食物的色、香、味，以促进食欲。血色素、白蛋白低时，根据医嘱输血、血浆及白蛋白，增强患者的抵抗力。

(3)口腔护理：每日应刷牙3次，对高热而活动无耐力者或生活自理低下者，可每日为其做口腔护理1～2次，以预防口腔感染，保持口腔清洁，使患者舒适，从而促进食欲。

(二)术后护理

1.密切观察生命体征变化　术后按硬膜外麻醉后护理，予去枕平卧6小时，持续低流量吸氧。术后应严密观察生命体征的变化，给予床边心电监护，密切观察面色、血压、脉搏、心率、呼吸、血氧饱和度、体温的变化，每30分钟监测一次，并注意患者的意识状态，做好记录。

2.体位　术后平卧，常规用软枕抬高患肢20cm，以利于静脉血和淋巴回流，减轻肿胀。膝后垫一软枕，患肢保持屈曲10°～30°关节功能位，以防感染扩散，减轻肌肉痉挛及疼痛，防止畸形及病理性脱位，减轻对关节软骨面的压力及软骨破坏，防止非功能性挛缩或僵直。

3.关节腔切开引流冲洗的护理　术后按医嘱用生理盐水中加抗生素持续冲洗关节腔，冲洗期间严密观察以下几个方面。

(1)密切观察引流液的性质、量及颜色,并及时记录。冲洗时要合理调节滴速,随着引流液颜色的变淡,应逐渐减量减速,直至引流液完全澄清为止。冲洗时应严格交接班、保持出入量的平衡。若入多出少,数量差异大,通知医生查找原因及时处理。

(2)保持冲洗引流管道的通畅,避免扭曲、受压。输入管的输液瓶应高于患肢70～80cm,引流管宜与一次性负压引流器相连或使用中心负压吸引器引流,并保持负压状态,引流袋位置应低于患肢50～60cm。

(3)在冲洗过程中,应及时更换冲洗液,倾倒引流液,并严格遵守无菌操作规程,每日更换负压引流器一次。中心负压吸引瓶应每日用消毒液浸泡消毒,避免逆行感染发生。

(4)及时排除故障:引流不畅时应检查是否有血块、组织堵塞或管道受压扭曲情况,快速冲洗、加大引流负压、变换体位,促使引流通畅,若以上措施均无效,应立即通知医生处理。

(5)可根据细菌培养和药物敏感试验的结果,适量选用腔内冲洗液的抗生素。

4.肢端血运观察　注意观察肢端末梢血运、运动、感觉情况。如发现肢体远端苍白、厥冷、发绀、疼痛、感觉减退及麻木等异常情况,应及时通知医生并妥善处理。

5.并发症的护理　当肢体石膏固定而不能进行活动时,应抬高患肢,加强练习肌肉等长收缩运动,次数由少到多,强度由弱到强,每次以患者感觉肌肉轻微酸痛为度,循序渐进,不可用力过猛,防止病理性骨折。按摩患肢,未固定的关节应进行主动活动,做引体向上、抬臂、深呼吸活动,促进血液循环,减少肌肉萎缩、关节僵硬等并发症的发生。

【健康教育】

(一)功能锻炼

1.一旦急性炎症消退后,关节未明显破坏者,体温平稳后2周,即可逐渐进行关节伸屈功能锻炼。关节腔冲洗管拔除后,可主动进行关节功能活动,肌肉静力性收缩如股四头肌等长收缩、直腿抬高、旋转摇膝、摆腿等运动。

2.在拆除牵引和石膏固定后,鼓励患者逐渐加强关节功能锻炼。配合使用下肢关节康复器(CPM)被动活动髋、膝关节,2～3天后让患者主动活动髋、膝关节,活动幅度逐渐增加,以促进患肢关节功能恢复,防止关节内粘连和强直。

3.教会患者离床活动的方法,并有人在旁保护,防止跌伤。

4.疾病许可下进行蹬车活动,患肢的负重随时间逐渐增加,最好使用单手杖,以减少关节磨损,尤其是外出旅游或长距离行走时。

(二)出院指导

1.适当进行户外活动避免重体力劳动及奔跑、足球等剧烈运动,以减少关节脱位、骨折等情况的发生。建议进行散步、骑固定自行车、上下台阶或楼梯等。

2.继续加强饮食和心理调节,保持合适体重,适当补充钙剂和维生素D,预防骨质疏松发生。

3.牵引或石膏固定未撤除的患者,嘱注意体位正确,保持功能位置。患肢避免受压,石膏保持清洁、干燥。

4.积极预防和控制感染。告诉患者和其家属拔牙、扁桃体摘除等都有可能造成关节的再次感染,应尽量避免。

5.定期复查,不适随诊。

(张海娇)

第九节　非化脓性关节炎的护理

一、类风湿性关节炎

【概述】

类风湿性关节炎(RA)是一种慢性、全身性、自身免疫性综合征,特征是外周关节的非特异性、对称性炎症,关节滑膜的慢性炎症、增生,形成血管翳,侵犯关节软骨、软骨下骨、韧带和肌腱,造成骨、关节软骨和关节囊破坏,最终导致关节畸形和功能丧失的疾病。多为隐性发病,病期从 3 个月至 50 年不等,以 20～45 岁的女性患者多见。

(一)病因

类风湿性关节炎病因不明。目前认为除环境因素外也有一定的遗传倾向,相关基因位于Ⅱ类组织相容性复合体的 HLA-DRβ1 位点的 5 肽上。在包括关节液细胞和血管炎中免疫复合物的发病机制中,免疫学异常起了重要的作用。浆细胞可产生抗体,从而促进免疫复合物的形成。浸润滑膜组织的淋巴细胞主要是 T 辅助细胞,能产生致炎症的细胞因子。巨噬细胞和相关细胞因子(如肿瘤坏死因子,粒细胞－巨噬细胞集落刺激因子)在受累的滑膜中也很丰富。黏附分子的增加促使炎症细胞在滑膜组织中迁移和滞留。在疾病早期,有巨噬细胞衍生的内衬细胞的增加,同时还伴随一些淋巴细胞和血管改变。

(二)病理

RA 病变所侵害的范围广泛,出现关节病变及关节外表现。在构成关节病变的各种组织中,如滑膜、软骨、韧带、肌腱等均会发生病变,以滑膜多见,表现为滑膜充血、水肿,周围软组织肿胀,关节内有渗液,与软骨紧密粘连,使软骨的正常营养受障碍,从而产生变性和溶解,同时,由于肉芽组织侵入而产生破坏。在滑膜炎症消退后,出现广泛的肉芽组织增生,软骨破坏处有坚强的纤维组织侵入,与两端骨质相粘连,导致纤维组织钙化,产生纤维性关节强直,使关节骨性强直。关节外表现包括类风湿性皮下结节和肌腱及腱鞘、滑囊炎。

(三)临床表现

RA 通常呈隐匿发病,进行性关节受累,但也可急性发病,同时涉及多个关节。炎症关节最敏感的体征是关节肿胀与压痛,大多数活动性炎症关节最终出现滑膜增厚。典型病例手小关节(尤其是近端指间关节和掌指关节)、腕、足、肘及踝关节呈对称性受累,但首发症状可出现在任何关节。关节畸形可发展迅速,最终出现严重的屈曲挛缩,功能完全丧失。

主要的症状和体征包括:关节疼痛和肿胀;晨僵现象,在早晨睡醒后,出现关节僵硬或全身发紧感,起床活动一段时间后症状即缓解或消失,多超过半小时;多关节受累;关节活动受限或畸形;关节外表现,患者常常出现乏力、消瘦、发热、贫血、淋巴结肿大等全身表现;急性发作期时,白细胞计数增加、血细胞沉降率加快,多数患者可查到类风湿因子,但并无特异性;晚期致部分关节畸形及功能丧失。

（四）诊断

1.受累关节出现晨僵，至少持续 1 小时（病程超过 6 周），适当活动后会逐渐消失。

2.至少累及 3 个或 3 个以上关节部位，同时出现肿胀或积液（不是单纯的隆起）（病程超过 6 周）。

3.手部的病变：掌指、指间关节至少 1 个关节肿胀（病程超过 6 周）。

4.RA 多数呈对称性，但指间、掌指、跖趾关节也可以是不完全对称性（病程超过 6 周）。

5.类风湿结节：在骨隆突部位，伸肌表面或关节周围有皮下结节。

6.类风湿因子阳性：任何检测方法证明血清类风湿因子含量异常，而该方法在正常人群中的阳性率＜5％。

7.放射学改变：X 线片显示受累关节呈骨侵蚀或骨质疏松。

上述有 1～4 项持续 6 周以上或有 4 项以上即可诊断为 RA。但应与骨关节炎、晶体性关节炎、银屑病关节炎、强直性脊柱炎.化脓性关节炎和关节结核相鉴别。

（五）治疗

治疗包括保守治疗和手术治疗。保守治疗有缓解疼痛，抑制炎性反应，促进关节肿胀消散，减少和延缓骨的破坏。在 RA 尚不能被根治的情况下，防止发生畸形，保持关节功能，最大限度地提高患者的生活质量，是内科治疗的最高目标。早期积极、合理治疗是减少致残的关键。药物的选择要符合安全、有效、经济、简便原则。手术治疗的目的是防止或延缓病情发展，矫正畸形和恢复关节功能，早期可做滑膜切除术，后期可做关节成形术或全关节置换术。

【护理】

1.心理护理　类风湿性关节炎是一种病程长、病变脏器多、致残率高的慢性疾病。患者由于长期饱受关节肿痛与疾病痛苦的折磨而容易产生恐惧、悲观、压抑、失落等负性心理，情绪容易波动，对任何事情不感兴趣、没有信心、爱发脾气，对一些生活工作中的不良事件极端敏感，反应脆弱，心理极为压抑。护士应热情关注患者的疼痛，聆听其叙述，从而建立良好的医患关系，用行动去影响和改变患者的感受、认知、情绪、信念、态度、行为和心理变化，以减轻患者精神上对关节肿痛的痛苦。此外需要家庭和社会支持，患者因严重的疼痛和功能障碍可影响患者的社交、性生活和娱乐活动，扰乱其规律性的家务劳动和工作。家庭成员应对患者给予爱护和热情，对其日常生活提供有效的帮助。家属要对患者表示关怀、同情，给予安慰、鼓励，帮助患者战胜病痛，树立信心，尤其应注意诱导患者正视现实，积极进行适应性训练，以完成康复计划，达到预期的目的。

2.体位　RA 急性期应绝对卧床休息 16～20 天，休息期间，应保持肢体功能位，维持正确的卧位姿势，在两腿上方放一支架，双脚抵于床脚端的垫板，或穿钉字鞋，以防止踝关节疾患时肌力下降所导致的足下垂。

3.减轻疼痛

（1）炎症局部制动：行患肢皮牵引、石膏夹板固定等，限制肢体活动，以达到减轻疼痛，减轻关节僵硬感，预防挛缩的目的。

（2）教会患者掌握一些放松技术，如缓慢深呼吸、全身肌肉放松、转移注意力等方法，以减轻疼痛。

(3)关节局部进行热敷、理疗、按摩及关节屈伸练习等。

(4)遵医嘱使用抗炎镇痛药物。因服用阿司匹林、吲哚美辛、布洛芬等药物,可出现共同毒性不良反应,即白细胞降低,消化道症状有恶心、呕吐及胃肠道出血等,所以要定期检查血常规。若白细胞显著降低则应停药,对胃肠道刺激性强的药物,应嘱患者在饭后服用,以防胃肠道反应。

(5)夹板或石膏固定的护理

1)短时间内制动可采用石膏托、支架等,使关节得以休息,减轻炎症症状。在固定期间每天应对肌肉轻柔按摩1～2次,帮助关节活动,减轻和预防关节挛缩及僵硬。

2)石膏护理:①石膏未干时,勿用手指按压,可用电吹风或放置于通风保暖的环境中,使其干燥。②密切观察患肢的血液循环,若患肢末梢发绀,提示静脉回流不畅;若颜色苍白,提示动脉供血不足,均应及时通知医生处理。③保持石膏的清洁干燥,预防压疮。

【健康宣教】

(一)功能锻炼

1.肌肉和关节的锻炼　按摩病变关节及其周围组织,每个关节1～3分钟。以手腕关节为例,方法是:①用拇指或示指、中指、环指的指腹按摩,要紧贴体表的病变部位,不要移动,力度应由轻到重,由浅到深,不可猛然施用暴力按压;②用手掌的大小鱼际肌或手指的腹面附着患部,由轻到重做环旋按摩;③手握、伸运动,即以最大力量握拳,然后尽最大可能伸展5分钟,使手掌贴于桌面,分开手指,之后并拢,每个手指都能屈曲和背伸即可;④腕关节活动训练,腕关节做顺时针和逆时针方向缓慢旋转,20～30分钟/次,2～3次/天。

2.矫正畸形练习　若掌指关节向尺侧偏斜,应做手指抗阻力运动,即向桡侧外展,20～30分钟/次,3～4次/天。

3.日常生活训练　在病情允许范围内,每次可进行梳头、刷牙等生活自理活动。对于下肢类风湿关节炎患者指导其行主动活动,可进行身体移动练习。将椅子放置于床边,患者一手扶椅,一手扶床栏,缓慢移动,3～5次/天,逐渐发展到上下台阶、楼梯,也可使用拐杖、助行器等加以辅助。

4.急性期功能训练　此期护理原则是关节制动,使关节休息,避免负重和过度活动,并注意休息时的体位,尽量避免关节受压,必要时炎症关节可短期夹板固定2～3周。制动期间肌肉应做等长收缩,去除夹板进行主动和被动关节活动度训练,1～2次/天,枕头不宜过高,床垫不宜过软,膝下不宜垫枕头,以免臀部下沉,引起双髋关节屈曲畸形。为避免双足下垂,卧床时在足部放置支架,并将被服架空,仰卧、侧卧交替,仰卧时前臂保持旋后位,髋关节、膝关节尽量保持伸展位。不适当的体位和不良姿势常常引起肢体挛缩等并发症的发生,因此患者要注意保持良好的姿势。

5.亚急性期功能训练　此期护理原则是运动关节,目的是维持关节活动度。主要包括关节活动度的训练,增强肌力的训练,保持伸屈肌力的平衡,在适当卧床休息的同时,应结合全面而主动的运动锻炼,维持和改进关节、肌肉的功能。

(1)做关节体操:每次关节活动应尽量达到最大限度,运动量要适宜,以不影响全身症状的改善为标准,1次/天,逐步过渡到达2次/天,1～2小时/次。

(2)局部按摩:病变关节及周围软组织应采用一定手法进行按摩,按摩时可将一手平放于受累关节处轻轻按摩,然后逐渐增加力量,待局部肌肉松弛后,用手慢慢轻拉肢体,使之伸屈至正常位置,每个关节按摩 10 分钟左右,也可晨起或入睡前将手、足浸泡于温水中进行活动及按摩。

6.慢性期的功能训练　此期护理原则是预防和纠正畸形,在不使患者感到疲劳的前提下,多进行运动锻炼,恢复体力。休息时要让关节保持良好的姿势,避免跪坐、盘腿坐。坐位高矮要适宜,使两脚能平置于地面,坐时尽量紧靠椅背,行走时上肢肌肉要放松。工作时应采用省力姿势并采用省力动作,经常更换姿势或动作,以免关节劳损或损伤。工作与休息合理安排,用力应以不引起关节明显疼痛为度,以强助弱,多让大关节、强关节为小关节、弱关节代劳,以健全的关节辅助器具协助完成日常生活活动,弥补关节功能缺陷,减轻关节负担,并在物理康复科医生指导下进行治疗,进行步行及日常生活活动锻炼以及职业技术训练等。

7.训练中应注意到的问题

(1)即使病情处于急性期,病变关节也要进行允许范围内的关节活动,1～2 次/天,防止关节粘连。

(2)运动后,如在 24 小时内疼痛加重,关节肿胀,僵硬感增加,即应减量或改进方法。

(3)即使是慢性期也不要连续进行 1 小时以上的锻炼,中间需有短时间休息。

(4)锻炼期如有肌肉痉挛,应停止活动。

(5)各种运动应循序渐进,不可操之过急,各种锻炼后应有对等的休息时间。

(6)要注意日常生活活动的训练。如从床上起身、坐位、立位、穿脱衣服、进食、整理仪容、排便、洗浴等,要给患者充分的时间并创造练习机会。训练中各种动作能完成是首位的,缩短时间则是进一步的要求。

(二)出院指导

1.注意休息:活动时不应加重或诱发疼痛,在疼痛时也不宜过多活动。

2.维持良好的姿势,避免关节长期负荷。

3.继续循序渐进地进行功能锻炼,促进关节功能恢复。

4.使用辅助装置或简化日常生活操作,减少关节负荷。

5.改善潮湿阴冷的工作和生活环境,鼓励患者多进行户外活动,避免过度劳动,常晒太阳,以促进骨质愈合,防止和减缓骨质疏松。

6.饮食指导:多进富含蛋白质的饮食,以增加抵抗力;若有贫血及骨质疏松的情况,可适当补充铁剂、钙剂等;宜进温性饮食,忌生冷食物。

7.定期复查:出院后 2 周、1 个月、3 个月到医院复查,如有不适应及时来院就诊。

二、骨性关节炎

【概述】

骨性关节炎又称增生性关节炎,是一种慢性退行性关节疾病,是最常见的关节炎,其特点是关节软骨变性,并在软骨下及关节周围有新骨形成。该病也有称之为肥大性关节炎、老年性关节炎、退行性关节炎、骨关节病等。病变常累及手的小关节和负重关节，多发于中年以后。其发病率和受累关节的种类、程度与年龄、生活方式、职业和遗传等因素有关。

（一）病因

原发性骨性关节炎发病时，关节软骨为什么受到损害，至今仍不清楚。发病机制有几种理论：软骨代谢异常、酶对软骨基质的降解作用、生物化学的改变、营养的改变和损伤有关。骨性关节炎的发生是一种长期的、逐渐发生的病变过程，其机制涉及全身及局部许多因素。因此，认为发病可能是一种综合的机制。继发性为关节发生外伤、骨折、脱臼及患其他疾病后，骨与软骨出现骨质增生，使关节的生理功能发生改变。

（二）分类

按病因可分为原发性和继发性骨性关节炎两种。按发病的部位分为髋、膝关节骨性关节炎和手、足骨性关节炎，脊柱的第3、4腰椎体为骨性关节炎的多发部位。

（三）临床表现

原发性和继发性骨性关节炎在症状与体征上无差别。受累关节不同部位关节炎其临床表现不同，主要表现如下：

1.*疼痛* 最初感到关节轻度不灵便，运动过量出现疼痛，休息后缓解。晚期时疼痛及肌肉痉挛加重，为持续性，休息后不能迅速缓解。此期夜间痛常见，软骨无神经支配，对疼痛不敏感，疼痛系来自关节内和关节周围结构。

2.*摩擦音* 早期关节活动时可触到轻度摩擦感，晚期则可触及明显的沙粒样摩擦感，且伴有明显的疼痛。

3.*关节积液* 继发性滑膜炎，可发生关节中度积液。

4.*活动受限* 早期活动无明显受限。晚期随疼痛加剧而使关节不同程度受限。

5.*关节畸形* 可发生膝关节屈曲或内、外翻畸形，尤以内翻畸形为多。

6.*关节内游离体* 关节活动时发生交锁现象，尤以膝关节为甚。

7.*X线表现* 骨关节的早期X线照片无改变或仅有轻度的关节边缘骨赘，晚期常表现为关节间隙变窄，关节面不规则、不光滑并有断裂现象。有时可发现关节内游离体。

（四）诊断

根据临床表现和辅助检查结果综合分析判断。

（五）治疗

治疗原则是减少关节负重、局部固定制动、理疗及对症用药等一般治疗。治疗目的是：有效地控制症状（如疼痛和僵硬），改善或维持患者的自理能力，提高自理及活动能力，减轻心理压力。手术治疗有关节清理术、截骨术、关节融合术及关节置换术等。本章着重讲非手术治疗护理。

【护理】

非手术治疗的护理主要包括三方面内容，即体育锻炼、止痛和体重控制。

1.*心理护理* 因该疾病在老年人居多，故护士应掌握老年人医学心理学。护士应主动热情地迎接他们，耐心细致地做好入院宣教，采取不同方式与患者交流，利用语言技巧及实际行动增强患者的信任感，消除患者的焦虑、恐惧心理，了解其个性、爱好、饮食起居、习惯，可以获得较全面的患者心理资料，针对其个体差异进行不同护理，满足不同老年患者的心理需要。

2.疼痛护理

(1)局部制动：患者需卧硬板床，使局部得以充分休息，急性期患者，应严格卧床休息。病变及受累关节，应控制体重、少走路、少负重、少使用。如工作太累或系站立工作者，则考虑调换工作。

(2)理疗和按摩

1)物理治疗：如热疗、超声波等。每次关节运动前15～20分钟，进行热疗有助于减轻发僵或缓解疼痛。

2)按摩时，对肿痛的关节尽量不按或轻按，以防刺激使骨刺增大或增强其敏感性。对于疼痛周围的肌肉可轻轻按压，以改善肌肉的血液循环，防止肌肉萎缩。

(3)药物治疗：使用镇痛药物，以减轻疼痛；关节腔内注射透明质酸钠制剂，具有独特的黏弹性、保水性及润滑作用，能覆盖和保护关节软骨表面，改善关节挛缩，抑制软骨变性变化，改善病理性关节液，增加润滑功能，缓解疼痛，改善患者日常生活动作及关节活动范围。操作时需严格无菌操作，避免感染。

3.关节腔注射的护理

(1)骨性关节炎患者多数病程较长，曾接受过多种治疗方法，疗效欠佳，对关节腔注射非常恐惧，害怕引起关节腔内感染。护理人员应向患者介绍关节腔注射的优点、安全性、医生的技术水平，告诉患者医护人员会严格执行无菌操作原则，取得患者的配合。

(2)注射前准备：注射室清扫干净，地面、台面用含氯消毒液擦洗，紫外线照射空气消毒1小时。备齐关节腔注射用物(安尔碘、棉棒、注射器、创可贴、无菌包、利多卡因1支、软枕1个)。患者注射前需化验出凝血时间，备好近期拍的膝关节X线片。

(3)穿刺术配合：护士协助患者仰卧于治疗台上，膝关节屈曲，膝下垫一软枕，暴露膝关节局部，用0.5%的安尔碘以穿刺点为中心消毒，范围直径8～10cm。利多卡因局部浸润麻醉，持注射器顺关节间隙缓慢进针，针头进入关节腔应无阻力，如进针时感到有阻力，或进针困难，可能角度不正确或有骨刺，应稍移动针头位置，直至无阻力后再缓慢进针，进入关节腔后，左手固定针头，右手回抽注射器，可抽出少量关节液，证明已进入关节腔。如关节腔内有积液，应先抽出，护士协助操作者抽取施沛特后，注入关节腔内。拔针后按压片刻，创可贴覆盖针眼。被动屈伸膝关节数次，使药物在关节腔内均匀填充。

(4)注意事项：注射完毕，患者稍事休息即可回家。用轮椅将患者推至车旁，嘱患者注射后24小时内注意休息，尽量避免走路、爬楼梯等活动。告诉患者如出现局部酸胀感，属正常反应，1天或2天后可自行缓解。

【健康教育】

(一)功能锻炼

制订功能锻炼计划，指导患者进行功能训练，包括关节活动、肌力、步态的训练及拐杖或助行器的使用方法。同时要使患者认识锻炼的重要性。体重超重患者通常感到在身体承重部位疼痛更加剧烈，特别是膝关节和腰背部。因此通过尽可能多的运动以减轻体重，并可使用柔软的鞋垫和特殊的训练器会减轻膝关节的压力。

1.对急性病变关节及其周围肌肉可做被动训练　症状得以控制后,可指导患者做关节和肌肉的主动练习。

2.肌肉应激训练　若下肢的一侧出现骨性关节炎,可利用双上肢、另一健下肢及牵引床上的器械做小范围的活动,如双手握紧床上支架手把,或双手支撑床边,用力使上身离床,连续10～20次,5～6次/天;或将健侧下肢抬高,伸屈50次,5～6次/天;指导患肢股四头肌等长收缩50次,3～4次/天。

3.住院期间的宣教

(1)饮食指导:肥胖患者应减轻体重;多食富有钙和胶质的食品;理疗、关节肌肉锻炼,对维持和恢复关节功能有一定帮助;应采取饮食和锻炼相结合的方法控制体重的增加。

(2)指导患者合理利用手杖、护膝、鞋垫等辅助设施,减轻病变关节的负重,保持关节稳定性。保护受累关节,使其充分休息,不要使用过度,对保护膝关节、髋关节十分有益。

(3)功能锻炼:健侧肢体和不被限制活动的部位都要加强活动,以主动锻炼为主,被动活动为辅。锻炼以循序渐进为原则,即活动量由小到大,活动范围逐渐加大,时间由短而长,注意以患者不感疲劳、患处无疼痛为宜。

(二)出院指导

1.养成良好的工作和学习习惯,保持正确的姿势。

(1)手部骨性关节炎的患者,晚间可戴弹力强的手套,以缓解晨僵和关节疼痛;足部骨性关节炎者,可通过垫鞋垫等方法,预防足趾背伸。

(2)颈椎骨性关节炎的患者,应避免长时间伏案工作或学习,不可过度转颈或仰头,可使用颈围,睡眠时枕头的高度要适当;腰椎骨性关节炎者,在睡硬板床的同时,还应使用腰围。

(3)膝部骨性关节炎者,可用弹力护膝套固定关节,保持其稳定性。睡眠时,不要在膝下垫枕头,以免造成屈曲畸形;髋部骨性关节炎者,睡眠时,一般取仰卧位,坐时宜坐高椅,勿坐低凳和沙发等。还应加强髋关节外旋、外展、内旋等锻炼,以防关节囊挛缩而致活动受限。

2.加强维生素D的摄入,坚持适当户外活动,增加日光照射。加强科学饮食调节,注意钙的补充。防止过度疲劳,尽量戒烟、戒酒,注意休息,消除影响钙吸收的因素。

3.日常注意加强保护,减少疼痛发作,如应用护套保护膝关节,注意天气变化,避免潮湿受冷。

4.患者应注意心理调节,减轻心理负担,积极配合治疗和护理,保持愉快的心情。

5.定期复查,不适随诊。

三、股骨头缺血性坏死

【概述】

股骨头缺血性坏死(ONFN)是由不同病因引起的股骨头血液供应破坏或骨细胞变性导致骨的有活力成分(骨细胞、骨髓造血细胞和脂肪细胞)死亡引起的病理过程。ONFN是骨科常见病、多发病,由于发病原因复杂,病变导致关节软骨破坏,股骨头坏死性改变,使关节功能丧失,致残率很高。本病是一种慢性进行性致残性疾病,早期治疗对防止致残和改善预后至关重要。

(一)分类

1.根据股骨头缺血性坏死的病因　分为创伤性和非创伤性两大类。因 ONFN 不同类型及坏死范围和部位对治疗方法的选择起着重要的作用,因此我们结合 X 片、ECT 及手术所见把股骨头坏死分为以下四型、三级。

四型:①缺血型;②瘀血型;③混合型;④增生硬化型。

三级:①一级(局部缺血坏死);②二级(大部缺血坏死);③三级(全头缺血坏死)。

2.另外可根据坏死发生部位作如下划分

(1)内侧部坏死:坏死发生有股骨头的内侧非负重区。

(2)外侧部坏死:坏死发生有股骨头的外侧部,致股骨头塌陷的主要原因。

(3)中央部坏死:坏死发生在股骨头的中央部。

(4)顶中部坏死:坏死发生在股骨头的顶部中央。

(二)病因

目前虽然已经清楚骨坏死不同阶段的病理改变,但对发病的原始机制知之甚少。

1.创伤性股骨头缺血坏死　创伤引起股骨头坏死发生率为23%。股骨头最主要的供血是旋股内侧动脉发出的上支持带动脉,主干上升为骺外侧动脉,在软骨与骨骺之间进入股骨头中央,供应股骨头至少 2/3 的血液,其紧贴骨面,血管张力较高,移动度小,股骨颈骨折时,极易伤及此血管。而到达及分布于股骨头的血管都是多次分支后的细小血管,之间虽有吻合,但仍保持各相对独立的血供区域。所以股骨头的血供比较贫乏,当供血动脉在外伤或治疗时被损伤而突然阻断将造成缺血时,必然会引起股骨头组织细胞的一系列变化,最终导致骨坏死。

2.非创伤性股骨头缺血坏死　非创伤性股骨头缺血坏死原因非常复杂,相关因素如下。

(1)使用激素、大量饮酒等引起细小静脉内皮损伤,管壁胶原暴露,血小板在局部聚集,释放 IXA2;另外,由于血管内皮细胞损伤,PGA2 释放减少,导致局部血管挛缩、血栓形成等反应。使用激素、饮酒等因素还可引起脂肪代谢紊乱,静脉中游离脂肪滴增加,在局部形成脂肪栓塞。上述改变使静脉回流障碍,局部淤血,组织液渗出,髂周围形成水肿,造成局部缺血,骨营养代谢障碍,骨细胞萎缩死亡。

(2)肥胖。

(3)血液系统疾病。

(4)潜水病。

(5)高雪病。

(6)类脂质增生。

(7)血管疾患。

(8)结缔组织病。

(9)肾移植。

(10)急性胰腺炎等发病原因。还有少数病例未发现上述危险因素,称为特发性股骨头缺血坏死。其中使用皮质激素和酗酒是两个最主要的危险因素。国外研究表明 90%的患者与之有关。

（三）临床表现

股骨头坏死临床主要表现为疼痛、跛行。体征：腹股沟中点稍下方或内收肌止点压痛、患髋周围肌肉及股肌萎缩，可出现托马征阳性；当坏死股骨头严重塌陷、双下肢不等长时，可出现Allis征阳性，当髋关节半脱位、臀中肌无力，可出现脱仑德兰堡试验阳性。早期患者可有外展、内旋活动轻度受限。随着病情的发展，髋关节各向活动范围逐渐缩小，直至严重受限。外展、外旋或内旋活动受限，患肢可缩短，肌肉萎缩，甚至有半脱位体征。有时轴冲痛阳性。

（四）诊断

根据临床表现，结合辅助检查结果和分期标准，综合分析确诊。

（五）治疗

在股骨头缺血性坏死的治疗中，首先应明确诊断、分期、病因等因素，同时也要考虑患者的年龄、身体状况、单髋或是双髋受损，以便选择最佳的治疗方案。常用的治疗方法有非手术治疗和手术治疗。非手术疗法主要适用于青少年患者，因其有较好的潜在的自身修复能力，随着青少年生长发育股骨头常可得到改善，获得满意结果。对成年人病变属Ⅰ期、Ⅱ期范围较小者也可采用非手术治疗，主要是减少或避免负重以防股骨头塌陷，治疗目标是重建股骨头血运，促进坏死骨的修复，防止股骨头塌陷，但其效果欠佳。非手术方法大多能改善患者症状及功能，延缓病程进展，甚至治愈一定数量患者，对于早期的患者不失为一种较好的方法。保守治疗包括以下几方面。

1.药物治疗

(1)低分子肝素（速避林）：抗凝、促纤溶、降低血液黏度。体重60kg以下者0.4ml/d，大于60kg者0.6ml/d，皮下注射，给药12周。

(2)华法林：抑制部分凝血因子合成、抗凝，2.5mg/d，给药8～12周，用药期间注意监测凝血酶原时间并调整剂量。

(3)前列地尔脂微球（凯时）：扩张血管、抑制血小板聚集、促红细胞变形、抑制活性氧防止再灌注损伤。10g，静脉注射，第1周每日2次，第2～4周每日1次。

(4)阿仑磷酸钠（福善美）：抑制破骨细胞活性，防止由于对坏死骨修复时破骨细胞活力增加对骨组织的破坏，保持骨组织的完整性。70mg，每周1次，给药时间1年。

(5)川芎嗪：抑制组织缺血时血小板聚集与激活、抑制血小板释放，减轻血管炎。80mg，静脉注射，1次/天，给药12周。

2.休息制动　包括卧床和下肢牵引等各种减少或避免负重的措施，通过降低股骨头的负重以利于股骨头自身修复。由于即使不负重，股骨头仍遭受相当大的肌肉拉力，可致股骨头塌陷，有人认为负重、不负重和部分负重之间无区别。国外有学者统计了21家医院182个病例的随访结果，显示减少负重后临床体征改善率仅为工期35%，Ⅱ期31%，Ⅲ期13%。下肢持续牵引可以减轻股骨头表面所受的压力，效果明显优于单纯的卧床。

3.脉冲电磁场疗法　许多学者开始使用脉冲电磁场疗法治疗ONFN，Aaron等比较电磁场与髓心减压分别治疗Ⅱ期和Ⅲ期的100例患者，并随访24～36个月，证实两种方法均有效，但前者效果明显大于后者。

4.高压氧治疗　高压氧（HBO）疗法是一种无创的物理治疗手段，已广泛应用于临床。众多研究表明，HBO结合其他非手术治疗或手术治疗是治疗早期股骨头坏死最佳选择之一。

5.体外冲击波治疗　体外冲击波在临床上已经广泛用于治疗骨不连、骨愈合延迟及一些软组织肌腱炎症。尽管其治疗股骨头坏死的机制尚不明确，但是不少学者已经将其运用于临床治疗。Ludwig等用冲击波治疗22例，治疗1年后随访显示，患者痛觉评分从治疗前的8.5分下降至1.2分，Hams髋评分从43.3分增加到92分。4年后又对21例患者进行随访，其中的Harris髋平均评分达到88分，痛觉评分为2.2分。23%患者可以延缓全髋关节置换的手术时间。

6.介入治疗　介入治疗是在电视X线机监视下，将溶栓、解痉及扩血管等药物直接注入供给股骨头血运的血管如旋股内、外动脉等，以达到治疗目的。局部应用以上药物可以改善股骨头的血供，降低骨内压，促进坏死骨吸收及新骨形成，创造利于骨坏死区修复的环境。大多数报道介入法治疗疗效确切，几乎所有患者治疗后均有效，优良率70%～80%以上。这些研究大多从症状及血管造影等方面去判定疗效，对于患者症状及远期疗效随访较少。左立新对介入治疗前后髓腔血气分析值的变化研究发现：介入治疗可暂时增加股骨头的血液循环，但无法长久地改善股骨头血液循环。刘沧君回顾分析了80例患者的影像学表现，通过12～36个月的随访观察，疼痛缓解Ⅰ、Ⅱ期为94%，Ⅲ、Ⅳ期为12%。介入治疗尚处于探索阶段，还有许多问题需进一步的探索和研究，包括治疗机理和治疗过程的病理变化等。

手术治疗主要采用髓芯减压术，对部分坏死的Ⅱ期及Ⅲ期轻度塌陷者，采用截骨术或带血管蒂的骨移植术等。

【护理】

介入治疗股骨头缺血性坏死是一种新的治疗方法。本章护理重点介绍介入治疗的护理。

（一）术前护理

1.心理护理　患者对新的治疗方法往往产生顾虑，担心预后及并发症，因此用安慰性、鼓励性语言多与患者交流，向患者说明介入治疗的作用、优点及必要性、术前辅助检查的目的、该治疗的基本步骤、术后注意事项、医生的技术水平及同类患者痊愈情况以增强患者战胜疾病的信心，使其配合治疗及护理。

2.肢体护理　由于髋关节周围肌肉张力产生的对髋关节的静压力，下肢完全不负重（坐轮椅、卧床、肢体制动）甚至牵引等并不能有效防止坏死的股骨头塌陷，且会因长期不负重而产生并发症，如骨质疏松、肌肉萎缩和关节僵硬、心肺功能下降等。护士应做好相应的护理措施，避免剧烈活动。

3.一般准备

（1）穿刺部位严格按骨科常规备皮。

（2）做好碘过敏试验及术前抗生素药物过敏试验。

（3）进食易消化食物，避免术后便秘致腹内压增高引起穿刺点出血。

（4）练习床上大小便，以适应术后卧床需要。

（5）做好必要的术前检查。

（6）术前禁食12小时，禁饮4～6小时。

（7）术前30分钟静滴预防性使用抗生素。

（二）术后护理

1.保持正确体位：术后绝对卧床休息 24 小时，患肢伸直、制动、垫高 15°，有利静脉回流，适当外展，穿刺部位用沙袋压迫 6 小时以上。

2.肢端血运观察：动脉血栓形成是该手术最主要的并发症，多因反复穿刺时血管内膜严重破坏或因术后长时间压迫穿刺部位的因素所致，表现为患肢疼痛、苍白、肢体发冷、足背动脉搏动消失或减弱。应及时解除压迫，注意观察患肢的颜色、肿胀、血运、温度以及足背动脉搏动恢复情况。严密观察穿刺部位出血情况，注意敷料有无渗血，如渗血过多应及时更换敷料。

3.用药观察：按医嘱及时应用抗生素及扩张血管药物和溶栓药，用药期间严密观察有无出血情况，如有无皮下、牙龈出血、便血、呕血、腹痛等。

4.制订功能锻炼计划，指导患者掌握术后训练的要领，增加术后患者功能恢复的效果，减少血栓的发生机会。

【健康宣教】

（一）功能锻炼

主要以肌力、关节活动度和步态训练为主，分三个阶段进行。对采用非手术治疗的患者严格避免负重，可扶拐、戴坐骨支架、用助行器行走；双髋受累者，应卧床或坐轮椅；理疗能缓解症状，一般需 6～24 个月或更长时间。治疗中应定期拍片检查，到病变完全愈合后才能负重行走。

1.第一阶段：伤后 1～7 天，主要以患肢肌肉的静力收缩运动和远端关节的活动为主。目的是促进血液循环，防止下肢深静脉血栓的形成。如踝关节主动背伸、跖屈运动、股四头肌等长收缩。

2.第二阶段：伤后 7～14 天，主要以患肢肌肉力量和髋、膝关节活动度的训练。目的是增强股四头肌和腘绳肌的肌力，改善关节活动范围。

3.第三阶段：在锻炼髋关节活动度和加强股四头肌力量训练的同时做好下床和步态的训练。目的是增加患者身体的平衡性和肢体的协调性，防止意外的发生。如从卧位到坐位的训练、坐位到站位训练、站位到行走训练、平衡能力训练，上、下楼梯拐杖行走法等训练方法。

4.介入治疗后 1 个月内为骨股头塌陷危险期，这与破骨过程直接相关。所以治疗后 2 周内建议患者尽量制动并卧床休息，不能患侧向下侧卧，3 个月内必须拄双拐行走，治疗期间绝对禁忌负重，避免增加股骨头的压力，造成新的塌陷。另外，注意患肢功能锻炼，术后前 3 个月以床上锻炼为主，主要为髋关节的屈、伸运动及患肢抬高（30°～40°）训练，以增加骨股头的血液循环，训练时采用分阶段、逐步增加活动量的方式，防止剧烈活动、避免患肢过度旋外及旋内，防止再生血管断裂。

（二）出院指导

1.嘱患者半年内要多卧床，少走路，不要剧烈运动，下地行走必须扶拐杖，避免负重劳累。出院后患者需拄拐 3 个月，其间加强髋关节功能锻炼。同时还要加强肢体的功能锻炼，治疗期间可适当活动，限制患肢负重，指导患者扶拐或助行器行走，维持关节周围肌群的肌力；康复期可学练太极拳，动静结合，以改善血液循环，增加局部血液供应，使损伤组织尽快恢复。功能康复锻炼必须持之以恒，不要操之过急，避免长时间行走（不超过 1 小时）、跑步、剧烈运动及重体力劳动。避免滥用激素类药物,并向其说明其原因。

2.生活指导:保持愉快情绪,避免情绪激动。勿食辛辣、刺激性食物,忌烟、酒、咖啡,饮食以清淡为宜,低脂高钙食物为主,如海产品、新鲜蔬菜水果等。术后常规口服阿司匹林、钙片3个月以上。注意合理休息,切勿过劳。

3.复诊:出院如有不适随时就诊,向患者讲明术后复诊的重要性,并指导患者定期来院复查。术后1个月、3个月、6个月、12个月各摄X线片1次,观察股骨头修复状况。

四、痛风性关节炎

【概述】

痛风性关节炎是由于嘌呤代谢紊乱和(或)血尿酸升高引起的一组综合征,临床表现为关节的急慢性炎症,痛风石、泌尿系结石及痛风性肾病。一直以来,人们认为痛风是一种西方病,在中国的患病率很低。但是近年的研究提示,随着人民生活水平的提高,痛风在中国的患病率正逐渐上升。

(一)病因

尿酸盐沉积在关节囊、滑囊、软骨骨质、肾、皮下结缔组织而引起病变和炎症反应的疾病。

(二)分类

痛风性关节炎根据病因可分为原发性痛风和继发性痛风两种;根据临床表现可分为急性和慢性痛风。原发性痛风中10%~60%有家族遗传特点,在发病中95%为中老年男性患者,初次发作的平均年龄在40岁以上,女性只占5%左右,且多为绝经期妇女及多关节炎患者。继发性痛风常继发于血液病、肾病、恶性肿瘤、肥胖、糖原贮积病、类肉瘤、银屑病、药物等。其临床特点是高尿酸血症,急性关节炎反复发作,痛风区形成,慢性关节炎和关节畸形以及在病程后期出现肾实质病变。

(三)临床表现

1.无症状期　除血尿酸升高外无其他症状。

2.急性发作期　突然发生关节剧痛。第一跖趾关节红肿热痛,疼痛剧烈,不能耐受触摸,劳累后夜间发作上述症状,3~7天可自行缓解,5~6个月发作1次,间歇期无不适。3年后逐渐累及左第一跖趾关节、左足跟、右膝、双肘和腕关节,发作时多以单个关节肿痛为主,严重时每月发作1次。A族链球菌感染所致,主要表现为界限明显的局限性斑块,边缘发硬、隆起,表面皮肤潮红、水肿、发热而具浸润性,向周围蔓延。常合并有足癣,首次发作可能与痛风难以鉴别,但此后反复发作的关节肿痛、夜间加重、疼痛剧烈、炎症反应在1天内达高峰等临床特点高度提示痛风的诊断。

3.间歇期　两次发作之间可有数月至1年以上的间隔,可无症状,发作次数愈多间隔愈短,受累关节数目增多并处于慢性炎症状态。

4.慢性关节炎期　约有半数病例在急性发作后数年或数十年转入慢性关节炎期,受累关节活动受限,多已僵硬、畸形,有痛风石的形成。尿酸盐反复沉积使局部组织发生慢性异物样反应,沉积物周围被单核细胞、上皮细胞、巨噬细胞包绕,纤维组织增生形成结节,称为痛风石。

痛风石的典型部位在耳郭，也可见于关节内、关节周围、皮下组织及内脏器官等。痛风石是病程进入慢性的标志，多数患者在起病10年后才出现。当痛风石发生于关节内，可造成关节软骨及骨质侵蚀破坏、增生、关节周围组织纤维化，出现持续关节肿痛、强直、畸形，甚至骨折，称为痛风石性慢性关节炎。

大约1/3患者在痛风病程中出现肾脏症状。早期临床表现为肾小管浓缩功能下降、夜尿增多、低比重尿，累及肾小球出现血尿、蛋白尿、腰痛、水肿、高血压等。目前认为单纯高尿酸血症很少导致慢性肾功能不全，当高尿酸血症合并高血压、动脉硬化、糖尿病、高血脂和慢性肾脏疾病时，可出现进行性氮质血症、肾衰竭。尿酸性尿路结石，原发性痛风患者尿酸结石发生率与血尿酸呈正相关，血尿酸130mg/L以上者发生率达50%。尿酸结石可出现于痛风性关节炎发病之前。较小者呈沙砾状随尿排出，可无症状。较大者梗阻尿路，引起肾绞痛、血尿、肾盂肾炎、肾盂积水等。急性尿酸性肾病多见于继发性高尿酸血症，主要见于肿瘤放化疗后。

（四）诊断

急性痛风性关节炎的诊断多采用1977年美国风湿病学会（ACR）的分类标准或1985年Holmes标准进行诊断。关节液中有特异性尿酸盐结晶，或用化学方法或偏振光显微镜证实痛风石中含尿酸盐结晶，或具备以下12项（临床、实验室、X线表现）中的6项。

1.*诊断要点*　①急性关节炎发作大于1次；②炎症反应在1天内达高峰；③单关节炎发作；④可见关节发红；⑤第一跖趾关节疼痛或肿胀；⑥单侧第一跖趾关节受累；⑦单侧跗骨关节受累；⑧可疑痛风石；⑨高尿酸血症；⑩不对称关节内肿胀（影像学检查证实）；⑪不伴骨侵蚀的骨皮质下囊肿（影像学检查证实）；⑫关节炎发作时关节液微生物培养阴性。

1985年Holmes标准：①滑液中的白细胞有吞噬尿酸盐结晶的现象；②关节腔积液穿刺或结节活检有大量尿酸盐结晶；③有反复发作的急性单关节炎和无症状间歇期高尿酸血症及对秋水仙碱治疗有特效。具备其中1项者可诊断。

2.*鉴别诊断*　急性期应与急性化脓性关节炎、风湿热等鉴别；慢性期应与类风湿关节炎、银屑病关节炎鉴别；痛风石应与Heberder结节、皮下结节等鉴别。

（五）治疗

痛风的治疗是综合性的，主要包括一般治疗、急性痛风性关节炎发作期的治疗、间歇期的治疗、慢性关节炎期的治疗、痛风结石以及痛风并发症的治疗等方面。

1.*药物治疗*　控制高尿酸血症，有效预防和控制急性发作，避免肾损害。

2.*手术治疗*　刮除影响创口愈合的痛风石、对关节面严重破坏的关节，行关节成形术或人工关节置换术等，重建被破坏关节的功能。关节镜下手术仅是治疗急性痛风性关节炎的一种局部治疗方法，它可以减轻关节内的损害，但不能代替排酸、抑酸药物以及饮食控制等治疗，要保证关节镜术后持续的治疗效果，仍需坚持配合系统的内科治疗。

【护理】

（一）非手术治疗的护理

1.*心理护理*　本病病程较长，患者因疼痛激烈，易产生悲观情绪，尽可能多与患者接触，应随时注意情绪变化，详细讲解痛风的病因、表现、治疗手段及预后，安慰、劝解患者，调动患者的主观能动性，鼓励树立战胜疾病的信心。

2.疼痛护理

(1)在急性痛风性关节炎发作时,患者应卧床休息、抬高患肢,避免负重。

(2)急性期患者,可进行局部冷敷,观察皮肤有无冻伤,24 小时后可热敷,热敷时避免烫伤。

(3)遵医嘱合理使用消炎镇痛药,并观察用药后疼痛有无减轻。

(4)神经阻滞:局麻药剂量 1～3ml,在严格无菌操作下行关节内注射,并观察疼痛缓解情况。

3.一般护理

(1)低嘌呤饮食:因高嘌呤饮食可诱导关节炎急性发作,应严格禁食富含嘌呤核酸的食物,如动物的肝、肾、胰、脑等。限食含嘌呤较高的鱼类、禽类和含腺体的肉类。低嘌呤食物有牛奶、豆制品、鸡蛋、谷类制品等,但酸奶、蜂蜜不宜食用。

(2)严格忌酒:乙醇在体内产生乳酸,可降低尿酸排出。啤酒内含有大量嘌呤,会诱发痛风,应避免饮用。茶叶碱和咖啡碱在体内代谢成甲基尿酸盐,不是尿酸盐,不能生成痛风结石,所以对咖啡、茶不严格限制,可适当选用。

(3)多食碱性食物:如杏仁、核桃、草莓、柑橘、油菜、白菜、胡萝卜、土豆、洋葱、竹笋与瓜类等,增加碱性食物的摄入,可降低血尿酸的浓度,甚至使尿液呈碱性,从而增加尿酸在尿中的可溶性,促进尿酸的排出。

(4)休息:卧床休息,特别是急性期患者严格卧床休息。抬高患肢炎症关节局部制动,疼痛缓解后活动,2～3 次/天,10～25 分钟/次。

(5)保证尿量及尿液合适的 pH 指导患者每日饮水需达 2500～3000ml,使排尿量达每日 2000ml 以上,以控制尿 pH 在 6.5 左右,防止尿酸在尿路中结晶沉淀形成结石,必要时每次口服碳酸氢钠 0.5～1.0g,3 次/天,饭后服。

4.病情观察

(1)加强对心脏功能和肾功能的观察。

(2)减少诱发因素,积极控制急性发作,鼓励患者多饮水,促进体内尿酸的排泄。

(3)行石膏托固定的患者,应观察其患肢血液循环的情况。

(4)体重监测:对于肥胖的痛风患者,应严格控制体重,科学供应每日所需热量。

5.用药的观察及护理

(1)秋水仙碱是治疗痛风性关节炎的快速特效药,口服时开始每小时 0.5mg 或 2 小时 1mg,至症状缓解。服用秋水仙碱后患者出现恶心、呕吐或腹泻、白细胞减少、脱发等现象,应及时通知医生停药,同时加强基础护理,严格执行药物剂量。应注意肾功能减退患者每日用量不可超过 3mg,避免发生秋水仙碱中毒现象。其他药物可采用吲哚美辛、炎痛喜康、布洛芬等,应遵医嘱,但不宜用阿司匹林、呋塞米及降尿酸药物。

(2)磺吡酮(苯磺唑酮)是排尿酸药,对胃黏膜有明显刺激,所以溃疡患者应慎用,服该药时合并使用碳酸氢钠,碱化尿液,同时应多饮水,以保持每日尿量在 2000ml 以上,有利于尿酸排出。但此药不可与水杨酸同服,因为有拮抗作用。每日排尿量少于 900ml、肾功能不全等患者也要慎用。

(3)痛风性关节炎伴游肾结石患者,不宜使用排尿酸药物,可选用抑制尿酸合成药,如别嘌呤醇等。

6.减少诱发痛风的因素

(1)积极治疗与痛风相关的疾病,如高血压、高血脂、冠心病、糖尿病等。

(2)避免精神刺激、受凉、过度劳累、寒冷、饥饿、感染、创伤、手术、走路过多及关节损伤等因素均可诱发痛风性关节炎的急性发作。

【健康教育】

(一)功能锻炼

1.急性期患者,应严格卧床休息,抬高患肢,将患肢固定于功能位,直至关节疼痛缓解 72 小时后开始恢复活动。

2.疾病的间歇期应进行轻度适当活动,以增加肌肉的比例,减少脂肪,减轻体重,增强抵抗力。但应避免肌腱、关节的损伤,切忌用力过度、过累。合并高血压、肾功能损害、心脑疾患者应注意休息,甚至卧床。关节活动障碍可进行体疗或理疗。

3.慢性关节炎期患者,因疼痛频繁发作,受累关节增多,且肢体活动受限,最终有关节畸形、僵硬现象。对这些患者应加强体疗和理疗。体疗主要以关节的伸展与屈曲锻炼为主,如腕关节稍微内收,背伸约 30°,掌指关节屈曲约 90°,近端指间关节屈曲约 45°,远端指间关节稍微屈曲,拇指处于外展、对掌位。此外,还可做关节全范围的主动或被动活动,同时可配合超声波等治疗消肿、松解粘连。

4.在身体条件允许下适当运动,可预防痛风发作,减少内脏脂肪,减轻胰岛素抵抗。适合中等量运动,强度以无不适为宜,运动种类以散步、骑车、健身运动等有氧运动为好。避免剧烈运动,以免诱发痛风急性发作。

(二)出院指导

1.休息:养成休息和适当功能锻炼的习惯,做到劳逸结合。适量的活动和锻炼,可减轻体重,避免肥胖诱发痛风,达到预防和治疗关节畸形的目的。保证睡眠,生活有规律,以消除各种心理压力。

2.饮食:注意加强“三高”饮食和“三低”饮食,即高蛋白、高维生素、高纤维素及低脂、低糖、低盐食物。限制嘌呤食物的摄入,并注意食物烹调方法。饮食以低热量、清淡为主,多食蔬菜、水果以增加维生素,提高血液的 pH。

3.出院后,应严格按医嘱使用药物,并注意药物的不良反应,避免使用抑制尿酸排泄药物,如阿司匹林、维生素 B_1 及维生素 B_{12} 等。

4.复查:定期复查,出院后半个月、1 个月、3 个月各复查一次,如有不适,及时就诊。定期检测血液尿酸值,每 1～3 个月检测 1 次,以便随时调整用药,同时密切观察心脏、肾脏功能的变化,定期检查,防止心、肾尿酸结石的发生。

(刘 辉)

第十节　骨与关节结核的护理

一、髋关节结核

【概述】

髋关节结核在临床上较为常见,发病率占骨关节结核的20%～30%,仅次于脊柱及膝关节结核,患者多为儿童和青壮年,单侧发病为主,男性多于女性。

(一)病因　结核杆菌由原发病灶经血行播散至髋关节。

(二)病理分类　根据病变部位和发展情况可分为单纯滑膜结核、单纯骨结核和全关节结核三种类型,以单纯滑膜结核为多。

1.单纯滑膜结核　病变仅限于滑膜,表现为充血、水肿、渗出以及纤维组织增生等。

2.单纯骨结核　病变限于骨内,可发生在股骨头骨骺内,也可发生在股骨近段干骺端之边缘。

3.全关节结核　由单纯性结核发展而来,其特征是关节软骨遭到破坏,若只有部分软骨游离坏死,即为早期全关节结核;如全部关节软骨坏死脱落,则为晚期全关节结核,此时多有严重骨质破坏、病理性脱位等。

(三)临床表现

1.全身症状　有食欲减退、低热盗汗、消瘦、乏力、情绪急躁、血沉加快等全身结核中毒表现。

2.局部症状

(1)疼痛:早期髋部疼痛较轻,活动加重,休息后可缓解。随着病变的发展,疼痛加重,可沿闭孔神经向膝部放射,患儿常诉膝关节内侧疼痛,易被误诊为膝关节疾病。患儿可出现"夜啼",这是由于局部保护性肌肉痉挛消失,翻身或关节活动时出现疼痛而致。

(2)跛行及功能受限:长期肌肉痉挛,髋关节活动受限,引起关节强直及失用性肌肉萎缩。

(3)畸形:由于股骨头、髋臼进行性破坏和屈曲内收痉挛,可引起髋关节病理性脱位或肢体短缩。

(4)肿胀及脓肿:晚期可出现髋部肿胀,常在大粗隆或股内侧形成窦道,常合并混合感染。

(5)体征:早期髋关节过伸试验阳性,晚期髋关节屈曲挛缩试验(Thomas征)阳性。

3.X线检查　随病变不同而不同,早期滑膜结核表现为关节肿胀、间隙增宽、骨密度减低;单纯骨结核表现为局限性骨质破坏,可有细小死骨形成;全关节结核则有明显骨质破坏、病理性脱位,或者关节间隙变窄甚至骨性强直。

(四)诊断

根据患者有无结核接触史、患病史,临床症状和体征,X线摄片、实验室检查明确诊断。

（五）治疗

1.非手术治疗

(1)全身治疗：主要为全身支持疗法及药物疗法。支持疗法包括休息、增加营养以改善全身情况，增强机体抵抗力等。药物治疗主要为适当联合使用抗结核药物，以增加药效，并可减少细菌的耐药性。

(2)局部治疗：可采用抗结核药关节穿刺关节腔内注射。单纯滑膜结核应用持续皮牵引，减轻疼痛及预防与矫正患肢畸形，保持关节在功能位。

2.手术治疗　单纯滑膜结核可行滑膜切除术；单纯骨结核、全关节结核早期，病灶局限于股骨头及颈部，行病灶清除术，尽量保留关节功能；全关节结核晚期在清除病灶基础上施行关节融合术或关节成形术。

【护理】

（一）术前护理

1.心理护理　早期患者对疾病不认识，易产生紧张、恐惧心理，后期由于病情长、恢复慢，可产生急躁情绪或悲观厌世的情绪。应针对不同的时期，不同心理情况进行心理护理。注意观察患者的情绪变化，给予心理上的支持，耐心解释病情及预后，解除顾虑，取得患者及家属的信任和支持，树立战胜疾病的信心，以良好的状态积极配合治疗。

2.饮食护理　护士应指导患者及家属选择高热量、高蛋白、高维生素类食物，如牛奶、鸡蛋、鱼、瘦肉、豆制品、新鲜蔬菜及水果。同时注意饮食的多样化及色、香、味、形等，以增进食欲。对肝功能及胃肠消化机能差的患者，可适当地限制摄入脂肪量，以减轻胃肠及肝脏的负担。贫血患者，输入新鲜血或补充含铁制剂，将血红蛋白升至100g/L以上，以提高机体抵抗力。

3.给药护理　遵医嘱使用抗结核药。常用药物为链霉素、异烟肼、利福平、乙胺丁醇和对氨基水杨酸钠。护士应做好用药指导，合理安排给药时间。注意观察药物的毒副作用及用药效果，定期监测肝肾功能。用药期间应特别注意观察有无听神经、视神经损害的症状，如出现耳鸣、听力减退、视力改变等，应立即停药更换其他药物。出现多发性神经炎时可给予维生素B_6加以防治。

4.体位护理　一般情况差的患者应卧床休息、减少活动，以防止病理性骨折。患肢予持续皮肤牵引，保持患肢外展30°中立位，以缓解肌肉痉挛，减轻疼痛，防止关节畸形。对行牵引的患者应按牵引护理常规进行护理。

5.基础护理　结核患者长期低热、盗汗，应加强皮肤护理，及时擦身、更衣、按摩受压部位和骨隆突处，保持床单位整洁、干燥、舒适。指导和鼓励患者多饮水，必要时给予静脉补液，维持水、电解质平衡。鼓励患者在床上充分活动患肢外的肢体。

6.一般准备　术前评估患者全身情况，观察患者生命体征，如有异常及时报告医生，完善术前各项检查，包括血尿常规、血液生化免疫、凝血功能、心电图、影像学检查等。

7.术前训练　包括训练床上大小便、深呼吸及有效咳嗽、肌肉和关节功能锻炼。

（二）术后护理

1.生命体征监测：术后给予持续心电监护，密切观察意识、血压、脉搏、呼吸及生命体征的变化，观察切口引流液的量、性质、颜色，每30分钟测量一次并记录；同时观察患者的面色、皮肤黏膜色泽和尿量，观察伤口渗血情况，及时防治休克。

2.伤口引流管的护理：观察伤口引流管是否通畅及伤口渗血情况。注意引流液的量、性质、颜色，并准确记录。定时挤压引流管，确保引流的通畅。正常约50～400ml/d，色淡红，若每天引流量＞400ml，色鲜红，应及时处理。术后24～48小时引流量≤50ml可考虑拔管。每天更换负压吸引器，操作中严格无菌操作，避免引流液逆流，防止引流管脱落，妥善固定。

3.肢体观察密切观察肢体的血运、感觉、运动、功能及肢体温度、色泽、毛细血管充盈度，倾听患者的主诉，如发现肢体远端苍白、厥冷、发绀、疼痛、感觉减退及麻木等异常情况，应及时通知医生并妥善处理。如足趾血运障碍，应立即将石膏剪开减压，如足趾血运尚好，但皮肤感觉减退，足趾不能主动活动，考虑是神经受压，应在受压部位开窗减压或更换石膏。

4.术后行皮肤牵引者应保持患肢外展中立位。注意牵引角度和方向，随时观察牵引是否有效，每日检查牵引绷带固定情况及足隆突部位是否受压，牵引绷带有无松散、移位、污染等并及时处理。倾听患者主诉，观察有无足背伸无力。

5.术后行髋“人”字形石膏固定者，搬动时应加以保护，防止石膏变形或折断。同时注意保护石膏周围的皮肤，尤其是保护女患者会阴部皮肤的清洁干燥，避免受到大小便的刺激和污染。注意观察有无石膏压迫综合征，若出现腹痛、腹胀、恶心、呕吐等情况，及时报告医师处理。

6.并发症的护理：定时翻身、按摩皮肤，每天检查骨隆突处皮肤及石膏边缘的皮肤，防止压疮发生。鼓励患者深呼吸，指导患者掌握有效咳嗽的方法，每日雾化吸入2次，以保持呼吸道通畅。每天测4次体温，观察体温变化，及时发现感染征象，遵医嘱应用抗生素并严格无菌操作，以防止肺部感染。

【健康教育】

（一）功能锻炼

1.手术当天，麻醉消失后，即可进行适当踝关节及腓肠肌、股四头肌主动运动，促进下肢静脉回流，减少深静脉血栓发生的机会。

2.术后2～3天，加强踝关节主动伸屈练习，股四头肌等长收缩运动，保持肌肉张力，但注意避免主动屈髋练习。

3.皮牵引固定3～4周，去除皮牵引后鼓励患者积极主动进行患肢髋、膝关节锻炼，或辅助使用CPM机床上练习髋关节活动。

4.石膏固定者6～8周后，X线拍片复查，髋关节病变已愈合者拆除石膏，可扶拐下床练习行走，但患肢不能负重。

5.12周以后，根据病情改用单拐，逐渐负重。

（二）出院指导

1.向患者及家属讲解长期治疗的重要性，出院后坚持服用抗结核药并观察药物的不良反应。

2.告诉患者及家属在经过1～3个月的保守治疗后，病情未见好转，或反而加重，应尽早选择手术治疗，以免发展成全关节结核。

3.石膏固定的患者，教会其石膏护理的方法及观察。行髋关节融合术髋“人”字石膏固定

12 周。

4.讲解功能锻炼的重要性，指导患者有计划地进行功能锻炼，在锻炼过程中避免疲劳及早期负重。

5.指导患者及家属合理安排膳食和休息，增加营养，增强抵抗力。

6.保持良好的情绪。

7.定期复查，不适随诊，及时发现疾病复发的征象。

二、膝关节结核

【概述】

膝关节结核在临床上发病率较高，约占 13%，仅次于脊柱结核，占全身骨关节结核的第二位，多见于儿童及青壮年。

（一）病因

结核杆菌由原发病灶经血行播散至膝关节。

（二）病理分类

膝关节滑膜组织丰富，故滑膜结核发病率较高。骨型结核常发生在股骨下端和胫骨上端的骨骺部和干骺端，分为中心型和边缘型两种。中心性病变多有死骨形成，死骨吸收后形成空洞。结核的脓液可向关节内穿破，引起全关节结核。边缘型病变好发于干骺端，较少有死骨形成，好发于关节附近的更易侵入关节腔而形成全关节结核。

（三）临床表现

1.全身症状　全身症状较轻微，活动期可能有全身的结核中毒症状。

2.局部表现

(1)疼痛和跛行：单纯滑膜结核和单纯骨结核疼痛多不明显，具有活动后加重、休息后减轻的特点，局部压痛；发展为全关节结核时，疼痛加重。单纯滑膜结核和单纯骨结核跛行不明显，全关节结核或局部严重畸形时，跛行才日趋严重。

(2)关节功能障碍：功能受限程度和关节破坏程度一致。而关节结核常表现为患膝不能完全伸直。

(3)肿胀与脓肿：单纯骨结核肿胀多局限病变一侧；单纯滑膜结核肿胀范围普遍；脓肿形成后在关节周围呈局限性隆起。

(4)局部畸形：常见关节屈曲畸形，一侧骨质破坏较多的可产生内、外翻畸形。

(5)肌肉萎缩：股四头肌萎缩最明显。

3.X 线表现　单纯滑膜结核可见软组织肿胀和骨质疏松，关节间隙增宽；单纯骨结核，可局限于骨骺或干骺端，可见骨破坏、空洞、死骨等。早期全关节结核如由单纯滑膜结核转变而来，可见软骨面边缘骨质有局部腐蚀性破坏；如由单纯骨结核转变而来，除病灶穿破关节处的软骨下骨板模糊消失外，关节面也可有接触性破坏。

（四）诊断

根据患者有无结核接触史、患病史，临床症状和体征，X 线摄片、实验室检查明确诊断。

（五）治疗

1.非手术治疗

(1)全身支持疗法和抗结核药物治疗。

(2)局部制动：局部肿胀、疼痛明显的患者可用长腿石膏托间断固定1～2个月。关节屈曲畸形者可作持续皮肤牵引。

(3)局部治疗：单纯滑膜型结核可在无菌操作下行关节穿刺抽液，然后注入抗结核药，1～2次/周，3个月为一个疗程。

2.手术治疗

(1)单纯滑膜结核行滑膜切除术。

(2)单纯骨结核行病灶清除松质骨充填术，术后石膏托固定2～3周，1个月后拄双拐练习走路。

(3)早期全关节结核行病灶清除术，来源于滑膜结核的必须同时作次全滑膜切除术。晚期全关节结核15岁以下患者只做病灶清除术。15岁以上患者行病灶清除术后，同时行膝关节加压融合术，术后保持10°生理内翻角，膝关节5°～15°屈曲。

【护理】

（一）术前护理

1.心理护理　因疾病病程长，治疗效果缓慢，常使患者产生心理负担，应加强与患者沟通，鼓励患者述说自己的感觉，教会患者放松缓解疼痛的技巧。向患者及家属介绍疾病、手术的相关知识，使患者及家属正确认识疾病，增加战胜疾病的信心，积极配合治疗。

2.营养支持　合理安排饮食，鼓励患者进食足够热量，给予高热量、高蛋白、高维生素饮食。必要时静脉补充氨基酸、白蛋白，以改善全身营养状况，提高机体抵抗力和组织修复能力。

3.局部制动　可根据患膝肿胀情况而定。局部肿胀、疼痛不严重的患者可不用任何外固定，但应使其尽量休息，少走路。局部肿胀、疼痛明显的患者可用长腿石膏托间断固定1～2个月。在固定期间，每日可解下石膏托1～2次，适当活动膝关节后再将石膏托带上，以减轻关节粘连、肌肉萎缩和骨质疏松。关节屈曲畸形者可作持续皮肤牵引。对行牵引的患者应按牵引护理常规进行护理。

4.用药观察　按医嘱给予联合抗结核药物治疗，合理安排给药时间，注意观察药物的毒不良反应及用药效果，定期监测肝肾功能，若出现恶心、呕吐、耳鸣、听力下降、肝肾功能损伤等症状，应及时停药或更换其他药物。

5.一般准备　术前评估患者全身情况，首先了解患者有无既往病史、既往用药情况及药物过敏史等；其次了解患者入院时的身体状况，是否同时患有其他疾病，患肢的皮肤情况是否影响手术，若发现异常及时向医生汇报，以便及时给予相应处理。督促患者完善术前的各项检查，包括血常规、尿常规、血液生化和免疫检查，出血和凝血功能检查，心电图、胸片X线片摄片检查等，以确保手术按时进行。

6.指导患者在伸膝位进行股四头肌收缩锻炼，以便能在术后较早地开始功能锻炼

（二）术后护理

1.一般护理

(1)患者手术完回房间后，要给予患者很好的安慰，石膏固定后应合理安排患者的搬运并

安全将患者抬至病床，过程中要做好患者的保暖并注意保护患者的隐私，防止石膏折断或变形，同时特别注意保护各种管道防止脱落，检查麻醉穿刺处有无渗出。

(2)如患者手术接受的是腰麻或连续硬膜外麻醉，按麻醉术后护理常规要求，去枕平卧6小时。

(3)交代术后可能出现的不适和处理方法，以及饮食、用药、锻炼、疼痛等注意事项。

(4)术后及时向手术医师了解术中情况，询问手术医师有无特别观察内容，手术是否顺利及止血带使用时间等。

2.生命体征监测　给予心电监护，每30分钟观察并记录脉搏、呼吸、血压、血氧饱和度1次。生命体征平稳后改为1～2小时监测1次。术后密切观察麻醉反应，注意麻醉平面消失情况，发现异常及时通知医生处理。

3.引流管的护理　观察伤口渗血及负压引流通畅情况，记录引流液的性质、量，必要时挤压引流管，1次/小时。正常为每日引流量≤400ml，色淡红。若24小时引流量＞400ml，应加强观察及处理。一般持续24～48小时，引流液≤50ml可考虑拔管。每天更换负压引流器，操作中严格无菌操作，避免引流液逆流，防止引流管脱落，妥善固定。

4.肢体护理

(1)密切观察患肢血运、皮肤温度、神经感觉、踝及足趾活动情况、末梢循环的充盈度、伤口渗血以及患肢足背动脉搏动情况，并与健侧比较，发现问题及时通知医生及时处理。观察石膏固定患肢有无疼痛，有无皮肤苍白、感觉异常、温度下降及肢体肿胀等情况，防止血液循环障碍。

(2)术后患肢用枕垫抬高20～30cm，可促进血液循环，减轻局部肿胀。

(3)行膝关节加压融合术，每日检查关节夹的松紧，发现关节夹变松或骨圆针变形减少时应及时拧紧螺旋，以保持足够压力。

5.疼痛的护理　术后伤口疼痛是最常见的问题。指导患者放松情绪，使用一些转移注意力和娱乐方法，如交谈、听音乐、深呼吸等。帮助患者摆好舒适体位，并经常给患者更换体位。注意观察患肢血运和肿胀情况，正确区分是伤口疼痛还是包扎过紧引起的疼痛，认真倾听患者的主诉。如为伤口疼痛应遵医嘱给予常规使用的止痛药口服或肌内注射。用药后注意观察药物的效果和不良反应。

6.并发症的护理

(1)感染：术后定时观察针孔处敷料有无渗血、渗液，定期更换敷料，保持针孔周围皮肤清洁干燥，乙醇消毒针孔时液量不要过多，以防渗入皮下引起组织坏死，削弱局部的抵抗力。若发现有炎症现象，如针道周围红肿、有异常分泌物，可加用抗生素并每日更换敷料，以免感染向深部骨质蔓延，针眼感染严重的应提前拔针。

(2)血管神经损伤：密切观察患肢末梢血运、皮肤感觉及活动，防止血管神经压迫。重点注意有无腓总神经麻痹表现，如足下垂、足背第1跖骨部位小片三角形区域感觉障碍等。

【健康教育】

(一)功能锻炼

讲解功能锻炼的重要性，指导患者有计划地进行锻炼，防止摔倒。

1.手术当天麻醉消失后即可进行健侧肢体及患肢踝关节背伸、跖屈锻炼,消除局部肿胀,防止下肢深静脉血栓形成。

2.滑膜切除术术后皮肤牵引 1～2 周,术后一天开始锻炼股四头肌,1～2 周后去除牵引在床上练习膝关节伸、屈活动,或辅助使用 CPM 机进行关节功能锻炼,术后 1 个月可拄双拐下地活动。

3.行病灶清除松质骨充填术,术后石膏托固定 2～3 周,早期进行股四头肌的锻炼,防止肌肉萎缩,1 个月后拄双拐练习走路。

4.对全关节结核髌骨切除的患者应股股四头肌收缩锻炼推迟至术后 6 周以后,以防止肌腱吻合处裂开。

5.行膝关节加压融合术,4 周去除石膏和关节夹,并拔出骨圆针,在床上练习肢体抬高,3～5天后可扶双拐下地活动。愈合不坚固的可用不带脚石膏管型继续固定 3 个月,患者可带石膏管型走路,使骨端间保持压力,以促进骨性愈合。

(二)出院指导

1.向患者及家属讲解长期治疗的重要性,出院后坚持服用抗结核药物 6～8 个月,教会患者及家属观察药物的不良反应,发现异常情况随时就诊。

2.合理安排膳食和注意休息,加强营养,多食高蛋白、高热量、高维生素食物,以增强抵抗力,预防结核复发。

3.继续加强患肢的功能锻炼,嘱其在锻炼过程中避免过度疲劳和早期负重。

4.保持石膏清洁干燥,防止断裂。

5.出院后每 3 个月到医院随访复查。

(牟艳平)

第十一节　关节脱位的护理

一、肩关节脱位

【概述】

肩关节脱位最常见,占全身关节脱位的 45%,这与肩关节的解剖和生理特点有关。肩关节由肩胛骨的关节盂和肱骨头构成,属球窝关节,关节盂小而浅,肱骨头大呈球形,其面积为关节盂的 4 倍,关节囊薄而松弛,所以肩关节是人体运动范围最大而又最灵活的关节,可做屈、伸、收、展、旋转及环转运动。肩关节周围有很多肌肉通过,这些肌肉维护了肩关节的稳定性,但肩关节的前下方肌肉较少,关节囊最松弛,是关节稳定性最差的薄弱点。

(一)分类

肩关节脱位分前脱位和后脱位,以前者多见。因脱位后肱骨头所在的位置不同又可分以下三种类型。

1.喙突下脱位　是肩关节脱位的最常见类型，因外力作用，肱骨头突破关节囊前壁，移位到喙突下方。

2.肩胛盂下脱位　肱骨头移位在关节盂下方。

3.锁骨下脱位　肱骨头移位到锁骨下方。

(1)肩胛盂下脱位。

(2)喙突下脱位。

(3)锁骨下脱位。

后两种类型较少见，多为严重的创伤引起，一般会伴有肱骨大结节骨折和肩袖的撕裂。如果肩关节前脱位 3 周以上未复位称为陈旧性脱位。如果首次肩关节前脱位没有得到有效的治疗，撕破的关节囊或盂唇没有得到良好的修复，肩胛盂前缘或肱骨头后外侧有缺损的病理改变，以后遭到轻微的暴力或日常生活中某些动作，如上肢外展、外旋及后伸的动作，穿衣、举臂等，即可反复发生肩关节前脱位称为习惯性肩关节脱位。

(二)病因

肩关节的损伤原因可分为直接暴力和间接暴力。尽管直接暴力可以引起肩关节脱位，但间接暴力也是引起肩关节扭伤、半脱位和脱位的常见原因。例如：侧方跌倒，手掌着地，躯干倾斜，肱骨干高度外展、外旋时，由手掌传递到肱骨头的外力可以冲破关节囊的前壁，造成肩关节的前脱位；当肩关节的前方受到外力作用时，肱骨头可以向后冲破关节囊，造成肩关节的后脱位，后脱位在临床上很少见。

(三)临床表现

肩关节脱位多见于青壮年，男性多于女性。一般都有明显的外伤史。

1.患者伤肩肿胀，疼痛，主动和被动活动受限。

2.患肢呈弹性固定于轻度外展内旋位，肘关节屈曲，常以健侧手托住患侧前臂，头和躯干向患侧倾斜。

3.呈方肩畸形，肩峰明显突出，肩峰下空虚，在腋窝，喙突下或锁骨下可触及移位的肱骨头。

4.搭肩试验(Dugas)阳性，患肢轻度外展，不能贴紧胸壁，如肘部贴于胸前时，手掌不能同时搭在对侧肩部。

(四)诊断

有肩部或上肢外伤史；根据临床症状和体征；X 线摄片可明确脱位的方向、有无骨折及骨折端的移位情况、有无阻碍复位的因素。

(五)治疗

肩关节前脱位的治疗有非手术治疗和手术治疗。

1.非手术治疗　脱位后要尽快复位，选择臂丛神经阻滞麻醉或全身麻醉，使肌肉松弛使复位在无痛下进行；老年人或肌肉薄弱者也可在止痛剂(如哌替啶 75～100mg 肌内注射)使用后进行；习惯性脱位可以不用麻醉剂。复位时手法要轻柔，忌用暴力以免发生骨折或神经损伤。常用的方法如下。

(1)手牵足蹬复位法(Hippocrates 法)：患者仰卧，术者位于患侧，双手握住患肢腕部，足跟置于患侧腋窝，双手用稳定持续的力量牵引，牵引时足跟向外推挤肱骨头，同时旋转，内收上臂即可复位，复位时可听到响声。

(2)牵引回旋复位法(Kocher 法)：这种方法在肌肉松弛下容易成功，用力不要过猛，防止肱骨颈受到过大的扭转力而发生骨折。步骤：一手握腕部，屈肘 90°，使肱二头肌松弛，另一手握肘部，持续牵引，轻度外展，逐渐将上臂外旋，然后内收使肘部沿胸壁近中线，再内旋上臂即可复位听到响声。

(3)牵引推拿复位法：患者仰卧，第一助手用布单套住胸廓向健侧牵拉，第二助手用布单通过腋下套住患肢向外上方牵拉，第三助手握住患肢手腕向下牵引并外旋内收，三方同时慢慢牵引；术者用手在腋下将肱骨头向外推送还纳复位。

复位后处理：肩关节前脱位复位后应将患肢保持在内收内旋位置，屈肘 90°，腋窝处置一大棉垫，再用三角巾、绷带或石膏固定于胸前，前臂悬吊 3 周。3 周后解除外围定后开始逐渐主动活动肩关节，但要防止过度外展、外旋，造成再脱位。复位固定后即可行患肢功能锻炼，包括手指和腕关节的活动，并作上臂、前臂肩关节肌群的收缩运动，在健侧肢体的帮助下行患肢内收与外展运动。解除固定后行弯腰垂臂、甩肩锻炼，逐渐增加肩关节活动度，如行爬墙、摸头、摸对侧肩等活动。

2.手术治疗　手术切开复位术适应于肩关节新鲜脱位合并肱骨颈、肱骨干骨折，或肩盂骨折块嵌入关节内，或肱二头肌长头嵌于关节间，或合并血管、神经损伤的患者；习惯性肩关节脱位；儿童及青年人的陈旧性脱位亦应采取切开复位；对中年以上的陈旧性脱位，如已有关节软骨变性，应根据职业和年龄在切开复位的同时，选择关节融合术或人工关节置换术；相反中年以上的陈旧性脱位，如无症状，又有一定的活动度，可不作任何手术。本节主要讲述肩关节切开复位的护理。

【护理】

(一)术前护理

1.心理护理　患者对意外的伤痛，疾病知识的缺乏，会产生恐惧、焦虑、紧张、无助、烦躁等心理反应。护士要有针对性给患者以精神安慰，讲解有关疾病知识，治疗方法及术后康复，并适当应用镇痛药，缓解疼痛，从而消除患者的顾虑，树立对疾病治疗的信心。

2.特殊准备

(1)制订功能锻炼的计划，告知患者术后要循序渐进地进行功能训练，包括手部、腕关节、肘关节、肩关节的锻炼方法。同时要使患者认识锻炼的重要性。

(2)术前训练患者深呼吸、有效咳嗽、床上大小便，有助于避免术后坠积性肺炎、尿潴留、便秘等发生。

3.一般准备

(1)根据患者的年龄、全身情况，评估患者对手术的耐受情况，术前做好各项常规检查，包括血、大便、小便，肝、肾功能，血电解质，出凝血时间，心电图、胸片，肩关节正侧位片，以及根据内科病史所需要的特殊检查。

(2)常规术前准备：备皮、备血、做好青霉素和普鲁卡因皮试。

(3)围手术期用药：根据医嘱术前半小时使用抗生素一次。

(二)术后护理

1.生命体征的观察 根据病情术后24小时内应密切观察患者生命体征的变化,有条件时使用床边心电监护仪,0.5～1小时监测血压、脉搏、呼吸、经皮血氧饱和度一次,必要时予持续吸氧4～6L/min。

2.切口及切口引流管的观察 保持切口敷料的清洁干燥,一旦被血液渗透予及时更换,按医嘱正确及时使用抗生素,以防止切开感染;切口引流期间要保持引流管的通畅,定时检查、挤压引流管,正确记录引流液的色、质、量。

3.术后体位 全身麻醉患者术后应去枕平卧6小时,6小时后可予适当摇高床头或取半卧位,术后1～2天可根据患者情况考虑起床活动;术后患肢用外展支架固定,使伤肩呈外展60°,前屈30°～45°位,一般需3～4周。

4.患肢肢端血循的观察 密切观察肢体远端动脉搏动及手指的感觉活动情况,注意有无血管神经的损伤,出现异常时及时通知医生处理。

5.并发症的护理 肩关节脱位或术后发生神经损伤并不多见,但如果出现患肢无力,肩外展功能丧失,要考虑有臂丛神经损伤,应及时通知医生,予神经营养药物,局部理疗,加强手指各关节及腕关节的主、被动活动,防止肌肉萎缩和关节僵硬。一般采用非手术治疗可恢复,观察3个月,如无恢复迹象应行手术探查术。

【健康宣教】

1.功能锻炼 锻炼目的是促进患肢血液循环,消除肿胀,减少疼痛,防止肩袖粘连、术后发生顽固性疼痛、肌肉萎缩和关节僵硬。麻醉清醒后就开始活动患肢未固定的关节及患肢的肌肉收缩运动,以后逐渐增加关节活动的范围和力量,功能锻炼要贯穿整个治疗过程,循序渐进。

(1)手部锻炼:术后0～1天,用力握拳,持续几秒,然后用力伸手指,再持续几秒,5～6次/组,3～4组/天。

(2)腕关节锻炼:术后2天起,用双手对掌练习背伸活动,以不感到疲劳为宜。

(3)肘关节锻炼:术后3～5天起,患肢在外展支架固定制动肩关节的情况下,做伸肘、屈肘活动。

(4)肩关节锻炼:3～4周后肩关节去除外展支架固定,开始在健肢的帮助下行患肢内收、外展、上举运动等训练。第6～8周开始行弯腰垂臂、甩肩锻炼,逐渐增加肩关节活动度,如行爬墙、摸头、摸对侧肩等活动。鼓励患者在日常生活中使用患肢,如用患肢端碗、夹菜、刷牙、系裤带等,发挥患肢的功能,逐步达到生活自理。

2.出院指导

(1)休息:术后3～4周内患肢以外展支架固定制动为主,避免前臂下垂,3个月内避免参加剧烈运动和患肢提重物。

(2)饮食:指导患者加强营养,多进含蛋白质、维生素、钙、铁丰富的食物,增加自身抵抗力,促进切口的愈合。

(3)复查:术后3个月内,每月复诊一次;3个月后,每3个月复诊一次,至1年。按时来院复查,有下列情况应及时就诊:患肩出现肿胀、疼痛、畸形、主动和被动活动受限;局部切口出现红肿、热、痛。

二、外伤性髋关节脱位

【概述】

髋关节是全身最大的杵臼关节，结构最稳定，一般不容易发生脱位，只有在受到强大暴力时才会发生脱位。髋关节脱位多见于男性青壮年。

（一）分类

根据暴力的方向及髋关节所处的位置不同，可分为3类。

1.髋关节后脱位　最常见，约占85%。

2.髋关节前脱位　较少见，在外伤性髋关节脱位中占10%～15%。

3.髋关节中心脱位　很少见。

（二）病因

1.髋关节后脱位是髋关节于屈曲、内收位时，股骨头顶在髋臼后上缘，如这是暴力由前向后冲击膝部，并经股骨干纵轴传递到股骨头，使股骨头冲破关节囊后上部分而发生的脱位。如撞车、高处坠落或弯腰姿势时重物打击于腰背部时。

2.髋关节前脱位是髋关节处于过度外展外旋位时，遭到外展暴力使大转子顶端与髋臼上缘相撞击，使股骨头冲破前方关节囊而脱出到闭孔或耻骨处，也称闭孔部脱位或耻骨部脱位。

3.髋关节中心脱位多为传达暴力所致。当暴力作用于大转子外侧时，使股骨头冲击髋臼底部，引起髋臼底部骨折，如果外力继续作用，股骨头连同髋臼骨折片一齐向盆腔内移位时，就为中心脱位。

（三）临床表现

均有典型的外伤史。

1.髋关节后脱位时患肢疼痛、活动受限，髋部明显肿胀；患髋呈屈曲、内收、内旋或缩短畸形；患侧臀部及股骨大转子较健侧为高，臀皱襞比健侧高。

2.髋关节前脱位时患肢呈轻度屈髋、过度外展、外旋畸形；耻骨部脱位时患肢极度外旋90°畸形，髋外侧较平，患肢屈髋15°～20°外展畸形，腹股沟区可触及股骨头；会阴部脱位时在会阴部可触及股骨头。

3.髋关节中心脱位时如股骨头移位不多者只有局部疼痛、肿胀及活动障碍：无特殊体位畸形；股骨头移位严重者患肢有轻度缩短畸形，大转子因内移而不易摸到。

（四）诊断

根据髋部外伤史，临床症状和体征、X线摄片可明确脱位类型及有无骨折。

（五）治疗

新鲜髋关节脱位一旦明确诊断，应立即进行手法复位。单纯脱位在伤后24～48小时手法复位成功率很高，48～72小时后再行复位十分困难，而且并发症也增多。

1.髋关节后脱位复位时，应在全身麻醉或腰麻下进行，因髋关节周围肌肉丰厚，患者应仰卧。

(1)Bigelon手法复位法：患者仰卧，助手用双手分别压住髂嵴固定骨盆，术者用伤肢同侧的手握住踝关节上部，另侧肘窝部套住伤肢腘窝部，使患髋、膝屈曲90°位，顺股骨干纵轴持续牵引，将大腿内收、内旋，再度屈髋、屈膝，接着使患髋外展、外旋并伸直。

(2)Alliss手法复位法：患者仰卧，助手双手固定骨盆，术者用伤肢同侧的手握住伤肢小腿，使患髋屈曲90°，术者将另一侧肘部提托伤肢腘窝部，顺股骨干纵轴向上方拔伸，并轻轻将股骨干旋转摇晃，随后将大腿伸直，股骨头滑入髋臼时可听到响声。

(3)Stimson的重力复位法：患者俯卧位，将患髋悬于手术台边缘，患髋、膝关节屈曲90°位，助手固定骨盆，术者握住小腿向下持续牵引，使股骨头牵至髋臼水平，同时轻柔左右摆动及旋转患肢，助手用手推动股骨大转子，使股骨头回纳到髋臼内。

复位后常规拍摄髋关节正位片，患肢保持于轻度外展中立位皮肤牵引3～4周后，即可下地扶双拐开始不负重功能锻炼，但2～3个月内患肢不能负重，以免缺血的股骨头因受压而塌陷，大约1年左右无股骨头坏死方可离拐，逐步恢复正常活动。

2.髋关节前脱位复位时，一般比后脱位容易复位。

整复手法：患者仰卧位，麻醉方法同后脱位，一助手固定骨盆，另一助手握住小腿，屈膝90°，慢慢增加髋部外展、外旋及屈曲，并向外方牵引，使股骨头与闭孔或耻骨上支分离；术者站在对侧，一手把住大腿上部向外下按压，一手用力将股骨头向髋臼内推进，同时在牵引下内收患肢，当股骨头纳入髋臼的弹响时即已复位。

复位成功后处理与后脱位相同，但牵引固定时，患肢应保持内收、内旋、伸直位。

3.髋关节中心脱位治疗最重要是恢复股骨头负重区与髋臼顶部的正常关系。宜做股骨髁上骨钉牵引，重量6～12kg，另外在大腿根部用帆布带向大腿外侧方向牵引，重量2～4kg，一般36～48小时即可达到复位，复位后2～3周去除侧方牵引，纵向牵引应持续10～12周。

对手法复位失败的髋关节后脱位，或髋臼后上缘有大块骨片复位不良或不稳的患者，应选择早期手术切开复位内固定术；对有股骨头嵌入髂腰肌或髂股韧带中的髋关节前脱位，也应考虑做切开复位。

【护理要点】

(一)术前护理

1.心理护理　患者对突如其来的伤痛，对疾病知识的缺乏，会产生恐惧、焦虑、紧张、无助、烦躁等心理反应。护士要有针对性给患者以精神安慰，讲解有关疾病知识，治疗方法及术后康复，并适当应用镇痛药.缓解疼痛，从而消除患者的顾虑，树立对疾病治疗的信心。

2.特殊准备

(1)制订功能锻炼的计划，告知患者术后要循序渐进地进行功能训练，包括肌肉力量、关节活动、患肢负重等锻炼方法。同时要使患者认识锻炼的重要性。

(2)术前训练患者深呼吸、有效咳嗽、床上大小便，有助于避免术后坠积性肺炎、尿潴留、便秘等发生。

3.一般准备

(1)根据患者的年龄、全身情况，评估患者对手术的耐受情况，术前做好各项常规检查，包括血、大便、小便，肝、肾功能，血电解质，出凝血时间，心电图、胸片，髋关节正侧位片，必要时髋部CT扫描检查。

(2)常规术前准备:备皮、备血、做好青霉素和普鲁卡因皮试。

(3)围手术期用药:根据医嘱术前半小时使用抗生素一次。

(二)术后护理

1.生命体征的观察　由于手术创伤较大,术后24小时内应密切观察患者意识、生命体征的变化,床边持续心电监护,0.5～1小时监测血压、脉搏、呼吸、经皮血氧饱和度一次,持续吸氧4～6L/min,防止窒息、失血性休克的发生。

2.切口引流管的观察　术后要密切观察切口敷料的渗血情况和引流液的色、质、量,在引流过程中要保持引流管的通畅,防止扭曲、折叠和堵塞,每30分钟挤压记录一次,如发现引流液流速过快≥100ml/h时,应通知主刀医生,必要时予夹管30分钟后放开,并要注意观察腹股沟、髋部和大腿外侧有无肿胀,防止引流液积聚在创腔。要保持切口敷料的清洁干燥,一旦污染及时更换,按医嘱正确及时使用抗生素,防止手术切口感染。

3.术后体位　术后平卧位,患肢保持于轻度外展中立位皮肤牵引6～8周,以后下地扶拐开始不负重功能锻炼,4～6月后患肢才能逐渐负重,1年后患肢活动恢复正常。

4.患肢肢端血循的观察　术后密切注意观察患肢感觉、活动和肢端皮温、肤色的情况,出现异常及时通知医生处理。

5.并发症的护理　髋关节后脱位容易并发神经和血管的损伤,特别是坐骨神经的损伤,护士要注意观察患者的肢体感觉、足背伸情况,发现异常要尽早通知医生予营养神经等对症处理,必要时及早手术探查松解,手术时间最好不要超过3周,一般预后较好。对严重的坐骨神经损伤患者,要对患肢行被动功能锻炼、理疗等,以防止肌肉萎缩和足下垂的发生。

【健康宣教】

(一)功能锻炼

术后功能锻炼分早期、关节活动适应期和步态训练期。

1.术后早期(术后1周内)　麻醉清醒后开始指导患肢进行股四头肌等长收缩锻炼和踝关节的背伸、跖屈活动,3～4次/天,10～15分钟/次,以不感到疲劳为宜,以促进患肢血液循环,有利于消肿,预防下肢深静脉血栓形成,及防止肌肉萎缩和关节僵硬;同时指导患者利用双上肢和健腿的力量在床上进行抬臀练习,增进全身活动量,避免压疮的发生。

2.关节活动适应期　术后第二周开始,指导患者在牵引过程中进行髋关节主被动活动,以利于髋臼的塑形。如在床上行髋、膝关节屈伸活动锻炼,幅度由小到大,活动量由少到多,以不感到疼痛为度。等6～8周去除牵引后逐渐加大屈髋锻炼和髋外侧肌群的锻炼。

3.步态训练期　8～10周,复查X线骨折线已模糊,准备下床,进行步态训练,指导患者扶双拐下地,应遵循循序渐进的原则,从不负重→部分负重→完全负重。3个内患肢不能负重,3个月后患肢渐负重,大约1年无股骨头坏死方可离拐,逐步恢复正常活动。

(二)出院指导

1.休息　3个月内以卧床休息为主,避免患肢过度内收、外旋,防止髋关节再脱位;一年内避免参加剧烈运动。

2.饮食　指导患者加强营养,多进含蛋白质、维生素、钙、铁丰富的食物,增加自身抵抗力,防止骨质疏松,但要注意控制体重的增加,以减少对髋关节的负重。

3.复查　术后3个月内,每月复诊一次;1年内,每2个月复诊一次;以后每6个月复诊一次,至少观察5年以上,预防创伤性股骨头坏死。按时来院复查,有下列情况应及时就诊:局部切口出现红、肿、热、痛;患肢出现胀痛,肢体位置异常或感觉髋关节脱臼。

三、复发性髌骨脱位

【概述】

复发性髌骨脱位,指由一次或多次创伤性脱位后关节支持组织愈合不良而引起的髌骨脱位,通常发生于由一种或多种使髌骨易于脱位或半脱位的潜在解剖结构异常的膝关节。表现为患肢运动能力下降,逐渐发生膝关节周围肌肉萎缩。病程越长,脱位引起的损害就越严重,随着病程的进展可引起一系列并发症,如滑膜肥厚、髌骨软骨变性、骨性关节炎、骨软骨游离体等。

髌骨的功能是维持膝关节的稳定和保证伸膝的力量,在膝关节半屈曲位时,能防止胫骨与股骨间的前后错动与过度的内外翻。

(一)分类

髌骨脱位分为完全性脱位和半脱位。髌骨半脱位实际上只是髌骨与股骨滑车面的关系不正常,并不是髌骨完全脱出到股骨滑车外面,也有一部分是完全性脱位复位后遗留下来的。

(二)病因

导致复发性髌骨脱位的因素一般可以分为以下几类。

1.直接外力如跪地、髌骨被撞等。

2.间接外力如膝扭转,膝内、外翻等。

3.与解剖异常有关的髌骨脱位,如软组织或骨结构异常导致的髌骨对线不良、高位髌骨、关节松弛、膝关节外翻、膝关节过伸、股骨外髁发育不良和股四头肌松弛无力等。

4.任何增加膝关节疼痛的因素。

(三)临床表现

1.患者既往曾有一次或一次以上的外侧方向的髌骨脱出或错动史。

2.完全脱位时患者有膝关节的弥漫性疼痛,上下楼梯时加重,疼痛位于膝关节前部,呈持续性钝痛。患肢自觉有发软或踏空感,膝关节有不稳感,有髌骨摩擦音及局部肿胀。

3.髌骨半脱位患者的临床表现以髌骨关节病为主,少数患者会有膝关节经常轻微扭伤的感觉。

(四)诊断

根据临床表现、临床检查和X线、CT扫描和磁共振成像等。

1.推髌试验阳性　当屈膝50°时侧方推挤髌骨,髌骨一半以上超出外侧股骨髁缘。

2.髌骨研磨试验阳性　通过压迫髌骨,并用手使其在滑车沟内向内、外、上、下移动,当髌股关节有病变时膝关节前部疼痛。

3.恐惧试验阳性　当准备侧方推挤髌骨时,患者反应过敏,拒绝侧推。

4.Q角增大　Q角是髂前上棘到髌骨中心连线与胫骨结节到髌骨中心连线的交角,正常值男性 8°～10°，女性 10°～20°，如果大于此范围就有脱位的倾向。

5.X 线摄片　膝关节轴位片，正常情况下髌骨对称地位于股骨的滑车内，双侧的髌骨关节面与临近的股骨面等距离，其异常表现为髌骨倾斜，半脱位是骑跨于股骨外髁，全脱位超过股骨外髁。

尽管影像技术在髌股关节的评价中极为重要，但对髌骨脱位和半脱位的诊断是取决于临床检查而不是 X 线片。

（五）治疗

复发性髌骨脱位的治疗包括保守治疗和手术治疗。

对引起髌骨半脱位和脱位的第一次急性损伤以及髌股对线不良和复发性髌骨半脱位的情况，可以通过手法整复，关节腔穿刺抽出关节内积血，并加压包扎和患膝关节石膏支具固定制动 3 周，及功能康复等保守治疗来获得满意的效果。大多数髌骨关节炎是可以通过患者减轻体重、股四头肌肌力训练、非甾体类抗炎药治疗和改变生活习惯等方法治疗的。

如果复发性和习惯性的髌骨脱位和半脱位，患者有严重影响功能的疼痛持续存在，应考虑手术治疗。复发性髌骨脱位手术治疗的目的是矫正脱位和防止脱位复发，防止髌骨软骨的进一步损伤。目前治疗复发性髌骨脱位的治疗方法有 100 多种，但没有一种手术能普遍成功地用于矫正复发性髌骨脱位，所以选择手术要考虑到患者的个体差异，根据患者的年龄、畸形对线的程度、活动能力和关节的情况。但总的手术设计原理可以分为 5 大类。

1.松解紧张的髌骨外侧支持带，如膝关节外侧筋膜支持带松解术。

2.伸膝装置的近端重排，包括股内侧肌止点移位术、缝匠肌移位术和伸膝装置延长术等。

3.伸膝装置的远端重排，有半腱肌移位术、髌韧带止点移位术等。

4.伸膝装置的近、远端重排，即伸膝装置的远近端联合手术。

5.髌骨切除和股四头肌成形修补手术。

一般近端重排手术效果最好，对于髌股角的改善、复发率、关节疼痛、肿胀、髌骨关节弹响等优于远端重排手术，与远、近端联合手术效果相近。

【护理】

（一）术前护理

1.心理护理　复发性髌骨脱位患者一般都是因为髌骨反复发生脱位，才到医院就诊，由于疾病病程长，因此患者的心理负担也特别大，护士要耐心讲解有关疾病和专科知识.及目前治疗该疾病的手段和预后，使患者能坦然面对自身疾病，积极参与到治疗中去；同时护士要动态观察患者的心理变化，及时做好耐心细致的心理疏导，减轻患者的心理压力。

2.特殊准备

(1)患者身体状况的准备：拍摄标准的膝关节正、侧及髌骨 60°轴位片，下肢全长负重位和非负重位膝关节正、侧位片，了解膝关节病变情况及下肢力线。

(2)患者心理状况的准备：因患者长期备受疾病的折磨和对自身疾病缺乏了解，可能会出现两种心态，一种是对手术寄予过高的希望，认为能“手到病除”；另一种是对手术信心不足。护士要多与患者沟通，了解患者的心理情况，向患者提供有关手术及康复训练的资料，使患者了解手术的意义，正确对待手术。

(3)制订功能锻炼计划,讲解并示范术后功能锻炼的方法,包括训练股四头肌等长收缩、踝关节及足趾的活动、屈膝锻炼和正确使用拐杖的方法。

(4)训练患者深呼吸、有效咳嗽、床上大小便的方法,预防坠积性肺炎、尿潴留、便秘等发生。

3.一般准备

(1)根据患者的年龄、全身情况,评估患者对手术的耐受情况,术前做好各项常规检查,包括血、大便、小便、肝肾功能、血电解质、空腹血糖、出凝血时间、心电图、胸片以及根据内科病史所需要的特殊检查。

(2)常规术前准备:备皮、做好青霉素和普鲁卡因皮试。

(3)围手术期用药:根据医嘱术前半小时使用抗生素一次。

(二)术后护理

1.生命体征的观察　患者术毕安返病房后及时给予床边心电监护仪,每 0.5～1 小时监测血压、脉搏、呼吸、经皮血氧饱和度一次,持续吸氧 4～6L/min,术后 24 小时内应密切观察并详细记录,若有异常及时对症处理。

2.切口引流管的观察　膝部手术因术中使用止血带,术后常会导致血管反应性扩张和关节内损伤血管的出血,要密切观察切口敷料的渗血情况和引流液的色、质、量,在引流过程中要保持引流管的通畅,防止扭曲、折叠和堵塞,每 30 分钟挤压记录一次,确保引流管的通畅;保持伤口敷料清洁干燥,一旦污染及时通知医生更换,按医嘱正确及时使用抗生素,防止手术切口感染。

3.术后体位　术后予去枕平卧 6 小时,6 小时后予平卧位,患肢予石膏或支具伸直位固定一周,膝后用下肢垫抬高 15°～30°,以促进血液回流防止患肢肿胀。术后 8～28 天,可逐渐下床扶拐活动,但患肢不能完全负重,2 个月后患肢渐负重。

4.患肢肢端血运的观察　术后密切注意观察患肢感觉和肢端皮温、肤色及足背动脉搏动情况,检查患肢外固定的松紧度,避免局部受压,以免引起腓总神经的损伤。

5.并发症的护理　复发性髌骨脱位术后常见并发症是膝关节肿胀或关节腔血肿,术后要观察患膝局部肿胀情况,一般可予局部冰敷或患肢制动,肿胀会慢慢吸收消退;对肿胀明显的患者,要及时通知医生行关节腔穿刺抽液,然后膝关节局部加压包扎,患肢制动 6～8 小时,以降低后遗症的发生。

【健康宣教】

(一)功能锻炼

1.术后 0～7 天　通过肌肉收缩锻炼促进血液循环,有利于消肿和缓解疼痛,防止下肢深静脉血栓的形成和肌肉萎缩。此期患肢有外固定固定于伸直位,患肢麻醉消退感觉恢复后,开始指导行踝关节和足趾的背伸、跖屈活动尽最大限度的背伸 10 秒,跖屈 10 秒,10 次/组,2～3 组/天;待疼痛缓解后开始指导股四头肌、腘绳肌的等长收缩训练,用力收缩 10 秒,放松 10 秒,10 次/组,2～3 组/天。

2.术后 8～28 天　通过膝关节的主、被动小幅度活动,防止膝关节腔的粘连和关节僵硬。此期外固定已拆除,患者可扶拐患肢部分负重下地活动,开始指导后抬腿训练。患者俯卧位,后抬腿至足尖离开床面约5cm，30次/组，3～4组/天，术后4周内绝对禁止行直腿抬高锻炼，以免影响手术效果；膝关节屈曲练习，必须在医生指导下进行，由被动到主动，从小角度开始，一般不超过60°，以不引起疼痛和疲劳为度，屈曲锻炼后出现膝关节内发热、发胀，应用冰袋冷敷20分钟。

3.手术4周后　通过膝关节的活动度锻炼和患肢肌力锻炼，以加强肌肉力量、关节的灵活性和稳定性。指导患肢行直腿抬高锻炼，患肢抬高时要尽量保持在空中的停留时间，次数由少到多，以不引起疲劳为宜；循序渐进增加膝关节活动度，到膝关节被动屈曲到120°时，开始练习45°半蹲屈伸膝关节，5分钟/次，2～4次/天，慢慢过渡到全蹲。待股四头肌肌力基本恢复和膝关节功能稳定后，患肢可以开始负重慢速步行。

4.出院后　功能锻炼的目的是增加患肢的膝关节活动度和稳定性，改善日常生活的自理能力。

(1)继续做好股四头肌、腘绳肌的肌力训练，如坐位、仰卧位、俯卧位时的伸腿、直腿抬高和屈膝训练；同时加强膝关节屈伸活动的主动或抗阻力训练，如下蹲、踏车、上下台阶等训练。

(2)加强患肢的负重训练，负重力量逐渐递增，直到可以完全负重。

(二)出院指导

1.休息　患者1月内禁止直腿抬高活动，2个月内避免患肢完全负重，3个月内避免参加剧烈运动。

2.饮食　指导患者合理膳食，适当增加蛋白质、维生素以及钙、铁丰富的食物，以增加自身抗病力，控制或减轻体重，以增加对膝关节的负重。

3.复查　6个月内，每月复诊一次；按时来院复查，如有下列情况应及时就诊：患肢出现胀痛，局部切口出现红肿、热、痛。

四、发育性髋关节脱位

【概述】

发育性髋关节脱位(DDH)是1992年北美小儿矫形外科学会将先天性髋关节脱位改名而成，又称发育性髋关节发育不良。包括骨骼和软组织两个方面的变化，病变累及髋臼、股骨头、关节囊和髋关节周围的韧带和肌肉，其改变随着年龄的增加而日益加重。

(一)分类

发育性髋关节脱位可分为两大类。一类是单纯型，比较常见，该型又可分为髋臼发育不良、髋关节半脱位和髋关节脱位3型，最常见是髋关节脱位，是本节要介绍的内容；另一类是畸形型髋关节脱位。

(二)病因

发育性髋关节脱位的病因迄今不明，现已证实下列因素与发育性髋关节脱位的发病有关。

1.髋臼发育不良及关节囊、韧带松弛是发育性髋关节脱位的主要发病因素。

2.遗传基因在本病的发病中也起着一定的作用。

3.机械因素，髋关节正常发育的前提是髋臼、股骨上端的正常发育，髋臼与股骨头保持良好的正常解剖关系。胎儿在子宫内由于胎位异常或承受不了正常机械性压力，可能改变甚至破坏了髋关节正常解剖关系，继而发生髋关节脱位，如臀位产就易发生髋关节脱位。

4.从流行病学看，出生后的生活习惯、环境对发病也有直接影响。

（三）临床表现

发育性髋关节脱位最常见的是双下肢畸形，在我国80%～90%为女性，男女之比为1∶4.75。

1.新生儿临床表现与检查方法

(1)外观与皮纹：髋关节脱位时大腿、小腿与对侧不对称；臀部宽，腹股沟皱纹不对称，患侧短或消失；臀部皱纹亦不相同，患侧升高或多一条；整个下肢短缩，并有轻度外旋位。

(2)股动脉搏动减弱：腹股沟韧带与股动脉交叉点以下一横指可以扪及股动脉，股骨头衬托股动脉，搏动强而有力。股骨头脱位后股动脉衬托消失，搏动减弱，检查时需作两侧对比。

(3)Allis征或Galeazzi征：新生儿平卧，屈膝85°～90°，双足平放床上，双踝靠拢可见双膝高低不等，这是股骨上移所致。

(4)Barlow试验(弹出试验)：是诊断髋关节发育不良、髋关节不稳定的可靠方法。患儿仰卧位，检查者面对小儿臀部，将其双髋、双膝均屈曲90°，拇指放在患儿大腿内侧小转子处加压，向外上方推压股骨头，感到股骨头从髋臼内滑出髋臼外的弹跳，当去拇指的压力，股骨头则又自然弹回到髋臼内，称Barlow试验阳性。

(5)Ortolani征或外展试验：是新生儿普查的重要可靠方法。患儿平卧，屈膝、屈髋各90°，检查者面对婴儿臀部，双手握住双膝同时外展、外旋，正常膝外侧面可触及床面，当外展一定程度受限，而膝外侧不能触及床面，称外展试验阳性。当外展到一定程度突然弹出，则外展可达90°，称Ortolani征阳性，是髋关节脱位最可靠的体征。

2.较大儿童临床表现与检查方法　除上述Allis征和外展试验外还有以下内容。

(1)跛行步态：跛行往往是小儿就诊的唯一主诉。患儿一侧脱位时跛行，双侧脱位时表现为“鸭步”，臀部明显后突。

(2)套叠试验：小儿平卧，屈膝、屈髋各90°，一手握住膝关节，一手抵住骨盆两侧髂前上棘，将膝关节向下压可以感到股骨头向后脱出，膝关节向上提可以感到股骨头进入髋臼，称套叠试验。

(3)内拉通线：髂前上棘与坐骨结节连线正常通过大转子顶点称内拉通线，脱位时大转子在此线之上。

(4)Trendelenburg试验：嘱患儿单腿站立，另一腿尽量屈髋、屈膝，使足离地。正常站立时对侧骨盆上升；脱位后股骨头不能托住髋臼，臀中肌无力，使对侧骨盆下降，从背后观察特别清楚，称Trendelenburg试验阳性。这是髋关节不稳定的体征。

（四）诊断

根据新生儿临床表现和Ortolani征阳性，即可确诊，并常规拍摄双髋关节正位X线片，髋臼指数(髋臼指数也称髋臼角，正常应小于30°)大于30°即应怀疑发育性髋关节脱位，也可配合B超检查，诊断并不困难；较大儿童的诊断根据步态就更加容易。

（五）治疗

在新生儿3～7天内明确诊断而进行治疗，其疗效最理想；1岁以内明确诊断，可以治愈，日后X射线检查可完全正常；由此可以看出年龄越小治疗效果越好。根据年龄大小选择不同的治疗方法，一般分为保守治疗和手术治疗。

1.保守治疗　适应于3岁以下的小儿；根据不同的年龄选择固定支具、夹板或石膏，要求稳定、舒适、方便、便于大小便管理，最好使髋关节保持适当活动；必须维持髋关节稳定的姿势，传统的蛙式位是最理想的姿势，但它不利于股骨头的血液供应，已被人类位固定所取代；复位必须维持一定的时间，使髋关节关节囊回缩到接近正常，去掉固定后不再发生脱位，通常需12个月左右。

2.手术治疗

（1）Salter骨盆截骨术：适应于年龄在1～6岁的髋关节脱位患儿，包括手法复位失败者，髋臼指数在40°以下、股骨头大小与髋臼适应的患儿。Salter手术除了使股骨头复位之外，主要是使异常的髋臼方向变为正常的生理方向，相对增加了髋臼深度，使股骨头与髋臼达到同心。

（2）Pemberton髋臼成形术：适应于年龄超过7岁，或6岁以下髋臼指数超过45°的患儿。手术是通过髋臼上缘1～1.5cm平行髋臼顶斜坡进行截骨，将髋臼端撬起向下改变髋臼顶的倾斜度，使髋臼充分包容股骨头，使髋臼形成正常形态。

【护理】

（一）术前护理

1.心理护理　发育性髋关节脱位治疗时间长，患儿对疾病缺乏深刻的认识，注意力转移快，情感表露直率。所以对患儿的心理护理在很大程度上是对家长的心理支持，护士要体谅患儿家长的心情，尽量满足家属和患儿的合理要求；对患儿要多加鼓励，不要训斥，保护患儿的自尊心，可以利用患儿的好奇心理进行启发诱导，获得信任，取得在治疗和护理上的配合。

2.特殊准备

（1）向患儿及家长讲解手术的方法、优缺点及成功率，消除对手术的顾虑，使其积极配合治疗和护理。

（2）与患儿家长一起制订术后功能锻炼的计划，讲解术后功能锻炼的重要性，教会患儿及家长术后功能锻炼的方法，告知家长术后患儿必须循序渐进地进行功能训练，包括肌肉力量、关节活动、患肢负重等锻炼方法。术前训练患儿床上大小便，有助于避免术后尿潴留、便秘等发生。

（3）为了得到良好的手术效果，防止股骨头坏死等并发症的发生，术前必须进行股骨髁上骨钉牵引或小腿皮肤牵引，同时经皮内收肌切断，牵引重量以每岁1kg，一般牵引2周，直至大转子达到内拉通线上，床边X线摄片股骨头达到髋臼水平。在牵引期间要保持牵引的有效性，密切注意观察肢端血运、感觉、活动情况，冬天要做好保暖工作，注意

倾听患儿的啼哭和主诉，防止过牵、皮肤压疮和胶布过敏等。

3.一般准备　协助做好术前各项常规检查，包括血、大便、小便，肝、肾功能，血电解质，出凝血时间，心电图、胸片，髋关节正侧位片；备皮、备血、做好青霉素和普鲁卡因皮试；根据医嘱术前半小时使用抗生素一次。

（二）术后护理

1.生命体征的观察　由于手术创伤较大，术后24小时内应密切观察患儿意识、生命体征的变化，有条件时使用床边心电监护仪，0.5～1小时监测血压、脉搏、呼吸、经皮血氧饱和度一次，持续吸氧4～6L/min，保持呼吸道通畅，防止失血性休克和窒息的发生。

2.切口引流管的观察　术后要密切观察切口渗血情况和引流液的色、质、量。在引流过程中要保持引流管的通畅，防止扭曲、折叠和堵塞，每30分钟挤压记录一次，术后48小时拔除引流管。石膏固定后要重视石膏内的出血情况，可在石膏上沿血迹的边界用笔标明出血的范围和时间，便于观察有无活动性出血，要保持切口敷料的清洁干燥，一旦被血液污染及时更换，按医嘱正确及时使用抗生素，防止手术切口感染。

3.术后体位　术后平卧位，患肢予髋人字形石膏固定6～8周，适当抬高患肢，要尽快烘干石膏，保持石膏清洁干燥，防止大小便污染使石膏受潮、变形；石膏边缘要修正整齐，防止压疮发生。术后石膏拆除后，可给予半卧位或坐位，术后3个月，经摄片检查，截骨处已愈合，开始扶患儿站起，逐渐行走。

4.患肢肢端血运的观察　术后密切注意观察患肢感觉、活动和肢端皮温、肤色情况，及有无石膏压迫症状，保持外固定的有效位置，出现异常及时通知医生处理。

5.并发症的护理

(1)石膏综合征：如果髋人字石膏固定过高，将影响患儿进食后胃的容纳和扩张，出现恶心、呕吐等，所以要做好饮食指导，患儿回病房后禁食6小时，6小时后给予半流质饮食，如稀饭、面条等，3天后可给予普食，但进食时应少量多餐，避免过饱，以免引起石膏综合征。一旦出现石膏综合征，应及时通知主刀医生，在不影响患髋固定的情况下降低固定高度，一般压迫解除后症状缓解。

(2)股骨头缺血性坏死：不论是保守治疗还是手术治疗都会并发股骨头缺血性坏死。保守治疗的蛙式位不利于股骨头血液供应，动物实验证实，6天后发现股骨头软骨变性，所以现在提倡人类位固定；另外粗大的圆韧带和内翻的盂唇嵌入头臼之间也可导致股骨头坏死。术后要定期门诊复查X线，一旦发现有股骨头坏死早期迹象的患儿要嘱其卧床休息，避免患肢负重，必要时应采取手术治疗。

(3)脱位：术后脱位常因关节囊紧缩不理想、前倾角过大而未给予纠正、头臼不对称等原因造成，对存有上述问题的患儿要加强预防，延长卧床时间，在翻身时要保持躯体的一直线和患肢的外展位，使用便盆时应将整个髋部抬起，一旦发生应及早再手术处理。

(4)髋关节运动受限或关节僵硬：较常见，年龄越大发生率越高，尤其是髋人字形石膏固定的患儿，预防的方法是术后早期加强髋关节屈伸锻炼，一旦发生髋关节僵硬应手术行关节松解。

【健康宣教】

（一）功能锻炼

发育性髋关节脱位术后患儿的功能锻炼分石膏固定期、石膏拆除期和患肢负重期。

1.石膏固定期　术后6～8周，麻醉清醒后开始指导患儿患肢足趾活动，50次为1组，2～3组/天，以促进血液循环，有利于消肿；术后3天，体力渐恢复，指导患儿除石膏固定以外的全身活动，如挺胸、抬臀等，逐渐增加活动量，以不引起疲劳为宜。

2.石膏拆除期　术后 8～12 周，患儿拆除石膏后，摄片检查生长良好，开始锻炼患肢各关节，从踝关节的背伸、跖屈，到膝关节的屈伸，再到髋关节的屈伸、外展、内收，角度由小到大，从被动活动到主动活动，循序渐进，以不引起患儿疼痛为宜，切忌暴力。如可让患儿在床上坐起，做弯腰、屈髋活动，以锻炼臀部肌肉和髋关节活动度，防止臀部肌肉萎缩和髋关节粘连，10～15 分钟/次，2～3 次/天。

3.患肢负重期　3 个月后髋部摄片显示，股骨头包容好，截骨处已愈合，且股骨头无缺血坏死的迹象，开始锻炼患肢负重，可先扶患儿在床上站起，借助家长的手臂力量，患肢由部分负重到完全负重，逐渐独立行走，恢复正常活动。

(二)出院指导

1.休息　患儿外固定期间以卧床或怀抱为主，避免下地。3 个月后，经摄片检查，股骨头包容好，截骨处已愈合，开始扶患儿站起，逐渐行走。

2.饮食　指导家长患儿石膏固定期间应少量多餐，避免过饱，防止石膏综合征；饮食应品种繁多，避免挑食，适当增加维生素、蛋白质、钙、铁等食物，如鱼、肉、排骨汤、新鲜蔬菜、水果等，以促进截骨处愈合和满足生长发育的需要。

3.复查　家长要定时带患儿到医院复查，保守治疗的患儿每 3 个月到医院更换石膏一次，用外固定器固定的患儿，要告诉家长外固定器的正确使用方法；手术治疗的患儿每个月到医院复查一次，至少观察 5 年以上。有下列情况应及时就诊：患儿石膏发生断裂，肢端血液循环障碍，石膏内有疼痛、异味、发臭、出现石膏综合征等。

（牟艳平）

第十二节　人工关节置换术的护理

一、人工髋关节置换术

【概述】

人体髋关节是由股骨头、髋臼和周围的软组织构成。人工髋关节置换术就是利用生物相容性与机械性能良好的人工材料将人体的股骨头或股骨头和髋臼置换。

(一)人工髋关节的发展史

人工髋关节起源于人们对顽固性髋部感染、股骨头坏死、骨关节炎等疾病的认识。人工髋关节的发展可以分为 3 个阶段。

第一阶段是以关节切除及截骨术为主的髋关节成形术。

第二阶段是以阻隔式的髋关节成形术。

第三阶段是人工假体髋关节成形术。

（二）人工髋关节置换的类型

1.股骨头置换术　所谓人工股骨头置换术就是用人工材料将病变的股骨头置换。

(1)适应证

1)75岁以上髋臼无病变的股骨颈头下型骨折。

2)老年移位明显的股骨颈骨折，一般情况较差且活动量小，需要尽早下地活动者(老年患者长期卧床将引起并发症)。

3)股骨颈骨折患者合并有偏瘫、帕金森病或精神障碍等疾病，不能很好配合治疗者。

4)股骨头颈部位的良性肿瘤，不能行刮除植骨术者。

5)股骨近端恶性肿瘤髋臼未累及者。

(2)禁忌证

1)老年体弱，不能耐受手术者。

2)有严重的内科疾病，如糖尿病、高血压、心脏病、肝肾肺功能不全者。

3)关节及临近部位有未治愈的感染病灶者。

4)髋臼软骨已有破坏或伤前已有病理性改变者。

2.人工全髋关节置换术　所谓人工全髋关节置换术就是利用人工材料将人体的股骨头和髋臼置换，具有解除关节疼痛，保持关节活动度，保持关节稳定性和不影响或修复肢体长度的综合优点。

(1)适应证

1)原发性或继发性骨关节炎。

2)类风湿性关节炎。

3)强直性脊柱炎引起的髋关节强直。

4)成人股骨头无菌性坏死。

5)创伤行骨关节炎。

6)股骨颈骨折有移位的头下型或经颈型，年龄＞55岁者。

(2)禁忌证

1)各种炎症，包括有全身或局部的化脓性感染灶。

2)神经性病变，术后不能恢复运动功能者。

3)臀部肌力不足。

4)骨骼发育未成熟者。

5)严重冠心病，未控制的高血压或糖尿病，心、脑、肺、肾功能不全不能耐受大手术者。

6)严重骨质疏松者。

3.髋关节表面置换术　髋关节表面置换术于20世纪70年代重新兴起。优点是创伤小、出血少、恢复快、疗效好、费用低，股骨头颈不用切除，保留了较多的骨质，不影响未来行全髋关节置换术。

(1)适应证

1)创伤性、医源性或继发性股骨头缺血性坏死年龄较轻者。

2)髋关节骨性关节炎、关节疼痛，活动受限者。

(2)禁忌证

1)股骨头颈破坏缺损较多的患者。

2)髋关节有化脓性感染者。

3)类风湿关节炎、强直性脊柱炎引起的髋关节强直者。

(三)材料选择要求

作为人工关节的材料,首先应有很好的生物相容性。生物相容性好的材料必须满足两方面的条件,一方面是材料本身及其降解物所引起机体局部或全身的负面反应必须是机体能够接受;另一方面又可引起机体的正面反应,如机体骨长入假体表面,产生骨性结合。其次是很好的抗疲劳性。常用的关节置换植入材料有3种。

1.金属材料　常用的人工关节金属材料可分为钛基(钛及钛合金)和钴基(钴铬、钴镍合金、钴铬钼等)。

2.高分子材料　常用的有超高分子聚乙烯和甲基丙烯酸甲酯。超高分子聚乙烯一般作为髋关节的髋臼杯;甲基丙烯酸甲酯(又称骨水泥或骨黏固剂)用于固定人工髋关节的柄部。

3.陶瓷材料　陶瓷材料主要用于股骨头假体。

(四)人工关节假体固定的方式

一般的固定方式分为骨水泥型和非骨水泥型(生物型)假体。后者即不采用骨水泥固定,而是采用让骨组织长入特制的人工关节表面的孔隙内以达到固定作用。股骨侧无论是骨水泥型还是生物型,都取得了较好的效果。髋臼侧生物型臼杯受到多数人的支持,骨水泥型现已很少使用。

(五)手术方式

经过多年的发展,人工全髋关节置换手术已经成为一定型的手术方式。手术医生根据个人的习惯采用前路、外侧或后外侧入路。严格按照假体置放标准置放,手术效果确切。在近10年内,微创小切口技术用于人工全髋关节置换已日趋成熟。采用小切口技术,手术创伤减小,术中和术后出血量明显减少,术后患者功能恢复更快,因而此项技术具有较好的发展前景。

【护理要点】

(一)术前护理

1.心理护理　患者大多数需要家属的照顾,生活质量明显下降,容易产生沮丧、自卑、绝望心理;再加上对疾病知识的缺乏,对手术治疗的顾虑,容易出现焦虑、恐惧感。我们要根据患者的年龄、职业、文化程度针对性地做好患者的精神安慰和心理疏导,讲解关节置换的有关知识,介绍同种病例康复期的患者来现身说法,以增加患者对手术的认识和信心。同时倡导尊重和关爱护理,寻求社会支持系统的帮助.对于患者来说,家庭和社会的关心无疑是一服良药。护士要充分利用和发挥家庭及社会支持系统的功能,鼓励家属多陪伴患者,减少孤独感,争取社会、家人支持,做好家属的思想工作,不在患者面前流露出厌烦的情绪。并教育家属不要在患者面前展现出不快,避免患者情绪波动,顺利度过围手术期,尽早康复。

2.特殊准备

(1)患者身体状况的准备:糖尿病、心脏病、高血压等经系统的内科治疗,病情平稳;类风湿性关节炎的患者,血沉和C反应蛋白检测指标较好;停用非甾体药物,如阿司匹林、芬必得、扶他林、戴芬、英太青等以防止出血或对肾功能的影响；全身隐匿性感染病灶，如龋齿、中耳炎、鼻窦炎等经治疗已控制。

(2)患者心理状况的准备：自愿接受人工髋关节置换术，可向患者提供有关手术及康复训练的资料，使其了解手术的意义、结果，帮助树立信心。一般患者入院后即可发给“人工髋关节置换术科普宣教与康复指导手册”供阅读。让患者了解术前各项准备工作，使其产生一种参与感，能缓解紧张心理。

(3)制订功能锻炼计划，指导患者进行功能训练，包括关节活动、肌力、步态的训练及拐杖或助行器的使用方法。同时要使患者认识锻炼的重要性。

(4)术前训练患者体位、深呼吸、有效咳痰、床上大小便，有助于避免术后髋关节脱位、坠积性肺炎、尿潴留、便秘等发生。

3.一般准备

(1)根据患者的年龄、全身情况，评估患者对手术的耐受情况，术前做好各项常规检查，包括血、大便、小便，肝、肾功能，血电解质，空腹血糖，出凝血时间，心电图、胸片，骨盆正位片，髋关节正侧位片，以及根据内科病史所需要的特殊检查。

(2)常规术前准备：备皮、备血、做好青霉素和普鲁卡因皮试。

(3)围手术期用药：根据医嘱术前半小时使用抗生素一次。

(二)术后护理

1.生命体征的观察　由于手术创伤较大，术后24小时内应密切观察患者意识、生命体征的变化，有条件时使用床边心电监护仪，0.5～1小时监测血压、脉搏、呼吸、经皮血氧饱和度一次，持续吸氧4～6L/min，防止窒息、失血性休克、心律失常的发生。

2.切口引流管的观察　由于手术创口大，术后要密切观察切口敷料的渗血情况和引流液的色、质、量。为了达到术后创腔既充分引流又避免过多失血，近年来我们的做法是手术当天采用非负压引流，术后一天改为持续负压引流，术后24～48小时后，当24小时引流量＜50ml即予拔管。在引流过程中要保持引流管的通畅，防止扭曲、折叠和堵塞，每30分钟挤压记录一次，如发现引流液流速过快＞100ml/h时，应通知主刀医生，必要时予夹管30分钟后放开，并要注意观察腹股沟、髋部和大腿外侧有无肿胀，防止引流液积聚在创腔。要保持切口敷料的清洁干燥，一旦污染及时更换，按医嘱正确及时使用抗生素，防止手术切口感染。

3.体位护理　术后予去枕平卧6小时，在双腿间放置一三角形垫防止髋部内收及外旋，并减轻疼痛，患肢保持外展15°～30°中立位，膝部垫一薄软枕，防止髋关节脱位和避免皮肤和神经的不必要的压迫。6小时后可适当摇高床头15°～30°。术后1天，可半卧位休息，但屈髋不大于90°，避免患侧卧位，健侧卧位时两腿间夹一定位枕，保持患肢外展位，避免过度屈髋内收。术后3～5天，可扶步行器或双拐下地部分负重行走，术后1月可用单拐行走，逐步弃拐行走。

4.患肢肢端血循的观察　密切注意观察患肢感觉、活动和肢端皮温、肤色的情况，出现异常及时通知医生处理。

5.并发症的护理　髋关节成形术后并发症按出现时间的先后可以分为早、中、晚期并发症。早期并发症是指发生在术中或术后3周以内，如术中血管、神经的损伤，出血及血肿的形成，肢体不等长等；中期并发症是指发生在术后3周至3月之间，如转子不愈合和移位等；晚期并发症是指发生在术后 3 个月以后，如异位骨化、假体松动等。有一些并发症可发生于早、中、晚各期，如感染、脱位和股骨骨折；还有一些并发症可见于早期和中期，如血栓栓塞等。

(1)全身并发症的观察和护理：肺部并发症在老年患者围手术期很常见，包括肺不张、肺水肿和肺炎，表现为一定程度的肺功能不全，如呼吸急促、发热、咳嗽和心动过速，而且年龄越高发生肺部并发症的危险性越高；心脏并发症常见为心绞痛、心肌梗死、充血性心力衰竭和心律不齐。应用甲基丙烯酸甲酯有关的骨水泥植入综合征主要表现为术中低血压，严重的可出现心搏停止；胃肠道并发症最常见是术后麻痹性肠梗阻，应激性胃出血；肾和尿道并发症主要由电解质紊乱(最常见的是低钠血症)、尿潴留和尿道感染。在护理上要密切观察患者的呼吸、心律变化；按医嘱正确及时使用抗生素，注意观察体温的变化；做好饮食护理，根据个体差异选择食物，一般应清淡宜消化，适当增加蛋白质、维生素、粗纤维食物，注意有无腹胀、恶心、呕吐及呕吐物的性质和量；对老年患者要严格掌握和控制液体量、速度，但要鼓励患者多饮水 2000～3000nd/d，记录 24 小时尿量，动态监测血电解质的变化，保持进出量和电解质的平衡。

(2)血管和神经损伤的观察和护理：在髋关节置换术中，发生血管损伤十分罕见，但坐骨神经、股神经、闭孔神经和腓神经都可发生损伤。原因有手术的直接损伤、肢体延长时的牵拉伤、骨水泥的灼热伤和血肿的压迫伤等。术后要密切观察患者的肢体感觉、活动情况，尽早通知医生予营养神经等对症处理，必要时予手术探查松解，一般预后较好。

(3)骨折的观察和护理：骨折的并发症可发生在髋关节置换术中或术后，如髋关节脱位、股骨髓腔准备和股骨假体插入、髋关节复位操作中均可发生股骨劈裂或骨折，发生率为 3.4%～8.2%。股骨干骨折也可发生在髋关节置换术后数月至数年，如术后肢体活动量增加引起的应力性骨折、失用性骨质疏松、外伤引起的骨折。术后要密切观察患肢肢端血运、活动、感觉情况，有异常及时汇报医生，尽早摄片明确诊断，及时处理。对近端假体周围骨折，骨折若无错位，稳定性良好，患者可早期下地，但避免负重，一般 8～12 周后骨折自行愈合；对不稳定性近端假体周围骨折，需解剖复位钢丝捆绑环扎，将骨折部位固定；对远端假体周围骨折或假体远外骨折，一般采用长柄假体。对术后发生的骨折，治疗的关键在于预防，平时要多做户外活动，预防骨质疏松的发生，日常生活要注意安全防外伤。

(4)出血和血肿形成的观察和护理：髋关节置换术后出血常发生在术后 24 小时内，血肿形成发生在术后第一个 48～72 小时内。原因有患者凝血功能下降、术中止血不彻底和创口各层间隙内引流不畅。所以对于出血和血肿形成的关键是预防，术前要仔细询问患者有无家族出血倾向，既往有无出血病史、肝病史及最近有无水杨酸类药物、激素、抗凝药物的应用等，与内科医生合作，停用非甾体类抗感染药至少 2 周，控制肝病，对血小板减少及贫血患者应血液科会诊治疗后，才考虑手术；术中要仔细操作，预防损伤大血管，止血要彻底；术后创口引流要通畅，并尽可能将创口内血液引出。要密切观察患肢腹股沟及大腿外侧有无肿胀、波动感、皮肤发紧、发绀，有异常及时通知医生处理。可行穿刺引流和手术切开引流，穿刺引流通常在术后第 8～15 天进行，应在手术室无菌条件下进行，按无菌要求操作，穿刺后用髋人字弹性绷带加压包扎 24 小时。当怀疑为感染性血肿或出现继发性血色素下降、并出现大腿紧张和疼痛时，一般采用手术切开引流，在原手术切口切开并开放关节，清理血肿，彻底引流。

(5)肢体不等长的护理：肢体不等长多发生在手术侧肢体被延长，患者主诉较多，在护理上一方面要做好解释和心理安慰，使患者克服心理障碍；另一方面建议其加高短侧患肢鞋垫，以矫正残留的双下肢不等长，训练正确的步态，随着步态的熟练、骨盆倾斜的矫正，患者的症状也随之改善。

(6)脱位的观察及护理：搬运患者及使用便盆时要特别注意，应将骨盆整个托起，切忌屈髋动作。指导患者翻身、取物、下床的动作应遵循一个原则——避免内收屈髋。注意观察双下肢是否等长、肢体有无内旋或外旋、局部有无疼痛和异物突出感，如有上述异常情况应及时报告医生，明确有无脱位，及时给予复位。

(7)深静脉血栓形成的观察及护理：为最常见的并发症，发生率为50%～70%，故术后应积极预防深静脉血栓的形成，应注意观察肢体有无肿胀情况，肢端皮肤颜色、温度及有无异常感觉、有无被动牵拉足趾痛，有无胸闷、呼吸困难，发现以上情况应警惕下肢深静脉血栓形成或继发肺栓塞。高龄、肥胖、心功能不全、长期制动等是血栓形成的危险因素，对此类患者可使用下肢静脉泵、足底泵或口服阿司匹林、华法令、低分子右旋糖酐、肝素等药物预防。同时要密切观察皮肤黏膜的出血情况，定时检测凝血酶原时间，预防突发性出血。

(8)感染的观察和护理：感染是髋关节置换术后最严重的并发症，发生率为0.5～1%。根据患者首发症状出现的时间和感染的临床原因分为3期。Ⅰ期感染发生于术后急性期，包括典型的暴发性切口感染、深部血肿感染及表浅感染扩散形成的深部感染。Ⅱ期感染为深部迟发性感染，病情发展缓慢，手术后6～8个月症状逐渐明显。Ⅲ期感染为晚期感染，发生在术后2年以上，一般认为是血源性感染。术后要密切观察切口有无红、肿、热、痛等局部感染症状，保持伤口敷料的清洁干燥，避免被大小便污染。如术后体温持续升高，3天后伤口疼痛加剧，血实验室检查提示白细胞、中性粒细胞百分比升高，胸部X线示正常时，要考虑切口感染。预防术后感染要严格手术操作和手术室环境，围手术期正规使用抗生素，尽量避免或缩短插导尿管时间；出院时要告知患者，要防止髋关节的远期感染，及时治疗牙周炎，扁桃体炎、呼吸道感染、泌尿生殖系和皮肤感染。术后感染的治疗措施包括：抗生素治疗、髋部切开引流、清创和改良关节切除成形术、一期或分期全髋关节翻修术。

晚期并发症还有假体松动、异位骨化、骨吸收、骨溶解、假体柄损坏等。

【健康宣教】

1.功能锻炼　主要以肌力、关节活动度和步态训练为主，分三个阶段进行。

(1)第一阶段：术后1～2天，主要以患肢肌肉的静力收缩运动和远端关节的活动为主。目的是促进血液循环，防止下肢深静脉血栓的形成。

1)踝关节主动背伸、跖屈运动：患者仰卧位，最大限度地进行踝关节背伸及跖屈活动，每个动作保持10秒后，再放松。

2)股四头肌、腘绳肌训练：患者仰卧位，患肢外展30°保持中立位，膝下可垫以软枕，主动下压膝关节，足跟尽量向前，保持大腿肌肉收缩状态10秒，然后放松。

3)臀肌收缩运动：患者平卧位伸直腿，上肢舒适地放在身体的两侧，收缩臀部肌肉，保持10秒，放松。以上每组动作持续做10～15分钟/次，2～3次/天。

(2)第二阶段：术后3～5天，主要以患肢肌肉力量和髋、膝关节活动度的训练。目的是增强股四头肌和腘绳肌的肌力，改善关节活动范围，使患肢在不负重或部分负重的情况下借助步行器开始行走。

1)直腿抬高运动:患者平卧位,患肢伸直向上抬起,要求足跟离开床面 20cm 以上,在空中能滞留 5~10 分钟,以患者不感到疲劳为宜。

2)屈髋、屈膝运动:患者平卧位,移去膝下软枕,医护人员一手托在患者膝下,一手托住足跟,在不引起患者疼痛的情况下行屈髋、屈膝活动,幅度由小到大,活动量由少到多,逐渐过渡到主动屈髋、屈膝锻炼,但屈髋不能>90°。

3)髋关节伸直练习,患者平卧位,屈曲健侧髋、膝关节,做患肢髋关节主动伸直动作,充分伸展屈髋肌及关节囊前部。

4)髋部外展练习:仰卧位,使患肢向外滑向床沿,然后慢慢恢复原位。以上动作 10~20 次/组,2 组/天为宜。

(3)第三阶段:术后 6 天~3 个月,在锻炼髋关节活动度和加强股四头肌力量训练的同时做好下床和步态的训练。目的是增加患者身体的平衡性和肢体的协调性,防止意外的发生。

1)从卧位到坐位的训练:嘱患者双手拉住床上拉手或用力在床上撑起,屈健肢伸患肢,移动身体至健侧床沿,护士在健侧协助,拖住患肢移至床边让小腿自然下垂。注意屈髋不能>90°,患肢外展。

2)坐位到站位训练:护士站在患侧扶住患者,让其健肢用力着地,递给拐杖或步行器,利用双手和健肢的支撑力站起,患肢根据个体差异可不负重或部分负重,负重的力量逐渐递增,从开始的 20~30kg(不超过自身体重的 50%),直到可以完全负重。

3)站位到行走训练:行走时健肢在前先行,患肢跟上,再移动步行器向前。

4)平衡能力训练:为了患者的安全,在行走前让患者在床尾或用两手扶步行器站立,两腿分开与肩同宽,护士在患者身后左右摇晃其腰部,以了解患者的平衡能力,然后借助步行器行走。整个过程速度要慢,应防止体位性低血压和休克的发生。

5)上、下楼梯拐杖行走法:上楼梯时健肢先上,拐杖和患肢留在原阶;下楼梯时患肢和拐杖先下,再则是健肢跟下,但不宜登高。

6)训练日常生活自理能力:指导患者独立完成各项日常生活所必须的动作,如穿裤、穿鞋、穿袜、上下床等,增强患者日常生活的自理能力。

值得注意的是:在指导患者康复训练过程中不可操之过急,要注意幅度、强度和整体协调性,防止强硬牵拉,避免引起患者的疼痛和骨折,以免影响手术治疗效果和术后康复。尤其对有骨质疏松、强直性脊柱炎和发育性髋关节脱位行股骨粗隆下截骨术的患者,建议术后第 1~2 个月内使用步行器或双拐,第 3 个月使用单拐,第 3 个月后可弃拐或用手杖行走。负重的力量逐渐递增,从开始的 20~30kg(不超过自身体重的 50%),直到可以完全负重。此阶段许多患者术侧膝关节在站立位时始终处于伸直状态,随着步态的熟练,步伐的加快,术侧膝关节的活动多能自然过渡到正常。

2.出院指导

(1)休息:术后 2~3 个月内以平卧或半卧为主,避免患侧卧位,向健侧卧位时,需用外展垫或 2 个普通枕头分隔双下肢;屈髋不宜大于 90°,避免两下肢交叉动作、髋后伸时外旋肢体和髋屈曲时内收肢体。如不要坐低矮沙发和矮凳子;坐在椅子上时,不要将身体前倾;(一次连续坐位时间宜少于45分钟)不要弯腰捡地上的东西;不要屈膝坐在床上。

(2)饮食:指导患者加强营养,多进含蛋白质、维生素、钙、铁丰富的食物,增加自身抵抗力,但要控制体重的增加,以减少对关节的负重。

(3)复查:术后3个月内,每月复诊一次;6个月内,每3个月复诊一次,以后每6个月复诊一次。按时来院复查,有下列情况应及时就诊:患肢出现胀痛,肢体位置异常或感觉髋关节脱臼,局部切口出现红肿、热、痛。

二、全髋关节翻修术

【概述】

全髋关节翻修术是对初次全髋关节置换术失败后的一种补救手术。即通过再手术的方法,延长人工髋关节的使用寿命;消除初期髋关节置换术后所带来的并发症。也就是说凡人工髋关节置换术后因假体松动、下沉、断裂、感染等原因引起关节疼痛,影响工作和生活质量,保守治疗不能解决的问题,需要通过再次更换髋关节的手术。

全髋关节翻修术比初次手术的难度要大,结果也没有初次手术满意,术中、术后的并发症也较多,如出血、感染、下肢深静脉血栓形成、髋关节脱位、神经麻痹、股骨被穿透和股骨干骨折等。

(一)手术适应证

疼痛是全髋关节翻修手术的主要适应证。

1.髋臼和(或)股骨部分假体松动而出现严重症状,影响工作和生活质量的患者出现引起疼痛的假体松动是翻修手术最常见的适应证,但在手术之前要与感染性松动相鉴别。

2.假体出现断裂的患者　如果假体柄出现进行性变形或者发生不完全性断裂,要尽早行翻修手术。

3.髋关节反复出现脱位或无法复位的髋关节脱位患者　习惯性髋关节脱位或复位失败的脱位,通过翻修手术改变一部分或全部假体的不正常位置,使髋关节稳定。

4.全髋关节置换术后出现感染的患者　对有活动性感染可以通过分期手术进行翻修(需先行髋关节旷置术待感染控制后行Ⅱ期翻修术)

5.进行性骨丢失患者　对骨吸收严重或呈进行性发展,出现假体松动的患者应尽早考虑手术翻修。

6.假体周围骨折的患者　股骨或髋臼的骨折都可能损害假体的骨性支持,用一个长柄股骨假体进行翻修,加长的假体柄如髓内钉一样为骨折提供了稳定的内固定。

(二)手术禁忌证

全髋关节翻修术比初次手术的难度更大,手术时间更长,出血更多,所以要认真评估患者的全身情况,严格掌握手术禁忌证,确保患者安全。

1.有严重的心、脑、肺、肝、肾功能不全,不能耐受手术者。

2.全身或局部感染灶未控制者。

3.严重冠心病,未控制的高血压或糖尿病。

(三)材料选择要求

在假体材料选择上与初次手术一样,应有很好的生物相容性和抗疲劳性。

(四)人工关节假体固定的方式

人工关节的固定方式分为骨水泥型和非骨水泥型(生物型)。在髋关节翻修术中无论是股骨侧还是髋臼侧一般都选择生物型。

(五)手术方式

对非感染原因的翻修患者一般都是Ⅰ期翻修,在股骨侧假体的翻修中,当股骨有可能出现骨折时,预先在薄弱处用捆绑带环扎,术中有股骨大转子截骨者,用多道钢丝修复截骨处;在髋臼侧假体的翻修中,对有明显骨缺损的患者采用自体或异体骨植入。对感染患者如无明显脓性分泌物,术前细菌培养为革兰氏阳性细菌生长,可彻底清创后采用庆大霉素骨水泥做工期翻修;但对有活动性感染灶,细菌培养为革兰氏阴性的患者,最常用的处理原则为两步再植入法,即先彻底清创取出假体后,用抗生素骨水泥填塞于人工假体的间隙,3～6个月待感染彻底控制后,复查血常规,C反应蛋白、血沉正常后再次手术,术中组织冰冻切片确认无感染征像后,行Ⅱ期抗生素骨水泥假体植入术。

【护理】

(一)术前护理

1.心理护理　患者因初次手术失败带来的阴影,和长期遭受疾病的折磨,对再次手术持有怀疑、恐惧态度,容易产生急躁、沮丧、绝望心理;护士对患者表现出的反常行为和言语应持理解态度,给他们表示出更多的尊重、关心和爱护,使患者愿意把自己的顾虑、担心、烦恼告诉护士。应针对性地做好患者的精神安慰和心理疏导,向患者分析翻修的原因和必要性,使其了解手术的方法、意义、结果,并介绍成功的病例使患者重新树立自信,以坦然的心态对待疾病。

2.特殊准备

(1)患者身体状况的准备:因翻修手术患者大多数年龄较大,体质较差,有的往往同时患有糖尿病、心脏病、高血压等多种内科疾病,术前应经内科系统治疗稳定病情;血常规、血沉和C反应蛋白检测指标较好;停用非甾体药物,如阿司匹林、芬必得、扶他林、戴芬、英太青等以防止出血或对肾功能的影响;全身隐匿性感染病灶,如泌尿系感染、龋齿、中耳炎、鼻窦炎等经过专科治疗已得到控制。

(2)患者心理状况的准备:患者已能正确面对自身疾病,自愿接受全髋关节翻修术,让患者参与手术方案的制订。

(3)制订功能锻炼计划,接受全髋关节翻修术的患者都有过手术的经历,但对有关功能锻炼的知识了解的程度不同,向患者说明正确功能锻炼的重要性,指导患者术后如何进行功能训练,包括关节活动、肌力、步态的训练及拐杖或助行器的正确使用方法。

(4)向患者说明全髋翻修术后卧床时间会相对较长,术前训练床上活动如抬臀、深呼吸、有效咳嗽、床上正确使用便器的重要性,这有助于避免术后髋关节脱位、肌肉萎缩、坠积性肺炎、尿潴留、便秘等发生。对人工髋关节感染是由于泌尿系感染的细菌引起的患者,术后最好不要留置导尿,术前要学会在床上小便,以防止患者术后因不习惯卧位排尿必须导尿而增加感染的机会。

(5)术前必须拍摄高质量的骨盆和股骨X线片,以区分较薄的皮质骨和附近的骨水泥;如果骨盆内出现骨水泥，或髋臼假体显著突入盆腔内时，需要进行静脉肾盂造影和血管造影以进一步判断病情；如果髋臼有骨缺损，需要通过CT扫描检查，获得有关周围骨质的情况。对怀疑是感染的患者，要行关节腔穿刺，并将穿刺物作细菌培养和药敏试验，以明确致病菌和了解敏感药物，以便指导术后用药。

3.一般准备

(1)根据患者的年龄、全身情况，评估患者对手术的耐受情况，术前做好各项常规检查，包括血、大便、小便，肝、肾功能，血电解质，空腹血糖，出凝血时间，心电图、胸片，骨盆正位片，髋关节正侧位片，以及根据内科病史所需要的特殊检查。

(2)常规术前准备：备皮、备血、做好青霉素和普鲁卡因皮试。

(3)围手术期用药：根据医嘱术前半小时使用抗生素一次。

(二)术后护理

1.生命体征的观察　由于翻修手术时间长，创伤大，术中出血多，术后24～48小时内应密切观察患者意识、生命体征的变化，使用床边心电监护仪，0.5～1小时监测血压、脉搏、呼吸、经皮血氧饱和度一次，持续吸氧4～6L/min，防止窒息、失血性休克、心律失常的发生。有条件时转重症监护室观察24～48小时。

2.切口及切口引流管的观察　由于翻修手术创伤大，术后要密切观察切口敷料的渗血情况和引流液的色、质、量。术后创口持续负压引流24～72小时后，当24小时引流量＜10ml时即予拔管。在引流过程中要保持引流装置的密闭，防止引流液倒流；引流管要保持通畅，防止扭曲、折叠和堵塞，每30分钟挤压记录一次，如发现引流液流速过快＞100ml/h时，应通知主刀医生，必要时予夹管30分钟后放开，并要注意观察腹股沟、髋部和大腿外侧有无肿胀，防止引流液积聚在创腔或引起皮下血肿。要保持切口敷料清洁干燥，一旦被血液渗透或大小便污染要通知医生及时更换，要严格无菌操作，防止切口感染。

3.体位　全身麻醉术后予去枕平卧6小时，患肢外展15°～30°中立位，膝部垫一薄软枕，要防止髋关节的过度内收外旋，避免皮肤和神经的不必要的压迫和髋关节脱位。6小时后可适当摇高床头15°～30°术后2～3天可摇高床头30°～60°，但要避免屈髋大于90°，避免患侧卧位，健侧卧位时两腿间夹一外展垫，保持患肢外展位，避免过度屈髋内收。2～3个月内以卧床休息为主，根据个体差异决定下床和负重时间。

4.患肢肢端血运的观察　密切注意观察患肢肢端感觉、活动、皮温、肤色的变化，及有无患肢肿胀等情况，一旦出现异常及时通知医生处理。

5.并发症的护理　髋关节翻修术后发生的并发症与初次置换术后一样，但发生的概率比初次术后更高，尤其是深静脉血栓形成、脱位和感染。

(1)深静脉血栓形成的观察及护理：为翻修术后最常见的并发症。因为翻修手术创伤大，手术时间长，术后肢体开始活动的时间也相对较晚。如术后发现患者下肢肿胀、肤色异常、局部皮温升高、肢端麻木、有被动牵拉足趾痛，甚至出现胸闷、呼吸困难，应警惕下肢深静脉血栓形成或继发肺栓塞。对翻修患者术后可常规皮下注射低分子肝素7～10天，使用下肢静脉泵、足底泵或弹力袜等，尽早鼓励患肢主动行肌肉的等长收缩，以促进下肢血液循环，预防下肢深静脉血栓的形成。

(2)脱位的观察及护理:因为全髋翻修手术时髋关节周围软组织被较多松解,髋臼较松动。手术返回病房搬运患者时尤其要注意,最好使用滑板,防止髋关节脱位;术后患肢应保持外展30°中立位,患肢皮牵引或穿钉子鞋制动。翻修患者术后有条件应安排在牵引床上,教会患者挺胸、抬臀,使用便盆时应将骨盆整个托起,切忌屈髋动作。指导患者翻身、取物、下床的动作应遵循一个原则——避免内收屈髋。注意观察双下肢是否等长、肢体有无内旋或外旋、局部有无疼痛和异物突出感,如有上述异常情况应及时报告医生,明确有无脱位,及时给予复位。

(3)感染的观察和护理:感染是髋关节置换术后最严重的并发症,因翻修手术组织损伤多,手术时间长,出血多,所以术后更容易发生感染。术后要密切观察切口有无红、肿、热、痛等局部感染症状,保持伤口敷料的清洁干燥,避免被大小便污染,一旦污染及时更换敷料,要严格无菌操作;术后要密切观察体温和切口疼痛的变化,如术后体温持续升高,或体温降至正常后又升高,出现所谓的"双峰"现象,或术后3天切口疼痛缓解后又加剧,要高度考虑切口感染,应积极抗感染治疗。围手术期要正规使用抗生素,尤其对感染患者,要选择敏感抗生素、使用量要足够、时间要充足,一般静脉使用抗生素3周,再予口服6周,并定时监测血常规、血沉和C反应蛋白的变化。做好饮食指导,在病情允许的情况下进食高维生素、高蛋白、高热量食物,以补充术后体能的消耗,和提高自身抗病力。

【健康宣教】

(一)功能锻炼

翻修术后功能锻炼方法与初次置换术后一样,主要以肌力、关节活动度和步态训练为主,只是在开始锻炼的时间上更注重个体化。

1.第一阶段　术后1～3天,鼓励患者行患肢肌肉的静力收缩运动和远端关节的活动。目的是促进血液循环,防止下肢深静脉血栓的形成。包括:踝关节主动背伸、跖屈运动;股四头肌、腘绳肌训练(对疼痛明显的患者可辅助下肢肌肉被动按摩);臀肌收缩运动。

2.第二阶段　术后4～7天,术后切口引流管拔除,X线检查证实人工关节位置良好后,开始训练患肢肌肉力量和髋、膝关节活动度。目的是增强股四头肌和腘绳肌的肌力,改善关节活动范围,使患肢在不负重或部分负重的情况下借助步行器开始行走。包括:屈髋、屈膝运动(但屈髋不能>90°);髋关节伸直练习;髋部外展练习(可使臀中肌肌力得到加强)。但此时应避免做直腿抬高锻炼,以免髋臼承受过高压力,不利于髋臼周围的骨组织生长。

3.第三阶段　术后8天～3个月,在锻炼髋关节活动度和加强股四头肌力量训练的同时做好下床和步态的训练。目的是增加患者身体的平衡性和肢体的协调性,防止意外的发生。此期必须根据患者个体差异决定下床和负重时间,如果只翻修了髋臼的聚乙烯内衬,或髋关节表面可按初次手术处理,术后3～5天,可扶步行器或双拐下地部分负重行走,术后1月可用单拐行走,逐步弃拐行走;如果翻修时无大转子截骨,术后8天左右可扶双拐或步行器下地,不负重活动,2个月后可部分负重,渐弃拐完全负重;如果翻修时有大转子截骨或骨裂,卧床至截骨处临床愈合后,即术后3个月经X线复查证实情况良好,开始扶拐下地,再逐渐弃拐。包括:从卧位到坐位的训练(注意屈髋不能>90°);坐位到站位训练(患肢必须根据个体差异遵循从不负重→部分负重→完全负重);站位到行走训练;平衡能力训练;上、下楼梯拐杖行走法、日常生活自理能力的训练(如穿裤、穿鞋、穿袜、上下床等)。

值得注意的是：在指导髋关节翻修患者康复训练的过程中切不可操之过急，要注意幅度、强度和整体协调性，防止强硬牵拉，避免引起患髋的脱位和骨折，以免影响手术治疗的效果和术后康复。康复训练必须遵循个体化、渐进性、全方面的原则，建议终身使用手杖，尤其在外出旅行或长距离行走时，避免增加患髋负重的活动和剧烈运动，以减少对手术侧关节的磨损。

(二)出院指导

1.休息　术后2～3个月内以平卧或半卧位为主，避免患侧卧位，向健侧卧位时，需用外展垫或2个普通枕头分隔双下肢；屈髋不宜大于90°，避免两下肢交叉动作、髋后伸时外旋肢体和髋屈曲时内收肢体。如不要坐低矮沙发和矮凳子；坐在椅子上时，不要将身体前倾；(一次连续坐位时间宜少于45分钟)不要弯腰捡地上的东西；不要屈膝坐在床上。

2.饮食　鼓励患者多饮水2000～3000ml/d，做好饮食指导，在病情允许的情况下进食高维生素、高蛋白、高热量、高粗纤维食物，以补充术后体能的消耗和保持大小便的通畅，但要控制体重的增加，以减少对关节的负重。

3.复查　术后3个月内，每月复诊一次；6个月内，每3个月复诊一次，以后每6个月复诊一次。按时来院复查，有下列情况应及时就诊：患肢出现胀痛，肢体位置异常或感觉髋关节脱臼，局部切口出现红、肿、热、痛，全身性隐匿感染如牙周炎、扁桃体炎、呼吸道感染、泌尿系感染等。

三、人工膝关节置换术

【概述】

膝关节是人体最大、解剖复杂、对运动功能要求最高的关节，膝关节由股骨髁、胫骨平台、髌骨及其周围滑膜、关节囊、韧带、半月板和肌肉等组织共同构成。膝关节置换术可解除膝关节疼痛、改善膝关节功能、纠正膝关节畸形和获得长期稳定。

(一)人工膝关节的发展史

人工膝关节置换术是在人工髋关节的基础上逐渐发展起来。

(二)人工膝关节置换的类型

目前人工膝关节假体种类繁多。按置换范围不同假体可分为单髁、全髁型；按限制程度又分为限制型、半限制型与非限制型；按模拟半月板功能分固定平台与旋转平台；按后交叉韧带的保留与否分后交叉韧带保留型与后交叉韧带牺牲型。

1.全膝关节置换术　人工膝关节置换术主要用于治疗严重的关节疼痛、畸形，日常生活受到严重影响，经保守治疗无效或效果不佳的膝关节疾病患者。

(1)适应证

1)退行性膝关节骨性关节炎患者。

2)类风湿关节炎和强直性脊柱炎晚期膝关节病变患者。

3)创伤性骨性关节炎患者。

4)大面积的膝关节骨软骨坏死或其他病变不能通过常规手术方法修复的患者。

5)静止期的感染性膝关节炎患者。

6)感染性关节炎引起的膝关节病损伴有疼痛和功能障碍患者，如大骨节病、血友病性膝关节炎等。

7)涉及膝关节面的肿瘤切除后需行膝关节重建的患者。

(2)禁忌证

1)膝关节周围或全身有活动性感染病灶的患者，

2)膝关节肌肉瘫痪或神经性关节病变患者。

3)精神障碍且不能配合术后功能锻炼的患者。

4)全身情况差不能耐受手术或高血压、糖尿病未得到控制的患者。

2.膝关节单髁置换术　单髁假体置换术保留了骨质，髌股关节、前后交叉韧带和未受损的对侧间隔的半月板、关节软骨都被完整地保留下来，从而较好地保留了膝关节的运动功能和本体感觉。

(1)适应证

1)膝关节单间隔的创伤性关节炎或骨关节炎患者。

2)平台或单胫骨髁的陈旧性骨折患者。

3)膝关节活动范围>90°，屈曲挛缩畸形<10°，膝内翻或外翻畸形<15°的患者。

4)活动量较小的患者。

(2)禁忌证

1)髌骨切除或胫骨高位截骨术后的患者。

2)骨骼未成熟患者。

3)神经源性关节病患者。

4)感染性关节炎患者。

5)骨质疏松患者。

6)类风湿性关节炎患者。

7)关节内翻或外翻畸形>15°的患者。

8)极度肥胖患者。

3.膝关节翻修术　膝关节翻修术是作为失败的人工膝关节置换术后的补救措施。

(1)适应证：膝关节置换术后的各种并发症，如感染、疼痛、假体松动、断裂、关节半脱位、脱位和关节对线不正、关节不稳、活动受限等

(2)禁忌证

1)伸膝装置、膝关节软组织严重受损的患者。

2)骨组织有严重缺损的患者。

3)精神心理素质不稳定，不能积极配合治疗的患者。

(三)材料选择要求

钴合金和超高分子聚乙烯组成的假体仍是膝关节材料的“金标准”。即以钴钛合金构成的股骨髁假体和以超高分子聚乙烯组成的胫骨平台假体目前仍是膝关节假体最好的组合。

(四)人工关节假体固定的方式

固定方式分为骨水泥型和非骨水泥型。目前公认的观点为：大多数患者可选用骨水泥固

定型假体;年纪轻、骨质较好的患者可选用非骨水泥固定型假体。即使是非骨水泥固定型假体,尤其是胫骨平台假体,欧美多数人仍然采用骨水泥固定。

（五）手术方式

膝关节置换术有膝正中切口、偏内侧弧形切口和偏外侧弧形切口。一般多采用膝正中切口。

【护理】

（一）术前护理

1.心理护理　大多数患者为老年人,由于对疾病知识的缺乏,担心手术的安全,容易出现焦虑、恐惧感。要耐心讲解有关疾病和专科知识,介绍同种病例康复期的患者来现身说法,以增加患者对手术的认识和信心。寻求社会支持系统的帮助,鼓励家属多陪伴患者,并教育家属不要在患者面前展现出不快,避免患者情绪波动,顺利度过围手术期,尽早康复。

2.特殊准备

(1)患者身体状况的准备:拍摄标准的膝关节正、侧及髌骨60°轴位片,下肢全长负重位和非负重位膝关节正、侧位片,了解膝关节病变情况及下肢力线;术前模板测量;估计应选的假体的大小;下肢血管超声检查,了解手术肢体有无血管病变;停用阿司匹林等非甾体类抗炎药物,如曾服用过激素,了解用药时间及剂量;治疗体内的慢性感染、皮肤病,如龋齿、鼻窦炎、手足癣等;糖尿病、心脏病、高血压等经系统的内科治疗已控制。

(2)患者心理状况的准备:了解患者的精神状态,以往手术后精神反应情况,向患者提供有关手术及康复训练的资料,使患者了解手术的意义,自愿接受人工膝关节置换术。最大限度地消除患者的紧张情绪。

(3)制订功能锻炼计划,讲解并示范术后功能锻炼的方法,包括膝关节屈伸锻炼、股四头肌肌力训练,及拐杖或助行器的使用方法。

(4)训练患者深呼吸、有效咳痰、床上大小便的方法,预防坠积性肺炎、尿潴留、便秘等发生。

3.一般准备

(1)根据患者的年龄、全身情况,评估患者对手术的耐受情况,术前做好各项常规检查,包括血、大便、小便,肝、肾功能,血电解质,空腹血糖,出凝血时间,心电图、胸片,以及根据内科病史所需要的特殊检查。

(2)常规术前准备:备皮、备血、做好青霉素和普鲁卡因皮试。

(3)围手术期用药:根据医嘱术前半小时使用抗生素一次;术前1天或术后使用抗凝药物。

（二）术后护理

1.生命体征的观察　患者术毕回病房后及时给予床边心电监护仪,0.5～1小时监测血压、脉搏、呼吸、经皮血氧饱和度一次,持续吸氧4～6L/min,术后24小时内应密切观察患者意识、面色、生命体征、尿量的变化,并详细记录,若有异常及时对症处理。

2.切口引流管的观察　膝关节置换术因术中使用止血带,术后常会导致血管反应性扩张和关节内组织切除部位血管残端的出血,要密切观察切口敷料的渗血情况和引流液的色、质、量。一般手术当天采用非负压引流,术后一天改为负压引流24～48小时,当引流量＜50ml/d即予拔管。在引流过程中要保持引流管的通畅,防止扭曲、折叠和堵塞,每30分钟挤压记录一次，如发现引流液流速过快>100ml/h时，应通知主刀医生，必要时予夹管30分钟后放开。要保持切口敷料的清洁干燥，一旦污染及时更换，按医嘱正确及时使用抗生素，防止手术切口感染。

3.术后体位　术后予去枕平卧6小时，6小时后予平卧位，患肢膝后垫软枕予抬高，保持中立位，避免小腿腓肠肌和腓总神经过度受压，造成小腿腓肠肌静脉丛血栓的形成和腓总神经的损伤。术后3～5天开始下床活动。

4.患肢肢端血运的观察　密切注意观察患肢感觉和肢端皮温、肤色及足背动脉搏动及足背伸等情况，一旦出现异常及时处理。

5.并发症的护理

(1)全身并发症的观察和护理：包括肺不张、坠积性肺炎、充血性心力衰竭、心律不齐、应激性胃出血、电解质紊乱(最常见的是低钠血症)、尿潴留和尿道感染。在护理上要密切观察患者的呼吸、心律变化；按医嘱正确及时使用抗生素，注意观察体温的变化；做好饮食护理，根据个体差异选择食物，一般应清淡宜消化，适当增加蛋白质和维生素含量；在病情允许的情况下可进食高维生素、高蛋白、高热量、高粗纤维食物，以补充术后体能的消耗和保持大便的通畅；对老年患者要严格掌握和控制液体速度，注意观察液体输入的量、速度，鼓励患者多饮水2000～3000ml/d，记录24小时尿量，动态监测血电解质的变化，保持进出量和水电解质的平衡。

(2)疼痛的观察和护理：膝关节置换术后疼痛的处理比髋关节置换术后要求高，良好的疼痛处理不仅使患者感到舒适，而且有助于术后患肢功能的康复。肌肉或皮下注射止痛药的优点是花费低、使用方便，但不良反应较多，如哌替啶有可能引起呕吐、呼吸抑制、眩晕、血压下降等，而膝关节置换术的患者一般年龄偏大，应小心使用；自控镇痛泵，由于注射疼痛剂的局限性，近年来出现了患者自行控制镇痛的趋势，最常见的是PCA，即经静脉给予镇痛药物，泵由患者控制，患者可以根据自己的疼痛情况即时自行控制药物的剂量，PCA的优点是患者自控，减少了患者的焦虑感，增加了安全感，不良反应相对少见，偶有恶心呕吐、尿潴留等，出现症状后予暂时关闭PCA，缓解后可重新使用。

(3)神经损伤的观察和护理：全膝关节置换术神经并发症主要为腓总神经损伤，发生率为1%～5%，多见于严重的膝外翻或屈膝挛缩畸形的矫形过程中。损伤的原因有直接损伤、牵拉损伤和压迫损伤，症状多出现在术后1～3天，表现为胫前肌和拇长伸肌功能障碍，37%出现腓骨长肌乏力，87%有第一趾蹼区感觉障碍。术后要密切观察患肢肢端感觉和活动情况，一旦出现腓总神经损伤症状，应通知医生及时处理，拆除加压外敷料或外固定石膏托，保持膝关节屈曲20°～30°，以减少对神经的压迫和牵拉；使用踝足支架，保持踝关节中立位，防止足下垂；经常进行踝关节被动功能锻炼，防止继发性马蹄内翻足；按医嘱正确使用营养神经药物；持续3个月以上无神经功能恢复者，可行腓总神经探查术。

(4)深静脉血栓形成的观察及护理：为最常见的并发症，如无预防措施发生率为40%～88%，术后应密切注意观察肢体有无肿胀情况，肢端皮肤颜色、温度及有无异常感觉、有无被动牵拉足趾痛，有无胸闷、呼吸困难，发现以上情况应警惕下肢深静脉血栓形成或继发肺栓塞。对高龄、肥胖、心功能不全患者，可使用弹力绷带、弹力袜、下肢静脉泵、足底泵或口服阿司匹林、华法令、低分子右旋糖酐、肝素等药物预防。用药期间要注意观察观察皮肤黏膜的出血情况，定时检测凝血酶原时间，预防突发性出血。

(5)感染的观察和护理：感染是膝关节置换术后具有灾难性的并发症，发生率为1%～2%。根据累及范围分为浅层感染(未累及关节囊内)和深部感染(累及关节囊内)；根据起病及病程，分为早期感染和慢性或迟发性感染。在护理上术后要保持伤口敷料的清洁干燥和引流管的通畅，一旦污染及时更换，密切观察切口有无红、肿、热、痛等局部感染症状；抬高患肢，指导早期行患肢肌肉的静力收缩运动，以促进患肢血液循环，有利于消肿和伤口的愈合；如术后体温持续升高，3天后切口疼痛加剧，血实验室检查提示白细胞、中性粒细胞百分比升高，胸部X线示正常时，要考虑切口感染。预防术后感染要严格手术操作和手术室环境，围手术期正规使用抗生素，尽量避免或缩短插导尿管时间；出院时要告知患者，要防止膝关节的远期感染，及时治疗牙周炎，扁桃体炎、呼吸道感染、泌尿生殖系和皮肤感染。术后感染的治疗措施包括：单纯抗生素治疗、切开清创引流、关节切除成形术、一期或二期行假体再置换术。

膝关节置换术后并发症还包括血管损伤、皮肤坏死、假体周围骨折、关节不稳、关节僵硬等。

【健康宣教】

(一)功能锻炼

全膝关节术后功能锻炼主要以肌力、关节活动度和步态训练为主，分四个阶段进行。

1.第一阶段　术后0～2天，此期患肢大棉垫加压包扎，康复训练主要是通过肌肉的等长收缩，促进血液循环，防止肌肉萎缩和下肢深静脉血栓的形成。方法：加强股四头肌、腘绳肌的等长收缩训练，用力收缩10秒，放松10秒，10次/组，2～3组/天；同时做踝关节的背伸、跖屈运动，尽可能的背伸10秒，跖屈10秒，10次/组，2～3组/天。

2.第二阶段　术后3～5天，此期患肢大棉垫已拆除，伤口引流管已拔，康复训练主要是通过增加股四头肌和腘绳肌的肌力，患膝关节的主被动伸屈活动，促进伤口愈合，防止肌肉萎缩，改善关节活动度。

(1)在继续锻炼股四头肌、腘绳肌肌力的基础上.指导患肢行直腿抬高锻炼，患肢抬高时要尽量保持在空中的停留时间，次数由少到多，以不引起疲劳为宜。

(2)膝关节持续被动运动(CPM)于引流管拔除后进行，CPM训练时起始角度为0°，终止角度为30°，在1～2分钟内完成一次屈伸活动，1小时/次，2次/天。根据患者对疼痛的耐受程度每天递增5°～10°，尽量在1周内使膝关节的屈曲角度达到90°或以上。

(3)膝关节主动屈伸运动：患者平卧位，移去膝下软枕，医护人员一手托在患者膝下，一手托住足跟行屈膝活动，当感觉疼痛时嘱患者足跟沿床面慢慢伸直膝关节，如此反复幅度由小到大，活动量由少到多，逐渐过渡到主动屈伸膝锻炼。

3.第三阶段　术后6天～2周，此期患肢伤口疼痛已缓解，在继续加强患肢肌力和膝关节活动度的同时进行步态训练。方法：鼓励患者尽早下床，开始扶步行器或在床尾练习站立，此时重心在健侧下肢，患肢根据个体差异不负重或部分负重，以后重心逐渐向患肢过渡，开始扶步行器或拐杖行走，行走时健肢在前先行，患肢跟上，再移动步行器向前。

4.第四阶段　出院后，功能锻炼的目的是增加患肢的膝关节活动度和负重能力，进一步加强下肢平衡功能、本体感觉、肌力的训练，改善日常生活的自理能力。

(1)继续做好股四头肌、腘绳肌的肌力训练,如坐位、仰卧位时的伸腿、直腿抬高,俯卧位时的屈膝训练;同时加强膝关节屈伸活动的主动或抗阻力训练,如手拉扶手下蹲、踏车、上下楼梯等训练。

(2)进一步加强患肢的负重训练,负重力量逐渐递增,直到可以完全负重。

(3)加强行走训练,训练时抬头挺胸,双目平视前方,臀部不要翘起。

值得注意的是:在整个康复训练过程中要遵循循序渐进的原则,训练量应由小到大,以不引起患膝明显疼痛为宜;每日训练前要询问患者自我感觉,有无不适反应,以判断运动量的大小;运动后要注意膝关节有无肿胀情况;在训练行走时要做好安全保护,尤其对有膝关节不稳的患者;有较严重的屈膝障碍患者,夜间休息时可用石膏托固定于伸膝位,持续4～6周。

(二)出院指导

1.休息　接受全膝关节置换后要避免剧烈运动,4～6周内不做主动下蹲动作,行走时不可急停或骤然旋转,为了减少对膝关节的磨损,防止跌倒,建议患者最好终身使用手杖,特别在外出时,最大限度地延长膝关节的使用寿命。

2.饮食　指导患者加强营养,多进含蛋白质、维生素、钙、铁丰富的食物,增加自身抵抗力,适当控制体重的增加,以减少对关节的负重。

3.复查　6个月内,每月复诊一次;按时来院复查,有下列情况应及时就诊:患肢出现胀痛,局部切口出现红、肿、热、痛。要及时治疗全身性隐匿病灶,如呼吸道感染、泌尿系感染、扁桃体炎、牙痛等,防止髋关节远期感染。

四、人工肩关节置换术

【概述】

人工肩关节置换是在置换人工肱骨头的同时,使用圆筒形、碟盘形的聚乙烯假体置换肩胛盂的表面,用金属和或超高分子量聚乙烯等部件来代替患者受损关节、模仿正常关节的结构和生理功能、使患者恢复日常生活、减少痛苦的一种替代手术,主要用于肱骨头、肱骨近端粉碎骨折。但肩袖正常、肩胛盂关节面破坏较轻的患者可行人工半肩关节置换术。

(一)人工肩关节置换的发展史

人工肩关节置换术是在人工肱骨头置换术的基础上发展起来的。

(二)人工肩关节置换的类型

有非限制性人工肩关节、限制性人工肩关节、半限制性人工肩关节三种。

1.非限制性人工肩关节　这种人工关节的肱骨侧假体与盂侧假体之间既有滚动也有滑动,能保证较大的肩关节活动度,又能缓冲可能加在假体上的各种剪力或“拔出力”,从而减少了假体的松动率。适用于旋转袖功能正常的患者。

(1)适应证

1)肩胛盂和肱骨头不匹配引起的疼痛。

2)盂肱关节关节炎及继发的关节功能丧失。

3)需要改善肩关节功能和增加活动度,而肩袖正常者。

(2)禁忌证

1)肩袖和三角肌功能均丧失或瘫痪。

2)患者有活动性感染。

2.限制性人工肩关节　由于限制性人工肩关节置换术后松动率较高，只有在肩袖失去功能，或缺乏骨性支持而无法修复时，才考虑使用限制性人工肩关节置换术。

(1)适应证

1)肱骨近端肿瘤、病段切除术后骨广泛损伤和软组织缺损。

2)严重的关节炎如类风湿、骨关节炎、创伤性关节炎、肱骨头坏死，伴有肩袖变性、挛缩或断裂者。

3)严重陈旧性骨折、脱位、伴有肩袖损伤、瘫痪、挛缩或止点缺损。

4)由于肩关节囊增厚、变性、挛缩致关节囊功能不全，特别是老年人伴有肩袖功能异常，软组织手术无效者。

5)关节融合术、成形术或非限制性人工肩关节置换术失败。

(2)禁忌证

1)神经性疾病导致肩部肌肉完全瘫痪，如脑血管意外、大脑性瘫痪、小儿麻痹症等患者。

2)患者有活动性感染。

3)精神异常、衰老、未控制乙醇中毒或不能配合治疗者。

4)肩肱关节的神经营养性疾病。

3.半限制性人工肩关节　也称为单球面全肩关节置换术，是一种无关节的、半限制性的、单球面全肩关节置换术。这种假体的肱骨头小，呈球面，头颈角为 60°据报道这种设计可获得较大的活动度。肩胛盂假体与肱骨头假体相匹配，并允许两部分假体的关节面持续接触。

(1)适应证

1)肱骨近端肿瘤、病段切除术后骨广泛损伤和软组织缺损。

2)严重的关节炎如类风湿、骨关节炎、创伤性关节炎、肱骨头坏死，伴有肩袖变性、挛缩或断裂者。

3)严重陈旧性骨折、脱位、伴有肩袖损伤、瘫痪、挛缩或止点缺损。

4)由于肩关节囊增厚、变性、挛缩致关节囊功能不全，特别是老年人伴有肩袖功能异常，软组织手术无效者。

(2)禁忌证

1)神经性疾病导致肩部肌肉完全瘫痪，如脑血管意外、大脑性瘫痪、小儿麻痹症等患者。

2)患者有活动性感染。

3)精神异常、衰老、未控制乙醇中毒或不能配合治疗者。

4)肩肱关节的神经营养性疾病。

(三)材料选择要求

钴合金和超高分子聚乙烯组成的假体仍是肩关节材料的“金标准”。

(四)人工关节假体固定的方式

固定方式分为骨水泥型和非骨水泥型。目前公认的观点为：大多数患者可选用骨水泥固定型假体。

【护理】

(一)术前护理

1.心理护理　患者肩关节由于长期疼痛,活动受限,严重影响生活质量,患者易产生抑郁、烦躁、恐惧心理,所以,加强心理护理是非常必要的,具体如下:

(1)针对患者存在的心理问题,采取支持性的心理措施,以信赖、尊重的态度与患者交谈,使其感到自己被重视,增加对于医护人员的信任感,从而接受并配合治疗护理。

(2)耐心地讲解疾病相关知识,告诉患者该手术在国内外的发展应用和疗效,介绍手术优点,以消除患者的顾虑,树立信心。

(3)做好家属工作,使家属多体贴、关心和鼓励患者,争取能积极主动地配合治疗护理。

2.特殊准备

(1)患者身体状况的准备:糖尿病、心脏病、高血压等经系统的内科治疗,病情平稳;类风湿性关节炎的患者,血沉和C反应蛋白检测指标较好;停用非甾体药物,如阿司匹林、芬必得、扶他林、戴芬、英太青等以防止出血或对肾功能的影响;全身隐匿性感染病灶,如龋齿、中耳炎、鼻窦炎等经治疗已控制。

(2)患者心理状况的准备:自愿接受人工肩关节置换术,可向患者提供有关手术及康复训练的资料,使其了解手术的意义。

(3)制订功能锻炼计划,必须向患者和家属说明康复锻炼的重要性,指导锻炼的方法,鼓励患者树立信心,积极进行功能锻炼,以促进关节功能的恢复。

3.一般准备

(1)术前训练:指导患者做深呼吸、床上排便,保持肢体固定位置和变换体位的训练,术侧肢体被动和主动运动训练等。

(2)备皮:术前3天将术侧上肢及躯干和腋下的毛发剃洗干净,并用乙醇消毒,最后用无菌巾包扎术侧肩关节、肩胛部及术侧上肢,以后每天均用乙醇擦拭并更换无菌巾一次,以避免或减少术后切口感染的机会。

(二)术后护理

1.密切观察病情　术后回病房,给予心电监护,严密观察患者神志、意识、面色、血压、脉搏、呼吸及血氧饱和度、心率和尿量等,并做好记录。若发现异常应及时报告医生,并配合处理。

2.患肢观察　密切注意患肢皮温、血运、颜色、感觉、肿胀及桡动脉搏动、切口渗血情况,如有手指麻木,肢体发绀、出血、皮温降低、桡动脉搏动消失等神经血管损伤症状出现,及时报告医生处理。

3.体位的护理

(1)因人工肩关节置换术患者使用全身麻醉,在麻醉未醒前,应去枕仰卧,头偏向一侧,保持术侧肩关节中立位,上臂放置于软枕上。术后患肢用悬吊巾固定,置于700外展和10°外旋位,抬高患肢,以利消肿,避免患侧卧位。

(2)麻醉清醒后可平卧位或垫枕头,术后6小时待生命体征平稳后,可保持术侧肩关节中立位，并取半卧位或健侧卧位。

(3)半卧位时，术侧肩关节用三角巾悬吊保护固定于中立位，上臂下垂，屈肘90°，前臂自然放在胸前。

(4)侧卧位应向健侧卧位，术侧屈肘90°。绝对禁止术侧卧位，因该卧位可造成置换关节局部受压，导致置换关节前脱位。

(5)站立时用三角巾悬吊固定，保持肩关节中立位，使患者感到舒适，并减轻切口疼痛。

4.引流管护理　在无菌操作下置好肩关节腔引流管并保持通畅，严密观察引流液的量、性质、颜色并做好记录，应保持引流管的通畅并妥善固定，防止扭曲、折叠和堵塞，防止逆行感染。每30分钟挤压一次，记录引流量，如每小时引流量超过50ml或24小时引流量超过200ml，应及时通知医生处理，一般情况手术后48小时可拔管。

5.并发症的观察与护理

(1)出血：术后使用心电监护仪，以观察生命体征、心率和尿量的变化，密切观察伤口敷料情况，保持引流管通畅，并记录引流物的性质、量、颜色。若1小时内引流量大于50ml，考虑有内出血的可能，应告知医生及时处理。

(2)脂肪栓塞：观察并记录患者的神志、呼吸、尿的变化，给予心电监护。若患者有胸闷、气急、神志模糊，或尿液中检查出有脂肪滴，胸片提示有暴风雪样改变即可确诊，应及时给予加压面罩吸氧等处理。

(3)坠积性肺炎：术后患者怕痛而不敢深呼吸、用力咳嗽或做无效的咳嗽，痰液坠积肺部而引起感染。应指导并鼓励患者做深呼吸和有效的咳嗽、咳痰练习，必要时可行雾化吸入及震颤拍背排痰，使痰液稀释，促进肺复张，预防肺部感染。

(4)感染：人工肩关节置换术后，出现感染是一种严重的并发症，常引起关节疼痛和病变，最终需要再次手术去除假体和骨水泥。术后要密切观察切口有无红、肿、热、痛等局部感染症状，保持伤口敷料的清洁干燥。如术后体温持续升高，3天后切口疼痛加剧，血常规检查提示白细胞、中性粒细胞百分比升高，胸部X线示正常时，要考虑切口感染。预防术后感染要严格手术操作和手术室环境，围手术期正规使用抗生素，尽量避免或缩短插导尿管时间；出院时要告知患者，要防止踝关节的远期感染，及时治疗牙周炎，扁桃体炎、呼吸道感染、泌尿生殖系和皮肤感染。

(5)关节脱位、半脱位和假体松动、下沉术后由于搬动、锻炼不当、患肢位置不妥等原因，可导致假体脱位。因此，术毕应将患肢呈外展50°～60°，前屈45°，并用外展架固定。若手术中未广泛修补肌腱，则可用悬吊绷带固定于胸前，一般固定时间为3周左右。当患者平卧位时，外展架应与床面平行，肘关节稍抬高。经常检查外展架的螺丝有无松动，位置是否滑移。如置换肢体出现剧烈疼痛，术侧肢体较健侧肢体短，立即制动并通知医生配合处理。

(6)肩关节僵硬：肩关节关节炎在开始时通常很紧张，可能存在软组织挛缩和肩胛下肌短缩，可能因肱骨头和肩胛盂假体填塞太满而进一步加重。解决的办法是通过肩胛下肌的短缩。如果术中关节活动正常，而术后出现关节僵硬，那么这通常是康复训练不当造成，必须鼓励患者加倍努力恢复前屈、外旋和内旋运动。

(7)肱骨假体后方不稳：原发性骨性关节炎中肩胛盂的非对称性磨损可使肩胛盂假体在放

置时过度后倾，使肱骨假体滑出肩胛盂关节面，造成后方半脱位。如果患者有初始未能发现的晚发的关节后方不稳，那么应对假体进行影响学检查。如果肩袖的康复锻炼不能为肩关节提供一定的动力性稳定，或者如果假体的位置不对，那么可能要考虑进行翻修术。

(8)晚发人工肱骨头的脱位：最近才认识到全肩人工关节置换术后可发生前脱位，这几乎总是伴随着肩胛下修复的破裂。如果早期发现可将肩胛下肌直接修复。如果在肩胛下肌修复后仍有前部不稳，那么可能需要进行假体翻修，或者使用自体组织，如：跟腱来加强肩关节前部结构。

(9)神经血管和臂丛神经损伤：尽管神经并发症并不常见，但在人工肱骨头置换术后，轻度的臂丛神经刺激症状并不减少。这通常表现为感觉异常，偶尔可出现瘫痪。如果确定所有神经均已加以适当保护，所有软组织均已松解，臂丛神经没有过度牵拉，那么可避免神经损伤，如果术后发现神经损伤，这通常表现为神经功能不全，需要时间进行恢复。

(10)肩胛盂假体松动：尽管全肩关节置换术后发生肩胛盂假体松动的可能性极小，且翻修率极低，X 线片上的透光线并不少见。对于那些没有症状而肩胛盂有 X 线透光线，仅需要进行临床和放射影像学随诊。如果患者在接受人工肩关节置换术后出现肩关节疼痛，并怀疑有肩胛盂假体松动，那么应进行关节置换术后疼痛的常规评价，包括培养、成对同位素扫描、关节造影，甚至是麻醉下的关节镜检查。

【健康教育】

(一)功能锻炼指导

1.第一阶段(术后 1 天)

(1)指导和鼓励患者进行深呼吸运动。

(2)麻醉消退后、开始活动手指、腕关节。“张手握拳”练习，最大力量下保持 2 秒，屈伸腕关节。

2.第二阶段(术后 2～7 天)　主要做肌肉静力收缩运动、远端关节运动和临近关节的阻抗运动。

(1)术后患肢用三角巾悬吊。

(2)术后 48 小时拔除引流管后开始行肩部肌肉收缩锻炼，主动活动手指、握拳，小幅屈伸肘关节(对促进血液循环、消退肿胀、防止深静脉栓塞有重要意义)。

(3)3～7 天后行肩关节被动和辅助下主动的适量外旋和前屈活动，从 20°开始，每天增加 5°～8°前臂肌肉主动收缩功能锻炼，3～5 次/天，每次 10 秒。除手术肢体保护外，其余部位应尽可能多种活动，以提高整体代谢水平。

3.第三阶段(术后 8～14 天)　作患肩关节及临近关节无负重活动，延续第二阶段康复训练，主动与被动锻炼相结合，锻炼次数与运动幅度逐步增加。

(1)耸肩练习在健侧手臂辅助下加大肩关节功能锻炼，可一手托肘关节，一手扶上臂做向上耸肩，于最高位置保持 5 分钟放松为 1 次，3～4 次/天，避免引起疼痛和拉伤关节。

(2)含胸练习：健侧手臂托患侧肘关节保护，在不引起异常疼痛的情况下双肩向前做含胸动作，最大位置保持 5 分钟放松为 1 次，3～4 次/天。

4.第四阶段(术后 15～21 天)　延续第三阶段康复训练，以低负荷关节活动为主，拆线后做扩胸练习。健侧手臂托患侧时关节保护，在不引起异常疼痛的情况下，双肩后张做扩胸动作，最大位置保持5分钟放松为1次，3～4次/天。

5.第五阶段(术后22～28天) 延续第四阶段康复训练及关节活动度练习。肩关节开始主动外展、外旋、上举功能锻炼，次数逐步递增。制订出每天上举的高度计划，活动度练习后即刻给冰敷15～20分钟，如平时感到关节肿、痛、发热明显，可再冰敷，2～3次/天。

(1)摆动练习：体前屈(弯腰)至上身与地平行，在三角巾和健侧手的保护下摆动手臂。首先是前后方向，待适应后增加左右侧向，最后增加绕环(划圈)动作，每个方向20～30次/天。

(2)前屈练习：平卧，去除三角巾保护，健侧手握紧患侧肘部(患侧肢体完全放松，由健侧用力完成动作)经体侧沿垂直上举患侧手臂。至感到疼痛处停止2～3分钟，待疼痛减轻后继续加大角度3～4次/天。不得反复进行。

6.第六阶段(术后29天) 延续上阶段的康复训练，以逐渐加负荷的关节活动为主，6周后去除三角巾。

(1)外展练习：姿势要求同前屈练习，体侧沿水平上举患侧手臂。

(2)外旋练习：平卧，屈肘90°健侧手握紧患侧手腕(患侧肢体完全放松，由健侧用力完成动作)经体侧沿垂直方向外推患侧前臂，至感到疼痛处停止2～3分钟，待疼痛减轻后继续加大角度(最大至前臂垂直于床面)。

(3)后伸练习：姿势要求同外旋练习，在体侧将患侧上臂逐渐放至床面。

(4)上举功能锻炼：患者紧贴墙壁站，用患肢一侧的手托墙壁，手沿着墙壁向上爬，3～6次/天，10～15分钟/次，每次记录上举高度。出院后保持随访，定期复查，定期指导。

(二)出院宣教

1.休息 禁止剧烈活动，鼓励患者尽早使用术肢完成日常活动，但是必须不宜用力提或拖拉重物，避免投掷等挥动手臂的动作，以免引起置换关节脱位、松动甚至假体柄折断等。

2.饮食 指导患者加强营养，多进含蛋白质、维生素、钙、铁丰富的食物，增加自身抵抗力，适当控制体重的增加，以减少对关节的负重。

3.复查 6个月内，每月复诊一次，有下列情况应及时就诊：患肢出现胀痛，局部切口出现红、肿、热、痛。要及时治疗全身性隐匿病灶，如呼吸道感染、泌尿系感染、扁桃体炎、牙痛等，防止肩关节远期感染。

五、踝关节置换术

【概述】

全踝关节置换是由胫骨外框、固定的聚乙烯内衬和距骨部件组成。胫、距骨假体材质为钴铬钼，骨内部分为矢状平行柱。假体采用的非骨水泥技术固定，表面以多孔处理或羟基磷灰石喷涂有利于骨长入和假体稳定。滑动核由超高分子聚乙烯制成，大大减少了假体之间的磨损。

(一)踝关节置换术的发展史

Morton-Murdock在1970年临床首次使用人工踝关节，当时人工踝关节是引伸于将髋关节假体翻转180°而来。

STAR(Scandinavian Total Ankle Replacement)全踝关节假体，发明于1978年，最初为二组件式，骨水泥固定。1986年后，改为三组件式，即在胫骨、距骨组件之间加入聚乙烯垫片。1990年后，开始倾向于使用非骨水泥固定。

(二)人工踝关节分型

限制型、非限制型和半限制型三大类。

人工踝关节置换术的目的是在治疗原有疾病的基础上，重建下肢的机械力线，恢复踝关节的稳定；重建踝关节的关节面，恢复踝关节的活动度。

1.适应证

(1)原发骨关节病。

(2)继发骨关节炎如类风湿性关节炎、色素沉着性关节炎、混合型结缔组织病、滑膜炎性病变、牛皮癣性关节炎、化脓性关节炎。

(3)创伤后骨性关节炎。

2.禁忌证

(1)神经源性关节病性退行性疾病(夏科关节)。

(2)活动性或近期感染患者。

(3)严重的良性关节过度活动综合征。

(4)无法重建的对线异常。

(5)踝关节周围严重软组织疾患。

(6)足或小腿的感觉、运动障碍。

(三)手术方法

患者仰卧位，取踝关节前方纵形弧切口，自踝上10cm经踝关节中点沿向第1跖骨，显露踝关节的同时注意保护血管神经。胫骨远端安置选定的与5mm的SIZER联接的胫骨截骨板，定位杆固定于平行胫骨前嵴中线上。首先利用合适的截骨导向器行胫、距骨截骨。距骨和胫骨准备已毕后首先安装距骨假体，用专用的打入器打紧。随后打入胫骨假体，注意打入方向应与胫骨长轴垂直，胫骨假体的前缘不要低于胫骨截骨面的前缘。最后放入滑动核试模，检查踝关节的活动度和紧张度，确认软组织平衡后选择合适厚度的滑动核假体植入，整个假体安装完毕。术毕必须修复踝前肌支持带，放置负压引流管。并行短腿石膏托固定于中立位。

【护理】

(一)术前护理

1.心理护理　由于患者对疾病知识的缺乏，担心手术的安全，容易出现焦虑、恐惧感。护士要根据患者的年龄、职业、文化程度针对性地做好患者的精神安慰和心理疏导，讲解有关疾病的知识和目前治疗该疾病的水平、方法，以增加患者对疾病的认识，树立对疾病治疗的信心，以最佳的心态参与到自身疾病的治疗中。寻求社会支持系统的帮助，鼓励家属多陪伴患者，并嘱托家属不要在患者面前展现出不快，避免患者情绪波动，顺利度过围手术期，尽早康复。

2.特殊准备

(1)术前踝关节正侧位片和MRI片，审视踝关节病变的范围、不稳定重点、坏死范围和进展性；兼行踝关节CT片，以便与健侧踝进行对照，决定内、外踝是否需要重新建立稳定机制。

(2)测量两下肢长度,确定患肢长度差异。若无髋膝关节畸形,采用双胫腓骨全长X线片对照测量法。

(3)术前和术晨温水浴踝足和皮肤消毒包扎。

3.一般准备

(1)血生化、血沉、肝功能、凝血功能等常规化验,心肺功能无严重障碍。

(2)常规术前准备:备血、做好青霉素和普鲁卡因皮试。

(3)围手术期用药:根据医嘱术前半小时使用抗生素一次;术前1天或术后使用抗凝药物。

(4)术前训练患者体位、深呼吸、有效咳痰、床上大小便,有助于避免术后伤口不愈、坠积性肺炎、尿潴留、便秘等发生。

(二)术后护理

1.病情观察　患者术毕床边心电监护仪,0.5～1小时监测血压、脉搏、呼吸、经皮血氧饱和度一次,持续吸氧4～6min,术后24小时内应密切观察患者神志、意识、面色、生命体征、尿量的变化,并详细记录,若有异常及时对症处理。

2.切口观察　观察伤口敷料渗血情况,石膏固定后石膏上的血迹是否逐渐扩大,当石膏固定后伤口出血较多或渗血较多时,血液可能渗不到石膏表面而沿着石膏内壁往低处流,应密切观察,立即通知医生进行进一步处理。

3.患肢观察　观察患肢末梢颜色、皮肤温度、肿胀、血运,若患者主诉麻木,患肢明显肿胀或颜色发白、发绀时,应立即通知医生给予处理。

4.体位护理　术后抬高患肢20cm,促进血液回流,减轻水肿和疼痛,促进伤口愈合。

5.引流管护理　人工踝关节置换术常置引流管。术后接负压吸引器持续引流,应保持引流管的通畅并妥善固定,防止扭曲、折叠和堵塞,防止逆行感染。每30分钟挤压一次,记录引流量,如每小时引流量超过50ml或24小时引流量超过200ml,应及时通知医生处理。

6.并发症的护理　人工踝关节置换术后全身性并发症发生率不及人工全髋、全膝置换术高,但其术后局部并发症发生率远比人工全髋、全膝置换术高。其中,以局部疼痛、伤口感染和愈合不良最为常见。

(1)伤口愈合不良:这是术后主要并发症之一,发生率在40%左右。因局部血液供应欠佳、切口下方伸肌腱支持带断裂和过早活动引起。要保持切口敷料的清洁干燥,一旦污染及时更换,按医嘱正确及时使用抗生素,防止手术切口感染。

(2)术后疼痛:因非感染性因素引起的疼痛而行翻修术的约占8%。假体与腓骨间撞击是引起疼痛的原因之一。良好的疼痛处理不仅使患者感到舒适,而且有助于术后患肢功能的康复。肌肉或皮下注射止痛药、经静脉给予镇痛药物泵。

(3)感染:感染发生率2.7%,感染细菌来源于局部伤口和身体其他部位感染灶,类风湿性关节炎患者更容易发生感染。发生感染后,首先应做细菌培养和药物敏感试验,假体周围组织清创,冲洗伤口,置管引流,抗生素静脉输液4～6周,然后改用口服抗生素6周。

(4)反应性交感神经营养不良:原因如下。

1)失用性骨质疏松,对此采用渐进保护性的术后负重练习(1～2年),经皮电刺激,硬膜外阻滞,腰交感神经切除术和精神心理治疗;

2)腓浅神经分支被切断(神经瘤形成),治疗方法是神经瘤局部注射封闭和神经瘤切除术,因这些措施对阻止本病的发展效果不好,也可采用上述类似于失用性骨质疏松的处理方法。

(5)假体松动:这是手术失败的主要原因。松动与骨组织质量欠佳有关,尤其是距骨侧。预防假体下沉应采取下列措施。

1)当患者体重超重时,应尽量选较大假体。

2)假体放置应尽量在胫骨和距骨的后侧,以便有更强的骨性支撑。

3)尽量减少截骨量以保留软骨下骨量。

4)假体设计应尽量扩大假体与骨的接触面,使生物长入固定更稳定。踝关节置换失败后的补救方法包括翻修、融合和膝下截肢。

(6)关节功能障碍:马蹄足畸形,这与长时间的跖屈位制动有关,可采用跟腱延长术。急性期过后,患肢可适当活动,动作应轻柔,活动前可行关节热敷或理疗,以缓解肌肉痉挛,增强关节的伸展力。石膏托固定期间,每日至少移去2次进行锻炼,即在关节不负重、疼痛可耐受的范围内进行被动运动,如运动后疼痛和痉挛时间超过1小时,应考虑是运动过度,对下一次治疗时间和力度进行适当调整。

(7)内、外踝骨折:与手术中使用锯片或骨凿不当有关,出现内外踝骨皮质损伤。对骨折移位采用手法复位石膏托固定8～12周,若无效则重新切开、骨折整复加用螺钉固定后,再施行常规人工踝关节置换。

(8)下肢静脉栓塞:术后应密切注意观察肢体有无肿胀情况,肢端皮肤颜色、温度及有无异常感觉、有无被动牵拉足趾痛,有无胸闷、呼吸困难,发现以上情况应警惕下肢深静脉血栓形成或继发肺栓塞。对高龄、肥胖、心功能不全患者,可使用弹力绷带、弹力袜、下肢静脉泵、足底泵或口服阿司匹林、华法令、低分子右旋糖酐、肝素等药物预防。用药期间要注意观察观察皮肤黏膜的出血情况,定时检测凝血酶原时间,预防突发性出血。

【健康宣教】

(一)功能锻炼

1.术后第一天即可进行股四头肌等长收缩和直腿抬高练习。术后早期督促患者做膝关节、跖趾关节及趾间关节活动,促进血液循环,减轻水肿,促进功能恢复,但应限制踝关节跖屈。

2.术后第2天扶拐杖离床患足不负重。术后患肢石膏固定,如需活动,应先在床上坐起,适应后在矫形器或拐杖辅助力量下离床,下床时应由专人陪护,防止跌倒。

3.4周后扶助行器部分负重。

4.术后6周主动屈伸练习,可去掉管型石膏,改用踝关节支具和弹力袜,稳定踝关节内外侧。

5.第12～14周弃助行器,正常行走步态。若在活动中出现关节疼痛或疲劳,应嘱患者减少活动量,锻炼时应循序渐进。

(二)出院指导

1.休息　接受全踝关节置换后要避免剧烈运动,12～14周后可负重行走。

2.饮食　指导患者加强营养,多进含蛋白质、维生素、钙、铁丰富的食物,增加自身抵抗力,适当控制体重的增加,以减少对关节的负重,预防假体松动。

3.复查　6个月内,每月复诊一次;按时来院复查,有下列情况应及时就诊:患肢出现胀痛,局部切口出现红、肿、热、痛。要及时治疗全身性隐匿病灶,如呼吸道感染、泌尿系感染、扁桃体炎、牙痛等,防止踝关节远期感染。

六、人工颈椎间盘置换术

【概述】

人工颈椎间盘置换术(ACDR)也称颈椎间盘成形术(CDA),是一种治疗颈椎病的新技术。20世纪50年代即有人开始人工椎间盘实验研究,80年代该技术复兴,90年代成为临床上可供选择的治疗方法之一。它的最大优势在于在获得狭窄间隙的有效减压,同时重建节段的运动功能,使整个颈椎运动力学特征最大程度地接近于术前生理状态,可以保持接近正常的颈椎活动度。减少传统融合术后由于融合节段运动功能丧失所造成的相邻节段的过度运动和应力集中,从而避免相邻节段退变的发生或发展。

(一)适应证和禁忌证

1.适应证

(1)颈椎间盘突出症。

(2)颈椎病的单阶段或双阶段压迫脊髓或神经根,或明确造成顽固的交感神经型颈椎病的阶段。

2.禁忌证

(1)明显的广泛颈椎管狭窄。

(2)外伤性脱位骨折。

(3)明显的颈椎不稳定。

(4)骨质疏松。

(5)肿瘤、炎症、糖尿病、精神障碍、强直性脊柱炎或患者全身情况差者。

(二)人工颈椎间盘介绍

人工颈椎椎间盘目前最广泛使用的是Bryan假体。它由聚胺酯内核、鞘和两个钛合金壳构成嘲.每个壳外层设计由250μm的小钛珠构成微孔钛层,以促进骨生长和提高远期的稳定性。鞘被钛丝捆绑附着于壳,并环绕内核形成一个闭合的整体,使用时需将无菌盐水注入假体。钛合金附件封闭,这种封闭内核的设计可避免假体的磨屑外泄,从而避免了炎症反应,并可防止软组织的卡入和假关节囊形成:该系统还提供了重力参考系统和虚拟轴以确定打磨时的角度和范围,上下终板的精细打磨设计使终板与钛壳的凸出外表紧密吻合,并把壳的边缘卡入打磨出的骨性凹巢内,这种设计使得假体置入即能提供即刻的前后和侧方稳定。正是基于Bryan人工颈椎椎间盘的这些基本特性,使得对该假体的临床应用充满信心。

【护理】

(一)术前护理

1.心理护理　人工颈椎间盘置换是一项新手术,患者对其效果和成功率都持怀疑态度,担心手术失败加重病情,因而惧怕手术,产生焦虑和紧张情绪。针对患者的心理反应,通过与患者的密切接触，向患者提供有关的信息以矫正患者不正确的认识，解除其不必要的焦虑与恐惧。如详细介绍人工颈椎间盘置换术的方法、目的、优点和成功病例，增强患者的信心，使其以最佳的身心状态迎接手术。

此外，骨质疏松是行颈椎椎间盘假体置换的禁忌证，因为椎间盘假体的上下两侧的金属终板有陷入临近椎体的可能，护士了解患者的家族史、吸烟情况以及与骨质疏松相关的个人特征(包括白发、皮肤白化等)，一旦确定存在骨质疏松的危险因素，则需要进行骨密度测量川，指导患者戒烟，讲解吸烟对本病的危害性，取得患者的合作。

2.术前准备　除常规按颈椎前路术前准备外，进行气管推移练习 3～5 天，以便于手术操作，减少术后咽部刺激。术前摄颈椎动力位片及 MRI 检查，进行手术节段上、下位椎体的 CT 平扫，扫描病椎椎体中部及接近终板水平，扫描平面与终板平行，根据 CT 测定预选相应直径的人工颈椎间盘备用。

3.手术体位练习　由于在行颈人工椎间盘置换手术时软组织牵拉较传统颈前路手术稍大，手术时间稍长，而长时间不动会使患者感到不适，甚至难以忍受，所以术前需进行体位练习，帮助患者提高耐受能力。方法：患者仰卧位，两肩胛部垫 1 个枕头，使颈部稍后伸但不要过度后伸，以免加重症状，直至能坚持 1～2 小时。

(二)术后护理

1.一般护理　患者术毕即戴颈托，正确搬运患者，并保持呼吸道通畅。密切观察患者有无发音异常、喉头水肿等，及时给予超声雾化吸入，促进痰液咳出，防止肺部感染的发生。

2.切口引流管护理　手术常规放置引流管，术后观察切口渗血情况，保持引流管通畅，观察引流液的颜色、量，并做好记录。一般术后当天引流量 24 小时不超过 100ml，如果超过 100ml 需密切观察有无活动性出血。还要观察切口周围有无肿胀，听取患者的主诉，加强巡视，预防切口血肿形成，压迫气管引起窒息。术后 24 小时引流量少于 20ml 即可拔管。观察有无脑脊液外漏，若术后引流量多且色淡，切口敷料有淡红色均匀渗出液，提示有脑脊液外漏。按脑脊液漏进行处理和护理。

3.术后体位　护理除按全麻术后常规护理患者外，着重做好脊柱外科的专科护理。患者取平卧位，头部两侧放置沙袋制动，严格限制患者早期的颈部活动。颈后放置波浪形水垫，防止患者仰卧位时后枕部受压，同时也增加患者的舒适度。术后 6 小时开始定时协助翻身，每 2 小时 1 次。告知患者不可强行自主翻身，避免颈部不正当用力或扭曲。避免颈部过伸动作，由于颈椎间盘假体依靠上下终板打磨出的凹面与假体上下两凸面的配合和周围韧带、纤维环的张力来获得即刻稳定性。因此，翻身时要注意禁止过度轴向牵引头部，防止假体脱出。引流管拔除后帮助患者戴颈托协助从床上坐起，训练端坐，然后下床活动。行走训练早期护士要在患者旁边指导并起保护作用。观察患者是否出现头晕、面色苍白等体位性低血压的表现。如果端坐有头晕不适则给予半卧位休息，以适应体位改变所带来的不适，按半卧位→坐位→下床活动的顺序进行训练。嘱患者在坐起和下床活动时都要带颈托，时间为 1 周。

4.并发症的护理

(1)预防感染：颈椎手术一般均为Ⅰ类手术，术后感染率为千分之一，但一旦感染情况就很严重。人工颈椎间盘置入术要求术后感染率为 0。所以在术中医护人员必须严格执行无菌操作技术。且术中我们常规使用抗生素静脉滴注，在置入假体前用庆大盐水反复冲洗手术野。

术后做好手术切口的护理，观察切口有无红肿、渗液。观察体温的变化。常规使用抗生素静脉滴注 3 天，预防感染的发生。

(2)食道漏：由手术中食道损伤引起，一般术中行食道修补并配合术后胃管鼻饲、局部置管冲洗等措施，术后 1 周恢复正常饮食。

(3)喉上或喉返神经损伤：术后出现声音嘶哑、吞咽困难.考虑喉上或喉返神经牵拉导致.一般都是一过性，不需要特殊处理，术后 1 个月左右能恢复正常。

【健康教育】

(一)功能锻炼

术后早期颈椎活动训练，术后拔除引流管后戴颈托先坐起，再下地行走。术后 1 周即解除颈托制动开始颈椎活动功能训练，有效减少了由于长期颈托制动造成的颈肩部的不适。由于假体设计科学、术中精细打磨上下终板和紧密的压配，使假体具有良好的稳定性，因此不必担心正常范围内的活动训练。对于临近双节段假体置换的患者，我们则提醒他们术后 2～3 个月内要注意乘车安全，防止颈椎骤然过屈过伸。

(二)肌力增强训练

障碍肢体术后进行肢体功能锻炼，旨在增强肌力，调整活动协调性，改善全身机体状态。脊髓型颈椎病脊髓受压损害后，可造成上肢或下肢运动功能损害，因此应加强恢复性训练，方法如下。

1.拇指对指、握拳然后用力伸指训练。

2.上肢肌肉力量训练。

3.颈部肌肉及运动范围锻炼。

4.上肢带肌及肩脾部活动范围锻炼。

以上方法 3～4 次/天，20～30 分钟/次。

5.步行锻炼，病情平稳术后第 1 天可下床活动，活动量以不疲劳为度。

(三)出院康复指导

包括术后颈托制动 1 周，防止颈部过伸性损伤；继续上肢和手功能锻炼，进一步进行较精确的活动训练，如写字、做针线活、织毛线等。保持正确的姿势。术后每季度定时拍片复查，以观察人工颈椎间盘位置是否良好。如有不适随时复诊。

(牟艳平)

第十三节　经皮椎体成形和后凸成形术的护理

一、经皮椎体成形术

【概述】

经皮椎体成形术(PVP)是在影像引导下和监测下进行的微创治疗，经皮穿刺到椎体病灶内，将生物材料或高分子材料如聚甲基丙烯酸甲(PMMA)等灌注剂注入病变椎体，治疗椎体破坏性病变、提高脊柱的稳定性，缓解或消除患者疼痛，预防椎体塌陷或发展的一种非血管介入治疗新技术、新方法。

1984 年法国 Deramond 首先应用经皮椎体内注射骨水泥 PMMA 的方法成功地治疗了 1 例长期疼痛的第 2 颈椎体血管瘤患者，并称之为经皮椎体成形术（PVP）。1997 年 Lane 首次将之用于椎体骨质疏松治疗；1998 年 Joho 等报道对 1 例长期服用激素引起的骨质疏松椎体，一次性从第 11 胸椎到第 3 腰椎行椎体成形术，术后患者由长期卧床恢复日常活动，疼痛缓解。近年来国外有人将其用于新鲜的椎体骨折甚至严重的爆裂性骨折。

另外逐渐推广用于脊椎血管瘤、骨髓瘤、溶骨性转移瘤、骨质疏松性椎体压缩骨折合并顽固性疼痛的患者，具有增加椎体强度、稳定椎体、止痛作用，其适应证越来越广。

（一）适应证和禁忌证

1.适应证

（1）椎体肿瘤：脊柱的溶骨性转移癌和骨髓瘤是 PVP 的主要适应证，转移癌局部椎体切除重建术常反而使局部肿瘤扩散，患者全身情况无法耐受；骨髓瘤常为多灶性而无法做到多节断切除融合。放射治疗常于治疗开始后 10～14 天才使 90％的患者疼痛缓解或消除，而且放射会削弱骨重建能力，常于放疗后 2～4 个月才开始重建，尤其是骨髓瘤的患者，放疗后使椎体塌陷进而神经受压的危险性增加，而 PVP 能立即缓解疼痛，增加脊柱的强度和稳定性。

（2）脊柱血管瘤：脊柱血管瘤绝大多数是无症状的良性病变，个别血管瘤侵袭椎体较严重致椎体轻危骨折或明显塌陷，引起疼痛或压迫神经或脊髓，PVP 可增加椎体强度、止痛，栓塞瘤体。必要时再行后路椎板减压，这样简化了手术，而无须椎体切除。有报道对椎体血管瘤术前行椎体成形术后再开放手术减压可大大减少出血。

（3）骨质疏松椎体骨折：骨质疏松性椎体塌陷引起的疼痛经休息、药物治疗后多数好转，无效时可行 PVP 治疗，尤其是活动较多或年龄较大的患者。

2.禁忌证　有严重的凝血异常、严重心肺疾患、极度虚弱不能平卧、骨髓炎和有活动性感染情况

的患者。椎体后缘骨皮质破坏范围过大可能导致骨水泥椎管渗漏的患者。

【护理】

（一）术前护理

1.术前评估　对于年老体弱的患者要评估患者的全身情况和承担 PVP 的能力、保持俯卧体位的潜在困难、是否有禁忌药物的使用（如抗凝血药）等。

2.术前教育　PVP 是一项新技术，患者对椎体成形术缺乏了解，要告知患者和家属大致的过程。与以往手术椎体成形术相比有哪些优点，有可能出现的并发症，需要配合的内容等。另外还要说明手术当天的饮食情况、用药情况、回病房后的体位与活动情况等。

3.术前检查　术前常规做血常规、凝血酶原时间、部分激活的凝血酶原时间、凝血时间和血小板计数。年老体弱者还要检查心、肺功能。如果要做椎体内静脉造影，则要检测血肌酐和尿素氮。做好影像学检查包括脊柱正侧位片、平片及 CT 扫描，若疑有脊髓受压情况则行 MRI 检查。影象观察重点包括椎体边缘。尤其是后缘是否完整，以评估有无手术禁忌证。

4.术前用药　精神紧张的患者可使用些镇静药物，行 PVP 前 30 分钟也按常规静脉使用

抗生素。

(二)术后护理

1.病情观察　PVP结束后将患者从手术台平移至平车送回病房。回病房后予心电监护6小时。第1个小时每30分钟进行1次生命体征和神经系统的检查并记录。神经系统的检查重点是对双下肢。第2个小时内每1小时进行生命体征和神经系统的检查并记录。以后的4小时,每2小时进行检查和记录1次。基础疾病较重、体质特别虚弱者,延长观察和监护时间至病情稳定为止。

2.体位要求　术后第1个小时应仰卧,第2个小时可翻身侧睡,术后3小时可协助床上坐起。以后逐渐训练行走。坐起时要注意安全,预防发生体位性低血压而晕厥摔倒,尤其是那些卧床时间较长的患者要加强预防。刚开始行走时旁边要有人看护,预防出现意外。

3.疼痛的评估　患者手术回病房后及时评估患者的疼痛程度。少数患者行PVP后会出现局部疼痛加重,这种疼痛常为自限性,有时需要注射镇痛剂或应用非甾体类药物治疗。观察疼痛有无加剧,如果同时伴有神经系统改变应立即查清疼痛的原因,做CT检查观察有无骨水泥渗漏情况。

4.并发症的护理

(1)局部并发症:注射骨水泥时的患者感到穿刺椎体有轻度酸胀痛,停止注射后消失。其中有的患者出现沿相应神经根的放射痛,大部分停止注射后消失,少数患者疼痛持续,应用类固醇水杨酸及抗生素治疗3～4天,症状在用药后逐渐消失。

(2)全身并发症:包括一过性发热,一过性疼痛加剧,神经根痛,肺栓塞,感染,脊髓压迫等,①一过性的发热和神经根痛,术后经抗炎治疗2～4天可缓解。持续神经根痛,需外科手术摘除漏出骨水泥。②一过性疼痛加剧:有资料显示一过性疼痛加剧很少见,小于2%,它与手术操作、骨水泥注射或骨水泥引起的炎症有关。一般经非甾体类抗炎药治疗,所有的患者疼痛都在48小时内缓解。③骨水泥渗漏性疼痛:一般是注射骨水泥时,骨水泥复合物漏入椎间孔、椎间隙等部位所致,有专家报道8.6%的治疗椎体出现骨水泥渗漏。要进一步观察,预防出现下肢肌力、感觉、甚至大小便的改变。④肺栓塞:骨水泥向周围静脉,尤其是椎体静脉丛的渗漏可造成肺栓塞。急性肺栓塞是一种涉及心肺循环的临床危重症,因其表现复杂,多变,重症者更是起病凶险,发病率和病死率都相当高。所以正确认识本病的临床特征是诊断和治疗的关键。应认真听取患者的主诉,密切观察有无胸闷、心悸、咳嗽、呼吸困难、头晕等症状,必要时进行肺部听诊,观察有无肺部湿啰音等情况。如发现异常及时通知医生处理,配合医生及时给患者做有关检查,以帮助确诊如胸片、肺部CT,测凝血激酶时间,如APIT＜2倍正常值即开始使用肝素抗凝治疗,低分子肝素纳5000U皮下注射,每12小时一次,抗凝3～5日内重叠使用华法令口服,期间根据国际标化比(INR)或(PT)调整华法令用量。在溶栓治疗期间,备好急救药品,将患者安置在抢救室或单人间,连接好监护仪,监测生命体征和血氧饱和度,根据需要给予鼻导管吸氧,流量为3～5L/min,同时建立1～2条静脉通道,便于给药及取血标本。嘱患者绝对卧床休息2～3周,肢体制动,密切观察有无出血现象,皮下黏膜有无出血点,避免皮内,皮下,肌内注射及动静脉穿刺,以防出血。做好心理疏导,消除焦虑、恐惧心理。⑤预防穿刺部位感染:保持穿刺部位敷料清洁、干燥,如有渗血及时更换,同时保持床单的清洁。遵医嘱静脉使用抗生素 2～3 天，预防感染发生。⑥脊髓压迫：脊髓压迫的发生率小于 0.15%，术后应及时观察双下肢的感觉、活动情况，并与手术前比较，如有异常及时告知主管医生处理。该并发症较少见，文献报道有 1 例出现脊髓压迫，经紧急手术去除硬膜外骨水泥后恢复。

【健康教育】

1.功能锻炼　功能锻炼的原则是尽早进行、循序渐进，次数由少到多，时间有短到长，程度由弱到强，一般以不感到疲劳为度。锻炼的方法是：协助上床活动→坐起→床边站立→跨步行走。由于卧床时间长，要预防体位改变引起眩晕，所以应逐渐予摇高床头，适应一段时间后再使患者端坐。患者能端坐后，将双下肢移动床旁，双脚踩地，训练双下肢肌力。当患者开始行走时最好旁边有人扶持，最后到独立行走，预防摔倒。对一些体质较好患者术后 6～12 小时可逐渐下床活动，逐渐增加活动量。开始时在床上练习直腿抬高及抗阻力伸膝，以锻炼股四头肌力量，然后在护士协助下坐立，床边站立。术后 3～5 天起，指导患者逐步进行背伸肌锻炼，采用仰卧抬臀举腹方法进行。以后进一步采用俯卧位半“飞燕式”后伸脊柱进行背伸肌锻炼。即俯卧位双手放置臀部，尽量抬高头部、肩部及胸部，或上半身不动，分别抬高左右下肢。需注意的是在脊柱后凸严重患者，肥胖及合并严重心肺疾病的患者不适合俯卧位锻炼。

2.出院指导　可以恢复正常饮食和服药。如果出现新的行走困难，髋部及大腿的感觉改变，新的疼痛或肠道及膀胱功能异常，应来院复查。如无特殊不适，前 2 个月每月复查 1 次，以后半年每季度复查 1 次。避免剧烈运动，勿提重物，不可过度弯腰。

二、球囊扩张椎体后凸成形术

【概述】

后凸成形术(PKP)是新发展起来的脊柱微创手术。1994 年，美国 Mark Reiley 等设计了通过球囊扩张来纠正后凸畸形的技术，称为球囊扩张椎体后凸成形术，于 1998 年得到 FDA 批准应用于临床。它是通过在骨折椎体中置入一个气囊，扩张气囊的同时椎体的高度得以恢复，由此纠正了脊柱的后凸畸形，并进一步注入骨水泥恢复椎体的强度。另外后凸成形术通过气囊在骨折椎体内扩张产生一个腔隙，可以在较低的压力下注入稠厚的骨水泥，减少了由于骨水泥渗漏造成的相应并发症。目前是一种更为安全、有效的治疗方法。

(一)适应证和禁忌证

1.适应证　随着科研和临床应用的不断深入，该手术的适应证也在扩大，为各种原因引起的椎体病理性骨折，包括椎体的转移性肿瘤、椎体骨髓瘤、椎体血管瘤和骨质疏松等。

2.禁忌证　无绝对禁忌证，有以下情况视为相对禁忌证：无痛的椎体压缩性骨折或椎体压缩性骨折不是疼痛的主要原因；骨髓炎或全身性感染的存在；全身情况不能耐受手术；病变椎体周壁特别是后壁骨质破坏或不完整；椎弓根骨折、椎体骨折合并神经损伤；成骨性转移性肿瘤。

(二)手术时机

球囊扩张椎体后凸成形术一般认为椎体骨折发生后 10 天内进行，后凸畸形的矫正更加满意。但也有学者认为即使骨折发生 3 个月后，后凸成形术仍能部分恢复椎体的高度，仍然具有矫形的意义。但一般来讲在椎体骨折后越早进行后凸成形术,对后凸畸形的矫正越好。

【护理】

(一)术前护理

1.心理护理　球囊扩张椎体后凸成形术是一项新技术,患者对其缺乏了解,担心手术效果及并发症,针对患者的矛盾心理,术前向患者及家属讲明手术治疗的原理、方法、疗效、注意事项及优越性。我们通过图片及X线片向患者及家属讲解该手术的基本过程,介绍该技术的优点、疗效及注意事项。必要时请已做好该手术的患者献身讲解术中的感受,术后效果,帮助患者及家属直观和全面地认识该技术,从而消除顾虑及担忧,使其对手术充满信心,积极配合治疗,力争术前达到较佳的心理状态。

2.术前准备

(1)各项检查:检查患者的血常规、出凝血时间和心肺肝肾功能。做好影像学检查包括脊柱正侧位片、平片及CT扫描,若疑有脊髓受压情况则行MRI检查。影像观察重点以评估有无手术禁忌证。术前停止服用阿司匹林等抗凝药物。术前30分钟肌内注射安定10mg。免疫功能低下和衰弱的患者,术前30分钟预防性注射抗生素,排除局部和全身感染,预防术后感染发生。

(2)常规准备:术前一天穿刺部位的清洁、备皮、预防穿刺部位感染,做好普鲁卡因皮试。术中需行椎体血管造影者,术前行碘过敏试验。根据情况留置导尿。肠道准备:由于该技术是在X线引导下操作完成,肠道内气体对椎体显影有明显干扰,特别是腰椎手术时。因此术前肠道准备极为重要。方法为术前两天禁食易产气的食物如豆类、乳类、术前晚用肥皂水500ml行低压灌肠。

(3)肺功能锻炼:Leech等报道当1个胸椎发生压缩骨折时,肺活量将降低9%。故应在术前对患者进行肺功能的测定,并指导患者进行深呼吸及有效咳嗽的练习。每天由责任护士负责指导、督促完成。

(4)术体位耐受力训练:因为手术时间一般1~1.5小时(每个椎体),Martin认为手术失败同患者的手术体位不合适有关。所以为保证手术成功,要观察患者在侧卧位、俯卧位所能耐受的时间,平时每天要鼓励、督促患者进行卧位训练2~3次,以适应手术的需要。

(二)术后护理

1.手术床及物品的准备　由于有的患者病程长,体质弱;还有的患者原发病灶在肺部,肺功能下降。故床边应备好氧气、监护仪及水垫。水垫主要是因为回病房后去枕平卧3~4小时,以预防压疮等并发症。

2.监测生命体征　术后6小时进行心电监护,监测脉搏血压氧饱和度的变化。特别是血氧饱和度的监测,如若血氧饱和度低于90%则应高度怀疑骨水泥渗漏致肺栓塞的可能性,需引起重视,并予以2L/min氧气持续吸入24小时。此外,骨水泥有引起低血压、中毒、热烧伤等情况,在胸椎有引起气胸的危险,认真听取并重视患者的主诉,严密观察。发现异常及时与主管医生联系,并准确做好护理记录。

3.体位安置　术后去枕平卧3~4小时,腰部垫高,4小时后可翻身,主要是仰卧位或侧卧位,但要保持腰部伸直状态,防止屈曲。平卧有利于注入椎体内的骨水泥进一步聚合反应完全硬化，达到最大强度，预防骨水泥渗漏，同时对穿刺点起到压迫止血的目的，减少并发症。

4.脊髓神经功能的观察　在术后6小时内严密观察下肢感觉、运动、血循环以及大小便情况。如发现患者主诉下肢麻木、感觉迟钝，活动不便、疼痛加剧或大小便异常时，通知医生处理，预防骨水泥渗漏造成脊椎受压，最后导致瘫痪。可于急诊做CT或磁共振检查，加以排除。

5.并发症的护理

(1)预防穿刺部位感染：保持穿刺部位敷料清洁、干燥，如有渗血及时更换，同时保持床单的清洁。一般以无菌敷料覆盖手术部位24小时，然后可以截去敷料用清洁湿布擦身，但不要浸泡。如果出现局部红、肿甚至渗出等，应遵医嘱静脉使用抗生素2～3天，预防感染发生。

(2)骨水泥渗漏：与椎体成形术相比后凸成形术该并发症一般发生较少。是因为注射骨水泥时，骨水泥复合物漏入椎间孔、椎间隙等部位所致。要进一步观察，预防出现下肢肌力、感觉、甚至大小便的改变。调配好合适的骨水泥黏稠度是预防骨水泥渗漏的关键。因为较稀薄的灌注剂易注射和扩散，但也会增加渗漏。较黏稠的骨水泥虽然可减少渗漏和进入静脉，但也有扩散不易，注射困难等特点。骨水泥黏稠度的控制以一定量的单体(10ml)情况下，取低粘滞度骨水泥粉和钡粉混合物的量进行控制。

(3)其他并发症：Garfin等报道了4例由于后凸成形器械造成的并发症。发生率为每个椎体0.17%。1例在注入液态骨水泥后产生一过性的发热和低氧血症。1例在大剂量肝素应用后术后8小时出现硬膜外血肿，外科清除后完全恢复。1例患者由于存在椎体与椎弓根连接处的骨折，椎体位于椎弓根的下方，造成进针困难，并于术后产生脊髓前方综合征。到目前为止所有的并发症都是由穿刺引起，而与气囊的使用无关。

【健康教育】

1.功能锻炼　功能锻炼的原则是尽早进行、循序渐进，次数由少到多，时间有短到长，程度由弱到强，一般以不感到疲劳为度。锻炼的方法是：协助上床活动→坐起→床边站立→跨步行走。由于卧床时间长，要预防体位改变引起眩晕，所以应逐渐予摇高床头，适应一段时间后再使患者端坐。患者能端坐后，将双下肢移动床旁，双脚踩地，训练双下肢肌力。当患者开始行走时最好旁边有人扶持，最后到独立行走，预防摔倒。对一些体质较好患者术后6～12小时可逐渐下床活动，逐渐增加活动量。开始时在床上练习直腿抬高及抗阻力伸膝，以锻炼股四头肌力量，然后在护士协助下坐立，床边站立。术后3～5天起，指导患者逐步进行背伸肌锻炼，采用仰卧抬臀举腹方法进行。以后进一步采用俯卧位半“飞燕式”后伸脊柱进行背伸肌锻炼。即俯卧位双手放置臀部，尽量抬高头部、肩部及胸部，或上半身不动，分别抬高左右下肢。需注意的是在脊柱后凸严重患者，肥胖及合并严重心肺疾病的患者不适合俯卧位锻炼。若患者多处椎体存有压缩性骨折而不能全部治疗时，应予佩带支具出院，支具佩带时间一般3个月。

2.出院指导　患者出院时告知患者注意休息，避免剧烈运动，勿提重物；不可过度弯腰，功能锻炼要持之以恒，根据自己的体力，循序渐进，还可以练习太极拳等适宜运动，以增强平衡能力。另外在饮食方面要注意合理营养，荤素搭配，多食水果，保持大便通畅，根据原发疾病合理服药，定时复查。一般前半年每1～2个月复查一次，后半年每3月一次，一年后每半年一次。

（张爱英）

第十四节　骨的瘤样病变的护理

一、骨囊肿

【概述】

骨囊肿也称孤立性骨囊肿、单纯性骨囊肿等，是一种常见的良性骨肿瘤样病变。骨囊肿的发生机理尚不清楚，但多认为与创伤后的反应有关。最流行的发生学理论认为局部静脉回流障碍，导致压力升高，造成局部反应性的骨吸收。骨囊肿囊液所富含的前列腺素和白介素－1β均可独立地造成骨吸收。多数骨囊肿并无临床症状，往往在发生病理骨折时才被发现。

（一）临床表现

1.症状及体征　约 2/3 病例无任何症状，1/3 的病例局部有隐痛、酸痛及轻压痛，少数病例表现为局部包块或骨增粗，肌肉可轻度萎缩，但关节活动大多正常。发生在下肢的患者，偶有跛行。绝大多数患者往往在发生病理性骨折后才就诊。

2.易发人群　骨囊肿常发生于儿童及青少年，男性发病多于女性，比率约为 2∶1。

3.好发部位　骨囊肿病变部位多在长管状骨的干骺端。最常见部位为股骨、肱骨上端，其次为胫骨近端、股骨下端，其他如腓骨、尺骨、桡骨、跟骨、距骨、髂骨等也可发病。活动性（相对具有侵袭性的）骨囊肿靠近骨骺区，随着儿童年龄增大，病灶会逐渐远离骨骺，成为非活动性。在年龄超过 17 岁的患者，病变会在非长管骨发生，如跟骨、骨盆等。

4.X 线表现　骨囊肿病变多位于长管状骨的干骺端，长管状骨骨囊肿在 X 线下髓腔呈现出中心性、单房性、椭圆形透亮区，边缘清晰而硬化，骨皮质有不同程度的膨胀变薄，骨干皮质越接近囊肿中心就越薄。若有病理骨折，可显示为细裂纹或完全骨折，偶尔有移位现象发生，骨折后局部产生骨膜反应，囊腔内出现不规则骨化阴影。骨折愈合后囊腔内出现不规则骨嵴，随着骨折的愈合，骨嵴变得粗大。非长管状骨骨囊肿则常常不具备长管状骨骨囊肿的 X 线特征，一般表现为具有圆形或椭圆形的边缘硬化的透亮区。

5.CT 扫描　对病灶部位及囊肿形态的判断有价值。MRI 表现为病骨呈圆形或椭圆形，边缘清楚，T1 加权像为中等信号，也可因病变内所含蛋白量不同而略有改变，T2 加权像为高信号，合并病理性骨折时可见到骨膜下出血和囊内出血的 MRI 典型信号。骨 ECT 扫描表现为外周薄的浓集而中央病灶区。

6.病理表现

（1）大体所见：术中可见病变部位的骨膜无变化或略增厚，病灶多为单房，囊壁菲薄，内衬完整的薄层纤维膜，囊内为透明或半透明的黄包液体或血性液体，可有骨嵴向囊腔内突出，但不形成多房。

（2）显微镜检查：镜下可见壁的骨质为正常骨结构，纤维囊壁为疏松结缔组织或为粗厚而富有血管的结缔组织，主要为成纤维细胞及较小的多核巨细胞，可成堆出现，亦可弥散分布于囊内壁。若有病理性骨折者,可见骨腔下新骨形成伴囊壁纤维化。

(二)诊断与鉴别诊断

根据骨囊肿临床特点和X线表现,诊断往往并不困难,必要时可行MRI检查或骨穿刺活检。但常需与动脉瘤样骨囊肿、骨巨细胞瘤、纤维异样增殖症、骨嗜酸性肉芽肿、非骨化性纤维瘤及内生软骨瘤等疾病作鉴别诊断。

1.与动脉瘤样骨囊肿的鉴别诊断　两者在临床、X线上都有相似之处,但动脉瘤样骨囊肿多为偏心性、具有中等度侵蚀性,且常可穿破骨皮质包壳、其边缘轮廓呈虫蛀状,模糊不清,其骨皮质常膨胀如气球状,可穿刺出新鲜血液,而骨囊肿则为黄色或褐色液体。

2.与骨巨细胞瘤的鉴别诊断　骨巨细胞瘤好发于股骨的远端及胫骨近端,多见于20岁以上的成年患者,病变具有高度偏心性和膨胀性,呈多房状或泡沫状,可穿透骨皮质累及骨骺等特点。但股骨上端的骨巨细胞瘤与骨囊肿有时仍难以鉴别。

3.与单发的纤维异样增殖症的鉴别诊断　在临床及X线表现上两者有时极为相似,特别是纤维异样增殖症只呈囊状膨胀改变时,很难鉴别,只是纤维异样增殖症病变范围较广泛,除骨端外,常侵及干骺端及骨干,且不一定呈中心性生长。

4.与孤立性骨嗜酸性肉芽肿的鉴别诊断　孤立性骨嗜酸性肉芽肿可发生于骨的任何部位,但以骨干部为多,该病病损范围常较小,往往伴明显的疼痛,白细胞计数和嗜酸粒细胞计数均可增高,X线影像表现其病损边缘不如骨囊肿清晰,且多有骨膜反应。

5.与非骨化性纤维瘤的鉴别诊断　非骨化性纤维瘤病变范围较小,多呈偏心性,距离骺板常有一定的距离。

6.与内生软骨瘤的鉴别诊断　内生软骨瘤好发于手、足短管状骨,X线片上可见病变的透明区内有钙化斑点。

(三)治疗

骨囊肿虽系一种良性瘤样病损,但一般情况下多采用手术治疗,只是在有手术禁忌证者方实行保守治疗。由于正常骨被病损所占据,造成较大量骨缺损.大大降低了骨骼的坚固性。因此治疗的目的旨在彻底清除病灶,消灭囊腔,防止病理性骨折及畸形的发生,恢复骨的坚固性。即使是发生了病理性骨折,部分病例经保守治疗,等骨折愈合后仍需手术治疗。对于囊腔较大,已有畸形者,更应采取积极手术治疗。

1.手术治疗　骨囊肿一般情况下往往采用手术治疗,以前曾用冷冻外科治疗及骨囊肿次全截除术治疗骨囊肿,但近年来这两种方法已很少应用,而多采用以下两种方法:①截骨清除病灶加植骨内固定,适用于髋内翻的患者;②开窗彻底刮除病灶加植骨。

2.保守治疗　近年来有人用皮质类固醇药物注入囊腔可收到一定的效果。常用的做法是用醋酸甲基氢化可的松或醋酸泼尼松龙向囊腔内注射,1次/2月,1～3次治疗后可获得较好的效果。以2～5ml的MPA通过双腔管注入骨囊肿腔内,消除静脉内血肿、阻塞,并保持药效长期作用,消除病因。

3.复发的处理　骨囊肿经手术彻底清除病灶后,预后较好,很少发生复发。如骨囊肿反复需要再进行手术治疗。

【护理】

（一）术前护理

1.心理护理:骨囊肿多发生于青少年及儿童,小儿对医院环境感到陌生恐惧,由于病情及治疗限制了他们的活动,使其情绪受到影响,加之表达能力有限,需要医护人员态度和蔼、语言亲切来取得患儿的信赖。

2.常规监测心、肝、肾功能,以及各种化验报告,配合X线、CT、MRI等检查。

3.了解药物过敏史,完成常规药物的敏感试验。

4.严格按骨科的无菌方式备皮,术前1天用肥皂水清洗手术局部皮肤后,剃掉该区汗毛;手术日再次消毒并检查患者皮肤有无破损。

5.饮食护理:鼓励患者进食高蛋白、富维生素、粗纤维食物,多饮水,防止便秘。

（二）术后护理

1.*生命体征观察*　观察体温,脉搏,呼吸,血压,瞳孔,血氧饱和度的变化。全身麻醉未清醒前,将患者的头偏向一侧,防止呕吐致窒息。

2.*患肢血运的观察*　观察患肢的皮肤颜色、温度、肿胀、动脉搏动等。如术后伤口疼痛持续难忍,特别是疼痛呈搏动性加剧,且皮肤颜色改变者,说明组织内压高,应考虑肢体血液循环障碍。应及时报告医师,剪开敷料或石膏管型等一切外固定器材仔细检查患肢,不可盲目打止痛针而延误治疗。

3.*切口引流的观察*　保持伤口清洁干燥,广泛切除术后,应保持引流管通畅,有负压引流者需保证有效负压吸引,防止引流管扭曲,折叠。并观察引流液的颜色及量,准确记录,发现出血多时,应通知医生进行处理。

4.*并发症护理*　肿瘤破坏骨组织的结构,易造成病理性骨折。儿童生性好动,又缺乏自我保护能力,易造成骨折。因此,搬动要轻柔,避免暴力。早期限制活动或负重。必要时肢体要给予妥善固定。

【健康教育】

（一）功能锻炼

要尽早进行,术后第一天,下肢手术即开始肌肉等长收缩活动和足趾活动,术后三天可以做直腿抬高运动,屈髋、屈膝运动,以后可逐渐增大活动量。上肢手术后进行握拳,伸指练习,腕关节,肘关节伸屈,肩关节内收,外展,前屈,后伸练习。

（二）出院指导

1.继续进行功能锻炼,防止关节僵硬、肌肉萎缩。

2.有石膏固定的患者应向其交代时限,教会患者和家属观察患肢末梢血运的方法,掌握必须复诊的指征和拆除石膏的时间。未取得医护人员同意时,不可擅自松解外固定物。

3.要注意休息,劳逸结合,并保证每日足够的营养,多食粗纤维食物,并多饮水,防止便秘。

4.如做了异体骨移植,要告诉患者及家属,离床活动时要有人在旁保护。应避免早期负重,避免剧烈活动防止病理性骨折。

5.定期复诊、拍片,了解肿瘤切除部位骨修复情况及病情进展情况。无异常情况时每3个月复诊一次。

二、纤维异样增殖症

【概述】

纤维异样增殖症又称为纤维结构不良，是正常骨组织逐渐被增生的纤维结缔组织所代替的一种骨性病损。

（一）分类

骨纤维异样增殖症根据病变的多少和有无内分泌紊乱分三型：单发型、多发型、Albright综合征。

1.单发型　病变单发于肋骨、上颌骨、股骨上段和胫骨，出现畸形、肿块和病理性骨折。

2.多发型　病变侵犯一侧肢体的多数骨骼，以股骨、胫骨较多。

3.Albright 综合征　多为女性，出生后皮肤就有色素斑，3～4 个月就有阴道出血现象，第二性征提前出现，性器官提早发育。偶有智力低下，合并甲状腺功能亢进、糖尿病。

（二）病因

关于病因，有以下观点：首先，认为是骨骼中骨小梁停留在织编状阶段，不形成正常的骨小梁，其次是先天性发育不良，骨小梁被纤维组织代替，另外还有学者认为与内分泌有关，无遗传史或家族史。

（三）临床表现

1.症状、体征　多发生于 11～30 岁的青少年，女性多于男性。局限的单骨病变和数量少的多骨病变可以无症状或症状轻微发生，多骨型的症状明显。症状有疼痛，骨膨胀，病理性骨折和骨畸形。其病损症状的轻重与年龄、病程及受损部分有关。年龄越轻，症状越重。大多数早期病例可存在多年而无症状，继而出现疼痛，功能障碍，弓状畸形或病理性骨折。肋骨和脊椎骨受累时，表现为胸廓不对称和脊柱侧弯畸形；上颌骨受累时，面额不对称、上颌突起，类似狮面孔，有时引起眼球突出、鼻塞等压迫症状。另一体征；皮肤的色素沉着，呈棕色或棕黄色，或呈典型的牛奶咖啡斑，散在于腰、臀、大腿等处的皮肤上。性早熟多数为女性，出现 Albright综合征。

2.X 线表现　骨骼受累处的干骺端和骨干膨胀变粗、皮质变薄、髓腔扩大，病损的边缘清晰，呈“磨砂玻璃样”独特征象，无骨膜反应。单发性病灶分局限性和广泛性两种：局限性病灶限于一处，位于长骨干者常发生在干骺端，广泛性常侵犯长骨的一端或大部分。多发性侵犯数骨者，常侵犯邻近数骨。股骨上端的病损可使股骨颈弯曲，酷似“牧羊人手杖”。

3.病理表现

（1）大体所见：病损呈膨胀性，外有完整包膜，有的呈灰红色，质地柔软，有的呈灰白色，质地坚韧，有的有沙粒感坚如象牙，有的含有数量不等的透明软骨，也有的为囊性变，囊内含有浆液，血液等不同成分的内容物，外为纤维组织膜。

（2）显微镜检查：病损内的基本改变为正常的骨髓组织被增生的纤维组织替代，在纤维结缔组织内有化生的骨组织。骨小梁呈纤维骨或编织骨，其基质的纤维排列紊乱而无定向。

（四）诊断

根据病史、临床表现及X线征象可做出诊断。

（五）治疗

以手术治疗为主。

1.*非手术治疗*　大多数单发型纤维异样增殖症，无临床症状，多不需治疗，只需观察进展情况，预防病理性骨折的发生。

2.*手术治疗*

（1）刮除、植骨：用于成人局限性有症状的纤维异样增殖症。患者的年龄对治疗方法有较大的影响，儿童期手术后，植入骨腔的骨大部分吸收，病变易复发；青少年时期，成功与失败概率基本相同；而成人期的治疗容易成功。

（2）截骨矫形术：适用于肢体明显畸形者。

（3）整段病骨切除：适用于骨干大部受累，破坏严重者。

（4）半切除、刮除、植骨：适用于病变在骨干及干骺端，整段切除影响关节者，病灶清除后植骨充填空腔，重建功能。

3.*病理性骨折的治疗*　先按骨折处理原则治疗，患肢牵引或外固定，绝大多数可愈合。待骨折愈合后再手术，或一次性进行病灶清楚、矫正畸形、植骨加内固定治疗。

本病不适用放疗，有时可引起恶变，转化为肉瘤。皮肤色素沉着和性早熟都无须特殊治疗。

二、护理

参见本节骨囊肿的护理。

（张爱英）

第十四章 急危重症的护理

第一节 气管内插管术

气管内插管是建立人工气道的可靠途径，也是进行人工通气的最好办法。它便于清除呼吸道分泌物，维持气道通畅，减少气道阻力，也有利于减少呼吸道解剖死腔，保证有效通气量，为给氧、加压人工呼吸、气管内给药等提供条件。因此，气管内插管不但用于临床麻醉，在危重病人的救治中也具有极其重要的作用。

（一）气管内插管的适应证与禁忌证

1.气管内插管的适应证

(1)呼吸功能不全或呼吸窘迫综合征，需行人工加压给氧和辅助呼吸者。

(2)呼吸、心搏骤停行心肺脑复苏者。

(3)呼吸道分泌物不能自行咳出，需行气管内吸引者。

(4)各种全麻或静脉复合麻醉手术者。

(5)颌面部、颈部等部位大手术，呼吸道难以保持通畅者。

(6)婴幼儿气管切开前需行气管插管定位者。

(7)新生儿窒息的复苏。

2.气管内插管的禁忌证　下列情况应禁用或慎用。

(1)喉头水肿、急性喉炎、喉头黏膜下血肿、插管创伤引起的严重出血等，此类患者在面罩给氧下行气管切开较安全。

(2)咽喉部烧灼伤、肿瘤或异物存留者。

(3)主动脉瘤压迫气管者，插管可导致主动脉瘤破裂。

(4)下呼吸道分泌物潴留所致呼吸困难，难以从插管内清除者，应行气管切开术。

(5)颈椎骨折脱位者。

（二）物品准备

备气管插管盘，含以下物品。

1.喉镜　有成人、儿童、幼儿 3 种规格。镜片有直、弯 2 种类型，一般多用弯型镜片，它在暴露声门时不必挑起会厌，可减少对迷走神经的刺激。

2.气管导管　有橡胶管和塑料管 2 种。其长度、粗细要根据具体情况选择。经口插管时成年男性一般选择F(插管号)为34～36的插管,成年女性一般选择F为32～34的插管。鼻腔插管应相应小2～3号,且不带套囊。小儿气管导管的选择可按以下公式计算:F(插管号)＝18＋年龄。

3.导管管心　可用细金属条(铜、铝、铁丝皆可)。长度适当,以插入导管后其远端距离导管开口0.5～1.0cm为宜。

4.其他　牙垫、喷雾器(内装1%丁卡因或其他局部麻醉药)、10ml注射器及针头、血管钳或夹子、胶布、清毒凡士林、听诊器、吸痰管。鼻腔插管时还应备插管钳。

除气管插管盘外,还需备好简易呼吸机或呼吸器、吸引器、氧气装置等。

(三)操作方法

气管插管方法,根据插管途径可分为经口腔插管和经鼻腔插管,根据插管时是否用喉镜暴露声门,分为明视插管和盲探插管。

(四)气管插管时的护理配合

(1)对呼吸困难或呼吸停止者,插管前应先行人工呼吸、吸氧等,以免因插管费时而增加病人缺氧时间。

(2)插管前检查工具是否齐全适用,喉镜灯泡是否明亮,套囊有无漏气等。导管的选择应根据病人年龄、性别、身材大小、插管途径来决定。

(3)帮助医生准备好插管体位,以便操作方便、视野清楚、暴露好喉头。病人仰卧,头向后仰,使口、咽、气管基本重叠于一条轴线,此为插管操作的标准头位。如喉头暴露仍不好,可在病人肩背部或颈部垫一小枕,使头尽量后仰,使寰枕关节伸展(即Magill位),此为插管操作的修正头位。有时需要护士用手或颈部支撑物支撑颈部予以协助。

(4)导管插入气管后应听诊两肺呼吸音是否对称、清晰,确认是否到位。

(5)迅速、牢固固定导管,防止滑脱。

(五)气管内插管的护理

1.病情观察　注意观察病人的神志、呼吸、脉搏、血压和血氧饱和度的变化。

2.气管插管位置的确定　正常气管导管的位置应在气管隆突上1～3cm,一般成人插管深度在22～23cm左右。过浅容易脱出,过深则顶在气管隆突而影响通气,甚至插入一侧支气管(往往进入右支气管),造成单侧肺通气或直对隆突,气流刺激易发生呛咳等反应。

护理人员应注意调节好气管插管的位置,听诊两肺呼吸音是否对称,测量气管插管顶端至门齿的距离,并用记号标明刻度,每班交班、定时检查,气管插管应该用胶布牢固固定,抬放病人过程中应有专人扶持颈部,以免导管移位,在给病人翻身时一定要注意气管插管、呼吸机管道的位置,防止过度牵拉致插管脱出。插管后随时检查导管是否通畅,有无扭曲。

3.气囊充气应适度　气管导管气囊充气压力过高,可阻断局部黏膜的血液供应,导致黏膜坏死,气管狭窄、变形,甚至气管食管瘘等并发症,因此气囊注气应适量,充气气囊压力应小于20mmHg。注入套囊内的气量以控制在呼吸时不漏气的最小气量为宜,一般为5ml左右,可采用分次少量充气的方法,给予气囊充气时,通常以注入气体刚能封闭气道、听不到漏气声后再注入 0.5ml。需较长时间应用时，一般每 4～6h 放松气囊 1 次，每次 5～10min，放气前要吸净口腔和喉部的分泌物，以免流入气道。在不使用通气机时，气囊不必充气。进食时气囊要充气，以防止食物或液体误入气管引起阻塞或吸入性肺炎。

4.气管内吸引的正确实施　经气管导管吸引时，应注意无菌操作，一般先吸取气管导管内分泌物，后吸取口、鼻腔内分泌物。一根吸痰管只能使用 1 次，用后集中清洗消毒。吸痰前后结合翻身拍背，使痰液从周边肺部流向中心气道，便于吸出，吸痰前后 2～3min，同时吸入 100%的纯氧。吸痰管的直径要小于气管导管内径的 1/2，吸引动作要迅速轻柔，每次吸引时间不超过 15s，吸引负压不超过 －90mmHg，每次吸引时应监测心律、心率和血氧饱和度(SPO_2)。吸引过程中，出现心率增快或减慢、心律失常、SpO_2 显著.下降或发绀等情况，应立即停止吸引，迅速连接呼吸机辅助呼吸给氧。

5.加强呼吸道湿化和温化　气管插管后，气体经过鼻腔正常温化和湿化作用丧失而直接进入呼吸道，故必须加温湿化，防止气管内分泌物稠厚结痂而影响通气。加温湿化时，湿化器温度调节一般不超过 35℃，气道口吸入的气体湿度应维持在 32%～35%之间。湿化器内液体应使用蒸馏水，湿化器及液体每 24h 更换。应经常注意观察湿化效果，如分泌物黏稠，可定时向气管管内注入少量无菌生理盐水，一般成人每次 2～3ml，小儿每次 0.5～2ml，注意应在呼吸时的吸气相注入。

6.加强口腔护理　对保留气管导管 12h 以上的病人，每 4h 进行 1 次口腔护理，用生理盐水或其他漱口液棉球擦拭口腔、牙齿。每 24h 应更换牙垫，并将气管插管位置从口腔的一侧移至另一侧(防止长时间压迫引起局部溃疡)，更换胶布带后牢固固定。在操作时，应注意防止气管插管的深度移位，通常由 2 名护士配合操作。

7.心理护理　清醒病人气管插管后，因不适和无法讲话，常产生恐惧、急躁等情绪，可导致心率、呼吸加快，血压升高、烦躁不安、吐管，甚至造成气管插管脱出或自行拔管等严重不良后果。因此，护理人员应理解病人因插管所承受的痛苦与不适，解释这是暂时的，教会病人采用会话卡、写字、打手势、点头、摇头等交流方式与医护人员或家属进行交流。

8.防止意外情况的发生

(1)自行拔管和气管插管脱出对于不能合作，极度烦躁，而又未用镇静剂的病人及小儿，应使用约束带适当固定肢体，防止自行拔出气管导管。导管应固定牢固，一旦胶布被口腔分泌物浸湿应及时更换，必要时用布带固定，以免导管滑脱。

(2)气管导管被痰堵塞长时间气管插管行机械通气的病人，若呼吸道分泌物很黏稠，而湿化不够或吸痰不够，或吸痰管插入深度不够，可发生气管插管被痰堵塞。为防止发生堵塞现象，必须加强气管内的湿化和吸引，痰液黏稠者，应定时向插管内注入少量生理盐水，以稀释痰液，吸痰时，吸痰管插入要够深。

(3)插管留置时间不宜过长，时间过长易致喉头水肿，反而加重呼吸困难。超过 72h 病情仍不见改善者，应考虑行气管切开术。

9.拔管前后的护理

(1)拔管前应吸净气管内及咽喉部的分泌物，解开固定插管的布带，松动胶布，将气囊放气，拔除气管插管。

(2)拔管后将病人头转向一侧,再次吸净口腔内分泌物,立即给予吸氧,并做口腔护理,注意观察有无呼吸窘迫症状和上呼吸道堵塞发生,必要时准备好插管装置,在床旁重新插管或气管切开。重症患者拔管后 th 复查动脉血气变化。

(徐婷婷)

第二节　应用呼吸机

呼吸机是为呼吸功能不全的危重病人提供呼吸支持的医疗抢救设备,又称为机械通气。由于呼吸机的应用日益广泛,使心脏停搏、呼吸衰竭等危重病人的预后大为改善。呼吸机是危重病医学的重大进展之一。

(一)机械通气的基本原理

自然呼吸时,吸气时胸腔内负压升高,使肺泡压低于大气压,气体被吸入肺内;呼气时则靠肺及胸廓的弹性回缩力,将气体排出。机械通气时,病人吸气是靠气道口处(口腔、鼻腔或气管插管及气管切开插管导管)施加的正压,将气体压入肺内引起吸气;停止送气后移去外加的压力,气道口恢复大气压,胸廓被动回缩,产生呼气。目前,临床所用的呼吸机均以这种方式进行工作。

(二)呼吸机的治疗作用、适应证、使用指征和禁忌证

1.呼吸机的治疗作用　呼吸机能维持呼吸道通畅、改善通气和换气、减少呼吸功,以纠正缺氧,防止二氧化碳潴留,使机体有可能度过基础疾病所致的呼吸功能衰竭,创造条件从疾病过程中恢复。

2.应用呼吸机的适应证

(1)心肺复苏。

(2)治疗严重的急、慢性呼吸衰竭,如 COPD、重症哮喘、中枢神经系统或呼吸肌疾患所致的严重通气不足;严重肺部感染;ARDS 所致的严重换气功能障碍等。

(3)预防呼吸衰竭的发生或加重,如心、胸外科手术后,使用呼吸机帮助病人减轻因手术创伤而加重的呼吸负担,以减轻心肺和体力上的负担,缓解呼吸困难症状。

3.使用指征　使用机械通气的指征尚无统一标准。下列情况存在时,宜尽早建立人工气道,进行人工通气。

(1)意识障碍,呼吸不规则。

(2)严重低氧血症或 CO_2 潴留,$PaO_2<45mmHg$,$PaCO_2 \geqslant 70mmHg$,且经过常规给氧及保守治疗后无效。或严重呼吸衰竭的病人经过积极的治疗,情况无改善甚至恶化者。

(3)急性呼吸窘迫综合征、重症肺炎等。

4.禁忌证

机械通气治疗无绝对禁忌证。正压通气的相对禁忌证为:①伴有肺大疱的呼吸衰竭。②未经引流的张力性气胸。③大咯血。④急性心肌梗死。⑤低血容量性休克未补足血容量前。

（三）机械通气的方式

(1)间歇正压通气(IPPV)也称机械控制通气(CMV)，可分为控制通气、辅助通气和辅助/控制通气。

(2)间歇指令通气(IMV)是控制通气与自主呼吸的结合。同步间歇指令通气(SIMV)则是辅助通气与自主呼吸的结合。

(3)压力支持通气(PSV)是一种比其他辅助通气模式更接近生理状态的通气模式。病人每次自发吸气，都自动接受预先设定的一定程度的压力支持。

(4)持续气道正压通气(CPAP)/呼气末正压通气(PEEP)/双相气道正压(BIPAP)：CPAP是在整个呼吸周期施以一定程度的气道正压的通气方式，防止肺与气道萎缩，改善肺顺应性，减少吸气阻力。PEEP吸气由病人自发或呼吸机产生，而呼气末气道压仍高于大气压，以增加功能残气量和改善肺顺应性，提高氧合，主要用于ARDS病人。BIPAP是在自主呼吸时交替给予2种不同水平的气道正压。

(5)每分指令通气(MMV)：供给预定的每分通气量，不受病人自主呼吸及中枢调节的影响，使呼吸机撤离自动化。

(6)双重控制模式：可以在启动呼吸或呼吸之间进行压力控制和容量控制切换。

(7)无创正压通气模式：经鼻(面)罩进行无创性正压通气(NIPPV)，不经人工气道(气管插管或气管切开)进行通气的方法。

（四）机械通气并发症

1.与气管插管、套管有关的并发症　与气管插管、套管有关的并发症有：①气管阻塞。②气管脱出。③喉损伤。④气管黏膜损伤。⑤皮下气肿。

2.机械通气并发症

(1)通气不足：可能由于呼吸机调节不当或故障所致，也可能由于气道阻力增加或顺应性降低之故。

(2)通气过度：二氧化碳在短期排出过快，碳酸氢根离子在体内相对升高，造成呼吸性碱中毒，促使氧离曲线左移，导致组织缺氧加重，加重脑缺氧。

3.呼吸机相关肺损伤　临床包括肺泡外气体；系统性气体栓塞；弥散性肺损伤等。

4.呼吸机相关肺炎　急性呼吸衰竭病人在接受机械通气至少48h后发生的肺炎，死亡率高。

5.氧中毒　机械通气病人长时间吸入高浓度氧可引起肺损伤。

（五）护理

良好的护理是保障应用呼吸机病人机械通气效果、降低并发症发生率的一个重要环节。对护理工作要求细致而繁琐，观察、护理不善，可能达不到应有的疗效甚至危及病人生命。在护理机械通气病人时，护士必须根据病人的需要，调节好通气参数，纠正低氧血症，提高通气效果，尽量预防或减少机械通气的并发症，降低身心应激，促进病人早日康复。

1.机械通气治疗的准备

(1)备好清洁、功能完好的呼吸机。连接好呼吸机电源、管路、供氧设备。

(2)接模拟肺，测定潮气量，按病情需要和医生的要求设置好通气参数。一般成人常用的参数为：呼吸频率 15～20 次/min；吸/呼时间比(1∶1.5)～(1∶2)以上；潮气量 400～700ml；气道压力 10～20cmH_2O，遇气道阻力大时，可提高至 20～25cmH_2O；吸入氧浓度，持续使用不宜超过 40%，50%～60%以上浓度的氧只能间歇应用，避免氧中毒。

(3)向意识清醒病人解释使用呼吸机的意义，使病人理解接受呼吸机辅助治疗可能帮助自己度过危机，指导病人配合机械通气的方法和如何以非语言方式表达其需要等事项。

(4)准备面罩，环甲膜穿刺、气管插管、气管切开用物。协助医生建立通畅的人工气道。

2.机械通气治疗中的病情监测与护理　监测与护理的目的是了解机械通气的效果，使呼吸机达到最佳呼吸支持能力，预防并及时发现、处理可能发生的并发症。

(1)呼吸监护注意观察有无自主呼吸，自主呼吸与呼吸机是否同步，呼吸的频率、节律、幅度、类型及两侧呼吸运动的对称性。开始应每隔 30～60min 听诊肺部，观察两侧呼吸音性质，有无啰音。如一侧胸廓起伏减弱、呼吸音消失，可能为气管插管过深仅一侧肺(常为右侧)通气，或因插管固定不牢在病人躁动或翻身后滑入一侧支气管，还可能与并发气胸有关。

(2)心电、血压监护注意心率、心律变化。机械通气开始 20～30 分钟可出现血压轻度下降。其原因是：①通气压力过高或持续时间过长、呼气时间不足，使肺泡压升高，形成内源性呼气末正压，增加肺循环阻力和右心负荷。②通气量过大，CO_2 迅速排出，使 CO_2 对心血管运动中枢和交感神经的兴奋作用突然消失，周围血管张力骤降。因此，如血压明显或持续下降伴心率增快，应及时通知医生处理。

(3)意识状态行呼吸机治疗病人意识障碍程度减轻，表明通气状况改善；若有烦躁不安、自主呼吸与呼吸机不同步，多为通气不足；如病人病情一度好转，胸廓起伏一直良好，突然出现兴奋、多语、甚至抽搐应警惕碱中毒。

(4)皮肤、黏膜及周围循环状况：注意皮肤的色泽、弹性、温度及完整性。缺氧改善时，发绀减轻；皮肤潮红、多汗和浅表静脉充盈，提示仍有 CO_2 潴留；皮肤湿冷、苍白可能是低血压、休克；皮下气肿、颈静脉充盈，常与气胸、气管切开有关。了解皮肤黏膜的完整性可及时发现并处理压疮、口腔溃疡及继发性真菌感染等情况。

(5)腹部胀气及肠鸣音情况：机械通气时，可能会发生腹部膨隆、腹胀。其原因可能为：①面罩机械通气，人机配合欠佳，或通气量过大，病人吞入过多的气体。②气管插管或气管切开套管气囊漏气，气体反流入胃内。③肠鸣音减弱还应警惕低钾血症。腹胀严重者，遵医嘱给予胃肠减压。

(6)体温：呼吸机治疗期间，因人工气道的建立、不断吸痰及分泌物增多、肺不张、机体抵抗力低下等，常可并发感染。发热常提示感染。体温升高会使氧耗量和 CO_2 产生增加，应酌情调节通气参数。高热时还应适当降低湿化器的温度以减少呼吸道的散热作用。

(7)液体出入量：准确记录 24h 液体出入量，尤其是尿量变化，因为机械通气可能并发肾功能不全及抗利尿激素分泌增多，使尿量减少。尿量反映肾的血液灌流情况，间接反映心排血量的变化。如机械通气治疗后，低氧血症和高碳酸血症得到缓解，肾功能改善，尿量可增多，水肿逐渐消退。尿量减少或无尿要考虑体液不足、低血压和肾功能不全等原因。吐咖啡色胃内容物或出现黑粪，要警惕应激性溃疡引起上消化道出血。

(8)痰液:观察痰液的色、质、量和黏稠度,为肺部感染的治疗和气道护理提供依据。

3.仪器及实验室检查结果监测

(1)胸部X线检查:床旁胸部X线检查能及时发现肺不张、气压伤、肺部感染等机械通气引起的并发症。亦可了解气管插管的位置。

(2)呼吸机参数:密切观察呼吸机及各种监测仪器的工作情况,及时记录监测仪上显示的主要参数,分析并解除呼吸机报警的原因。如气道压力突然升高常见于病人咳嗽,痰液过多或黏稠阻塞气道,或输入气体管道扭曲、受压等;气道压力过低报警多与气体管道衔接不紧、气囊漏气或充盈不足有关。

(3)血气分析:是监测机械通气治疗效果最重要的指标之一。有助于判断血液的氧合状态,指导呼吸机参数的合理调节,判断机体酸碱平衡情况,判断肺内气体交换情况。

(4)呼气末 CO_2 浓度:通过在呼气管道中连接一个红外线传感器装置,监测呼气末的 CO_2 浓度,可用于评价通气效果。呼气末 CO_2 浓度为4.5%～5%,表示通气恰当;<4.5%为通气过度;>5%则通气不足。

(5)血流动力学参数:机械通气对循环功能有一定的影响,尤其应用PEEP时。可通过插入漂浮导管监测右心房压力、右心室压力、肺动脉压、肺毛细血管楔压及心排血量等参数,判断心功能和血容量情况,亦可抽取混合静脉血进行血气分析,指导呼吸机参数的调节。

4.呼吸机工作状态的监护及护理干预　护士应能熟练解释呼吸机各种报警的意义,掌握呼吸机常见故障及排除故障的方法,以维持呼吸机的正常运转,从而维持呼吸系统的正常生理功能,防止并发症。

(1)呼吸机不启动可能的原因有电源未插好、接触不良、呼吸机保险烧断等。

(2)压力监护仪报警可能的原因及处理方法如下。①气管导管脱落、管道漏气最常见的原因是系带固定不牢,呼吸机管道牵拉和患者烦躁导致不合作。注意检查有无管道连接处脱落、漏气。此时若患者有自主呼吸,则消除以上原因即可。若患者无自主呼吸,处理时切勿紧张,行鼻导管给氧的同时尽快插入套管。②气管痉挛:呼吸机管道的重量可以在口腔、鼻腔及咽喉处造成压迫而引起组织疼痛和气管痉挛。应协助病人采取适当姿势,调整管道的支架装置以及使用可弯曲的连接系统以减轻对病人的压迫。③呼吸机气源不足:当氧气钢瓶气体接近用完,压力不足失去动力作用时,可致呼吸机不能正常工作,供气不足造成患者严重缺氧或心脏停跳。护理人员需要调整气源压力确保供应压力正常,及时更换氧钢瓶。如果压力正常,则检查呼吸管道、测压管以及与病人连接处是否漏气、有无打折或受压并做相应处理。经上述检查故障仍在,就应检查低压报警指示器位置是否设置正确,正确的设置应该低于吸气峰压2～3cmH_2O。④气道阻塞:气道内分泌物黏稠,痰痂堵塞;通气管路进水、湿化器水过高、呼出末端积水瓶水满后未及时倒掉。应注意及时清除呼吸道痰液,调整导管位置、倾倒管路和积水瓶中的水。⑤人机对抗:呼吸模式设置不当。报告医生,调整模式或参数。⑥报警值设置不当:气道压力高限过低。调整报警限值。

5.人工气道的护理

(1)加强气道的湿化:使用呼吸机通气时,由于通气的气量大于生理状态下的气量,压缩氧和空气较为干燥,呼吸道蒸发失水,气管、支气管黏膜受到破坏和纤毛活动停止,失去了天然产生滤过和湿化作用，导致气管、支气管黏膜干燥，分泌物结痂而堵塞气道，致气道压力明显升高。因此要注意呼吸道的湿化。

蒸汽加温湿化：将水加热后产生蒸汽混入吸入气中，达到加温和加湿作用，一般呼吸机均有此装置。吸入气（气道口气体）的温度需维持在 35～37℃，不可超过 40℃，因此无菌湿化瓶内的水温不能超过 60℃，其湿度以 95%～100%的相对湿度较为理想。

注意湿化罐内只能加无菌蒸馏水，禁用生理盐水或加入药物，因为溶质不蒸发，将在罐内形成沉淀。湿化罐内水量要恰当，尤其要注意防止水蒸干。连续应用呼吸机时，其 24h 汽化耗水量不应少于 250ml，湿化瓶内的水每 24h 更换 1 次。长期使用呼吸机的病人每周更换呼吸机管道 1 次。

直接向气管内滴入生理盐水或蒸馏水，可以采用间断注入或持续滴注 2 种方法。间断注入，每次注入液体量不超过 3～5ml，每 20～60min 1 次。持续滴注方法为将安装好的输液装置用头皮针直接刺入气管插管导管，或将输液器直接连接在气管切开导管，滴速可为 4～6 滴/min，亦可应用输液泵持续滴注，速度为 15～25ml/h。根据病情、痰液黏稠度调整每日湿化液总量和速度，以病人分泌物易吸出为目标。气道湿化液总量为每日 300～500ml 左右。

雾化吸入，有些呼吸机本身有雾化装置，或用超声雾化吸入器。雾粒直径 3～5μm，可到达小支气管和肺泡。每日 2 次，每次 15～20min，雾化液遵医嘱加入药物，起到减轻气道的炎症和水肿、稀释痰液利于排出的作用。

（2）人工气道痰液的吸引：人工气道正压通气病人通常需要机械吸引，以清除呼吸道内分泌物。①吸引频率应根据分泌物量而决定。呼吸道痰液滞留量达一定程度时，可在病人床旁或胸部听到痰阻声或痰鸣，提示需要吸痰。②严重缺氧者在吸引前应适当增加氧浓度和通气量，防止因吸痰加重缺氧和通气不足。③吸痰时应注意无菌操作，手法正确，避免产生肺部感染、支气管黏膜损伤以及支气管痉挛等不良后果。一般先吸引气管内分泌物，后吸口、鼻腔分泌物；吸痰前后结合翻身拍背使痰液从周边肺野流向中心气道，便于吸出；吸引管插入深度即碰到阻力或出现咳嗽反应时退出 1cm，再提供负压，一般压力不易过大（225～275mmHg），以防损伤气管黏膜；吸引时动作要迅速轻柔，吸痰管一边退出一边旋转，每次吸痰时间控制在 15s 内，吸痰间歇时间 1～2h 为宜。在吸痰过程中，如果出现心率加快或减慢、血氧饱和度（SpO_2 或 SaO_2）大幅度下降、病人面色发绀等，应立即停止，迅速接呼吸机辅助给氧。

6.预防感染与防止意外

（1）保障插管位置稳定：妥善固定气管插管或气管切开套管，防止移位、脱出和阻塞。气管套管位置不当、气管外囊脱落，加之坏死黏膜组织、黏液、呕吐物及异物等掉入气管内，极易造成气道阻塞。

护士应注意调节好气管插管位置，测量气管插管顶端至门齿的距离，并用记号标明刻度，每班交班、定时检查，气管插管应该用胶布固定；在给病人翻身时要注意气管插管、呼吸机管道的位置，防止过度牵拉致插管脱出。

（2）气管套囊充气恰当：应用最小压力充气技术，既不让导管四周漏气，又使气管黏膜表面所承受的压力最小，气囊压力不宜超过 15mmHg。充气过多、压力过大，阻断局部黏膜的血供应，导致黏膜溃疡、缺血坏死，气管狭窄、变形等，甚至导致日后气道狭窄。气囊应定时放气，若使用橡胶气囊时，每2～4h放气1次，如为低张气囊每4～8h放气1次，每次3～5min，使局部受压处血供改善。放气时，先抽吸气道内分泌物，再缓慢抽吸囊内气体，尽量减轻套囊压力下降对气管黏膜产生的刺激。

(3)及时倾倒呼吸机管道中的积水，防止误吸入气管内引起呛咳和肺部感染。

(4)做好气管切开处的皮肤护理，每日更换气管切开处敷料和清洁气管内套管1～2次。

(5)定期进行翻身、叩背，促进痰液引流，预防肺部并发症和褥疮的发生。

(6)做好口腔护理和留置导尿、胃肠减压的护理。

7.*改善营养状态*　供给足够的热量，可采用鼻饲、全胃肠外营养方法。应准确记录出入量，按时完成补液计划，并注意维持水、电解质平衡。

8.*停机前后的护理*　此阶段包括从准备停机开始，直到完全停机、拔除气管插管后的一段时间。做好本阶段的护理可帮助病人安全地脱离呼吸机。

(1)帮助病人树立信心：长期接受呼吸机治疗的病人，由于治疗前病情重，经治疗后病情缓解，病人感觉舒适，对呼吸机产生依赖心理，担心停用呼吸机后病情会反复，精神紧张。为此，撤机前要向病人(包括家属)解释撤机的重要性和必要性。

(2)按步骤有序撤机。①调整呼吸机参数，如逐渐减少进气量、进气压力及给氧浓度。间断使用呼吸机或调节呼吸机模式。如可选用同步间歇指令通气、压力支持通气等，锻炼呼吸肌，帮助病人恢复呼吸功能。要特别注意循序渐进，不可操之过急。②当病人具备完全脱离呼吸机的能力后，需按以下4个步骤进行：撤离呼吸机→气囊放气→拔管→吸氧。

(3)呼吸机的终末消毒与保养：呼吸机用后要按说明书要求进行拆卸，彻底清洁和消毒，然后再按原结构重新安装调试备用。

9.*心理社会支持*　对机械通气病人，无论其意识是否清醒，均应尊重与关心，要主动亲近病人，与其交谈，给予精神鼓励，要让病人学会应用手势、写字等非语言沟通方式表达其需求，以缓解焦虑、恐惧等心理反应，起到增强病人战胜疾病的信心和改善通气效果的作用。

(徐婷婷)

第三节　心电、血压、血氧饱和度监护

一、心电图监测

(一)应用范围

心电图(ECG)主要是反映心脏激动的电学活动。对各种类型的心律失常和传导障碍，具有独特的诊断价值。到目前为止，还没有其他方法能够替代心电图在这方面的作用。心电监测是对心电活动的动态观察，一直被视为常规的急危重症的监测手段。特别是对各类心脏病人如严重心律失常、心力衰竭、心绞痛和心肌梗死病人，施行心脏或非心脏手术，休克病人，严重电解质紊乱和各种脏器衰竭病人更具有重要意义。

（二）临床意义

1.及时发现和识别心律失常　危重病人的各种有创的监测和治疗、手术操作、酸碱失衡和电解质紊乱等均可引起心律失常，严重时，可引起血流动力学改变。心电图监测对发现心律失常、识别心律失常性质、判断药物治疗的效果，均十分重要。

2.心肌缺血或心肌梗死　严重的缺氧、高二氧化碳血症、酸碱失衡等诸多因素，均可导致心肌缺血、心律失常的发生。心率的增快和血压的升高，均可使心肌耗氧增加，引起或加重心肌缺血的发生。因此，持续的心电监测可及时发现心肌缺血。

3.监测电解质改变　危重病人在治疗过程中，很容易发生电解质紊乱，最常见的是低钾和低钙，持续心电监测对早期发现有重要意义。

4.观察起搏器的功能　安装临时及永久起搏器患者，监测心电图，对观察心脏起搏器的起搏与感知功能，均非常重要。在做与起搏器无关手术，特别是手术中应用高频电刀时，也应做心电图监测，以免发生意外。

（三）心电图监测的方法

1.心电图监测仪的种类

（1）心电监护系统：重症监护治疗病房内，常配备心电监护系统。心电监护系统由 1 台中央监测仪和 4～6 台床边监护仪组成，现在的床边监护仪，常以生命体征监测仪代替。床边监护仪的心电图信号可以通过导线、电话线或遥控输入中心监测仪。

中心或床边心电图监测具有以下功能：①显示、打印和记录心电图波形和心率数字。②一般都设有心率上、下限报警的视听装置，报警时可同时记录和打印。有心律失常分析功能的监护仪室性早搏每分钟＞5 次即可报警，在心脏停搏发生 4s 以上可自动报警。③图像冻结功能，可使心电图波形显示停下来，以供仔细观察和分析。双线 ECG 显示，连接下来的第二行 ECG 波形，可以冻结，并能及时记录。④数小时至 24h 的趋向显示和记录。⑤有的生命体征监测仪配有计算机，可分析多种类型的心律失常，识别 T 波改变，诊断心肌缺血。

（2）遥控心电图监测仪：该监测仪不需用导线与心电图监测仪相连，遥控半径一般为 30m，中心台可同时监测 4 个病人，患者身旁可携带 1 个发射仪器。

2.心电导联连接及其选择　监护使用的心电图连接方式有使用 3 只电极、4 只电极及 5 只电极不等。①综合Ⅰ导联正极放在左锁骨中点下缘，负极放在右锁骨中点下缘，无关电极置于剑突右侧，其心电图波形类似Ⅰ导联。②综合Ⅱ导联正极置于左腋前线第四肋间，负极置于右锁骨中点下缘，无关电极置于剑突下偏右，其优点是心电图振幅较大，心电图波形近似 V_5 导联。③CM 导联是临床监护中常选用的连接方法。

另外，每种监护设备，都标有电极放置示意图，请参照执行。

二、血压监测

（一）影响血压的因素

影响动脉压（BP）的因素包括心排血量、循环血容量、周围血管阻力、血管壁的弹性和血液黏滞度等 5 方面。血压能够反映心室后负荷，心肌耗氧及周围血管阻力。虽然血压能反映循环功能，但不是唯一指标，应结合多项指标综合分析。

（二）测量方法

1.无创性血压监测　常用的自动化无创伤动脉压监测（NIBP），是用特别的气泵自动控制袖套充气，可定时间断测压。目前临床上应用最广泛的NIBP是采用振荡技术，即上臂缚上普通橡胶袖套，测压仪内装有压力换能器、充气泵和电子计算机，可定时自动使袖套充气或放气。测压仪能够自动显示收缩压、舒张压、平均动脉压和脉率。注意低温、外周血管收缩、血容量不足以及低血压时，均影响测量的结果。

2.动脉穿刺插管直接测压法　动脉穿刺插管直接测压法是一种有创伤性的测量血压的方法。通过动脉穿刺直接测压方法仍能连续监测动脉压，了解每一心动周期内的收缩压、舒张压和平均压。通过动脉压的波形能初步判断心脏功能，并能计算其压力升高速率（dp/dt），以估计心室的收缩功能。手术时应用的高频电刀，对心电图可形成交流电干扰，此时可通过动脉波形的描记了解心脏情况，判断是否有心律失常。体外循环转流时，由于动脉搏动消失，用无创方法不能测到血压。由于直接测压方法具有上述诸多优点，可以弥补无创血压监测中的不足，因此，是ICU中最常用的监测血压的方法之一。但该法具有创伤性，有动脉穿刺插管的并发症如局部血肿、血栓形成等，故应从严掌握指征，熟悉穿刺技术和测压系统的原理与操作。

（三）血压监测的临床意义

（1）收缩压：正常值范围为90～140mmHg。其重要性在于克服各脏器的临界关闭压，保证脏器的供血。如肾脏的临界关闭压为70mmHg（9.33kPa），当SBP低于此值时，肾小球滤过率减少，发生少尿。

（2）舒张压：正常值范围为60～90mmHg。其重要性在于维持冠状动脉灌注压。

（3）平均动脉压：是心动周期的平均血压，平均动脉压＝舒张压＋1/3脉压，正常值范围为60～100mmHg。平均动脉压与心排血量和体循环血管阻力有关，可反映脏器组织灌注的情况，受收缩压和舒张压的双重影响。

三、血氧饱和度监测

血氧饱和度（SpO_2或SaO_2）系指血红蛋白（Hb）氧合程度的百分比，也就是氧含量与氧容量的百分比。通常采用的是动脉的血氧饱和度，正常值为96％～100％。无创性血氧饱和度仪可连续监测血氧饱和度和脉搏容积图，其原理是通过置于手指末端、耳垂等处的红外线传感器来测量氧合血红蛋白的含量。所测的经皮血氧饱和度和动脉血气血氧饱和度的相关性很好，其绝对值十分接近。

（一）监测方法

将血氧饱和度的探头夹在患者手指上，其红光侧正对着指甲侧，它测定的是从传感器光源一方发出的光线有多少穿过了患者的组织（手指和耳），到达了另一方的接受器，可同时监测脉搏。

（二）临床意义

临床证明，它能够及早发现患者组织缺氧情况，以便及时调节呼吸机氧浓度及导管的吸氧流量；能及时反应全麻术后患者麻醉清醒程度，为拔除气管插管提供依据；且能在无创情况下，动态监测患者病情发展趋势，是危重患者监护的重要手段之一。

（三）影响血氧饱和度的因素

(1)血氧饱和度降低见于肺通气或换气功能障碍性疾病，它指示有关呼吸系统和心脏以及体内氧传输的情况。

(2)氧气管道被分泌物堵塞或半堵塞，氧气管扭曲、受压等，使氧气不能进入或不能顺利进入肺泡，造成组织缺氧和无效供氧，使血氧饱和度下降。

(3)指套与患者手指接触不良，造成血氧饱和度监测值降低，与患者实际血氧饱和度有误差。

(4)由于休克、体温过低和血管活性药物的使用，导致动脉中脉动血流量的减少，将使测量不准确。

（徐婷婷）

第十五章　急诊科急救的护理

第一节　心搏骤停与心肺脑复苏的护理

【概述】

心搏骤停(cardiac arrest,CA)是指由于多种原因引起心脏泵血功能突然停止。一旦发生,将立即导致脑和其他脏器血液供给中断,组织严重缺氧和代谢障碍。对心搏骤停者立即采取恢复有效循环、呼吸和大脑功能的一系列抢救措施,称为心肺脑复苏(cardio-pulmonary cerebral resuscitation,CPCR)。

【护理】

1.护理评估　《2010 美国心脏协会心肺复苏与心血管急救指南》提出,当患者无反应,且没有呼吸或没有正常呼吸(仅有叹息样呼吸)时,应立即行心肺复苏术。患者还可表现为意识丧失或全身短暂性抽搐、面色苍白或发绀、大动脉搏动消失、瞳孔散大、大小便失禁等。

2.护理措施

(1)急救处理

1)判断患者意识:轻拍或摇动患者双肩,并大声呼叫“喂,你怎么了”,判断患者有无反应。

2)启动急救反应系统:如果患者无反应,应立即呼救,启动急救反应系统,在院外拨打“120”,院内应呼叫其他医护人员。并迅速置患者于硬板床或地面,予以复苏体位,即仰卧位,头、颈部应与躯干保持在同一轴面上,将双上肢放置在身体两侧,解开紧身衣裤,暴露胸壁。

3)判断大动脉搏动:非专业人员无需检查大动脉搏动,专业人员应检查动脉有无搏动,时间 5～10 秒。成人检查颈动脉,方法是食指和中指并拢,从患者的气管正中旁开 2～3cm,在胸锁乳突肌内侧轻触颈动脉搏动。儿童可检查其股动脉,婴儿可检查其肱动脉或股动脉。如动脉搏动消失,应立即进行胸外按压。

4)胸外按压(circulation,C):按压部位在两乳头连线的中点,按压频率至少 100 次/分钟,成人按压深度至少 5cm,婴儿和儿童按压深度至少为胸部前后径的 1/3(婴儿约为 4cm,儿童约为 5cm)。并通知医生,如为目击者立即予以心前区拳击术 1～2 次,再行胸外心脏按压。按压/通气比例为 30∶2(≤12 岁患者的比例为 15∶2)。

5)开放气道(airway,A):常用开放气道的方法有以下 2 种。①仰头抬颏/颌法:适用于没有头部和颈部创伤的患者。方法是将一手小鱼际置于患者前额,使头部后仰,另一手的食指与中指置于下颌角处，抬起下颏(颌)，注意手指勿用力压迫下颌部软组织，以防造成气道梗阻。②托颌法：此法开放气道具有一定技术难度，需要接受培训。疑似头、颈部创伤者，此法开放气道比较安全。操作者站在患者头部，肘部可支撑在患者平卧的平面上，双手分别放置在患者头部两侧，拇指放在下颏处，其余4指握紧下颌角，用力向上托起下颌，如患者紧闭双唇，可用拇指把口唇分开。

6)人工呼吸(breathing,B)：可采用口对口、球囊—面罩、气管插管等人工呼吸方法。首次人工通气为2次，每次通气应在1秒钟以上，使胸廓明显起伏，保证有足够的气体进入肺部。人工呼吸的频率为8～10次/分(≤12岁患者的频率12～20次/分)，潮气量400～600ml。

7)早期除颤(defibrillation,D)：心室颤动(室颤)发生后立即进行除颤，在等待自动体外除颤仪(AED)到达期间应进行胸外按压，如1次电击除颤不能消除心室颤动，应立即进行心肺复苏。

8)心电图监测：判断心搏骤停的类型。

9)建立静脉输液通道：根据医嘱合理使用药物。一般以上腔静脉系统给药为首选，如肘静脉、锁骨下静脉、颈外静脉或颈内静脉，以便药物尽快起效。

10)脑复苏：降低脑耗氧量、减轻脑水肿、保护脑组织，头部置冰帽，体表大血管处(如颈、腹股沟、腋下)置冰袋；同时应用脑复苏药物，如冬眠药物、脱水剂及能量合剂等。

(2)病情观察

1)观察患者的通气效果：保持呼吸道通畅，维持供氧，在2010年最新公布的心肺复苏指南中已经明确指出，为避免不必要的高浓度供氧情况的出现，控制氧自由基的释放，建议在保证必须氧供给的情况下，只需要给予能使动脉血氧饱和度稳定在94%左右的最低给氧浓度。使用呼吸机控制呼吸的患者应每小时吸痰1次，每次吸痰时间不超过15秒，同时定时进行血气分析，根据结果调节呼吸机参数。

2)观察循环复苏效果：①观察有无自主心律，心搏的频率、节律，心律失常的类型，以及心脏对复苏药物的反应。②观察血压的变化，随时调整升压药，在保持血容量的基础上，使血压维持在正常高水平，以保证心、脑、肾组织的血供。③密切观察皮肤的色泽、温度。

3)观察重要脏器的功能：①留置导尿，观察尿量、颜色、性状，定时监测血尿素氮、肌酐等，保护肾功能。②密切观察瞳孔的大小、对光反射及角膜反射，吞咽反射和肢体活动等。

4)复苏有效指征：面色、口唇由发绀转为红润；自主呼吸恢复；能触及大动脉搏动，肱动脉收缩压≥60mmHg；瞳孔由大变小；有眼球活动或睫毛反射、瞳孔对光反射出现。

5)复苏终止指征：①脑死亡：对任何刺激无反应；自主呼吸停止；脑干反射(瞳孔对光反射、角膜反射、吞咽反射、睫毛反射)全部消失，脑电图检查示脑电活动消失。②心脏停搏后，坚特心肺复苏30分钟以上，无任何反应，心电图示波屏上成一条直线。

(3)一般护理：①做好口腔、眼、皮肤等护理。②准确记录24小时液体出入量，维持电解质及酸碱平衡，防止并发症发生。③备好各种抢救仪器及药品，防止再次发生心搏骤停。

3.健康指导

(1)向公众普及心肺复苏技术。

(2)发现倒地患者立即判断其意识，轻拍或摇动患者双肩，并大声呼叫："喂，你怎么了？"判断患者有无反应，如无反应立即打电话求救或拨打120。

(3)立即进行胸外按压，直至有专业抢救人员到达现场。按压部位为两乳头连线中点，尽量快速、深度按压。

4.护理评价　心肺复苏术后应密切观察复苏效果及重要脏器功能。包括意识、皮肤色泽及温度、生命体征、瞳孔的大小及对光反射、尿量等。

（徐婷婷）

第二节　严重创伤的急救护理

【概述】

严重创伤是指危及生命或治愈后有严重残疾者，它常为多部位、多脏器的多发伤，病情危重，伤情变化迅速，死亡率高。伤后1小时是挽救生命、减少致残的“黄金时间”。

【护理】

1.护理评估

(1)首先把握呼吸、血压、心率、意识和瞳孔等生命体征，有无存在威胁生命的因素。

(2)了解受伤史，检查受伤部位，迅速评估伤情。

(3)辅助检查：评估血常规、尿常规、血气分析的结果；诊断性穿刺是否有阳性结果及影像学检查的结果。

(4)心理和社会支持情况：评估家属及患者对此次创伤的心理承受程度；患者是否有紧张、焦虑的情绪；患者是否获得家属的支持。

2.护理措施

(1)现场救护

1)尽快脱离危险环境，放置合适体位：抢救人员到达现场后，迅速安全转移患者脱离危险环境。搬运患者时动作要轻、稳，切勿将伤肢从重物下硬拉出来，避免造成再度损伤或继发性损伤。对疑有脊柱损伤者应立即予以制动，以免造成瘫痪。在不影响急救的前提下，救护人员要协助患者，将其置于舒适安全的体位(平卧位头偏向一侧或屈膝侧卧位)，并注意保暖。

2)现场心肺复苏(CPR)：大出血、张力性气胸、呼吸道梗阻和严重脑外伤等严重创伤，如导致心搏呼吸骤停，应尽快现场处理或现场CPR。

3)解除呼吸道梗阻，维持呼吸道通畅。

4)处理活动性出血：迅速采取有效的局部止血措施。

5)处理创伤性血气胸：对张力性气胸应尽快于伤侧锁骨中线第2肋间插入带有活瓣的穿刺针排气减压；对开放性气胸要尽快用无菌敷料垫封闭开放伤口；对血气胸要行胸腔闭式引流；对胸壁软化伴有反常呼吸者应固定浮动胸壁。在上述紧急处理过程中应同时进行抗休克等综合治疗。

6)保存好离断肢体：伤员离断的肢体应先用无菌或干净布包好后置于无菌或洁净的密闭塑料袋内，再放入注满冰水混合液的塑料袋内低温(0～4℃)保存，以减慢组织的变性和防止细菌繁殖,冷藏时防止冰水浸入离断创面,切忌将离断肢体浸泡在任何液体中。离断肢体应随同伤员一起送往医院,以备再植手术。

7)伤口处理:及时、正确地包扎,可以达到压迫止血、减少感染、保护伤口、减少疼痛,以及固定敷料和夹板等目的。需要注意的是:①不要随意去除伤口内异物或血凝块。②创面中有外露的骨折断端、肌肉、内脏,严禁现场回纳入伤口。若腹腔内组织或脏器脱出,应先用干净器皿保护后再包扎,不要将敷料直接包扎在脱出的组织上面。③有骨折的伤员要进行临时固定。④脑组织脱出时,应先在伤口周围加垫圈保护脑组织,不可加压包扎。

8)抗休克:迅速止血、输液扩容,必要时考虑应用抗休克裤。

9)现场观察:了解受伤原因、暴力情况、受伤的具体时间、受伤时体位、神志、出血量及已经采取的救治措施等。

(2)院内护理

1)呼吸支持:保持呼吸道通畅,视病情给予气管插管、人工呼吸,保证足够、有效的氧供。

2)循环支持:主要是抗休克,尽快用16～18G留置针迅速再建立1～2条静脉通路,常选用肘前静脉(如肘正中静脉或贵要静脉)、颈外静脉,注意不要在受伤肢体的远端选择静脉通路,以避免补充的液体进入损伤区内,有效补充循环血量,按医嘱给予输液,必要时输血。留置导尿,注意观察每小时尿量。

3)控制出血:用敷料加压包扎伤口,并抬高出血肢体。对活动性出血应迅速清创止血,对内脏大出血应立即准备手术处理。

4)镇静止痛和心理治疗:剧烈疼痛可诱发或加重休克,故在不影响病情观察的情况下遵医嘱选用镇静止痛药。

5)防治感染:遵循无菌术操作原则,按医嘱使用抗菌药物。开放性创伤需加用破伤风抗毒素。

6)密切观察伤情:严密观察伤情变化,特别是对严重创伤怀疑有潜在性损伤的患者,必须持续动态监测生命体征。协助医生做进一步的检查,发现病情变化,应及时报告医生处理,并迅速做出反应。

7)支持治疗:主要是维持水、电解质和酸碱平衡,保护重要脏器功能,并给予营养支持。

8)配合医生对各脏器损伤的治疗。

3.健康指导

(1)宣传安全知识,加强安全防范意识。

(2)一旦受伤,不管是开放性伤口还是闭合性伤口都要立即到医院就诊。开放性伤口要立即进行清创,并注射破伤风抗毒素。

(3)加强受伤肢体的功能锻炼,防止肌萎缩、关节僵硬等并发症。

4.护理评价　经过治疗和护理,评价患者是否达到:①生命体征稳定。无体液失衡。②伤口愈合好,无感染。③疼痛得到控制。④能坚持功能锻炼。⑤无伤口出血、感染、挤压综合征等并发症发生。

(徐婷婷)

第三节　各系统常见急症的急救护理

一、呼吸系统急症

(一)呼吸困难

【概述】

呼吸困难(dyspnea)是指患者主观上感觉“空气不足”或“呼吸费力”,客观上表现为呼吸频率、深度、节律的异常,严重时可出现端坐呼吸、发绀、辅助呼吸肌参与呼吸运动。呼吸困难是急诊科常见急症之一,最常见于呼吸系统急症,如肺栓塞、哮喘持续发作、自发性气胸、急性呼吸窘迫综合征、慢性阻塞性肺疾病急性发作等,其他系统疾病亦可累及呼吸功能而引起呼吸困难。

【护理】

1.护理评估

(1)健康史:患者的既往史、吸烟史、咳痰及咳喘等类似症状发作史、用药治疗情况、过敏史及家庭史。

(2)诱发因素:患者是否接触动物皮毛、刺激性或有害气体、化学物质等致敏物质;有无深静脉血栓的高危因素,如骨折、创伤等。

(3)症状和体征:患者呼吸困难的性质、呼吸频率、节律、呼吸音及哮鸣音,是否存在发绀及端坐呼吸;有无胸痛、咯血、发热等其他伴随症状。严重者还应评估患者的神志等。

(4)辅助检查:胸部X线检查和呼吸功能检查结果。

(5)实验室检查:血常规、痰涂片、血气分析的结果,必要时评估患者特异性变应原检测结果。

(6)社会心理评估:患者的情绪及心理反应。

2.护理措施

(1)急救处理:①保持呼吸道通畅。②氧疗:给予鼻导管或面罩吸氧。慢性阻塞性肺疾病(COPD)伴有 CO_2 潴留和肺栓塞,合并通气功能障碍时应先给予低流量吸氧。哮喘急性发作时,可先经鼻导管吸氧,如果缺氧严重,应经面罩给氧,只有 CO_2 潴留时才需限制吸氧浓度。急性呼吸窘迫综合征(ARDS)患者给予高浓度(>50%)吸氧。③建立静脉通路,保证及时给药。④心电监护:监测心率、心律、血压、呼吸和血氧饱和度。⑤采取血标本:检查动脉血气分析、D-二聚体、血常规、电解质等。⑥取舒适体位:嘱患者安静,取半坐卧位或端坐卧位,昏迷或休克患者取平卧位,头偏向一侧。⑦备好急救物品:如患者呼吸困难严重,随时做好建立人工气道(气管插管或气管切开)、机械通气的准备与配合工作,备好吸引器等抢救物品和抢救药品。

(2)一般护理:①病情观察:监测患者的生命体征及呼吸功能,观察氧疗效果。②药物的治疗及护理：观察药物的疗效及不良反应。③饮食护理。④做好隔离措施：对高度怀疑传染性的呼吸系统疾病，应注意做好自我防护，防止交叉感染，如戴口罩、手套、穿隔离衣等。⑤心理护理：嘱患者安静休息，避免剧烈活动，对精神紧张的患者，做好解释和安慰工作。

3.健康指导

(1)向患者及家属宣教疾病的病因、症状等相关知识，避免诱发因素。

(2)注意劳逸结合，加强锻炼，增强抵抗力。

(3)治疗后不适随诊。

(4)保持空气流通，改善不良的工作环境，防止感染。

(5)营养支持。

4.护理评价　经过治疗和护理，评价患者是否达到：①能进行有效地咳嗽、咳痰，保持呼吸道通畅。②呼吸音正常。③生命体征平稳，无窒息发生。④安全、有效地用药。⑤能运用有效的应对技巧，情绪稳定，有战胜疾病的信心。

（二）窒息

【概述】

窒息(asphyxia)是指气流进入肺脏受阻或吸入气缺氧导致的呼吸停止或衰竭状态。发生窒息，可迅速危及生命，应立即采取相应措施，判明原因，积极进行抢救。

【护理】

1.护理评估

(1)健康史：患者咳痰及喘鸣等症状的发作史、用药治疗情况、过敏史及家庭史。

(2)病因：患者有无接触CO或氰化物等有毒物质或气道堵塞。

(3)症状和体征：患者有无面色发绀及“四凹征”(胸骨上窝、锁骨上窝、肋间隙及剑突下软组织凹陷)。

(4)辅助检查：胸部X线检查和呼吸功能检查结果。

(5)社会心理评估：患者的情绪及心理反应。

(6)气道阻塞引起窒息的严重程度分级：①Ⅰ度：安静时无呼吸困难，当活动或哭闹时出现轻度的呼吸困难，可有轻度的吸气性喉喘鸣及胸廓周围软组织凹陷。②Ⅱ度：安静时有轻度呼吸困难，吸气性喉喘鸣及胸廓周围软组织凹陷，活动或哭闹时加重，但不影响睡眠和进食，无烦躁不安等缺氧症状，脉搏尚正常。③Ⅲ度：呼吸困难明显，喉喘鸣声较响亮，吸气性胸廓周围软组织凹陷显著，并出现缺氧症状，如烦躁不安、不易入睡、不愿进食、脉搏加快等。④Ⅳ度：呼吸极度困难。患者坐立不安、手足乱动、出冷汗、面色苍白或发绀、心律不齐、脉搏细数、昏迷、大小便失禁等。若不及时抢救，则可因窒息致呼吸、心搏停止而死亡。

2.护理措施

(1)急救处理：①迅速解除窒息因素，保持呼吸道通畅。②给予高流量吸氧，使血氧饱和度恢复90%以上，必要时建立人工气道，人工辅助通气。③保证静脉通路畅通，遵医嘱给予药物治疗。④监测生命体征：给予心电、血压、呼吸、血氧饱和度监护，遵医嘱行动脉血气分析。⑤备好急救物品：吸引器、呼吸机、气管插管、喉镜等急救用物。

(2)一般护理：①观察病情：严密观察病情变化，随时注意患者呼吸、口唇及甲床颜色、咳嗽及全身情况。②药物的治疗及护理:观察药物的疗效及不良反应。③心理护理:嘱患者安静休息,避免剧烈活动,对精神紧张的患者,做好患者的解释和安慰工作。④患者烦躁时应做好安全防护措施,防止坠床及意外脱管的发生。

3.健康指导

(1)向患者及家属宣教疾病的病因、症状等相关知识,避免诱发因素。

(2)注意劳逸结合,加强锻炼,增强抵抗力。

(3)治疗后不适随诊。

(4)营养支持。

4.护理评价　经过治疗和护理,评价患者是否达到:①能鉴别有害因素,避免窒息的再次发生。②能进行有效地咳嗽、咳痰,保持呼吸道通畅。③呼吸音正常。④生命体征平稳。⑤安全、有效地用药。⑥能运用有效的应对技巧,情绪稳定,有战胜疾病的信心。

二、循环系统急症

(一)急性胸痛

【概述】

急性胸痛是主观感觉短时间内胸部刺痛、锐痛、钝痛、闷痛或压迫感,常伴有精神紧张、焦虑、恐惧感,是一些致命性疾病的主要临床表现,如急性冠状动脉综合征、主动脉夹层、急性肺栓塞等。急诊处理的关键是快速识别可能致命的疾病,采取及时、有效的饴疗措施,改善预后或降低患者的死亡率。

【护理】

1.护理评估

(1)生命体征:是否有危及生命的症状、体征。

(2)胸痛的部位及放射部位、疼痛性质、诱发因素和影响疼痛的因素、伴发症状等。

(3)体格检查和辅助检查:心电图、超声心动图、胸部X线检查、CT动脉造影等。

(4)实验室检查:心肌酶谱、心肌肌钙蛋白等。

(5)社会心理评估:患者的情绪及心理反应。

2.护理措施

(1)急救处理:①安静卧床休息。②当有低氧血症时,给予双鼻道或面罩吸氧,使血氧饱和度≥94%。③给予心电、血压、呼吸和血氧饱和度监测,注意电极位置应避开除颤区域和心电图胸前导联位置。④描记12或18导联心电图。⑤建立静脉通路,保持给药途径的畅通。⑥监测动脉血气及其他实验室检查结果。⑦对ACS的急性致命并发症,如室颤、无脉性室性心动过速(室速)等,做好除颤和心肺复苏(CPR)的准备。⑧如果病情允许,协助患者按医嘱接受胸部X线检查、超声心动图、CT、CT动脉造影、磁共振成像(MRI)等辅助检查。

(2)一般护理:①病情观察:观察生命体征的变化;胸痛的部位、性质、严重程度、有无放射、持续时间和缓解因素。注意疼痛程度的变化,胸痛时表情,有无面色苍白、大汗和血流动力学障碍。②体位:疼痛时可采取健侧卧位,保持环境安静舒适,避免诱发或加重疼痛的各种因素。

③疼痛护理:根据胸痛的原因给予镇静剂或镇痛药物,或采用松弛法、按摩、针灸等方法分散患者注意力,以减轻疼痛。④药物的治疗及护理:观察药物的疗效及不良反应。⑤心理护理:嘱患者安静休息,避免剧烈活动,对精神紧张的患者,做好患者的解释和安慰工作。

3.健康指导

(1)避免诱发因素:调整日常生活与工作量,不可过于劳累,避免情绪激动,减轻精神压力。

(2)病情自我监测:向患者讲解疾病的基本知识,包括ACS疾病发生的过程、诱因、监护的意义,用药目的、作用及注意事项,指导患者正确应用药物。自测脉率,及早发现心律失常。告知患者及家属心绞痛发作时的缓解方法,如心绞痛发作比以往频繁、程度加重,疼痛时间延长,应警惕心肌梗死的发生,及时就医。

(3)强化预防意识:预防动脉粥样硬化和冠心病,属一级预防,已有冠心病和心肌梗死(MI)病史者还应预防再次梗死和其他心血管事件,称之为二级预防。

(4)改变生活方式:①合理膳食:宜摄入低热量、低脂、低胆固醇、低盐饮食,多食蔬菜、水果和粗纤维食物如芹菜、糙米等,避免暴饮暴食。②适当运动:保持适当的体力活动,以有氧运动为主,注意运动的强度和时间,以不致发生疼痛为度。③控制体重:在饮食治疗的基础上,结合运动和行为治疗等控制体重。④戒烟。

4.护理评价 经过治疗和护理,患者是否达到:①生命体征平稳。②胸痛症状缓解。③能做到病情的自我监测。④生活方式有所改善。

(二)急性心力衰竭

【概述】

急性心力衰竭是指由于短时间内心肌收缩功能障碍和(或)舒张功能障碍,使心脏泵血功能降低而导致心排血量减少,不能满足机体组织代谢需要的一种病理过程或临床综合征。可以表现为急性起病或慢性心力衰竭急性失代偿状态。临床上急性心力衰竭(左心衰)较为常见,急性左心衰是以急性肺水肿和心源性休克为主要表现的急危重症,是此部分讨论的主要内容。

【护理】

1.护理评估

(1)生命体征:患者是否存在呼吸困难,咳粉红色泡沫痰;患者的神志、面色等。

(2)评估导致急性心力衰竭的病因。

(3)辅助检查:心电图、超声心动图、胸部X线检查、动脉血气分析、脑钠肽等。

(4)社会心理评估:患者及家属的情绪及心理反应。

2.护理措施

(1)急救处理:①将患者置于坐位或半卧位,双腿下垂,以减少静脉回流。②立即给予高流量鼻导管或面罩吸氧,如经上述方法给氧后仍 PaO_2<60mmHg时,应做好使用机械通气治疗的准备。③监测心电、血压、血氧饱和度。④开放静脉通路,遵医嘱给予强心、镇静、利尿、平喘、扩血管药物。⑤按医嘱描记12导联心电图,留取动脉血气、脑钠肽、血常规、血糖、电解质和心肌损伤标记物等各种血标本。⑥协助患者接受胸部X线检查、超声心动图等检查。

(2)一般护理:①保持呼吸道通畅:注意双肺呼吸音、咳嗽、咳痰情况,及时清除呼吸道分泌物。②病情观察：观察生命体征及神志的变化。③药物的治疗及护理：观察药物的作用及不良反应。④心理护理：急性心力衰竭发作时的窒息感、濒死感使患者感到恐惧、焦虑。在抢救过程中注意适时安慰患者，取得患者与家属的配合，增强患者战胜疾病的信心。

3.健康指导

(1)向患者及家属介绍急性心衰的病因及诱发因素。

(2)告知有心脏病史的患者，在静脉输液前应主动向医护人员说明病情，便于输液时控制输液量和速度。

4.护理评价　经过治疗和护理，评价患者是否达到：①生命体征平稳。②呼吸困难的症状缓解。③安全、有效地用药。④能运用有效的应对技巧，情绪稳定，有战胜疾病的信心。

（三）危险性心律失常

【概述】

心律失常(cardiac arrhythmia)是指心脏冲动的频率、节律、起源部位、传导速度或激动秩序的异常。可以迅速导致晕厥、心绞痛、心力衰竭、休克甚至心搏骤停的心律失常，称为危险性心律失常。危险性心律失常，是临床常遇到的一种急危重症，如果不能及时识别和处理，患者可在短期内死亡。

【护理】

1.护理评估

(1)生命体征：主要评估脉搏是否存在。

(2)血流动力学状态。

(3)心电图表现：心律失常的类型。

(4)导致心律失常的病因。

(5)社会心理评估：评估患者的情绪及心理反应。

2.护理措施

(1)急救处理：①立即协助患者采取舒适、安静的卧位休息。②保持呼吸道通畅，存在低氧血症时，给予氧气吸入，保证血氧饱和度≥94%。③立即描记12导联心电图，协助心律失常的诊断。④遵医嘱给予心电监护，注意电极位置应避开除颤区域和心电图胸前导联位置。⑤除颤器置于患者床旁，呈完好备用状态。⑥如有胸痛、休克、室颤等其他症状时立即对症处理。

(2)一般护理：①病情观察：观察引发心律失常的原因、发作时的症状、持续的时间及患者发作时的心理状态等。②用药护理：遵医嘱及时、正确使用抗心律失常药物，观察药物的疗效和不良反应。③持续心电监护：严密监测心率、心律和血压的变化。④心理护理：嘱患者安静休息，做好患者的解释和安慰工作。

3.健康指导

(1)注意劳逸结合，保证充足的休息和睡眠。避免摄入过多浓咖啡、浓茶等。

(2)遵医嘱服用抗心律失常药物，不能擅自增减药物，如有异常，及时就诊。

(3)学会测量脉搏的方法，了解心律失常的相关症状，进行自我监测。

(4)定期复查心电图，及早发现病情变化并及时就诊。

4.护理评价　经过治疗和护理，评价患者是否达到：①生命体征平稳。②心律失常得到纠正。③安全、有效地用药。④能运用有效的应对技巧，情绪稳定，有战胜疾病的信心。

（四）高血压危象

【概述】

高血压危象，是发生在高血压或症状性高血压过程中的一种特殊临床危象，是指在高血压的基础上，由于某些诱因，外周细小动脉发生暂时性强烈痉挛，血压急剧升高，舒张压可达18.7kPa（140mmHg）或更高，收缩压也相应升至33.3kPa（250mmHg）或更高，伴有重要器官的功能障碍或不可逆的损害。

【护理】

1.护理评估

（1）生命体征：主要评估血压。

（2）伴随症状：头痛、头晕、耳鸣、呕吐等。

（3）辅助检查：超声心动图、CT等。

（4）社会心理评估：评估患者及家属的情绪及心理反应。

2.护理措施

（1）急救处理

1）正确选用迅速有效的降压药物：①硝普钠25～50mg稀释于10%葡萄糖注射液250ml，以0.25～10μg/（kg·min）静脉滴注。②酚妥拉明5～10mg快速静脉注射，有效后维持静脉滴注。多应用于嗜铬细胞瘤。③肼屈嗪：为妊娠子痫首选药。

2）降压速度和幅度要合理：①速度：1小时内将血压降至安全水平，否则预后较差。②幅度：一般血压下降25%为宜。

3）对症护理：①高血压脑病：用脱水剂如甘露醇注射液或快作用利尿剂静脉注射，以减轻脑水肿。②制止抽搐：躁动抽搐者给予地西泮、苯巴比妥钠等肌内注射。③给予氧气吸入并准备一切抢救物品。

（2）一般护理：①病情观察：监测血压、脉搏、呼吸、神志及心、肾功能变化；观察瞳孔大小及两侧是否对称；观察患者有无头痛、呕吐及两侧肢体活动情况。②用药护理：遵医嘱及时、正确使用降压药及其他药物，观察药物的疗效和不良反应。③持续心电监护：严密监测血压的变化。④绝对卧床休息，将床头抬高30cm，可以起到体位性降压作用。⑤饮食护理：嘱患者进食低盐、低脂、清淡、易消化饮食，少食多餐，保持排便通畅。⑥心理护理：嘱患者安静休息，稳定情绪，避免一切诱发因素。

3.健康指导

（1）向患者及家属讲解高血压的病因、发病机制、临床表现及对健康的危害，指导患者坚持长期的饮食、运动、药物治疗。

（2）坚持低盐、低脂、低胆固醇饮食；改变不良的生活方式，戒烟、戒酒；劳逸结合。

（3）根据年龄及病情选择慢跑、快步走、太极拳、气功等运动。

（4）指导患者及家属有关降压药的相关知识，规律用药，不可随意增减药量，定期测量血压并记录，不适随诊。

4.护理评价　经过治疗和护理，评价患者是否达到：①生命体征平稳，血压降至目标水平。

②伴随症状缓解。③服用降压药的依从性及效果好。④能定期监测血压。⑤情绪稳定,有长期与疾病作战的决心。

(五)主动脉夹层

【概述】

主动脉夹层系主动脉内膜撕裂后,循环中的血液通过裂口进入主动脉壁中层而形成的夹层血肿,并沿着主动脉壁延伸分离。好发于50～70岁,男∶女为2∶1,30～70岁发病率最高。

【护理】

1.护理评估

(1)生命体征:心率、血压、呼吸、氧饱和度情况。

(2)疼痛:疼痛的部位、性质、程度等。

(3)其他症状。

(4)辅助检查:胸部x线检查、主动脉超声检查、主动脉CT血管造影(CTA)、主动脉磁共振(MRA)、主动脉造影等。

(5)社会心理评估:患者的情绪及心理反应。

2.护理措施

(1)急救处理:①绝对卧床休息,给予心电监护、氧气吸入。②镇痛:吗啡5～10mg肌内注射,哌替啶50～100mg肌内注射。③控制血压:对合并有高血压的患者,可采用普萘洛尔5mg间歇静脉滴注或硝普钠25～50μg/min静脉滴注,根据血压调节滴速,使血压降至临床治疗指标。④控制心率:遵医嘱使用β受体阻滞剂,使心率控制在70～80次/分钟,⑤补充血容量:有出血进入心包、胸腔或主动脉破裂者输血。⑥如夹层破裂出血,血压下降,立即遵医嘱进行抢救。

(2)一般护理:①病情观察:严密监测生命体征的变化,尤其是两侧肢体血压的对称性。②疼痛的护理:严密观察疼痛的部位、性质、时间、程度。使用镇痛剂后,观察疼痛是否改善。③用药护理:观察药物的疗效和不良反应。④生活基础护理:嘱患者严格卧床休息,避免用力过度(如排便用力、剧烈咳嗽等);饮食宜清淡。⑤心理护理:消除患者紧张、恐惧心理,稳定情绪,嘱患者安静休息,避免一切诱发因素。

3.健康指导

(1)指导患者以休息为主,活动量要循序渐进,注意劳逸结合。

(2)嘱低盐、低脂饮食,并戒烟、酒,多食新鲜水果、蔬菜及富含粗纤维的食物,以保持排便通畅。

(3)指导患者学会自我调整心理状态,调控不良情绪,保持心情舒畅,避免情绪激动。

(4)按医嘱坚持服药,控制血压,不擅自调整药量。

(5)教会患者自测心率、脉搏,有条件者配置血压计,定时测量血压。

(6)定期复诊,若出现胸、腹、腰痛症状及时就诊。

4.护理评价　经过治疗和护理,评价患者是否达到:①生命体征平稳,血压、心率降至目标水平。②疼痛及其他症状缓解。③能改变不良的生活方式。④服药依从性好。⑤能运用有效的应对技巧,情绪稳定,有战胜疾病的信心。

三、消化系统急症

（一）急性腹痛

【概述】

急性腹痛(acute abdominal pain)是指发生在1周内，由各种原因引起的腹腔内外脏器急性病变而表现为腹部不适的症状，是急诊科常见的临床症状之一，也是促使患者就诊的重要原因之一。其共同特点是突然发生、变化快、疼痛往往剧烈和病情重，涉及多科疾病。病因不明的急性腹痛患者要遵循"五禁四抗"原则。"五禁"即禁饮禁食、禁热敷、禁灌肠、禁用镇痛药、禁止活动；"四抗"即抗休克、抗感染、抗体液失衡、抗腹胀。

【护理】

1.护理评估

(1)一般情况：年龄、性别、既往史等。

(2)生命体征。

(3)腹痛的发生时间、部位、性质、程度，有无诱因。

(4)伴随症状：发热、恶心、呕吐、便血、腹胀、黄疸、休克等。

(5)体格检查：生命体征及腹部情况。

(6)辅助检查：实验室检查、X线检查、心电图、内镜检查、超声检查、诊断性腹腔穿刺等。

(7)社会心理评估：评估患者的情绪及心理反应。

2.护理措施

(1)急救处理：①绝对卧床休息，给予心电监护、氧气吸入。②建立静脉通道，遵医嘱给予抢救药物。③控制饮食及胃肠减压：病因未明确或病情严重者需禁食、禁水。④补液：遵医嘱补充电解质和能量合剂，纠正体液失衡，并根据病情变化随时调整补液方案和速度。⑤遵医嘱给予抗生素控制感染：急腹症多由腹腔内炎症和脏器穿孔引起，多有感染，是运用抗生素的指征。⑥有腹内脏器破裂、出血等手术指征者，立即行术前准备送入手术室。

(2)一般护理：①病情观察：严密监测生命体征的变化。②腹痛的护理：严密观察腹痛部位、性质、程度、持续时间及伴随症状(呕吐、腹胀、排便、发热、黄疸等)与体征的变化。③用药护理：观察药物的疗效和不良反应。④生活基础护理：嘱患者严格卧床休息，尽量为患者提供舒适体位。⑤心理护理：消除患者紧张、恐惧心理，稳定情绪。

3.健康指导

(1)指导患者养成良好的饮食及卫生习惯。

(2)饮食要清淡、易消化，各种营养素要合理搭配。

(3)积极控制诱发急性腹痛的各种诱发因素，重视慢性疾病。

(4)需要手术治疗者，术后早期开始活动，以预防粘连性肠梗阻。

4.护理评价　经过治疗和护理，患者是否达到：①生命体征平稳。②腹痛及其他症状缓解。③治疗效果满意。④能运用有效的应对技巧,情绪稳定,有战胜疾病的信心。

(二)急性消化道出血

【概述】

急性消化道出血(acute gastrointestinal tract bleeding)以下简称消化道出血,是指从食管到肛管的消化道及胆胰等疾病引起的出血,主要表现为呕血和(或)血(黑)粪,是急诊科常见的疾病之一。在成年人,短时间内一次失血量达800ml或占总循环血量的20%以上,出现低血压等周围循环衰竭表现者,称为急性消化道大出血。大出血可危及生命,死亡率为6%~12%。

【护理】

1.护理评估

(1)一般情况:年龄、性别、既往史等。

(2)生命体征及神志:心率、血压等。

(3)呕血或黑便的量、性状、颜色及次数。

(4)出血严重程度的评估:休克指数(即脉率/收缩压)正常值为0.54±0.02。当休克指数为1,失血量约为800~1000ml;指数>1,失血1200~2000ml。

(5)其他症状:面色、口唇颜色、贫血、发热、腹痛等其他伴随症状。

(6)病因的评估:消化性溃疡、急性胃黏膜损害、食管胃底静脉曲张破裂、胃癌。

(7)实验室及其他检查:血常规、电解质、粪隐血试验、内镜检查等。

(8)社会心理评估:评估患者的情绪及心理反应。

2.护理措施

(1)急救处理:①绝对卧床休息,采取平卧位,并将下肢略抬高,注意保暖,保持安静。②保持呼吸道通畅:呕吐时头偏向一侧,必要时用负压吸引器清除呼吸道分泌物、血液或呕吐物,防止窒息或误吸。③给予心电监护、氧气吸入。④建立2~3条静脉通道,配合医生迅速、准确地实施输血、输液及各种止血治疗措施。

(2)一般护理:①病情观察:观察患者生命体征,尤其是心率、血压的变化:监测每小时尿量;观察呕吐物和粪便的性质、颜色和量,并记录24小时液体出入量;观察止血效果。②药物护理:输液开始时宜快,必要时测定中心静脉压作为调整速度和输液量的依据;观察药物的疗效及不良反应。③饮食护理:温热、清淡、无刺激性流食,病情稳定后可改为软食。④心理护理:关心、安慰患者,呕血或排黑粪后及时清除血迹、污物,以减少对患者的不良刺激。

3.健康指导

(1)向患者及家属讲解消化道出血的病因、诱因,防止再次出血。

(2)饮食要清淡、易消化,各种营养素要合理搭配。

(3)生活起居规律,劳逸结合,避免精神紧张及过度劳累。

(4)学会观察早期出血征象及出血发生后的应急措施,不适随诊。

4.护理评价　经过治疗和护理,评价患者是否达到:①生命体征平稳。②无继续呕血或黑粪。③知晓消化道疾病的病因及诱因。④能运用有效的应对技巧,情绪稳定,有战胜疾病的信心。

四、代谢与内分泌系统急症

（一）高血糖危象

【概述】

高血糖危象是指糖尿病昏迷。分为酮症酸中毒昏迷和高渗性非酮症性昏迷。糖尿病酮症酸中毒昏迷（DKA）是指糖尿病患者在应激状态下，由于体内胰岛素拮抗激素增加，引起糖和脂肪代谢紊乱，以高血糖、高酮血症及代谢性酸中毒为主要改变的临床综合征。糖尿病高渗性非酮症性昏迷是糖尿病急性代谢紊乱的另一临床类型，特点是血糖高、没有明显酮症酸中毒、因高血糖引起血浆高渗性脱水和进行性意识障碍的临床综合征。

【护理】

1.护理评估

（1）生命体征及神志。

（2）发病的有关病因及诱发因素。

（3）发病的时间、主要症状、特点及并发症。

（4）辅助检查：血常规、血糖、尿糖、尿酮体、血气分析、血生化等。

（5）社会心理评估：评估患者心理状态、心理压力，有无焦虑、抑郁等。

2.护理措施

（1）急救处理：①昏迷患者维持呼吸道通畅，加强呼吸道管理，及时吸氧，必要时给予气管插管或气管切开行人工辅助通气；给予心电监护。②迅速建立静脉通道补液。补液是抢救高血糖危象首要、关键的措施。首选生理盐水，遵循先快后慢的补液原则。要严格掌握补液的速度和量，防止心力衰竭、肾衰竭、脑水肿等并发症的发生。③遵医嘱使用胰岛素，并严密监测血糖的变化，根据血糖的检查结果及时调整胰岛素的用量，避免血糖下降过快、过低，以免发生脑水肿。④纠正电解质紊乱及酸碱平衡失调：准确、及时留取各种标本进行血液电解质、肝肾功能检查及血气分析，及时纠正电解质和酸碱失衡。补钾过程中要监测血钾的变化，防止出现高血钾。

（2）一般护理：①病情观察：严密观察患者生命体征、神志、尿量的变化，准确记录 24 小时液体出入量；防止脑水肿、肺水肿的发生。②药物护理：注意输液的速度及胰岛素的治疗效果及不良反应。③禁食，留置胃管，遵医嘱进行胃肠营养。④基础护理：绝对卧床休息，注意保暖；保持皮肤清洁，预防压疮和继发性感染；昏迷患者做好各项防护措施，防止坠床等意外情况的发生。⑤心理护理：消除患者及家属的紧张、恐惧心理，稳定情绪。

3.健康指导

（1）向患者及家属讲解其病因、诱因及预防措施，防止复发。

（2）指导患者及家属进行定期监测血糖并记录；坚持糖尿病饮食。

（3）向患者及家属讲解口服降糖药的服用方法及不良反应，注射胰岛素的方法及注意事项等。

（4）生活起居规律，劳逸结合，情绪乐观，避免精神紧张及过度劳累。

(5)外出时携带身份识别卡;定期复诊。

4.护理评价　经过治疗和护理,评价患者是否达到:①生命体征平稳。②血糖下降或正常。③能够进行自我监测。④服药及糖尿病饮食依从性好。⑤能运用有效的应对技巧,情绪稳定,有与疾病长期作战的信心。

(二)低血糖危象

【概述】

低血糖危象(hypoglycemia crisis)是由于某些病理和生理原因使血糖降至2.8mmol/L以下,引起交感神经兴奋和中枢神经异常的症状及体征。临床表现为心悸、出汗、脸色苍白、无力、饥饿感、焦虑,神经系统表现牙关紧闭、肌肉痉挛、癫痫样发作,最后血压下降、低血糖休克、昏迷,甚至死亡。

【护理】

1.护理评估

(1)生命体征及神志。

(2)病因及诱发因素。

(3)发病的时间、主要症状、特点及并发症。

(4)辅助检查:血糖、血胰岛素水平。

(5)社会心理评估:患者的情绪及心理反应。

2.护理措施

(1)急救处理:①立即检测血糖。②清醒轻症患者可口服葡萄糖溶液或含糖饮料。③昏迷患者遵医嘱静脉注射50%的葡萄糖注射液40～60ml,继以10%葡萄糖注射液500～1000ml静脉滴注,直至患者清醒,血糖恢复正常。④昏迷患者立即开放气道,给予氧气,保持呼吸道通畅,必要时给予气管插管或气管切开行人工辅助通气;给予心电监护。⑤昏迷持续时间长或伴有严重脑水肿者,可用20%甘露醇注射液治疗。

(2)一般护理:①病情观察:严密观察生命体征、神志变化、心电图、尿量等。定时监测血糖。意识恢复后要注意观察是否有出汗、嗜睡、意识模糊等再度低血糖状态,以便及时处理。②药物护理:观察治疗效果及不良反应。③基础护理:卧床休息,注意保暖;昏迷患者按昏迷护理常规护理;抽搐者注意保护患者,防止外伤。④心理护理:消除患者及家属的紧张、恐惧心理,稳定情绪。

3.健康指导

(1)向患者及家属讲解其病因、诱因及预防措施,防止复发。

(2)指导患者及家属进行自我监测护理:定期监测血糖并记录:坚持糖尿病饮食。

(3)让患者了解皮下注射胰岛素和口服降糖药治疗过程中可能会发生低血糖,教会患者及亲属识别低血糖早期表现和自救方法。

(4)外出时携带身份识别卡;定期复诊。

4.护理评价　经过治疗和护理,评价患者是否达到:①生命体征平稳。②血糖正常。③能够进行自我监测。④能识别低血糖早期表现和掌握了低血糖自救的方法。⑤能运用有效的应对技巧,情绪稳定,有战胜疾病的信心。

（三）甲状腺危象

【概述】

甲状腺危象简称甲亢危象，是甲状腺功能亢进症。患者因急性感染、精神创伤、高热、妊娠、甲状腺手术或放射碘治疗等诱因刺激下，病情突然恶化而发生的最严重的并发症。主要表现为高热、大汗、心动过速、呕吐、腹泻、烦躁不安、谵妄，甚至昏迷。必须及时抢救，否则往往死于高热、心衰、肺水肿及水、电解质紊乱。

【护理】

1.护理评估

(1)生命体征及神志。

(2)症状和体征的表现及严重程度。

(3)病因及诱发因素。

(4)实验室检查：血常规、甲状腺激素、电解质等。

(5)社会心理评估：患者的情绪及心理反应。

2.护理措施

(1)急救处理：①绝对卧床休息，呼吸困难时取半卧位，立即给予氧气吸入、心电监护。②建立静脉通道，以利于抢救药物的使用。③及时准确遵医嘱使用丙硫氧嘧啶(PTU)和碘剂。

(2)一般护理：①病情观察：严密观察生命体征、神志变化；准确记录24小时液体出入量。②药物护理：观察治疗效果及不良反应。③基础护理：卧床休息，保持安静舒适环境：做好生活护理及饮食护理。④对症护理：高热患者给予冰敷或乙醇溶液擦浴、躁动患者给予镇静剂，使用床栏等保护。⑤避免诱因。⑥心理护理：消除患者及家属的紧张、恐惧心理，稳定情绪。

3.健康指导

(1)指导患者自我心理调整，避免感染、严重精神刺激、创伤等诱发因素。

(2)向患者及家属讲解甲状腺功能亢进的相关知识，指导保护眼睛的方法。

(3)遵医嘱长期规律服药，避免突然停药、减药，定期复查：自测脉搏、体重，不适随诊。

4.护理评价　经过治疗和护理，评价患者是否达到：①生命体征平稳。②症状缓解。③了解其相关知识，能独立进行自我监测。④服药的依从性好。⑤能运用有效的应对技巧，情绪稳定，有战胜疾病的信心。

五、神经系统急症

（一）癫痫

【概述】

癫痫是多种原因导致的大脑神经元高度同步异常放电的临床综合征，具有突然发生、反复发作的特点。每次发作或每种发作的过程称为痫性发作，一个患者可有一种或多种形式的痫性发作。癫痫持续状态(SE)又称癫痫状态，是指一次癫痫发作持续30分钟以上，或连续多次发作、发作间期意识或神经功能未能恢复者。任何类型癫痫均可出现癫痫持续状态，但通常是指全面强直.阵挛发作持续状态。癫痫持续状态是常见的神经系统急症之一，致残率和死亡率均很高。

【护理】

1.护理评估

(1)生命体征及神志。

(2)发作的类型。

(3)病因及诱发因素。

(4)辅助检查:实验室检查、脑电图、神经影像学检查等。

(5)社会心理评估:患者的情绪及心理反应。

2.护理措施

(1)急救处理:①立即将患者平卧于安全处，放置床档以防坠床，解开领扣，头转向一侧，以利于口腔分泌物流出，防止误吸。②保持呼吸道通畅，给予鼻导管或面罩吸氧，必要时做气管切开的准备。③用压舌板或毛巾塞入患者上下磨牙之间，有义齿者及时取出，牙关紧闭者放置牙垫，防止舌咬伤。抽搐时可适当约束肢体，以免误伤。④建立静脉通道，遵医嘱给予药物治疗。⑤需要时，行心电、血压、血氧饱和度监护。⑥按医嘱抽血进行血气、血生化分析。

(2)一般护理:①病情观察:严密观察患者的生命体征、意识及瞳孔的变化。观察发作类型、持续时间及用药后的效果。②药物护理:观察治疗效果及不良反应。③基础护理:保持床铺清洁、干燥，保持环境温暖、安静，避免声光的刺激，使患者易于安睡。④对症护理:高热者给予物理降温;抽搐发作频繁或时间较长者应给予降颅内压治疗;应用抗生素预防和治疗肺部感染。⑤心理护理:使患者保持愉快的心情，避免精神紧张和不良刺激诱发抽搐。

3.健康指导

(1)生活规律，劳逸结合，避免劳累、便秘及情感激动等。

(2)合理饮食，清淡、无刺激性、营养丰富;避免饥饿或过饱;戒烟戒酒。

(3)遵医嘱长期有规律服药，避免突然停药、减药、漏服药及自行换药;定期复查。

(4)避免淋雨、过度换气等诱因。

(5)禁止从事攀高、驾驶等危险工作。

(6)随身携带身份识别卡。

4.护理评价　经过治疗和护理，评价患者能否达到:①生命体征平稳。②症状缓解。③服药的依从性好。④能运用有效的应对技巧，情绪稳定，有战胜疾病的信心。

(二)脑卒中

【概述】

脑卒中或称急性脑血管事件，是指由于急性脑循环障碍所致的局限或全面脑功能缺损综合征，分为两种类型，即缺血性脑卒中和出血性脑卒中。

缺血性脑卒中又称脑梗死，是指各种原因所致脑部血液供应障碍，导致脑组织缺血、缺氧性坏死，出现相应神经功能缺损，占全部脑卒中的60%～70%。按病理分类可分为脑血栓形成、脑栓塞和腔隙性脑梗死。其中，脑血栓形成和脑栓塞是常见的脑血管急症。

出血性脑卒中占全部脑卒中的30%～40%，根据出血部位不同又分为脑出血(ICH)和蛛网膜下隙出血(SAH)。脑出血是指原发性非外伤性脑实质内出血。蛛网膜下隙出血通常为脑底部或脑表面的病变血管破裂,血液直接流入蛛网膜下隙引起的一种临床综合征。

【护理】

1.护理评估

(1)生命体征及神志、瞳孔。

(2)现病史及既往史。

(3)其他症状:失语、口角歪斜、肢体瘫痪等。

(4)辅助检查:实验室检查、CT、MRI 等。

(5)社会心理评估:评估患者的情绪及心理反应。

2.护理措施

(1)急救处理:①立即给予患者卧床,避免情绪激动,床头可抬高 15°～30°,减轻脑水肿。②保持呼吸道通畅,给予吸氧,支持患者的呼吸、循环功能,及时清除口腔内分泌物和呕吐物,舌后坠者给予口咽通气管协助通气,必要时做好气管插管或行气管切开术的准备。③连接心电、血压监护,密切观察患者的生命体征、意识、瞳孔及肢体活动的变化,评估是否并发心肌梗死或心律失常。④建立静脉通路,畅通给药途径。⑤遵医嘱采集血标本进行血常规、血生化、凝血时间、血糖等检查。⑥对于烦躁不安的患者,安置床档,必要时给予适当的肢体约束,注意保障患者的安全。

(2)一般护理:①病情观察:严密观察神志、瞳孔和生命体征的变化;准确记录 24 小时液体出入量,保持水、电解质及酸碱平衡;注意观察分泌物性质、量、颜色,警惕应激性溃疡的发生。②药物护理:观察药物的作用及不良反应。③并发症的护理:昏迷者应注意水、电解质平衡,防止吸入性肺炎、压疮等。④基础护理:加强口腔护理,预防肺部感染的发生;注意受压部位皮肤护理,每隔 2 小时翻身一次,预防压疮的发生,保持肢体功能位;做好尿管和会阴部护理,防止尿路感染发生。⑤心理护理:做好患者及家属的心理疏导,增强他们战胜疾病的信心。

3.健康指导

(1)情绪稳定,避免过分喜悦、愤怒、悲伤、惊吓等不良刺激。

(2)合理饮食,戒烟、戒酒。

(3)生活规律,劳逸结合,加强锻炼,增强体质。

(4)积极预防高血压、高血脂等疾病。

4.护理评价　经过治疗和护理,评价患者是否达到:①生命体征平稳,意识障碍无加重或神志清楚。②其他症状改善,无并发症发生。③能运用有效的应对技巧,情绪稳定,有战胜疾病的信心。

(徐婷婷)

第四节　急性中毒的急救护理

一、急性中毒概述

【概述】

急性中毒(acute poisoning)是指有毒的化学物质短时间内或一次超量进入人体而造成组织、器官器质性或功能性损害。急性中毒发病急骤、症状凶险、变化迅速,如不及时救治,常危及生命。

【护理】

1.护理评估

(1)病史:毒物接触史。

(2)生命体征及临床表现:瞳孔、皮肤、黏膜、神志情况等。

(3)辅助检查:血生化,肝.肾功能、血清胆碱酯酶,血气分析,尿液检查,毒物检测,心电图、脑电图等。

(4)社会心理评估:患者及家属的情绪及心理反应。

2.护理措施

(1)急救处理:①立即终止接触毒物:对有害气体吸入性中毒者立即离开现场;对皮肤、黏膜沾染接触性中毒者,马上离开毒源,脱去污染衣物,用清水冲洗体表、毛发、甲缝等。②促进毒物的排除:常用催吐、洗胃、导泻、灌肠、使用吸附剂等方法清除胃肠道尚未吸收的毒物;通过利尿、血液净化等方法排出已吸收的毒物。③保持呼吸道通畅,及时清除呼吸道分泌物,根据病情给予心电监护、氧气吸入,必要时气管插管。④建立静脉通道,遵医嘱给予特效解毒剂及其他抢救药物。⑤血液透析或血液灌流。⑥高压氧治疗:主要用于急性一氧化碳中毒、急性硫化氢、氰化物中毒、急性中毒性脑病等。

(2)一般护理:①病情观察:严密观察生命体征及神志、瞳孔的变化,记录 24 小时液体出入量等。②药物护理:观察特效解毒剂的效果及不良反应。③对症护理:昏迷者尤其需注意使其呼吸道保持通畅,维持其呼吸循环功能,做好皮肤护理,定时翻身,防止压疮发生。惊厥时应避免患者受伤,应用抗惊厥药物;高热者给予降温;尿潴留者给予导尿等。④基础护理:保证充足的睡眠,合理饮食,做好口腔护理。⑤心理护理:细致评估患者的心理状况,尤其对服毒自杀者,应尊重其隐私,要做好患者的心理护理,注意引导他们正确对待人生,做好家属的思想工作,正确引导,防范患者再次自杀。

3.健康指导

(1)加强宣传:在厂矿、农村、城市居民中结合实际情况,普及植物、药物等相关防毒知识,向群众介绍有关中毒的预防和急救知识。

(2)不吃有毒或变质的食品:如无法辨别有无毒性的蕈类、怀疑为有机磷杀虫药毒死的家禽、河豚、棉籽油、新鲜腌制咸菜或变质韭菜、菠菜等，均不可食用。

(3)加强毒物管理：严格遵守有关毒物的防护和管理制度，加强毒物保管。厂矿中有毒物质的生产设备应密闭化，防止化学物质跑、冒、滴、漏。生产车间和岗位应加强通风，防止毒物聚积导致中毒。农药中杀虫剂和杀鼠剂毒性很大，要加强保管，标记清楚，防止误食。

4.护理评价　经过治疗和护理，评价患者是否达到：①生命体征平稳。②安全意识增强。③能运用有效的应对技巧，情绪稳定，有战胜疾病的信心。

二、有机磷农药中毒

【概述】

有机磷农药中毒：有机磷农药是胆碱酯酶抑制剂，与人体内的胆碱酯酶有很强的亲和力，抑制了胆碱酯酶的活性，导致乙酰胆碱在体内大量蓄积，从而发生一系列临床中毒症状，如多汗、流涎、流涕、肌肉纤颤及头昏、头痛、烦躁不安，甚至惊厥或昏迷。

【护理】

1.护理评估

(1)病史：有无口服、喷洒或其他方式的有机磷杀虫药接触史。

(2)生命体征及临床表现：毒蕈碱样症状、烟碱样症状和中枢神经系统症状。

(3)辅助检查：全血胆碱酯酶活力(CHE)测定和尿中有机磷杀虫药分解产物测定。

(4)社会心理评估：患者及家属的情绪及心理反应。

2.护理措施

(1)急救处理：①立即脱离现场，脱去污染的衣服，用肥皂水彻底清洗污染的皮肤、毛发和指甲等，减少毒物吸收。②经口服中毒6小时内者，应用清水、氯化钠溶液、2%碳酸氢钠溶液[如为美曲膦酯(敌百虫)中毒，忌用碳酸氢钠溶液，因碱性溶液能使其转化成毒性更强的敌敌畏(DDV)]或1∶5000高锰酸钾溶液(硫代磷酸中毒忌用1∶5000高锰酸钾溶液)反复洗胃，直至洗出液清亮无气味为止。洗胃结束，予以50%的硫酸镁50～100ml导泻。③保持呼吸道通畅，及时清除呼吸道分泌物，根据病情给予心电监护、氧气吸入，必要时应用机械通气。心搏骤停时，立即行心肺脑复苏等抢救措施。④建立静脉通道，遵医嘱给予特效解毒剂及其他抢救药物。

(2)一般护理：①病情观察：严密观察生命体征、神志及瞳孔的变化，以及有无中毒后“反跳”现象等。②药物护理：观察解毒剂的疗效及不良反应。③对症护理：重度中毒出现呼吸抑制者应迅速进行气管内插管，清除气道内分泌物，保持气道通畅，给氧；呼吸衰竭者，应用机械通气支持；发生休克、急性脑水肿及心搏骤停的患者给予相应的急救处理。④基础护理：保证充足的睡眠，合理饮食，做好口腔护理。⑤心理护理：了解患者服毒或染毒的原因，根据不同的心理特点予以心理疏导，以诚恳的态度为患者提供情感上的支持，并认真做好家属的思想工作。

3.健康指导

(1)健康教育，普及宣传有机磷杀虫药急性中毒防治知识。

(2)严格执行有机磷杀虫药管理制度,加强生产、运输、保管和使用的安全常识和劳动保护措施教育。

(3)因自杀而中毒者出院后,患者应学会如何应对应激原的方法,树立生活的信心,并应争取获得社会多方面的情感支持。

4.护理评价　经过治疗和护理,评价患者是否达到:①生命体征平稳。②安全意识增强。③能运用有效的应对技巧,情绪稳定,有战胜疾病的信心。

三、百草枯中毒

【概述】

百草枯是目前最常用的除草剂之一,又名克芜踪、对草快,接触土壤后迅速失活,对人、畜有很强的毒性作用。大多数中毒者是由于误服或自杀口服引起中毒,但也可经皮肤和呼吸道吸收中毒致死。

【护理】

1.护理评估

(1)病史:毒物接触史。

(2)生命体征及临床表现。

(3)辅助检查:肝、肾功能、肌钙蛋白、尿液检查、毒物检测、胸部 X 线检查等。

(4)社会心理评估:患者及家属的情绪及心理反应。

2.护理措施

(1)急救处理:①现场急救:一经发现,立即给予催吐并口服白陶土悬液,或者就地取材用泥浆水 100～200ml 口服。②减少毒物吸收:尽快脱去污染的衣物,用肥皂水彻底清洗被污染的皮肤、毛发。若眼部受污染,立即用流动清水冲洗,时间＞15 分钟。用白陶土洗胃后口服吸附剂(药用炭或 15%的漂白土)以减少毒物的吸收。③建立静脉通道,遵医嘱应用抢救药物及其他药物。④保持呼吸道通畅:慎用氧疗。轻、中度中毒者禁止吸氧;重度缺氧者当 PaO_2＜40mmHg 时,可给予短时间、低流量、低浓度氧气吸入,当 PaO_2≥70mmHg 时,即可停止氧疗,以防加重中毒。若出现严重低氧血症,发生呼吸衰竭、ARDS 时,应尽早实施人工通气,改善氧合功能,减轻肺损伤。⑤促进毒物排泄:除常规输液、应用利尿剂外,最好在患者服毒后 6～12小时内进行血液灌流或血液透析。⑥防治肺损伤和肺纤维化:及早按医嘱给予自由基清除剂,如维生素 C、维生素 E、还原型谷胱甘肽、茶多酚等,以防止氧自由基形成过多过快,减轻其对细胞膜结构的破坏。早期大剂量应用肾上腺糖皮质激素,可延缓肺纤维化的发生,降低百草枯中毒的死亡率。

(2)一般护理:①病情观察:严密观察生命体征及神志瞳孔的变化等。②药物护理:观察药物的效果及不良反应。③对症护理:加强对口腔溃疡、炎症的护理;呼吸衰竭者,应用机械通气支持。④基础护理:保证充足的睡眠,合理饮食,做好口腔护理。⑤心理护理:细致评估患者的心理状况,尤其对服毒自杀者,要做好患者的心理护理,防范患者再次自杀。

3.健康指导

(1)严格执行农药管理的有关规定,实行生产许可和销售专营制度,避免农药扩散和随意购买。

(2)开展安全使用农药教育,加强对购买使用百草枯药物人群的教育,告知其药物对人体损伤的不可逆性。

(3)因自杀而中毒者出院后,患者应学会如何应对应激原的方法,树立生活的信心,并应争取获得社会多方面的情感支持。

4.护理评价　经过治疗和护理,评价患者是否达到:①生命体征平稳。②安全意识增强。③能运用有效的应对技巧,情绪稳定,有战胜疾病的信心。

四、一氧化碳中毒

【概述】

一氧化碳中毒俗称煤气中毒。一氧化碳与血红蛋白的亲和力是氧与血红蛋白亲和力的240倍,一旦一氧化碳吸入体内后,85%与血液中的血红蛋白结合,形成稳定的、不具备携氧能力的碳氧血红蛋白(HbCO),从而使血红蛋白携氧力降低,导致组织缺氧。临床表现为头痛、头晕、乏力、胸闷、恶心、耳鸣、心率加速、嗜睡、意识模糊、口唇黏膜呈樱桃红色,严重者可出现呼吸、血压、脉搏的改变,甚至发生深昏迷、呼吸和循环衰竭。

【护理】

1.护理评估

(1)病史:一氧化碳接触史、中毒时所处的环境、停留时间及突发昏迷情况等。

(2)生命体征及临床表现。

(3)辅助检查:血液HbCO测定、脑电图检查、头部CT检查等。

(4)社会心理评估:患者及家属的情绪及心理反应。

2.护理措施

(1)急救处理:①脱离中毒环境:迅速将患者移至空气新鲜处,保持呼吸道通畅,注意保暖。如发生心搏、呼吸骤停,应立即进行心肺脑复苏。②纠正缺氧:立即给予高浓度氧气吸入,8～10L/min,以后根据具体病情采用持续低浓度氧气吸入,有条件者应尽早行高压氧舱治疗,最佳时间为4小时内。高压氧舱治疗能增加血液中的溶解氧,提高动脉血氧分压,使毛细血管内的氧容易向细胞内弥散,迅速纠正组织缺氧。必要时使用呼吸兴奋剂、建立人工气道。③开放静脉通路,按医嘱给予输液和药物治疗。④防治脑水肿:严重中毒时,应在积极纠正缺氧同时给予脱水疗法。⑤对症支持治疗:频繁抽搐者,可应用地西泮、苯妥英钠等药物;积极防治继发感染,纠正休克,维持水、电解质及酸碱代谢平衡;应用促进脑细胞代谢药物,防止神经系统和心脏并发症的发生。⑥监测HbCO的变化。

(2)一般护理:①病情观察:严密观察生命体征及神志、瞳孔的变化等,准确记录24小时内液体出入量,合理控制输液的量及速度,防止脑水肿、肺水肿及电解质紊乱的发生。②药物护理:观察药物的疗效及不良反应。③预防护理:昏迷患者加强基础护理,预防坠积性肺炎、泌尿系统感染和压疮发生;做好安全防护,防止自伤和坠伤。④心理护理:给予积极的心理支持护理,增强患者康复信心并做好健康指导。

3.健康指导

(1)加强预防一氧化碳中毒的宣传,家庭用火炉要安装烟囱,确保烟囱严密不可漏气,保持室内通风。

(2)厂矿使用煤气或产生煤气的车间、厂房要加强通风,配备一氧化碳浓度监测、报警设施。

(3)进入高浓度一氧化碳的环境执行紧急任务时,要戴好特制的一氧化碳防毒面具,系好安全带,两人同时工作,以便彼此监护和互救。

(4)出院时留有后遗症的患者,应鼓励其继续治疗,并教会家属功能锻炼的方法。

4.护理评价　经过治疗和护理,评价患者是否达到:①生命体征平稳。②安全意识增强。③能运用有效的应对技巧,情绪稳定,有战胜疾病的信心。

五、急性酒精中毒

【概述】

急性酒精中毒是指因饮酒过量引起的以神经精神症状为主的中毒性疾病,严重者可累及呼吸、循环系统,导致意识障碍、呼吸和循环衰竭,甚至危及生命。饮入的乙醇可经胃和小肠完全吸收,1 小时内血液中含量较高,以后很快降低。中毒时乙醇对中枢神经系统具有先兴奋后抑制作用,大剂量可致中枢麻醉和心脏抑制。临床上分为三期:兴奋期、共济失调期、昏迷期。

【护理】

1.护理评估

(1)病史:饮酒量及个人耐受性。

(2)生命体征及临床表现:确认临床分期。

(3)辅助检查:肝、肾功能,血液电解质浓度,血中乙醇浓度,心电图,头部 CT 检查等。

(4)社会心理评估:患者及家属的情绪及心理反应。

2.护理措施

(1)急救处理:①保持呼吸道通畅:立即使患者取平卧位,头偏向一侧,及时清除口鼻腔呕吐物及分泌物,给予氧气吸入。必要时予气管插管进行机械通气及心电监护。②催吐及洗胃:轻度中毒者可用催吐法;重度中毒者中毒在 2 小时内予胃管,接洗胃机进行自动洗胃。③建立静脉通道,遵医嘱使用催醒药物及其他药物,尽量使用静脉留置针。

(2)一般护理:①病情观察:严密观察生命体征及神志、瞳孔的变化:观察呕吐物及洗出液体的颜色、性质及量。②药物护理:观察药物的效果及不良反应。③安全防护:患者多数表现为烦躁、兴奋多语、四肢躁动,应加强巡视,使用床栏,必要时给予适当的保护性约束,防止意外发生;做好患者的安全防护外,还要防止其伤害他人(包括医务人员)。④注意保暖:急性酒精中毒患者全身血管扩张,散发大量热量,有些甚至寒战。此时应适当提高室温,加盖棉被等保暖措施,并补充能量。⑤基础护理:口腔护理、饮食护理等。⑥心理护理:给予患者及家属积极的心理支持。

3.健康指导

(1)宣传大量饮酒的害处，帮助患者认识过量饮酒时对身体的危害，以及长期酗酒对家庭社会的不良影响。

(2)创造替代条件，加强文娱体育活动，帮助患者建立健康的生活方法，减少酒精中毒的发生。

4.护理评价　经过治疗和护理，评价患者是否达到：①生命体征平稳。②知晓过量饮酒的危害。③能运用有效的应对技巧，情绪稳定，生活态度积极健康。

六、急性安眠药中毒

【概述】

急性安眠药中毒是由于服用过量的安眠药而导致的一系列中枢神经系统过度抑制病症。安眠药是中枢神经系统抑制药，具有镇静、催眠作用，小剂量时可使人处于安静或嗜睡状态，大剂量可麻醉全身，包括延髓中枢。一次大剂量服用可引起急性安眠药中毒，其主要临床表现为嗜睡、情绪不稳定、注意力不集中、记忆力减退、共济失调、发音含糊不清、步态不稳、眼球震颤、共济失调、明显的呼吸抑制等。

【护理】

1.护理评估

(1)病史：服药的原因。

(2)生命体征及临床表现。

(3)辅助检查：尿或胃内容物的血药浓度、血常规、尿常规等。

(4)社会心理评估：患者及家属的情绪及心理反应。

2.护理措施

(1)急救处理：①保持呼吸道通畅：吸氧 3～4L/min，深昏迷患者应酌情予气管插管，呼吸机辅助通气；心电监护，监测心率、有无心律失常、观察血压及血氧饱和度。②立即洗胃及导泻：1∶5000 高锰酸钾或温水洗胃，给予硫酸钠导泻。③建立静脉通道：遵医嘱运用解毒剂及其他药物。贝美格 50mg 稀释于 10％葡萄糖溶液 10ml 中静脉注射或以 200～300mg 稀释于 10％葡萄糖溶液中缓慢静脉滴注；静脉滴注适量甘露醇或呋塞米以降低颅内压。④血液灌流，血浆置换，促进毒物排泄。

(2)一般护理：①病情观察：严密观察意识状态、生命体征及瞳孔的变化。②药物护理：观察药物的疗效及不良反应。③基础护理：意识不清者注意体位，仰卧位时头偏向一侧，或侧卧位，防止舌后坠，做好口腔护理及皮肤护理，防止压疮和感染。④饮食护理：昏迷时间超过 3～5 天，营养不易维持的患者，可由鼻饲补充营养及水分。应给予高热量、高蛋白、易消化的流质饮食。⑤心理护理：若是自杀患者，待其清醒后，要有的放矢地做好心理护理，尽可能地解决患者的思想问题，从根本上消除患者的自杀念头，应密切观察患者，避免患者独处，防止患者自杀。

3.健康指导

(1)向失眠者普及睡眠紊乱的原因及避免方法的知识。

(2)长期服用大量安眠药的患者,不能突然停药,应逐渐减量后停药。

(3)加强药物管理:药房.医护人员对安眠药的保管、处方、使用管理要严格,家庭中有情绪不稳定或精神不正常者,家属对该类药物一定要妥善保管,以免发生意外。

4.护理评价　经过治疗和护理,评价患者是否达到:①生命体征平稳。②生活态度积极。③能运用有效的应对技巧,情绪稳定,有战胜疾病的信心。

七、新型毒品中毒

【概述】

新型毒品中毒:新型毒品是相对阿片、大麻、可卡因这些传统毒品而言,主要是指人工化学合成的精神类毒品,如冰毒、摇头丸等。这类毒品直接作用于人的精神系统,使精神兴奋或抑制,连续使用能使人产生依赖性,滥用后导致中毒,表现为幻觉、精神分裂症状,如讲话含糊不清,头昏,精神错乱,过度兴奋,出现幻觉、幻视、幻听、运动障碍等,使用过量甚至可导致死亡。

【护理】

1.护理评估

(1)一般情况:性别、职业、既往史、服毒原因等。

(2)生命体征及临床表现。

(3)辅助检查:尿或胃内容物的毒品浓度,血、尿常规,肝、肾功能等。

(4)社会心理评估:患者及家属的情绪及心理反应。

2.护理措施

(1)急救处理:①保持呼吸道通畅:吸氧,深昏迷患者应酌情予气管插管,呼吸机辅助通气:心电监护。②立即洗胃:应用1∶5000高锰酸钾溶液或温水洗胃。③建立静脉通道,遵医嘱运用镇静及其他对症支持药物。④促进毒物排泄:应用呋塞米、甘露醇,保证输液量。部分服药超过5小时的患者,给20%甘露醇加药用炭30mg制成混悬液口服,每日2次,以减少毒物吸收,促进排泄。⑤血液净化。

(2)一般护理:①病情观察:严密观察意识状态、生命体征及瞳孔的变化。②药物护理:观察药物的效果及不良反应。③基础护理:口腔护理、皮肤护理、饮食护理等。④对症护理:体温过高者给予冰帽、冰毯、擦浴等降温措施。⑤心理护理:给予患者及家属积极的心理支持。

3.健康指导

(1)向患者及家属宣教吸毒的危害,包括对生理与心理等个体身心健康的损害,以及对家庭、社会、国家的危害。

(2)建议患者远离有不良行为习惯的玩伴。

(3)建议家长关心孩子成长期的喜怒哀乐。

4.护理评价　经过治疗和护理,评价患者是否达到:①生命体征平稳。②生活态度积极、生活习惯健康。③能运用有效的应对技巧,情绪稳定,有战胜疾病的信心。

(徐婷婷)